基礎知識編(電子版に収録)
1. がん治療に必要な基礎知識
2. がんプレシジョンメディシン
3. Oncologic Emergencies と全身管理
4. がん治療に必要な支持療法
   1. 感染症の予防と治療
   2. 感染症対策としての口腔ケア
   3. 胸水,腹水,心嚢水の治療
   4. 抗がん薬による悪心・嘔吐の予防と治療
   5. 骨髄障害の予防と治療
   6. 抗がん薬の血管外漏出の予防と対応
   7. 抗がん薬による過敏性反応への対応
   8. 中心静脈ポートの管理
   9. 血栓症の予防と治療
   10. 骨転移の治療と有害事象対策
   11. 分子標的薬の副作用と対策
   12. 免疫チェックポイント阻害薬の副作用と対策
5. 腎障害・肝障害および合併症患者のがん薬物療法の注意点
6. 緩和ケアの薬物療法
7. 遺伝性腫瘍の診療
8. 後方支援連携の実際

用語解説

← ここからはがしてください
シリアル番号

電子版のご利用について

本書の電子版(上記の「基礎知識編」も収録)は,**M2PLUS** のウェブサイト(http://www.m2plus.com/)で配信されています.
上記のシリアル番号を「シリアル番号オンラインユーザー登録」ページ(下記 URL)からご登録いただくことで,無料ダウンロードが可能です.
※シリアル番号は本書ご購入者個人のご利用に限ります.図書館等でのご利用はできません.
※ **M2PLUS** への会員登録・**M2PLUS** ビューワアプリのインストールが必要です(いずれも無料).

シリアル番号のご登録はこちらから
https://www.m2plus.com/msupport/couponregist.html?ad=l_top06

中枢神経系腫瘍	1
頭頸部がん	2
肺がん,悪性胸膜中皮腫	3
乳がん	4
食道がん	5
胃がん	6
原発性肝がん	7
胆道がん	8
膵がん	9
結腸・直腸がん	10
腎細胞がん	11
尿路上皮がん:膀胱がん,腎盂・尿管がん	12
前立腺がん	13
婦人科がん	14
胚細胞腫瘍	15
骨・軟部腫瘍	16
皮膚がん	17
内分泌がん	18
膵消化管神経内分泌腫瘍	19
原発不明がん	20
白血病:急性白血病,慢性骨髄性白血病	21
悪性リンパ腫	22
多発性骨髄腫	23
造血幹細胞移植	24
HIV 関連悪性腫瘍	25

What's New in Oncology
がん治療エッセンシャルガイド
改訂4版

編 集

佐藤隆美　トーマス・ジェファーソン大学腫瘍内科教授
藤原康弘　独立行政法人医薬品医療機器総合機構(PMDA)理事長
古瀬純司　杏林大学医学部腫瘍内科学教授
大山　優　亀田総合病院腫瘍内科部長

南山堂

編集

佐藤　隆美	トーマス・ジェファーソン大学腫瘍内科　教授
藤原　康弘	独立行政法人医薬品医療機器総合機構（PMDA）　理事長
古瀬　純司	杏林大学医学部腫瘍内科学　教授
大山　　優	亀田総合病院腫瘍内科　部長

執筆者（執筆順）

池　　成基	亀田総合病院腫瘍内科
大山　　優	亀田総合病院腫瘍内科　部長
角　美奈子	がん研究会有明病院放射線治療部　副部長
榎田　智弘	国立がん研究センター東病院頭頸部内科／マウントサイナイ医科大学腫瘍内科
田原　　信	国立がん研究センター東病院頭頸部内科長
全田　貞幹	国立がん研究センター東病院放射線治療科　医長
菅野　哲平	日本医科大学大学院医学研究科呼吸器内科学分野
水野　鉄也	静岡県立静岡がんセンター呼吸器外科　医長
武内　　進	日本医科大学大学院医学研究科呼吸器内科学分野　外来医長
中道　真仁	日本医科大学大学院医学研究科呼吸器内科学分野
久保田　馨	日本医科大学医学部内科学（呼吸器内科学）　教授
三沢　昌史	湘南鎌倉総合病院呼吸器内科　主任部長
清水千佳子	国立国際医療研究センター病院乳腺腫瘍内科　診療科長
佐治　重衡	福島県立医科大学医学部腫瘍内科学講座　主任教授
井手　佳美	昭和大学医学部外科学講座乳腺外科学部門
明石　定子	昭和大学医学部外科学講座乳腺外科学部門　准教授
廣中　秀一	大分大学医学部腫瘍・血液内科学講座　准教授
原　　浩樹	埼玉県立がんセンター消化器内科　科長
池田　公史	国立がん研究センター東病院肝胆膵内科長
上野　　誠	神奈川県立がんセンター消化器内科　医長
戸髙　明子	静岡県立静岡がんセンター消化器内科　医長
福冨　　晃	静岡県立静岡がんセンター消化器内科　医長
山本　　駿	国立がん研究センター中央病院消化管内科
髙島　淳生	国立がん研究センター中央病院消化管内科　医長
濱口　哲弥	埼玉医科大学国際医療センター消化器腫瘍科　教授・診療部長
冨田　善彦	新潟大学大学院医歯学総合研究科腎泌尿器病態学・分子腫瘍学分野　教授
河野　　勤	佐々木研究所附属杏雲堂病院腫瘍内科　科長

小坂　威雄	慶應義塾大学医学部泌尿器科学教室　講師	
松本　一宏	慶應義塾大学医学部泌尿器科学教室	
大家　基嗣	慶應義塾大学医学部泌尿器科学教室　教授・診療部長	
松本　光史	兵庫県立がんセンター腫瘍内科　診療科長・外来化学療法センター長	
安藤　正志	愛知県がんセンター中央病院薬物療法部　医長	
遠藤　　誠	九州大学病院整形外科	
川井　　章	国立がん研究センター中央病院骨軟部腫瘍・リハビリテーション科長	
白井　敬祐	ダートマス大学医学部内科血液腫瘍内科部門　准教授	
宇原　　久	札幌医科大学医学部皮膚科学講座　教授	
斎田　俊明	信州大学名誉教授	
成瀬　光栄	国立病院機構京都医療センター臨床研究センター　特別研究員	
岡本　高宏	東京女子医科大学乳腺・内分泌外科　教授・診療部長	
田上　哲也	国立病院機構京都医療センター診療部長	
立木　美香	国立病院機構京都医療センター内分泌・代謝内科　医長	
馬越　洋宜	九州大学大学院医学研究院病態制御内科学	
伊藤　鉄英	福岡山王病院膵臓内科・神経内分泌腫瘍センター　センター長／国際医療福祉大学大学院医学研究科消化器内科　教授	
藤山　　隆	福岡山王病院膵臓内科・神経内分泌腫瘍センター	
下井　辰徳	国立がん研究センター中央病院乳腺・腫瘍内科	
中世古知昭	国際医療福祉大学医学部血液内科　主任教授	
伊豆津宏二	国立がん研究センター中央病院血液腫瘍科長	
今井　陽一	東京大学医科学研究所附属病院血液腫瘍内科　准教授	
神田　善伸	自治医科大学附属病院・自治医科大学附属さいたま医療センター血液科　教授	
萩原將太郎	東京女子医科大学血液内科学講座　講師	
坂下　博之	東京医科歯科大学臨床腫瘍学分野	
池田　貞勝	東京医科歯科大学医学部附属病院腫瘍センター　准教授	
齋藤亜由美	亀田総合病院腫瘍内科	
宮地　康僚	亀田総合病院腫瘍内科	
冲中　敬二	国立がん研究センター東病院総合内科　医長	
大曲　貴夫	国立国際医療研究センター病院　副院長・国際感染症センター　センター長	
上野　尚雄	国立がん研究センター中央病院歯科　医長	
菅原　俊祐	国立がん研究センター中央病院放射線診断科・IVRセンター	
荒井　保明	国立がん研究センター　理事長特任補佐・中央病院放射線診断科・IVRセンター	
樋口　　肇	国際医療福祉大学三田病院消化器化学療法部長・国際医療福祉大学医学部臨床腫瘍学　主任教授	
扇田　　信	聖路加国際病院腫瘍内科　副医長	

藤澤　康弘	筑波大学医学医療系皮膚科　准教授・病院教授
松三　絢弥	国立がん研究センター中央病院麻酔・集中治療科　医長
佐藤　哲文	国立がん研究センター中央病院麻酔・集中治療科長
曽根　美雪	国立がん研究センター中央病院放射線診断科・IVRセンター長
権　　泰史	大阪大学大学院医学系研究科内科系臨床医学専攻情報統合医学講座神経内科学
岡崎　周平	大阪大学大学院医学系研究科内科系臨床医学専攻情報統合医学講座神経内科学
上野　貴之	がん研究会有明病院乳腺外科　部長
後藤　悌	国立がん研究センター中央病院呼吸器内科
北野　滋久	国立がん研究センター中央病院先端医療科
下方　智也	名古屋大学医学部附属病院化学療法部
関根　龍一	亀田総合病院疼痛・緩和ケア科　部長
中村　清吾	昭和大学医学部外科学講座乳腺外科学部門　教授
宮田佳代子	国立がん研究センター中央病院相談支援センター

改訂4版の序

　近年，免疫チェックポイント阻害薬や多くの分子標的薬が開発，承認されたことにより，がんの治療は大きな転換期を迎えている．いまや多くのがん患者を対象にして，免疫チェックポイント阻害薬や分子標的薬を組み入れた臨床試験が行われ，これらの新薬を基軸にした新しい標準的治療が確立されてきている．同時に，いままでの抗がん薬や免疫療法にはなかった独特の副作用に対する知識，対応が求められるようになり，従来の教科書やハンドブックに書かれている情報では，日常のがん診療に対応することが困難になってきている．

　このような変化に迅速に対応するため，今回の改訂4版では，目次項目と記載内容の全面的な見直しを行い，実践に直結した内容をより充実させることを優先した．そのなかでも特に，分子標的薬および免疫チェックポイント阻害薬の副作用とそれに対する対策についての記載を充実させ，これらの新しい治療を受ける患者の管理をより迅速かつ的確に行えるように配慮して改訂を進めた．

　また「What's New in Oncology」という本書の書名にふさわしいように，最もUp-to-Dateな情報を各領域の専門家の手により多くの読者に届けることに努めた．著者の方々には，新たに確立された治療方法，注目すべきトピック（新しい知見，進行中の臨床試験など）について紹介していただくとともに，それぞれのがんの今後の診断・治療の展望についても概説していただいた．本書がこのような改訂を行うことにより，大きく変わりゆくがんの治療を担当する医師，医療従事者の座右の書としての役割を担っていくことを編者一同心から願っている．

　最後に，ご多忙のなかご執筆いただいた著者の先生方に，この場をお借りして深謝させていただきたい．また，その原稿に記載された多くの新しい情報について，その正確性と妥当性を時間をかけて吟味していただいた共同編者の藤原康弘先生，古瀬純司先生，大山優先生に対してもその労をねぎらわせていただくとともに，本書の企画趣旨を理解し，今回の改訂を承認，支援していただいた南山堂，特に日米両国にわたる著者から提出された原稿の査読・修正・校正について日夜を問わず迅速に対応していただいた熊倉倫穂氏に感謝申し上げたい．

2019年4月

佐藤隆美

初版の序

　日本でがん患者の治療にあたっている医師に，Global Standard に基づいた Up-to-Date な治療法を示す手引書を提供したい．このような趣旨のもとに本書の出版が企画された．

　Global Standard に基づいてといっても，もともと疾患の特徴，人種，体型などが欧米人とは異なる日本人の患者に，欧米の Standard をそのまま適用することには多くの問題がある．このような状況を十分理解しながらも，世界に通用するがんの治療を行うという命題に答えるために，本書は，欧米で臨床研修を受け，現在日本でがん患者の治療を担当している腫瘍内科医を中心に執筆された．

　編者には，日本の新薬承認システムに詳しく，国立がんセンターで乳がんを中心とした臨床に携わりながら，日本における臨床腫瘍内科の確立に努力されてこられた藤原康弘先生，消化器がんの新しい治療法の開発に携わりながら，新設された腫瘍内科教室の教授として，専門医教育システムの確立を推進しておられる古瀬純司先生，アメリカの腫瘍内科専門医の資格を有し，現在日本の第一線の病院でがん診療にあたりながら若手の腫瘍内科医を育成されておられる大山優先生の3人に加わっていただき，まさしく日本のがん治療の実際を把握しながら，しかも旧体制にこだわることなく，世界に通用する Up-to-Date な治療内容を網羅した「将来に向かって育っていく」がん治療専門書ができあがったと自負している．

　本書の完成にあたっては，薬剤名，専門用語などの統一のために，また内容の普遍性をめざすために，各著者と編者との間で，真摯な，そして時には激しい議論が繰り返されたことをここに記しておきたい．また，それぞれの著者には，欧米では標準的な治療として使用されているが，日本では薬剤が承認されていないために日本の患者に使用できない治療法についてもできる限り言及していただくこととし，「窓の外（海外）をみながら，日本で利用できる最も有効な治療法を示す」努力を試みていただいた．さらに，各章のおわりには，本書の情報が日常診療の場ですぐ使えるように，病期に応じた治療指針がまとめられているので，読者の方々は日本のどこにいても，同じ基準にのっとった最新の治療ができるように，本書をベッドサイドで，またそれぞれの腫瘍外来で活用していただきたい．腫瘍内科医の育成に関わっておられる指導医の方々には，Global Standard に基づきながら日本の現場に即したがん治療の手引書を作るという，それぞれの著者の「産みの苦しみ」をご理解いただいた上で，本書の内容を改善すべく忌憚なきご意見をいただければ幸いである．

　最後に，本書の出版趣旨に賛同していただき，日米にまたがる著者の方々に細かい連絡をとりながら本書を完成に導いていただいた南山堂，特に熊倉倫穂さんにこの場を借りて深謝させていただきたい．

2009 年 7 月

佐藤隆美

Contents

1. 中枢神経系腫瘍 ……………………………〔池 成基, 大山 優／角 美奈子〕 2
2. 頭頸部がん ………………………〔榎田智弘, 田原 信, 大山 優／全田貞幹〕 30
3. 肺がん，悪性胸膜中皮腫
    1. 肺がん …………〔菅野哲平, 水野鉄也, 武内 進, 中道真仁, 久保田 馨〕 56
    2. 悪性胸膜中皮腫 …………………………………………………〔三沢昌史〕 76
4. 乳がん
    1. 乳がん治療の基礎知識 ……………………………………………〔大山 優〕 83
    2. 乳がんの薬物療法 ……………………………………〔清水千佳子, 佐治重衡〕 87
    3. 乳がんの外科治療 ………………………………………〔井手佳美, 明石定子〕 116
5. 食道がん ………………………………………………………………〔廣中秀一〕 119
6. 胃がん …………………………………………………………………〔原 浩樹〕 127
7. 原発性肝がん …………………………………………………………〔池田公史〕 145
8. 胆道がん ………………………………………………………………〔上野 誠〕 158
9. 膵がん ………………………………………………………〔戸髙明子, 福冨 晃〕 166
10. 結腸・直腸がん ………………………………………〔山本 駿, 髙島淳生, 濱口哲弥〕 177
11. 腎細胞がん ……………………………………………………………〔冨田善彦〕 199
12. 尿路上皮がん：膀胱がん，腎盂・尿管がん …………………………〔河野 勤〕 209
13. 前立腺がん …………………………………………〔小坂威雄, 松本一宏, 大家基嗣〕 219
14. 婦人科がん ……………………………………………………………〔松本光史〕 236
15. 胚細胞腫瘍 ……………………………………………………………〔河野 勤〕 250
16. 骨・軟部腫瘍 ………………………………………〔安藤正志／遠藤 誠, 川井 章〕 264

17. 皮膚がん

1. 悪性黒色腫 ……………………………………〔白井敬祐，佐藤隆美〕 294
2. 有棘細胞がん …………………………………〔宇原 久，斎田俊明〕 308
3. 基底細胞がん ……………………………………………………………… 310
4. 乳房外パジェット病 ……………………………………………………… 311
5. メルケル細胞がん ………………………………………………………… 312

18. 内分泌がん

1. 甲状腺がん ……………………………〔田上哲也，岡本高宏，成瀬光栄〕 318
2. 副腎がん ………………………………〔馬越洋宜，立木美香，成瀬光栄〕 328

19. 膵消化管神経内分泌腫瘍 …………………………〔伊藤鉄英，藤山 隆〕 335

20. 原発不明がん …………………………………………………〔下井辰徳〕 340

21. 白血病：急性白血病，慢性骨髄性白血病 ……………〔中世古知昭〕 348

1. 急性白血病 ………………………………………………………………… 348
2. 慢性骨髄性白血病 ………………………………………………………… 365

22. 悪性リンパ腫 …………………………………………………〔伊豆津宏二〕 373

23. 多発性骨髄腫 …………………………………………………〔今井陽一〕 385

24. 造血幹細胞移植 ………………………………………………〔神田善伸〕 392

25. HIV関連悪性腫瘍 ……………………………………………〔萩原將太郎〕 402

索　引 …………………………………………………………………………… 417

■基礎知識編（電子版に収録）

1. がん治療に必要な基礎知識 ……………………………………〔大山 優〕 418
2. がんプレシジョンメディシン ……………………〔坂下博之，池田貞勝〕 434

3. Oncologic Emergenciesと全身管理 …〔齋藤亜由美, 宮地康僚, 大山 優〕440

　　1) 腫瘍による脊髄圧迫 …………………………………………………………… 441
　　2) 上大静脈症候群 ………………………………………………………………… 443
　　3) 腫瘍による気道狭窄 …………………………………………………………… 445
　　4) 腫瘍崩壊症候群 ………………………………………………………………… 445
　　5) 高Ca血症 ……………………………………………………………………… 447
　　6) SIADH（ADH不適合分泌症候群） …………………………………………… 448
　　7) 全身管理 ………………………………………………………………………… 449

4. がん治療に必要な支持療法

　1. 感染症の予防と治療 ………………………………………〔沖中敬二, 大曲貴夫〕452
　2. 感染症対策としての口腔ケア ………………………………………〔上野尚雄〕466
　3. 胸水, 腹水, 心囊水の治療 …………………………………〔菅原俊祐, 荒井保明〕474
　4. 抗がん薬による悪心・嘔吐の予防と治療 ……………………………〔樋口 肇〕481
　5. 骨髄障害の予防と治療 ………………………………………………〔扇田 信〕488
　6. 抗がん薬の血管外漏出の予防と対応 …………………………………〔藤澤康弘〕495
　7. 抗がん薬による過敏性反応への対応 ………………………〔松三絢弥, 佐藤哲文〕498
　8. 中心静脈ポートの管理 ………………………………………〔曽根美雪, 荒井保明〕504
　9. 血栓症の予防と治療 …………………………………………〔權 泰史, 岡崎周平〕511
　10. 骨転移の治療と有害事象対策 …………………………………………〔上野貴之〕517
　11. 分子標的薬の副作用と対策 ……………………………………………〔後藤 悌〕523
　12. 免疫チェックポイント阻害薬の副作用と対策 ………………………〔北野滋久〕530

5. 腎障害・肝障害および合併症患者のがん薬物療法の注意点

　1. 腎障害・肝障害患者の注意点 …………………………………………〔下方智也〕537
　2. 化学療法による心血管毒性と心血管疾患を基礎にもつ患者への
　　 薬剤使用の注意点 ………………………………………………………〔大山 優〕545

6. 緩和ケアの薬物療法 ………………………………………………〔関根龍一〕551

7. 遺伝性腫瘍の診療 …………………………………………………〔中村清吾〕560

8. 後方支援連携の実際 ……………………………………………〔宮田佳代子〕564

用語解説 ………………………………………………………………………〔大山 優〕568
索　引 ……………………………………………………………………………………… 571

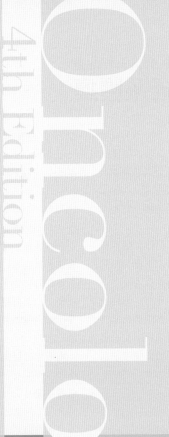

1. 中枢神経系腫瘍
2. 頭頸部がん
3. 肺がん，悪性胸膜中皮腫
4. 乳がん
5. 食道がん
6. 胃がん
7. 原発性肝がん
8. 胆道がん
9. 膵がん
10. 結腸・直腸がん
11. 腎細胞がん
12. 尿路上皮がん：膀胱がん，腎盂・尿管がん
13. 前立腺がん
14. 婦人科がん
15. 胚細胞腫瘍
16. 骨・軟部腫瘍
17. 皮膚がん
18. 内分泌がん
19. 膵消化管神経内分泌腫瘍
20. 原発不明がん
21. 白血病：急性白血病，慢性骨髄性白血病
22. 悪性リンパ腫
23. 多発性骨髄腫
24. 造血幹細胞移植
25. HIV 関連悪性腫瘍

What's New in

1 Central Nervous System Tumors 中枢神経系腫瘍

　中枢神経腫瘍には脳腫瘍と脊髄腫瘍があり，さらに原発性と転移性に分けられる．成人の頻度が高い脳腫瘍は，**各1表-1，2**のとおりである．成人で最も頻度が高いのは転移性脳腫瘍で，欧米では原発性脳腫瘍の5〜10倍と報告されている．特に肺がんや悪性黒色腫，乳がんなどが脳転移をきたしやすい．

　成人の原発性脳腫瘍には神経膠腫（glioma），髄膜腫（meningioma），神経鞘腫（schwannoma），下垂体腺腫（pituitary adenoma）が多く，まれに中枢神経原発リンパ腫（lymphoma）なども含まれる．このうち，髄膜腫と神経鞘腫は脳神経外科で治療され，下垂体腺腫は脳神経外科と内分泌科で治療されるため，腫瘍内科医が必要とされる場合は少ない．成人の神経膠腫の中で頻度が高いものは膠芽腫（glioblastoma）で，その他に星細胞腫（astrocytoma），退形成性星細胞腫（anaplastic astrocytoma：AA），乏突起膠腫（oligodendroglioma：OD），退形成性乏突起膠腫（anaplastic oligodendroglioma：AOD），上衣腫（ependymoma）などがある．

　一般的に，組織グレードⅡ以上の神経膠細胞由来の原発性脳腫瘍のうち，腫瘍辺縁が不明瞭で組織成分が均一なもの（e.g. 星細胞腫，乏突起膠腫，髄芽腫）を総称して diffuse glioma と呼ぶ．2016年版の WHO 分類では diffuse glioma の分類において分子学的ステータスが追加され，isocitrate dehydrogenase（IDH）変異や染色体1p/19q-同時欠失の有無によってさらに細かく診断が分かれるが，詳細については後述する．

　脊髄腫瘍には脊髄内と脊髄外に発生するものがあり，脊髄外はさらに硬膜内と硬膜外に分かれる．このうち髄外硬膜外に生ずる腫瘍（転移性脊椎腫瘍など）が圧倒的に多い．髄外硬膜内腫瘍は神経鞘腫，髄膜腫が多い．原発性髄内腫瘍の大部分は星細胞腫と上衣腫などの神経膠腫である．

　本章では腫瘍内科医が診療する頻度の高い転移性脳腫瘍と膠芽腫などの原発性脳腫瘍について述べる．中枢神経系原発リンパ腫については，「各論22．悪性リンパ腫」および「各論25．HIV 関連悪性腫瘍」の項を参照していただきたい．

各1表-1．脳腫瘍の種類と年齢区分別頻度（1984〜1993年）

種　類	全年齢（%）	成人（%）	小児（%）	高齢者（%）
glioma	28.3	25.1	58.8	28.0
meningioma	26.3	26.4	2.2	44.4
schwannoma	10.8	12.3	1.5	6.9
pituitary adenoma	17.4	20.2	1.4	9.0
germinoma	2.1	1.6	9.8	0.0
craniopharyngioma	3.4	3.2	8.9	1.5
dermoid, epidermoid	1.7	1.8	1.3	0.6
teratoma	0.4	0.1	1.3	0.0
chordoma	0.4	0.5	0.2	0.3
hemangioblastoma	1.8	2.0	0.4	1.0
sarcoma	0.2	0.2	0.5	0.1
malignant lymphoma	2.7	2.5	0.4	6.0
others	4.5	4.1	13.3	2.2
total	100% （N=38,273）	100% （N=30,803）	100% （N=3,198）	100% （N=4,272）

成人：15歳以上70歳未満，小児：15歳未満，高齢者：70歳以上

各1表-2．神経膠腫（glioma）の種類と頻度（1984〜1993年）

種　類	全1年齢（%）	成人（%）	小児（%）	高齢者（%）
glioblastoma	31.9	34.1	6.3	58.1
astrocytoma	28.1	29.0	32.9	14.9
anaplastic astrocytoma	17.6	19.2	9.1	20.9
oligodendroglioma	4.4	5.3	1.8	2.2
ependymoma	4.0	2.8	11.0	0.3
choroid plexus papilloma	1.3	1.0	3.3	0.5
medulloblastoma	4.3	1.0	20.7	0.2
others	8.4	7.6	14.9	2.9
total	100% （N=10,824）	100% （N=7,773）	100% （N=1,882）	100% （N=629）

成人：15歳以上70歳未満，小児：15歳未満，高齢者：70歳以上

治療上の基本的事項

脳腫瘍治療において理解しておく重要な点を以下に解説する．

❶ eloquent area（日本語ではエロケントエリアと読む）

運動感覚および言語野など機能が明らかな脳の部位．切除すると重大な神経脱落症状をきたす．脳腫瘍の治療においては，組織学的悪性度とともに，その発生部位も治療方針を決定するうえで重要な因子となる．

❷ Karnofsky Performance Status（KPS）

悪性腫瘍患者における全身状態の評価スケールとしてECOGのperformance statusがある．脳腫瘍患者ではKSPを評価スケールとして用いることもある．詳細は電子版p.429を参照．

❸ high-grade（malignant）glioma と low-grade（benign）glioma

臨床と病理所見を組み合わせた神経膠腫の臨床的な分類である．初期治療にそれぞれ共通点がある．

代表的なlow-grade gliomaはWHO gradeⅠ&Ⅱの星細胞腫と乏突起膠腫と脳室上衣腫である．病理学的に悪性を示唆する所見に乏しく，臨床的に緩徐進行性で生命予後は長い．

これに対して代表的なhigh-grade gliomaはWHO gradeⅢ&Ⅳの退形成性星細胞腫と膠芽腫や退形成性乏突起膠腫である．病理学的に悪性を示唆する所見に富み，進行も速く生命予後が短い．

❹ 手 術

浸潤性に増殖する神経膠腫は，腫瘍と正常組織との境界が不明瞭である．そのため神経機能を温存しつつ病理学的に断端陰性で完全切除することは通常不可能である．神経膠腫での全摘とは，肉眼的な全摘という意味でgross-total resection（removal）（GTR）という言葉が使用される．神経膠腫における日本語の全摘は病理学的な全摘ではなく通常はGTRを意味する．切除範囲が小さくなるにつれて亜全摘（sub total resection），部分切除（partial resection），生検（biopsy）という言葉が使用される．生検には直視下による開頭生検と画像をもとにcore-needleで施行する定位脳生検がある．境界明瞭な腫瘍では病理学的な完全切除（total resection）も可能である．

❺ 放射線療法

・**全脳照射**（whole-brain radiotherapy：WBRT）

脳全体に照射する治療法で転移性脳腫瘍，がん性髄膜炎などに用いられる．しかし毒性のため36 Gy以上の照射は困難であり，抗腫瘍効果は限定的である．

・**局所照射**（focal radiotherapy）

腫瘍部位を通常の分割照射で治療する方法で，神経膠腫に対する標準的な照射法である．

・**定位放射線治療**（stereotactic radiotherapy：SRT）

画像機器を駆使して病巣部位に限定的に照射する方法．分割照射であるが通常の照射より1回線量が大きく短期間で終了することが多い．

・**定位放射線外科治療**（stereotactic radiosurgery：SRS）

SRTの1つで，γ線を放出するコバルトを利用したガンマナイフやX線を出すリニアックなどにより，3 cm以下の小さな病変を治療する方法．大きな1回線量で抗腫瘍効果が高く，局所を効果的に治療することが可能．ガンマナイフは1カ所を1回の治療，リニアックは数回の治療で終了し，また手術のように小さな病巣を限局して治療するため放射線外科治療という言葉が使用される．SRSはまた，同時に多数の病巣を治療できる．

❻ 化学療法

血液脳関門が存在するため，一般的に殺細胞薬の移行は悪いと考えられている．しかし，腫瘍内の異常な血管にどれだけ関門が存在するかは明らかにされていない．脳転移が生じた悪性腫瘍の多くは，すでに治療歴があり，薬剤に耐性化していることがある．一方で未治療の症例では全身療法に反応することもまれではない．また化学療法に対する感受性の高い腫瘍である胚細胞腫瘍，絨毛がんでは，中枢神経に転移をしている場合でも標準的全身療法が治療の主体となる．肺小細胞がんも同様に抗がん薬の奏効率が高いため，脳転移があっても全脳照射などの放射線治療に先立って化学療法を行うことが多い．

rituximab, trastuzumabなどの分子量の大きい抗体薬は血中からの移行が悪いため，中枢神経病変に効果を発揮しづらい．一方でgefitinib, erlotinibなどの低分子のチロシンキナーゼ阻害薬は中枢神経病巣にも奏効することはしばしば経験される．中枢神経系原発リンパ腫で行われる大量methotrexate療法は，大量投与により血中濃度を高めることで中枢神経移行を促すために行われる．しかし，リンパ腫以外の脳腫瘍での効果は証明されていない．

がん性髄膜炎に対しては腰椎穿刺，または頭皮下から脳室に達するリザーバー（Ommaya reservoir）から少量のmethotrexateを髄液腔に直接投与する髄注が施行される．しかし髄腔内投与は髄液の接する表面しか効かず，厚みをもった病変や腫瘤を形成した病変には効果がない．

神経膠腫に対して効果のある抗がん薬は限られており，ニトロソウレア系のアルキル化薬であるACNU

(nimustine), MCNU (ranimustine) とトリアゼン系の経口アルキル化薬である temozolomide が治療の主体となる.

procarbazine も中枢神経への移行がよく，神経膠腫に対する PCV レジメンに含まれている．リンパ腫や胚細胞腫では，それぞれ特異的なレジメンが使用される（本書のそれぞれの各論を参照）．

❼ 抗てんかん薬の予防投与

脳腫瘍は原発性，転移性の両者ともしばしばてんかん発作を発症する．特に脳表に近い病変や浮腫の強いテント上腫瘍で多く，てんかん発作のエピソードがある患者では抗てんかん薬の予防投与が一般的にすすめられる．ただ古い世代の抗てんかん薬はチトクローム P450 系酵素に影響することが多く，例えば phenobarbital や carbamazepine, phenytoin の併用により paclitaxel や irinotecan, imatinib, gefitinib などの血中濃度が低下することが知られており，通常は薬物相互作用の少ない levetiracetam（イーケプラ®）や lamotrigine（ラミクタール®），topiramate（トピナ®），lacosamide（ビムパット®）などの単剤治療が選択されることが多い．なお，抗てんかん薬の1つであるバルプロ酸は神経活動抑制効果に加えてヒストン脱アセチル化酵素（HDAC）の阻害作用があることから，特に膠芽腫においてバルプロ酸併用による放射線増感効果が期待されていた．新規に診断された膠芽腫患者に対する temozolomide ＋ 放射線治療にバルプロ酸（sodium valproate）を併用すると，ヒストリカルコントロールに比べて生命予後がわずかに延長したという報告もあるが[1]，複数のランダム化比較試験でプールされた 1,800 例以上の膠芽腫患者データの解析では，バルプロ酸併用による生命予後の改善がみられなかったばかりか（HR 0.96 [0.80-1.15]），バルプロ酸併用群で重度の血液毒性が多かったと報告されている[2]．したがって，脳腫瘍患者に対してバルプロ酸の使用を強く推奨する根拠は今のところない．

一方で，てんかん発作のエピソードがない患者に対する抗けいれん薬の予防効果は，phenytoin, phenobarbital, そしてバルプロ酸を用いた 5 つのランダム化比較試験をまとめたメタアナリシスにおいて否定されており[3]，一般的に推奨されない．

ただし，てんかん発作のエピソードがない場合であっても脳腫瘍切除術が計画される場合には，周術期の抗てんかん薬投与が日常的になされている．この場合の抗てんかん薬の至適投与期間は定まっていないが，American Academy of Neurology（AAN）によれば，てんかん発作がなければ術後 1～2 週間で漸減を開始することを提案している．必要に応じて脳波を測定し，けいれん波の有無を確認することも考慮する．

抗けいれん薬はさまざまな薬と相互作用を引き起こす可能性があり使用前に十分なチェックを要する．また carbamazepine や phenytoin などは皮疹，血球異常，肝機能障害，消化器症状，精神神経症状などの副作用のためしばしば治療の障害になる．また前述のように一部の抗がん薬と相互作用を引き起こすこともあり，十分に留意すべきだろう．

❽ 脳転移のある患者に抗凝固療法が必要な場合

かつて中枢神経に悪性腫瘍がある場合，腫瘍からの出血を恐れて抗凝固療法は禁忌とされてきた．しかし，その後の経験から腫瘍に起因する頭蓋内出血などの例外を除き，恐れられたほど出血の危険は高くないと考えられている．悪性腫瘍患者には血栓症が多く，そのうえ performance status の低下した患者はさらにその危険が上昇するため，脳腫瘍患者は静脈血栓症の高リスク群と考えられる．膠芽腫患者における深部静脈血栓頻度を記載した複数論文のシステミックレビューでは，1 カ月毎に 1.5～2.0％（年間に換算すると 16.6～21.5％）程度の DVT リスクがあると算出している[4]．

脳腫瘍のなかには頭蓋内出血をきたしやすい種類（下垂体腺腫と転移性脳腫瘍としては腎細胞がん，胚細胞腫瘍・絨毛がん，甲状腺がん，黒色腫，血管肉腫など）もあるが，その他の腫瘍は原発性，転移性ともに出血の頻度が高いとは考えられていない．従って脳腫瘍患者に治療を要する静脈血栓症が生じた場合には，上記の易出血性の腫瘍とすでに腫瘍内出血している腫瘍以外では通常のヘパリンなどによる抗凝固療法がすすめられ，易出血性の腫瘍の場合は下大静脈フィルターの挿入がすすめられる．抗凝固療法は通常，少なくとも 3～6 カ月継続される．

近年，トロンビンや第 Xa 因子阻害により抗凝固作用を発揮する直接経口抗凝固薬（DOAC）が，非がん患者における抗凝固治療で頻繁に用いられるようになってきた．悪性腫瘍症例における血栓症治療においても，edoxaban（リクシアナ®）が dalteparin に対して治療効果において非劣性（HR 0.97 [0.70-1.36]）を示す報告がなされたが[5]，この試験では原発性脳腫瘍患者がほとんど含まれておらず，また edoxaban 使用群において重症出血の頻度が高かった（6.4％ vs 4.0％）とも報告されていることから，脳腫瘍症例においてヘパリンの代わりに DOAC の使用を勧める根拠はまだ乏しい．

静脈血栓の予防を推奨する強いエビデンスは今のところないが，もし臨床的に必要と判断される場合にはフットポンプやヘパリンの投与がすすめられる．悪性神経膠腫における dalteparin の DVT 予防効果をみた前方視プ

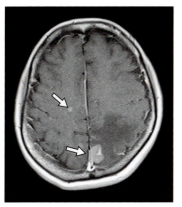 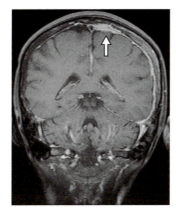 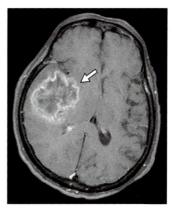

各1図-1. 脳転移　　各1図-2. 腫瘍の硬膜浸潤　　各1図-3. 膠芽腫

ラセボ比較試験（PRODIGE試験）では，dalteparin使用群においてDVT発症リスクの有意な低下はみられなかったが（HR 0.51［0.19-1.4］，p＝0.17），6カ月経過時点でプラセボ群に比べてDVT累計発症割合が6％ほど低く抑えられており（10％ vs 16％），dalteparinの使用が無意味とまではいえない結果であった[6]．DVT予防の適応は臨床判断に大きく依る．また当然ながら手術直前や術後24時間以内の使用および頭蓋内出血・その他活動性出血など抗凝固の絶対禁忌が存在する場合には抗凝固療法は不可能である．

症状，画像所見，診断

■ 症　状

頭痛，嘔吐，うっ血乳頭という古典的な3徴候は，頭蓋内圧（ICP）亢進による症状で，頭痛は夜間から早朝に増悪することが多く，持続性で体位により増強（ICPの亢進による）する．嘔気，嘔吐も体位により誘発されやすい．

このほかにけいれん，意識障害，失神，麻痺などの神経巣症状，めまい（体位や頭の向きにより誘発されることがある），食欲不振，全身倦怠感などさまざまな症状で発症することがある．また性格の変化，認知機能障害，うつ様の症状（無気力），側頭葉てんかんなどの精神症状の精査で脳腫瘍が見つかることもある．

腫瘍内出血は急な頭痛や神経症状をきたすことがあり，がん患者が症状を訴えたときは緊急で検査を行う必要がある．下垂体腫瘍と腎細胞がん，絨毛がん，甲状腺がん，黒色腫，血管肉腫の脳転移は特に出血しやすく注意が必要である．

■ 画像所見と診断

脳腫瘍に対する画像検査は感度，特異度ともに造影MRIが最も有用である．MRIが施行できない症例では造影CTを施行し，造影剤が投与できない症例には単純MRIを実施する．非造影CTは大きな腫瘍や出血，水頭症などのスクリーニングには有用であるが，一般的に正常所見でも脳腫瘍の除外はできない．

❶ 転移性脳腫瘍

転移性脳腫瘍転は白質と灰白質の境目の動脈が細くなる部分に病変を認めることが多く，初期には球形に近い増殖様式が多く（各1図-1），進行すると不整形や内部壊死をきたし，リングエンハンスメントを呈することがある．硬膜浸潤・転移は造影効果のある不整な硬膜肥厚をMRIで認め（各1図-2），髄膜腫との鑑別が重要になる．

化学療法中の患者や消化器がんの患者は抗がん薬やがんそのものによる嘔気・嘔吐と勘違いされ，脳転移の診断は遅れやすい．頭痛や麻痺はあまりみられず，非特異的な嘔気・嘔吐とパフォーマンスステータス低下のみが脳転移の症状である症例もしばしば経験する．症状が持続し進行性で，ほかに原因が特定できないときは脳転移やがん性髄膜炎を疑う必要がある．

担がん患者やがんの手術歴があり再発リスクの高い患者において，転移性脳腫瘍が疑われる場合，画像で典型的な所見があれば臨床的に脳転移と診断することが多い．しかし，脳への転移がまれな腫瘍（前立腺がん，頭頸部がん，皮膚がんなど）やリンパ節転移陰性の早期がん患者の場合は，原発性脳腫瘍や他に転移をきたすような腫瘍性病変がないか精査を要する．必要に応じて，正確な診断のため脳腫瘍の摘出や生検を行う．

脳転移しやすい腫瘍は肺がん（小細胞がん，非小細胞がん），乳がん（特にHER2陽性やtriple negative症例），腎細胞がん，胚細胞腫瘍，悪性黒色腫，皮膚原発以外の血管肉腫である．その他の腫瘍の脳転移の頻度は低いが，胃がんや大腸がんはがんの発症頻度が高いため，し

ばしば脳転移症例を経験する．理由は不明であるが，骨盤内に発生する腫瘍は後頭蓋窩に転移することが多い[7]．

脳病変で腫瘍との鑑別が必要なものにはさまざまな感染症（脳膿瘍，トキソプラズマなど），肉芽腫性疾患，多発性硬化症などの脱髄病変，白質脳症，脳梗塞などがあるが，診断に苦慮することは少ない．

診断に迷い，確定診断が治療方針と患者の予後を大きく左右すると考えられるときには積極的に生検や切除を施行する．単発病変の場合，画像所見のみの診断では10%の症例で誤診だったという報告がある[8]．

❷ 原発性脳腫瘍

原発性脳腫瘍も前述と同様の症状で発症する．診断に必要な画像も同じである．確定診断には組織生検が必要であるが，画像診断によりアプローチの方法は異なる．原発性脳腫瘍は発症年齢と病巣部位ごとに頻度の高い腫瘍は異なり，MRIの所見にてある程度診断を絞り込むことは可能である．

また，腫瘍の発生部位から開頭手術が適応とならない症例には定位腫瘍生検が施行される．手術適応とならない症例のうち，橋の神経膠腫は生検操作による重篤な合併症のリスクは高く，典型的なMRI所見のみで診断することもある．

原発性腫瘍，特に膠芽腫など浸潤性に発育するものは辺縁不整形の場合が多く，またしばしば内部壊死による囊胞様構造を形成し，造影剤使用時には腫瘍内部は造影されず，腫瘍辺縁に造影効果を認めるリングエンハンスメントを呈する（各1図-3）．

❸ 中枢神経原発リンパ腫（primary CNS lymphoma：PCNSL）

PCNSLが疑われる場合は，生検前にステロイドの投与を可能な限り控える必要がある．腫瘍や高度の脳浮腫によって頭蓋内圧上昇をきたし，症状が強い場合はステロイドを短期間使用することはやむをえないが，ステロイド投与により腫瘍サイズの縮小や組織像が修飾され，正確な病理診断が困難になる可能性も考慮する必要がある．

発生部位は前頭葉44%，大脳基底核28%，頭頂葉14%，側頭葉13%と報告されており，病変が多発することもある．眼病変を合併しやすいため，治療開始前の眼科診察は必須である．また中枢原発と診断するには，中枢神経浸潤を伴いやすい精巣原発や乳腺原発などの悪性リンパ腫の除外は必要であり，CTやPET検査などで全身のスクリーニングを行う．

均一な造影効果がPCNSLの特徴的な画像所見である．禁忌がない限り，CTまたはMRI検査では造影剤を使用する．

HIVや免疫抑制患者の場合は，トキソプラズマ症や白質脳症などの感染症も鑑別となる．

治療方法

■ 転移性脳腫瘍

腫瘍内科医が遭遇する脳腫瘍の中では最も頻度が高く，原発疾患の管理や脳以外の転移巣の管理など多くの因子を考慮しながら治療方針を決定する必要がある．脳転移に対し全脳照射を受けた患者の予後について，Radiation Therapy Oncology Group（複数のRTOG）の臨床試験に基づく予後予測データから次のような予後因子が1997年から提唱されている[9]．重要な因子はKPS，年齢，脳転移巣以外の原疾患の状態である．

・予後良好群：KPS>70以上（ECOG performance statusで0または1），64歳以下，原発は根治的に治療されている，脳以外に転移がないグループで，生存期間中央値は7.1カ月である．

・予後中間群：KPSは70%であるがその他は悪い，上にも下にも入らない群で生存期間中央値は4.2カ月である．このグループに属する症例は臨床的判断で上下のどちらかに分けて治療に当たる．

・予後不良群：KPS 60以下（ECOG performance statusで2以上），生存期間中央値は2.3カ月である．

しかし，予後因子の分類はあくまで参考にすべき目安であり，実際の治療においては次のように考える．

❶ 中枢神経病巣以外のがんの状態，全身状態はどうか？

改善不可能な進行性の全身性悪性腫瘍がある場合，さらにそれによりperformance statusの低下をきたしている場合は，残念ながら脳転移巣に施行可能な治療は限られている．一方で，全身のがんが寛解の状態，または増大が抑えられて落ち着いている場合は，中枢神経の病変を積極的に治療すれば長期生存が得られる可能性がある．これにエビデンスに基づく指針はないが，ほかのがんと同様にECOG 0-(予後良好群)と3-(予後不良群)に分ける．

❷ 神経機能の状態はどうか？

一般にKPSで表現される．神経機能が良好に保たれている場合，脳転移巣の積極的治療をすることにより，神経機能の温存期間が延長され生命予後とQOLが改善する．また，神経機能の悪化があるが，積極的治療により改善することが可能な場合，再び高いQOLと生命予後が望めるケースがある．例えば，切除可能なmass-effectの強い腫瘍で麻痺になっているケースで，切除により神経機能の改善が想定される症例．KPSは60～70%を境にしてそれより上は良好とそれ以下は不良と分ける．

❸ 年齢は？

　年を取るにつれて生理機能は低下し，侵襲的な治療に耐える体力が低下する．また予測される余命も短くなる．ゆえに治療方針を考えるうえで重要な因子である．しかし，数字上の年齢と生理的な年齢は必ずしも相関しないことが多々ある．全身状態，神経機能，日常生活の活動度，臓器機能などから physiologic age（生理学的な年齢）を総合的に判断する．

❹ 手術もしくは，SRS によって根治的治療が可能かどうか？

　典型的な治癒可能例は単発脳転移の非小細胞肺がんで原発巣も根治的切除が可能な場合である．このように脳転移巣も原病巣も根治的治療が可能である場合，あるいはもとのがんが完全にコントロールされていなくても，緩徐進行性の腫瘍で長期の生存が望める場合は，脳転移巣を積極的に，かつ可能なかぎり根治的に治療する．脳転移巣の完全切除ができた症例は不可能であった症例に対し，明らかに生存期間の延長を認める．

　脳転移が全身転移の1つとして出現してきた場合でも，手術もしくは SRS により治療可能な症例は，それを施行することにより，機能予後を改善することが可能となり，また脳以外の全身転移に対する血液脳関門を通過しない化学療法の施行を容易にする．

- **外科的切除の適応**：一般的に数個以下の病変で，病変が脳表に近く，術後の神経脱落症状が軽いと予測される場合，または切除により mass-effect が解除される場合は手術が適応となる．1990年代に脳転移に対する外科切除の有効性が検証され，全生存期間の延長（中央値 40 週間 vs 15 週間）が証明されている[10]．ただし，頭蓋外病変の病勢がコントロールされていない場合の外科切除の意義は示されていない[11]．
- **SRS の適応**：3 cm 以下の病変で，手術で到達しにくい深部，多発，術後重度の神経脱落症状が予測される場合．また，小さな単発脳転移に対しても SRS は重大な神経脱落症状を引き起こさずに治癒できる治療法である．ただし，囊胞性病変への SRS は充実性病変へのそれに比べて再発がやや多い傾向が示唆されている[12]．
- **局所療法後の補助療法**：脳転移に対してまずは外科切除や SRS での局所治療を検討することが基本だが，手術の場合は1年以内に半数以上，SRS の場合は 1/3〜半数程度が局所再発をきたす．外科切除後に WBRT[13] や SRS[14] を追加することで局所再発を抑えることができるが，全生存期間の延長は望めない．術後 SRS は術後 WBRT に比べて認知機能低下が軽微な傾向にあるが，頭蓋内再発が術後 WBRT よりも多かったとする報告もあり[15]，優劣はついていない．SRS 後の WBRT 追加についてもいくつかの臨床試験でその有効性が検証された．2014年に発表された5つのランダム化比較試験を含むメタアナリシス[16]では，WBRT の追加は頭蓋内病変の1年以内の進行を53％ほど抑えるが，全生存期間に有意差はなかったと報告されている．従って，局所療法後の補助療法（WBRT や SRS）については全例必須というわけではなく，その適応については症例毎に検討すべきである．
- **WBRT 単独の適応**：腫瘍径が大きかったり病変が広範囲だったりなどして局所療法の適応とならない場合，PS が良ければ WBRT が選択肢となる．特に小細胞がんや乳がん，扁平上皮がんの 3 cm 以下の転移であれば WBRT のみで3割前後の完全奏効が望めるとする報告もある[17]．
- **化学療法の適応**：化学療法は感受性のよい腫瘍に使用される．代表的なのはリンパ腫，胚細胞腫瘍，絨毛がん，白血病の浸潤などである．それぞれ特有のレジメンで治療される．それ以外の腫瘍における通常量の化学療法は効果が低いと考えられていたが，近年 small molecule inhibitors といわれる分子量の小さい血液脳関門を通過する可能性のある薬物は，脳転移巣にも有効なことが報告されている．非小細胞肺がんで EGFR 変異を有する場合には gefitinib[18] や erlotinib[19] や osimertinib[20]，ALK 変異を有する場合には alectinib[21] や ceritinib[22] の有用性が示唆されており，他に乳がんに対する lapatinib[23] や，腎がんに対する sunitinib[24] と sorafenib[25]，そして BRAF 変異のある悪性黒色腫に対する dabrafenib/trametinib[26] などが挙がる．

■ 予後不良・長期生存困難例

　KPS の悪い，または全身状態が不良な症例がこの群に分類される．注意が必要なのは，このグループの中の，KPS が悪い以外は比較的状態のよい，積極的な治療により改善の見込みがある症例を見逃さないことである．例えば KPS の低下が脳転移のみに起因し，その脳転移に対して積極的な治療（手術，ステロイド，放射線治療など）を行うことで KPS の改善が望める症例である．典型的な症例は下記の2群がある．

　1）中枢神経リンパ腫，白血病やリンパ腫の中枢神経浸潤，胚細胞腫瘍，絨毛がんなど化学療法が著効する患者群

　2）その他の腫瘍で切除可能な単発脳転移

　上記の2群は治療が奏効すればある程度の生存が望める可能性があるため，積極的な治療を可能な限り施行する．

またこのほかにも，EGFR遺伝子変異陽性の非小細胞肺がんに対するgefitinib, erlotinib, osimertinibも劇的に奏効し，著しい全身状態の改善をもたらすこともある．

これらに該当しない症例は残念ながら緩和医療，WBRT，ステロイドを組み合わせた治療が適応される．

■ がん性髄膜炎（leptomeningeal metastasis）

悪性腫瘍は時に脳実質ではなく硬膜，軟膜，クモ膜に転移することがある．このうち軟膜とクモ膜に転移した場合は硬膜に転移した場合と異なり慢性髄膜炎様の症状（頭痛，嘔気・嘔吐，項部硬直，髄液の悪性細胞の存在，白血球数増多，蛋白上昇，糖の低下）または神経根痛，脳神経麻痺，神経巣症状，麻痺，膀胱直腸障害，下垂体障害による尿崩症などをきたし，がん性髄膜炎と呼ばれる．リンパ腫の髄膜浸潤では髄膜刺激症状は少ない．

通常はかなり進行した悪性腫瘍の患者に生じるが，再発の場合はこれが唯一の病巣のときもある．診断は髄液所見と造影MRIでの軟膜とクモ膜の造影増強効果によるが，MRI正常のがん性髄膜炎はしばしば経験する．髄液細胞診は感度が低いため，1回の検査では陽性にならないことも多く，疑われる症例は2～3回の髄液穿刺が必要な場合もある．

治療に当たって大切な因子はKPS，がん性髄膜炎以外のがん病巣の存在である．KPSは脳実質転移と同様に60%（ECOG PS2）より良いか悪いかで判断する．KPSが良好で他の病巣も存在しないか，または落ち着いている場合は，積極的な治療により緩和効果がある．しかし治療による生存期間の延長は不明である．予後は疾患と患者の状態により大きく異なるが治癒は望めず，多くの症例が数カ月から1年くらいの余命である．治療は経験的で標準的なものは存在しない．積極的な治療には下記が含まれる．

・抗がん薬の髄腔内治療

髄腔内に直接投与できる抗がん薬はmethotrexate, cytarabine, thiotepaであるが，通常はmethotrexateを使用する．残念ながらthiotepaは日本では2008年に製造中止になり現時点で入手困難であるが，最近小児造血幹細胞領域で再度製造販売承認申請が行われた．また，上記以外にもetoposideやdacarbazine, busulfan, melphalan, topotecanなどの髄注化学療法が提案されているが，いずれも実臨床までには至っていない．一般的に固形がんにおいては画像上で髄膜などに厚さ1mm以上の肥厚性病変を認める場合，抗がん薬が深部まで浸透しないため髄腔内治療の有効性は乏しい．

腰椎穿刺にて投与可能であるが，がん性髄膜炎になっている場合は週2～3回の投与が必要であり，また改善するまで数週間以上を要することも多い．治療に反応している場合や化学療法未実施の症例で積極的な治療を継続する場合，頭皮下から脳室に通ずるOmmayaリザーバーを外科的に留置する．なお，Ommayaリザーバー留置前に脳槽シンチにて髄液流を確認する．どこか1カ所でも髄液がせき止められているところがあれば，腫瘍による閉塞の可能性が高く，画像で明らかな異常がなくても同部位への放射線局所照射を考慮する．

・全身化学療法

一般的に殺細胞剤は髄液中への移行が不良で，通常量での効果は少ない．髄液中の濃度を上昇させるためのmethotrexate大量化学療法は有効性も報告されている．しかし，毒性が強く明らかに有効といえる腫瘍はリンパ腫や白血病だけである．HD-MTX療法は乳がんにも症例報告が存在する[27]．

チロシンキナーゼ阻害薬であるgefitinib, erlotinibおよびlapatinibは，がん性髄膜炎に対して奏効したという報告が多数あり，通常の殺細胞薬よりも効果が期待できる．

・全脳照射

化学療法の効果が薄いと考えられる症例，髄腔内投与が困難な症例に適応となる．脳への放射線照射中は殺細胞薬の全身投与や髄腔内投与は白質脳症などの危険が上昇するため可能な限り控える．チロシンキナーゼ阻害薬の投与は殺細胞薬よりもリスクは少ないと考えられるが報告は少ない．また，全脊髄照射と全脳照射を同時に併用することは毒性が強く一般的にはすすめられない．

・局所照射

中枢神経のどこかに神経症状を引き起こす腫瘍を形成している場合，局所に照射することは症状緩和に有効なことがあり，適応症例には考慮する．神経根転移による激しい神経根痛も局所照射により緩和効果が期待できる．

・ステロイド

中枢神経由来の嘔気や頭痛に有効であるので必要と考えられる症例にはdexamethasone 2～8 mgを使用する．症状に合わせて増減する．また，放射線照射中の嘔気や倦怠感などの副作用にステロイドが有効なことが多く，しばしば使用する．なお，放射線照射に加えてステロイド投与が長期になると，細胞性免疫が低下してニューモシスチス肺炎や口腔内カンジダの危険が高まるので，状況に応じてST合剤の予防内服や抗真菌薬による治療を考慮する必要がある．

・腰椎穿刺による髄液の排液

髄液圧が高い症例には10～20ccの排液で嘔気や頭痛などの症状が改善する場合がある．しかし，水頭症のある症例には脳ヘルニアの危険があり施行すべきではない．

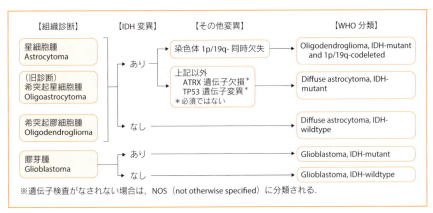

各1図-4. 神経膠腫の病理診断

■ 原発性脳腫瘍

原発性脳腫瘍は，神経膠細胞から発生する，神経膠腫（glial cell tumor）と，それ以外の腫瘍（non-glial cell tumor）に大別される．それぞれの組織型によって治療法が異なるが手術療法が基本的治療となる．

❶ 神経膠腫

【病理診断】

神経膠腫の診断に病理学的診断は必須である．生検または切除された腫瘍の顕微鏡所見で，①核異型，②細胞分裂数，③微小血管増殖，④壊死の存在の4つの因子を評価することが必要である．2016年版のWHO分類ではisocitrate dehydrogenase（IDH）変異や染色体1p/19q-同時欠失，そしてヒストンH3 K27M変異の有無が疾患分類に追加されており，可能ならばこれらの検査を行うことが望ましい（**各1図-4**）．

また，免疫組織化学を利用した細胞増殖の度合いを示すKi67 labeling indexが悪性度の評価に有用である．

神経膠腫に属する星細胞系腫瘍（astrocytoma, glioblastoma）と希突起膠細胞腫（oligodendroglioma：OD）については，その化学療法感受性の違いなどから，ここでは分けて述べる．

1）星細胞系腫瘍

【病理分類】

上記の病理学的所見の程度により，WHOにてGrade Ⅰ～Ⅳまで分類されている．Grade Ⅰ～Ⅱは低悪性度（low grade）とされⅢ～Ⅳは高悪性度（high-grade）とされる．WHO分類ではgradeⅡがdiffuse astrocytoma，gradeⅢがanaplastic astrocytoma，そしてgradeⅣがglioblastomaと呼ばれ，それぞれIDH変異の有無で診断が分かれる（評価不能の場合はNOSとなる）．ヒストンH3 K27M変異のあるmidline diffuse glioma（gradeⅣ）という特殊な分類も追加された．一般的にlow-gradeは緩徐進行性であるが，発生部位や患者の状態により予後は症例により大きく異なる．最終的には進行し患者を死に至らしめる．典型的には5～7年くらい安定した時期が継続し，その後に悪性度が増し増大のスピードが速くなり，high-grade astrocytomaと区別がつかなくなる．Ki67 labeling indexは進行度の予測に役立つ[28]．

Grade Ⅳの神経膠芽腫（glioblastoma）は予後不良であり生存期間中央値は10～13カ月である．glioblastomaには，はじめからglioblastomaであるprimary glioblastoma（原発性膠芽腫）と，はじめは低悪性度の神経膠腫が後に悪性転化したものsecondary glioblastoma（続発性膠芽腫）の2種類がある．続発性の発症は原発性より若年であり，治療抵抗性のことが多い．

【治　療】

● 低悪性度星細胞腫（low-grade astrocytomas），WHO Grade Ⅰ～Ⅱ

KPS 70以上，40歳以下，けいれんで発症，造影効果のないものは予後良好群とされる．加えて，近年では低悪性度神経膠腫においてIDH変異やMGMT遺伝子プロモーターのメチル化が予後良好因子であることがわかってきた[29]．切除により重大な神経脱落症状を引き起こさないと考えられる場合は，原則として早期切除（early surgery）が推奨される．eloquent area以外に発生した腫瘍に対する切除は完全切除が標準である．もし腫瘍がeloquent areaにあり，術後の神経脱落症状が大きいと考えられるときは悪化するまで待ってから手術を施行する．

WHO GradeⅡのびまん性星細胞腫（diffuse astrocytoma）は病理学的に切除断端陰性で完全切除となる症例は少なく，断端陽性の症例や切除不能症例に対して放射線治療が標準的に施行される．ただし，IDH野生型腫瘍は変異型に比べて予後不良であり，これらに対する術後補助療法の意義は確立していない．標準的な照射量は

各1表-3. RTOG 0424試験での条件

下記のうち、3項目以上の該当で高リスク
1. 年齢が40歳以上
2. 組織型が星細胞系腫瘍
3. 病変が左右の半球にまたがっている
4. 術前の腫瘍径が6cm以上
5. 術前に神経機能障害がみられる

50～54 Gyである．問題点は認知機能障害などの晩期放射線障害である．ただし，放射線治療によりhigh-gradeへの進展を促進するとは考えられていない．また，放射線照射後の腫瘍の縮小には4カ月以上を要する．なおEORTC22845試験では，術後すぐに放射線照射を開始すると，病勢進行まで待ってから照射する場合に比べて無増悪生存期間が有意に延長し（中央値5.4年 vs 3.7年），てんかん発作の発症率も下がったが，全生存期間の延長効果は証明されなかった（中央値7.4年 vs 7.2年）[30]．

放射線療法後の補助化学療法は，RTOG 9802の12年近くの長期フォローアップにより有効性が証明された．RTOG 9802ではテント上に発生したWHO GradeⅡの星細胞腫（A）と乏突起膠種（OD）に対して，40歳未満で生検または亜全摘の症例および40歳以上の症例（手術の根治度は問わない）に限定して行われた．手術または生検後に放射線治療を行い，追加でprocarbazine, lomustine, and vincristine（PCV）を6サイクル行われた．PCV追加群は放射線治療単独群と比較して生存期間中央値は7.8年から13.3年に改善した[31]．temozolomideがPCVと同等の有効性を持つかどうかの結論はついていないが，RTOG 0424試験において，低悪性度神経膠腫のうち再発リスクの高い患者群（**各1表-3**）では，temozolomideと放射線の同時併用後にtemozolomideの補助療法を行うことで，ヒストリカルコントロールに比べて3年経過時点のOS，PFS（73.1%，59.2%）が有意に改善したと報告されている[32]．

● **視神経膠腫（optic glioma）**

視神経もしくは視交叉に生じる低悪性度神経膠腫をoptic（pathway）gliomaと呼ぶ．若年者に多く生命予後は良好であるが，成人以降に発生するものは悪性のことがしばしばあり，自然史は多彩である．生命予後は良好でも視覚障害の程度は重度なことが多い．治療指針には論争がある．一般的に若年者では緩徐進行性のことが多く，進行度の把握のため一定期間経過観察と画像フォローされることが多いが，成人では悪性神経膠腫と同様の指針が取られる．神経線維腫症に頻発し，1型に発症したものは悪化するまで経過観察がすすめられる．治療は適応を慎重に考慮した上で切除，化学療法，放射線療法が使用される．

● **悪性神経膠腫（high-grade glioma）**

WHO grade ⅢおよびⅣが高悪性度に分類され，膠芽腫（glioblastoma）や退形成性星細胞腫（anaplastic astrocytoma），そして退形成性乏突起膠種（anaplastic oligodendroglioma）が代表的に含まれる．なお，IDH変異や1p/19q co-deletionなどの異常を伴わず，組織学的に星細胞系と乏突起膠種系の双方の特徴を有するhigh-grade gliomaに対して，退形成性乏突起星細胞腫・分類不能型（anaplastic oligoastrocytoma, NOS）という診断が存在する．ただし，IDH変異のない悪性神経膠腫の多くが膠芽腫に類似した遺伝子発現パターンを有することが知られており，上記診断は十分な鑑別のうえで慎重に用いるべきだろう．いずれの組織型でも治療指針には共通点がある．

悪性神経膠腫の治療の原則は，1）正しい診断，2）可能な限りの肉眼的完全切除，3）術後補助療法である．悪性神経膠腫は顕微鏡的な完全切除が困難で，切除後に病変が残存するため，maintenance therapy（維持療法）のほうが適切な表現ではあるが，習慣的に補助療法といわれている．以下に代表的な膠芽腫と退形成性星細胞腫の治療方針を述べる．

● **膠芽腫（glioblastoma）**

以前はglioblastoma multiforme（GBM）とも呼ばれていたが，現在ではIDH変異の有無によってIDH-wild-type, IDH-mutant，そしてnot otherwise specified（NOS）の3カテゴリーに分かれる．また，IDH-wildtypeの場合にはその組織学的特徴によってgiant cell glioblastomaやgliosarcoma, epithelioid glioblastomaなどの亜分類が存在する．

神経膠腫は正常の脳組織に浸潤性に発育するために，術中所見や画像を用いても正確な腫瘍の浸潤範囲を判定することは困難である．また，切除範囲を大きくすればするほど脳の正常組織を切り取ることになり，神経脱落症状が重篤になる．そこで神経膠腫の切除は可能な限り腫瘍を全摘することが目標とされ，その切除法を欧米ではgross total resection（GTR）と呼び，わが国では全摘と呼ぶ．GTRされたものの病理標本をみると通常切除断端に腫瘍細胞が存在し，断端陽性となるのが普通である．切除後24～72時間にMRIを撮影し，切除後のベースラインの画像とする．これなしには後のMRIでの比較が困難になる．

・ **薬物療法**

このように悪性神経膠腫は病理学的な完全切除が困難で，ほとんどの症例で術後再発をきたす．以前は放射線治療の効果を増強するためにcarmustine（BCNU）などのニトロソウレア系の殺細胞薬が追加され，ランダム化

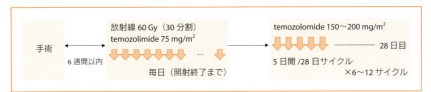

各1図-5. high-grade glioma に対する術後補助療法

試験にて有効性が証明された[33,34]．ニトロソウレア系は脂溶性が高く，脂質含有量の多い脳組織への移行が良好と考えられる薬物である．また，化学療法のみでも抗腫瘍効果があることがわかり，ニトロソウレア系の殺細胞薬単独とそれを含んだ複合化学療法 PCV（procarbazine，BCNU，vincristine）は，悪性神経膠腫の一般的な治療となった[35〜38]．国内では carmustine の代わりに ranimustine や nimustine が承認され，使用されている．

1999 年に新しい経口のアルキル化薬である temozolomide が米国 FDA に承認され，2005 年に EORTC から膠芽腫と退形成性星細胞腫に対する初期治療として，放射線治療単独と放射線治療に temozolomide を同時併用した群とを比較したランダム化試験が報告された．ここで temozolomide 併用群の優位性が証明され（全生存中央値 14.6 vs 12.1 カ月，HR 0.63 [0.52-0.75]，p<0.001），以後は放射線治療と temozolomide の併用療法が標準治療となった[18,39]．temozolomide は術後に放射線治療と同時併用（化学放射線療法）し，放射線治療終了後は temozolomide 単剤を 5 日間投与，28 日周期で 6〜12 カ月継続する（各1図-5）．

・temozolomide の至適投与期間

至適な temozolomide 投与方法を検証するランダム化比較試験が行われ，RTOG0525 では膠芽腫に対し，化学放射線療法後の補助化学療法として，標準的な投与方法（5 日間投与，28 日周期）と dose-intensive な投与方法（1 日の投与量は少ないが，内服の日数を増やし 21 日間投与，28 日周期）の比較が行われた．結果は両群の全生存期間に有意差を認めなかった[40]．

temozolomide の至適な投与期間はエビデンスのもととなったオリジナルの試験[41]においては 6 カ月であった．しかし日常診療では，腫瘍が制御されており，かつ忍容性も良好な場合，それ以上（通常 12 カ月）の期間使用されることも少なくない．また臨床試験によっては 12 カ月がコントロール治療として施行されているものもある（RTOG0825）．なお，治療期間が 6 カ月（6 サイクル）の場合とそれ以上（最大 12 サイクル）との場合を比較したいくつかの後方視研究があり，EORTC と RNG Oncology/RTOG にプールされた 624 例の検討では，6 サイクルを越えて治療した方がわずかに PFS が改善し（HR 0.80 [0.65-0.98]，p=0.03），その傾向は MGMT メチル化陽性例でより顕著（HR 0.65 [0.50-0.85]，p<0.01）であったが，いずれも OS の改善はみられなかった（HR 0.92 [0.71-1.19]，p=0.52）[40]．

・temozolomide への bevacizumab の追加

RTOG 0825 では膠芽腫に対し，化学放射線療法の後，最大 12 サイクルの temozolomide とそれに bevacizumab を加えたランダム化試験が行われた．bevacizumab を用いた群で PFS の改善傾向がみられたが（中央値 10.7 vs 7.3 カ月），統計学的に有意差は証明されず，また生存期間の改善もみられなかった．もう 1 つのランダム化試験 AVAglio 試験では，PFS の有意な延長がみられたが（中央値 10.6 vs 6.2 カ月；HR 0.64，95% CI 0.55-0.74），全生存期間の改善はみられなかった（HR 0.88，95% CI 0.76-1.02）．なお，bevacizumab を併用することで重篤な副作用の発現頻度が 16% 増加している（67% vs 51%）ことに留意すべきだろう[42,43]．全生存期間の延長はもたらさないため米国では，一次治療として bevacizumab を併用することは推奨されていない．わが国では PFS 延長効果により，bevacizumab は膠芽腫の治療に保険適用が追加された．

・薬物治療の注意点

temozolomide の主な副作用は，嘔気・嘔吐などの消化器症状と骨髄抑制，倦怠感，頭痛である．標準的な使用量は，化学放射線療法中は $75\ mg/m^2$ を放射線照射開始日から照射しない休日も含めて最大 49 日間連日投与し，放射線療法終了 4 週間後に，補助化学療法として 150〜$200\ mg/m^2$ を 5 日間連続投与 28 日周期で使用する．通常は初回 $150\ mg/m^2$ で開始し，副作用が軽度であれば次回から $200\ mg/m^2$ に増量し，計 6〜12 サイクル投与する．

標準的治療に耐えられないと考えられる症例（例えば 70 歳以上の高齢者や合併症をもつ症例など）には，標準より少ない量（75〜$100\ mg/m^2$）で開始し，治療に耐えられるようであれば漸増し，標準量まで数サイクルかけて到達する方法も考慮してもよいと考えられる．もし標準量に到達することが不可能であれば，耐えられる最大量で継続するが，最低推奨量は $100\ mg/m^2$ とされる．

化学放射線療法の臨床試験にてニューモシスチス肺炎の発症が 3% に認められており，少なくとも化学放射線

療法中はST合剤またはペンタミジン吸入による予防が必要である[22]．リンパ球数が500以上，またはCD4陽性細胞数が200以上ある症例にはこれらの予防投与は不要かもしれない[26]が，ニューモシスチス肺炎はときに致死的な経過をとるので細心の注意が必要である．temozolomideの消化器症状を抑制するために制吐薬（5HT$_3$拮抗薬またその他の制吐薬）を適宜使用する．筆者らは化学放射線治療中の嘔気出現時には頓用で，補助療法中は5日間のtemozolomide内服日のみ同時に朝1回の5HT$_3$拮抗薬内服投与を行っている．

・予後予測因子

膠芽腫と退形成性星細胞腫においてtemozolomideの効果予測因子としてMGMT（O6-methylguanine-DNA-methyltransferase）promoter methylationが示唆されている[44]．MGMTはDNAの修復蛋白で，アルキル化薬による殺細胞効果に拮抗する．腫瘍組織での高いMGMT活性はアルキル化薬に対する耐性を意味する．MGMT遺伝子のpromotorがメチル化されていると，MGMT遺伝子が働かずMGMT活性が低くなる．そのため，MGMT promoter methylationが陽性の症例ではアルキル化薬の奏効率が高く，予後も良好である[45〜47]．また前述のように，IDH遺伝子変異のある場合も，より良好な生命予後が期待できる[29]．

・その他の治療法

carmustine polymer wafers（ギリアデル®）という，BCNUを徐々に周囲に放出する錠剤様のポリマーを腫瘍切除時に腫瘍床に埋め込んでくる治療が補助療法として施行されることがあり，再発症例では有用性を示した報告も存在する[48〜51]．しかし，初発例においては現時点での標準治療であるtemozolomideを用いた化学放射線治療に加えてcarmustine polymer wafersを併用することは推奨されない．ある後方視研究ではwarfersを追加すると生存期間中央値が18.8カ月であったと報告されたが，術後頭蓋内感染症が20.6％にのぼった[52]．またcarmustine polymer wafersを加えることによる生存期間の上乗せ効果を証明したランダム化試験はなく，致死的な脳浮腫の合併例も報告されている[53]．

NovoTTF（Tumor Treating Field）-100Aシステム®は頭皮に電極を置き，弱い周波の電流を流す機器で，再発性膠芽腫の治療に2011年に米国FDAで承認されている．低強度の交流電場を腫瘍内で発生させて細胞の有糸分裂を抑制することで腫瘍の増大を抑えるもので，化学療法とのランダム化試験で同等の生存期間を示した[54]．この治療は初発時の標準治療においてNovoTTFを加えた群と加えない標準治療群のランダム化試験においても生存期間の延長を認めた（中央値20.5 vs 15.6カ月，HR 0.64[0.42-0.98]）[55]．わが国でも2017年12月に初発膠芽腫の化学放射線療法後症例に保険適用となったが，コスト，煩雑な使用法，実施医基準の存在などさまざまな理由から使用頻度は低い．

・pseudoprogression

放射線治療終了後比較的早期（通常3カ月以内）に，MRIにて一時的に腫瘍が増大，あるいは神経症状が悪化し，臨床的に腫瘍が進行したようにみえるが，実はそうではない病態が生じることがある．これは腫瘍壊死と血液脳関門破綻による浮腫であると考えられ，pseudoprogressionと呼ばれる．これと真の悪化との鑑別は重要であるが，MRIやCT画像所見のみでは鑑別が困難である．最終的に生検が必要な場合もあるが，再開頭の臨床的意味があるかなど，適応は慎重にすべきである．そこで通常放射線治療後3カ月以内に生ずるMRI所見の悪化は治療に奏効していないとはみなさず，ステロイド増量などを行いながら予定された補助temozolomide療法を継続すべきである[47]．メチオニンPETがpseudoprogressionと腫瘍の悪化の鑑別に有用と示唆されているが，実施可能な施設は限られている．

・再発または難治症例

全身状態が良好で比較的長期予後が望める場合は再切除を行う．一般的に予後は不良なため，手術適応は個々の症例ごとに慎重に検討すべきである．再切除が適応とならない場合，通常は化学療法が行われる．

再手術が可能な場合，前述のようにcarmustine polymer warfersを腫瘍床に埋め込むことによって生存期間の延長が報告されている（中央値 治療群31週間 vs プラセボ群23週間）[48]．また手術の際に切除腔にヨウ素125を入れるバルーンを植え込む密封小線源治療も開発されており，カリフォルニア大学サンフランシスコ校（UCSF）での単一施設研究ではPFS中央値と生存期間中央値がそれぞれ16週間［10-21］と52週間［40-76］であったと報告されている[56]．また，初回治療で一度放射線照射が施行された症例であっても，再発腫瘍が3cm未満の場合は定位照射もひとつの選択肢となる．ある複数の症例報告では，再発後に定位照射を行うことでPFS中央値がGrade Ⅲ gliomaで8.6カ月，Grade Ⅳ gliomaで4.6カ月であったと報告されている[57]．

全身治療が選択される場合，temozolomide未投与の症例ではtemozolomideが標準的な二次治療となる．すでに投与されている場合，bevacizumabやPCV，投与後から期間が空いていればtemozolomideの再投与も選択肢になる．bevacizumabは単剤で用いられることもあれば，irinotecanやlomustine（日本は保険適用なし），nimustine，ranimustineなどと併用されることもある．

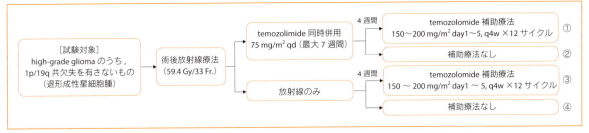

各1図-6. CANTON試験の2×2デザイン（NCT00626990）

再発腫瘍に対するbevacizumab単剤とirinotecan併用との効果をみた第Ⅱ相試験では，単剤群と併用群とで奏効率が28.2% vs 37.8%，6カ月PFSが42.6% vs 50.3%であった一方で，Grade 3以上の副作用が併用群で多かった（46.4 vs 65.8%）と報告されている[58]．またlomustine単剤とbevacizumabとの併用を比較したランダム化試験では，bevacizumab併用群において奏効率（41.5% vs 13.9%）とPFS（中央値4.2カ月 vs 1.5カ月）の改善がみられたが，全生存期間の有意な延長はみられなかった（9.1カ月 vs 8.6カ月，HR 0.95［0.74-1.21］）[59]．すなわち，bevacizumabとの併用療法は必ずしも推奨されるものではなく，患者の状態によって単剤治療も十分に現実的な選択肢となる．PCVレジメンはアルキル化薬であるlomustine（CCNU）が中心の薬物であり，同系統の薬剤であるtemozolomide投与後の有効性は限られる．

temozolomide再投与の有効性をみた第Ⅱ相RESCUE試験では，再発もしくは再燃後にtemozolomide 50 mg/m²の連日投与（病勢進行もしくは1年経過するまで）を行うことで23.9%の6カ月PFSが得られ，特に初回治療から2カ月以上の無治療期間のある場合はより良いアウトカム（6カ月PSF 35.7%，1年生存率28.6%）が期待できると報告されている[60]．

近年ではnivolumabやpembrolizumabなどの免疫チェックポイント阻害薬の役割が期待されており，ある複数の症例報告ではbevacizumab抵抗性再発腫瘍の一部（16症例中9例）においてnivolumabが病勢進行を抑制したという報告があるが[61]，臨床的役割はまだ確立していない．

その他，中枢神経悪性腫瘍に対する非薬物療法の1つとして，腫瘍細胞に特異的に感染し殺細胞効果を発揮するoncolytic virus（OV）の研究も長年なされてきた．これまでヒト単純疱疹ウイルス（HSV）やアデノウイルス，Newcastle Disease virus（NDV），レオウイルスなど複数の媒体が研究され，いくつかの第Ⅱ相までの臨床試験でその安全性が確認されてきた．そのうちHSV-1系統のOVであるG207と1716について第Ⅲ相試験が計画されており，第Ⅰ相試験においてウイルス療法を受けた膠芽腫患者21人中8人（38%）に臨床的効果がみられ，うち1人に5年以上の長期生存が得られたと報告されている[62]．

● 退形成性星細胞腫（anaplastic astrocytoma：AA, WHO grade Ⅲ astrocytoma）

この腫瘍は生存期間中央値が3～4年と膠芽腫の倍以上で，治療の晩期毒性も考慮に入れて治療しなくてはならない．ゆえにmalignant gliomaとして膠芽腫と一括して治療方針を同一にしてよいか議論はあるが，初期の局所療法は可能な限りの切除であることについて異論はない．

・術後補助療法

膠芽腫と同様に，術後にtemozolomideと放射線を同時併用したのち12サイクルのtemozolomide補助療法を加える戦略がCANTON試験で検証され，その中間報告[63]においてtemozolomide補助療法の有用性が示唆された．CANTON試験はAA（正確には1p/19q共欠失陰性の退形成性神経膠腫）を対象として，術後放射線療法にtemozolomideを同時併用する群としない群とに分けたうえで，さらにその後に12サイクルのtemozolomide補助療法を加える群と加えない群とに分けた2×2デザインとなっており，中間報告では補助療法の有無のみが比較された［各1図-6］．補助療法を加えることでPFS（HR 0.62［0.50-0.76］）とOS（HR 0.65［0.45-0.93］）の双方の改善が示唆されており，本試験の最終報告が期待される．

上記のCANTON試験の中間報告からは術後に化学療法同時併用放射線療法（CCRT）を加える意義を評価することはできないが，いくつかの後方視研究においてAAに対する術後CCRTの有用性が示唆されている．米国のNational Cancer Data Baseから抽出された4,800例のAA症例の後方視解析[64]では，術後CCRTが施行された群のほうがその他の群（術後放射線療法のみ，術後化学療法のみ，もしくは補助療法なし）に比べて5年生存率が有意に高く（41.8% vs 27.4-31.2%；p<0.001），特に

59.4 Gy以上の線量が照射された場合により予後が良いことが示唆された（5年生存率44.4%）．また，IDH変異を有するAA症例に限定して上記と同様の後方視研究[65]がなされており，術後CCRT群（主にはPCV療法）の方が術後放射線療法のみよりも生存期間中央値が有意に長い（6.5年 vs 1.2年；p=0.011）ことが示された．これらの報告から，AAにおいても膠芽腫と同様に術後補助療法としてCCRTをまず検討することが望ましく，特にIDH変異例ではベネフィットがより大きい可能性がある．なお，抗がん剤はtemozolomideやPCV療法（pro-carbazine + lomustine + vincristine）が選択されるが，レジメン間の優劣はついていない．ただし，PCV療法に用いられるlomustineは日本で保険適応となっておらず，代わりにnimustine（ACNU）が用いられる場合もあるが，PCV療法との同等性は検証されていない．

術後の全身状態によってはCCRTを安全に施行できない場合もあり，放射線もしくは化学療法のみを先行するストラテジーも許容される．退形成性星細胞腫および退形成性乏突起膠腫症例318例を対象に，術後初回治療として放射線療法単独と化学療法単独とを比較したNOA-04試験[66]において，双方の無再発生存期間は同等であり（中央値4.6年 vs 4.4年），生存期間においても有意差はみられなかった（中央値8.0年 vs 6.5年）．なお，この試験では化学療法としてtemozolomideとPCV療法とがランダムに割り付けられ，どちらの効果もほぼ同等であったが，退形成性乏突起膠腫に限ればPCV療法で治療されたほうがtemozolomideよりも無増悪生存期間が長い傾向にあった（中央値9.4年 vs 4.5年）ことは興味深い．

・再発または難治症例

上述の膠芽腫に対するアプローチと基本的に同じである．局所治療としての手術±carmustine warfersやSRS，全身治療としてのtemozolomideやアルキル化薬（nimustineやranimustine），bevacizumab単剤/併用療法を検討する．ただし，temozolomideのリチャレンジやbevacizumabを用いた化学療法，そしてtumor-treating field（TTF）の有効性は主に再発膠芽腫症例において検証されており，再発/難治AAに限ったデータがないことに留意すべきである．PS不良例は緩和医療のみが適切である．

2）乏突起膠腫とその類縁疾患

乏突起膠腫（oligodendroglioma：OD, WHO GradeⅡ）と退形成性乏突起膠腫（anaplastic oligodendroglioma：AOD, WHO GradeⅢ）は40～60歳までの成人の大脳半球に多く発生する．ほかにも脳幹，小脳，脊髄など中枢神経のどこからでも発生する．WHO基準の2016年改訂以前は，乏突起膠腫と星細胞腫の両方の特徴を併せ持つ乏突起星細胞腫（oligoastrocytoma：OA, WHO GradeⅡ）というカテゴリーが記載されていた．しかしIDH遺伝子や1p/19q共欠失の検査によりほとんどの症例が乏突起膠腫もしくは星細胞腫のどちらかに分類されることがわかり，2016年改訂版ではOAの診断は推奨されていない（ただし何らかの理由で遺伝学的検査が施行できない場合に，"oligoastrocytoma, NOS"という診断名が残されている．典型的なODとAODは1p/19q共欠失の陽性率が高く[67]，その他の亜型にも頻度は低いが陽性のときもある．1p/19q共欠失の存在は化学療法感受性の指標になり（奏効率60～70%），可能であれば組織標本を検査に提出することが望ましい．

典型的なlow-gradeのODは造影剤増強効果がなく，CTで石灰化することが多い．AODのようにhigh-gradeになると造影剤増強効果がみられるようになる．AODのうち1p/19q共欠失を伴わない"anaplastic oligoden-droglioma, NOS"という分類が存在し，組織で柵状壊死（palisading necrosis）を特徴とし，悪性度が高く膠芽腫と同様の臨床経過をたどることが多い．MGMTレベルの低下とpromoter methylationも高頻度で認められる．ODは以前から化学療法への感受性が良好で生存期間が長いことが知られていた．ODとAODの生存期間中央値はそれぞれ10年と3～5年である．

【乏突起膠腫（OD）の治療】

ODへの局所療法の治療指針はlow-grade astrocyto-masと同一である．切除可能なものには全摘を施行すべきである．RTOG 9802の結果に基づき，40歳未満で生検または亜全摘の症例および40歳以上の症例（手術の根治度は問わない）では術後に放射線治療とそれに続くPCV 6サイクルの化学療法を行う．40歳以下の完全切除できた症例で，上記遺伝子検査などで予後不良因子がない場合は，術後に放射線治療などの補助療法は行わず経過観察も可能である．

【退形成性乏突起膠腫（AOD）の治療】

局所療法の基本は退形成性星細胞腫や膠芽腫と同様である．膠芽腫と同じtemozolomideを使用した化学放射線療法が適切かどうかは不明であるが，放射線療法とPCVをsequential（逐次）に投与した群を放射線療法単独群と比較したランダム化試験は米国（RTOG9402 放射線の前にPCVを4サイクル）と欧州（EORTC26951 放射線の後にPCVを6サイクル）で行われている．2つの結果から1p/19q共欠失のあるAODに対しては放射線療法にPCVを加えることで，予後が改善することが判明した．RTOG9402では全生存期間中央値が14.7年対7.3年とPCV投与群で有意に生存期間が長く，

EORTC26951でもPCV投与群は全生存期間中央値に到達していないが同様の傾向であった[68,69]．一方で1p/19q共欠失のない，すなわち予後不良なAOD（AOD-NOS）ではRTOG9402で全生存期間中央値が2.6年 vs 2.7年とPCV投与による生存期間の延長は認めず，EORTC26951でも25カ月 vs 21カ月と有意差は認めなかった．他方，1p/19q共欠失のないanaplastic gliomaを対象にしたCANTON試験においてtemozolomideの術後補助療法の有用性が検証され，その中間報告[63]が2017年に発表された．退形成性星細胞腫の項でも述べたとおり，12サイクルのtemozolomide補助療法を加えることでOS, PFSともに有意な延長がみられた．すなわち，AOD-NOSに対しては，PCV療法ではなくtemozoloideによる補助療法を積極的に考えたほうがよいかも知れない．大きな腫瘍のために切除不能で，放射線照射も照射野が広範になり重篤な遅発性神経障害リスクがあるときは，特に1p/19q共欠失症例では，初期治療として化学療法単独も考慮する．

AODに対するPCV療法の奏効率は60～70%で[70-74]，1p/19q欠失症例に対してPCVは標準的な化学療法である．ただし，PCV療法に用いられるロムスチンは日本で保険適応となっておらず，代わりにnimustine（ACNU）などが用いられる場合もあるが，PCV療法との同等性は検証されていない．他方でtemozolomideもAODに対する標準治療のひとつとして認められているが[74]，CANTON試験の報告から特にAOD-NOSにおいてその役割が今後期待される．上述のように1p/19q症例は化学療法に奏効し，PCV療法は93～100%の奏効率がある．1p単独欠損の症例でも少なくとも50%は奏効すると報告されている．またAOD-NOSでも，25～31%の奏効率がある[73,74]．注意しなくてはならないのは化学療法の効果が最大に出るまでには，中央値で12カ月を要することである（最短5カ月で最長は20カ月）．そのため化学療法は最大24カ月までの延長投与が検討される．

AA, AODはしばしば同じ臨床試験に組み込まれ，ODとAODも同じ臨床試験に組み込まれることが多く，データの解釈には注意が必要であり，それぞれ単独で施行された試験は皆無に等しい．すでにIDH変異や1p/19q共欠失の有無は疾患カテゴリーを分ける重要な臨床情報と位置づけられており，さらにはtemozolomideへの反応を左右するMGMTメチル化や，diffuse gliomaの予後不良因子として知られているTERT変異など今後もさらなる疾患概念の細分化が予想される．

3）上衣腫（ependymoma）

上衣腫の発生頻度は原発性脳腫瘍のうち5%以下である．脳室内と脊髄に比較的多い．low-grade gliomaと同様に全摘と補助放射線療法にて治療される．完全切除が困難であることが多いので補助放射線療法が使用されるが，完全切除できた症例には放射線療法は待機的に施行してよいかもしれない[75]．

小児症例に対して化学療法への反応性を示唆するデータは存在し，完全切除できなかった症例に推奨されているが標準治療やレジメンは確立されていない．成人においてはさらにデータは希少である．temozolomideは，通常有効とは考えられていない．上衣腫は脳室系に播種することもまれでないので脊髄MRIでスクリーニングする．

❷神経膠腫以外の脳腫瘍（non-glial cell tumor）

1）髄膜腫（Meningioma）

クモ膜の細胞から発生する腫瘍で，特に中年以降の女性に多くみられる．神経線維腫症Ⅱ型に合併しやすいことが知られており，散発例においてもNF2遺伝子体細胞変異の関与が示唆されている．病理学的に悪性度の低い順にtypical, atypical, malignantに分けられ，WHO分類はそれぞれGrade Ⅰ, Ⅱ, Ⅲが該当する．その他の組織型（fibrous, papillaryなど）に基づく分類もある．髄膜腫の90%以上は良性であるが，これらの分類は予後を正確に反映しているわけではない．悪性度が高くなると再発の頻度が高くなるが，良性でも再発することはある．

髄膜腫の多くはほかの理由で施行した脳の画像所見にて偶然発見されたものである．無症状の患者に施行したMRIの報告では，健常人の0.9%に無症候性の髄膜腫が存在したという[76]．有症状で発見されたものではけいれんと神経巣症状が多い．画像では造影MRIにて均一に造影される硬膜から発生した腫瘍と認識される．鑑別は髄膜に浸潤するリンパ腫，転移性固形腫瘍のほかに，髄膜浸潤をきたす結核やサルコイドーシスなどの肉芽腫などである．

【Grade Ⅰ髄膜腫（typical meningioma）の治療】

髄膜腫の悪性度を決定するためには組織像の評価が必須であるが，偶然発見された無症状の腫瘍で増大の可能性が低いものはtypicalである場合が多く，定期的な画像フォローのみで経過観察する場合もある．画像フォローの頻度ははじめ3～6カ月に1回で，その後増大しなければ1年に一度のフォローでよいとされる．経過観察は無症状の小さな病変や，手術による合併症の頻度が高い高齢者に特に適している．症状をきたしているもの，増大にて症状の発現が予想されるものには切除が第一選択となる．切除不能なものには局所照射，定位照射，SRSが用いられる．全摘できなかった腫瘍には放射線治療が追加されることが多い．

【Grade Ⅱ/Ⅲ髄膜腫（atypical/malignant meningioma）の治療】

Atypical または malignant の腫瘍は再発するリスクが高く，全摘後に補助放射線療法が追加されることが推奨される．63例の malignant meningioma を含んだケースシリーズでは，腫瘍全摘後に術後補助放射線療法を加えることで5年無再発生存率が57%，5年生存率が61%であったと報告されている[77]．また，52例の atypical meningioma もしくは再発した Grade Ⅰ髄膜腫症例を対象としたRTOG0539試験では，完全切除後に放射線照射を施行することで3年無増悪生存率が93%（ヒストリカルコントロールは70%）であったと報告されている[78]．

【切除困難もしくは再発例の治療】

頭蓋底から生じた腫瘍など，外科切除が困難もしくは合併症リスクが高い場合にSRSなどの局所放射線療法を検討する．いくつかの後方視研究において，髄膜腫に対する初回治療としてSRSは外科切除とほぼ同等の病勢抑制効果を有する可能性が示唆されている．例えば，外科切除もしくはSRSで治療された初発髄膜腫73例の後方視研究[79]では，SRSの腫瘍抑制効果が96.8%で得られ，不可逆的な脳神経障害が手術に比べて少なかった（5.3% vs 8.5%）と報告されている．ただし，神経症状の改善率は手術よりも劣っていた（16.7% vs 48.4%）ことに留意すべきだろう．同様の結果は188例の後方視研究[80]でも報告されており，SRS後の7年無再発生存率が95%（外科切除は96%）であった．これらの結果から，初回治療として外科切除が困難である場合にSRSはひとつと代替案となり得る．ただし，神経症状の改善効果は外科切除に比べて劣る可能性があり，速やかな症状改善を求める場合にはやはり手術が優先される．

外科切除後の再発病変や残存腫瘍に対し，さらに手術を追加することが困難な場合に，放射線照射歴がなければSRSや定位照射を検討することが一般的である．1回以上の手術歴のある再発性髄膜腫（GradeⅠ）36例の後方視研究において，SRSにより44%の患者に神経症状の改善がみられ，10年生存率が94.7%であったと報告している[81]．他方で，頭蓋底（特に斜台椎体部）原発である場合にはSRSによる神経症状の改善は21%であったとする報告もある[82]．

GradeⅡ/Ⅲ髄膜腫に対しても，上記と同様に局所放射線治療を施行することがある．ただし，低線量の照射では効果が不十分となる可能性があり，十分な線量を計画することが望ましい．例えば，SRSで治療されたGradeⅢ髄膜腫22例の後方視研究において，15 Gy未満の線量で治療された場合の5年生存率が0%であったのに対し，15 Gy以上の照射では50%であったと報告されている[83]．

化学療法は有効と証明されたものは存在しない．また補助療法，導入療法など初期治療の1つとして使用されることもない．これまでtamoxifenなどのホルモン療法，ハイドロキシウレアなどの化学療法，ソマトスタチンアナログ，interferon αなどが試されたが有効性は示されなかった．近年，血管新生阻害作用のある bevacizumab や sunitinib の有効性が示唆されているが，同時に重篤な毒性も報告されており，価値は今後の経験によると思われる[84]．わが国では保険適応になっている薬物は存在しないので，事実上薬物療法は困難である．

2）中枢神経原発リンパ腫（primary CNS lymphoma）

非Hodgkinリンパ腫のうち，脳実質や脊髄，髄膜，眼球にのみ病変が限局したものを中枢神経原発リンパ腫（primary central nervous system lymphoma；PCNSL）と呼ぶ．ほとんどがびまん性大細胞型B細胞リンパ腫（DLBCL）などの中悪性度リンパ腫であるが，一部にはマントル細胞リンパ腫など低悪性度の症例も報告されている．PCNSLは原発性脳腫瘍のおよそ4%を占め，40代後半から60代前半にかけての発症が多い．慢性的な免疫不全状態が主要なリスク因子であり，HIV感染や先天性免疫不全症候群（e.g. Wiskott-Aldrich症候群，X連鎖重症複合免疫症候群など），自己免疫疾患などに関連することが知られている．世界の傾向として，近年は抗HIV治療の発展や啓蒙活動の普及によりAIDS関連PCNSLの罹患率が減少に転じている一方，高年齢層での発症が徐々に増加している．

【画像的特徴】

PCNSLの評価には造影MRIを用いることが望ましい．辺縁明瞭な単発病変として発見されること多く，特に基底核や脳梁など脳室周囲にみられることが比較的多い．T2強調MRIでやや暗めの均一な造影効果を示し，拡散強調画像でも描出されやすい．壊死やリングエンハンスメントなどを伴わないことが一般的だが，特に免疫不全関連の場合は嚢胞状変化がみられることがある．造影CTでも多くが描出されるが，MRIに比べて感度が下がることに留意する．FDG-PETでは集積を示すことが通常である．

【診　断】

他の原発性脳腫瘍と同様に，手術もしくは生検による組織診断が基本である．ただし，およそ半数弱の症例において脳脊髄液中にリンパ腫細胞が証明され，その細胞診やフローサイトメトリにより診断を確定できる場合もある．病変が眼球内に限局している場合には，眼科へコンサルトし眼内生検を検討する．

【治　療】

PCNSLの標準治療は定まっていない部分が多いが，

体幹の悪性リンパ腫と同様に化学療法±放射線療法が基本となる．ただし，中神経系への移行性の観点から薬剤選択がある程度限られており，methotrexate（MTX）をベースとしたレジメンが一般的である．

・寛解導入療法

比較的若年で全身状態および腎機能の保たれている症例に対して，寛解導入療法として大量 methotrexate 療法（HD-MTX）が選択されることが一般的である．通常 2〜8 g/m^2 の MTX を，CR 到達まで 2 週間毎に最大 8 サイクルまで投与する．試験毎にレジメンが多少異なり至適用量は決まっていないが，19 の前向き臨床試験を解析したメタアナリシスでは，3 g/m^2 以上の MTX で治療された場合に生存期間が延長する傾向がみられた[85]．ただ，HD-MTX 単体の効果をみた NOA-03 試験では CR 率が 29.7%，生存期間中央値が 25 カ月（1 年生存率 58%）であったと報告されており[86,87]，成績向上のため他の抗がん薬（e.g. cytarabine, temozolomide, procarbazine, vincristine など）との併用も試みられている．例えば，HD-MTX（3.5 g/m^2 on day 1, q3w）と大量 cytarabine 療法（2 g/m^2 on day 1-2, q3w）とを同時併用し，4 サイクル施行後に全脳照射を追加するレジメンが International Extranodal Lymphoma Study Group（IELSG）で検証され，HD-MTX のみの場合に比べて CR 率が改善した（46% vs 18%）と報告されている[88]．ただし，この試験では併用群でグレード 3 以上の血液毒性が 92% にみられ，治療関連死亡が 39 例中 3 例（7.7%）に生じたことに留意すべきだろう．なお，temozolomide や procarbazine は悪性リンパ腫に対し日本で保険適用となっておらず，vincristine についても procarbazine との併用（MPV 療法）が基本となるため実臨床においては使いづらい．日本の現状においては HD-MTX のみでの寛解導入が一般的であり，併用療法については基本的に臨床試験下での実施が望ましい．

NK/T 細胞リンパ腫以外の多くの非 Hodgkin リンパ腫において抗 CD20 抗体である rituximab の化学療法への上乗せ効果が証明されているが，PCSNL における意義はまだ確立していない．抗体製剤は血液脳関門を通過できないためその効果を疑問視する声もあるが，いくつかの後方視研究において rituximab 併用の有用性が報告されている．81 例の単施設研究[89]では，HD-MTX に rituximab を加えることで HD-MTX 単独に比べて CR 率（73% vs 36%）と PFS（中央値 26.7 カ月 vs 4.5 カ月）が改善したと報告されており，同様の報告は複数存在する．従って，施設内でよく検討した上で化学療法に rituximab を併用する選択肢もあり得る．

・髄注化学療法

髄液中に悪性細胞が証明された場合などに，HD-MTX に methotrexate の髄注療法（IT-MTX）を併用する場合がある．しかし，化学療法単体に比べて生存期間の延長は証明されておらず，また毒性の増強や手技関連合併症（感染症など）の懸念から IT-MTX に対して否定的な意見が少なくない．IT-MTX 追加の意義を検証した少数例の後方視研究[90]では，HD-MTX に IT-MTX を加えた群と加えなかった群とで，2 年生存率（64% vs 70%）および髄内再発率（18% vs 14%）に差がなかった報告されている．ただし，寛解導入療法に IT-MTX を追加しない場合に奏効維持期間が短かった（中央値 10 カ月）とする第 II 相試験[91]からの報告もあり，髄注化学療法を一概に否定すべきではないだろう．2016 年版の脳腫瘍診療ガイドラインでは，髄液細胞診陰性例に対する髄注化学療法を推奨していないが，陽性の場合には許容されると記載されている．

・地固め療法

PCSNL は寛解導入で CR が得られた場合でも約半数は再発すると言われており，化学療法後に地固め療法として放射線照射を加えることが一般的である．ただし，HD-MTX 後の全脳照射の意義を検証したランダム化第 III 相試験[92]において，放射線を追加することで PFS が延長する傾向（中央値 18.2 カ月 vs 11.9 カ月，p＝0.14）がみられたものの OS に有意差がみられず（中央値 35.6 カ月 vs 37.1 カ月），また晩期神経障害が 71% にみられた．したがって，化学療法後に放射線照射を追加すべきかどうかは症例毎に慎重に検討すべきだろう．

海外では生存期間延長を望めるような強力な地固め療法の開発が進んでおり，自家造血幹細胞移植を併用した大量化学療法がいくつかの試験で試みられた．前処置レジメンとして大量 carmustine/thiotepa 療法を用いた少数例の検討[93,94]では，移植後の CR 率が 77-79%，2 年生存率が 81〜87% と報告されており，若年層を中心とした忍容性の良い集団に対して期待のもてる選択肢となるだろう．ただし，thiotepa や carmustine（徐放剤以外）は日本で販売されておらず，また大量化学療法を日本の実臨床で行うにはまだエビデンスが不足している．

・副腎皮質ホルモン

多くの非 Hodgkin リンパ腫と同様に，PCSNL においても副腎皮質ホルモン単体で一時的な病勢抑制効果が得られることが多い．早急な腫瘍関連症状の軽減が必要な場合や，緩和ケア状況下でよく用いられる．ただし，副腎皮質ホルモン投与により腫瘍組織像に修飾が加わる可能性があり，病理学的診断がつく前の使用は極力避けるべきである．海外では dexamethasone を 16 mg/日（4

mg×4回/日）の用量で使うことが通常だが，日本では4〜8 mg/日とやや少なめに使う場合も少なくない．言うまでもなく，ステロイド長期使用による易感染状態や骨密度低下，血糖値上昇などの副作用に十分に注意する．

■ 治療方針のまとめ

各1表-4にエビデンスと著者らの経験を総合した現時点での脳腫瘍の治療指針を示す．

各1表-4 脳腫瘍の治療方針のまとめ

【原発性脳腫瘍】

	Grade	治療方針
膠芽腫（GBM）	IV	GTR，あるいは可能な限りの減量手術．術後補助療法としてTMZ併用放射線療法（注1），その後TMZ×6〜12サイクル（注2）を追加する．
退形成性星細胞腫（AA）	III	GTR，あるいは可能な限りの減量手術．術後補助療法としてTMZ併用放射線療法（注1）を行う．その後，TMZ×12サイクル（注2）の追加を検討する．
退形成性稀突起膠腫（AOD）	III	GTR，あるいは可能な限りの減量手術．術後補助療法としてTMZ併用放射線療法（注1）もしくはPCV療法（注3）/放射線の逐次療法を行う．エビデンスは乏しいが，術後補助化学放射線療法後にTMZ（注2）を追加することがある．
星細胞腫（A）	I / II	腫瘍切除が第一選択．完全切除できた場合には追加治療を行わない．残存腫瘍のある場合には術後放射線照射を行う（病勢進行まで待つことも可）． ただし，再発リスクが高いと判断される場合やIDH遺伝子野生型の症例においては膠芽腫に準じたアプローチを考慮する．
乏突起膠腫（OD）	I / II	腫瘍切除が第一選択．完全切除できた場合には追加治療を行わない．残存腫瘍のある場合，壮年期（40歳）以降では放射線照射の後TMZ（注2）もしくはPCV療法（注3）を追加する．若年層では増悪まで経過観察も可．
上衣腫	I / II	GTR，あるいは可能な限りの減量手術．その後，術後放射線照射を行う（完全切除の場合は病勢進行まで待つことも可）． 0〜2歳までの小児の場合，放射線の代わりに化学療法（CBDCA，CDDP，VP-16）が用いられることもある．
髄膜腫	I	腫瘍切除が第一選択．完全切除できた場合には追加治療を行わない．残存腫瘍のある場合には術後放射線照射を行う．
	II / III	GTR，あるいは可能な限りの減量手術（SRSも選択肢）．その後，術後放射線照射を行う．抗がん薬治療は無効．
中枢神経原発リンパ腫（PCNSL）	—	寛解導入療法として高用量MTX±rituximabを行う．寛解が得られたのち，全脳照射を考慮する．

GTR：gross total resection，TMZ：temozolomide，PCV：procarbazine＋ACNU＋vincristine，IDH：isocitrate dehydrogenase，SRS：stereotactic radiosurgery

注1）temozolomide 75 mg/m^2 照射1〜2時間前1日1回を放射線照射日D1から照射終了まで（照射しない休日も投与）に連日投与（最大49日間）．
temozolomide開始早期には制吐薬を併用するが，嘔気がなければその後中止してよい．放射線局所照射（病巣部照射）1日2 Gyでトータル60 Gy．

注2）放射線照射終了4週間後，初回150 mg/m^2 を制吐薬とともに5日間連続投与．耐えられれば2サイクル目から200 mg/m^2 を28日周期で5サイクル．胃内の食物が吸収を阻害するため空腹時に投与するが，食事内容の制限は必要ない．投与量が多いため75 mg/m^2 の時より催吐作用が強いので，5-HT$_3$拮抗薬を含む制吐薬を適宜併用する．就寝時の投与または1日2〜3回の分割投与にて嘔気の軽減が可能な場合がある．
通常，1サイクル目投与開始から3週後（D22）に血算と生化学検査を測定し骨髄抑制の程度をチェックする．
もし好中球数が1500/μLまたは血小板が10万/μL以下になっていれば，その後毎週チェックしてそれ以上に回復するまで次サイクルを開始しない．好中球数1000/μLまたは血小板数5万以下になったら，次サイクルから50 mg/m^2 減量する．しかし，100 mg/m^2 が最低推奨量となっている．
ニューモシスチス肺炎の予防と6サイクル以上投与するかについては本文参照．

注3）PCVレジメン（保険適用外）：わが国ではlomustine（CCNU）がないためnimustine（ACNU）にて代用されることが多い．
・procarbazine 60 mg/m^2 経口 D8からD21
・ACNU 70 mg/m^2 静注 D1
・vincristine 1.4 mg/m^2 （最大2 mg/body）静注 D8とD29
毒性を見て6週間毎に6サイクル．制吐薬を併用する．ACNUとprocarbazineは催吐性が強い．
ニトロソウレア系の殺細胞薬は投与4〜6週後に骨髄抑制をきたすので注意（遅発性骨髄抑制）．

【転移性脳腫瘍】

	治療方針
予後良好群 （KPS＞70%，コントロールされた原病巣，単発もしくは3個以内の脳転移巣）	切除またはSRSで局所治療を行う（全脳照射や定位照射も選択肢）．これにて十分局所が根治的に治療がされた場合は経過観察． 残存病変が存在する場合や再発した場合にはSRSやWBRT追加を検討する．
予後不良群 （KPS＜60%，手術適応のない多発性脳転移）	全脳照射または緩和医療（ステロイドを含む）
がん性髄膜炎	感受性のある腫瘍には髄腔内治療（注3）． そうでない場合，全脳照射や定位照射を含む症状緩和が中心となる．

KPS：Karnofsky Performance Status

注4）腰椎穿刺またはOmmayaリザーバーから下記を投与する．
methotrexate 10〜15 mg（通常12 mg）/body単剤またはcytarabine 30〜50 mg/body単剤を週2回投与．
悪性細胞が消失したら週1回に間隔を空け4施行，その後月に1回最長1年まで投与し終了．
長期投与のデータはなく，症例毎に適宜投与間隔と期間を調節する．methotrexateの髄腔内投与に際して，骨髄抑制が懸念される場合に少量のロイコボリン®救済療法が投与されるが，ルーチン使用を推奨する専門家もいる．
リンパ腫の髄膜浸潤と予防ではmethotrexate 15 mg，cytarabine 40 mg，hydrocortisone 50 mgの髄腔内投与が同時に投与されるレジメンもある．
悪性リンパ腫の髄膜浸潤の予防には通常4回の投与が必要である．

［池 成基，大山 優］

■ 放射線治療

わが国では放射線治療を受ける患者の数が年々増加しているが，何らかの放射線治療を受けている患者は米国の60～65%や欧州の50%に対し，わが国ではいまだ30%台と十分利用されているとはいえない状況である．放射線治療は転移性脳腫瘍に対する治療戦略では中心的役割を果たしているが，原発性脳腫瘍でも手術や薬物療法との併用など集学的治療の一環として治療戦略の中で重要な役割を果たしている．日本放射線腫瘍学会の放射線治療症例全国登録事業による2015年度調査報告書の疾患別件数割合において，脳・脊髄腫瘍6%は占めていた[1]．

本項では，近年の臨床試験結果を中心に定位放射線照射や強度変調放射線治療（intensity modulated radiation therapy：IMRT）などの放射線治療の技術的進歩を含む，悪性神経膠腫や転移性脳腫瘍に関する放射線治療の最近の知見について述べる．

❶ 悪性神経膠腫とその治療

臨床に最も大きな影響をおよぼすと考えられているのは，脳腫瘍の組織分類の変化である．原発性脳腫瘍の組織分類は，腫瘍の形態学的，細胞学的，分子遺伝学的，免疫組織学的な特徴をあわせて評価するWHO分類2016年版の「Grade」が用いられることとなり[2]，疾患予後を表す指標となっている．今後は新たなWHO分類による治療選択の最適化が進められていくこととなる．

悪性神経膠腫が疑われた場合は手術による摘出術か生検により，可及的大量に腫瘍を切除し組織学的診断を行う．浸潤性に発育する悪性神経膠腫の全摘出は不可能であり，ほぼ全例で術後療法として化学療法および放射線治療が施行される．近年の臨床研究の結果を各1表-1に示す．

Walkerらの Brain Tumor Study Group による報告では[3]，悪性神経膠腫467例に対する術後補助療法として，「BCNU＋全脳照射60 Gy」「MeCCNU（semustine：経口のニトロソウレア系薬剤）＋全脳照射60 Gy」「放射線治療単独（全脳照射60 Gy）」，「CCNU単独」の4群での比較試験を行い，化学療法単独に対して他の放射線照射を含む3レジメンが生存にて有意に良好であったことを報告した．その後，ニトロソウレア系薬剤を用いた悪性神経膠腫の2,362症例[3]および3,004症例[4]を解析したメタアナリシスでは，1年生存率を放射線治療単独よりもそれぞれ10.1%，6.5%増加させたという報告により，ニトロソウレア系薬剤が悪性神経膠腫に対する標準治療とされてきた[5]．

わが国では渋井らによる JCOG0305「星細胞腫 Grade 3，4に対する化学放射線療法としての ACNU 単独療法と procarbazine＋ACNU 併用療法とのランダム化第Ⅱ/Ⅲ相試験（JCOG0305）」により，初発膠芽腫を含めた星細胞腫 Grade 3，4を対象として，日本で開発された nitrosourea 系薬剤である塩酸 nimustine（ACNU）を放射線治療と併用する群とこれに procarbazine を追加した群でランダム化比較試験を行われ，第Ⅱ相の解析の時点で procarbazine の追加は予後延長に寄与しないという結果が得られている[6]．

その後，経口吸収性に優れる第2世代のアルキル化薬で血液・脳関門を通過しやすい temozolomide が開発され，2005年に EORTC と NCIC によるランダム化比較試験の臨床成績が Stupp らにより発表された[7]．放射線単独群の12.1カ月であったのに対し，放射線治療＋temozolomide 併用群の生存期間の中央値は14.6カ月と良好であった．2006年9月に日本でも temozolomide が認可され，悪性神経膠腫の初回治療は放射線治療と temozolomide の併用療法が標準治療とされるに至った．2009年に発表された EORTC-NCIC 臨床試験の最終経過報告では[8]，放射線治療＋temozolomide 併用群は2年生存率27.2%（同放射線単独群10.9%），3年生存率16.0%（同放射線単独群4.4%），4年生存率12.1%（同放射線単独群3.0%），5年生存率9.8%（同放射線単独群1.9%）と明らかに放射線単独群より有意な生存期間の延長を認めていた（$p < 0.0001$）．DNA の修復に関与する酵素である MGMT に関し，MGMT 遺伝子のメチル化状態は膠芽腫の予後因子であり temozolomide の治療効果予測因子にもなりうることが確認されている．MGMT プロモーターのメチル化により遺伝子が抑制され，その結果として DNA 修復活性が低下し temozolomide に対する腫瘍細胞の感受性が増加するとされる．EORTC-NCIC では，MGMT プロモーターメチル化が最強の予後因子であることも示された[8]．

temozolomide の投与方法としては5日間連続投与＋23日休薬を1コースとして反復するのが標準用量であるが，dose-intensity を高める用量強化が検討された．用量強化の根拠としては，temozolomide に対する耐性の主因である MGMT の枯渇化効果や temozolomide 投与期間の長期化による薬剤の定常濃度維持がもたらす血管新生阻害効果，毒性を抑えて投与量を増加する効果が考えられている．RTOG0525 では初発 GBM に対し初期化学放射線療法後の維持療法として temozolomide の標準用量と用量強化（21日間投与を28日で実施）を比較する第Ⅲ相試験が実施された．2013年に発表された Gilbert ら[9]の報告によれば，生存期間の中央値は標準用量群（N＝411）の18.9カ月に対し用量強化群（N＝422）16.8カ月と有意差なく標準用量に対する用量強化の優越性は示されなかった．わが国では放射線治療＋temozolomide にインターフェロンβの上乗せ効果をみる臨床試験（JCOG0911）が行われたが[10]，有意差はなく放射線治療＋temozolomide

各1表-1. 悪性神経膠腫に対する臨床試験

報告者	治療方法	症例数	対象	放射線治療	生存期間の中央値	PFS中央値	2年生存率(%)	3年生存率(%)	4年生存率(%)	5年生存率(%)
Shibui[6] JCOG0305	radiotherapy +nimustine hydrochloride	55	GBM：40 AA：15	2 Gy/Fr×1/day Total 60 Gy	27.4 カ月	8.6 カ月				
	radiotherapy +nimustine hydrochloride +procarbazine	56	GBM：41 AA：15	2 Gy/Fr×1/day Total 60 Gy	22.4 カ月	6.9 カ月				
Stupp[7,8] EORTC/NCIC	radiotherapy	286	GBM：93% AA：4% Others：3%	2 Gy/Fr×1/day Total 60 Gy	12.1 カ月	6.9 カ月	27.2	16.0	12.1	9.8
	radiotherapy +temozolomide	287	GBM：92% AA：4% Others：3%	2 Gy/Fr×1/day Total 60 Gy	14.6 カ月	5 カ月	10.9	4.4	3.0	1.9
Gilbert[9] RTOG0525	radiotherapy +temozolomide (standerd)	411	GBM	2 Gy/Fr×1/day Total 60 Gy	18.9 カ月	7.5 カ月	34.2			
	radiotherapy +temozolomide (dose-dense)	422		2 Gy/Fr×1/day Total 60 Gy	16.8 カ月	8.8 カ月	33.9			
Wakabayashi[10] JCOG0911	radiotherapy +temozolomide	63	GBM	2 Gy/Fr×1/day Total 60 Gy	20.3 カ月	10.1 カ月				
	radiotherapy +temozolomide +IFN-β	59		2 Gy/Fr×1/day Total 60 Gy	24.0 カ月	8.5 カ月				
Chinot[11] AVAglio	radiotherapy +temozolomide	463	GBM	2 Gy/Fr×1/day Total 60 Gy	16.7 カ月	6.2 カ月	30.1			
	radiotherapy +temozolomide +bevacizumab	458		2 Gy/Fr×1/day Total 60 Gy	16.8 カ月	10.6 カ月	33.9			
Gilbert[12] RTOG0825	radiotherapy +temozolomide	309	GBM	2 Gy/Fr×1/day Total 60 Gy	16.1 カ月	7.3 カ月				
	radiotherapy +temozolomide +bevacizumab	312		2 Gy/Fr×1/day Total 60 Gy	15.7 カ月	10.7 カ月				
Stupp[14] EF-14	radiotherapy +temozolomide	229	GBM	2 Gy/Fr×1/day Total 60 Gy	16.0 カ月	4.0 カ月	31	16	8	5
	radiotherapy +temozolomide +TTFields	466		2 Gy/Fr×1/day Total 60 Gy	20.9 カ月	6.7 カ月	43	26	20	13

TT Fields：tumor-treating fields，PFS：progression free survival，GBM：glioblastoma，AA：anaplastic astrocytoma

が標準治療と考えられている．

悪性神経膠腫は血管新生が亢進しvascular endothelial growth factor（VEGF）等の血管新生因子が高発現していることが知られていることより，抗VEGF抗体であるbevacizumabをはじめとする血管新生阻害薬の有用性が期待されている．

初発の膠芽腫を対象にtemozolomide併用化学放射線療法による標準療法にbevacizumabを併用した国際共同のランダム化プラセボ対照第Ⅲ相試験の「AVAglio試験」では，bevacizumab投与群の無増悪生存期間中央値は10.6カ月で，対照群の6.2カ月と比べて有意に無増悪生存期間中央値を延長した[11]．しかし生存期間の中央値はそれぞれ16.8カ月，16.7カ月で有意差は認められなかった．同時期に発表された初発膠芽腫を対象にtemozolomide併用化学放射線療法による標準療法にbevacizumabを併用したランダム化比較試験にRTOG0805試験がある[12]．この第Ⅲ相試験でも，bevacizumab投与例（15.7カ月）とプラセボ投与例（16.1カ月）では生存期間の中央値に差はなかった．また，無増悪生存期間はプラセボ投与例が7.3カ月であったのに対しbevacizumab投与例は10.7カ月であったが，この無増悪生存期間は事前に設定された優越性を示す統計学的規準を満たさなかった．このように，2つの大規模プラセボ対照第Ⅲ相試験で生存期間の中央値に有意差がなかったことなどより，bevacizumabは初発膠芽腫の標準治療とはみなされていない．

2012年，Stuppらにより再発膠芽腫に対して，Tumor Treating Fieldsが化学療法と同等の効果を示すことが示された[13]．このTumor Treating Fields（TTF）（交流電場腫瘍治療システム）はNovoTTF-100Aシステム（OPTUNE®）により発生する低強度・中間周波数の交流電場を用いて，微小管形成阻害，分裂不均衡，分裂中の小器官偏位により細胞増殖を抑え細胞死を誘発すると考えられる治療方法であり，わが国では2015年3月に再発膠芽腫に対する薬事承認を得ている．初発膠芽腫に対してTTFの有効性を検討するランダム化第Ⅲ相比較試験が行われ，Stuppレジメンによる初期治療終了後にTTF

各1表-2. 高齢者の膠芽腫に対する臨床試験

報告者	治療方法	症例数	年齢	放射線治療	生存期間の中央値	PFS中央値	2年生存率%
Roa[16] Canadian Study	radiotherapy	47	60歳以上	60 Gy/30 Fr/6 wks	5.1カ月		
	radiotherapy	48		40 Gy/15 Fr/3 wks	5.6カ月		
Malmstrom[17] Noedic Trial	temozolomide	93	60歳以上	なし	8.3カ月		
	standard radiotherapy	100		60 Gy/30 Fr/6 wks	6.0カ月		
	hypofractionated radiotherapy	98		34 Gy/10 Fr/2 wks	7.5カ月		
Perry[18] CCTG/EORTC/TROG (CE.6)	radiotherapy	281	65歳以上 ECOG PS 0~2	40.05 Gy/15 Fr/3 wks	7.6カ月	3.9カ月	2.8
	radiotherapy ＋temozolomide	281		40.05 Gy/15 Fr/3 wks	9.3カ月	5.3カ月	10.4
Roa[19] IAEA	radiotherapy	50	50歳以上 KPS 50-70	40 Gy/15 Fr/3 wks	6.4カ月	4.2カ月	
	radiotherapy	48	65歳以上 KPS＞70	25 Gy/5 Fr/1 wks	7.9カ月	4.2カ月	

PFS：progression free survival

併用temozolomide維持療法群とtemozolomide単独による維持療法群を2：1で割り振り，無増悪生存期間をprimary endpoint，と全生存期間をsecondary endpointとして比較したが，無増悪生存期間・全生存期間ともに有意差を持ってTTF併用temozolomide維持療法群が優っていた[14]．わが国では，2017年12月に初発膠芽腫に対する使用に限り薬価収載されている．手術・放射線治療・化学療法とともにもに治療開発の進展が待たれる治療方法の1つである．

❷ 高齢者の悪性神経膠腫とその治療

悪性神経膠腫の予後因子としては，組織型，年齢，手術摘出割合および術前のperformance status（PS）などが挙げられてきた．悪性神経膠腫は高齢者で多く発生するにもかかわらず，その標準治療の確立は遅れている．Keime-Guibertらによる70歳以上を対象とした臨床試験の結果では[15]，supportive care群と比較し放射線治療 50 Gy群ではquality of life（QOL）を損なうことなく生存期間の中央値を16.9週より29.1週に延長したと報告している．

高齢者においては照射による遅発性神経障害が高度に出現するリスクがあることから，近年高齢者膠芽腫に対して照射線量および治療期間を検討するランダム化比較試験が行われている（各1表-2）．2004年にRoaらが報告したランダム化比較試験では[16]，60歳以上の初発膠芽腫患者100例を対象として，標準照射法60 Gy/30分割に対する寡分割照射法 40 Gy/15分割の効果が検討され，生存期間の中央値はそれぞれ5.1カ月と5.6カ月（p＝0.57）であり，全生存期間および照射後のKPSに有意差がないことを報告している[15]．さらに2012年に行われたNordic試験では60歳を超える初発膠芽腫に対し，60 Gy/30回分割の標準線量群と34 Gy/10回分割の寡分割照射群，TMZ単独療法群を比較するランダム化第Ⅲ相試験が実施され[17]，特に70歳を超える患者においては生存期間の中央値はTMZ単独療法群で9.0カ月，34 Gy/10回分割で7.0カ月であったのに対し60 Gy/30回分割で5.2カ月と有意に不良であるであることが示されている（HR 0.59，p＝0.02）．

わが国も参加した高齢者膠芽腫に対する国際ランダム化第Ⅲ相試験（CE.6）においては，放射線線量は40 Gy/15回分割に設定されたが，65歳以上の高齢者膠芽腫において，40 Gy/15分割放射線単独治療よりもtemozolomide併用40 Gy/15分割放射線治療が有意に生存期間を延長することが示された[18]．しかしながら，サブセット解析で65~70歳ではtemozolomideの上乗せ効果が認められていない．

Roaらは2015年に50歳以上かつKPSが50~70%の例および65歳以上かつKPSが50%以上の膠芽腫98例を対象にした，さらに治療期間を短縮した国際多施設共同ランダム化比較試験を報告した[19]．生存期間の中央値は40 Gy/15分割照射で6.4カ月，25 Gy/5分割照射で7.9カ月であり（p＝0.99），25 Gy/5分割照射の非劣性を示したが，65歳以上は61例と少なくいことと全身状態不良例多かったことより，全身状態良好例での25 Gy/5分割の治療効果と安全性は明らかになっていない．

71歳以上の高齢者初発膠芽腫の治療としては，temozolomide併用寡分割照射法40 Gy/15分割が定着しつつあると考えられる．

❸ 悪性神経膠腫の放射線治療

悪性神経膠腫の治療成績を目的とした放射線治療方法の検討は，放射線物理学的および放射線生物学的検討がさまざまに試みられてきた（各1表-3）．悪性神経膠腫は典型的な放射線抵抗性腫瘍とされ，放射線生物学が使用するLQ（linear quadratic）モデルにおいて$α/β$比の低い腫瘍として，さまざまな治療成績向上への試みが施行されてきた．

標準分割照射による総線量の検討では，Walkerら[20]の比較試験での60 Gyの放射線治療単独群においての生

各1表-3. 悪性神経膠腫に対する放射線治療の分割方法・総線量の検討

報告者	治療方法	症例数	対象	放射線治療	生存期間中央値	生存率（%）	PFS中央値	1年PFS（%）
Tanaka[22]	standard dose RT	94	GBM：64% AA：36%	2 Gy/fr×1/day total 60 Gy	GBM：12.4カ月 AA：22.3カ月	GBM：11.4/2年 AA：14.7/5年	GBM：7.2カ月 AA：17カ月	
	high dose conformal RT	90	GBM：68% AA：32%	2 Gy/fr×1/day total 80〜90 Gy	GBM：16.2カ月 AA：未到達	GBM：38.4/2年 AA：51.3/5年	GBM：7カ月 AA：37.5カ月	
Chang[23]	3D-CRT	34	GBM：97% AA：3%	2 Gy/fr×1/day total 90 Gy	11.7カ月	47.1/1年 12.9/2年		
Mizoe[24]	ACNU ＋X-ray RT ＋CRT	48	GBM：67% AA：33%	X-ray RT：2 Gy/fr×1/day total 50 Gy CRT：16.8〜24.8 GyE	GBM：17カ月 AA：35カ月		GBM：7カ月 AA：18カ月	
Iuchi[26]	3D-CRT	60	GBM：85% AA：15%	PTV1：30〜40 Gy PTV2：10〜20 Gy		54.6/1年 19.4/2年		26.4/1年 17.6/2年
	IMRT	25	GBM：92% AA：8%	PTV1：48〜68 Gy PTV2：40 Gy PTV3：32 Gy		71.4/1年 55.6/2年		71.4/1年 53.6/2年
Buckner[27] NCCTG93-72- 52/SWOG9503	BCNU ＋standard RT	98	GBM：96.9% gliosarcoma：3.1%	1.8 Gy/fr×1/day total 64.8 Gy	10.4カ月	16.8/2年	5.2カ月	20.4
	BCNU ＋accelerated RT	103	GBM：96.1% gliosarcoma：3.9%	1.6 Gy/fr×2/day total 48 Gy	10.1カ月	9.1/2年	5.5カ月	16.7
	cisplatin＋BCNU ＋standard RT	100	GBM：99% gliosarcoma：1%	1.8 Gy/fr×1/day total 64.8 Gy	12.0カ月	18.3/2年	6.2カ月	15.2
	cisplatin＋BCNU ＋accelerated RT	100	GBM：99% gliosarcoma：1%	1.6 Gy/fr×2/day total 48 Gy	11.6カ月	17.5/2年	6.6カ月	17.3
Miumoto[28]	ACNU ＋X-ray RT ＋Proton boost RT	24	GBM	X-ray RT：1.8 Gy/fr×1/day total 50.4 Gy Proton boost RT：1.65 Gy/fr×1/day （6 hrs later） total 46.2 GyE	21.6カ月	71.1/1年 45.3/2年		45.0/1年 15.5/2年

PFS：progression free survival, GBM：glioblastoma, AA：anaplastic astrocytoma
IMRT：intensity modulated radiation therapy, CRT：carbon ion radiotherapy

存期間中央値が42週であり，Andersenら[21]の45 Gy照射群での28週に対し良好であったと報告され，60 Gyが術後放射線照射の標準線量と考えられてきた．しかし，放射線治療装置および治療計画方法の進歩により3次元原体照射（3D conformal radiation therapy：3D-CRT）や定位放射線照射，強度変調放射線治療（IMRT）および粒子線治療など，さまざまな新技術が悪性神経膠腫の治療に応用されるに至り，総線量および分割照射方法の臨床試験が行われてきた．Tanakaら[22]による3D-CRTを用いた総線量を80〜90 Gyに増加した報告では，5年生存率が60 Gy群の14.7%に対し高総線量群で51.3%と良好な延長を示している．高総線量群では白質の変化が高頻度に観察されるものの有害事象の増加をきたさなかったと報告された．一方で，Changら[23]の報告では，gross tumor volume（GTV）には90 Gyの照射を行った群でも1年生存率47.1%および2年生存率12.9%であり予後の改善を認めず，78%の再発が中心部再発であったことを報告している．

carbon ionを用いた重粒子線による悪性神経膠腫の臨床第I/II層試験の報告がMizoeら[24]により2007年に報告されている．ACNUによる化学療法とX線による50 Gy/25回分割/5週間の照射のあと重粒子線による16.8〜24.8 Gy相当の追加を8回分割/2週間で追加している．生存期間の中央値は退形成性星細胞腫で35カ月および膠芽腫で17カ月であった．今後の研究による対象の選択と最適な治療方法の開発が期待されている．

IMRTや定位放射線照射などの高精度放射線治療の進歩は腫瘍への高線量投与を可能とし，局所制御に貢献していることが報告されているものの，生存率向上への寄与は残念ながらいまだ明らかではない．しかし2010年に発表されたsystematic reviewによると[25]，適切な標的体積実現およびリスク臓器線量の低減に有用であり，短期間での高線量の放射線治療の実現に有用であることが示されている．Iuchiら[26]はIMRTを応用した線量増加による局所制御および予後の改善を報告している．線量増加とともに課題となるのは放射線の脳壊死の制御であり，照射体積とともにsubventricular zoneや海馬など一定の領域と脳壊死の出現および症状出現との関連が検討されている．

分割照射方法の検討では，1回線量を少なくし照射回数を増加することにより，正常組織の遅発性反応を低減し総線量を増加する多分割照射を応用する試みが1990年代の後半より検討されてきた．その後，照射期間の短縮を目的とした加速分割照射の臨床試験が加わった．2006年にBucknerら[27]により1回線量を1.6 Gyとし1

日2回照射する．加速分割照射による臨床試験の結果がNorth Central Cancer Treatment GroupとSouthwest Oncology Groupの共同臨床試験として報告されている．この臨床試験では化学療法をBCNU単剤群 cisplatin＋BCNUの2剤併用群とし，放射線治療は標準分割照射64.8 Gy/36回分割/7.2週と加速分割照射48.0 Gy/30回分割/3週で比較している．生物学的等効果線量を計算すると標準分割照射群が77 Gy 10および104 Gy 3となるのに対し，加速分割照射群では56 Gy 10および74 Gy 3となり加速分割照射群で少ない線量となるが，生存期間の中央値と有害事象は両群間に有意差なく，cisplatinを含む化学療法を行った群で有害事象が多いという結果となっている．一方でMizumotoら[28]はACNUによる化学療法とともに，X線による3DCRT（50.4 Gy/28回分割）後6時間以上あけてProtonによるboost照射（46.2 Gy/28回分割）を追加する1日2回照射を実施した．治療期間の中央値は43日であり短期間に総線量96.6 Gy/56回分割の多分割照射を実施し，良好な成績を得ており悪性神経膠腫における治療成績改善における線量分割の重要性を示している．悪性神経膠腫に対する放射線治療における線量分割方法の最適化は，次項に述べる照射体積の最適化とともに検討が続けられるべきテーマである．

高精度放射線治療以前より臨床応用が進められ，その実績とともに新たな展開が期待されている治療のホウ素中性子捕捉療法（boron neutron capture therapy：BNCT）がある．従来の原子炉ベースの照射ではさまざまな制限があったが，2008年に京都大学原子炉実験所（KURRI）にサイクロトロンを用いたBNCT用熱外中性子源（C-BENS）が設置され，加速器ベースの照射場による治療が期待されている．脳腫瘍に関しては2002年以降実施されてきた，非開頭による治療結果が報告されている[29]．悪性神経膠腫では生存期間の中央値15.6カ月，2年生存率25％と報告されている．治療前のPET検査でホウ素化合物の腫瘍内集積を検討した治療計画が可能となっており，再発症例に対する治療のみでなく初発GBMに対する第Ⅱ相臨床試験が実施されている．

❹ 悪性神経膠腫の放射線治療における照射体積の最適化

放射線治療は，以前は全脳照射が行われていた時期もあったが，現在は画像上腫瘍本体周囲の脳浮腫領域（CTであれば低吸収域，MRIであればT2強調画像の高輝度領域まで）に1～2 cm程度外側を含む領域に対しての局所照射が行われることが多い．Hochbergら[30]によると星細胞腫 Grade 4の再発は原発巣から2 cm以内の局所再発が90％を占めると報告している．腫瘍周囲の脳浮腫領域に関しては腫瘍細胞の浸潤とともに，mass effectや血管透過性亢進などさまざまな成因が考えられている[30,31]．脳浮腫領域が広い場合は照射体積も大きくなるため，遅発性反応としての放射線壊死が問題となってくる．

悪性神経膠腫の放射線治療計画においてはMRIを中心とした治療計画が必要であり，従来より利用されてきたMRIのみでなくPETやMR spectroscopyとのfusionにより治療成績が向上するとした報告もされている[32～34]．Radiation Therapy Oncology Group（RTOG）の臨床試験では従来脳浮腫領域周囲に2 cmのmarginを設定し治療を開始し，途中でGTV周囲に2.5 cmのmarginをとった照射体積に縮小してきた．しかし，Chang[35]らによるとMD Anderson Cancer CenterではGTVに2 cmのmarginを設定しClinical Target Volume（CTV）とし，さらに5 mmのmarginを設定しPlanning Target Volume（PTV）としてきた．さらに縮小照射野はGTVに0.5 cmのmarginを設定しPTVとしてきた．この方法では開始時の照射体積はGTVより3 cm程度，縮小時は1 cm程度となる．すなわち脳浮腫領域を考慮しない照射体積の設定であるが，再発形式を両者で比較したところ同様であり，脳浮腫領域と再発形式に関連がないことを示している点で興味深い．MD Anderson Cancer Center方式では照射体積が小さくなり，照射線量増加と有害事象軽減に有用である可能性が示唆されている．

2016年にEORTCは照射体積に関するEORTC-ACROPガイドラインを発表したが[36]，摘出腔と残存病変をGTVとする照射体積となっている（**各1表-4**）．Gilbertら[9]によれば，RTOG0525ではEORTC方式（edema領域も考慮した治療計画）とRTOG方式（GTV中心の治療計画）の異なる照射体積の設定による臨床試験を実施したが，生存期間に有意差がなかったことが報告されている．

定位放射線治療が悪性神経膠腫の放射線治療に応用されるようになり，多くの報告がなされてきた．しかし，2005年に発表された米国放射線腫瘍学会のevidence-based reviewでは[37]，BCNUと外部照射に定位手術的照射を追加した場合の生存率や局所制御およびQOLに関する有用性は明らかでなく，有害事象が増加するとされた．2004年にRTOG93-05の結果がSouhamiら[38]により報告されたが，定位手術的照射の有無で生存期間に有意差なく再発形式も変わらなかった（**各1表-5**）．その後のRTOG00-23では，分割照射による定位放射線治療を施行し摘出率のよい症例で生存率の延長が報告されている[39]．悪性神経膠腫の放射線治療における役割に関しては，その対象やタイミングなど検討が必要とされている．

IMRTや定位放射線照射，BNCTなど高線量の放射線治療および薬物療法による治療効果の検討において問題となるの

各1表-4. 膠芽腫の治療計画

	RTOG (RTOG 0525/0825, AVAglio trials)	EORTC (EORTC 22981/22961, 26071/22072 (Centric), 26981-22981, AVAglio trials)
GTV	開始〜46 Gy/23 回まで GTV1＝切除腔＋残存造影領域（造影 T1 強調像） 　　　＋周囲の浮腫（T2 強調画像または FLAIR 像上の高信号領域） Boost 14 Gy/7 回 GTV2＝切除腔＋残存造影領域（造影 T1 強調像）	GTV＝切除腔＋残存造影領域（造影 T1 強調像）
CTV	開始〜46 Gy/23 回まで CTV1＝GTV＋2 cm 周囲の浮腫がない場合は，CTV1＝GTV＋2.5 cm Boost 14 Gy/7 回 CTV2＝GTV2＋2 cm	CTV＝GTV＋2 cm
PTV	開始〜46 Gy/23 回まで PTV1＝CTV1＋0.3〜0.5 cm Boost 14 Gy/7 回 PTV2＝CTV2＋0.3〜0.5 cm	PTV＝CTV＋0.3〜0.5 cm

GTV：肉眼的腫瘍体積（Gross Tumor Volume），CTV：臨床標的体積（Clinical Target Volume），PTV：計画標的体積（Planning Target Volume）

各1表-5. 悪性神経膠腫に対する定位放射線照射の検討

報告者	治療方法	症例数	対象	放射線治療	生存期間の中央値	生存率（%）	PFS中央値
Souhami[38] RTOG93-05	conventional EBRT ＋BCNU	97	GBM≦4 cm	2 Gy/fr×1/day total 60 Gy	13.5 カ月	19/2 年 13/3 年	
	SRS ＋conventional EBRT ＋BCNU	89	GBM≦4 cm	EBRT：2 Gy/fr×1/day total 60 Gy SRT：15〜24 Gy	13.6 カ月	21/2 年 9/3 年	
Cardinale[39] RTOG00-23	conventional EBRT ＋FSRT boost ＋BCNU	76	GBM＜6 cm	EBRT：2 Gy/fr×2/day total 50 Gy FSRT boost：5 or 7 Gy/fr total 20〜28 Gy	12.5 カ月		5.7 カ月

PFS：progression free survival，GBM：glioblastoma，EBRT：external beam radiation therapy
SRS：stereotactic radiosurgery，FSRT：fractionated stereotactic radiotherapy

が，pseudoprogression と脳壊死，腫瘍再発の鑑別である．各病態のメカニズムの検討および画像診断の有用性と限界が報告されている[40]．通常のMRIでは鑑別困難であるが diffusion weighted imaging, MR spectroscopy, PET などの組み合わせによる鑑別が検討されている．抗腫瘍効果の判定に関しても新たな判定基準が示されており[41]，今後の治療方針の検討および臨床研究への応用が図られている．

❺転移性脳腫瘍の放射線治療

悪性腫瘍の約10〜30%に転移性脳腫瘍が生じるとされているが，薬物療法の進歩により進行症例の予後が延長するにつれ，またMRIなど画像診断の進歩により小さな病巣の診断が可能となったこともあり，転移性脳腫瘍と診断される症例は増加している．転移性脳腫瘍はがんによる死因の1つであるとともに，脳の圧迫による神経障害が発生することより，がん患者のQOLを著しく低下させる原因であることが問題である．転移性脳腫瘍の原発巣の頻度は，日本脳腫瘍統計[42]では肺がん，消化器系腫瘍，乳がんが多いことが示されているが，重要なことは現疾患による予後の差異が転移性脳腫瘍の治療および経過に大きく影響していることである．転移の発生部位は脳の体積と一致し，大脳半球が約80%で，小脳が約15%，脳幹が5%程度とされる．

転移性脳腫瘍の予後因子は，全身状態（performance status：PSやKarnofsky performance status：KPS），年齢，肺がんや乳がんなど原発巣や小細胞がんなど病理組織型，原発巣が手術などで治療された状態か否か，脳以外に転移があるか，化学療法の予定など今後の治療方針などが知られている．各1表-6に臨床試験データベースより作成された代表的な予後因子分類と生存期間を示す．radiation therapy oncology group（RTOG）の recursive partitioning analysis（RPA）は1979年より1993年の全脳照射を用いた臨床試験を対象とした予後因子解析であり[43,44]，現在実施されている転移性脳腫瘍臨床試験でも使用されている．その後作成されたgraded prognostic assessment（GPA）は，1985年より2007年の全脳照射や定位手術的照射を用いた臨床試験を対象とした予後因子解析であり[45]，原発巣が考慮されているところが大きく異なる．2012年に発表された米国放射線腫瘍学会の脳初発転移性脳腫瘍に対するevidence-based guideline では，この原発巣を考慮した GPA が治療方法の選択とともに取り上げられている[46]．

単発の場合は手術や放射線治療のよい適応とされ，腫瘍摘出術（＋全脳照射）または腫瘍径が3 cm未満の場

各1表-6. 予後因子別の治療成績

試料名	原発巣	予後因子	生存期間中央値
RTOG RPA[43,44]	原発巣によらず	Class I： KPS≧70・年齢65歳未満・脳外転移なし 原発巣が制御（画像上3カ月以上安定または新規病変なし）	7.1カ月
		Class II： IおよびII以外	4.2カ月
		Class III： KPS＜70	2.3カ月
GPA[45]	肺がん	Score（0・0.5・1） 年齢（＞60歳・50〜60歳・＜50歳） KPS（＜70・70〜80・90〜100） 脳以外の転移（あり・ー・なし） 脳転移の個数（＞3・2〜3・1）	NSCLC・SCLC GPA 0〜1： 3.0カ月・2.8カ月 GPA 1.5〜2： 5.5カ月・4.9カ月 GPA 2.5〜3： 9.4カ月・7.7カ月 GPA 3.5〜4：14.8カ月・17.1カ月
	悪性黒色腫と腎細胞がん	Score（0・1・2） KPS（＜70・70〜80・90〜100） 脳転移の個数（＞3・2〜3・1）	悪性黒色腫・腎細胞がん GPA 0〜1： 3.4カ月・3.3カ月 GPA 1.5〜2： 4.7カ月・7.3カ月 GPA 2.5〜3： 8.8カ月・11.3カ月 GPA 3.5〜4：13.2カ月・14.8カ月
	乳がん	Score（0・0.5・1・1.5・2） 年齢（≧70歳・＜70歳・ー・ー・ー） KPS（＜60・60・70〜80・90〜100・ー） ER/PR/Her2 （Triple negative・ー・ER/PR＋Her2ー・ER/PR－Her2＋・Triple Positive）	GPA 0〜1：3.4カ月 GPA 1.5〜2：7.7カ月 GPA 2.5〜3：15.1カ月 GPA 3.5〜4：25.3カ月
	消化器がん	Score（0・1・2・3・4） KPS（＜70・70・80・90・100）	GPA 0〜1：3.1カ月 GPA 1.5〜2：4.4カ月 GPA 2.5〜3：6.9カ月 GPA 3.5〜4：13.5カ月

RTOG：Radiation Therapy Oncology Group, RPA：Recursive Partitioning Analysis, GPA：Graded Prognostic Assessment

各1表-7. 転移性脳腫瘍摘出術後全脳照射の検討

報告者	治療方法	症例数	生存期間の中央値	腫瘍床の制御	非摘出病変の制御	新病変出現
Kayama[48] JCOG0504	WBRT	137	15.6カ月	脳内無増悪生存の中央値10.4カ月		
	SRS	134	15.6カ月	脳内無増悪生存の中央値4.0カ月		
Brown[49] NCCTG N107C/CEC.3	WBRT	461	12.2カ月	80.6	87.1	89.2
	SRS	526	11.6カ月	60.5	61.8	64.7

合定位放射線照射が選択されている．多発性の場合は単発に比べて予後不良とされるが，全脳照射や定位放射線照射が実施されている．

Patchellらは1998年に単発の転移性脳転移に対して，腫瘍摘出術単独と腫瘍摘出術＋全脳照射（50.4 Gy）のランダム化比較試験の結果を報告している[47]．この結果，全生存期間に有意差はみられないものの，脳内再発が腫瘍摘出術＋全脳照射群（49例）で18％であったのに対し，腫瘍摘出術単独群（46例）では70％と多かった．この結果より原疾患がコントロールされている場合，単発の脳腫瘍に対する欧米での標準治療は腫瘍摘出術＋全脳照射と考えられてきた．しかし，わが国では腫瘍摘出術＋全脳照射を実施されている症例はさほど多くなく，腫瘍摘出術単独や，腫瘍摘出術＋局所照射，腫瘍摘出後再発時に定位放射線照射を行う，などの治療が各施設の方針に基づいて行われており，標準治療についてのコンセンサスが存在しなかった．そこで日本臨床腫瘍研究グループ（JCOG）脳腫瘍グループでは，2005年より頭蓋内の転移個数が4個以下で最大病変の腫瘍径が3 cm以上の転移巣が1個のみの転移性脳腫瘍を対象として，第III相試験（JCOG0504）を実施した．JCOG0504では腫瘍摘出術＋全脳照射群と，腫瘍摘出術後に全脳照射を行わず残存病変および新病変に対して定位手術的照射を行う群の比較を行った[48]（各1表-7）．生存期間の中央値はともに15.6カ月であり，定位手術的照射群の非劣勢が証明された．ほぼ同時期に結果が報告されたNCCTGGによるN107C/CEC.3試験においても生存期間の中央値に有意差はなかった[49]．これより腫瘍摘出術後の標準治療には，全脳照射追加，または全脳照射せず残存・再発に対して定位手術的照射を行うことの2つの選択が検討されることとなる．

転移性脳腫瘍の治療で問題となることの多い認知障害にはさまざまな要素が関係している．すなわち，腫瘍そのものや全脳照射，脳外科手術，化学療法および抗けいれん薬やステロイドを含む薬物，そして悪性腫瘍による腫瘍随伴症状である[50]．全脳照射は転移性脳腫瘍，特に多発時には標準的な治療方法として広く使用されてきた．神経症状の改善とともにQOLの改善に有効であり，術後や定位放射線照射時の併用療法としても局所および新たな脳転移出現対策として実施されている．しかし，

わが国では全脳照射を標準治療と位置づける欧米に比較し，術後併用療法を検討する脳外科医を含む臨床医全般に，全脳照射の副作用を考慮し回避しようとする考え方も存在するとされている（JCOG脳腫瘍グループ調査結果）．定位放射線照射や手術などの局所療法と比較し，全脳照射では嘔気や頭痛などの急性反応が知られているが重篤度や期間は限られている[51]．これに対しより問題となるのが遅発性放射線反応による神経機能変化であり，軽度より重篤かつ進行性の変化までさまざまであり，加齢や合併疾患が大きく影響してくる．血管内皮細胞の障害による虚血性変化やミエリン障害を主体とする白質の構造的変化をきたすleukoencephalopathyが知られている．不注意や記憶障害，感情失禁などより認知症や昏睡に至るさまざまな状況が生じうることが知られており，通常は照射後6〜24カ月にわたり進行する．神経障害の程度に関与する可能性のある因子として，全脳照射の総線量と1回線量・照射期間が指摘されてきた[52]．最もよく使用されている全脳照射の方法は，30 Gy/10回分割であるが，長期の予後が期待される場合は1回線量を2.5 Gyにするなどの配慮が行われている．さらに患者自身の年齢や糖尿病の影響も考えられているが，その影響を予測する情報はいまだ得られていない[53,54]．Response Assessment in Neuro-Oncology（RANO）working groupによる転移性脳腫瘍の臨床試験における評価方法の在り方の検討では[55]，神経機能評価の方法論として，Mini-Mental State Examination（MMSE）より複数の検査による認知機能やQOL調査が主流となったことが注目される．

放射線治療による神経障害対策としては，放射線脳壊死の病態解析により抗VEGF抗体であるbevacizumabの効果が示され[56]，わが国でも「症候性脳放射線壊死に対する核医学的診断とbevacizumabの静脈内投与」が第三項先進医療（高度医療）として認可され，転移性脳腫瘍も原因疾患に含めた多施設共同臨床試験で評価が行われている．

定位放射線照射は，手術に比べて侵襲が少なく新たな病巣出現時に繰り返し施行可能であり，手術が不可能な部位でも施行可能であるといった利点がある．しかし対象が一定の大きさを超えると線量の均一性が保てなくなり，3 cm以上の大きな病変ではよい線量分布の作成が困難な場合がある．副作用の頻度は低いが，腫瘍径と有害事象の相関が指摘されており[57]，腫瘍内出血や照射後の浮腫が報告されている[58,59]．定位放射線照射は，ガンマナイフに代表されるフレーム固定を用いて1回照射を行う定位手術的照射と，サイバーナイフをはじめとするリニアックを用いて画像誘導で分割照射も可能な定位放射線治療がある．定位手術的照射と定位放射線治療の違いである分割照射の有用性は放射線生物学的に研究されてきたが，臨床的には，①視神経や視交叉などリスク臓器に近接する腫瘍，②広範な浮腫を伴う場合や腫瘍径が大きい場合，などで分割照射である定位放射線治療を選択されることが多い．

2005年に発表された米国放射線腫瘍学会のevidence-based reviewでは[60]，4 cm以下の3〜4個までの転移性脳腫瘍の場合，全脳照射に定位手術的照射を追加することにより，局所制御を向上させることが示され，単発性の場合は生存率の向上にも寄与する．しかし，全脳照射と定位放射線照射の組み合わせの意義および実施のタイミングについては，いまだcontroversialな状況といわざるを得ない．比較的大規模な全脳照射と定位手術的照射の組み合わせに関するランダム化比較試験がRTOG，日本およびEORTCで実施された（各1表-8）．

共に全体の解析では全脳照射±定位手術的照射および定位手術的照射±全脳照射のいずれについても生存率に有意差を認めなかった．Andrewsら[61]によると，RTOGのサブグループ解析では転移個数が1個の場合では生存期間の中央値は全脳群4.9カ月に対して全脳+定位手術的照射群6.5カ月と上回っていた．さらに全体での6カ月時点におけるKPS改善・維持割合が全脳群27％に対し全脳+定位手術的照射群43％と有意に優っていた．有害事象に関しては，有意差はないとしている．また，日本放射線腫瘍学研究グループ（JROSG）では定位放射線照射単独と全脳+定位手術的照射の比較試験を行った．Aoyamaら[62]の報告では，1年生存割合は定位手術的照射群28.4％に対して全脳+定位手術的照射群38.5％であり，全脳+定位手術的照射群で生存がよい傾向があるが統計的有意差を認めなかった．生存期間の中央値も定位手術的照射群8カ月に対して全脳+定位手術的照射群7.5カ月と有意差を認めていない．1年脳転移再発率は定位手術的照射群76.4％に対して全脳+定位手術的照射群46.8％であり，全脳照射により新病変の出現が減少していた．有害事象は有意差ないと報告されているが，2007年に報告された神経機能に関する検討では[51]，MMSEを用いた解析結果を報告している．すなわち定位手術的照射群では短期的には有意に高い脳転移再発のためMMSEが低下するが，長期生存者では全脳+定位手術的照射群より定位手術的照射群で認知機能は高くなることが示された．

2011年に発表されたEORTC22952-26001は[63]，全脳照射追加の意義を手術症例および定位手術的照射症例の両者で検討した臨床試験である．定位手術的照射症例および手術症例に全脳照射追加群と経過観察群に分け，PS2以上が保持される期間を359症例（定位放射線照射199症例および手術160症例）で比較検討した．PS2以

各1表-8. 転移性脳腫瘍に対する定位手術的照射と全脳照射の臨床試験

報告者	Andrews[61] RTOG9508		Aoyama[62] JROSG99-1		Kocher[63] EORTC22952-26001	
治療方法	WBRT only	WBRT+SRS	SRS only	WBRT+SRS	Observation	WBRT
症例選択	18歳以上 脳転移1~3個 最大径4 cm (他は≦3 cm) KPS≧70		18歳以上 脳転移1~4個 腫瘍径≦3 cm KPS≧70		18歳以上 WHO PS≦2 脳転移1~3個 stable systemic cancer≧3 カ月 SRS群: single≦3.5 cm multiple≦2.5 cm	
症例数	167	164	67	65	179	180
平均年齢	59.9歳	58.8歳	62.1歳	62.5歳	61	60
腺がん	47%	51%	64%	66%		
原発巣制御	75%	77%	49%	46%	50%	44%
脳以外の転移なし	31%	32%	57%	63%		
KPS90~100	63%	57%	66%	52%	PS0/1=46%/44%	PS0/1=42%/47%
治療方法	WBRT 37.5 Gy/15 Fr/3 wks	SRS: ~2 cm=24 Gy 2~3 cm=18 Gy 3~4 cm=15 Gy	WBRT 30 Gy/10 Fr/2-2.5 wks SRS: ~2 cm=22~25 Gy 2 cm~=18~20 Gy	30% SRS dose reduction	WBRT 30 Gy/10 Fr SRS: prescribed dose: 25 Gy	
生存期間の中央値						
全症例	5.7 カ月	6.5 カ月	8.0 カ月	7.5 カ月	10.7 カ月	10.9 カ月
単発例	4.9 カ月	6.5 カ月				
多発例	6.7 カ月	5.8 カ月				
RPA class 1	9.6 カ月	11.6 カ月				
1年生存率			28.4%	38.5%		
1年時の局所制御	71%	82%	72.5%	88.7%	2年時 surgery群: 41% SRS群: 69%	2年時 surgery群: 73% SRS群: 81%
1年時の脳転移再発			76.4%	46.8%	overall: 78%	overall: 48%
1年時の新脳転移			63.7%	41.5%	2年時 surgery群: 42% SRS群: 48%	2年時 surgery群: 23% SRS群: 33%

上が保持される期間($p=0.71$)および全生存期間($p=0.89$)は両者で全脳照射の施行の有無で有意差はないものの,脳転移再発は治療部位・新病変ともに全脳照射群で少なく脳転移が死因となった症例は経過観察群で44%であったのに対し全脳照射群では28%であったことが報告されている.

3つの大規模な全脳照射と定位手術的照射の組み合わせに関するランダム化比較試験の結果より,**全脳照射の役割が生存期間の延長より脳転移再発の抑制にある**と考えることもできる結果となっていることが注目される.治療選択時に考えるのが,定位手術的照射で治療可能な脳転移の個数である.Takahashiらはリニアックによる定位手術的照射の際に,0.5~3 cmで4個以上の転移巣のある症例における周囲正常組織の線量を検討した[64].脳転移数が9個以上では,50%以上の周囲脳組織線量が8.7 Gy以上となり遅発性反応のリスクが増加すると考えた10 Gyに近接したことより,治療する転移巣の個数は8個以下が適切と報告した.またガンマナイフにおける個数の検討としては,わが国の観察研究(前向き試験)で,脳転移数5~10個症例の全生存率が2~4個症例に劣らないことが示されている[65].本研究では適格基準は,最大腫瘍が10 mL未満で合計体積が15 mL以下,最大径3 cm未満,KPSが70以上,髄膜播種なしなどとされており,合計体積の制限が参考になると考える.さらに治療選択の際に参考となる研究として,**各1表-8**のJROSG99-1およびEORTC22952-26001を含むランダム化比較試験内の個々の患者データのメタアナリシスが2015年に発表されたが[66],50歳以下の患者群において定位手術的照射群の予後が全脳+定位手術的照射群より良好であり,脳内新病変の有意な増加もなかったことが報告されている.脳転移の予後における年齢の影響は繰り返し指摘されているが,治療選択における重要性を改めて認識させられる結果である.

転移性脳腫瘍症例の放射線治療では神経機能については腫瘍の制御が最も影響するため,全脳照射の神経機能への影響の評価が困難であった.2000年代後半より試みられている新たな臨床評価は全脳照射を含めた放射線治療の選択に有用な情報をもたらすことが期待されている.

悪性神経膠腫や転移性脳腫瘍に対する放射線治療の役割は,今後集学的治療の一環としてさらに重要性を増すことが推測される.定位放射線照射や強度変調放射線治療(IMRT)などを含む高精度放射線治療の適応を含め,治療の最適化を図るためには,よく検討された臨床試験によりエビデンスを集積していくことが重要と考えられる.

脳腫瘍の放射線治療方針のまとめを**各1表-9**に示す.

各1表-9. 脳腫瘍の放射線治療方針のまとめ

	一次治療，および代表的な二次治療の治療方法・レジメン	文献番号
悪性神経膠腫	生検を含む腫瘍摘出＋放射線治療＋化学療法（下記の選択肢） ・temozolomide ・ACNU 腫瘍摘出＋放射線治療 best supportive care	4，5） 7） 3） 8）
転移性脳腫瘍	全脳照射 定位放射線照射±全脳照射 腫瘍摘出術±全脳照射または部分照射または定位放射線照射 best supportive care	33，52） 52，53，54） 33）

［角　美奈子］

［参考文献］

1) Krauze AV, et al：Int J Radiat Oncol Biol Phys, 92：986, 2015.
2) Happold C, et al：J Clin Oncol, 34：731, 2016.
3) Sirven JI, et al：Mayo Clin Proc, 79：1489, 2004.
4) Marras LC, et al：Cancer, 89：640-646, 2000.
5) Raskob GE, et al：N Engl J Med, 378（7）：615-624, 2017.
6) Perry JR, et al：PRODIGE：a randomized placebo-controlled trial of dalteparin low molecular weight heparin（LMWH）thromboprophylaxis in patients with newly diagnosed malignant glioma, J Thromb Haemost, 8：1959-1965, 2010.
7) Delattre JY, et al：Arch Neurol, 45（7）：741-744, 1988.
8) Patchell RA, et al：N Engl J Med, 322（8）：494-500, 1990.
9) Gaspar L, et al：Int J Radiat Oncol Biol Phys, 37（4）：745-751, 1997.
10) Patchell RA, et al：N Engl J Med, 322：494, 1990.
11) Vecht CJ, et al：Ann Neurol, 33：583, 1993.
12) Rodrigues G, et al：Oncologist, 18：330, 2013.
13) Patchell RA, et al：JAMA, 280：1485, 1998.
14) Mahajan A, et al：Lancet Oncol, 18：1040, 2017.
15) Brown PD, et al：Lancet Oncol, 18：1049, 2017.
16) Soon YY, et al：Cochrane Database Syst Rev, CD009454, 2014.
17) Nieder C, et al：Int J Radiat Oncol Biol Phys, 39：25, 1997.
18) Namba Y, et al：Clin Lung Cancer, 6（2）：123-128, Review. 2004.
19) Costa DB, et al：J Clin Oncol, 26（4）：686, 2008.
20) Soria JC, et al：N Engl J Med, 378：113, 2018.
21) Hida T, et al：Lancet, 390：29, 2017.
22) Soria JC, et al：Lancet, 389：917, 2017.
23) NU Lin, EGF105084 Study Group：Journal of Clinical Oncology, 2007 ASCO Annual Meeting Proceedings Part I . Vol 25, No.18S（June 20 Supplement）, 2007：1012.
24) Koutras AK, et al：Anticancer Res, 27（6C）：4255-4257, 2007.
25) Valcamonico F, et al：J Neurooncо［l, Epub ahead of print］, 2008.
26) Davies MA, et al：Lancet Oncol, 18：863, 2017.
27) Glantz MJ, et al：J Clin Oncol, 16（4）：1561-1567, 1998.
28) Torp SH, et al：Pathol Res Pract, 198（4）：261-265, 2002.
29) Leu S, et al：Neuro Oncol, 15（4）：469-479, 2013.
30) van den Bent MJ, et al：Lancet, 366（9490）：985, 2005.
31) Edward G. Shaw, et al：J Clin Oncol, 30（25）：3065-3070, 2012.
32) Fisher BJ, et al：Int J Radiat Oncol Biol Phys, 91：497, 2015.
33) Kristiansen K, et al：Cancer, 52：997-1007, 1983.
34) Chang CH, et al：Cancer, 15, 52（6）：997-1007, 1983.
35) Huncharek M, et al：Anticancer Res, 18（6B）：4693-4697, 1998.
36) tewart LA：Lancet, 359（9311）：1011-1018, 2002.
37) Randomized Trial of Procarbazine, Lomustine, and Vincristine in the Adjuvant Treatment of High—Grade Astrocytoma：J Clin Oncol, 19：509-518, 2001.
38) Brandes AA, et al：Neuro—oncol, 8（3）：253-260, 2006.
39) Mehta MP, et al：Int J Radiat Oncol Biol Phys, 63（1）：37-46, 2005.
40) Blumenthal DT, et al：Neuro Oncol, 19（8）：1119, 2017.
41) Gilbert MR, et al：J Clin Oncol, 31（32）：4085, 2013.
42) Franceschi E, et al：Expert Rev Anticancer Ther, 8（5）：663-665, 2008.
43) Chinot OL, et al：N Engl J Med, 370（8）：709, 2014.
44) Brandes AA, et al：J Clin Oncol, 24（29）：4746-4753, 2006.
45) Hegi ME, et al：J Clin Oncol, 26（25）：4189-4199, 2008 Review.
46) Hegi ME, et al：N. Engl. J. Med, 352, 997-1003, 2005.
47) Brandes AA, et al：J Clin Oncol, 26（13）：2192-2197, 2008.
48) Brem H, et al：Lancet, 345（8956）：1008-1012, 1995.
49) Valtonen S, et al：Neurosurgery, 41（1）：44-48, 1997, discussion 48-49.
50) Westphal M, et al：Neuro Oncol, 5（2）：79-88, 2003.
51) Westphal M, et al：Executive Committee of the Gliadel Study Group：Acta Neurochir（Wien）, 148（3）：269-275, discussion 275, 2006.
52) Duntze J, et al：Ann Surg Oncol, 20：2065, 2013.
53) Weber EL, et al：Neuro Oncol, 7：84, 2005.
54) Stupp R, et al：Eur J Cancer, 48（14）：2192-2202, 2012.
55) Stupp R, et al：JAMA, 314：2535, 2015.
56) Larson DA, et al：Neuro Oncol, 6：119, 2004.
57) Kong DS, et al：Cancer, 112：2046, 2008.
58) Friedman HS, et al：J Clin Oncol, 27：4733, 2009.
59) Wick W, et al：N Engl J Med, 377：1954, 2017.
60) Perry JR, et al：J Clin Oncol, 28：2051, 2010.
61) Chamberlain MC, et al：J Neurooncol, 133：561, 2017.
62) Markert JM, et al：Gene Ther, 7：867-874, 2000.
63) an den Bent MJ, et al：Lancet, 390：1645, 2017.
64) Shin JY, et al：J Neurooncol, 129：557, 2016.
65) Juratli TA, et al：J Neurooncol, 124：197, 2015.
66) Wick W, et al：Neuro Oncol, 18：1529, 2016.
67) Vredenburgh JJ, et al：J Clin Oncol, 25（30）：4722-4729, 2007.
68) J Gregory Cairncross, et al：J Clin Oncol, 30,（15）, 10. 1200/jco. 2012. 30. 15_suppl. 2008b, 2012.
69) Martin J, et al：J Clin Oncol, 30, 2012.
70) van den Bent MJ, et al：J Clin Oncol, 24（18）：2715-2722, 2006.
71) Cairncross JG, et al：J Clin Oncol, 12：2013-2021, 1994.
72) Van den Bent M, et al：Neurology, 51：1140-1145, 1998.
73) Hoang—Xuan K, et al：J Clin Oncol, 22（15）：3133-3138, 2004.
74) van den Bent MJ, et al：Ann Oncol, 14（4）：599-602, 2003.
75) Hukin J, et al：Pediatr Neurosurg, 29（1）：40-45, 1998.
76) Vernooij MW, et al：N Engl J Med, 357（18）：1821-1828, 2007.
77) Sughrue ME, et al：J Neurosurg, 113：202, 2010.
78) Rogers L, et al：J Neurosurg, 129：35, 2018.
79) Linskey ME, et al：Relative roles of microsurgery and stereotactic radiosurgery for the treatment of patients with cranial meningiomas：a single-surgeon 4-year integrated experience with both modalities. J Neurosurg, 2005102（Suppl）：59-70.
80) Pollock BE, et al：Int J Radiat Oncol Biol Phys, 55（4）：1000-1005, 2003.
81) Davidson L, et al：Neurosurg Focus, 23（4）：E6, 2007.
82) Subach BR, Lunsford L D Kondziolka D Maitz A H Flickinger J C Management of petroclival meningiomas by stereotactic radiosurgery Neurosurgery 1998423437-443.；discussion 443-445.
83) Ojemann SG, et al：J Neurosurg, 93, suppl. 3；62-67, 2000.
84) Kaley TJ, et al：Neuro Oncol, 17（1）：116-121. 2015.
85) Reni M, et al：Int J Radiat Oncol Biol Phys, 51（2）：419-425, 2001.
86) Herrlinger U, et al：Ann Neurol, 51：247, 2002.
87) Herrlinger U, et al：Ann Neurol, 57：843, 2005.
88) Ferreri AJ, et al：Lancet, 374：1512-1520, 2009.
89) Holdhoff M, et al：Neurology, 83：235, 2014.
90) Khan RB, et al：J Neurooncol, 58（2）：175-178, 2002.
91) Pels H, et al：J Neurooncol, 91（3）：299-305, 2009.
92) Korfel A, et al：Neurology, 84：1242, 2015.
93) Kasenda B, et al：Ann Oncol, 23：2670, 2012.
94) Illerhaus G, et al：Blood, 120：302, 2012.

［放射線治療］
1) 日本放射線腫瘍学会：JASTRO放射線治療症例全国登録事業（JROD）2015年度調査 報告書（第1報）（https://www.jastro.or.jp/medicalpersonnel/data_center/cat6/jrod/2015.html）
2) WHO Classification of Tumours of the Central Nervous System. Revised 4th edition. Ed. Louis DN, et al. Lyon, France, International Agency for Research on Cancer. 2016.
3) Walker MD, et al：N Engl J Med, 303：1323-1329, 1980.
4) Fine HA, et al：Cancer, 71：2585-2597, 1993.
5) Stewart LA：Lancet, 359：1011-1018, 2002.

6) Shibui S, et al：Cancer Chemother Pharmacol, 71：511-521, 2013.
7) Stupp R, et al：N Engl J Med, 352：987-996, 2005.
8) Stupp R, et al：Lancet Oncol, 10：459-466, 2009.
9) Gilbert MR, et al：J Clin Oncol, 31：4085-4091, 2013.
10) Wakabayashi T, et al：J Neurooncol, 138：627-636, 2018.
11) Chinot OL, et al：N Engl J Med, 370：709-722, 2014.
12) Gilbert MR, et al：N Engl J Med, 370：699-708, 2014.
13) Stupp R, et al：Eur J Cancer, 48：2192-2202, 2012.
14) Stupp R, et al：JAMA, 318：2306-2316, 2017.
15) Keim-Guibert F, et al：N Engl J Med, 356：1527-1535, 2007.
16) Roa W, et al：J Clin Oncol, 22：1583-1588, 2004.
17) Malmstrom A, et al：Lancet Oncol, 13：916-926, 2012.
18) Perry JR, et al：N Engl J Med, 376：1027-1037, 2017.
19) Roa W, et al：J Clin Oncol, 33：4145-4150, 2015.
20) Walker MD, et al：Int J Radiation Oncology Biol Phys, 5：1725-1731, 1979.
21) Anderson AP：Acta radiol, 17：475-484, 1978.
22) Tanaka M, et al：Lancet Oncol, 6：953-960, 2005.
23) Chang JL, et al：J Clin Oncol, 20：1635-1642, 2002.
24) Mizoe J, et al：Int J Radiation Oncology Biol Phys, 69：390-396, 2007.
25) Amelio D, et al：Radiotherapy Oncol, 87：361-369, 2010.
26) Iuchi T, et al：Int J Radiat Oncol Biol Phys, 64：1317-1324, 2006.
27) Buckner JC, et al：North Central Cancer Treatment Group 93-72-52 and Southwest Oncology Group 9503 trials. J Clin Oncol, 24：3871-3879 2006.
28) Mizumoto M, et al：Int J Radiat Oncol Biol Phys, 77：98-105, 2010.
29) Kawabata S, et al：Appl Radiat Isot, 67：S15-18, 2009.
30) Hochberg FH, et al：Neurology, 30：907-911, 1980.
31) Giese A, et al：Acta Neurochir Suppl, 88：153-162, 2003.
32) Douglas JG, et al：Int J Radiat Oncol Biol Phys, 68：144-150, 2007.
33) Solberg TD, et al：J Neurosurg, 101：381-389, 2004.
34) Chang J, et al：Med Phys, 33：32-40, 2006.
35) Chang EL, et al：Int J Radiat Oncol Biol Phys, 68：144-150, 2007.
36) Niyazi M1, et al：Radiother Oncol, 118：35-42, 2016.
37) Tsao MN, et al：Int J Radiat Oncol Biol Phys, 63：47-55, 2005.
38) Souhami I, et al：report of Radiation Therapy oncology Group 93-05 protocol. Int J Radiat Oncol Biol Phys, 60：853-860, 2004.
39) Cardinale R, et al：Int J Radiat Oncol Biol Phys, 65：1422-1428, 2006.
40) Brandsma D, et al：Lancet Oncol, 9：453-461, 2008.
41) Wen PY, et al：J Clin Oncol, 28：1963-1972, 2010.
42) The Committee of Brain Tumor Registry of Japan. Report of Brain Tumor Registry of Japan (2001-2004) 13th Edition. Neurol Med Chir (Tokyo). 54 (Supplement 1)：9-102, 2014.
43) Gaspar LE, et al：Int J Radiat Oncol Biol Phys, 37：745-751, 1997.
44) Gaspar LE, et al：Int J Radiat Oncol Biol Phys, 47：1001-1006, 2000.
45) Sperduto PW, et al：Int J Radiat Oncol Biol Phys, 70：510-514, 2008.
46) Tsao MN, et al：Practical Radiation Oncology, 2：210-225, 2012.
47) Patchell RA, et al：JAMA, 280：1485-1489, 1998.
48) Kayama T, et al：J Clin Oncol. 2018 Jun 20：JCO2018786186 doi：10.1200/JCO.2018.78.6186
49) Brown PD, et al：Lancet Oncol, 18：1049-1060, 2017.
50) Meyers CA：Oncology (Huntington), 14：75-79, 2000.
51) Aoyama H, et al：Int J Radiat Oncol Biol Phys, 68：1388-1395, 2007.
52) Filley CM, et al：N Engl J Med, 345：425-432, 2001.
53) Crossen JR, et al：J Clin Oncol, 12：627-642, 1994.
54) Lee AW, et al：Int J Radiat Oncol Biol Phys, 53：75-85, 2002.
55) Lin NU, et al：Lancet Oncol, 14：e407-416, 2013.
56) Levin VA, et al：Int J Radiation Oncology Biol Phys, 79：1487-1495, 2011.
57) Shaw E, et al：final report of RTOG protocol 90-05. Int J Radiat Oncol Biol Phys, 47：291-298, 2000.
58) Suzuki H, et al：J Neurol Neurosurg Psychiatry, 74：908-912, 2003.
59) Boyd TS, et al：Oncology (Williston Park), 13：1397-1409, 1999.
60) Mehta MP, et al：Int J Radiat Oncol Biol Phys, 63：37-46, 2005.
61) Andrews DW, et al：Lancet, 363：1665-1672, 2004.
62) Aoyama H, et al：JAMA, 295：2483-2491, 2006.
63) Kocher M, et al：J Clin Oncol, 29：134-141, 2011.
64) Takahashi M, et al：Int J Clin Oncol, 8：289-296, 2003.
65) Yamamoto M, et al：Lancet Oncol, 15：387-395, 2014.
66) Sahgal A, et al：Int J Radiat Oncol Biol Phys, 91：710-717, 2015.

■池　成基，大山　優／角　美奈子

What's New in 2 Head and Neck Cancer
頭頸部がん

診断

頭頸部がんの腫瘍関連合併症は，原発の亜部位，頸部リンパ節転移の部位によって異なる．視診，触診，画像によって原発やリンパ節転移を同定し，生検などの組織学的検査で確定診断する．

Stage（病期）分類・治療方法の選択・予後の推測

頭頸部がんの原発亜部位と進行度によって治療方針が異なる．さらに，頭頸部には発声・嚥下・咀嚼などの重要な機能があるために，機能温存を希望して非外科的治療を選択する患者も増加している．このため，組織型，原発部位，Stage（病期），根治的外科切除の適応，機能温存の希望，年齢，基礎疾患，臓器機能，PS（performance status）などを総合的に考慮に入れて治療方針を決定する必要がある．

■ 組織型

頭頸部がんの90％以上が扁平上皮がんであることから，これまで扁平上皮がんを対象とした治療開発がなされてきた．言い換えれば，それ以外の組織型は頻度が少ないために臨床試験も十分に行われておらず，適切な治療法は不明である．そのため扁平上皮がんに準じて治療方針を決定することが多い．

■ 原発部位

原発部位によって転移の頻度，放射線療法，化学療法の感受性も異なる．通常大きな腫瘍，浸潤の程度が深いものほど転移をきたしている可能性が高い．正中を超える病変は対側のリンパ節まで転移が及んでいる可能性がある．一般に，上咽頭がんや中咽頭がんは放射線療法，化学療法に高感受性であるが，口腔内がんは低感受性である．また，後述の原発不明がんに関して，中咽頭の口蓋扁桃は生検ではがんの検出困難な場合もあり，口蓋扁桃摘出術により原発巣が判明することもある[1]．

疾患の病期分類にはTNM分類（UICC）を用いる（各2表-1）．現行の第8版では，中咽頭がんにおいてp16免疫染色によりp16陽性と判断される場合は，human papillomavirus（HPV）陽性中咽頭がんに分類され，HPV陰性中咽頭がんと比べて一般に臨床病期が早期に分類される．また，臨床的には原発が不明である頭頸部扁平上皮がんにおいて，p16免疫染色陽性の場合もHPV関連中咽頭がん，またEpstein-Barr virus-encoded RNA in situ hybridization（EBER-ISH）が陽性であれば上咽頭がんとそれぞれ診断し，各々の治療方針に則って治療することが推奨される．また，本版からは口腔がんのT分類において腫瘍の深達度（depth of invasion：DOI）が導入された．これは，口腔扁平上皮がん3,149例の後方視的解析において，最大径とDOIの組み合わせより予後をより能く反映するモデルが判明したことによる[2]．また，N因子においてはHPV陽性中咽頭がんおよび上咽頭がん以外において臨床的に節外浸潤を有すると判断される場合にN3bとする新たな追記がされた．

■ その他の治療前ワークアップ

頭頸部がんは喫煙や飲酒など，ほかの悪性腫瘍の発生にもかかわる生活習慣が原因に深くかかわっている．そのため同時性に約5％の患者で肺，食道などの上部気道（upper aerodigestive tract）のがんを併発しているといわれる．よって，治療開始前に併存する可能性のある悪性腫瘍を除外することが大切である．

❶ 遠隔転移・重複がんの精査

- 耳鼻科医による口腔，咽頭の観察
- 原発巣と頸部のCT（必要に応じてMRI）
- 上部消化管内視鏡：食道がんなどの除外
- 胸腹部CT：遠隔転移，特に肺転移の除外
- 骨シンチ：骨転移を疑わせる症状，ALP上昇，進行上咽頭がんでは考慮されるが，近年ではPET-CT検査が代用される場合が多い．
- PETスキャン：診察やほかの画像所見で発見できない隠れた肉眼的な転移巣の発見．治療効果判定のためのベースラインにも有用である．頭頸部がんにおいてはPET検査により約1割の症例で遠隔転移や重複がんが判明するとされる[3]．また後述の原発不明がんにおいても原発巣発見に有用である[4]．

わが国からの報告では，頭頸部扁平上皮がん症例の14.5％で他の頭頸部がんや胃がん，肺がんなどの重複がんが認められた[5]．特に早期頭頸部がんでは，肺がんや上部消化器がんが予後を規定する場合もあるため注意が必要である[6]．

❷ 全身状態・既往歴の精査

- 全身の診察と検査：患者の多くは高齢者で，喫煙歴な

各2表-1．頭頸部がんのTNM分類（UICC第8版）

【T_原発巣】

・中咽頭（p16 陰性または不明）

TX	原発巣の評価が不可能
T0	原発腫瘍を認めない
Tis	上皮内がん
T1	最大径が2cm以下の腫瘍
T2	最大径が2cmを超えるが4cm以下の腫瘍
T3	最大径が4cmを超える腫瘍、または喉頭蓋舌面へ進展する腫瘍
T4a	喉頭*、舌深層の筋肉/外舌筋（オトガイ舌筋、舌骨舌筋、口蓋舌筋、茎突舌筋）、内側翼突筋、硬口蓋、および下顎骨のいずれかに浸潤する腫瘍*
T4b	外側翼突筋、翼状突起、上咽頭側壁、頭蓋底のいずれかに浸潤する腫瘍、または頸動脈を全周性に取り囲む腫瘍

＊：舌根または喉頭蓋谷の原発腫瘍から喉頭蓋舌面粘膜への進展は喉頭浸潤としない．

・中咽頭（p16 陽性）

TX	原発巣の評価が不可能
T0	原発腫瘍を認めない
Tis	上皮内がん
T1	最大径が2cm以下の腫瘍
T2	最大径が2cmを超えるが4cm以下の腫瘍
T3	最大径が4cmを超える腫瘍、または喉頭蓋舌面へ進展する腫瘍
T4	喉頭*、舌深層の筋肉/外舌筋（オトガイ舌筋、舌骨舌筋、口蓋舌筋、茎突舌筋）、内側翼突筋、硬口蓋、および下顎骨のいずれかに内側に浸潤する腫瘍*、外側翼突筋、翼状突起、上咽頭側壁、頭蓋底のいずれかに浸潤する腫瘍、または頸動脈を全周性に取り囲む腫瘍

＊：舌根または喉頭蓋谷の原発腫瘍から喉頭蓋舌面粘膜への進展は喉頭浸潤としない．

・下咽頭

TX	原発巣の評価が不可能
T0	原発腫瘍を認めない
Tis	上皮内がん
T1	最大径が2cm以下で1亜部位に限局する腫瘍
T2	最大径が2cmを超えるが4cm以下の腫瘍、または2亜部位におよぶ腫瘍
T3	最大径が4cmを超える腫瘍または片側喉頭の固定、または食道への進展
T4a	甲状軟骨、輪状軟骨、舌骨、甲状腺、食道の筋層、頸部正中組織*へ浸潤する腫瘍
T4b	椎前筋膜、縦隔への浸潤、または頸動脈を全周性に取り囲む

＊：頸部正中組織には、前頸筋群および皮下脂肪組織が含まれる．

・声門上がん

TX	原発巣の評価が不可能
T0	原発腫瘍を認めない
Tis	上皮内がん
T1	声帯運動が正常で、声門上部の1亜部位に限局する腫瘍
T2	喉頭の固定がなく、声門上部の他の亜部位、声門または声門上部の外側域（例：舌根、喉頭蓋谷、梨状陥凹内壁）の粘膜に浸潤する腫瘍
T3	声帯が固定し喉頭に限局する腫瘍、または輪状後部、喉頭蓋前間隙に浸潤する腫瘍、傍声門間隙浸潤、または甲状軟骨に内側に浸潤する腫瘍
T4a	甲状軟骨外側を破り浸潤する腫瘍、または喉頭外（例：舌深層の外舌筋や気管など頸部軟部組織、前頸筋群、甲状腺、食道）に浸潤する腫瘍
T4b	椎間隙に浸潤する腫瘍、頸動脈を全周性に取り囲む腫瘍、縦隔に浸潤する腫瘍

・声門がん

TX	原発巣の評価が不可能
T0	原発腫瘍を認めない
Tis	上皮内がん
T1	声帯運動が正常で、声帯に限局する腫瘍（前/後交連に達してもよい）
T1a	一側声帯に限局する腫瘍
T1b	両側声帯に浸潤する腫瘍
T2	声門上部、または声門下に進展する腫瘍、声帯運動の制限を伴う腫瘍
T3	声帯が固定し喉頭に限局する腫瘍、または傍声門間隙または甲状軟骨の内側に浸潤する腫瘍
T4a	甲状軟骨外側を破り浸潤する腫瘍、または喉頭外（例：舌深層の外舌筋や気管など頸部軟部組織、前頸筋群、甲状腺、食道）に浸潤する腫瘍
T4b	椎間隙に浸潤する腫瘍、頸動脈を全周性に取り囲む腫瘍、縦隔に浸潤する腫瘍

・声門下がん

TX	原発巣の評価が不可能
T0	原発腫瘍を認めない
Tis	上皮内がん
T1	声門下部に限局する腫瘍
T2	声帯に進展し、その運動が正常か制限されている腫瘍
T3	声帯が固定し喉頭に限局する腫瘍、または傍声門間隙または甲状軟骨の内側に浸潤する腫瘍
T4a	輪状軟骨あるいは甲状軟骨に浸潤する腫瘍、または喉頭外（例：舌深層の筋肉/外舌筋、気管、頸部軟部組織、前頸舌群、甲状腺、食道）に浸潤する腫瘍
T4b	椎前間隙に浸潤する腫瘍、頸動脈を全周性に取り囲む腫瘍、縦隔に浸潤する腫瘍

・上咽頭がん

TX	原発巣の評価が不可能
T0	原発巣を認めないが、EBV陽性の頸部リンパ節を認める
Tis	上皮内がん
T1	上咽頭に限局する腫瘍、または中咽頭または鼻腔に進展し、かつ傍咽頭間隙には浸潤しない腫瘍
T2	傍咽頭間隙、または内側翼突筋、外側翼突筋、または椎前筋への浸潤を伴う腫瘍
T3	頭蓋底、頸椎、翼状構造の骨組織に浸潤する腫瘍、または副鼻腔に浸潤する腫瘍
T4	頭蓋内に進展する腫瘍、または脳神経を取り囲む腫瘍、下咽頭、眼窩、耳下腺、または外側翼突筋の外側を超えて進展する腫瘍

・口腔がん

TX	原発巣の評価が不可能
T0	原発腫瘍を認めない
Tis	上皮内がん
T1	最大径が2cm以下かつDOI*が5mm以下の腫瘍
T2	最大径が2cm以下かつDOIが5mmを超え、10mm以下の腫瘍 最大径が2cmを超え、4cm以下、かつDOIが10mm以下の腫瘍
T3	最大径が4cmを超える腫瘍あるいはDOIが10mmを超えるが20mm以下の腫瘍
T4a	皮質骨**、上顎洞、皮膚への浸潤、または舌両側に進展、またはDOIが20mmをこえる腫瘍
T4b	咀嚼筋間隙、翼状突起、頭蓋底、内頸動脈を全周性に取り囲む浸潤

＊：depth of invasion（tumor thicknessではない）
＊＊：歯肉を原発巣とし、骨および歯槽のみに表在性びらんが認められる症例はT4としない

【N_リンパ節】

・中咽頭（p16 陰性または不明）、下咽頭、喉頭、口腔、原発不明がん

	臨床的分類		病理学的分類
cNX	所属リンパ節の評価が不可能	pNX	所属リンパ節の評価が不可能
cN0	所属リンパ節転移なし	pN0	所属リンパ節転移なし
cN1	同側の単発性リンパ節転移で最大径3cm以下かつ節外浸潤なし	pN1	同側の単発性リンパ節転移で最大径3cm以下かつ節外浸潤なし
cN2a	同側の単発性リンパ節転移で最大径3cmをこえるが6cm以下かつ節外浸潤なし	pN2a	同側の単発性リンパ節転移で最大径3cm以下かつ節外浸潤あり、または最大径3cmをこえるが6cm以下で節外浸潤なし
cN2b	同側の多発性リンパ節転移で最大径6cm以下かつ節外浸潤なし	pN2b	同側の多発性リンパ節転移で最大径6cm以下かつ節外浸潤なし
cN2c	両側*あるいは対側のリンパ節転移で最大径6cm以下かつ節外浸潤なし	pN2c	両側あるいは対側のリンパ節転移で最大径6cm以下かつ節外浸潤なし
cN3a	最大径6cmをこえるリンパ節転移で節外浸潤なし	pN3a	最大径6cmをこえるリンパ節転移で節外浸潤なし
cN3b	単発性または多発性リンパ節転移で臨床的に節外浸潤あり**	pN3b	最大径3cmをこえるリンパ節転移で節外浸潤があり、または同側の多発性リンパ節転移もしくは対側あるいは両側のリンパ節転移で節外浸潤あり

＊：正中リンパ節は同側リンパ節転移、＊＊皮膚浸潤、筋肉や軟部組織への固着、臨床的な徴候を認める神経浸潤を認めるリンパ節転移

・中咽頭（p16陽性）

臨床的分類		病理学的分類	
cNX	所属リンパ節の評価が不可能	pNX	所属リンパ節の評価が不可能
cN0	所属リンパ節転移なし	pN0	所属リンパ節転移なし
cN1	同側のリンパ節転移で最大径6cm以下	pN1	1〜4個のリンパ節転移
cN2	対側*のリンパ節転移で最大径が6cm以下	pN2	5個以上のリンパ節転移
cN3	最大径が6cmをこえるリンパ節転移		

*：正中リンパ節は同側リンパ節転移

・上咽頭

臨床的分類	
NX	所属リンパ節の評価が不可能
N0	所属リンパ節転移なし
N1	輪状軟骨の尾側より上方の片側頸部リンパ節転移または片側/両側咽後部リンパ節転移で最大径が6cm以下
N2	輪状軟骨の尾側より上方の両側頸部リンパ節転移で最大径が6cm以下
N3	最大径が6cmをこえるリンパ節転移または輪状軟骨より下方まで進展するリンパ節転移

【M-遠隔転移】

臨床的分類	
MX	遠隔転移の評価が不可能
M0	遠隔転移なし
M1	遠隔転移あり

【臨床病期分類】
・中咽頭がん（p16陰性または不明），下咽頭がん，喉頭がん

病期	T	N	M
Stage 0	Tis	0	0
Stage I	1	0	0
Stage II	2	0	0
Stage III	1, 2, 3	1	0
	3	0	0
Stage IVA	1, 2, 3	2	0
	4a	0, 1, 2	0
Stage IVB	4b	any N	0
	any T	3	0
Stage IVC	any T	any N	1

・中咽頭がん（p16陽性）;

臨床的病期	T	N	M
Stage 0	Tis	0	0
Stage I	0, 1, 2	0, 1	0
Stage II	0, 1, 2	2	0
	3	0, 1, 2	0
Stage III	0, 1, 2, 3	3	0
	4	any N	0
Stage IV	any T	any N	1
病理学的病期	T	N	M
Stage 0	Tis	0	0
Stage I	0, 1, 2	0, 1	0
Stage II	0, 1, 2	2	0
	3, 4	0, 1	0
Stage III	3, 4	2	0
Stage IV	any T	any N	1

・上咽頭がん

病期	T	N	M
Stage 0	Tis	0	0
Stage I	1	0	0
Stage II	0, 1	1	0
	2	0, 1	0
Stage III	0, 1, 2	2	0
	3	0, 1, 2	0
Stage IVA	4	0, 1, 2	0
	any T	3	0
Stage IVB	any T	any N	1

どから心肺疾患の併発や治療中もさまざまな合併症を併発してくる可能性を考慮する．
・歯科口腔外科診察：放射線治療後の抜歯は骨髄炎を招くことから，抜歯の必要な歯は，放射線治療前に行う．

治療方法：総　論（各2図-1，p.50〜53）

記述の通り，頭頸部がんを治療する上で，組織型，原発部位，病期，根治的外科切除の適応，機能温存希望の有無などを総合的に考慮に入れて治療方針を決定する必要がある．

■ 根治的外科切除の適応

遠隔転移を有さない症例において最初に検討される治療としての根治的切除は，一般的に下記の場合には適応にないと考えられ，非外科的治療が検討される．

❶技術的に外科的切除困難である場合

頭頸部がんの原発巣，あるいは頸部リンパ節転移巣が頸動脈，頭蓋底あるいは頸椎（椎前間隙または椎前筋も含める）に浸潤している場合．

❷外科的切除で著しい機能障害をきたす可能性が高い場合

外科的切除可能であっても，術後の機能障害が著しいことが予想されるほど進行している場合には，外科的切除の適応とはならない．特に中咽頭がんでは，外科的切除可能であっても高度の構音障害，嚥下障害が予想されるほど進行している場合には，外科的切除の相対的不適応とされ，非外科的治療が選択されている．

❸外科的切除では予後不良であることが予測される場合

外科的切除可能であっても局所再発あるいは遠隔転移の頻度が高く，予後不良であることが予想されるために，外科的切除による根治性が低いと判断される場合には，外科的切除の適応とはならない．頸部リンパ節郭清術を含む治療を施行した914人の頭頸部がん患者の検討では，リンパ節転移が複数である場合や両側頸部や対側頸部にリンパ節転移を有する場合に有意に予後が不良であることが示されている[7]．このように，たとえ技術的に外科的切除可能であっても根治性が低いと考えられる場合は，外科的切除の相対的不適応とされ，化学放射線療法（chemoradiation therapy：CRT）を主体とした非外科的治療も検討される．

■ 機能温存の希望

喉頭・下咽頭がんにおいて，喉頭全摘を要するほど進行しているが，患者が自分の喉での発声・嚥下を希望（喉

頭温存希望）が強い場合には，根治切除可能であっても非外科的治療が選択されることもある．しかし，明らかな甲状軟骨浸潤などがある場合は，CRT を実施して腫瘍が根絶されても喉頭機能の回復は期待できないことが多い．このような場合，CRT は原則として不適であり手術療法が選択される．一方，放射線を含む局所治療後に遺残・再発が認められた場合は，可能な限り救済手術を施行し，治癒を含めた予後を期待する[8]．

■ 遠隔転移が認められる場合

すべての亜部位において全身化学療法が検討されるが，原発巣あるいは頸部リンパ節による症状から全身状態が悪いことが多く，対症療法目的の放射線治療（RT）や緩和療法のみが行われる場合もある．

治療方法：各 論（各 2 図-1, p.50〜53）

■ 部位別治療方針

❶ 口腔がん，口唇がん

口腔がんは他の部位に比較して解剖学的に手術でアプローチしやすく，一般に切除と術後補助療法が施行される．臨床的に腫脹したリンパ節には機能的頸部郭清が必要である．口腔がんは化学療法，放射線治療（RT）にやや低感受性であることから，局所進行例に対して化学放射線療法（CRT）は第 1 選択となりづらいが，切除不能な場合には検討される．

口腔がんのうち，明らかな頸部リンパ節転移を有しない Ⅰ/Ⅱ 期において予防的な頸部郭清の意義を問う大規模第Ⅲ相試験が実施されている．口腔がん病期 Ⅰ/Ⅱ 期の 596 例が予防的頸部郭清群と経過観察群に割り付けられ，予防的頸部郭清群の生存が有意に良好であった（3 年生存割合：80.0% vs 67.5%）[9]．しかし，経過観察群の約 2 割の症例で経過観察中に再発リンパ節転移巣が N3 となり切除不能に至るなど，依然として議論の余地がある．現在，適切な経過観察などを盛り込んで，舌部分切除単独群が舌部分切除および予防的頸部郭清群に対して全生存期間における非劣性を得られるかについて検証するための第Ⅲ相試験（JCOG1601 試験）が実施中である．

❷ 鼻副鼻腔がん

ほとんどを占める上顎洞がんは，初期の段階では自覚症状に乏しく，早期発見が難しい．よって発見時にはすでに局所進行がんとなっている場合が少なくないが，遠隔転移は比較的少ないとされる．T1，T2 の早期であれば外科的切除，T3，T4 の進行がんであれば，外科的切除＋術後放射線療法が標準治療である．わが国では減量手術，動注化学療法，放射線治療（RT）を併用すること（三者併用療法）が一般的に行われているが，第Ⅲ相試験には至っていない．切除不能であれば頭頸部がんの一亜部位として CRT が検討される．

❸ 上咽頭がん

解剖学的に外科的切除困難であるため，遠隔転移を有さない症例のうちⅠ期であればRT，Ⅱ期以降は CRT が標準である．遠隔転移を有する場合は全身化学療法が検討される．

❹ 中咽頭がん

Ⅰ/Ⅱ 期であれば放射線療法または外科的切除，Ⅲ/Ⅳ 期の局所進行例では外科的切除および術後の補助（化学）放射線が行われる．外科的切除によって著しい機能障害（嚥下障害，構音障害）をきたす可能性が高いと判断される場合は，CRT などの非外科治療が選択される．

❺ 下咽頭がん

約半数の症例で頸部リンパ節腫脹が初発症状である．70% 以上の下咽頭がんは梨状窩から発生する．リンパ流も豊富で，70% 以上の症例でリンパ節転移をきたすとされる．外科的切除は喉頭同時摘出を伴うことが多く，予想される術後の機能障害の程度から，T1 あるいは部位により T2 でも放射線療法単独も検討される．ただし，T2 病変であっても深部に浸潤する（内向発育）場合や T3 に匹敵する大きさを有する場合などは放射線療法単独では抵抗性を示すことが多い．このような場合は，CRT 単独あるいは外科的切除後に補助療法を行うことなどが標準的と考えられる．

❻ 喉頭がん

声門より上部の喉頭は喉頭蓋とその周囲が含まれるが，下咽頭がんのようにリンパ流が豊富でしかも初期には無症状であることが多いので，局所進行性で発見されるものも多い．一方，声門がんは初期の病変でも声の変化でも生じるため早期に判明することが多く，また声帯はリンパ流が乏しいため，比較的予後が良好である．Ⅰ/Ⅱ 期であれば放射線治療，喉頭部分切除，Ⅲ/Ⅳ 期の局所進行例になると外科的切除が標準であるが，喉頭温存を希望する場合あるいは切除不能である場合は，CRT が標準である．また，後述の通り特に欧州では導入化学療法を先行して実施し，その効果によって RT か外科手術を選択する方法も標準的とされている．

❼ 唾液腺がん

唾液腺悪性腫瘍は，全悪性腫瘍の 0.2%，頭頸部悪性腫瘍の 8% 程度を占めるとされ，頻度は多くない[10]．大唾液腺由来の腫瘍の約 80% が耳下腺原発である．耳下腺腫瘍の 20〜30%，顎下腺腫瘍の 70〜85% 症例が悪性とされる．組織学的には 2017 年の WHO 分類によって 20 種類組織型に分類され，さらに悪性度で区別される[11]．未分

化がん，多形腺腫内がん，扁平上皮がん，唾液腺導管がんなどは高悪性度とされ，局所再発や遠隔転移のリスクが高く予後不良である．わが国からの大唾液腺がん症例の報告では，唾液腺導管がん，腺様嚢胞がん，粘表皮がん，腺がんが多い[12]．治療は手術療法が最も重要で，術後にRTやCRTの追加を検討する．

❽ 原発不明の頭頸部がん

このカテゴリーのがんは頸部リンパ節腫脹で発症し，生検にて扁平上皮がんが検出されるものが大多数である．頭頸部がん全体の3〜5%を占めるとされる．もしこれらでも原発巣が発見されなければ，Ⅲ/Ⅳ期の頭頸部がんに準じた治療を行う．ただし，既述の通りHPVやEpstein-Barr virus（EBV）の関連がある場合は，各々中咽頭がんや上咽頭がんの治療アルゴリズムに準じた治療が推奨されるため，これらの検索も必須である．なお，扁平上皮がんでなく腺がんが認められた場合，唾液腺腫瘍由来や甲状腺腫瘍由来，まれながら消化管腫瘍由来の可能性があるので原発巣検索や切除範囲などに注意が必要である．

■ 非外科的治療の詳細

特に腫瘍内科医が担当する機会が多い，上咽頭・口腔・中咽頭・下咽頭・喉頭を中心とする進行頭頸部扁平上皮がんに対する非外科的治療法とその支持療法について述べる．

❶ 上咽頭がん

上咽頭がんは，化学療法，放射線治療（RT）の高感受性かつ予後良好であることなどから，他の亜部位とは異なる治療開発が行われてきた．

・遠隔転移を有さない場合

上咽頭がんは，一部の早期がんや初回治療後の限局的な再発を除き，解剖学的に外科的手術の適応はない一方，放射線治療や化学療法への感受性が高いため，化学放射線療法（CRT）を中心に治療開発が行われている．米国での局所進行上咽頭がんに対する放射線療法（RT）単独とcisplatin（CDDP）＋5-FU併用CRTとPF療法による補助化学療法（adjuvant chemotherapy：AC）とのランダム化比較試験（INT0099試験）において，RT単独群に対するCRTおよびAC群の生存への有意な上乗せ効果を報告している（5年生存割合：67% vs 37%）[13]．一方，香港からはendemic regionにおける局所進行上咽頭がんを対象としたRT単独とCDDP併用CRTとの無作為化試験の結果が報告されている[14]．5年生存割合はRT単独群58.6%，CRT群70.3%であり，T-Stage，年齢，全Stageを調整した場合のハザード比（HR）0.71（95%CI 0.5〜1.0）と両群間に有意差を認めた．これらの結果から，局所進行上咽頭がんの標準治療はCRTと認識されるようになった．複数のメタ解析でも，RT単独に比べてCRTにより粗生存割合や無増悪生存割合が向上することが示されている[15,16]．なお，早期の上咽頭がんについては，StageⅠではRT単独でも9割以上の症例で長期生存が見込めることから，RT単独での加療が推奨される[17]．一方で，StageⅡ（Chinese 1992 staging）症例を対象としたRT単独とCRTの第Ⅲ相試験では，5年生存割合（94.5% vs 83.9%）などで有意にCRT群の成績が良好であった．本試験の対象者には，両群共にAJCC第7版におけるStageⅢ症例が1〜2割含まれていたものの，StageⅡ症例においてCRTを選択する1つの根拠とされる[18]．

また，これらのCRT時の併用化学療法は一般にCDDPであるが，他剤のCDDPに対する非劣性を期待した報告が複数ある．carboplatin（CBDCA）のCDDPに対する非劣性を検討した比較試験では，3年生存割合はCDDP群で63.4%，CBDCA群で60.9%と報告され[19]，貧血や腎機能低下などの毒性がCBDCAで軽度であった．また，同様にnedaplatin（NDP）併用によるCRTによるCDDP併用CRTに対する非劣勢試験における2年無増悪生存割合は，CDDP群で89.9%，NDP群で88.0%であった．Grade 3以上の毒性は，消化器毒性や聴器毒性などはCDDP群で有意に多く，血小板減少はNDPで多い傾向が認められた[20]．これらから，CDDPが不適な症例においてはCBDCAやNDP併用CRTも選択肢と考えられる．

一方，CRTのACやCRTの前に実施される導入化学療法（induction chemotherapy：IC）の意義を検証した第Ⅲ相試験では，生存割合や無増悪生存割合，遠隔転移再発割合などがAC追加群で優れている傾向はあったが，有意差は得られていない[21]．一方，CRT単独に対するTPF療法（対象は18〜59歳に限定）によるICの上乗せの意義を検証した第Ⅲ相試験では，IC追加群で3年治療成功割合（80% vs 72%）や3年生存割合（92% vs 86%）が有意に良好であったが[22]，PF療法によるICでは，生存への有意な上乗せ効果は示されていない[23]．2016年のメタ解析では，CRTにACを追加する場合に無増悪生存期間が，ICを先行した場合に遠隔転移制御がそれぞれ良好であったが，いずれでも生存期間には有意差を認めていない[24]．このように，治療効果については一定の結果が得られていないなかで，有害事象の増強は予想されることから，現時点ではACやICを全例で実施するかについての結論は得られていない．個々の症例における臓器機能や転移・再発のリスクなどを勘案して適応を判断する必要がある．

また，既述の通り，上咽頭がんの多くでEBVの関連がある．この点を利用した予後改善への取り組みもある．血清EBV-DNAによる上咽頭がんのスクリーニングの意義を検証した第Ⅲ相試験では，20174例の対象者のうち血清EBV-DNAが2回同定された症例群からは，画像検査や内視鏡検査の追加により高率に上咽頭がん（約7割がⅠ/Ⅱ期の早期がん）が検出された．さらに，この集団における治療開始後3年の生存割合は97％であり，ヒストリカルコントロール群の70％と比較して非常に良好な予後が得られた（HR 0.10, 95％CI 0.05-0.18)[25]．今後もこれらEBV-DNAなどをスクリーニングや指標に用いた診断・治療についての検証が進むと思われる．

・遠隔転移や再発性病変を有する場合

　上咽頭以外の亜部位原発の頭頸部扁平上皮がんに準じて，長らくPF療法を中心とした白金製剤併用化学療法が実施されてきた．5つの白金製剤併用療法を比較した後方視的解析では，3剤併用療法が2剤併用療法に優るとする結果は得られていなかった[26]．2016年に報告された再発・転移性上咽頭がんに対する一次療法薬物療法としてのPF療法とCDDP＋gemcitabine（GC）療法を比較した第Ⅲ相試験では，主要評価項目である無増悪生存期間（中央値：7.0カ月 vs 5.6カ月，HR 0.55, 95％CI 0.44-0.68）に加え，全生存期間（中央値：29.1カ月 vs 20.9カ月，HR 0.62, 95％CI 0.45-0.84）や奏効割合（64％ vs 42％）でもGC療法が有意に良好であった[27]．Grade 3/4の有害事象について，骨髄毒性はGC療法群で有意に多く，粘膜障害はPF療法群で有意に多かった．これをもって，この集団の一次治療としてはGC療法が標準治療としてみなされている．ただし，現時点でわが国において上咽頭がん対するgemcitabine（GEM）の保険適応には至っていない．再発/転移性上咽頭がんにおける二次療法について，現時点で第Ⅲ相試験における生存延長が示された薬剤はない．他の亜部位と同様に，白金製剤に感受性を有すると判断される場合は，再度白金製剤を含んだ療法を検討する．白金製剤に耐性を示すと考えられる経過を有する場合は，capecitabine[28]やGEM[29,30]，docetaxel（DTX)[31]やS-1[32]による各単剤療法についての報告があり，奏効割合は2〜4割とされる．なお，化学療法歴を有する症例に対する免疫療法としてnivolumabの第Ⅱ相試験やpembrolizumabの第Ⅰb相試験（KEYNOTE 028試験）が実施されている．前者では奏効割合20.5％，無増悪生存期間中央値2.76カ月，生存期間中央値17.08カ月が，後者では奏効割合25.9，無増悪生存期間中央値6.5カ月，生存期間中央値16.5カ月がそれぞれ報告されている[33,34]．

　一方，一般に上咽頭がんは放射線治療への感受性が良好であることから，遠隔転移を有する場合でも局所制御を目的とした原発巣へ放射線療法を含む治療を実施することがある．遠隔転移を有する上咽頭がん408例（RT単独治療群，全身化学療法単独群，緩和治療群，全化学療法と放射線治療併用群）の解析では，全身療法に放射線治療を含む療法を行った群が最も予後が良好であった[35]．後方視的解析であり確定的ではないが，特に局所制御がQOL改善・維持に寄与すると考えられる症例などでは慎重な判断の上放射線治療を実施することも検討される．

❷根治切除不能な局所進行頭頸部扁平上皮がんの標準治療（中咽頭，下咽頭，喉頭，口腔原発）

　従来，根治切除不能な局所進行頭頸部扁平上皮がんに対してはRT単独療法が行われてきたが，生存期間中央値13.3カ月，3年生存割合30％，5年生存割合18％と極めて予後不良であった．そのため，欧米を中心にCRTとRTのランダム化比較試験が実施され，CRTはRT単独と比較して骨髄毒性，粘膜炎などの消化器毒性の増強が認められるものの，完全奏効割合，全生存期間において有意に良好であった[36〜40]．

・欧米でのメタアナリシスの結果

　Pignonらは，局所進行頭頸部扁平上皮がんを対象としたRT単独とCRTを比較したランダム化比較試験のメタアナリシスを行い，RT単独に対する化学療法の上乗せ効果を検証した[41,42]．5年生存割合でみた上乗せ効果は，RT前に化学療法を行うICが2.4％，RT後に化学療法を行うACが−1％，CRTが6.5％とCRTが最も優れていることを示した．Browmanらも，Ⅲ/Ⅳ期の局所進行頭頸部扁平上皮がんを対象としたRTとCRTを比較した18のランダム化比較試験のメタアナリシスを行い，CRT群はRT単独と比較して有意に生存への上乗せ効果があることを報告した（オッズ比（OR）0.62, 95％CI 0.52-0.74)[43]．これらの結果から，切除不能局所進行頭頸部扁平上皮がんに対する現在の標準的治療は化学療法を放射線治療と同時に併用するCRTとされている．

・同時併用する標準的レジメン

　前述したBrowmanらのメタアナリシスでは，放射線治療単独に対するCRTのORをレジメンごとに算出し，CDDPなどの白金製剤をベースにした場合のORが0.57（95％CI 0.46-0.71）であり，生存への上乗せ効果が最も良好であった（各2表-2）．これらから，CDDPなどの白金製剤が局所進行頭頸部扁平上皮がんに対するkey drugとして認識され，一般臨床においてはCDDP単剤あるいはPF療法が汎用されている．特に欧米では，局所進行頭頸部扁平上皮がんに対するPF療法が奏効割合88％，CR割合19％と高い抗腫瘍効果を示すことが報告

各2表-2. StageⅢ・Ⅳ頭頸部扁平上皮がんに対する放射線単独 対 化学放射線療法の無作為化比較試験における化学療法の生存に対する効果

化学療法	mortality				
	trials/patients	odds ratio (95% CI)	p-value	risk difference (%)	p-value
platinum-based CT	10/1514	0.57 (0.46, 0.71)	<0.00001	12.1	0.000022
mitomaycin C-based CT	4/522	0.54 (0.30, 0.95)	0.032	14	0.017
5-FU-based CT	3/535	0.66 (0.39, 1.10)	0.11	10.2	0.09
bleomycin-based CT	5/641	0.80 (0.50, 1.29)	0.36	5	0.031
combination CDDP-5-FU	6/923	0.53 (0.41, 0.69)	<0.00001	15.3	<0.00001

されてから[44]，局所進行頭頸部扁平上皮がんに対する最も有効なレジメンとして認識され，RTとの併用も広く施行されてきた．ただし，放射線療法と同時併用するレジメンとして，同様の条件でCDDP単剤に比べてPF療法の優越性を示したランダム化比較試験の結果は現時点で得られていない．小規模な後方視的な解析では，両者の効果は同等で粘膜炎に代表される毒性はPF療法併用群で高いとする報告などがある[45]．このように，ランダム化比較試験によって検証されたCDDP単剤に優るレジメンが得られていないため，現時点ではCDDP単剤を同時併用するCRTが標準的レジメンとされ，ランダム化比較試験のコントロールアームとするのが一般的となっている．

・放射線に併用するCDDPの投与量

CRTにおけるCDDP投与量は治療効果に影響する．一般に，併用するCDDPの投与量を検討する解析にて積算投与量が200 mg/m²以上であれば，RTへの明らかな上乗せ効果が期待できる[46]．2,502人の局所進行頭頸部がん患者を対象にしたメタアナリシスでは，CDDP積算投与量が300 mg/m²ではRT単独に対して死亡リスクが41%（HR 0.59, 95%CI 0.46-0.74），200～215 mg/m²では32%（HR 0.68, 95%CI 0.54-0.86）と減少させるものの，総投与量が150 mg/m²未満の場合はCDDP投与による有意な上乗せ効果が認められなかった（HR 1.04, 95%CI 0.85-1.27）[47]．同様の所見は，非上咽頭がんを対象とした18の前向き試験のシステマティックレビューでも認められており[48]，これからCDDPの投与用量は安易に減量すべきではないことが示されている．

・CDDP以外の併用薬剤

(1) cetuximab (Cmab)＋放射線治療

Cmabは，上皮成長因子受容体（epidermal growth factor receptor：EGFR）に結合することにより細胞増殖を阻害し，細胞死を誘導する抗EGFRキメラ抗体である．Bonnerらは中下咽頭・喉頭のStage Ⅲ/Ⅳの局所進行扁平上皮がんを対象に，RTにCmabを上乗せする意義を検証した第Ⅲ相試験の結果を報告している[49]．局所制御期間中央値はRTとCmabの同時併用群（bio-radiation：BRT）で24.4カ月，放射線治療単独群で14.9カ月と，BRT群で有意に良好であった（HR 0.68, 95%CI 0.52-0.89）．生存期間中央値は，BRT群で49カ月，RT単独群で29.3カ月（HR 0.74, 95%CI 0.57-0.97），さらに5年生存割合はBRT群で45.6%，RT単独群で36.4%といずれも有意にBRT群が良好であり，CmabのRTに対する上乗せ効果が示された．また，経過中にGrade 2以上のざ瘡様皮疹を認めた症例では，それ以外の症例に比べ有意に生存割合が良好であった（HR 0.49, 95%CI 0.34-0.72）[50]．わが国における第Ⅱ相試験でも同様の効果と安全性が示されている[51]．

一方，CDDP併用CRTとBRTを比較した試験結果が得られてきている．症例集積不良で統計学的に検出力が不足しているが，比較第Ⅱ相試験では主要評価項目である治療コンプライアンスはCRT群に比較してBRT群で有意に不良であり，重篤な治療関連事象を19%で認めた．生存割合や局所制御割合においてもCRT群がやや優れている傾向が認められた[52]．そのようななか，HPV陽性の局所進行中咽頭がん症例を対象にして根治的RTの併用薬としてCmabがCDDPに代替しうるかを評価する2つの第Ⅲ相試験（RTOG1016およびDe-ESCALaTE HPV）が報告されている．両試験共にCmab併用放射線治療群で明らかな毒性軽減は認められず，治療成績においてもCDDP併用CRTに劣る治療成績が示された[154,155]．これらから，少なくともHPV陽性中咽頭がんにおいて直ちにCmab併用放射線治療がCDDP併用CRTに代替することはないと考えられる．なお，CmabをCRTに併用する治療法も検証した比較第Ⅲ相試験（RTOG0522試験）では，主要評価項目である無増悪生存期間と全生存期間ともにCRTへのCmabの上乗せ効果は示されなかった[53]．したがって，CRTにCmabを併用する意義は見い出されていない．

(2) CBDCA＋放射線治療

CDDPと同様に白金製剤であるCBDCAもRTと併用される．前述のメタアナリシス[47]によると，中等量程度のCDDPに相当する上乗せ効果が見込めるとされるが，血小板減少などの骨髄毒性がCDDPに比べて強く生じることがあるため注意が必要である．

❸ 喉頭温存希望の局所進行頭頸部扁平上皮がんの標準的治療（下咽頭，喉頭原発）

喉頭温存希望の局所進行頭頸部扁平上皮がんにおいては，手術を回避しながら，生存成績を維持しつつ喉頭も温存できる治療戦略を目指して開発が行われてきた．VA laryngeal cancer study（VALCS）[54]は，喉頭全摘が適応となる喉頭がんを，EORTC24891試験[55,56]は下咽頭がんをそれぞれ対象として，喉頭全摘を含む手術群とIC（PF療法を実施し，奏効した場合はRT，増悪した場合は手術療法）が比較された．両試験共に両群間で生存率の差はなく，VALCSにおいて2年喉頭温存率66%，EORTC 24891において10年機能的喉頭温存率8.7%が報告された．これらから，ICが奏効した場合は，RTによる非外科的治療を行うことで長期の生存成績は手術と遜色なく，喉頭温存期間が得られることが示された．その後，喉頭全摘が必要と判断されるStage Ⅲ/Ⅳの喉頭扁平上皮がんを対象に，CDDP同時併用CRT群とPF療法によるICを実施し，奏効が得られればRT，奏効が得られなければ手術へ移行する群（IC群）とRT群の3群を比較するRTOG91-11試験が実施されている[57]．3群間の生存割合には差を認めなかった（CRT群74%，IC群76%，RT群75%）が，主要評価項目である2年喉頭温存割合（larynx preservation rate）においてCRT群が他の2群と比べて有意に優れていた（CRT群88%，IC群75%，RT群70%）．これらから，喉頭温存を目的とする標準的治療はCDDPを同時併用するCRTと認識された．しかし，同試験の長期成績が報告されると，死亡もイベントとする5年喉頭非摘出（温存）生存割合（laryngectomy-free survival）において，IC群（44.1%）とCRT群（47%）のいずれもRT単独群（34%）に比べて有意に上回っており，かつ両者間では有意な差がないことが確認された[58]．これらの結果から，特に欧州ではCRTに加えてICも治療選択肢と考えられている．一方，RTOG91-11試験ではPF療法がICとして採用されたが，より優れた抗腫瘍効果を期待してICの内容についての考察も行われた．下咽頭がん・喉頭がんを対象に喉頭温存を目的としてdocetaxel（DTX）とCDDPおよび5-FUの3剤併用（TPF療法）後に放射線治療を行う群と，CDDPと5-FUの併用（PF療法）後に放射線療法を行う2群間で比較検討する第Ⅲ相試験（GORTEC 2000-01試験）では，ICにおける奏効割合（80.0% vs 59.2%），10年喉頭温存割合（70.3% vs 46.5%）および10年無喉頭機能不全生存割合（63.7% vs 37.2%）のいずれでもTPF群が有意に良好であった[59]．本結果から，喉頭温存を期待してRT前に実施されるICとしてはTPF療法が優れていると認識されている．

以上より，本対象における現在の標準治療は，CRTもしくはTPF療法やPF療法をICとして実施し，その効果によりRTまたは手術療法を行う治療といえる．

❹ 術後補助療法の標準的治療（中咽頭，下咽頭，喉頭，口腔原発）

Stage Ⅲ/Ⅳの頭頸部扁平上皮がんの予後は悪く，1970年にFletcherらが手術単独と比較して，術後RTの有用性を報告して以来[60]，永らく術後RTを行うことが標準的であったが，5年生存割合は40%程度と芳しくなかった．一方で，再発のリスク因子として，①顕微鏡的切除断端陽性，②節外浸潤リンパ節転移を伴う場合，③2個以上の多発性頸部リンパ節転移を有する④脈管（血管またはリンパ管）侵襲陽性⑤神経周囲浸潤などがあげられ，特にこれら再発リスクを有する群の予後改善を目的に術後RTに化学療法を同時併用する治療法の開発へ進んだ．口腔・中咽頭・下咽頭・喉頭を原発とする頭頸部扁平上皮がんの根治術後再発高リスク群に対するCDDP同時併用CRTとRT単独との比較試験の結果が欧州（EORTC22931試験）と北米（RTOG95-01試験）から報告された．EORTC22931試験では，5年累積局所再発割合（CRT群18% vs RT群31%），5年無増悪生存割合（CRT群53% vs RT群47%）および5年生存割合（CRT群53% vs RT群40%）のいずれもCRT群がRT単独群より有意に優れていることが示された[61]．またRTOG95-01試験では，全生存期間において2群間に有意差は認められなかった（5年生存割合：CRT群56% vs RT群47%）ものの，CRT群がRT単独群に対して局所制御割合ではHR 0.61（95%CI 0.41-0.91），無病生存期間ではHR 0.78（95%CI 0.61-0.99）でそれぞれ優れていた[62]（各2表-3）．その後，この2つの大規模比較試験の統合解析から節外浸潤と切除断端陽性所見を有する場合に化学療法を併用することで生存の上乗せ効果（HR 0.702）があることが報告されたことから[63]，節外浸潤と切除断端陽性所見を有する症例は術後再発高リスク群とされ，その他のリスク因子（神経浸潤や多発リンパ節転移等）を有する症例に比べてより強く術後CRT（CDDP併用CRT）が推奨されている．

一方，これらの試験で用いられた高用量のCDDP（100 mg/m^2, day 1, 22, 43）を同時併用するCRTは，その急性期有害事象からCDDPの3サイクル投与の完遂割合は6割程度である．そのため，毒性の軽減を期待し，比較的低用量のCDDPを毎週投与する用法についての治療開発が進められている．Noronhaらは，局所進行頭頸部がんの術後高リスク（断端陽性ないし近接，節外浸潤陽性，T4，リンパ節転移3個以上）症例における術後RT単独（60 Gy）または根治的CRT実施症例（70 Gy）

各2表-3. 術後再発因子を有する頭頸部扁平上皮がんに対する放射線療法 対 化学放射線療法

報告者	N	併用化学療法	局所再発割合(%)	遠隔転移割合(%)	無病生存割合	生存割合
EORTC 22931[64] (2004)	167 167	CDDP なし	18% 31% (p=0.007)	21% 25%	47% 36% (p=0.04)	53% 40% (p=0.02)
RTOG 9501[65] (2004)	206 210	CDDP なし	18% 28% (p=0.01)	20% 23%	hazard ratio：0.78 (p=0.04)	hazard ratio：0.84 (p=0.19)

において，weekly CDDP 併用群（CDDP 30 mg/m^2，weekly 7回）の tri-weekly CDDP 併用群（CDDP 100 g/m^2，day 1，22，43）に対する非劣性を検証する比較第Ⅲ相試験を報告している[64]．登録症例の大多数（87.3%）が口腔がん術後再発高リスク症例であった本試験では，当初の期待通り Grade 3 以上の有害事象は weekly-CDDP 併用群で有意に少なかった（84.6% vs 71.6%）が，主要評価項目の2年局所領域制御割合は tri-weekly CDDP 併用群で有意に良好であり（73.1% vs 58.5%，HR 1.76，1.11-2.79），weekly 併用群の tri-weekly 併用群への非劣性を示すことはできなかった．ただし，本試験の weekly CDDP 群における CDDP の1回投与量は 30 mg/m^2 であり，最大総投与量としても 210 mg/m^2 と少なかった影響が否定できない．現在，わが国で実施中の weekly CDDP 40 mg/m^2 併用 CRT の 100 mg/m^2 併用 CRT に対する非劣性を検証する第Ⅱ/Ⅲ相比較試験（JCOG1008）の結果が待たれる[65]．また，術後補助療法として CBDCA を併用した CRT を RT 単独に比較した複数の試験では，局所制御割合や全生存割合などで CBDCA の明らかな上乗せ効果は認められず，現時点では術後補助 CRT において CBDCA を RT に上乗せすることの意義は確立されていない[66,67]．この他，従来であれば放射線治療単独治療の適応となる再発中等度リスク症例を対象として，放射線治療単独と Cmab＋放射線治療の比較第Ⅲ相試験（RTOG0920 試験）などで開発が進んでいる．

なお，頭頸部がんにおいては初回治療後に局所/領域再発を来した際でも，遠隔転移を認めなければ再発巣の切除（救済手術）が検討される．しかし，その術後に補助療法を行うかについての明確なエビデンスはない．初回治療として放射線治療を含む受けた症例において，救済手術後に補助療法として CRT を実施する意義を検証した試験では，再照射群で局所制御割合および無病生存割合が優っていたものの，全生存割合に改善はなく，治療に関連した死亡と考えられる症例を1割弱で認めている[68]．これらから，NCCN ガイドラインでは初回治療として放射線照射を受けている場合は，極限られた症例においてのみ放射線治療を含む術後治療を検討するとしている．一方，初回治療として放射線照射を受けていない場合は，局所進行頭頸部がん初回治療の術後療法に則って再発リスクに応じた術後 CRT ないし RT 単独を実施することが推奨されている．

⑤遠隔転移再発頭頸部扁平上皮がんに対する標準治療（中咽頭，下咽頭，喉頭，口腔原発）

遠隔転移もしくは再発を有する進行頭頸部がんに対する治療は症状の緩和が中心であったが，化学療法群と無治療群（best supportive care：BSC）との比較試験の結果，化学療法が進行頭頸部がんの生存期間を延長できる可能性が示唆されたが[69]，DTX，CDDP，5-FU など多くの抗がん薬の単剤の奏効割合はいずれも 20% 前後，病状増悪までの期間は約2~6カ月程度であり，依然として十分な結果とはいえない状況にあった．その後，PF 療法をはじめとする多剤併用療法の治療法開発も行われたが，PF 療法と CDDP 単剤とを比較した第Ⅲ相試験における生存期間中央値は6カ月程度と有意な差が認められなかった．ただし，他のレジメンと比較して奏効割合や無増悪生存期間で PF 療法が優れていたことから，臨床試験のコントロールアームとして長く採用されていた．このようななか，欧州17カ国80施設で行われた遠隔再発頭頸部扁平上皮がんを対象とした PF 療法と PF 療法＋Cmab のランダム化比較試験（EXTREME 試験）が報告される．PF 療法に Cmab を加えた場合に全生存期間の有意な改善が示され（中央値：10.1カ月 vs 7.4カ月，HR 0.797，95%CI 0.64-0.99），Cmab の PF 療法への上乗せ効果が示された[70]．Cmab を併用することで完全奏効例の増加，奏効割合の向上や QOL の改善も示されたことから[71]，白金製剤と 5-FU 併用の化学療法に Cmab を加える療法が標準治療と認識され，わが国でも同等の有効性と安全性が確認されている[72]．この他，同様の症例を対象にわが国で実施された PTX＋CBDCA＋Cmab 療法を検証する第Ⅱ相試験では，奏効割合 40%，無増悪生存期間中央値 5.2カ月，全生存期間中央値 14.7カ月が報告されている[73]．一方，白金製剤投与が不適（腎障害などを有する）や不応とされる症例では，PTX＋Cmab 療法も選択肢となる．46例を対象とした第Ⅱ相試験では，奏効割合 54%，無増悪生存期間中央値 4.2カ月，全生存期間中央値 8.1カ月が報告されている[74]．なお，CDDP を含む3剤以上の殺細胞薬剤の併用療法では，一般に高

い奏効割合が得られるものの，重篤な毒性が許容できない頻度で生じるとされる．TPF療法を検証した第Ⅱ相試験では44％と比較的高い奏効割合が認められた一方，発熱性好中球減少症を25％で認められている[75]．第Ⅲ相試験も経ていないためPF＋Cmab療法との優劣も不明であり，現時点でこれらの療法を転移/再発性頭頸部扁平上皮がん症例で実施することは推奨されない．

　白金製剤に抵抗性を有する集団において，最初に第Ⅲ相試験において生存期間の延長を示した薬剤が抗PD-1抗体のnivolumabである．白金製剤を含むCRT後6カ月以内の病勢増悪，または再発・転移病変に対する白金製剤を含む薬物療法後6カ月以内の病勢増悪を認めた症例を対象とした第Ⅲ相試験（CheckMate 141試験）では，主要評価項目である全生存期間がnivolumab群で有意に良好（中央値：7.7カ月 vs 5.1カ月，HR 0.68，95％CI 0.54-0.86）で，QOLの維持や症状改善効果も良好であることが示された[76,77]．これらは日本人を含むアジア人サブグループでも示され[78]，わが国でも2017年3月に保険承認された．なお，nivolumabの治療効果予測因子についての探索的研究が行われ，免疫組織化学的染色による腫瘍細胞のPD-L1の発現率と治療奏効の関連性が調査され，1腫瘍細胞におけるPD-L1陽性群は，陰性群に比べて標準化学療法群に対するnivolumab群の死亡リスク低減効果が強い傾向が認められた．しかし，PD-L1陰性症例群でも約10％程度の奏効症例が認められるなど，腫瘍細胞のPD-L1発現のみで治療効果予測因子とするには至っていない．この他，nivolumabと同様に抗PD-1抗体であるpembrolizumabについての検証もある．KEYNOTE-012試験は，白金製剤を含む化学療法の実施中または実施後に病勢が進行した再発又は遠隔転移を有する頭頸部がん症例を対象に，pembrolizumab単剤の有効性や安全性を評価する目的で行われた非ランダム化，非盲検試験である．Initial cohortでは腫瘍細胞もしくは間質細胞や免疫細胞の1％以上の割合でPD-L1発現が認められた症例に限定されたが，その後のexpansion cohortではPD-L1発現状況に関わらず症例が登録された．Initial cohortとexpansion cohortともに奏効率は18％で，認容性も良好であり[79,80]，これらは日本人を含むアジア人サブグループでも確認された[81]．また，pembrolizumabはCheckMate141試験とほぼ同様のデザインでも評価され（Keynote 040試験），事前に規定した有意水準を上回る生存期間が観察され，治療者選択群への優越性が示されている（HR 0.80，95％CI 0.65-0.98，p＝0.0161)[82]．このように，抗PD-1抗体薬の有効性について一定の効果が示されているといえる．

　その他，白金製剤による前治療を有する症例におけるDTX単剤療法の後方視的解析では，腫瘍制御割合25％，無増悪生存期間中央値1.7カ月，生存期間中央値4.6カ月が報告されている[83]．また，白金製剤治療歴を有する患者を7割以上含む症例群を対象に実施されたpaclitaxel（PTX）単剤療法の第Ⅱ相試験では，奏効割合29％，無増悪期間中央値3.4カ月，生存期間中央値14.3カ月とされる[84]．白金製剤治療歴を有する症例を対象としたS-1単剤療法についての後方視的な解析では，腫瘍制御割合63％（奏効割合24％），無増悪生存期間中央値4.9カ月，全生存期間13.2カ月であり，5-FU投与歴の有無は治療効果に影響しなかったとされる[85]．Cmab単剤については，白金製剤による治療歴を有する症例を対象とした第Ⅱ相試験があり，奏効割合13％，病勢制御率46％，無増悪生存期間中央値70日とされる[86]．なお，欧米では白金製剤による治療後の二次治療としてmethotrexate（MTX）もよく用いられているが，わが国では承認されていない．

　その他，放射線治療歴のある症例において切除不能な局所再発を来した症例群において，通常広く行われる全身化学療法と化学療法併用の放射線再照射のいずれが好ましいかについての検討もある．局所再発（44例）と異時性頭頸部がん（13例）をきたした放射線照射歴を有する57例で，CRT（RT再照射）とMTX単独治療を比較したGORTEC98-03試験では，両群間で生存割合に有意差は認めず（1年生存割合，再照射群23％ vs MTX単独群22％），重篤な有害事象を再照射群で多く認めている[87]．また，RT後の局所再発例と異時性頭頸部がんに対してCRTを実施した9つの試験の統合解析でも，2年生存割合24.8％，局所制御割合50.7％が報告されているが，治療関連した死亡と考えられた症例が19.9％で認められている．以上から，この集団においては特に毒性の観点からRT再照射ではなく，化学療法単独が奨められる．

　この他，転移巣の数が少なく，原発巣や頸部リンパ節転移巣が制御されている場合に根治を期待した転移巣の切除を行うことがある．特に肺転移症例で検討されているが，原発巣が口腔がんである場合などは独立した予後不良因子とされている[88]．症例の全身状態に加え，これらの因子も十分考慮すれば適応となる可能性がある．

❻ 上顎洞がん

　切除可能な上顎洞がん症例では外科切除および術後補助放射線治療が推奨される．わが国では浅側頭動脈から挿入したカテーテルから5-FUなどを動注すると共に放射線治療を行い，その後に洞内の掻爬と上顎を温存する部分切除を行うことが多い（"三者併用療法"），T4bの切除不能例やT3/T4aであっても整容面の観点などから

切除を拒否した症例においては，静注の化学療法と放射線治療の併用療法が用いられることが多い．一方，動注化学療法については1990年代にRobbinsらが局所進行の中咽頭や口腔，喉頭などを対象に動注化学療法とRT併用治療による良好な効果が示されたが[89]，静注と動注でCDDPの投与方法を比較したオランダからの第Ⅲ相試験の結果では，局所制御割合や全生存割合などで両者に有意な差が認められなかった[90]．ただし，外頸動脈本幹からの投与が多かったことに加え，予後のよい中咽頭がん症例が多く登録され，両者の効果に差が生じにくかったなどの考察もある．また，腫瘍体積が大きい場合や片側に限局した病変の場合では静注に比べ良好な治療成績である可能性も示唆されている点や腎毒性が動注で少ないなどの利点もあり，技術的な課題が解決され，症例選択が適切に行われれば効果が期待できる症例が存在すると考えられる．動注化学療法併用の放射線治療が比較的よく行われているわが国では，リンパ節転移や遠隔転移を有さないT4a/T4b症例を対象としたCDDPの超選択的動注と放射線同時併用療法の前向き試験（JCOG1212）が進行中である[91]．

❼ 唾液腺がん

・遠隔転移を有さない場合

術後CRT群とRT単独群の比較では，3年生存割合が83％と44％と有意な生存期間の延長を認めたとする報告がある一方[92]，化学療法の併用が全生存の改善に寄与しないとする報告もある[93]．現在，High-gradeの腺がんや粘表皮がんを対象に，術後治療としてCDDP併用CRTとRT単独を比較する第Ⅱ相試験が実施されている（RTOG1008試験）．そのため，これらの結果が得られるまでは，唾液腺がんの術後補助療法としての化学療法の同時併用は併存症やリスク因子（断端状況など）などを考慮し適応を判断する必要がある．なお，腺様嚢胞がんについては化学療法への感受性が低いことからCRTを実施することは少ない．外科的介入が困難な場合は，RT単独照射が適応となることが多い．

・遠隔転移を有する場合

遠隔転移を有する場合は全身療法が主体となるが，多彩な組織型を有するため確立されたエビデンスに乏しい．CDDP単剤療法では奏効割合18％，生存期間中央値14カ月[94]，cyclophosphamideとdoxorubicin，CDDPの併用療法（CAP）では，奏効割合27％，生存期間中央値は21カ月と報告されている[95]．CDDP/vinorelbine併用療法では，一次治療群における奏効割合31％，生存期間中央値10カ月，二次治療群での奏効割合5％，生存期間中央値4カ月とされた[96]．また，PTX単剤療法の第Ⅱ相試験では，奏効割合が粘表皮がんで21％，腺がんで29％，全生存期間中央値は12.5カ月であったが，腺様嚢胞腺がんでは奏効例を認めなかった[97]．CBDCA/PTX併用療法では，奏効割合39％，生存期間中央値26.5カ月とされている[98]．この他，アンドロゲン受容体陽性症例における抗アンドロゲン療法[99,100]やHER2過剰発現が認められる場合の抗HER2療法などの有効性も示されているが[101,102]，現時点でわが国における保険承認は得られていない．なお，腺様嚢胞腺がんは肺転移を高率に生じるが，進行が緩徐で無症状の場合も少なくない．症状に乏しい場合は一時的な経過観察も検討されるなど組織型に応じた対応も求められる．

❽ 原発不明がん

病理学的な確定診断のためにも切除可能な病変には機能的頸部郭清を実施する．対側への転移の可能性があれば対側の選択的頸部郭清も考慮する．ただし，N1（長径が3cm以下で節外浸潤がない）の場合は，放射線治療と頸部郭清間で変わらぬ良好な予後が期待される[103]．頸部郭清を実施した場合，一般的な頭頸部扁平上皮がんに準じてCDDP併用CRTを念頭に補助療法を検討するが，病理学的にN1やN2aで節外浸潤を有しない症例では，手術療法のみでも良好な予後が期待できるとされ[104,105]，NCCNガイドラインでは，N1かつ節外浸潤を認めない場合には経過観察も選択肢と挙げている．それ以外，特に節外浸潤を認める場合には一般的な頭頸部扁平上皮がんに準じてCDDP併用CRTを念頭に補助療法を検討する．この他，N2以上の症例についてもCRTが有益とする報告がある[106]．なお，原発不明がん全体を対象として手術療法および術後補助療法と非手術療法（RT単独ないしCRT）を比較した報告では生存割合に有意差を生じないとされるが，すべてのStageで同様の結果が得られるかは不明である[107]．一方，切除不能と判断されればCRTを施行し，残存腫瘍を認めた場合も切除可能ならば救済手術が検討される．一般にRT照射範囲は原発巣と考えられる領域も照射野に含められるため，ワルダイル輪や上咽頭腔も含めた広範囲になることが多い．

❾ 支持療法の重要性—より安全に効果的な治療を実施するために

・感染症の管理

積極的な管理・治療が必要となることが多い．特に放射線照射に代表される粘膜炎を伴う頭頸部がんの治療中に生じる感染症（粘膜からのbacterial translocationや誤嚥性肺炎など）には口腔内の常在菌が関係することが多く，嫌気性菌にもスペクトラムのある抗菌薬が検討される．また，導入化学療法のように殺細胞薬を組み合わせる強力な化学療法時には注意が必要である．TPF療法時は，発熱性好中球減少症のリスクが高いことに加え，治

療強度を維持する必要もあることから，ニューキノロン系抗菌薬を予防的に用いる[108]（例：ciprofloxacin 500 mg 1日2回）．また，頭頸部がんでは経口摂取が低下し高カロリー輸液を行う場合もある．この場合も酵母様真菌（主としてカンジダ属）による真菌血症に注意が必要である．経験的治療としてはfluconazoleやキャンディン系の抗真菌薬の投与を行う．

・栄養の管理（経腸栄養管理）

頭頸部がんは，初発時より嚥下機能が障害されていることやアルコール多飲などにより栄養状態が不良であることが少なくない．CRT開始前の体重減少は，CRTの一次治療効果や生命予後不良因子とされる[109,110]．さらに手術やCRTなどの治療により嚥下機能が低下する場合もあり，十分な栄養管理が必要である．NCCNからは，事前に経腸栄養経路の確保を検討することが望ましいとされる状況が挙げられている．治療開始前の1カ月間で5%以上の体重減少や治療開始前の6カ月で10%以上の体重減少がある場合，高線量のRTが広範囲の粘膜に照射され嚥下困難が遷延することが予想される場合などである[111]．欧州静脈経腸栄養学会（ESPEN）のガイドラインでは，経口摂取が困難な状態が7日以上，または経口摂取では推測必要カロリーの60%未満しか得られない状態が1～2週間以上続くことが予測される場合に人工的な栄養管理の開始を検討するとしている[112]．これらの介入により，予後の低下と関連するとされる治療中の体重の減少や治療完遂割合が改善することが期待されている[113,114]．なお，頭頸部領域で広く行われる経腸栄養の経路は経鼻ルートと胃瘻ルートに大別されるが，両群間での体重減少の程度や留置に伴う主要な合併症の頻度は概ね同等とされ，整容性や動きやすさ，利便性などでは胃瘻群のQOLが良好であることが示されている[115,116]．この他，特に胃瘻を用いることで嚥下運動の機会が減少し，治療終了後に嚥下障害や下咽頭から頸部食道の狭窄を生じる場合がある．治療期間中も可及的に経口摂取を併用し，嚥下リハビリテーションも適切に行い，リスクの軽減を図る必要がある[117]．また，栄養士による栄養指導が頭頸部CRT中の体重減少や栄養状態悪化の抑制に寄与すると報告があり[118]，NSTチームをはじめとする積極的な栄養指導介入は奨められる．

・口腔ケア

特に頭頸部がんに対するCRT実施時は，炎症による粘膜面の抵抗性低下と唾液腺障害からの自浄作用の低下が相まって細菌が増殖しやすく，誤嚥性肺炎なども生じやすい．頻回の口腔ケアと必要に応じた歯科診察と処置が必要である．治療開始前からの介入が望ましいとされる[119]．アズノール含嗽剤などでのうがいや鎮痛目的でのlidcaineの併用も行われる．RT中の粘膜障害は必発であるが，RTの休止は予後に直結するため，可能な限り粘膜炎により治療休止・中止となることを避けるよう支持療法を行う．

・疼痛管理

原疾患の影響に加えて，RTに伴う粘膜炎のため疼痛管理が必要となることが多い．NSAIDsは，頭頸部がん領域で重要かつ汎用されるCDDPによる腎障害を助長する可能性があり推奨されない．麻薬性鎮痛薬の積極的な使用も含めた疼痛管理を検討すべきである[120]．具体的には，ステップ1としてacetaminophenを使用し，疼痛増強時は速効型のオピオイドを通常毎食前に追加する（ステップ2）．さらに疼痛管理を要する場合は，持続効果型のオピオイドを用いる（ステップ3）．内服が困難な場合は，胃瘻や経鼻胃管を介した投与，貼付薬や注射薬を用いることも検討する．なお，疼痛の原因が口腔内カンジダ症である場合もあるため，定期的な口腔内診察も重要である．

・各抗腫瘍薬に特徴的な副作用への対応

頭頸部がん診療では，さまざまな状況でCDDPが使用される．本剤使用時には十分なハイドレーションなどで腎機能障害の予防に努める．また，電解質異常（血清Na, K, Mg, など）が惹起されることが多く適切な補正が必要である．低Na血症が倦怠感や嘔気などの原因であることもある．低張輸液による輸液を控え，必要に応じて高張食塩水を用いて治療開始時と同程度に維持することが望ましい．また，低Mg血症が危険な心室性不整脈のリスクを上昇させ，心血管系に障害やCDDPの腎毒性を助長する可能性を示した報告もある[121,122]．そのため，CDDPを使用中は血清Mgの定期的なモニタリングと低値の場合は点滴での補正が必要である．また，嘔気/消化器症状についてNCCNガイドラインでは，白金製剤としてCDDPを選択した場合に加え，CBDCAであっても比較的投与量が多い場合（AUC≧4）は高催吐リスクに分類された[123]．NK1受容体拮抗制吐薬やステロイド薬も含めた十分な制吐療法が必要であり，これらの適切な管理は治療強度の維持にもつながる．

Cmab使用時には，infusion reaction（IR）や皮膚毒性，低Mg血症，薬剤性間質性肺炎などへの対応が必要である．IRの管理では，十分な前投薬（ステロイドおよびヒスタミン拮抗薬）と発症時の迅速な対処（ステロイド追加投与やエピネフリンの使用など）が欠かせない．依然として2～3%で認められるGrade 3以上のIRでは以後のCmab投与は控える．皮膚毒性に対しては，Cmab投与開始時からステロイド軟膏の塗布やミノサイクリン内服などを行い，重篤化を予防する．皮膚瘙痒感

には抗ヒスタミン薬，皮膚乾燥にはヘパリン類似物質などの保湿剤をそれぞれ用いる．また，Cmab 投与時にも低 Mg 血症が生じ，白金製剤との併用でそのリスクは上がるため適切に補正する[124]．間質性肺炎については，乾性咳嗽や労作時呼吸苦，微熱の持続などが認められた場合に積極的な画像検査と KL-6 などの血液生化学検査を行い早期の診断と，ステロイド投与などの適切な加療を行う．

頭頸部がん領域でも抗 PD-1 抗体である nivolumab が使用されることから，従来の殺細胞薬や分子標的薬とは異なる有害事象，免疫関連有害事象（immune-related adverse events：irAE）に注意する必要がある．CheckMate141 試験における nivolumab 群で認められた irAE で頻度の高いものは皮疹（7.6％），瘙痒感（7.2％），下痢（6.8％）などである．Grade 3 以上の事象は，肝障害（0.8％），肺臓炎（0.8％），下垂体炎（0.4％）と頻度は高くないが注意が必要である[76]．

・その他

頭頸部がん症例に多く見られるアルコール常用者は，入院後に振戦せん妄を発症することがある．必要症例にはベンゾジアゼピンによる離脱予防を施行する．治療中の喫煙は粘膜炎，肺傷害などさまざまな毒性を助長する他，奏効割合や生存率の低下と有意に相関することが示されている[125,126]．禁煙の確認は非常に重要である．

以上のように，頭頸部がん治療に伴う毒性管理には，セルフケアが重要な役割を果たす場合が多い．治療の完遂には患者と家族の協力が必須であることを意識する．

■ 治療後のサーベイランス

頭頸部がんの根治的治療後には定期的な経過の観察が必要である．局所領域再発は治療後 2 年以内に多く認められる[127]．これら再発の早期同定に加えて，二次性発がんに備える必要がある．頭頸部がんにおける同時性および異時性の二次がんの発生率を求めた米国のメタアナリシスでは，14.2％の症例で二次がんの発症が認められている．さらに，頭頸部がんの治療後経過観察においては，初回治療後 4 年を経過した時点で当初のがんの再発リスクを二次がんのリスクが上回ると報告されている[128]．

この他，CRT や RT 終了後の画像検査についての検討は多い．過度に早期の時点での画像評価は RT 由来の炎症による修飾を受けるため，多くの場合治療終了後 8 週頃を目安に行われることが多い．また，CRT や RT での加療後の再発評価において PET 検査は有用とされる．治療終了後早期（4〜2 週）では感度 0.95，特異度 0.78 であるが，12 週目以降では，感度 0.92，特異度 0.91 に至る[129]．これらから，治療後の PET 検査は終了後 12 週以降での施行が推奨される．N2 や N3 の著しい頸部リンパ節転移を有する症例を CRT で加療した場合，治療終了後 12 週での PET 検査で陽性所見が認められなければ，頸部郭清は回避でき，医療経済的な観点から見ても好ましいことが示されている[130]．これらに加えて頸部への放射線治療による甲状腺機能低下[131]や晩期毒性としての顎骨骨髄炎，唾液分泌低下による齲歯[132]などにも配慮が必要である．

［榎田智弘，田原　信，大山　優］

■ 放射線治療

頭頸部領域において，放射線治療は従来から根治治療の一手段であるが，現在では切除不能な進行がんのみならず，切除が可能な進行がんに対しても喉頭温存目的として用いられることが一般的となっている．さらに手術後再発ハイリスク症例に対して術後補助療法として化学放射線療法を行うなど様々な場面に放射線治療が用いられるようになってきている．

放射線治療という言葉に集約されているが，その詳細は線量分割や総投与量によって大きく変化するものであり，どのような放射線治療を選択するかによっても結果は異なってくる．ここでは頭頸部領域に用いられる放射線治療に関して oncologist が知っておくべき基礎的な知識について述べる．

❶ 放射線治療単独療法

放射線治療は通常分割法は 1.8〜2.0 Gy/fr と認識されている．これらは古くから行われてきた分割法であり，設定根拠は非常にあいまいであるが，この方法が毒性，効果の面で非常にバランスの良い治療法であることがのちに臨床の現場で結果として受け入れられることになって現在に至る．

頭頸部領域において根治線量は 70 Gy 前後であることも経験的に受け入れられており，このように現代の放射線治療は過去の経験則から成り立っているところがいまだに多い．

上記の経緯を経て 70 Gy/35 fr（2 Gy/fr）を通常分割照射と呼称し，この治療法の成績を基準に新治療の開発が行われてきた

1）過分割照射（hyper-fractionation）

1 日 1 回照射の通常分割法に対して 1 日 2 回ないしそれ以上の回数を照射する方法を過分割照射という．

2）加速分割照射（accelerated-fractionation）

1 回に投与する線量を上げ，同一投与線量を短い期間に照射する方法を加速分割照射と呼ぶ．具体的には 70 Gy/35 fr の通常分割照射の 1 回線量を上げ 6 週間前後で

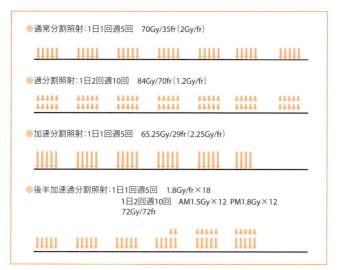

各2図-2. 放射線照射法〈各分割照射の例〉
頭頸部局所進行がん（主に扁平上皮がん）に対する照射で用いられる放射線治療のスケジュール.
加速分割照射は喉頭（声門）がん T1-2N0 症例ではよく用いられ1回線量は 2.25〜2.4 Gy と施設間で若干の差異がある. この図で用いられている後半加速過分割照射は Bonner trial[24,25]でのもので, 予防照射 1.8 Gy×30 回と boost 照射 1.5 Gy×12 回という照射野の違うものを後半同時に行い, 総治療期間を短縮させる方法である.

終了させる治療のことをさす.

3）加速過分割照射（accelerated-hyperfractionation）

過分割照射と加速分割照射の理論を合わせて治療法としたのが加速過分割照射である．1日投与線量を上げつつ複数回に分割した照射を行う（1回当たりの線量は低くなるのが普通）．実際には正常組織の損傷も大きくなるため，2000年代では予防照射時には通常分割照射を行い boost 照射時に過分割照射を行う後半加速過分割照射（concomitant boost）と呼ばれる方法が汎用された[1]．

4）寡分割照射（hypo-fractionation）

過分割照射（hyper-fractionation）とは逆の概念で1回線量を増加させる方法である．頭頸部領域では放射線感受性が低いといわれている腺様嚢胞がんや悪性黒色腫などに用いられる．日本語では「過分割」と「寡分割」は同じ発音となり混同しやすいため，会話では英語のハイパー（過）やハイポ（寡）が使用されることもある．
Bourhis ら[2]は 15 試験 6,515 症例のメタアナリシスを行い，過分割照射または総投与線量を維持した加速分割照射において，**頭頸部扁平上皮がんに対する放射線単独療法では通常分割照射よりも局所制御能が向上する**というデータを報告している．

oncologist の基礎的な知識として，**総線量が同じであってもその分割方法が異なれば腫瘍や正常組織への影響も変わる**ということを理解しておく必要がある．各分割法をシェーマにして**各2図-2**に示す．

❷ 化学放射線療法

化学療法と放射線治療の併用については1990年代，そのタイミングについて多く議論されたが Pignon ら[3,4]のメタアナリシスにより**化学療法は放射線治療と同時に併用するのが最も効果が高い**ということが示された．以降 head to head の臨床試験[5,6]でも同時併用化学放射線療法が他の治療法を優越し，現在局所進行がんにおける標準治療となっている．また，術後再発ハイリスク症例に対しても術後化学放射線療法の有用性が示されており[7〜9]，多くの場面で抗がん薬と放射線治療が併用されている．

・放射線治療単独療法との差異

効果に関しては抗がん薬の種類を限定しない場合でも，全生存率に対する上乗せ効果が約8％であることがメタアナリシスで示されており，さらに喉頭温存率においても cisplatin（CDDP）併用化学放射線療法が放射線単独療法に比べ2年で18％向上させたと報告されている．術後補助療法として用いられる場合，major risk（切除断端陽性，リンパ節転移節外浸潤陽性）に対してはほぼ確実に化学放射線療法が放射線単独療法に対して優越しており，その他のリスク因子に関しても複合している場合は化学放射線療法を行うよう奨められている．

一方，毒性に関しては，INT01-26 試験ではすべてのGrade で毒性出現頻度が34％上がると報告されており，RTOG91-11 試験でも Grade 3 以上のなんらかの毒性が出る確率が放射線治療単独療法では71％なのに対し化

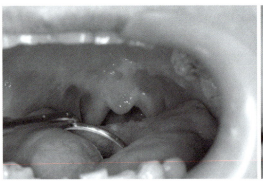
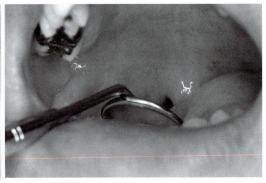

各2図-3. 粘膜炎 Grade 3（CDDP＋RT）
軟口蓋周囲の粘膜炎．
偽膜が融合しており，放射線治療による局所の強い炎症が示唆される．粘膜炎の評価に関しては，視診もしくは咽喉頭内視鏡で観察できる部位であるため週1～2回定期的に撮影することが望ましい．
（電子版にカラー写真を掲載しているのでご参照ください）

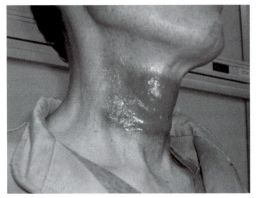

各2図-4. 放射線皮膚炎 Grade 2（RT alone）
喉頭がんに対するRTによる放射線皮膚炎．
照射野に一致して強い発赤をきたし，一部湿性落屑ありGrade 2．
この状態であれば丁寧な処置と観察を行えば，放射線治療終了後2週間程度で表皮が被覆し，創は回復する．
（電子版にカラー写真を掲載しているのでご参照ください）

学放射線療法では99％とほぼ必発であると報告している．
　さらに晩期毒性として放射線治療単独療法時よりも重篤な嚥下機能低下があり，Machtayら[10]がRTOGで行った試験をreviewしたところ，高齢であること，T stageが進んでいること，原発巣が喉頭/下咽頭であることが晩期毒性発現のリスクであり化学放射線療法後頸部郭清をした場合，そのリスクはさらに上昇することがわかった．RTOG91-11試験[5,11]では，がんや治療による直接の原因以外での死亡が他の治療法より高くなっており，嚥下機能低下による誤嚥性肺炎の頻度が上がっていると指摘されている．

❸ 放射線治療に伴う毒性

　放射線治療では併用する抗がん薬や分子標的薬によっても出現する毒性は変わってくるがここでは，放射線治療により出現する基本的な副作用について述べる．

1）粘膜炎

　20～40 Gyを投与した時点から，照射野に一致して粘膜に易刺激性を伴う紅斑が出現する（Grade 1）．さらに治療を継続すると粘膜が破たんして偽膜形成が起こり（Grade 2），それらが次第に癒合する（Grade 3）（各2図-3）．化学放射線療法の場合，粘膜炎の程度は増強され，cetuximab併用の場合は若干早期に毒性が出現する傾向にある．
　これらは感染や物理的刺激により悪化することが知られており[12]，またモルヒネを含めた疼痛管理と適切な栄養管理で放射線治療完遂を維持できる[13]という報告がある．

2）放射線皮膚炎

　照射野に一致して初期は皮膚の発赤乾燥，乾性落屑（Grade 1）が起こり，次第に発赤が強くなり皮膚の表面構造が破たんして滲出液を伴う湿性落屑（Grade 2）を伴う．重症の場合は軽度の刺激で出血を伴うこともある（Grade 3）（各2図-4）．
　皮膚炎に対する対応は保湿すること，清潔にすること，物理的刺激を避けることの3点が非常に重要であり，これらを遵守できれば放射線治療の完遂を妨げないとする報告がある[14]．皮膚炎は放射線治療終了後2～4週間ほどで回復する．

3）味覚障害

　放射線治療開始後比較的早期から出現する．舌が照射野に入っている場合は粘膜炎の程度には関係なく出現し，いったん出現すると回復するのに6～12カ月かかり，患者本人の満足度としては回復しない場合もある．

4）唾液腺障害

　強度変調放射線治療（intensity modulated radiotherapy：IMRT）が開発される前は治らない後遺症として認識されていた．IMRTを使用しない場合は，唾液分泌の60～65％を占める耳下腺は頸部リンパ節への照射を行った場合，耳下腺を遮蔽することが難しい．耳下腺からの唾液腺分泌を阻害する線量は26～27 Gy付近[15～17]といわれており，60 Gy以上照射された場合にはほぼ機能が

全滅する[18,19]．耳下腺を遮蔽できる IMRT で行うと従来の 3D-RT に比べて治療後の唾液腺障害の遺残率が 1/3〜1/4 まで低下すると報告されている[16]．

5）下顎骨壊死

放射線治療後，口腔内の衛生環境が悪化し歯肉炎などの炎症が骨に波及した場合，炎症により溶骨したり，歯肉自体が痩せることによる骨露出が起こり，そこから感染したりすることにより下顎骨が壊死に落ちることがある．経過観察にて腐骨が脱落し自然回復することもあるが，壊死部分に拡大がみられる場合は観血的な腐骨除去術を余儀なくされる場合もある．治療直後に起こるわけではなく治療後 2〜3 年経過してもそのリスクは続くため継続的な管理が必要である．

6）喉頭浮腫

喉頭周囲に高線量の放射線が投与されると喉頭浮腫のリスクが上昇する．現在の放射線治療のクオリティーであれば致死的な喉頭浮腫が発生する確率は著しく低いが，治療後に大量に飲酒したり継続的に飲酒喫煙を行っていたりするとどのような治療計画であっても喉頭浮腫は起こりうる．

7）嚥下機能低下

放射線治療を行うことにより咽頭収縮筋群に線維化が起こり，嚥下機能自体が低下する．また，治療中に経口摂取を長期に行わなかったため廃用性委縮が起こり嚥下機能低下をきたすこともある．前述のとおりこれらは化学療法併用時にリスクが上がり[11]，長期的な観察を要する．

8）その他

照射部位により特有の毒性が出現するが原則的には照射野内にのみ発生する．近年，多門照射や IMRT の普及によりあらゆる角度から照射されており，必ずしも高線量領域からのみ毒性が発現するとは限らないため，治療計画との照らし合わせが重要と考えられる．

起こりうる毒性としては，難聴，側頭葉壊死，中枢神経障害，開口障害，皮膚壊死，視力障害，齲歯を含む口腔内トラブル，開鼻声，咽頭・頸部食道狭窄，副鼻腔炎，鼻閉などである．

❹ 放射線治療技術

1）3D-RT と強度変調放射線治療（IMRT）

頭頸部領域では腫瘍に対して高線量を投与する必要があると同時に，隣接する正常組織をいかに遮蔽するかというのが放射線治療にとって大きな課題である．近年，強度変調放射線治療（IMRT）が頭頸部がんを扱う施設でもかなり普及してきた．IMRT は 3 次元計画の技術をさらに洗練したものであり，基本は3次元治療計画である．

・IMRT の長所

IMRT の最大の長所は唾液腺障害の軽減である．健側

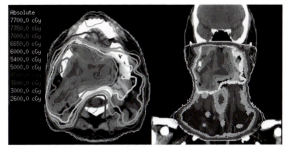

各 2 図-5．intensity-modulated radiotherapy（IMRT）による SIB 法を用いた治療計画の例

本症例は中咽頭がん右頸部リンパ節転移．
放射線治療計画として高リスク領域（赤），中リスク領域（黄），低リスク領域（青）が設定されており，それ通りの線量分布が描かれている．
70 Gy 高リスク領域：中咽頭 右レベルⅡ ルビエールリンパ節
60 Gy 中リスク領域：左レベルⅡa
54 Gy 低リスク領域：右レベルⅢ〜Ⅳ 左レベルⅡb+Ⅲ〜Ⅳ
（電子版にカラー写真を掲載しているのでご参照ください）

唾液線を 26〜27 Gy 以内に遮蔽することにより，唾液腺障害（口腔乾燥）が長期的見ると飛躍的に改善することがわかった[17]．その他，咀嚼筋や咽頭収縮筋に対する線量を軽減することで開口障害や嚥下障害の副作用も軽減できるという報告もされている[16,20]．IMRT により治療効果が上がるかもしれないという研究者もいるが，重要臓器への線量低減が本来の目的であり現時点では従来の治療成績に悪影響を及ぼしていないということを担保する段階である．

・IMRT の短所

IMRT は計画—検証—運用そして治療計画自体の精度検証と治療計画をコンピュータ任せにする分だけ，人の手による検証も非常に重要となる．この場合，従来の治療法に比べて多くのマンパワーを必要とし，日本の現状を鑑みると安易に多くの施設に導入できる状況ではない．

線量分布に関しては不要な高線量域をなくすために周辺に低線量域が拡大し，まだ顕在化していないが従来の放射線治療では発現しなかった副作用（後遺症）が明らかになる可能性もわずかながら残されている．

・標的体積内同時ブースト法（simultaneous integrated boost：SIB）

従来の放射線治療では標的体積内に均一に照射することが望ましいとされてきたが，IMRT の出現により，標的体積内においても意図的に線量勾配を作り予防照射とboost 照射の両方を 1 回照射内に同時に行うことができるようになった．つまり，1 回の照射で 2.2 Gy 照射される部位と 1.8 Gy 照射される部位を作成すると，30 回の照射で 66 Gy 照射された部位と 54 Gy 照射された部位が設定できるということである（各 2 図-5）．しかしながら前述のとおり，1 回線量が変化すると総線量が同じでも効果が変わってくるため，従来型の 2-step 法とのすり合わせが議論になった[20]が，現在では Low risk 50.4〜54

各2表-4. SIB法による照射と通常照射の換算式

PTV	通常照射(Gy)	30 fr Total (Gy)	/fr	33 fr Total (Gy)	/fr	35 fr Total (Gy)	/fr
低リスク	46〜50	50.4	1.68	54	1.63	57.9	1.65
中リスク	54〜60	60	2	60	1.8	64	1.83
高リスク	70	66	2.2	66〜70	2.0〜2.1	70	2

$\alpha/\beta=20$, Tpot=4days
照射回数が変わると同じ総線量でも生物学的な効果が変わるため、それらを加味して各リスク領域への投与線量を調節する必要がある。これが達成できれば1プランで予防照射からboost照射まで1回の計算で計画することができ非常に効率がよくなる。

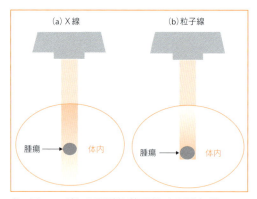

各2図-6. X線による照射と粒子線による照射の違い
(a) 体表からある一定の距離がある標的に対して、X線照射の場合エネルギーが調節できないため、標的に至るまでの通り道、そして標的の後方にまで多くのエネルギーを放出することになる。
(b) 一方、粒子線治療の場合は重量を有するという物理的特性から飛程を調節し、エネルギーが放出される部分を意図的に標的周囲に集約することが可能である。これにより、標的に至るまでの通り道や標的後方の正常組織のダメージを軽減することができる。

Gy, Intermediate risk 59〜60 Gy, High risk 66〜70 Gyを30〜35回に分割して照射することが海外では一般的である（**各2表-4**）。

2）粒子線治療

頭頸部領域において粒子線治療の重要性は近年非常に注目されている。粒子線治療と呼ばれるもののなかで治療応用されているものは、**陽子線治療と炭素イオン線治療である。**

X線を用いた放射線治療は、がん細胞に対して殺傷能力があり、根治治療として有用ではあるものの2つの大きな問題点を有しており、それらを科学的進歩により克服するために開発されたのが粒子線治療である。

1つ目の問題点は「X線はエネルギーの調整が完全にはできないためTargetだけでなく周囲の正常組織にもダメージを与えてしまう」というものである。一方、**粒子線は体内に入っても表面近くではエネルギーを放出せず、停止する直前にエネルギーを放出して大きな線量を組織に与える性質がある。これは発見者の名をとってブラッグ・ピークと呼ばれ**、この性質を利用して病巣の深さや大きさに合わせてこのピークの深さや幅を拡げることができる。粒子線はこの性質を利用して病巣のみに効率よく線量を集中でき、正常組織へのダメージを軽減できる（**各2図-6**）。

2つ目の問題点は「X線治療には抵抗する腫瘍が存在し、それらに対しては正常組織の耐容線量を加味すると根治的な治療が行えない」というものである。放射線治療の効果を表す指標として生物学的効果比（relative biological effectiveness：RBE）と酸素増感比（oxygen enhancement ratio：OER）というものがあるが、特に**炭素イオン線の場合にはRBEが3程度と高く、組織内酸素濃度の影響を受けにくいこともあり、従来放射線治療抵抗性の腫瘍といわれたものに対しても一定の効果を上げている。**

・炭素イオン線治療

一般的によく「重粒子線治療」という言葉が用いられているが本来「重粒子」とは電子より重いすべての粒子を指し、その中には陽子も含まれるため、いわゆる重粒子線治療と呼ばれている治療は厳密には炭素イオン線治療と呼称される。炭素の原子核を光速の約70％にまで加速して照射する。現状稼働している施設では寡分割照射での治療がほとんどであり、放射線医学研究所では57.6〜64 GyE/16 fr を基本レジメンとして用いている。前述のとおり**組織内酸素濃度などに依存せず独立したモダリティーとして確立しており悪性黒色腫（5年生存率35％）や腺様嚢胞がん（5年生存率65％）などの放射線治療抵抗性の腫瘍によい治療効果を示している**[21]。

一方、いわゆる化学放射線療法のような化学療法がsensitizer（放射線増感剤）のような役目を担う治療法のrationale（科学的根拠）が炭素イオン線治療に成立するかどうかについてむしろ否定的な意見があり、総合的な治療戦略を要する頭頸部扁平上皮がんなどに対してはやや不向きな点があることも指摘されている。

3）陽子線治療

陽子は水素という最も軽い元素の原子核で、それを加速したものが陽子線である。陽子線は体内に入っても表面近くではエネルギーを放出せず、停止する直前にエネルギーを放出して大きな線量を組織に与える性質がある。陽子線治療はX線治療と比べると治療強度はほぼ同等であり、X線治療を1とした場合の生物学的効果比（relative biological effectiveness）は1.1といわれている。

陽子線治療は上記の特性を生かし、**鼻腔腫瘍や頭蓋底腫瘍に対して、視神経への線量を低減しつつ腫瘍への線量をほぼ100％保つことができるためX線治療よりも有利な場合が多い**。Patelら[22]は、鼻・副鼻腔悪性腫瘍に対するX線治療と陽子線治療のpublished dataを用いたメタアナリシスにて、全生存率（relative risk 1.51, 95％ CI 1.14〜

1.19, p=0・0038) および無再発生存率 (relative risk 1.27, 95%CI 1.01〜1.59, p=0・037) において陽子線治療がX線治療を有意に上回ると報告している. さらに抗がん薬を必要とする場合でも, ほぼ化学放射線療法のrationale を陽子線治療併用療法にも応用できると考えられるため, 扁平上皮がんに対しても有効に活用する研究が進められている[23].

しかしながら, 機械の特性上いびつな形状や広範囲の照射野を設定することがやや困難なため, 咽頭がん頸部リンパ節転移など予防照射が必要とされる場合では陽子線治療の特長をうまく生かすことはできず, 通常X線治療 (特にIMRT) のほうが線量分布に優れる場合もある. 現在, spot-scanning技術やそれらを駆使したIMPT (intensity modulated proton beam therapy) などが開発され臨床応用されつつあり, これらが汎用できるようになればX線治療をより補完することができるようになるだろう.

❺ 今後の放射線治療

化学放射線療法の出現により治療効果において大きく前進し, IMRTの出現により毒性軽減という点において飛躍的に進歩した. 今後の治療開発は, 粒子線治療, ホウ素中性子捕捉療法 (BNCT), 分子標的薬, 免疫療法との組み合わせなど, 多数の可能性を秘めているが,「毒性を低減しながら治療効果を上げていく」という命題はすべてに共通するところであり, 特に放射線治療特有の晩期合併症についてはこれからも慎重に観察していくべき課題である.

[全田貞幹]

診断・治療の最新動向

■ 局所進行症例に対する新たな取り組み
❶ 生命予後改善を期待した導入化学療法 (IC) の開発

頭頸部がんにおける導入化学療法 (induction chemotherapy: IC) の臨床的意義は2つに分けられる. 1つは「喉頭温存希望の局所進行頭頸部扁平上皮がんの標準的治療」の項で触れた「臓器機能温存 (喉頭温存) を目的とするもの」である. もう1つが本項で述べる「生命予後の改善を主目的にするもの」であり, 主に根治切除が困難である症例で検討される. Vermorken らによる比較第Ⅲ相試験 (TAX323試験) では, 切除不能局所進行頭頸部扁平上皮がんにおいてTPF療法によるIC後にRTを行う群とPF療法によるIC後にRTを行う2群間の比較検討を行っている. この結果, TPF療法がPF療法に比較して, 全生存期間でHR 0.73 (95%CI 0.57-0.94) と有意に上回る成績であった[108]. さらにPosnerらもStage Ⅲ/Ⅳの局所進行頭頸部扁平上皮がん (一部切除可能・臓器温存希望例を含む) を対象にTPF療法後にCBDCAを同時併用CRT群とPF療法後にCBDCA+RTを行うIC群を比較する第Ⅲ相試験 (TAX324試験) の結果を報告している. この試験においても, TPF療法群はPF療法群に比較して全生存期間でHR 0.70 (95%CI 0.54-0.90) と有意に上回り, TPFはPFに比較してより有効であることが示された[133]. しかし, これらの第Ⅲ相試験の結果はいずれもICのレジメン間での比較試験の結果であり, 標準治療であるCDDP併用CRTへのICの上乗せ効果を検証したものではなかった. そのため, CRTへのIC (TPF療法) の上乗せ効果を検証する試験が複数実施されている. これら試験をまとめたメタアナリシスでは, 全生存期間および無増悪生存期間のいずれにおいてもCRTに対するICの上乗せ効果を見いだせていないが[134], うち1つのH&N07試験の最終解析においては完全奏効割合 (42.5% vs 28%), 全生存期間 (中央値: 54.7カ月 vs 31.7カ月, HR 0.74, 95%CI 0.56-0.97), 無増悪生存期間 (中央値: 30.5カ月 vs 18.5カ月 HR 0.72, 95%CI 0.56-0.93) においてIC群が有意に優れていた[135]. しかし, 本試験についてもIC後の局所治療部分でCDDP併用CRTとBRTの2群が設けられており, 厳密にはICのCRTへの上乗せ効果のみを検証できていない.

以上より, 生命予後改善を期待したICとCRTの併用は, 現時点では標準治療とはいえず, CRT単独では治療成績が芳しくないと考えられる集団 (著しいリンパ節転移を有する症例など) において検証的に行われる.

❷ 臓器機能温存 (喉頭温存) を期待する新たな治療戦略

既述の通り, 喉頭全摘が必要とされるが, 喉頭温存を希望する進行下咽頭・喉頭がん患者における標準治療は, CDDP併用CRTもしくはTPF療法に代表されるICとそれに引き続くRTないし手術による治療である. しかし, CDDP併用CRTでは, 実施後の喉頭機能の低下から誤嚥性肺炎などの間接的な要因で死亡する場合があり, 事実, RTOG91-11試験においてもCRT群における「がんに直接関連のない死亡」が30.8%と高値であることがわかっている[57,58]. したがって, 安全に治療成績を向上することを期待して, IC後の放射線治療への併用薬としてはCmabを併用すること動きがある. 喉頭全摘を必要とする切除可能喉頭・下咽頭がんを対象にICとしてのTPF療法後に, CDDPを同時併用するCRTとCmab+RTのランダム化比較第Ⅱ相試験 (TREMPLIN試験) が実施されている[136]. TFP 3コース後に効果がなければ喉頭全摘+術後照射に, 効果があればCDDP+

RTとCmab+RTにランダムに割り付けられた．主要評価項目である治療3カ月後の喉頭温存割合，副次評価項目である治療18カ月後に喉頭温存割合，全生存期間，いずれも統計学的に有意差は認められなかったが，Cmab併用群で局所再発率が高い傾向が認められている（21.4% vs 11.7%）．この他，ICとしてのTPF療法にCmabを加え，後続の放射線治療にもCmabを併用する療法が比較第Ⅱ相試験で検証されたが，毒性の問題から試験途中から両群で5-FUを抜かれた上，主要評価項目である2年機能的喉頭温存割合においてTPF療法/放射線治療単独群を上回る結果が得られなかった（44.7% vs 46.6%）[137]．このように，この集団においては治療効果と治療関連の有害事象の両方に特に配慮した治療開発が求められている．

❸ 術前化学療法の検討

切除可能な頭頸部扁平上皮がんにおいて，切除前に全身化学療法を実施して予後の向上を期待する取り組みがあるが，その意義が確立されていない．切除可能な局所進行口腔がんにおける術前のPF療法の意義を検証した比較試験があるが，局所制御や遠隔制御，生存における上乗せ効果は認められなかった．一方，完全奏効が得られた症例では10年生存割合が有意に良好であった（76.2% vs 41.3%）[138]．また，同様に切除可能な局所進行口腔がん256例を対象に，術前にTPF療法2コースを行ってから手術と術後放射線治療を実施する群と手術療法と術後放射線治療のみを実施した群を比較した第Ⅲ相試験がある．やはり，術前化学療法を追加しても全生存期間，無増悪生存期間のいずれでも延長がみられなかった．リンパ節転移が高度であるcN2以上の症例では，術前化学療法を実施することで全生存期間と無遠隔転移再発生存期間が延長することが示されているが，サブグループによる後解析であり確定的ではない．術前化学療法が奏効した群と奏効が得られなかった群間の比較では，術前化学療法で病理学的に奏効が確認された場合に全生存期間や無再発生存期間などが延長することが確認されている[139,140]．しかし，現時点ではどのような症例が術前化学療法に奏効するかを予測することは困難であるし，メタアナリシスでも術前化学療法による生存割合の向上は示されていない[141]．これらより，現時点では切除可能な頭頸部がんにおける術前化学療法は検証段階にあるため，臨床試験での実施が推奨される．海外では従来の治療戦略では比較的予後が芳しくなく，術前化学療法の恩恵が期待できる可能性があるcN2症例などが臨床試験の対象者とされている[142,143]．

■ 免疫療法を含むさらなる治療開発

既述の通り，頭頸部がん領域においても免疫チェックポイント阻害薬による免疫療法は転移/再発例の二次治療において標準治療の1つとして確立された．現在は標準治療であるEXTREMEレジメンを対象として，一次治療における新たな標準治療開発へ向けた比較第Ⅲ相試験が複数進行中である．Keynote 048試験は，再発/転移病変を有する症例に対する一次治療としてpembrolizumab単剤，pembrolizumabと化学療法（CDDPないしCBDCAの白金製剤および5-FU）併用療法および従来の標準治療であるCDDPないしCBDCAの白金製剤，5-FUおよびcetuximab併用療法（EXTREME regimen）の3群を比較した第Ⅲ相試験であり，2018年10月の欧州臨床腫瘍学会において第一報が発表された．combined positive score（CPS：PD-L1陽性の腫瘍細胞，リンパ球およびマクロファージ数を全腫瘍細胞数で除したもの）が20%以上の集団およびCPS1%以上の集団のいずれにおいてもpembrolizumab単剤群はEXTREME群に比較して有意にOSが延長した（CPS≧20%集団：生存期間中央値：14.9カ月 vs. 10.7カ月，HR 0.61，95%CI 0.45-0.83，p=0.0007，CPS≧1%集団：生存期間中央値：12.3カ月 vs. 10.3カ月，HR 0.78，95%CI 0.64-0.96，p=0.0086）[156]．現段階ですべての解析結果は公表されていないが，これらの結果から，今後pembrolizumabが再発・転移病変を有する症例に対する一次治療において主要な役割を果たすと考えられる．また，これに伴い二次治療以降の治療体系の変更も予想される．この他，局所進行例に対する根治治療においても，抗CTLA-4抗体のipilimumabとBRTの併用[144]や抗PD-1抗体のpembrolizumabとCDDP併用化学放射線療法の併用[145]をはじめ，複数の試験で免疫療法と従来の局所治療との併用が検証されている．さらに既述の通り，現時点で免疫チェックポイント阻害薬の治療効果予測因子や毒性発生の予測因子は確立されていないが，今後有望な因子が同定されれば，より有益と考えらえる治療を安全に実施できる可能性がある．

■ HPV関連頭頸部扁平上皮がんに対する治療戦略

HPVは環状構造の二本鎖DNAウイルスであり，細胞周期の制御を担うがん抑制遺伝子のRbなどに関与し，宿主細胞にがん化をもたらす．臨床上の特徴としては，若年発症，アルコール摂取・喫煙習慣が濃厚でない，組織型か低分化扁平上皮がんである．原発巣に比べて頸部リンパ節転移巣が大きく，嚢胞状や壊死状の形態を呈することが多いなどがある．HPV関連の中咽頭扁平上皮

がんは HPV 非関連の場合に比べて生命予後が良好であることなどから，既述の通り，AJCC 第 8 版では HPV 関連と HPV 非関連に分類されている．

また，特定の治療において，HPV 関連の有無が治療効果に影響を与える可能性についても検討されている．既述の BRT と RT 単独を比較した Bonner 試験では，p16 免疫染色性と治療効果の関連性が解析されている．p16 陰性群に比較して p16 陽性群で Cmab の上乗せ効果が強い傾向は認められたが，上乗せ効果の意義としては有意な群間差があるとはいえず，現時点で治療効果予測因子としては示されていない[146]．一方，治療強度の観点からは，これら HPV 関連中咽頭がん症例は治療強度を下げても予後が悪化することはなく，副作用は軽減できる可能性が期待されている（de-intensification）．ただし，HPV 関連であっても症例によっては治療強度を下げる（放射線線量を下げる）ことで予後が損なわれる可能性もある．局所進行 HPV 関連中咽頭がんを対象として行われた第Ⅱ相試験では，CDDP, PTX, Cmab 併用による IC により原発巣が完全奏効した症例については後続の BRT 期での RT 線量を減量する（69.3 Gy を 54 Gy へ減じる）試みが行われた．また，別の第Ⅱ相試験では，CBDCA, PTX 併用による IC で奏効が得られた症例では，PTX 併用 CRT 期での RT 線量を減量する（60 Gy を 54 Gy へ減じる）試みがなされた．いずれの試験においても，局所に関連する毒性の軽減は期待できるものであったが，濃厚な喫煙歴を有する場合などで局所制御が不良となる可能性も示唆された[149,150]．

また前述の通り，HPV 陽性の局所進行中咽頭がん症例において，Cmab 併用放射線治療が CDDP 併用 CRT に劣る治療成績も示されてきており[154,155]，現時点では少なくとも HPV 関連の有無のみで直ちに治療方針を変更することは推奨されず，他試験の結果報告を踏まえるなど慎重な対応が望ましい[147,148]．なお，HPV 関連中咽頭がんは手術療法においても HPV 非関連症例に比べて予後は良好であることが示されている[151]．したがって"切除可能"症例において HPV 関連の有無で外科治療と非外科的治療の選択基準とすることも容易ではなく，機能的な予後などを考慮して治療方針を決定する．

■ 高齢者における頭頸部がん診療

2014 年時点で，64 歳以上の高齢者人口は 26.1% に至った．今後も高齢化は急速に進行することが予想される．これに伴い，高齢者における頭頸部がん診療の重要性が増している．現在までの多くの臨床試験は 75 歳以下ないし未満の症例を対象とし，高齢者についてはサブ解析によるデータのみに拠るところが大きい．一般に，年齢が上がるに従い治療効果は低下するとされる場合が多いとされる．例として，現時点での転移/再発症例における一次治療の標準治療である PF 療法に Cmab を上乗せする併用療法では，65 歳以上の集団のおける PF 療法への Cmab の上乗せ効果については明確ではない（HR 1.07, 95%CI 0.65-1.77）[70]．また，同様に転移/再発症例における二次治療において，nivolumab の有用性を示した CheckMate141 試験においても，65 歳以上 75 歳未満の集団では治療者選択治療に対して nivolumab が明らかに優れているとする結果は得られていない（HR 0.93, 95%CI 0.56-1.54）[76]．また，一般に高齢者は臓器予備能の低下や症状，症候が顕在化しにくいなどで診断が容易ではないなどの様々な特徴を有し，有害事象が強く生じる傾向も示されており，いわゆる標準治療を全例で実施することは憚れる．しかし，高齢者では，個人毎に暦年齢と機能年齢間に開きが生じることが多いこと，また少人数でのサブ解析で全生存期間のみを評価し，その意義を否定することは安易であることなどからも，高齢者の中でも抗腫瘍治療の対象者を適切に選別する取り組みが進められている．高齢者総合機能評価（Comprehensive Geriatric Assessment：CGA）は，日常生活活動度や認知機能，社会的環境などの複数の構成因子からなる評価方法であり，他がん腫では，CGA の結果を元に治療内容を選択することの意義を問う試験も実施され，意義が乏しいと考えられる化学療法とそれに伴う毒性を未然に回避するという点で一定の結果が得られている[152]．頭頸部がん領域において同様の大規模試験の報告は現時点で無いが，70 歳以上で PS が 0-2 の転移/再発症例を対象に，MTX と Cmab を比較する第Ⅲ相試験が進行中である（ELAN-UNFIT 試験）[153]．頭頸部がん症例においても，有効と考えられる抗腫瘍治療を安全に実施するための取り組みが進むと思われる．

■ まとめ

頭頸部がんの治療に携わる医師は，まず標準治療を理解した上で，患者にとって最もベネフィットが得られる治療を検討することが大切である．わが国では主として欧米からの臨床試験結果が参考とされることが多いが，今後人的な充実や施設などの物的な充実が得られれば，わが国からも有用なエビデンスが得られることが期待できる．

［榎田智弘，田原　信，大山　優］

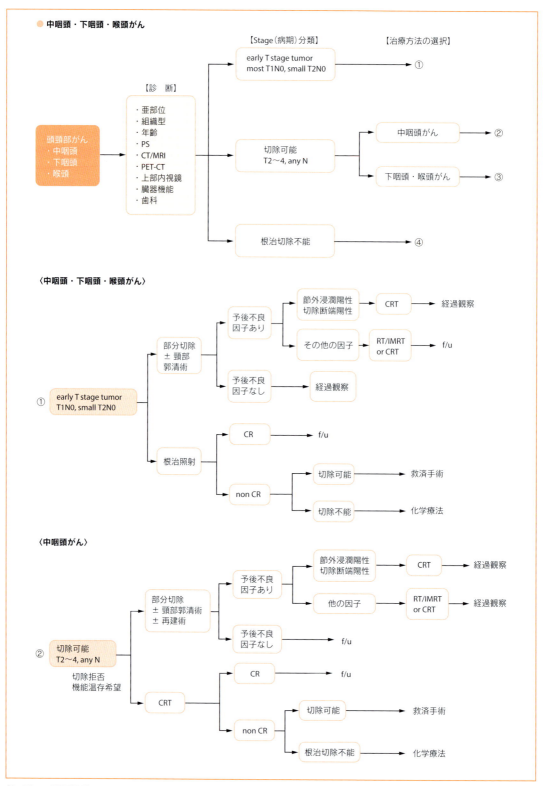

各2図-1. 頭頸部がんの decision making のためのフローチャート

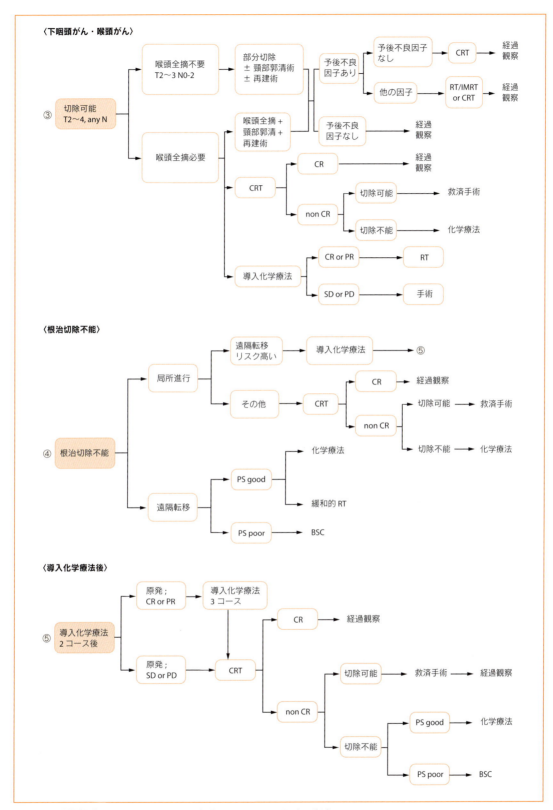

各2図-1. 頭頸部がんの decision making のためのフローチャート（つづき）

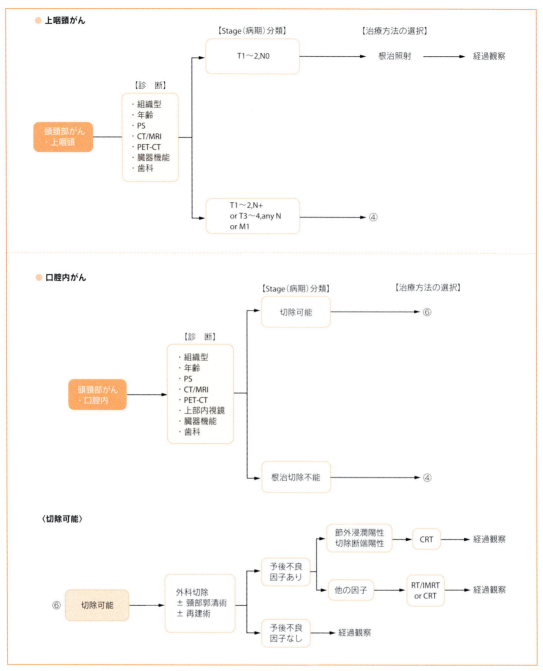

各2図-1. 頭頸部がんの decision making のためのフローチャート（つづき）

【治療方法（各レジメン）】

＜化学放射線療法（CRT）＞

レジメン名	薬剤	投与用量	投与日	投与間隔	期間
CRT-3 weekly	CDDP	80～100 mg/m^2	1，22，43	3週毎	3サイクル
CRT-分割	CDDP	20～25 mg/m^2	1～4，22～25，43～46	3週毎	3サイクル
CRT-weekly	CDDP	30～40 mg/m^2	1，8，15，22，29，36，(43)	毎週	6～7サイクル
CRT-CBDCA	CBDCA	AUC 1.5～2	1，8，15，22，29，36，(43)	毎週	6～7サイクル

＜転移・再発症例に対する化学療法＞

レジメン名	薬剤	投与用量	投与日	投与間隔	期間
●転移・再発頭頸部扁平上皮がん					
PF±C*	CDDP**	80～100 mg/m^2	1	3週毎	PDまたは毒性が許容困難まで
	CBDCA**	AUC 5	1	3週毎	
	5-FU	800～1,000 mg/m^2	1～4	3週毎	
	cetuximab*	loading：400 mg/m^2 以後 250 mg/m^2	1，8，15，22	毎週	
nivolumab	nivolumab	240 mg/body	1	2週間毎	PDまたは毒性が許容困難まで
PTX+C	PTX	80 mg/m^2	1	毎週	PDまたは毒性が許容困難まで
	cetuximab	loading：400 mg/m^2 以後 250 mg/m^2	1	毎週	
docetaxel	DTX	60～70 mg/m^2	1	3週毎	PDまたは毒性が許容困難まで
paclitaxel	PTX	100 mg/m^2	1，8，15，22，29，36，	8週毎	PDまたは毒性が許容困難まで
S-1	S-1	40 mg/m^2×2/日	1～28（1～14）	6週毎（3週毎）	PDまたは毒性が許容困難まで
MTX***	MTX***	40 mg/m^2	1	毎週	PDまたは毒性が許容困難まで
●転移・再発上咽頭がん					
CDDP+GEM***	CDDP	80 mg/m^2	1	3週毎	PDまたは毒性が許容困難まで
	GEM	1,000 mg/m^2	1，8		
GEM***	GEM	800～1,000 mg/m^2	1，8，15	4週毎	PDまたは毒性が許容困難まで

*：前治療で CDDP などの白金製剤投与後 6 カ月以上経過している場合，白金製剤再投与可能
**：白金製剤として，いずれかを用いる
***：わが国では MTX と GEM は保険適応外

＜導入化学療法＞

レジメン名	薬剤	投与用量	投与日	投与間隔	期間
TPF	DTX	70～75 mg/m^2	1	3週毎	3サイクル
	CDDP	70～75 mg/m^2	1	3週毎	
	5-FU	750 mg/m^2	1～5	3週毎	

各2図-1．頭頸部がんの decision making のためのフローチャート（つづき）
（【治療方法】の各レジメン）

[参考文献]

1) Waltonen JD, et al：The Laryngoscope, 119（1）：102-106, 2009.
2) Ebrahimi A, et al：JAMA otolaryngology—head & neck surgery, 140（12）：1138-1148, 2014.
3) Fletcher JW, et al：Journal of nuclear medicine：official publication, Society of Nuclear Medicine, 49（3）：480-508, 2008.
4) Liao LJ, et al：BMC cancer, 12：236, 2012.
5) 斉川雅久 他：頭頸部腫瘍, 29（4）：526-540, 2003.
6) Yamamoto E, et al：Cancer, 94（7）：2007-2014, 2002.
7) Mamelle G, et al：American journal of surgery, 168（5）：494-498, 1994.
8) Wong LY, et al：Head Neck-J Sci Spec, 25（11）：953-959, 2003.
9) Vaish R, et al：The New England journal of medicine, 373（25）：2477, 2015.
10) Tamaki T, et al：Cancer epidemiology, 38（5）：490-495, 2014.
11) (eds) E-NAea. WHO classification of head and neck tumors 4th edition.. 2017：159-202.
12) Japan Society for head and Neck Cancer CRC：Report of head and neck cancer registry of Japan, clinical statistics of registered patients 2014, major salivary glands Head and Neck Cancer 2014；42 (Supplement)：103-115.
13) Al-Sarraf M, et al：Journal of Clinical Oncology, 16（4）：1310-1317, 1998.
14) Chan ATC, et al：Journal of the National Cancer Institute, 97（7）：536-539, 2005.
15) Zhang L, et al：BMC cancer, 10：558, 2010.
16) Baujat B, et al：International journal of radiation oncology, biology, physics, 64（1）：47-56, 2006.
17) Cheng SH, et al：official journal of the American Society of Clinical Oncology, 18（10）：2040-2045, 2000.
18) Chen QY, et al：Journal of the National Cancer Institute, 103(23)：1761-1770, 2011.
19) Chitapanarux I, et al：Eur J Cancer, 43（9）：1399-1406, 2007.
20) Tang LQ, et al：The Lancet. Oncology：19（4）：461-473, 2018.
21) Chen L, et al：The Lancet. Oncology, 13（2）：163-171, 2012.
22) Sun Y, et al：The Lancet. Oncology, 17（11）：1509-1520, 2016.
23) Cao SM, et al：Eur J Cancer, 75：14-23, 2017.
24) Ribassin-Majed L, et al：Journal of clinical oncology：official journal of the American Society of Clinical Oncology, 35（5）：498-505, 2017.
25) Chan KCA, et al：The New England journal of medicine, 377（6）：513-522, 2017.
26) Jin Y, et al：Journal of cancer research and clinical oncology, 138（10）：1717-1725, 2012.
27) Zhang L, et al：Lancet, 388（10054）：1883-1892, 2016.
28) Chua DT, et al：Oral oncology, 39（4）：361-366, 2003.
29) Foo KF, et al：Annals of oncology：official journal of the European Society for Medical Oncology, 13（1）：150-156, 2002.
30) Enokida T, et al：International journal of clinical oncology, 22（6）：1009-1014, 2017.
31) Ngeow J, et al：Annals of oncology：official journal of the European Society for Medical Oncology, 22（3）：718-722, 2011.
32) Peng PJ, et al：Drug design, development and therapy, 8：1083-1087, 2014.
33) Ma BBY, et al：J Clin Oncol, 36（14）：1412-1418, doi：10.1200/JCO.2017.77.0388, 2018.
34) Hsu C, et al：J Clin Oncol, 35（36）：4050-4056, doi：10.1200/JCO.2017.73.3675, 2017.
35) Chen MY, et al：Chinese journal of cancer, 32（11）：604-613, 2013.
36) Merlano M, et al：Journal of the National Cancer Institute, 88（9）：583-589, 1996.
37) Zakotnik B, et al：Int J Radiat Oncol, 41（5）：1121-1127, 1998.
38) Adelstein DJ, et al：Journal of clinical oncology：official journal of the American Society of Clinical Oncology, 21（1）：92-98, 2003.
39) Brizel DM, et al：New Engl J Med, 338（25）：1798-1804, 1998.
40) Wendt TG, et al：Journal of Clinical Oncology, 16（4）：1318-1324, 1998.
41) Pignon JP, et al：Lancet, 355（9208）：949-955, 2000.
42) Pignon JP, et al：Radiotherapy and oncology：journal of the European Society for Therapeutic Radiology and Oncology, 92（1）：4-14, 2009.
43) Browman GP, et al：Head Neck-J Sci Spec, 23（7）：579-589, 2001.
44) Kish J, et al：Cancer Treat Rep, 66（3）：471-474, 1982.
45) Tribius S, et al：Strahlenther Onkol, 185（10）：675-681, 2009.
46) Ang KK, et al：Journal of Clinical Oncology, 22（23）：4657-4659, 2004.
47) Ghi MG, et al：Journal of Clinical Oncology, 29（15）, 2011.
48) Strojan P, et al：Head & neck, 38 Suppl 1：E2151-2158, 2016.
49) Bonner JA, et al：New Engl J Med, 354（6）：567-578, 2006.
50) Bonner JA, et al：Lancet Oncol, 11（1）：21-28, 2010.
51) Okano S, et al：Jpn J Clin Oncol, 43（5）：476-482, 2013.
52) Magrini SM, et al：Journal of clinical oncology：official journal of the American Society of Clinical Oncology, 34（5）：427-435, 2016.
53) Ang KK, et al：Journal of Clinical Oncology, 32（27）：2940-2950, 2014.
54) Wolf GT, et al：The New England journal of medicine, 324（24）：1685-1690, 1991.
55) Lefebvre JL, et al：Journal of the National Cancer Institute, 88（13）：890-899, 1996.
56) Lefebvre JL, et al：Annals of oncology：official journal of the European Society for Medical Oncology, 23（10）：2708-2714, 2012.
57) Forastiere AA, et al：New Engl J Med, 350（10）：1052-1053, 2004.
58) Wang WY, et al：Cancer, 119（5）：963-970, 2013.
59) Janoray G, et al：Journal of the National Cancer Institute, 108（4）pii：djv368. doi：10.1093/jnci/djv368, 2016.
60) Fletcher GH, et al：Radiology, 95（1）：185-188, 1970.
61) Bernier J, et al：New Engl J Med, 350（19）：1945-1952, 2004.
62) Cooper JS, et al：The New England journal of medicine, 350（19）：1937-1944, 2004.
63) Bernier J, et al：Head Neck-J Sci Spec, 27（10）：843-850, 2005.
64) Noronha V, et al：Journal of clinical oncology：official journal of the American Society of Clinical Oncology, 36（11）：1064-1072, 2018.
65) Kunieda F, et al：Japan Clinical Oncology Group Study (JCOG1008). Japanese journal of clinical oncology, 44（8）：770-774, 2014.
66) Argiris A, et al：Laryngoscope, 118（3）：444-449, 2008.
67) Racadot S, et al：Radiother Oncol, 87（2）：164-172, 2008.
68) Janot F, et al：Journal of clinical oncology：official journal of the American Society of Clinical Oncology, 26（34）：5518-5523, 2008.
69) Morton RP, et al：Cancer Chemoth Pharm, 15（3）：283-289, 1985.
70) Vermorken JB, et al：New Engl J Med, 359（11）：1116-1127, 2008.
71) Mesia R, et al：Ann Oncol, 21（10）：1967-1973, 2010.
72) Yoshino T, et al：Jpn J Clin Oncol, 43（5）：524-531, 2013.
73) Tahara M, et al：Annals of oncology：official journal of the European Society for Medical Oncology, 29（4）：1004-1009, 2018.
74) Hitt R, et al：Annals of oncology：official journal of the European Society for Medical Oncology, 23（4）：1016-1022, 2012.
75) Baghi M, et al：Anticancer research, 26（1B）：585-590, 2006.
76) Ferris RL, et al：The New England journal of medicine, 375（19）：1856-1867, 2016.
77) Robert LF, et al：Oral Oncology, 81：45-51, 2018.
78) Kiyota N, et al：Oral oncology, 73：138-146, 2017.
79) Seiwert TY, et al：Lancet Oncol, 17：956-965, 2016.
80) Chow LQ, et al：J Clin Oncol, 34：3838-3845, 2016.
81) Tahara M, et al：Cancer Sci, 109（3）：771-776, doi：10.1111/cas.13480, 2018.
82) Denis Soulieres, et al：KEYNOTE-040：AACR 2018, Abstract#CT115, 2018.
83) Zenda S, et al：Jpn J Clin Oncol, 37（7）：477-481, 2007.
84) Tahara M, et al：Cancer Chemoth Pharm, 68（3）：769-776, 2011.
85) Yokota T, et al：Jpn J Clin Oncol, 41（12）：1351-1357, 2011.
86) Vermorken JB, et al：Journal of Clinical Oncology, 25（16）：2171-2177, 2007.
87) Tortochaux J, et al：Radiotherapy and oncology：journal of the European Society for Therapeutic Radiology and Oncology, 100（1）：70-75, 2011.
88) Shiono S, et al：Ann Thorac Surg, 88（3）：856-861, 2009.
89) Robbins KT, et al：American journal of surgery, 168（5）：419-422, 1994.
90) Rasch CRN, et al：Cancer, 116（15）：3750-3750, 2010.
91) Homma A, et al：Japanese journal of clinical oncology, 45（1）：119-122, 2015.
92) Tanvetyanon T, et al：Archives of otolaryngology—head & neck surgery, 135（7）：687-692, 2009.
93) Amini A, et al：JAMA otolaryngology—head & neck surgery, 142（11）：1100-1110, 2016.
94) Licitra L, et al：Cancer, 68（9）：1874-1877, 1991.
95) Licitra L, et al：Annals of oncology：official journal of the European Society for Medical Oncology, 7（6）：640-642, 1996.
96) Airoldi M, et al：American journal of clinical oncology, 40（1）：86-90, 2017.
97) Gilbert J, et al：Head Neck-J Sci Spec, 28（3）：197-204, 2006.
98) Nakano K, et al：Acta oto-laryngologica, 136（9）：948-951, 2016.
99) Jaspers HC, et al：Journal of clinical oncology：official journal of the American Society of Clinical Oncology, 29（16）：e473-476, 2011.
100) Fushimi C, et al：Annals of oncology：official journal of the European Society for Medical Oncology, 29（4）：979-984, 2018.
101) Haddad R, et al：Oral oncology, 39（7）：724-727, 2003.
102) van Boxtel W, et al：Oral oncology, 72：198-200, 2017.
103) Strojan P, et al：Head & neck, 35（2）：286-293, 2013.
104) Iganej S, et al：Head & neck, 24（3）：236-246, 2002.
105) Patel RS, et al：Archives of otolaryngology—head & neck surgery, 133(12)：1282-1287, 2007.

106) Shehadeh NJ, et al：Head & neck, 28（12）：1090-1098, 2006.
107) Balaker AE, et al：The Laryngoscope, 122（6）：1279-1282, 2012.
108) Vermorken JB, et al：New Engl J Med, 357（17）：1695-1704, 2007.
109) Platek ME, et al：Supportive care in cancer：official journal of the Multinational Association of Supportive Care in Cancer, 21（10）：2825-2833, 2013.
110) Shen LJ, et al：PloS one, 8（7）：e68660, 2013.
111) NCCN Guidelines Version 1.2018 Head and Neck Cancers. 2018.
112) Arends J, et al：Clin Nutr, 36（1）：11-48, 2017.
113) Bahl M, et al：International journal of radiation oncology, biology, physics, 60（4）：1127-1136, 2004.
114) Romesser PB, et al：Cancer, 118（24）：6072-6078, 2012.
115) Corry J, et al：Journal of medical imaging and radiation oncology, 52（5）：503-510, 2008.
116) Wang J, et al：Journal of radiation research, 55（3）：559-567, 2014.
117) Langmore S, et al：Dysphagia, 27（2）：251-259, 2012.
118) Isenring EA, et al：British journal of cancer, 91（3）：447-452, 2004.
119) Yokota T, et al：Supportive care in cancer：official journal of the Multinational Association of Supportive Care in Cancer, 24（7）：3029-3036, 2016.
120) Zenda S, et al：Radiother Oncol, 101（3）：410-414, 2011.
121) Kramer JH, et al：Am J Med Sci, 338（1）：22-27, 2009.
122) Lajer H, et al：Cancer Chemoth Pharm, 56（5）：535-542, 2005.
123) Guidelines N. NCCN Guidelines Version 1.2018 Antiemesis. 2018.
124) Enokida T, et al：Frontiers in oncology, 6：196, 2016.
125) Fortin A, et al：International journal of radiation oncology, biology, physics, 74（4）：1062-1069, 2009.
126) Chen AM, et al：International journal of radiation oncology, biology, physics, 79（2）：414-419, 2011.
127) Manikantan K, et al：Cancer treatment reviews, 35（8）：744-753, 2009.
128) Khuri FR, et al：Journal of the National Cancer Institute, 89（3）：199-211, 1997.
129) Sheikhbahaei S, et al：AJR. American journal of roentgenology, 205（3）：629-639, 2015.
130) Mehanna H, et al：The New England journal of medicine, 374（15）：1444-1454, 2016.
131) Boomsma MJ, et al：Radiotherapy and oncology：journal of the European Society for Therapeutic Radiology and Oncology, 99（1）：1-5, 2011.
132) Gupta N, et al：National journal of maxillofacial surgery, 6（2）：160-166, 2015.

[診断・治療の最新動向]
133) Posner MR, et al：New Engl J Med, 357（17）：1705-1715, 2007.
134) Budach W, et al：Radiotherapy and oncology：journal of the European Society for Therapeutic Radiology and Oncology, 118（2）：238-243, 2016.
135) Ghi MG, et al：Annals of oncology：official journal of the European Society for Medical Oncology, 28（9）：2206-2212, 2017.
136) Lefebvre JL, et al：Journal of Clinical Oncology, 31（7）：853-859, 2013.
137) Andreas Dietz GW, et al：Journal of Clinical Oncology, 34(15(Supplement))：6025-6025, 2016.
138) Bossi P, et al：Ann Oncol, 25（2）：462-466, 2014.
139) Zhong LP, et al：Journal of Clinical Oncology, 31（6）：744-751, 2013.
140) Zhong LP, et al：Oncotarget, 6（21）：18707-18714, 2015.
141) Ma J, et al：Oral oncology, 48（11）：1076-1084, 2012.
142) clinicaltrials.gov（https://clinicaltrials.gov/ct2/show/NCT02285543）
143) clinicaltrials.gov（https://clinicaltrials.gov/ct2/show/NCT02285530）
144) R. L. Ferris DAC, et al：Annals of Oncology, 28（suppl_5）：v372-v394, 2017.
145) Steven Francis Powell MMG, et al：Journal of Clinical Oncology, 35（15（Supplement））：6011-6011, 2017.
146) Rosenthal DI, et al：J Clin Oncol, 34（12）：1300-1308, 2016.
147) Mirghani H, et al：International journal of cancer, 136（7）：1494-1503, 2015.
148) Masterson L, et al：Eur J Cancer, 50（15）：2636-2648, 2014.
149) Marur S, et al：Journal of clinical oncology：official journal of the American Society of Clinical Oncology, 35（5）：490-497, 2017.
150) Chen AM, et al：The Lancet. Oncology, 18（6）：803-811, 2017.
151) Licitra L, et al：Journal of clinical oncology：official journal of the American Society of Clinical Oncology, 24（36）：5630-5636, 2006.
152) Corre, R, et al：J Clin Oncol, 34（13）：1476-1483, 2016.
153) clinicaltrials.gov（https://clinicaltrials.gov/ct2/show/NCT01884623）.
154) Gillison ML, et al：Lancet, 393（10166）：40-50, 2019.
155) Mehanna H, et al：Lancet, 393（10166）：51-60, 2019.
156) Burtness B, et al：Annals of Oncology, 29（suppl 8）, mdy424. 045, 2018.

[放射線治療]
1) Ang KK, et al：International journal of radiation oncology, biology, physics, 19：1339-1345, 1990.
2) Bourhis J, et al：Lancet, 368：843-854, 2006.
3) Pignon JP, et al：Lancet, 355：949-955, 2000.
4) Pignon JP, et al：journal of the European Society for Therapeutic Radiology and Oncology, 92：4-14, 2009.
5) Forastiere AA, et al：The New England journal of medicine, 349：2091-2098, 2003.
6) Adelstein DJ, et al：official journal of the American Society of Clinical Oncology, 21：92-98, 2003.
7) Cooper JS, et al：The New England journal of medicine, 350：1937-1944, 2004.
8) Bernier J, et al：The New England journal of medicine, 350：1945-1952, 2004.
9) Bernier J, et al：Defining risk levels in locally advanced head and neck cancers：a comparative analysis of concurrent postoperative radiation plus chemotherapy trials of the EORTC（#22931）and RTOG（#9501）. Head & neck 27：843-850, 2005.
10) Machtay M, et al：official journal of the American Society of Clinical Oncology, 26：3582-3589, 2008.
11) Forastiere AA, et al：official journal of the American Society of Clinical Oncology, 31：845-852, 2013.
12) Liao CT, et al：Annals of surgical oncology, 16：159-170, 2009.
13) Zenda S, et al：journal of the European Society for Therapeutic Radiology and Oncology, 101：410-414, 2011.
14) Zenda S, et al：International journal of clinical oncology, 18：350-355, 2013.
15) Guerrero Urbano MT, et al：Clinical oncology, 19：604-613, 2007.
16) Nutting CM, et al：The Lancet. Oncology, 12：127-136, 2011.
17) Lohia S, et al：A comparison of outcomes using intensity-modulated radiation therapy and 3-dimensional conformal radiation therapy in treatment of oropharyngeal cancer. JAMA otolaryngology-- head & neck surgery 140：331-337, 2014.
18) Eisbruch A, et al：International journal of radiation oncology, biology, physics, 45：577-587, 1999.
19) Roesink JM, et al：International journal of radiation oncology, biology, physics, 51：938-946, 2001.
20) Mohan R, et al：International journal of radiation oncology, biology, physics, 46：619-630, 2000.
21) Mizoe JE, et al：journal of the European Society for Therapeutic Radiology and Oncology, 103：32-37, 2012.
22) Patel SH, et al：The Lancet. Oncology, 15：1027-1038, 2014.
23) Okano S, et al：Japanese journal of clinical oncology, 42：691-696, 2012.

■榎田智弘，田原　信，大山　優／全田貞幹

What's New in

3 肺がん，悪性胸膜中皮腫
Lung Cancer, Malignant Pleural Mesothelima

1 肺がん　Lung Cancer

診断

肺がんは多彩な臨床症状，画像所見を呈する．適切な診断を迅速に行うことが重要である．また，気管支鏡など侵襲的な検査もあるため，適応を十分に検討する必要がある．ここでは，問診，身体所見，画像診断，確定診断法，病理，腫瘍マーカー，遺伝子検査について解説する．

■ 問 診

小細胞がん，扁平上皮がんのほとんどは喫煙歴を有するため喫煙歴の聴取は重要である．肺がんの症状は，咳，血痰，胸痛，呼吸困難，閉塞性肺炎などに伴う発熱，喘鳴，体重減少，反回神経麻痺による嗄声，腫瘍随伴症状など多岐に渡るため詳細な問診が必要である．

■ 身体所見

視診では，チアノーゼ，浮腫，リンパ節腫大，栄養状態，脱水有無などを観察する．触診は，肺がんの診察において重要である．特に鎖骨上窩，頸部リンパ節の触診は注意深く行う．鎖骨上窩，頸部リンパ節転移病巣から確定診断が得られ，侵襲的な検査が不要となる場合がある．聴診では，気道狭窄，呼吸音の減弱の有無，などを評価する．

■ 画像診断
❶ 胸部 X 線単純写真
肺がんのスクリーニングとして最も頻用されている．淡い陰影，小さな病変，肋骨や心血管影など既存構造の陰影と重なる病変の検出には限界がある．
❷ 胸部 CT 検査
肺がんの診断と病期分類において大きな役割を持つ．区域気管支より，1）末梢に生じる末梢型肺がん，2）近位部に生じる中枢型肺がんに大別される．
1）末梢型肺がん

胸部 CT 診断でのチェックポイントは，①大きさ，②境界・辺縁の性状，③既存の肺構造との関係，④経時的変化などである．

＜肺結節の大きさ＞

結節影の径が大きくなるに従い肺がんの可能性は高くなる．

＜辺縁の性状＞
- 低分化型腺がんや末梢型扁平上皮がんは，方向により増大速度が異なるために辺縁が分葉状になり，いわゆる notching といわれる切れ込みを示す．直線的かつ内側に凹な辺縁で構成される多角形の結節は，炎症性結節を疑う所見である．
- 鋸歯状の辺縁（spiculation）を認める場合も，肺がんを疑う．spiculation は腫瘍と肺実質との境界の線維化やがん細胞の浸潤および，限局性のリンパ管進展を反映する．
- 肺結節と胸膜との間をつなぐ線状影は胸膜陥入像（pleural indentation）として知られ，これも肺がんの所見として知られる．

＜既存の肺構造との関係＞

肺がんでは，気管支の支配領域とは無関係に増大するので，しばしば肺静脈が侵入し，収束像を呈することも肺がんを疑う所見となる．

＜結節内部の所見＞

結節内の石灰化は良性結節，特に結核腫を示唆する所見であるが，肺がんでも点状や偏在性の石灰化は，10〜15％に認められる．肺腺がんはしばしば辺縁部では腫瘍細胞が肺胞上皮を置換するように発育するため，肺構造が保たれ含気を残しているため，結節辺縁，または全体にすりガラス濃度を呈する．

2）中枢型肺がん

腫瘤，肺門部の拡大などを認め，中枢気管支を閉塞し，無気肺，閉塞性肺炎による陰影を生じる．
❸ PET 検査
PET 検査の肺結節の良悪性診断における PET の成績は，感度 89〜100％，特異度 67〜100％と報告されている[3]．径 1 cm 未満の小結節や，すりガラス影を呈する肺胞上皮がんでは偽陰性を示す一方，活動性の炎症性腫瘤では偽陽性となることがある．

■ 確定診断方法
❶ 喀痰細胞診
喀痰細胞診は，中枢型肺がんが疑われた場合，行うべき検査である．主訴が血痰で，画像診断上異常を認めない場合にも必要な検査である．肺がん患者の喀痰細胞診の陽性率は，1 回のみでは 40％程度であるが，3 日間連続で施行することにより 60％以上になる．

❷転移リンパ節細胞診・生検，胸水細胞診

鎖骨上窩リンパ節や頸部リンパ節腫大を認める患者では，穿刺吸引細胞診，生検を行う．胸水貯留を認める場合には胸水の細胞診で確定診断が可能となる．

❸気管支鏡検査

気道内の病変に対しては，その観察および直視下の生検を行う．肺野末梢部の病変に対しては，X線透視下に病巣の細胞診，組織診を行う．患者の苦痛が強い検査であり，その適応は慎重に決定する．縦隔リンパ節腫大に対しては，超音波気管支鏡下穿刺吸引生検法（endobronchial ultrasound-guided transbronchial needle aspiration：EBUS-TBNA）が推奨される．

❹経皮肺針生検

X線透視下あるいはCT下に生検針を用いて組織診，細胞診を行う．胸壁に接した腫瘍や，気管支の関与が乏しい腫瘍の場合に行われる．合併症は気胸が最も多く，10〜35％に生じるとの報告がある．ほかに，血胸，喀血，悪性腫瘍の播種，空気塞栓などの報告がある[4]．

❺胸腔鏡検査／開胸肺生検

気管支鏡検査あるいは経皮肺針生検などで確定診断が困難な場合に行われることがある．術中迅速病理診断によって肺野末梢肺がんが確認された場合は，そのまま開胸根治手術に移行できる．また，画像上肺がんの疑いが極めて強い場合は，気管支鏡検査や経皮肺針生検を行わず，診断と治療を同時に行う目的で開胸肺生検を行う場合もある．

■ 病理分類

肺がんは組織学的に，腺がん，扁平上皮がん，大細胞がん，小細胞がんの4つの組織型に分類されていたが，WHO分類（第4版）によって腺がん，扁平上皮がん，大細胞がん，神経内分泌腫瘍に大別された[5]．近年，組織型により治療効果や有害事象のプロファイルが異なるpemetrexed（アリムタ®）や，bevacizumab（アバスチン®）が実地臨床で使用されるようになったこと，治療薬選択に大きな影響を及ぼすEGFR（epidermal growth factor receptor）遺伝子変異，ALK（anaplastic lymphoma kinase）融合遺伝子の出現頻度が組織型によって大きく異なることから，今まで以上に組織型を特定する必要性が高まっている．

■ 腫瘍マーカー

腫瘍マーカーは，検診などの早期がんの発見には不向きである．肺がん診療における腫瘍マーカーの測定の意義は，診断・治療経過の補助である．

❶CEA（carcinoembryonic antigen）

血中CEAは臓器特異性が低く，肺がん，胃がん，大腸がん，乳がん，膵がん，胆道がん，甲状腺髄様がん，転移性肝がんなどさまざまながんで陽性となる．血中CEA値は，加齢，長期喫煙によっても上昇することがあるが，カットオフ値の2倍以上となることは少ない．また，良性疾患である胃潰瘍，糖尿病，慢性肺疾患（肺結核，慢性気管支炎，肺線維症），甲状腺機能低下症，腎不全でも偽陽性を示すことが知られている．

❷SLX（sialyl stage specific embryonic antigen）

SLXは肺がん，消化器がん，その他の臓器の腺がんで陽性率が高い．年齢，性別，喫煙による影響は少ないが，気管支拡張症や特発性間質性肺炎で偽陽性になることがあり，疾患特異性が低い．また，肺がん以外の組織型の肺がんでも高率に陽性を示すため，組織特異性も低い．

❸CYFRA 21-1（cytokeratin 19 fragment）

CYFRA 21-1は肺扁平上皮がんのほか，食道がん，胃がん，大腸がん，乳がん，膀胱がん，子宮頸がん，子宮体がん，卵巣がんで陽性を示す．慢性肺疾患（間質性肺炎，肺結核，気管支拡張症）や肝疾患，腎疾患でも偽陽性を示すことがある．全肺がんでのCYFRA 21-1の陽性率は50〜60％であり，特に扁平上皮がんで陽性率は60〜80％と高い．肺扁平上皮がんにおいてCYFRA 21-1は感度，特異度ともSCCより優れている．

❹SCC抗原（squamous cell carcinoma related antigen）

SCCは肺扁平上皮がんで陽性を示すことが多い．血中SCC値は肺扁平上皮がんのほか，子宮頸部がん食道がん，頭頸部がんなどの扁平上皮がんでも陽性となる．血中SCC値は，腎障害患者で偽陽性を示すことがある．また，正常皮膚表面，唾液，汗にも高濃度のSCC抗原が存在するため，広範囲の皮膚疾患で高値を示すことや，採血の際に皮膚表面組織や汗が混入しても偽陽性を示すことに注意が必要である．

❺ProGRP（progastrin releasing peptide）

proGRPは加齢，性別，喫煙の影響は受けない．血清クレアチニン値が2.0 mg/dL以上の腎不全ではクリアランスの低下によって高値となるが，小細胞がんの高値例と比較すれば上昇の値は軽度である．甲状腺髄様がんでも高値となることがある．肺結核腫，特発性間質性肺炎などの良性疾患で高値を示すことはない．proGRPは小細胞肺がんに特異的な腫瘍マーカーであり陽性率は60〜70％である．Ⅰ・Ⅱ期での陽性率も36〜50％と高い．非小細胞肺がんでの陽性率は5％以下と低い．

❻NSE（neuron specific enolase）

血清NSEは性別や加齢の影響はないが，赤血球中にも存在するため，溶血検体では偽陽性となる．NSEは小

細胞肺がんで陽性率が高い．小細胞肺がんのほかに，甲状腺髄様がん，褐色細胞腫，膵ラ氏島腫瘍などの内分泌腺腫瘍でも陽性になることがある．非小細胞肺がんでも10％程度陽性になることがある．NSEはproGRPと比較すると小細胞肺がん早期症例での陽性率が低く，小細胞肺がんの腫瘍マーカーとしてはproGRPのほうが優れている．

■ 遺伝子検査

近年，がんの発生・進展に強く影響を及ぼす単一の遺伝子変異が同定され，これらの遺伝子異常はドライバー遺伝子変異とよばれる．非小細胞肺がんでは，*EGFR*，*ALK*，*ROS-1*（c-ros oncogene 1），*BRAF*，*RET*（rearranged during transfection）などの遺伝子変異が知られている．これらのドライバー遺伝子変異を標的とした治療は，高い抗腫瘍効果をもたらし，治療成績は大きく向上した．よって，非小細胞肺がんと確定診断した時点で，これらのドライバー遺伝子の検索が必須である．将来的には，別々に検索するのではなく，次世代シーケンサーを用いたマルチプレックス診断薬により，一度の複数のドライバー遺伝子変異を短時間で診断することが期待されている．

［菅野哲平，久保田 馨］

Stage（病期）分類・治療方法の選択・予後

UICCは，肺がんを取り扱ううえでの規約の国際的共通化の観点から，1978年にTNM分類を作成した．原発腫瘍の進展度（T因子），リンパ節転移の有無や程度（N因子），遠隔転移の有無（M因子）を同定し，それぞれの因子の組み合わせによりStage（病期）が定められている．このStageは腫瘍の広がりを表すように規定されており，がんの進展度の記載および分類である．治療計画の設定，予後の予測，治療効果の評価などの点で重要である．また国際的，施設間における比較を可能にする「共通の言語」といえるものである．

TNM分類には，治療前の臨床情報から評価するTNM臨床分類（cTNM）と，治療前評価に手術・病理学的検査を追加して得られたTNM病理学的分類（pTNM）がある．

このTNM分類はおおよそ10年ごとに改訂が繰り返されており，現行の第8版は2016年12月に出版，2017年1月から運用が開始された．わが国においてはそれに対応する肺癌取扱い規約も運用されている[1]．改訂の目的は，同等な生存が予想される群をそれに応じた治療に適切に選別することである．

1996年にInternational Association Study for Lung Cancer（IASLC）がstaging committeeを発足させ，2007年には第7版の，2015年には第8版の改訂案を報告した[2]（**各3表-1**）．歴史的にはわが国もTNM分類の発展に貢献しており，第8版の改定案を作成するに際して用いられたおよそ10万例を含むデータベースには，日本から約3万9,000例が登録されている．

現行のTNM分類第8版の前版からの大きな変更点を以下に示す．過去に発表された臨床試験の大半は当時のTNM分類に基づくものも多くあり，これらの前版と現行第8版の双方と変更点を理解することは重要である．以下に第7版から第8版への変更点を示す．

【TNM分類第8版の変更点】
①臨床T因子（cT）をCT画像上のconsolidation径で，病理T因子（pT）を病理学的浸潤径（invasive size）によって定義する
②CT上consolidationを認めないもの，adenocarcinoma in situ（AIS）をT0とする
③T1を，浸潤径が5 mm以下の微小浸潤癌がT1mi，5 mmより大きく1 cm以下のT1a，1 cmより大きく2 cm以下のT1b，2 cmより大きいT1cに分ける．
④T2の中で，4 cm以下がT2a，4 cmより大きく5 cm以下がT2b，5 cmより大きく7 cm以下をT3とする．
⑤7 cmより大きいものはT4へupgradeとする
⑥M1を3分して対側肺転移，悪性胸水・心嚢水がM1a，単一臓器単発遠隔転移はM1b，多発遠隔転移をM1cとする．

■ 初期の臨床評価

米国のNational Comprehensive Cancer Network（NCCN）および日本肺癌学会肺癌診療ガイドラインは，肺がんの病理診断がなされたうえで初めて適応されるもので，初期評価をもとに，病期，腫瘍の局在によって決められた1つの治療前評価・治療のpathwayに振り分けられる．

初期の病期評価は自覚症状，身体所見，胸腹部CT（副腎を含む），脳CT/MRI，骨シンチ，PETなどによって行われる．

CTスキャンは肺門，縦隔リンパ節を評価する目的として最初に用いられる方法であるが，診断能に限界があることも知られている．画像上，短径1 cm以上を転移陽性とする診断基準が広く用いられているが，肺腺がんにおいては画像上腫大のないリンパ節に転移がしばしば認められることや，扁平上皮がんにおいて炎症性腫大が認められることがまれではないことが限界の理由である．

各3表-1. 肺がんのTNM分類（UICC第8版，2017年）

【原発巣（T）】

T1	充実成分径・浸潤径が3cm以下 腫瘍は肺組織または臓側胸膜に囲まれているが，葉気管支より中枢に浸潤しない
Tis	上皮内癌：充実成分・浸潤径0cmかつ，病変全体径≦3cm
T1mi	微少浸潤性腺癌：充実成分・浸潤径≦0.5cmかつ病変全体径≦3cm
T1a	充実成分・浸潤径≦1cm以下かつTis・T1miに相当しない
T1b	充実成分・浸潤径>1cmかつ≦2cm
T1c	充実成分・浸潤径>2cmかつ≦3cm
T2	充実成分・浸潤径が3〜5cm，あるいは以下の特徴を有する ・主気管支に浸潤 ・臓側胸膜浸潤がある ・腫瘍によって肺門に及ぶ部分的もしくは一側全体の無気肺あるいは閉塞性肺炎
T2a	充実成分・浸潤径>3cmかつ≦4cm
T2b	充実成分・浸潤径>4cmかつ≦5cm
T3	充実成分・浸潤径≧5cmかつ<7cm，あるいは以下の特徴を有する ・胸壁浸潤 ・横隔神経浸潤 ・縦隔胸膜浸潤 ・壁側胸膜浸潤 ・同一肺葉内に存在する腫瘍結節
T4	充実成分・浸潤径>7cm，あるいは以下の特徴を有する ・横隔膜浸潤 ・縦隔浸潤 ・心臓浸潤 ・大血管浸潤 ・気管浸潤 ・反回神経浸潤 ・食道浸潤 ・椎体浸潤 ・気管分岐部浸潤 ・同側他肺葉に存在する腫瘍結節

【所属リンパ節（N）】

N0	所属リンパ節転移なし
N1	同側の気管支周囲リンパ節，肺内リンパ節，および/または，同側の肺門リンパ節への転移あるいは直接進展
N2	同側の縦隔リンパ節への転移あるいは直接進展
N3	対側縦隔，対側肺門リンパ節，斜角筋あるいは鎖骨上窩リンパ節への転移

【遠隔転移（M）】

M0	遠隔転移なし
M1	遠隔転移あり
M1a	対側肺葉内に存在する腫瘍結節，胸膜結節 悪性胸水・悪性心嚢水
M1b	肺以外への一臓器への単発転移
M1c	肺以外への一臓器または多臓器への多発転移

【病期分類】

Stage 0	Tis	N0	M0
Stage I A	T1	N0	M0
I A1	T1mi-a	N0	M0
I A2	T1b	N0	M0
I A3	T1c	N0	M0
Stage I B	T2a	N0	M0
Stage II A	T2b	N0	M0
Stage II B	T1a–T2b	N1	M0
	T3	N0	M0
Stage III A	T1a–T2b	N2	M0
	T3	N1	M0
	T4	N0–1	M0
Stage III B	T1a–2b	N3	M0
	T3–4	N2	M0
Stgae III C	T3–4	N3	M0
Stage IV	any T	any N	M1
IV A	any T	any N	M1a–b
IV B	any T	any N	M1c

FDG-PETによる転移診断能はCTに比して有意に良好であるという報告がなされており，日常的にリンパ節転移診断，遠隔転移診断に用いられている．しかし，リンパ節転移のより正確な診断のためには病理組織学的診断が必要である．縦隔鏡検査の感度は74〜92％，特異度は100％とされている．近年超音波気管支鏡（EBUS）を用いた縦隔リンパ節生検が縦隔鏡に代わる検査法として普及している[3]．

肺がんにおいて遠隔転移の頻度が高い臓器には肺，骨，脳，肝，副腎などがあげられる．

■ 初期治療

治療方法はStageに加え組織型，リンパ節転移の評価，個々のTNM分類，腫瘍の遺伝子変異の有無，programmed cell death ligand-1（PD-L1）発現，併存症を含めた全身状態によって決定される．臨床的な評価，治療前評価に引き続き，切除が施行された患者に対しては切除後の評価〔切除の根治性（R），病理学的評価（TNM病理学的分類）〕が加えられる．手術手技は術者の技量，経験によるところも大きく，手術適応，切除の可能性は胸部腫瘍外科医が判断することが望ましい．

初期臨床病期評価ごとの治療方針を，①非小細胞肺がん，②小細胞肺がんに分けて，それぞれ以下に示す．先述したようにTNM第8版ではconsolidation径，病理学的浸潤径に基づいてT因子が決定されるため前版と対比するには注意が必要である．

❶非小細胞肺がん（NSCLC）

1）Stage I A，T1N0

臨床的に耐術可能な患者に対しては手術が適応となる．

標準術式は肺葉切除，縦隔リンパ節郭清である．系統的なリンパ節郭清の予後に与える影響は不明とされているが，正確な病期診断の観点からすすめられている．早期例における肺門・縦隔サンプリングの結果，転移陰性の場合は縦隔郭清が不要な可能性が北米から報告されている[4]．わが国では系統的リンパ節郭清と選択的リンパ節郭清の比較試験〔Japan Clinical Oncology Group（JCOG）1413〕が進行中である．

画像上，末梢型の小型すりガラス陰影（GGO）を呈する例では適切に患者選択を行うことで縮小手術（部分切除，区域切除）と標準手術で再発，生存に差がないとす

る後向き研究の報告があり，画像所見や病変の位置によっては縮小切除が考慮される[5〜7]．現在，日本と北米において葉切除と区域切除を比較する前向き多施設共同ランダム化試験（JCOG 0802/West Japan Oncology Group 4607L；Cancer and Leukemia Group B 140503）が進行中である．

標準手術が施行不能な場合は，縮小手術または根治的放射線照射がすすめられる．

Cisplatinを含む術後補助化学療法は推奨されない．わが国では腫瘍径が2 cmより大きい症例ではtegafur・uracilの経口製剤（UFT）の有効性が示されており選択肢となる[8]．切除断端陽性例においては再切除，放射線療法もしくは化学放射線療法が選択されるがエビデンスに基づいた指針は存在しない．

2) Stage I B, T2aN0

耐術可能な患者に対してはStage I Aと同様肺葉切除，縦隔リンパ節郭清が行われる．完全切除後は経過観察，もしくは患者に応じて補助化学療法が考慮される．完全切除後pⅠB期に対してはcisplatinを含む術後補助化学療法の有効性を示すevidenceは少ない．わが国では，特に腺癌においてUFTによる補助化学療法の有効性が報告されており，標準治療の1つと考えられている[9]．

3) Stage Ⅱ A-B, T2bN0, T1-2N1, T3N0

わが国における切除後pⅡA, pⅡB期（TMN第7版）の5年生存割合はそれぞれ61.6%，49.8%であった[10]．術後補助化学療法の適応である[11〜13]．StageⅡAは第7版でⅠB期であったことに留意する必要はあるが，第7版ⅠB期で4 cmを超える例では補助化学療法が有効である可能性が報告されている[14]．切除断端陽性例においては，遺残腫瘍をコントロールする目的での再切除または放射線療法＋化学療法，または化学放射線療法が追加されるのがよいとされているがエビデンスに基づいた指針は存在しない．

4) superior sulcus tumor, T3-4N0-1

患者数が少ないため，比較試験は行われていないが，日本，米国で行われた化学放射線同時併用療法後の外科的切除が良好な成績を示しており，一般診療においても推奨される[15,16]．N2例に対する手術はすすめられない．切除不能例では根治的化学放射線同時併用療法が推奨される．

5) 隣接臓器浸潤，T3-4N0-1

一般に外科的切除の適応となる．わが国における切除後pT3N0, pT3N1期の5年生存割合はそれぞれ50.6%，53.3%で，浸潤臓器による予後の差は明らかではない[17]．患者によっては，放射線療法あるいは化学放射線療法等の導入療法を行い，引き続き手術が施行される場合がある．完全切除後は補助化学療法が推奨される．

切除断端陽性例においては，再切除または放射線治療と化学療法の順次使用または化学放射線同時併用療法が追加される．

6) Stage ⅢA, T1-3N2

治療前評価において，臨床的にN2が疑われた患者に対しては縦隔鏡検査またはEBUS下生検がすすめられる．

・縦隔鏡/EBUS検査でN2が証明されなかった場合（N0-1）：切除可能例では手術を含む治療が施行される．

・縦隔鏡/EBUS検査でN2の場合：切除可能例では切除を含む集学的治療（導入療法 and/or 術後補助化学療法）が勧められる．

縦隔の単一領域のみにリンパ節転移を認める場合（いわゆる single station N2）は，複数領域のリンパ節転移例に比べて有意に予後が良好と報告されている[18,19]．また著明に腫大したリンパ節転移（bulky N2）や複数領域のリンパ節転移を認める場合（いわゆる multi station N2），節外浸潤を認める場合は，手術単独治療の効果は限定的であり，勧められない．

非切除例に対しては，化学放射線同時併用療法に引き続く durvalumab が標準治療である．

7) Stage ⅢB, T3-4N2 の場合

根治的化学放射線同時併用療法を施行する．その後，durvalumab の維持療法を検討する．

8) Stage ⅢB, T1-2N3

高度な局所進行を呈し，外科的切除の適応とはならない．根治的照射可能な場合は化学放射線同時併用療法に引き続き durvalumab 投与が行われる．

9) Stage ⅣA

PS良好Ⅳ期例において化学療法は生存期間を延長し，QOLを改善することが示されている．

・悪性胸水，悪性心嚢水（M1a）：貯留胸水の約90%は悪性胸水であるが，肺炎，無気肺，脈管の環流障害などで胸水が出現することもある．症状コントロール目的のドレナージ，胸膜癒着術を行う．悪性心嚢水に対しては bleomycin の心嚢内投与も選択肢となる[20]．薬物療法，best supportive care の適応である．

・対側肺への転移（M1a）：病変の局在，個数によっては外科切除の適応となりえる．経過，所見に応じて多発がんの可能性も考慮して診断，治療する．

・遠隔転移（M1b）

孤立性脳転移：脳転移巣切除，放射線療法（定位照射）を考慮する．T1-2N0では原発巣に対する外科的切除または放射線治療も考慮する．

孤立性副腎転移：副腎腫瘍の約50%は良性であることが報告されており，疑われる遠隔転移部位が副腎のみの

各3表-2．肺がん外科切除例の病理病期別 5 年生存割合

【日本】

病理病期	患者数（人）	5年生存割合（％）
ⅠA	7,316	88.9
ⅠB	3,772	76.7
ⅡA	1,704	64.1
ⅡB	1,024	56.1
ⅢA	2,110	47.9
ⅢB	89	30.2
Ⅳ	415	36.1

（J Thorac Oncol, in press, 2019）

【全世界】

病理病期	患者数（人）	5年生存割合（％）
ⅠA1	1,389	90
ⅠA2	5,633	85
ⅠA3	4,401	80
ⅠB	6,095	73
ⅡA	1,638	65
ⅡB	5,226	56
ⅢA	5,756	41
ⅢB	1,729	24
ⅢC	69	12

（J Thorac Oncol, 11：39-51, 2015）

場合は，病理学的診断を得ることが必要である．肺病変が治癒の可能性がある場合は，同側副腎転移巣を切除の対象とすることができる[21~23]．

10）Stage ⅣB
・**多発転移（M1c）**：薬物療法，best supportive care の適応である．

❷ **小細胞肺がん（SCLC）**
小細胞がんにおいては，限局型 LD（limited disease）と進展型 ED（extensive disease）に分けて治療法を決定することが多い．病巣が一側胸郭に限局し，転移があっても同側肺門，縦隔，鎖骨上窩リンパ節にとどまるものを LD，LD を超えて進展しているものを ED と定義する．

1）T1-2N0
Stage Ⅰは，SCLC と診断される患者の 5％ 未満である．臨床的に T1-2N0 と診断された患者に対しては肺葉切除，縦隔リンパ節郭清の適応となる．術後補助化学療法を行う．SCLC に対してはプラチナ系薬剤を含む併用化学療法が治療の基本であり，術後の化学療法が困難となる肺全摘術は控えるべきである．

2）T1-2N0 を超える LD
PS 0-2 の LD 例に対しては，化学療法と胸部放射線療法の併用により化学療法単独に比べて生存が改善することがメタアナリシスにより報告されている[24,25]．しかし，同時に治療関連死が 1.2％ 増加するとも報告されており，放射線照射範囲を含め，放射線治療のタイミングとともに，有害事象の発生に注意が必要である．PS 3-4 の不良例では少なくとも化学療法を行うように勧められる．

3）extensive disease（ED）
進展型小細胞がんに対しては，併用化学療法が標準治療である．PS 不良例（PS 2-3）であっても，化学療法が推奨される．PS 4 では化学療法を勧められない．

■ **肺がんの 5 年生存割合**（各3表-2）
肺がん外科切除例の病理病期別 5 年生存割合を示す．日本のデータは，TNM 分類第 7 版の下での 2010 年の肺がん外科切除例の全国集計結果である．また，全世界のデータは 2016 年に TNM 分類が第 8 版に改訂された際の，International Association of Study on Lung Cancer（IASLC）の集計結果である．

［水野鉄也，久保田 馨］

治療方法（各3図-1，p.69~74）

非小細胞肺がん（non-small cell lung cancer：NSCLC）に対しては，術後補助化学療法，非切除Ⅲ期に対する根治的化学放射線療法，延命，QOL 改善を目的としたⅣ期患者などが薬物療法の適応となる．一方，小細胞肺がんに対しては，どの病期においても薬物療法が中心的な役割を果たす．以下，薬物療法を中心に治療の実際について述べる．免疫チェックポイント阻害薬や分子標的薬については最近の動向の項も参照されたい．

■ **非小細胞肺がん**
❶ **ⅠA期（術後補助化学療法）**
cisplatin（CDDP）を含む術後補助化学療法の適応はないが，腫瘍径 2 cm を超える T1b については UFT の意義が示されている．

❷ **ⅠB期（術後補助化学療法）**
術後補助化学療法有無のランダム化試験のメタアナリシス[1]では，ⅠB期における CDDP を含む術後補助化学療法の意義は疑問視されている．一方，完全切除された病理病期Ⅰ期の腺がん患者 999 人を対象とした tegafur・uracil（UFT）による術後補助化学療法のサブグループ解析では，術後 2 年間の UFT 内服は 5 年生存割合を 11％ 改善した（Ⅰ期全体では 3％ の改善，$p=0.047$[2]）．これらの結果から，完全切除されたⅠB期に対する UFT は治療の選択肢となる．なお，UFT による phenytoin の血中濃度上昇，warfarin の作用増強が起こるため，併用薬剤には注意が必要である．

❸ **Ⅱ期，ⅢA期（術後補助化学療法）**
CDDP を含む術後補助化学療法による有意な生存の改善が報告されている．IALT では，CDDP と，etopo-

side, vinorelbine（VNB），vinblastine, vindesine（VDS）いずれかの組み合わせにより，5年生存割合が4％改善した[3]．NCI-Canada を中心に行われた JBR. 10 では，ⅠB期とⅡ期を対象に CDDP＋VNB を用い5年生存割合が15％改善した[4]．ANITA はⅠB～ⅢA 期を対象に行われ，CDDP＋VNB により5年生存割合が8.6％改善した[5]．これらの結果を含む，4,584 人を対象としたメタアナリシスにより，病理病期Ⅱ期，ⅢA 期における CDDP を含む術後補助化学療法の有用性が示されている〔ハザード比（HR）0.89，5年生存割合で5.3％の改善．p＝0.004〕[1]．術後補助化学療法後，5年以内は非がん死亡に有意な影響は認めなかったが，5年以降は非がん死亡が有意に増加するとの報告がある[6]．適切な患者選択，後述する CDDP 投与法を用い，腎機能障害などを最小化する努力が必要である[7]．

❹ⅢA 期，ⅢB 期（切除不能例）

PS 良好な患者に対しては CDDP を含む併用化学療法と放射線同時併用療法が標準治療であった．放射線単独に比較し，化学放射線療法（60～66 Gy/1.8～2.0 fr）で生存が良好であること，また順次併用よりも同時併用で生存が良好であることも示されてきた[8,9]．同時併用化学放射線療法では，食道炎の頻度が増加するものの，有害事象は耐容可である．

西日本がん研究機構（WJOG）は，CDDP＋VDS＋mitomycin（MMC）を対照群に，carboplatin（CBDCA）＋paclitaxel（PTX），CBDCA＋irinotecan（CPT-11）と同時併用放射線療法を比較するランダム化第Ⅲ相試験を行った[10]．生存期間中央値はそれぞれ 20.5 カ月，22.0 カ月，19.8 カ月と CBDCA ベースの化学療法は第2世代の CDDP 併用レジメンに対する非劣性を証明することはできなかった．しかし，有害事象のプロファイルが比較的良好であったことから，CDDP 使用困難な患者に対しては一般診療でも適用可能と考えられる．

一方，岡山肺癌治療研究会（OLCSG）は，CDDP＋docetaxel（DTX）と CDDP＋VDS＋MMC を比較するランダム化第Ⅲ相試験を行った．OS 中央値はそれぞれ 26.8 カ月，23.7 カ月で，有意差には至らないものの CDDP＋DTX で優れる傾向がみられた（p＝0.059）[11]．

化学放射線併用療法における，放射線療法の線量と抗 epidermal growth factor receptor（EGFR）抗体 cetuximab 有無に関する比較試験が北米で行われた．CBDCA＋PTX に cetuximab 上乗せの有無，放射線療法 74 Gy と 60 Gy を比較する 2×2 デザインであったが，cetuximab の追加効果はなく，74 Gy の高線量群で治療された群において生存が有意に劣っていた[12]．

同時併用放射線療法における至適な化学療法レジメンは明確ではないが，わが国では CDDP＋S-1，CDDP＋VNB が比較的よく用いられている．

化学放射線同時併用終了後 1～42 日の間に免疫チェックポイント（PD-L1）阻害薬である durvalumab とプラセボとのランダム化試験が行われ，durvalumab 群が無増悪生存期間（PFS）〔HR 0.52，95％信頼区間（CI）0.42-0.65，P＜0.001〕[13]，全生存期間（OS）共に有意に良好であった．化学放射線同時併用後の durvalumab が非切除Ⅲ期 NSCLC に対する標準治療と考えられる．

❺ PS 良好な（PS 0，1）Ⅳ期

CDDP を含む併用化学療法により，生存期間の延長，QOL の改善が得られる．プラチナ製剤と第3世代抗がん薬といわれる DTX，PTX，gemcitabine（GEM），CPT-11，VNB のいずれかの2剤併用化学療法が長くⅣ期非小細胞肺がんの標準治療であった．CBDCA ベースの化学療法は CDDP ベースの化学療法と比べ，点滴時間の短縮など投与は簡便であるものの，非扁平上皮患者においては生存で劣ることがメタアナリシスで示されている[14]．CDDP は腎毒性，長時間の補液，悪心嘔吐の頻度が高いなどの問題点があったが，CDDP 前補液にマグネシウム 8 mEq 追加する短時間補液において腎毒性はほとんど問題とならなくなった[7,15,16]．また第2世代 $5HT_3$ 受容体拮抗薬である palonosetron，NK_1 受容体拮抗薬 aprepitant により悪心・嘔吐は有意に改善した[17]．CDDP を利便性の観点から避ける必要はない．

Scagliotti らは，CDDP＋GEM を対照とし CDDP＋pemetrexed（PEM）の有効性を評価するランダム化第Ⅲ相試験を行い，CDDP＋PEM の CDDP＋GEM に対する OS の非劣性を証明した．サブグループ解析では，扁平上皮がん（Sq）において CDDP＋GEM の OS が良好であり，非扁平上皮がん（NSq）患者では CDDP＋PEM が良好であった（OS 中央値 11.8 カ月対 10.4 カ月，HR 0.81，p＝0.005）[18]．Grade 3 以上の血液毒性，発熱性好中球減少は CDDP＋PEM 群で有意に少なかった．この結果から，CDDP＋PEM は NSq-NSCLC に対する標準レジメンの1つとなった．

CDDP＋DTX を対照レジメンとした CDDP＋S-1 の第Ⅲ相試験の結果，CDDP＋S-1 の OS に対する非劣性が示された[19]．毒性，QOL 評価も良好であり，CDDP＋S-1 は標準レジメンの1つとなった．

ECOG は NSq-NSCLC を対象に CBDCA＋PTX に血管新生阻害薬 bevacizumab（BEV）の上乗せを検証するランダム化第Ⅲ相試験 ECOG4599 を行った[20]．BEV 併用群で有意な OS 延長がみられ（OS 中央値 12.3 カ月対 10.3 カ月，HR 0.79，p＝0.003），CBDCA＋PTX＋BEV は ECOG の標準治療となった．しかし，BEV 併用によ

り ECOG4599 では有意な治療関連死の増加（3.6%対 0.5%），血栓症や喀血，発熱性好中球減少などの重篤な有害事象の増加が認められたことに注意すべきである．欧州を中心に BEV を CDDP＋GEM に上乗せする AVail 試験が行われたが，PFS は BEV 群が優れていたものの，ECOG4599 とは異なり OS には有意差はみられなかった[21]．BEV は悪性胸水例に対する有用性を示唆する報告[22]があり，病態に応じた患者選択を考慮すべきである．

アルブミン結合 PTX である nab-PTX を weekly に投与し，3 週毎の CBDCA と併用したレジメンと通常 PTX＋CBCDA の 3 週毎の投与を比較した第Ⅲ相試験が行われた．奏効割合は 33%対 25%で nab-PTX 群が有意に良好であった（$p=0.005$）[23]．サブグループ解析では Sq 患者群で特に nab-PTX 群の奏効割合が良好であった．OS 中央値は nab-PTX 群 12.1 カ月，通常 PTX 群 11.2 カ月（HR 0.922，$p=0.271$）で有意な差は認めなかった．PTX 投与で問題となる神経毒性，筋肉痛，関節痛は nab-PTX 群で軽度であった．70 歳以上の高齢者での OS 中央値は nab-PTX 群 19.9 カ月，通常 PTX 群 10.4 カ月と，nab-PTX 群 が 良 好 で あ っ た（$p=0.009$）[24]．CBDCA＋weekly nab-PTX も標準レジメンの 1 つである．高齢者や Sq を対象とした臨床試験が行われている．

PD-L1 発現割合が 50%以上の未治療進行 NSCLC 患者を対象に PD-1 阻害薬 pembrolizumab とプラチナ併用化学療法を比較した第Ⅲ相試験 KEYNOTE-024[25]では，主要評価項目の PFS 中央値は pembrolizumab 群 10.3 カ月，化学療法群 6.0 カ月，HR 0.50（95%CI 0.37-0.68），$p<0.001$ と pembrolizumab で有意に延長し，OS 中央値は両群とも未到達，HR 0.60（95%CI 0.41-0.89），$p=0.005$ と pembrolizumab 群が良好であった．

以下に述べる遺伝子変異がない PD-L1 が 50%以上の未治療進行 NSCLC 患者に対しては，pembrolizumab 単剤が標準治療となった．免疫チェックポイント阻害薬と化学療法との併用については別項を参照のこと．

❻ 遺伝子変異陽性患者

EGFR 遺伝子変異，*ALK* 遺伝子転座，*ROS1* 遺伝子転座，*BRAF* 遺伝子変異を有する PS 良好（0-1）の患者にはそれぞれの遺伝子を標的とするチロシンキナーゼ阻害薬（TKI）による治療を行うのが標準的である．ROS1 や BRAF については患者数が少ないため，細胞障害性抗癌薬との第Ⅲ相試験はないが，それぞれ crizotinib や dabrafenib＋trametinib による有効性が示されている[26,27]．ここでは *EGFR* 遺伝子変異と *ALK* 遺伝子転座について記す．osimertinib の登場以降の最近の動向については別項を参照のこと．

・*EGFR* 遺伝子変異

アジア 9 カ国共同で行われた IPASS 試験では，非/軽喫煙の腺がん患者を対象に，初回治療として gefitinib と CBDCA＋PTX が比較された[28]．PFS 曲線は途中で交差し，PFS のハザード比は一定でないことが示唆された．約 60%に認められた *EGFR* 遺伝子変異患者のサブグループ解析では，gefitinib 群で PFS が有意に延長していた（PFS 中央値 9.5 カ月対 6.3 カ月，HR 0.48，$p<0.001$）．*EGFR* 変異陰性患者では gefitinib の奏効はわずかに 1.1%であり，PFS も gefitinib 群が不良であった（HR 2.85，$p<0.001$）．NEJ002 試験では 200 人の EGFR 陽性 NSCLC 患者を対象に gefitinib と CBDCA＋PTX が比較された．PFS 中央値：10.8 カ月対 5.4 カ月，HR 0.41，$p<0.001$ で gefitinib が有意に良好であった[29]．WJTOG3405 試験では 172 人の *EGFR* 遺伝子変異陽性 NSCLC 患者を対象に gefitinib と CDDP＋DTX が比較された．PFS 中央値 9.2 カ月対 6.3 カ月，HR 0.489，$p<0.0001$ と，gefitinib が有意に優れていた[30]．OPTIMAL 試験では 165 人の *EGFR* 陽性 NSCLC を対象に，erlotinib と CBDCA＋GEM が比較された．PFS 中央値 13.1 カ月対 4.6 カ月，HR 0.16，$p<0.0001$ で erlotinib が優れていた[31]．EURTAC 試験では 173 人の EGFR 陽性 NSCLC 患者に対して，CDDP あるいは CBDCA と，DOC あるいは GEM の併用療法と erlotinib が比較された．PFS 中央値 9.7 カ月対 5.2 カ月，HR 0.37，$p<0.0001$ と有意に erlotinib が優れていた[32]．

OS に関しては，gefitinib あるいは erlotinib とプラチナ併用化学療法との間に有意な差は認めていない．QOL については EGFR-TKI で優れていたことが報告されている．QOL 改善を伴う PFS 延長は臨床的に意味があると考えられる．

EGFR 遺伝子変異陽性 NSCLC 患者を対象に Afatinib と CDDP＋PEM とのランダム化試験（Lux-Lung 3 試験）が行われた．PFS 中央値は，11.1 カ月対 6.9 カ月，HR 0.58，$p=0.001$ で afatinib 群が有意に良好であった[33]．全例の OS には有意差を認めなかったが，Exon 19 欠損例のサブグループ解析では，afatinib 群が良好であった（OS 中央値：33.3 カ月 vs 21.1 カ月，HR 0.54，95%CI 0.36-0.79，$p=0.0015$）[34]．afatinib と gefitinib とのランダム化第Ⅱb 相試験では，PFS，time-to-treatment failure，奏効割合は afatinib 群が有意に良好であったが，OS には有意差を認めなかった[35]．

これらの結果から，*EGFR* 遺伝子変異陽性 NSCLC に対しては EGFR-TKIs が推奨される．それぞれの薬剤の有効性，副作用の種類が異なるため，患者の全身状態，合併症などに応じて薬剤を選択する．一次治療 EGFR-

TKI耐性または増悪後のT790M変異陽性患者に対しては二次治療としてosimertinibが推奨されていたが，現在は一次治療より投与可能になった．T790M変異例についてのosimertinibと細胞障害性抗がん薬との第Ⅲ相試験が報告され，PFSはそれぞれ10.1カ月と4.4カ月（HR 0.30, p＜0.001）であった[36]．

・**ALK遺伝子転座陽性**

一次治療としては現在crizotinib, alectinib, ceritinibの3剤が使用可能である．crizotinib, ceritinibについてはプラチナ製剤併用療法とのランダム化第Ⅲ相試験で有効性が示されている[37,38]．Alectinibは有害事象が比較的軽度であり，国内外の第Ⅲ相試験でcrizotinibに対する有効性が証明されているため[39]，一次治療としての推奨レベルが高い．ALK-TKI治療後の二次治療はプラチナ製剤＋PEM，初回がcrizotinib, alectinibであればceritinib, lorlatinibなどが選択肢となる．

＜非小細胞肺がんに対する標準レジメン＞

免疫チェックポイント阻害薬の登場により肺がん薬物療法は急速に変化している．ここでは従来の細胞障害性抗がん薬について示す．免疫チェックポイント阻害薬など最近の動向については最後の項に記す．

1）CDDP＋DTX併用療法

Ⅳ期非小細胞肺がんを対象にわが国で行われた比較試験のなかで，唯一有意な生存期間の改善を認めたレジメンである．QOLの改善も報告されている．好中球減少が用量制限毒性である．CDDP＋VNBとの比較試験（TAX326）で，CDDP＋DTXの生存期間が良好であった（p＝0.044, adjusted log-rank test）．ECOGの4群比較試験（ECOG 1594）では良好な成績ではなかったこと，DTXが二次治療（セカンドライン）における標準療法と位置づけられていること，などの理由により，初回治療のレジメンとして用いられることは多くはなかったが，副作用としての貧血が少なく，推奨されるレジメンの1つである．

2）CDDP＋PEM併用療法

PEMは投与1週間前からビタミン剤（ビタミンB, 葉酸）の補充が必要である．血液毒性，発熱性好中球減少などの有害事象は他のレジメンと比較して少ない．PEMは扁平上皮がんに対する有効性がなく，適応とはならない．CBDCA＋PEMはCDDP＋PEMとのランダム化試験で有効性はやや劣り，血液毒性，消化器毒性がやや強いことが報告されている．PEMは腎障害がある場合は毒性が強く出現するため注意が必要である．

3）CDDP＋S-1併用療法

CDDP＋DTXとの比較試験で非劣性が証明された．好中球減少，発熱性好中球減少，脱毛が少なくQOLが良好であった．標準レジメンの1つである．CBDCA＋S-1もCBDCA＋PTXとのランダム化試験で非劣性が示されており，標準レジメンの1つであるが，血小板減少が遷延化することが問題点である．

4）CDDP＋GEM併用療法

血小板減少の頻度がほかのレジメンと比べて多いが，重篤な出血は少ない．CDDP＋PEMに対し扁平上皮がんでの優越性が示されているが，PEMの扁平上皮がんに対する有効性がないことが理由であろう．CBDCA＋GEMは血小板減少が強く，使用頻度は低い．

5）CBDCA＋PTX＋BEV

BEVによる有害事象として，重篤な出血（喀血など），消化管穿孔，動静脈血栓症，高血圧，蛋白尿などが報告され，治療関連死はCBDCA＋PTXに比較して多く，発熱性好中球減少も増加したことに注意が必要である．非扁平上皮NSCLCにおいては，CBDCAよりCDDPがOSで優れており，BEVの使用については議論が多い．

6）CBDCA＋nab-paclitaxel（PTX）併用療法

関節痛，末梢神経障害はCBDCA＋PTXに比較して少ない．CBDCA＋PTXは間質性肺炎（IP）の発症頻度が少なく，IP合併例に使用されることが多い．

CBDCAはクレアチニンクリアランスにより用量を決定する〔Calvertの式，投与量＝目標AUC×(GFR＋25)，通常クレアチニンクリアランスをGFRの代用とする〕．なお，日常的に用いられるCockcroft-Gaultの式では，クレアチニンクリアランスは血清クレアチニンを用いて算出されるが，欧米と日本では血清クレアチニンの測定方法が異なり，わが国で汎用される酵素法ではCBDCAは約20％の過量投与となることが指摘されている．

❼ **PS不良（PS 2）Ⅳ期に対する化学療法**

PS 2の患者では，PS 0, 1患者と比べ化学療法による有害事象がより重症となる可能性があり，また生存期間はより短いことが報告されている．個々の患者のPS不良の原因を検討し，化学療法の適応は慎重に判断する．海外におけるランダム化第Ⅱ相試験（ECOG 1599）では，CBDCA（AUC 6）＋PTX（200 mg/m^{2}併用療法，とCDDP（60 mg/m^2）＋GEM（1,000 mg/m^2）併用療法が検討され，耐容可能であったもののOS中央値はそれぞれ6.2カ月，6.9カ月であった[40]．併用療法が不適切と考えられる患者には，第3世代抗がん薬単剤による治療も検討される（次に述べる高齢者の項を参照）．PS 3, 4の患者に対しては細胞障害性化学療法，免疫チェックポイント阻害薬の適応はない．

❽ **高齢患者に対する化学療法**

70歳以上を対象としたイタリアの第Ⅲ相試験

(ELVIS)で，VNB 単剤は best supportive care（BSC）に比べ有意に生存が改善することが報告された[41]．その後 VNB と VNB＋GEM 併用療法（および GEM 単剤）を比較した第Ⅲ相試験（MILES）では，併用療法の単剤治療に対する生存の改善は示されず，高齢者では（VNB）単剤治療が標準治療とされた[42]．わが国で行われた第Ⅲ相試験（WJTOG 9904）では，70 歳以上の非小細胞肺がん 182 人（うち 2 人は不適格）を対象に DTX と VNB が比較され，生存期間には有意差はないものの DTX が良好であった（OS 中央値 14.3 カ月 vs 9.9 カ月 p＝0.138）[43]．VNR または GEM 単剤を対照とした CBDCA＋weekly PTX とのランダム化試験結果がフランスから報告され，CBDCA＋weekly PTX 群が有意に予後良好であった[44]．JCOG で行われた DTX 単剤と weekly CDDP＋DTX との比較試験では併用群の優越性を示すことはできなかった[45]．わが国では DTX 単剤が標準治療と考えられているが，個々の患者の全身状態，合併症，治療に対する意思を含めて治療選択を行う．

■ 再燃非小細胞肺がんの二次化学療法

再燃患者に対する薬物療法は PD-L1 の発現割合あるいは組織型により決定する．ここでは細胞障害性抗がん薬について述べる．

204 人の再燃非小細胞肺がんを対象としたランダム化第Ⅲ相試験（TAX 317）の結果，DTX 単剤 75 mg/m² が BSC に比較して有意に OS を改善することが報告された（OS 中央値 7.0 カ月と 4.6 カ月，p＝0.47）[46]．また，373 人を対象とした DTX と，VNB あるいは ifosfamide いずれかを比較した第Ⅲ相試験（TAX 320）では，OS には有意差はなかったものの DTX の 1 年生存割合が良好であり，また PFS は DTX 群で有意に優れていた[47]．これらの結果から DTX は再燃 NSCLC における標準治療とされた．海外では DTX は 75 mg/m²（3 週毎に投与）として使用されるが，わが国では通常 60 mg/m²（3 週毎に投与）で使用される．また，571 人を対象に PEM と DTX を比較したランダム化第Ⅲ相試験では，pemetrexed の DTX に対する非劣性は証明されなかったものの，臨床的にほぼ同等の有効性が示された[48]．

上皮成長因子受容体（EGFR）チロシンキナーゼ阻害薬である erlotinib, gefitinib, afatinib は EGFR 遺伝子変異陽性患者に適応となる．また，erlotinib は BR21 試験で扁平上皮がんに対する生存期間改善が示されている[49]．既治療進行扁平上皮がんを対象とした erlotinib と afatinib とのランダム化試験で PFS，OS の afatinib 群での有意な改善が示されている[50]が，afatinib はわが国では EGFR 変異のない扁平上皮がんに対する保険適用はない．

■ 小細胞肺がん

❶ 限局型小細胞肺がん

CDDP＋etoposide（VP-16）と，同時併用胸部放射線療法（1 回 1.5 Gy，1 日 2 回照射の加速過分割照射，総線量 45 Gy：AHRT）が標準治療である．限局型（LD）小細胞肺がん（SCLC）を対象としたメタアナリシスで，化学療法単独に対して化学療法に放射線療法を加えることで生存が改善することが示された[51]．また，化学放射線療法は順次併用と比べ同時併用で有意差は無いものの，生存が良好であること[52]，通常照射に比較して AHRT で生存が改善すること[53]が示されてきた．これらの過程で，放射線療法と full dose で同時併用できることから，CDDP＋VP-16（PE）が標準化学療法として用いられている．JCOG は 1 コースの PE と同時併用 AHRT 照射後に，3 コースの PE を継続する標準治療に対し，3 コースの CDDP＋CPT-11 追加の第Ⅲ相試験を行ったが，標準治療に対する優越性を示すことはできなかった（JCOG 0202）[54]．

PE を用いた化学放射線同時併用において，AHRT を対照に 1 日 1 回 2 Gy，総線量 66 Gy の優越性を検証する第Ⅲ相試験が欧州，カナダで行われた．OS 中央値は AHRT 群 30 カ月，1 日 1 回群 25 カ月，5 年生存割合は AHRT 群 34％，1 日 1 回群 31％で 1 日 1 回群の優越性を示すことはできなかった．食道炎，肺臓炎，発熱性好中球現象は両群間に差を認めなかった[55]．

❷ 進展型小細胞肺がん

進展型（ED）SCLC 154 人を対象として，CDDP＋CPT-11 と，標準治療であった PE を比較した第Ⅲ相試験（JCOG 9511）が行われ，CDDP＋CPT-11 療法は有意に OS が優れていた（OS 中央値はそれぞれ 12.8 カ月，9.4 カ月，p＝0.002）[56]．わが国では CDDP＋CPT-11 は標準治療として確立している．米国を中心に行われた 2 つの大規模な追試では，CDDP＋CPT-11 と PE で生存に有意な差は認められなかった[57,58]．また，海外では第Ⅲ相試験で CDDP＋経口 nogitecan 併用療法が PE と同等の生存を示すことが報告された[59]．JCOG では CDDP＋CPT-11 と CDDP＋amrubicin とのランダム化試験を行ったが，CDDP＋CPT-11 の OS が優れる傾向にあり，CDDP＋amrubicin の非劣性は証明されなかった[60]．

免疫チェックポイント（PD-L1）阻害薬である atezolizumab は，CBDCA＋VP-16 との併用で PFS，OS 共に有意な改善が示されている．今後は SCLC においても免疫チェックポイント阻害薬が治療戦略に組み込まれてくると考えられる．

❸ 再発/再燃小細胞肺がん

初回治療が奏効し，再発/再燃までの期間が長い場合

(sensitive relapse, 通常最終化学療法から再発まで3カ月以上とすることが多い)は, セカンドライン化学療法に対する奏効割合が高いことが報告されている. 再発/再燃SCLC患者を対象に, 経口topotecan (nogitecan)とBSCを比較した第Ⅲ相試験では経口nogitecan群で有意にOSが改善した (OS中央値25.9週 vs 13.9週, p=0.01)[61]. 経口nogitecanと静注nogitecanを比較した第Ⅲ相試験では両群間にOS, QOLに有意差を認めなかった[62]. nogitecanとcyclophosphamide + doxorubicin + vincristine併用療法との比較試験では, OSは同等だったが, nogitecan群でQOLが優れる傾向にあった[63]. アンスラサイクリン系抗がん薬であるamrubicinの再発/再燃SCLCに対する有効性がわが国から報告されている[64~66]. しかし, nogitecanとの比較試験では, 奏効割合, PFSは良好であったものの, OSには差を認めなかった[67]. 40 mg/m², day 1~3のamrubicinは1.5 mg/m², day 1~5のnogitecanに比較して発熱性好中球減少が多かった[67]. amrubicinの至適用量の決定が必要と考えられる. JCOGは, sensitive relapse SCLCを対象にCDDP + CPT-11 + VP-16をG-CSF補助下に交互に毎週投与するPEI療法とnogitecanとの比較試験を行い, PEI療法での有意なOSの改善を報告した[68]. しかし, PEI療法の毒性, 長期間の入院が必要なことから, 一般診療ではあまり用いられていない.

❹ 高齢者・PS不良小細胞肺がん

わが国において, 70歳以上あるいは70歳未満かつPS 3のED-SCLC患者を対象に, CDDP(3分割投与) + VP-16とCBDCA + VP-16のランダム化第Ⅲ相試験 (JCOG9702)が行われた[69]. 結果は両群の生存, 有害事象ともにほぼ同等であった. CBDCA + VP-16は標準治療の1つと考えられている. 70歳以上の高齢者を対象にCBDCA + VP-16とamrubicin単剤を比較する第Ⅲ相試験が行われたが, 40~45 mg/m2, day 1~3でのamrubicin単剤の毒性が強く, 試験は中止となった[70]. 現在JCOGでは高齢者ED-SCLC患者を対象に, CBDCA + VP-16とCBDCA + CPT-11を比較するランダム化試験が進行中である.

■ 悪性胸水のマネージメント

悪性胸水の治療には, 胸腔ドレナージ, 胸膜癒着術, 胸腹腔シャントなどがあるが, いずれも症状緩和が目的である.

わが国では胸膜癒着術には, ピシバニール®(OK-432), タルクが用いられることが多い. bleomycin, 胸腔内ピシバニール®, CDDP + VP-16のランダム化第Ⅱ相試験では, 4週時点の胸膜無増悪生存割合はそれぞれ 68.6%, 75.8%, 70.6%であった (JCOG 9515)[71]. タルクでは, ARDSの合併 (1~9%) が報告されている. しかし, 558人の前向きコホートではタルク使用例でのARDS発症はなかった[72]. Tetracyclineを用いたランダム化試験では, 胸腔内に薬剤注入後, 体位変換を行っても (73.7%), 行わなくても (61.9%), 統計学的には胸膜癒着の成功率には有意差がないことが報告されている[73]. 一方, 難渋する胸水制御に対する薬物療法として, bevacizumab併用の有効性が報告されている[74,75].

■ 心囊水のマネージメント

心囊水の治療も症状緩和が目的である. 心囊ドレナージ, 心囊内への薬物投与が行われる. 心囊水貯留により心タンポナーデとなった場合, 心囊ドレナージを行う. 心囊ドレナージが行えない場合は, 適切な心室充満圧を維持するため, 補液や強心薬が使用される. 利尿薬, 硝酸薬, あるいは他の前負荷軽減薬は禁忌である. 心囊内へのbleomycin 15 mg投与有無のランダム化試験では, 2カ月での心囊水制御割合は, bleomycin群で46%, 無治療群で29%[76]と有意差は認められなかったがbleomycin群が良好であった. bleomycin投与に伴う毒性は軽微であり, 心囊内へのbleomycin投与も選択肢の1つとして考慮される.

[武内 進, 久保田 馨]

治療の最新動向

本稿では, 治療の進歩が著しい進行非小細胞肺がん (NSCLC) における最新の動向について, 免疫チェックポイント阻害薬とEGFR-TKIを中心に述べる.

■ 初回治療における免疫チェックポイント阻害薬

進行NSCLCを対象に標準治療である化学療法と免疫チェックポイント阻害薬±化学療法を比較した第Ⅲ相試験がいくつか報告されている(各3表-3). KEYNOTE-189試験は, EGFR遺伝子変異またはALK遺伝子転座のない未治療Ⅳ期非扁平上皮NSCLC患者を対象に, 抗PD-1抗体であるpembrolizumabと化学療法併用 (併用群) またはプラセボと化学療法併用 (プラセボ群) に2:1でランダム化した第Ⅲ相試験である[1]. 616人 (併用群410人, プラセボ群206人) がランダム化され, 主要評価項目であるPFSとOSはいずれもpembrolizumab群で有意に延長した. PFS中央値は併用群8.8カ月, プラセボ群4.9カ月, HR 0.52 (95%CI 0.43-0.64), p<0.00001, OS中央値は併用群未到達, プラセボ群11.3カ月, HR

各3表-3. 免疫チェックポイント阻害薬を用いた第Ⅲ相臨床試験

試験名 対象	レジメン	患者数	mPFS (m)	HR p値	mOS (m)	HR p値
KEYNOTE-189 進行非扁平上皮 NSCLC	pembrolizumab＋pemetrexed＋cisplatin または carboplatin→pembrolizumab＋pemetrexed	410	8.8	0.52	未到達	0.49
	プラセボ＋pemetrexed＋cisplatin または carboplatin→プラセボ＋pemetrexed	206	4.9	p＜0.00001	11.3	p＜0.00001
KEYNOTE-407 進行扁平上皮	pembrolizumab＋carboplatin＋paclitaxel または nab-paclitaxel→pembrolizumab	278	6.4	0.56	15.9	0.64
	プラセボ＋carboplatin＋paclitaxel または nab-paclitaxel→プラセボ	281	4.8	p＜0.0001	11.3	p＝0.0008
KEYNOTE-042 進行 NSCLC (PD-L1＞1%)	pembrolizumab	637	5.4	1.07	16.7	0.81
	carboplatin＋paclitaxel または pemetrexed→pemetrexed	637	6.5	－	12.1	p＝0.0018
IMpower150 進行非扁平上皮 NSCLC	atezolizumab＋carboplatin＋paclitaxel＋bevacizumab→atezolizumab＋bevacizumab	356	8.3	0.62	19.2	0.78
	carboplatin＋paclitaxel＋bevacizumab→bevacizumab	336	6.8	p＜0.001	14.7	p＝0.02
IMpower131 進行扁平上皮	atezolizumab＋carboplatin＋nab-paclitaxel	343	6.3	0.71	－	
	carboplatin＋nab-paclitaxel	340	5.6	p＜0.0001	－	
PACIFIC StageⅢ NSCLC	durvalumab	476	16.8	0.52	－	
	プラセボ	237	5.6	p＜0.0001	－	

0.49（CI 038-0.64），p＜0.00001 と大きな差を示し，併用群の OS 延長は PD-L1 発現によらず認められた．

進行肺扁平上皮がん対象の化学療法±pembrolizumabの第Ⅲ相 KEYNOTE-407 試験結果も報告された[2]．pembrolizumabと化学療法併用群（併用群）またはプラセボと化学療法併用群（プラセボ群）に1：1で，559人（併用群 278 人，プラセボ群 281 人）がランダム化され，主要評価項目である PFS 中央値は併用群 6.4 カ月，プラセボ群 4.8 カ月，HR 0.56（95％CI 0.45-0.70），p＜0.0001，OS 中央値は併用群 15.9 カ月，プラセボ群 11.3 カ月，HR 0.64（95％CI 0.49-0.85），p＝0.0008 と併用群で有意に延長した．PD-L1 発現によらず PFS，OS ともに併用群が良好であった．

未治療局所進行または転移を有する PD-L1 発現 1% 以上，EGFR 遺伝子変異または ALK 転座のない NSCLC 患者 1,274 人を対象とし，pembrolizumab 単剤とプラチナ併用化学療法（化療群）を比較した第Ⅲ相 KEYNOTE-042 試験の結果も報告された[3]．主要評価項目である OS 中央値は単剤群 16.7 カ月，化療群 12.1 カ月，HR 0.81（95％CI 0.71-0.93），p＝0.0018 と，pembrolizumab 単剤群で有意に延長した．Tumor Proportion Score（TPS）50% 以上の患者の OS 中央値は，単剤群 20.0 カ月，化療群 12.2 カ月，HR 0.69（95％CI 0.56-0.85），p＝0.0003 と良好であった．TPS 1-49% の探索的解析では，OS 中央値は単剤群 13.4 カ月，化療群 12.1 カ月，HR 0.92（95％CI 0.77-1.11）と有意差はないものの単剤群がやや良好であった．

IMpower150 試験は，未治療（EGFR および ALK 陽性患者は TKI 治療後の増悪あるいは不耐用）進行非扁平上皮 NSCLC に対する一次治療として，抗 PD-L1 抗体 atezolizumab（A）の bevacizumab（B）および carboplatin＋paclitaxel（CP）との併用を評価した第Ⅲ相試験である[4]．ACP，BCP と ABCP の 3 群比較試験であるが，現時点では，ABCP と BCP との比較の結果が報告されている．ABCP 群（356 人），BCP 群（336 人）での EGFR 遺伝子変異と ALK 転座を除いた患者（WT）の PFS 中央値は ABCP 群 8.3 カ月，BCP 群 6.8 カ月，HR 0.62（95％CI 0.52～0.74），P＜0.001 と有意に延長し，PFS は PD-L1 発現によらず ABCP 群が良好であった．また EGFR，ALK 陽性群においても ABCP の PFS が良好であった．WT 集団の OS 中央値は，ABCP 群 19.2 カ月，BCP 群 14.7 カ月，HR 0.78（95％CI 0.64～0.96），p＝0.02 であった．

未治療進行肺扁平上皮癌を対象に atezolizumab と化学療法の併用を評価した第Ⅲ相の IMpower131 試験の結果も報告された[5]．主要評価項目の PFS 中央値は，atezolizumab＋化学療法併用群（343 人）で 6.3 カ月，化学療法群（340 人）で 5.6 カ月，HR 0.71（95％CI 0.60-0.85），p＝0.0001 と有意な延長が示された．これまでにあげた臨床試験結果から，化学療法と免疫チェックポイント阻害薬の併用療法が進行 NSCLC に対する今後の標準治療になると考えられる．PD-L1 が 50% 以上については免疫チェックポイント阻害薬単剤か免疫チェックポイント阻害薬＋化学療法か議論のあるところである．

同時併用化学放射線療法後のⅢ期 NSCLC 患者を対象とした durvalumab 維持治療とプラセボを比較する第Ⅲ相試験である PACIFIC 試験の結果が報告された[6]．durvalumab 群とプラセボ群に 2：1 でランダムに割り付けを行い，713 例が登録（durvalumab 群 473 例，プラセボ群 236 例）された．PFS 中央値は，durvalumab 群 16.8 カ月（95％CI 13.0～18.1 カ月），プラセボ群 5.6 カ月（95％CI 4.6～7.8 カ月）と durvalumab で有意に延長した（HR 0.52，95％CI 0.42～0.65，p＜0.0001）．OS も有意な延長を示したことがプレスリリースで発表されている．

がん免疫療法の進歩は目覚ましく，次々に新しい治療が出現しているが，特有の有害事象（下垂体機能・甲状腺機能低下などの内分泌系の障害や，下痢や腸炎などの消化器系の障害，間質性肺炎など）に対する長期的な観察と対処が重要である．

■ 新規 EGFR-TKI

osimertinib は EGFR-TKIs 耐性メカニズムの約 50-60％とされる T790M 変異を持つ EGFR 遺伝子変異に対し有効な薬剤である．未治療 EGFR 遺伝子変異陽性進行 NSCLC 患者における初回治療のランダム化比較第Ⅲ相試験（FLAURA）[7]では，osimertinib 群と標準治療群（erlotinib または gefitinib）に 1：1 で 556 人がランダム化され（osimertinib 群 279 人，標準療法群 277 人），主要評価項目の PFS は osimertinib 群で有意に延長し，osimertinib 群 18.9 カ月，標準治療群 10.2 カ月，HR 0.46（95％ CI 0.37-0.57），$p<0.0001$ であった．osimertinib 群では肝障害と皮膚障害が少なかった．osimertinib は今後 EGFR 遺伝子変異陽性肺がんの標準治療となると考えられるが，間質性肺炎発生頻度に注意が必要な点，afatinib や dacomitinib などの他剤との比較などが問題として残り，今後の知見の蓄積が望まれる．

未治療 EGFR 遺伝子変異陽性進行再発非小細胞肺癌患者を対象として，gefitinib＋化学療法併用療法群（169人），または gefitinib 単剤群（172人）に 1：1にランダムに割り付けた第Ⅲ相試験 NEJ009 の結果が報告された[8]．主要評価項目は，PFS，PFS2 および OS であった．初回 PFS 中央値は併用群 20.9 カ月，単剤群 11.2 カ月，HR 0.494，$p<0.001$．PFS2 には差がなく，OS 中央値は併用群 52.2 カ月，単剤群 38.8 カ月，HR 0.695，$p=0.013$ であった．TKI と化学療法の併用療法も今後検討が必要である．

■ まとめ

肺がん治療の進歩は目覚ましく，免疫チェックポイント阻害薬を中心に次々に新しい治療法が登場している．良好な経過を示す肺がん患者も増えてきたが，効果予測因子，医療コスト，有害事象対策等解決すべき種々の問題が残されている．

［中道真仁，久保田　馨］

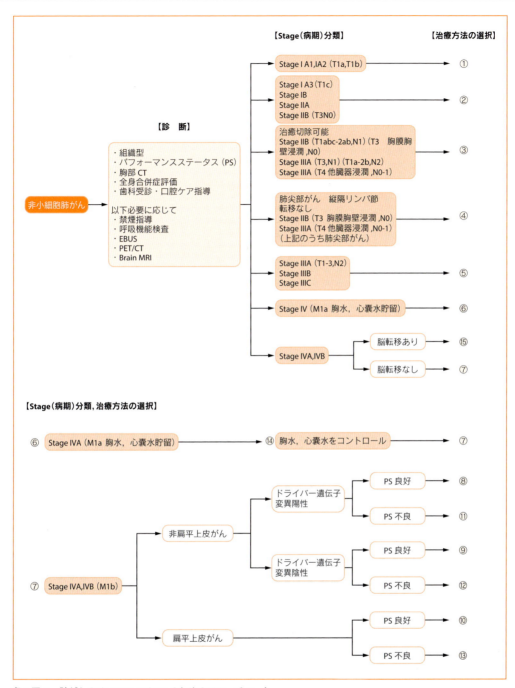

各3 図-1. 肺がんの decision making のためのフローチャート

【治療方法】
＜非小細胞肺がん＞
1．Stage I
　①Stage IA1, IA2
　　IA1/IA2 手術療法のみ
　②Stage IB-IIB（N0）
　　術後補助化学療法 UFT 内服
　　UFT　250 mg/m² 連日休薬無し2年

2．Stage II-IIIA
　③治癒切除可能
　　手術後補助化学療法 JBR 10 変法（下記）
　　cisplatin 投与不可能患者に対する補助療法の意義は明確でない．

レジメン名	薬剤	投与量	投与日	投与間隔	期間
JBR10 変法 CDDP＋VNR	CDDP	80 mg/m²	1	3〜4 週毎	4 サイクル
	VNR	25 mg/m²	1, 8		
TORG0503	CDDP	80 mg/m²	1	3〜4 週毎	3〜4 サイクル
	DTX	60 mg/m²	1		
cisplatin＋S-1	CDDP	60 mg/m²	1	3〜4 週毎	3〜4 サイクル
	S-1	80 mg/m²	1〜14		

3．肺尖部がん　縦隔リンパ節転移なし
　④下記の術前レジメンが治療選択肢
　　Inter group trial 0160, JCOG9806　→　その後手術
　　この2つの試験から，cisplatin を含む併用化学療法＋原発巣/鎖骨上窩リンパ節を含めた照射野で総線量 45 Gy とする
　　ことが推奨される．縦隔リンパ節は照射野に含めない．日本で化学放射線治療の安全性が評価された以下のレジメンが推奨される．

レジメン名	薬剤	投与量	投与日	放射線
Inter group trial 0160/ JCOG9806 変法	CDDP	80 mg/m²	1, 29	1.8 Gy×25 total 45 Gy
	VNR	20 mg/m²	1, 8, 29, 36	
Inter group trial 0160/ JCOG9806 変法	CDDP	60 mg/m²	1, 29	1.8 Gy×25 total 45 Gy
	S-1	80 mg/m²/day	1〜14, 29〜33	

4．Stage IIIA-IIIB（治癒切除不能）
　⑤化学放射線療法（chemoradiotherapy）

レジメン名	薬剤	投与量	投与日	放射線	レジメン名	薬剤	投与量
cisplatin＋vinorelbine＋RT	CDDP	80 mg/m²	1, 29, 50	2 Gy×30 total 60 Gy	durvalumab 維持療法	durvalumab	10 mg/m² 2 週毎 1 年間
	VNR	20 mg/m²	1, 8, 29, 36, 50, 57				
cisplatin＋docetaxel＋RT	CDDP	40 mg/m²	1, 8, 29, 36	2 Gy×30 total 60 Gy	durvalumab 維持療法	durvalumab	10 mg/m² 2 週毎 1 年間
	DTX	40 mg/m²	1, 8, 29, 36				
cisplatin＋S-1＋RT	CDDP	60 mg/m²	1, 29, 57, 85	2 Gy×30 total 60 Gy	durvalumab 維持療法	durvalumab	10 mg/m² 2 週毎 1 年間
	S-1	80 mg/m²	1〜14, 29〜42, 57〜70, 85〜98				

以下のレジメンは第2世代化学放射線療法との比較試験で非劣性を示すことができなかったが，副作用がより軽度であったことから，CDDP を含む化学療法が投与困難な患者に考慮する．

レジメン名	薬剤	投与量	投与日	放射線
WJTOG0105	CBDCA	AUC 2	1, 8, 29, 36, 43,（50）	2 Gy×30 total 60 Gy
	PTX	40 mg/m²	1, 8, 29, 36, 43,（50）	

上記の後 consolidation

レジメン名	薬剤	投与量	投与日	投与間隔	期間	レジメン名	薬剤	投与量
WJTOG0105	CBDCA	AUC 5	1	3 週毎	2 サイクル	durvalumab 維持療法	durvalumab	10 mg/m² 2 週毎 1 年間
	PTX	200 mg/m²	1					

各3図-1．肺がんの decision making のためのフローチャート（つづき）

5．StageIV
<非扁平上皮がん>

以下のCDDPはCBDCAに変更可能であるが，メタアナリシスの結果，非扁平上皮がんではCDDP群の予後が有意に良好であった．

また，CBDCAでは血液毒性が強くなることに注意する．bevacizumabはCBDCA＋PTXとの併用の1つの試験でのみ生存期間の延長が示されている．奏効割合は増加するが，CDDPとの併用では延命にはつながっていないため，腫瘍による直接の症状や悪性胸水，腹水，心嚢水が問題となる患者に使用するなどの選択が必要である．

⑧ EGFR 変異陽性

一次治療	二次治療	三次治療	四次治療
osimertinib gefitinib erlotinib afatinib dacomitinib	CDDP＋PEM CBCDA＋PTX±Bev CDDP＋DTX CDDP＋S-1 CBDCA＋nabPTX T790M 陽性時： osimertinib	DTX±RAM S-1 PEM PTX/nab-PTX	GEM CPT-11

⑧ ALK 陽性

一次治療	二次治療	三次治療	四次治療
alectinib crizotinib ceritinib	lorlatinib CDDP＋PEM CBDCA＋PTX±Bev CDDP＋DTX CDDP＋S-1 CBDCA＋nab-PTX 一次治療使用以外のTKI	DTX±RAM S-1 PEM PTXnab-PTX	GEM CPT-11

⑧ ROS1 陽性

一次治療	二次治療	三次治療	四次治療
crizotinib	CDDP＋PEM CBDCA＋PTX±Bev CDDP＋DTX CDDP＋S-1 CBDCA＋nab-PTX	DTX±RAM S-1 PEM PTX/nab-PTX	GEM CPT-11

⑧ BRAF 変異陽性

一次治療	二次治療	三次治療	四次治療
dabrafenib＋trametinib	CDDP＋PEM CBDCA＋PTX±Bev CDDP＋DTX CDDP＋S-1 CBDCA＋nab-PTX	DTX±RAM S-1 PEM PTX/nab-PTX	GEM CPT-11

⑨ EGFR 変異陰性　PD-L1 ＜1％

一次治療	二次治療	三次治療
CDDP＋PEM±pembrolizumab CBDCA＋PTX±Bev±atezolizumab CDDP＋DTX CDDP＋S-1 CBDCA＋nab-PTX±pembrolizumab	DTX±RAM S-1 PEM PTX/nab-PTX nivolumab, atezolizumab	GEM CPT-11

⑨ EGFR 変異陰性　PD-L1 1～49％

一次治療	二次治療	三次治療
CDDP＋PEM±pembrolizumab CBDCA＋PTX±Bev±atezolizumab CDDP＋DTX CDDP＋S-1 CBDCA＋nab-PTX±pembrolizumab pembrolizumab	DTX±RAM S-1 PEM PTX/nab-PTX nivolumab, atezolizumab pembrolizumab	GEM CPT-11

⑨ EGFR 変異陰性　PD-L1 ＞50％

一次治療	二次治療	三次治療
CDDP＋PEM±pembrolizumab pembrolizumab CBDCA＋PTX±Bev±atezolizumab CDDP＋DTX CDDP＋S-1 CBDCA＋nab-PTX±pembrolizumab	DTX±RAM S-1 PEM PTX/nab-PTX nivolumab, atezolizumab pembrolizumab	GEM CPT-11

各3図-1．肺がんのdecision makingのためのフローチャート（つづき）

＜扁平上皮がん＞

⑩ 扁平上皮がん PD-L1 ＜1%

一次治療	二次治療	三次治療
CBDCA＋nabPTX±pembrolizumab CDDP＋GEM CDDP＋DTX CDDP＋S-1 CBDCA＋PTX±pembrolizumab	DTX±RAM S-1 PTX/nab-PTX nivolumab, atezolizumab	GEM CPT-11 erlotinib

⑩ 扁平上皮がん PD-L1 1～49%

一次治療	二次治療	三次治療
CBDCA＋nabPTX±pembrolizumab CDDP＋GEM CDDP＋DTX CDDP＋S-1 CBDCA＋PTX±pembrolizumab pembrolizumab	DTX±RAM S-1 PTX/nab-PTX nivolumab, atezolizumab pembrolizumab	GEM CPT-11 erlotinib

⑩ 扁平上皮がん PD-L1 ＞50%

一次治療	二次治療	三次治療
CBDCA＋nabPTX±pembrolizumab pembrolizumab CDDP＋GEM CDDP＋DTX CDDP＋S-1 CBDCA＋PTX±pembrolizumab	DTX±RAM S-1 PTX/nab-PTX nivolumab, atezolizumab pembrolizumab	GEM CPT-11 Erlotinib

6．高齢者，PS 不良患者

＜非扁平上皮がん＞

⑪ ドライバー遺伝子変異陽性
　TKI

⑫ ドライバー遺伝子変異陰性
　DTX（PTX, nabPTX），VNR, PEM

＜扁平上皮がん＞

⑬ 扁平上皮がん
　DTX（PTX, nabPTX），VNR
　※ PTX は上記の患者群に対する明らかなエビデンスはないが DTX と代替可能と考える．

レジメン名	薬剤	投与量	投与日	投与間隔	期間
CBDCA＋PTX	CBDCA	AUC 6	1	3週毎	4サイクル
	PTX	200 mg/m²	1		
CDDP＋GEM	CDDP	80 mg/m²	1	3週毎	4サイクル
	GEM	1,000 mg/m²	1, 8		
CDDP＋PEM	CDDP	75 mg/m²	1	3週毎	4サイクル
	PEM	500 mg/m²	1		
CDDP＋DTX	CDDP	80 mg/m²	1	3週毎	4サイクル
	DTX	60 mg/m²	1		
CDDP＋S-1	CDDP	AUC 5	8	4～5週毎	4サイクル
	S-1	40 mg/m²×2/日	1～21		
CBDCA＋S-1	CBDCA	AUC 5	1	3週毎	4サイクル
	S-1	40 mg/m²×2/日	1～14		
CBDCA＋PTX＋ bevacizumab （ECOG4599）	CBDCA	AUC 6	1	3週毎	4サイクル
	PTX	200 mg/m²	1		
	bevacizumab	15 mg/kg	1		
・bevacizumab は4サイクル後もメインテナンスとして PD まで投与を続ける．					
CBDCA＋nab-PTX	CBDCA	AUC 6	1	3週毎	4サイクル
	nab-PTX	100 mg/m²	1, 8, 15		
PEM	PEM	500 mg/m²	1	3週毎	PDまで

・パンビタン®1g/日，フレスミン S®1A またはメチコバール® 0.5 mg×2A im（9週間毎）を PEM 投与1週間前より開始．2アンプル筋注．
・最終投与後3週間（最終サイクル d21 まで）投与を続ける．

各3図-1．肺がんの decision making のためのフローチャート（つづき）

⑬扁平上皮がん（つづき）

レジメン名	薬剤	投与量	投与日	投与間隔	期間
DTX	DTX	60 mg/m²	1	3週毎	PDまで
VNR	VNR	25 mg/m²	1, 8	3週毎	PDまで
GEM	GEM	1,000 mg	1, 8, 15	4週毎	PDまで
PTX	PTX	200 mg/m²	1	3週毎	PDまで
Weekly PTX	PTX	80 mg/m²	1, 8, 15	4週毎	PDまで
nab-PTX	nab-PTX	100 mg/m²	1, 8, 15	4週毎	PDまで
CPT-11	CPT-11	100 mg/m²	1, 8, 15	4週毎	PDまで

・投与前に UGT1A1 の変異を確認する.
・＊6ホモ，＊28ホモ，6ヘテロ＊28ヘテロの場合は適宜減量する.

S-1	S-1	40 mg/m²×2/日	1～14	3週毎	PDまで
	S-1	40 mg/m²×2/日	1～28	6週毎	PDまで

⑭胸水コントロール

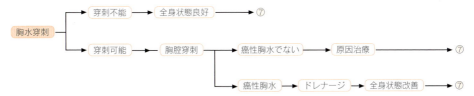

ドレナージ頻回，または症状が強い場合は胸膜癒着を考慮.
ダブルルーメンの胸腔ドレーンを留置し十分にドレナージを行い，肺が十分に拡張を確認した後胸腔内に薬剤を投与する
（胸水ドレナージの量が1日100 mL以上でも肺の拡張が十分であれば胸膜癒着を行ってもよい）．
　以下の方法（1）〜（4）のいずれかを選択する.
（1）lidocaine 200 mg/body を胸腔内に投与後，タルク 4 g を生食 50 mL に溶解し，胸腔内に注入，ドレーンを 2 時間クランプし開放.
　　1日の排液量が 100〜150 mL 以下になったら抜管する.
（2）lidocaine 200 mg/body を胸腔内に投与後，bleomycin 1 mg/kg（最大 60 mg/body）を生食 20 mL に溶解し胸腔内に注入，
　　ドレーンを 2 時間クランプし開放．胸水排液が 1 日 100〜150 mL 以下に減少しなければ，1 週間ごとに同様に注入し，開放を繰り返す.
（3）lidocaine 200 mg/body を胸腔内に投与後，minomycin 200 mg/body を生食 20 mL に溶解し緩徐に胸腔内に投与.
　　ドレーンを 2 時間クランプし開放．胸水排液が 1 日 100〜150 mL 以下に減少しなければ 48 時間毎に繰り返す.
（4）OK-432 0.2KE/kg（最大 10KE/body）を生食 20 mL に溶解し胸腔内に注入，ドレーンを 2 時間クランプし開放．胸水排液が 1 日 100〜
　　150 mL 以下に減少しなければ，1 週間ごとに同様に注入し，開放を繰り返す.

各 3 図-1. 肺がんの decision making のためのフローチャート（つづき）

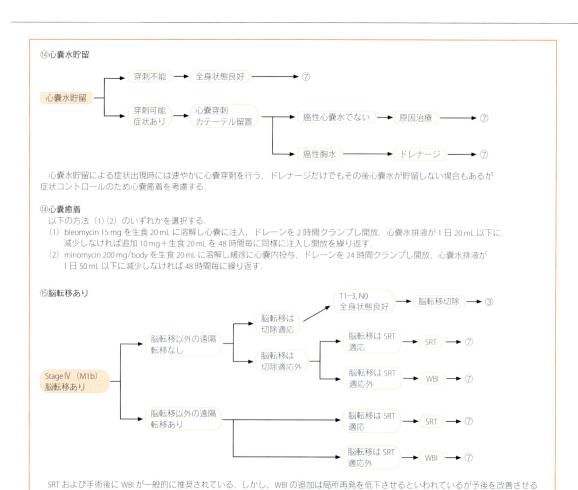

各3図-1. 肺がんの decision making のためのフローチャート（つづき）

［久保田　馨］

[参考文献]

[診 断]
1) Ost D：N Engl J Med, 348：2535-2542, 2003.
2) Zwirewich CV：Radiology, 179：469-476, 1991.
3) Lowe VJ：J Clin Oncol, 16：1075-1084, 1998.
4) Westcott JL：Radiology, 169：593-601, 1988.
5) Travis WD：Thymus and Heart, 4th ed. IARC：2015.

[Stage（病期）分類・治療方法の選択・予後]
1) 日本肺癌学会編：肺癌取扱い規約 改訂第8版, 金原出版, 2017.
2) Goldstraw P, et al：The IASLC Lung Cancer Staging Project：Proposal for the Revision of TNM Stage Groupings in the Forthcoming (Eighth) Edition of the TNM Classification of For Lung Cancer. Journal of Thoracic Oncology, 11：1：39-51, 2016.
3) Yasufuku K, et al：J Thorac Cardiovasc Surg, 142：1393-1400, 2011.
4) Darling GE, et al：J Thorac Cardiovasc Surg, 141：662-670, 2011.
5) Okada M, et al：J Thorac Cardiovasc Surg, 132, 4：769-775, 2006.
6) Tsutani Y, et al：J Thorac Cardiovasc Surg, 146：358-364, 2013.
7) Landreneau RJ, et al：J Clin Oncol, 32：2449-2455, 2014.
8) Hamada A, et al：J Thorac Oncol, 4：1511-1516, 2009.
9) Kato H, et al：N Engl J Med, 350：1713-1721, 2004.
10) Sawabata N, et al：J Thorac Oncol, 6 (7)：1229-1235, 2011.
11) Winton T, et al：N Engl J Med, 352：2589-2597, 2005.
12) JY Douillard, et al：Lancet Oncol, 7：719-727, 2006.
13) Pignon JP, et al：J Clin Oncol, 26：3552-3559, 2008.
14) Butts CA, et al：J Clin Oncol, 28：29-34, 2010.
15) Valerie W Rouch, et al：J Clin Oncol, 25：313-318, 2007.
16) Kunitoh H, et al：J Clin Oncol, 26：644-649, 2008.
17) Kawaguchi K, et al：J Thorac Cardiovasc Surg, 144：431-437, 2012.
18) Ichinose Y, et al：Lung Cancer, 34：29-36, 2001.
19) Yoshino I, et al：J Thorac Oncol, 7：850-855, 2012.
20) Kunitoh H, et al：Br J Cancer, 100：464-469, 2009.
21) Raviv G, et al：J Surg Oncol, 43：123-124, 1990.
22) Reyes L, et al：J Surg Oncol, 44：32-34, 1990.
23) Moreno P, et al：Surgery, 154：1215-1223, 2013.
24) Warde P, et al：J Clin Oncol, 10：890-895, 1992.
25) Pignon JP, et al：N Engl J Med, 327：1618-1624, 1992.

[治療方法]
1) Pignon JP, et al：J Clin Oncol, 26：3552-3559, 2008.
2) Kato H, et al：N Engl J Med, 350：1713-1721, 2004.
3) The International Adjuvant Lung Cancer Trial Collaborative Group：N Engl J Med, 350：351-360, 2004.
4) Winton T, et al：N Engl J Med, 352：2589-2597, 2005.
5) Douillard JY, et al：Lancet Oncol, 7：719-727, 2006.
6) Rotolo F, et al：Ann Oncol, 25：2162-2166, 2014.
7) Horinouchi H, et al：Jpn J Clin Oncol, 43：1105-1109, 2013.
8) Furuse K, et al：J Clin Oncol, 17：2692-2699, 1999.
9) Curran WJ Jr, et al：J Natl Cancer Inst, 103：1452-1460, 2011.
10) Yamamoto N, et al：J Clin Oncol, 28：3739-3745, 2010.
11) Segawa Y, et al：J Clin Oncol, 28：3299-3306, 2010.
12) Bradley JD, et al：Lancet Oncol, 16：187-199, 2015.
13) Antonia SJ, et al：N Engl J Med, 377：1919-1929, 2017.
14) Ardizzoni A, et al：J Natl Cancer Inst, 99：847-857, 2007.
15) Hotta K, et al：Jpn J Clin Oncol, 45：603-604, 2015.
16) Horinouchi H, et al：Oral rehydration solution (OS-1) as a substitute of intravenous hydration after cisplatin administration in patients with lung cancer：a prospective multicenter trial. ESMO Open, 3：e000288. 2018.
17) Saito M, et al：Lancet Oncol, 10：115-124, 2009.
18) Scagliotti G, et al：J Clin Oncol, 26：3543-3551, 2008.
19) Kubota K, et al：Ann Oncol, 26：1401-1408, 2015.
20) Sandler A, et al：N Engl J Med, 355：2542-2550, 2006.
21) Manegold C, et al：J Clin Oncol, 25：18S, 2007.
22) Kitamura K, et al：Cancer Chemother Pharmacol, 71：457-461, 2013.
23) Socinski MA, et al：J Clin Oncol, 30：2055-2062, 2012.
24) Socinski MA, et al：Ann Oncol, 24：314-321, 2013.
25) Reck M, et al：N Engl J Med, 375：1823-1833, 2016.
26) Shaw AT, et al：N Engl J Med, 371：1963-1971, 2014.
27) Planchard D, et al：Lancet Oncol, 8：1307-1316, 2017.
28) Mok TS, et al：N Engl J Med, 361：947-957, 2009.
29) Maemondo M, et al：N Engl J Med, 362：2380-2388, 2010.
30) Mitsudomi T, et al：Lancet Oncol, 11：121-128, 2010.
31) Zhou C, et al：Lancet Oncol, 12：735-742, 2011.
32) Rosell R, et al：Lancet Oncol, 13：239-246, 2012.
33) Sequist LV, et al：J Clin Oncol, 31：3327-3334, 2013.
34) Yang JC, et al：Lancet Oncol, 6：141-151, 2015.
35) Paz-Ares L, et al：Ann Oncol, 28：270-277, 2017.
36) Mok TS, et al：N Engl J Med, 376：629-640, 2017.
37) Solomon, et al：N Engl J Med, 371：2167-2177, 2014.
38) Soria JC：Lancet, 389：917-929, 2017.
39) Hida T, el al：Lancet, 390：29-39, 2017.
40) Langer C, et al：J Clin Oncol, 25：418-423, 2007.
41) The Elderly Lung Cancer Vinorelbine Italian Study Group：J Natl Cancer Inst, 91：66-72, 1999.
42) Gridelli C, et al：J Natl Cancer Inst, 95：362-372, 2003.
43) Kudoh S, et al：J Clin Oncol, 24：3657-3663, 2006.
44) Quoix E, et al：Lancet, 378：1079-1088, 2011.
45) Abe T, et al：the intergroup trial JCOG0803/WJOG4307L. J Clin Oncol, 33(6)：575-81, 2015.
46) Shepherd FA, et al：J Clin Oncol, 18：2095-2103, 2000.
47) Fossella FV, et al：J Clin Oncol, 18：2354-2362, 2000.
48) Hanna N, et al：J Clin Oncol, 22：1589-1597, 2004.
49) Shepherd FA, et al：N Engl J Med, 353：123-132, 2005.
50) Soria JC, et al：Lancet Oncol, 16：897-907, 2015.
51) Pignon JP, et al：N Engl J Med, 327：1618-1624, 1992.
52) Takada M, et al：J Clin Oncol, 20：3054-3060, 2002.
53) Turrisi AT 3rd, et al：N Engl J Med, 340：265-271, 1999.
54) Kubota K, et al：Lancet Oncol, 15：106-113, 2014.
55) Faivre-Finn C, et al：Lancet Oncol, 18：1116-1125, 2017.
56) Noda K, et al：N Engl J Med, 346：85-91, 2002.
57) Hanna N, et al：J Clin Oncol, 24：2038-2043, 2006.
58) Lara PN Jr, et al：J Clin Oncol, 27：2530-2535, 2009.
59) Eckardt JR, et al：J Clin Oncol, 24：2044-2051, 2006.
60) Satouchi M, et al：J Clin Oncol, 32：1262-1268, 2014.
61) O'Brien ME, et al：J Clin Oncol, 24：5441-5447, 2006.
62) Eckardt JR, et al：J Clin Oncol, 25：2086-2092, 2007.
63) von Pawel J, et al：J Clin Oncol, 17：658-667, 1999.
64) Murakami H, et al：Lung Cancer, 84：67-72, 2014.
65) Onoda S, et al：J Clin Oncol, 24：5448-5453, 2006.
66) Inoue A, et al：J Clin Oncol, 26：5401-5406, 2008.
67) von Pawel J, et al：J Clin Oncol, 32：4012-4019, 2014.
68) Goto K, et al：Lancet Oncol, 17：1147-1157, 2016.
69) Okamoto H, et al：Br J Cancer, 97：162-169, 2007.
70) Sekine I, et al：Clin Lung Cancer, 15：96-102, 2014.
71) Yoshida K, et al：Lung Cancer, 58：362-368, 2007.
72) Janssen JP, et al：Lancet, 369：1535-1539, 2007.
73) Dryzer SR：Chest, 104：1763-1766, 1993.
74) Kitamura K, et al：Cancer Chemother Pharmacol, 71：457-461, 2017.
75) Usui K, et al：Lung Cancer, 99：131-136, 2016.
76) Kunitoh H, et al：Br J Cancer, 100：464-469, 2009.

[最新動向]
1) Gandhi L, et al：N Engl J Med, 378：2078-2092, 2018.
2) Paz-Ares LG, et al：J Clin Oncol, 36, (suppl；abstr 105), 2018.
3) Lopes G, et al：J Clin Oncol, 36, (suppl；abstr LBA4), 2018.
4) Socinski MA, et al：N Engl J Med, 378：2288-2301, 2018.
5) Jotte RM, et al：J Clin Oncol, 36, (suppl；abstr LBA9000), 2018.
6) Antonia SJ, et al：N Engl J Med, 377：1919-1929, 2017.
7) Ramalingam T, et al：ESMO 2017 Abstract LBA2.
8) Nakamura A, et al：J Clin Oncol, 36, (suppl；abstr 9005), 2018.

■菅野哲平, 水野鉄也, 武内 進, 中道真仁, 久保田 馨

2 悪性胸膜中皮腫
Malignant Pleural Mesothelioma

■ 悪性胸膜中皮腫死亡の現状

米国国立がん研究所（NCI）のSEER（Surveilance Epidemiology and End Results）のデータベースにおける悪性胸膜中皮腫（malignant pleural mesothelioma：MPM）の生存期間中央値（MST）は約7カ月と報告されている（SEER 2006）．わが国における臨床病期（International Mesothelioma Interest Group分類：IMIG分類）Ⅰ～Ⅱ期のMSTは16カ月程度，Ⅲ～Ⅳ期では5カ月程度（国立がん研究センター2006統計）であり，またその他の国の報告ではMSTは9～16カ月と報告されている．全国がん（成人病）センター協議会の生存率共同調査（2018年2月集計）による病期別5年生存率は，Ⅰ期14.6％（n＝48），Ⅱ期4.5％（n＝22），Ⅲ期8.0％（n＝50），Ⅳ期0.0％（n＝70）といずれも予後不良であることが報告されている[1]．

診 断

■ 危険因子

70～80％にアスベスト吸入歴を持ち，アスベスト曝露開始から中皮腫発生まで潜伏期間は25～50年とされる．年齢は50～70歳代に多い．アスベスト鉱山労働者が最大のリスクであるが，造船業やアスベストセメント，建物などのアスベストを使用した絶縁体に関わる労働者のリスクも高い．クロシドライト（青石綿），アモサイト（茶石綿）およびクリソタイル（白石綿）のいずれも危険物質となる．中皮腫を起こす危険性は白石綿が1に対して茶石綿100，青石綿500の比率である[2]．造船関係は青石綿・茶石綿がよく使用される．がんの家族歴を有する中皮腫の6％に生殖細胞系列（germline）BAP1遺伝子変異があり，BAP1遺伝子変異の保因者は変異のない中皮腫患者よりも若く発症し腹膜中皮腫の比率が高いとの報告があり，遺伝的素因の可能性が示唆されている[3]．

■ 症 状

労作時息切れと胸痛が最も多く，他には咳嗽，発熱，体重減少，食思不振，倦怠感，うつ状態が一般的症状である．T1期（IMIG分類）に胸痛はないが，胸壁浸潤が始まるT2期以降には胸痛が出現する．

■ 腫瘍マーカー

soluble mesothelin-related protein（SMRP）を中皮腫の血清腫瘍マーカーとして用いた場合，感度84％，特異度98％，同様にosteopontinが感度78％，特異度86％との報告がある[4,5]．それら以外の血清もしくは胸水中の腫瘍マーカーとしては，cyfra 21～1，tissue polypeptide antigen（TPA），ヒアルロン酸が報告されている．胸水中ヒアルロン酸のcut off値を100 μg/mLとした場合sensitivity 73～93％，specificity 90～100％と診断価値が高い[6]．また胸水中cyfra 21～1のcut off値を41.9 ng/mLとした場合sensitivity 87.5％，診断率93.5％と報告されている．また，血清もしくは胸水中CEA上昇は中皮腫を否定する1つの根拠と報告されている[7]．

■ 画像診断

職業性曝露を受けたMPMでは石灰化胸膜プラークなどのアスベスト関連所見が同時に認められるが，中皮腫は低濃度曝露でも発生するため，これらを認めない症例も比較的多い．有用な画像所見は，葉間胸膜への浸潤と1 cm以上の胸膜肥厚・肺を覆うような胸膜に沿った進展・縦隔側胸膜への浸潤・結節状の胸膜肥厚であり，これらの所見は他の胸膜疾患との鑑別に有効である[8～10]．また胸壁や横隔膜への進展，リンパ節転移診断など術前の病期診断にも有用である[11]．MRIはCTと比較して，特に横隔膜や縦隔への病巣進展の評価や，胸膜プラークとの鑑別に有用である[12～13]．FDG-PETは，リンパ節転移や遠隔転移を含めた進展範囲の診断に優れ，また腫瘍部分と炎症性胸膜肥厚の鑑別，すなわちアスベスト曝露によるびまん性胸膜肥厚との鑑別など質的診断にも有用である[14]．FDG-PETで高いSUV値を示す悪性中皮腫は予後不良とする予後予測の報告もある[15]．

■ 確定診断

❶ 経皮的針生検

CTガイド下の経皮的針生検は腫瘤形成のあるMPM診断に有用である．ただし，針生検の標本は胸腔鏡下生検や開胸生検の標本に比べて小さく，病理診断の確定に限界がある．

❷ 胸膜生検

確実な組織診断と組織亜型や病変の浸潤度までの診断をつけるために，可能な限りOne Portでの全身麻酔胸腔鏡下胸膜生検の実施が推奨されている．早期のMPM，特に病巣が壁側胸膜に限局しているT1a期の早期例（IMIG分類）を診断には胸腔鏡下壁側胸膜全層生検が有用である．ただし，これらの胸膜生検に関しては，検体採取部位・胸腔ドレーン挿入部位あるいは胸腔鏡を施行する際のポート挿入部位からの浸潤・播種の報告もあるため注意が必要である．

❸ 超音波気管支鏡ガイド下針生検
（endobronchial ultrasound guided transbronchial needle aspiration：EBUS-TBNA）によるリンパ節転移診断

治療方針決定上，病期診断は重要である．特に縦隔リンパ節転移の診断における胸部CTの感度，特異度，精度は60％，71％，67％と報告される[16]．一方，縦隔鏡の感度，特異度，精度は36〜80％，100％，80〜93％と報告される[17]．わが国では肺がんの病期決定にEBUS-TBNAが用いられており，MPMにおいてもCT・PETなどで縦隔リンパ節転移診断が困難な例では積極的に試みる価値がある．

■ 病期診断（病期分類）

悪性胸膜中皮腫の病期分類法として，Butchartの分類[18]，Sugarbakerの分類[19]，UICC[20]の分類，International Mesothelioma Interest Group（IMIG）[21]（各3(2)表-1）がある．IMIG分類は現在広く用いられており，この分類は手術適応の可否およびリンパ節転移の有無などに主眼をおいた病期分類であることが特徴である．

■ 病理診断

WHO分類（2015年）では，びまん性MPMと限局性MPMに大別され，各々が①上皮型 ②肉腫型 ③二相型の3組織型に分類される．また線維形成型（desmoplastic type）もまれながら存在し，びまん性MPMに分類される．これら組織型により予後が異なる．

❶ 病理診断精度

近年はHE染色標本のみならず，免疫組織化学染色などの補助診断が併用されて診断精度は向上している．現時点では単一でMPMに特異性の高い抗体は存在しないため，複数の陽性・陰性抗体を組み合わせた抗体パネルとして判定することが望まれる．

❷ 細胞診断

体腔液が貯留している場合には体腔液細胞診を行い，中皮腫の診断のためには，さらにセルブロック法によりp16のホモ接合性欠失やBAP1 lossの検討を追加することが推奨される．

❸ 組織診断

・上皮型中皮腫と反応性中皮の過形成との鑑別

腫瘍細胞の脂肪組織への浸潤があれば中皮腫と診断できる．浸潤がなくてもp16のホモ接合性欠失あるいはBAP1 lossがあれば中皮腫と診断できる．

・肉腫型中皮腫と肺肉腫様がんの鑑別

病理所見だけでは困難な場合があるため，臨床情報および画像所見と合わせて判断する必要がある．

各3(2)表-1. 悪性胸膜中皮腫のTNM分類（IMIG分類）

【T-原発巣】

T1	臓側胸膜腫瘍の有無により亜分類する
T1a	同側壁側胸膜に腫瘍が限局（縦隔胸膜，横隔膜を含む）し，臓側胸膜には腫瘍を認めないもの
T1b	同側壁側胸膜に腫瘍があり，臓側胸膜にも散布性腫瘍を認めるもの
T2	同側胸膜（壁側および臓側胸膜）に腫瘍があり，以下のいずれかが認められるもの ・横隔膜筋層浸潤 ・臓側胸膜を満たす連続性腫瘍進展（葉間胸膜を含む） ・胸膜直下肺実質浸潤
T3	局所進行状態であるが，切除可能なもので，すべての同側胸膜に腫瘍が進展し，以下のいずれかが認められるもの ・胸内筋膜浸潤 ・縦隔脂肪組織浸潤 ・完全に切除可能な胸壁軟部組織の孤在性進展腫瘍巣 ・非貫通性心膜浸潤
T4	切除不能局所進行状態であり，すべての同側胸膜に腫瘍が進展し，以下のいずれかが認められるもの ・胸壁へのびまん性浸潤または胸壁の多発性腫瘍巣（肋骨破壊の有無は問わない） ・経横隔膜的腹腔浸潤 ・対側胸膜への直接浸潤 ・縦隔臓器浸潤 ・脊椎浸潤 ・心膜腔内への浸潤または臓側心膜浸潤（心嚢液の有無は問わない）

【N-リンパ節】

N0	所属リンパ節なし
N1	同側気管支周囲，および/または同側肺門リンパ節転移
N2	気管分岐部リンパ節転移および/または縦隔リンパ節（同側内胸動脈リンパ節を含む）転移
N3	対側縦隔リンパ節，対側内胸動脈リンパ節，同側または対側鎖骨上窩リンパ節転移

【M-遠隔転移】

M0	遠隔転移なし
M1	遠隔転移がある

【Stage】

Stage Ⅰa	T1a N0 M0
Stage Ⅰb	T1b N0 M0
Stage Ⅱ	T2 N0 M0
Stage Ⅲ	anyT3 M0, anyN1-2 M0
Stage Ⅳ	anyT4, anyN3, anyM1

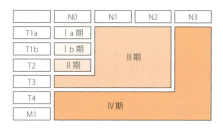

❹ 中皮腫陽性マーカー
（これらが陽性だと中皮腫らしい）

calretininはMPMに対して陽性率が高い抗体である．上皮型の陽性率は50〜100％，肺がんの陽性率は腺がんでは6〜20％で鑑別に有用である．cytokeratin 5/6はMPMでの陽性率は55〜100％で，肺腺がんでの陽性率は10％未満である．WT-1（Wilms tumor protein 1）はMPMでの陽性率は43〜96％で，腺がんでの陽性率は0〜22％で卵巣由来の報告が多い．近年，リンパ管のマーカーであるD2-40ならびにpodoplanin[22,23]は，MPMでは

細胞膜に陽性像が認められ，上皮型の約90％に陽性を示し，他の上皮性腫瘍では陰性であり感度・特異度とも高く，新たな陽性マーカーとして期待される．中皮腫陽性マーカーは，悪性中皮腫細胞のみでなく，正常・反応性中皮細胞にも陽性を示すため良・悪性の判定は困難である．

❺ 中皮腫陰性マーカー（これらが陽性だと中皮腫らしくない）

carcinoembrionic antigen（CEA）は，腺がんの陽性率は65〜91％，肺腺がんに限定すれば陽性率は80％以上と報告される．近年発売されたmonoclonal抗体やNSA除去抗体を使用した報告ではMPMの陽性率は0〜12％である．鑑別対象を肺腺がんとした場合，TTF-1（Thyroid transcription factor-1）は陽性率57〜76％でMPMは陰性を示すことが報告されている．

❻ 臨床病理学的予後因子

基本的に予後不良な疾患であるが，予後因子としては，臨床的にCALGB（Cancer and Leukemia Group B），EORTC（European Organization for Research and Treatment of Cancer）2つのscoring systemが知られている[24,25]．CALGBが実施した多変量解析では高齢（75歳以上），肉腫型または二相型，PS不良，胸痛，LDH上昇（>500 IU/L），血小板数増加（>40万/μL），胸膜浸潤が予後不良因子としている[24]．EORTCが実施した多変量解析ではPS不良，白血球数（≧8,300/mm³），組織学的にMPMの確診が困難なもの，男性，肉腫型が予後不良因子である[25]．病理形態学的に上皮型が最も予後良好で平均生存期間8.4カ月，肉腫型が予後不良で平均生存期間5.0カ月とされる．MPMの特殊型である限局型はびまん型に比べて比較的予後良好という報告もある．

治療方法の各論（各3(2)図-2）

■ 化学療法
❶ 全身化学療法の役割

切除不能および術後再発症例に対する主たる治療法は全身化学療法である．MPMは比較的まれな疾患であるため，対症療法と化学療法を比較した第Ⅲ相試験は施行されておらず，化学療法による生存期間延長効果は直接的には証明されていない．cisplatin＋pemetrexedとcisplatinの比較試験で，生存期間（中央値12.1月 vs 9.3月，p＝0.020），奏効率（41.3％ vs 16.7％，p＜0.0001）ともにcisplatin＋pemetrexedが優れているとの成績がある[26]．また，cisplatin＋raltitrexedとcisplatinの比較試験で，生存期間（中央値：11.4月 vs 8.8月，p＝0.048）がcisplatin＋raltitrexedが優れているとの成績がある[27]．いずれの試験でも，治療群に関わらず，化学療法により呼吸困難などの症状緩和効果，肺機能改善効果が示されている．これらの結果を踏まえるとcisplatin単独が対症療法に比べ生存期間を短くするとは考えにくく，上記2つの第Ⅲ相試験の結果から，化学療法による生存期間延長効果があると考えられる．

❷ 対象患者

全身状態良好な患者を対象にしたcisplatin単剤療法とcisplatin＋pemetrexedおよびcisplatin＋raltitrexed併用療法を比較した2つの第Ⅲ相試験のいずれにおいても，治療群であるにも関わらず，化学療法前に比べ肺機能などの改善が確認されている．上記2つの試験は年齢中央値58〜61歳（19〜85歳），PS 0-2を対象に行われており，国内で行われたcisplatin＋pemetrexedの承認臨床第Ⅰ/Ⅱ相試験の患者適格規準は，75歳未満，PS 0-1で登録例は25例（年齢中央値59歳）であった．これらの結果を踏まえて，全身状態が良好な切除不能および術後再発例に化学療法は推奨されている．

❸ 薬剤選択

わが国においてこれまで承認の得られた抗悪性腫瘍薬はcisplatn＋pemetrexed併用療法のみであった．またcisplatin＋pemetrexed，cisplatin＋raltitrexed以外の併用化学療法で40％以上の奏効率が報告された治療法は，cisplatin＋gemcitabine[28,29]，cisplatin＋gemcitabine＋vinorelbine[30]がある．これらと他の治療を比較した第Ⅲ相試験は行われていない．2018年に既治療の日本人MPM（一次治療後24人，二次治療後10人）を対象に抗PD-1阻害薬nivolumab（1回240 mg/body・2週ごと投与）の投与が行われたMERIT第Ⅱ相試験の結果が公表され，組織型に関わらずORR 29％，MST 6.1カ月，6カ月生存率85％と良好な成績が得られた[31]．この結果を元に2018年8月，わが国においてnivolumabが切除不能な進行・再発MPMの二次治療以降の薬剤として承認された．

❹ 胸腔内投与

interleukin-2の胸腔内投与での奏効率はそれぞれ50％，22％，生存期間中央値（MST）はそれぞれ18カ月，15カ月，L-NDDP（liposome-entrapped cisplatin analogue）の胸腔内投与の奏効率42％，生存期間中央値（MST）は11.2カ月との報告があるが，胸腔内投与と全身投与もしくは対症療法のみを比較した試験の報告はない[32〜34]．

■ 放射線治療
❶ 対象

中皮腫の放射線感受性は，*in vitro*では小細胞肺がんと非小細胞肺がんの中間と報告される．根治的治療の一部としての放射線治療では耐容線量への配慮は重要であり，正常組織への線量を増加させずに標的体積への線量

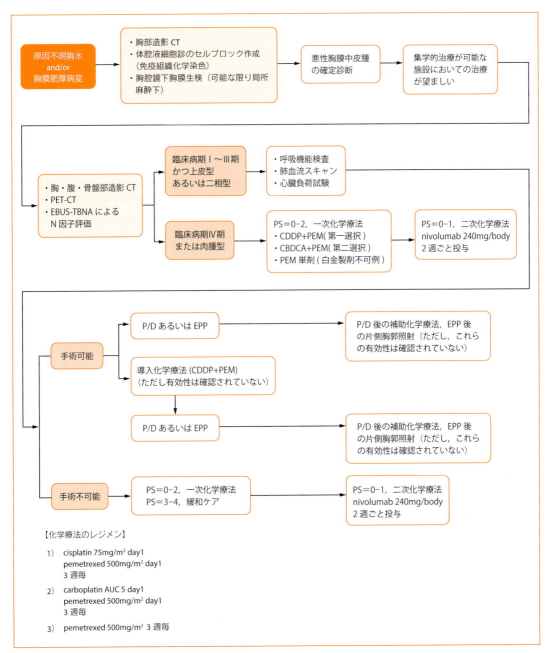

各3(2)図-2. 悪性中皮腫の decision making のためのフローチャート

を増加する方法として，3次元原体放射線治療（3-dimensional conformal radiotherapy：3D-CRT）および強度変調放射線治療（intensity-modulated radiotherapy：IMRT）が中皮腫の放射線治療に応用されている[35〜38]．Ahamadらは経過観察の中央値9カ月で局所制御率100％，1年生存率65％，無病生存率88％と報告している[38]．根治的治療が可能な症例に対する放射線治療単独による治療成績の報告はなく有効性は明らかでない．また中皮腫に頻度が多い疼痛に対する症状緩和を目的とした放射線治療の結果が報告されており，Bissettらは22症例の胸痛に対する放射線治療の効果を検討し，1カ月時点で13/19例（68％）で疼痛緩和を得たと報告している[39]．さらに，de Graaf-Strukowskaらは189症例に対して227部位の放射線治療を施行し，164例中74例で疼痛緩和を得たと報告している[40]．疼痛に対する緩和的治療として，効果を得るための必要最低線量は40 Gyが必要と報告されている[41]．

❷術後照射

胸腔鏡（thoracoscopy）/開胸（thoracotomy）後の胸壁再発予防や胸膜切除/肺剥皮術（pleurectomy/decortication：P/D）または胸膜肺全摘術（extrapleural pneumonectomoy：EPP）後の局所制御率向上を目的とした放射線治療に関しては，多施設より報告されている．中皮腫の術後照射の標的体積に関しては手術侵襲の加えられた患側胸腔をClinical Target Volumeとする必要があり，IMRTに限定すれば，術後照射の標的体積は手術侵襲が加えられた患側胸腔（同側上縦隔や心嚢を含む）および横隔膜・横隔膜脚が含まれ，肺尖部から腎下極付近を含む範囲となる．Memorial Sloan-Kettering Cancer CenterでP/D後に小線源治療を含む放射線治療を追加した123例の検討[42]では，患側胸腔へ総線量の中央値42.5 Gy（7.2〜67.8 Gy）の外照射がされ，局所制御率は1年で42％，MSTは13.5カ月，2年生存率は23％であった．生存期間に関する多変量解析で生存期間が良好であった症例は，40 Gy以上の総線量（$p=0.001$）・上皮型（$p=0.002$）・右胸腔（$p=0.011$）・小線源治療実施なし（$p=0.018$）と報告されている．P/D後の放射線治療は肺の耐容線量が問題となるため，十分な総線量を照射することが困難であり，より積極的な手術と外照射を推奨している．EPP後のIMRTなど周囲正常組織の線量を軽減する照射方法の工夫により，局所制御率が向上する可能性がある．

■ 外科治療

基本的な術式は，患側の壁側・臓側胸膜・一側肺実質・横隔膜と心膜の一部を一塊に摘出するEPPおよび肺実質を温存しつつ壁側・臓側胸膜のみを切除するP/Dの2つである．腫瘍の完全切除が可能な前者が選択されることが多いが問題点もある．第一の問題点は過大な侵襲が必発であることで，第二の問題点は根治性にある．固形がん根治術の基本は解剖学的に十分な切除マージンを確保して切除するR0切除（病理学的断端陰性）であるが，MPMでは壁側胸膜という極めて薄い組織が切除ラインになるため，腫瘍からの切除マージンは原理的に存在しない．そのためEPPの目標は肉眼的完全切除となり，腫瘍量の減少（cytoreduction）となる．第三の問題点は，EPPの熟練には多岐にわたる知識と技術が要求されるが，わが国では実際に年間数十例程度しか行われておらず，外科医の経験できるEPP数は極めて限定され熟練には不十分な状況である．両術式に関するランダム化比較試験はこれまで行われておらず，術式の適応をどう差別化するか今後も大きな課題である．さらには外科治療と他の治療法とのランダム化比較試験自体が行われておらず，外科治療の意義は依然として不明確である．

❶外科治療の適応

手術適応あるいは術式決定においては総合的判断が必要である．術前には，必要に応じて併存疾患に対する精査と併行し，問診，身体所見，PS評価，呼吸機能検査，血液ガスを行う．その他には換気血流シンチグラム，心エコーなどの精査が報告されている[43,44]．悪性胸膜中皮腫の手術において年齢による死亡率の差に関する報告はないものの，肺がん手術においては高齢であるほど手術による死亡率は高いとされており，適応は慎重に決定されるべきである．

❷外科治療単独の成績

真の意味でのR0切除が困難であるため，外科切除単独での根治性が低いと考えられており，外科治療に関する文献の多くは外科切除後に術後補助療法が施行されている．また，術後補助療法における抗がん薬の種類や放射線治療の方法も多岐に渡っており，外科切除単独による治療成績のデータは乏しい．

❸術式の違いによる成績

・胸膜肺全摘術（EPP）[43〜45]

MSTは9.4〜35カ月（中央値13.3カ月），合併症の発生頻度は21〜63％．術後死亡率は1970年代には30％近くあったが，近年では術後死亡中央値は7.1％（3.8〜15％）と減少してきている．

・胸膜切除・肺剥皮術（P/D）[46]

MSTは7.2〜18.3カ月（中央値14カ月）と報告され，合併症の発生頻度は16〜26.8％，術後死亡率の中央値は2.9％（0〜7.8％）と報告され，EPPに比べて比較的安全な術式と考えられている．

Ruschらは外科治療が施行された231症例（胸膜肺全摘術115例，胸膜切除術59例，その他57例）を対象と

して術式の違いが予後因子になるかを単変量解析している．この報告では，術式（胸膜肺全摘術と胸膜切除術）における統計学的な有意差は認めていない[47]．

❹trimodality therapy（手術，全身化学療法，放射線治療の3つを組み合わせた治療：以下TMTと略す）

EPPにおいても根治性は完全ではなく手術単独治療での予後は不良である．このため，手術に術前導入化学療法や術後放射線治療（片側全胸郭照射，hemithorax radiotherapy：H-RT）を加えた集学的治療により予後を改善する試みがこれまで積み重ねられた．欧米から3つのTMTに関する大規模臨床試験結果が報告されている[48～50]．これらの試験はほぼ同様のプロトコールからなり，MSTも14カ月，16.8カ月，18.4カ月と同程度の成績であった．ただし3つの試験いずれにおいてもTMTを完遂できたのは登録症例の約50％であったが，特筆すべきはトロント大学の試験におけるサブグループ解析において，登録60例のうちpN0-1でTMTを完遂できた約1/3（21例）のMSTが59カ月と良好であったことである．このような知見を踏まえると，より適切な症例選択を行うことで，TMTにより良い治療成績がもたらされる可能性が示された．しかし，切除可能悪性胸膜中皮腫症例に対するTMTを含めたEPP施行群とEPP非施行群を検証したランダム化比較試験（MARS：mesothelioma and radical surgery）[51]が英国で行われ，TMTを含むEPPは利益がないばかりか，有害であると報告された．

■ わが国における臨床試験の最新動向

平成18年度科学技術振興調整費「アスベスト関連疾患への総括的取り組み」が採用された時点でわが国におけるTMTの臨床データはほとんど存在せず，TMTが安全に遂行できるか不明であった．よって平成20年5月より「切除可能悪性胸膜中皮腫に対してCDDP+PEMによる導入化学療法後にEPPと術後片側全胸郭放射線照射を行う集学的治療の多施設共同安全性確認試験（feasibility study）（JMRC-01試験）」[52]の登録が開始され，平成22年11月30日に42例（予定40例）をもって登録完了となった．試験概要は，切除可能悪性胸膜中皮腫（T0-3N0-2M0）に対し術前化学療法（CDDP 60 mg/m^2＋pemetrexed 500 mg/m^{2}を3週毎3サイクル施行後にEPPを行い，肉眼的完全切除例に対してはH-RTを行う治療が遂行可能かどうかを検証したものである．その結果，主要評価項目であるEPPによる肉眼的完全切除率は71.4％（30/42），集学的治療全体の治療関連死亡率が9.5％（4/42）であり，何れの項目においても設定基準は達成され本試験の安全性とfeasibilityは確認された．しかしながら副次評価項目の治療完遂率は40.5％（17/42）と低く必ずしも満足できるものではなかった．また本疾患に対する別の術式としてP/Dがあるが，両術式間のランダム比較試験は存在しておらず優劣判定は依然不明のままである．わが国においてEPPとP/Dをそれぞれに含む集学的治療法を比較するランダム化第Ⅱ相試験を実施する前段階として「切除可能悪性胸膜中皮腫に対してCDDP+PEMによる導入化学療法後にP/Dを施行し，術後補助化学療法を追加する集学的治療の安全性確認試験（feasibility study）」（P/D単アーム試験）が現在進行中である．この試験の安全性とfeasibilityが確認され次第，速やかにP/DとEPPを比較するランダム化比較第Ⅱ相試験が実施される予定である．

「切除可能悪性胸膜中皮腫に対してCDDP+PEMによる導入化学療法後にP/Dを施行し，術後補助化学療法を追加する集学的治療の安全性確認試験（feasibility study）」のプロトコール概要

・対象症例：未治療切除可能悪性胸膜中皮腫（組織亜型は問わない），臨床病期Ⅰ-Ⅲ期（T1-3, N0-2, M0），年齢75歳未満，PS 0-1．
・治療方法：CDDP（75 mg/m^2）＋PEM（500 mg/m^2）による導入化学療法3コース施行後，病勢進行のない症例に対してP/Dによる手術療法を行い，肉眼的完全切除例に対して術後補助化学療法としてPEM（500 mg/m^2）単剤療法を再発・増悪まで継続．
・主要評価項目：P/Dによる完全切除率および集学的治療全体の治療関連死亡率．
・副次評価項目：治療完遂率，無増悪生存期間，全生存期間，有害事象発生率，奏効率．

[参考文献]

1) 全がん協生存率調査：全国がん（成人病）センター協議会の生存率共同調査（2018年2月集計）．
2) Hodgson JT, et al：Ann Occup Hyg, 44：565-601, 2000.
3) Ohlar JA, et al：Cancer Research, 15；76（2）：206-215, 2016.
4) Robinson BW, et al：Lancet, 362：1612-1616, 2003.
5) Pass HI, et al：N Engl J Med, 353：1564-1573, 2005.
6) Petterson T, et al：Chest, 94：1037-1039, 1988.
7) Paganuzzi M, et al：Chest, 119：1138-1142, 2001.
8) Yilmaz U, et al：Monaldi Arch Chest Dis, 63（1）：17-22, 2005.
9) Metintas M, et al：Eur J Radiol, 41（1）：1-9, 2002.
10) Senyigit A, et al：Respiration, 67（6）：615-622, 2000.
11) Yilmaz UM, et al：Respirology, 3（1）：33-38, 1998.
12) Stewart D, et al：Eur J Cardiothorac Surg, 24（6）：1019-1024, 2003.
13) Knuuttila A, et al：Lung Cancer, 22（3）：215-225, 1998.
14) Bénard F, et al：Chest, 114：713-722, 1998.
15) Bénard F, et al：J Nucl Med, 40（8）：1241-1245, 1999.
16) Schouwink JH, et al：Ann Thorac Surg, 75：1715-1718, 2003.
17) Rice DC, et al：Ann Thorac Surg, 80：1988-1992, 2005.
18) Butchart EG, et al：Thorax, 31：15-241, 1976.
19) Sugarbaker DJ, et al：J Clin Oncol, 11：1172-1178, 1993.
20) International Union Against Cancer. TNM Classification of Malignant Tumors. Fifth edition 1997：98-10.
21) International Mesothelioma Interest Group：Chest, 108：1122-1128, 1995.
22) Ordonez NG, et al：Hum Pathol, 36：372-380, 2005.
23) Kimura N, et al：Pathol Int, 55：83-86, 2005.
24) Herndon JE, et al：Chest, 113：723-731, 1998.
25) Curran D, et al：J Clin Oncol, 16：145-152, 1998.
26) Vogelzang NJ, et al：J Clin Oncol, 21：2636-2644, 2003.
27) van Meerbeeck JP, et al：J Clin Oncol, 23：6881-6889, 2005.
28) Byrne MJ, et al：J Clin Oncol, 17：25-30, 1999.
29) Nowak AK, et al：Br J Cancer, 87：491-496, 2002.
30) Maruyama R, et al：Jpn J Clin Oncol, 35：433-438, 2005.
31) Goto Y, et al：J Thorac Oncol, 12（11, Suppl_2）：S1883, 2017.
32) Astoul P, et al：Cancer, 83：2099-2210, 1998.
33) Castagneto B, et al：Lung Cancer, 31：303-310, 2001.
34) Lu C, et al：J Clin Oncol, 23：3495-3501, 2005.
35) Lee TT, et al：J Thorac Cardiovasc Surg, 124（6）：1183-1189, 2002.
36) Forster KM, et al：Int J Radiat Oncol Biol Phys, 55（3）：606-616, 2003.
37) Ahamad A, et al：Int J Radiat Oncol Biol Phys, 55（3）：768-775, 2003.
38) Ahamad A, et al：Cancer J, 9（6）：476-484, 2003.
39) Bissett D, et al：Clin Oncol（R Coll Radiol）, 3（6）：315-317, 1991.
40) de Graaf-Strukowska L, et al：Int J Radiat Oncol Biol Phys, 43（3）：511-516, 1999.
41) Gordon W Jr, et al：Int J Radiat Oncol Biol Phys, 8（1）：19-25, 1982.
42) Gupta V, et al：Int J Radiat Oncol Biol Phys, 63（4）：1045-1052, 2005.
43) Sugarbaker, et al：J Thorac Cardiovasc Surg, 117：54-63, 1999.
44) Sugarbaker DJ, et al：J Thorac Cardiovasc Surg, 102：10-14, 1991.
45) Rusch VW, et al：J Thorac Cardiovasc Surg, 102：1-9, 1991.
46) Lee TT, et al：J Thorac Cardiovasc Surg, 124：1183-1189, 2002.
47) Rusch VW, et al：Ann Thorac Surg, 68：1799-1804, 1999.
48) Krug LM, et al：J Clin Oncol, 27：3007-3013, 2009.
49) De Perrot M, et al：J Clin Oncol, 27：1413-1418, 2009.
50) Van Schil PE, et al：Eur Respir J, 36：1362-1369, 2010.
51) Treasure T, et al：Lancet Oncol, 12：763-772, 2011.
52) Yamanaka T, et al：Jpn J Clin Oncol, 39：186-188, 2009.

三沢昌史

What's New in 4 Breast Cancer 乳がん

乳がんの治療は外科的治療，薬物療法，放射線治療がStageと生物学的特性と患者の卵巣機能に基づき細かく組み合わされ複雑で，初学者には一見理解しがたい．しかし，一度全体像を理解すると，後はパターン認識のようにシンプルで理論的である．

診療ガイドラインには日本乳癌学会（2018年）と米国のNCCNが代表的であり実臨床に役立つ．しかし，日米の医療制度や診療方法，承認された薬剤に多少の相違があることを認識する必要がある．

1 乳がん治療の基礎知識

■ 生物学

乳房のなかには乳腺組織，血管・脂肪組織・線維芽細胞などの結合組織，血液，皮膚がある．このなかで乳腺組織から発生する悪性腫瘍を乳がんという．組織学的に乳腺組織のどこから出現したかによって細分化されている．乳腺組織は乳頭・乳輪から小葉（集まると腺葉）と呼ばれる乳汁の分泌組織からなり，その間に乳管がある．乳がんの80％はこの乳管から発生し，乳管がん（ductal carcinoma）と呼ばれる．次に多いのが小葉から発生するもので小葉がん（lobular carcinoma）と呼ばれる．その他の組織型は p.362 を参照．

正常の乳腺組織は女性ホルモン（エストロゲンとプロゲステロン）受容体を発現しており，女性ホルモンにより成長が促進される．乳がん細胞の多くは女性ホルモン受容体を発現しており，女性ホルモンを投与するとホルモン受容体陽性の腫瘍細胞は増殖する．そして女性ホルモンを低下させると腫瘍細胞は成長できずに死滅する．これを利用した治療を内分泌療法と呼ぶ．

■ 乳がんの進展様式

原発巣で増大すると同時に，はじめに転移しやすい部位は腋窩リンパ節である．それを過ぎると鎖骨下リンパ節，鎖骨上リンパ節へと広がる．そこまで広がると領域リンパ節に転移がある局所進行性乳がんという．また数％の患者では内胸リンパ節（傍胸骨リンパ節）に転移が存在する．内胸リンパ節は郭清することは困難であり，通常手術的な治療の対象外である．通常の手術では原発巣の切除と腋窩リンパ節の生検または郭清が行われる．

血流に乗って遠隔転移する場合最も頻度が高いのは骨，肺，肝臓，脳である．また，相当進行した場合，がん性胸膜炎やがん性髄膜炎などの形をとることも少なくない．

通常相当の確率で根治が望めるものは0期，Ⅰ期，Ⅱ期，ⅢA期までで，特にⅡ期までを早期乳がんと呼ぶ．ⅢA（T3, N1を除く），ⅢB，ⅢC期は局所進行性乳がんと呼び，Ⅳ期は転移進行乳がんと呼ぶ．

0期の乳がんは組織の基底膜を破って浸潤する手前の段階のがんで，上皮内がんともいわれる．英語の in situ という言葉が頻用され，乳管がんのタイプは ductal carcinoma in situ（DCIS），小葉がんのタイプは lobular carcinoma in situ（LCIS）と呼ばれ，DCIS，LCIS という用語そのままが一般的に使用されている．基底膜を破っていないため「理論的には」脈管に浸潤せず，リンパ流や血流に乗って転移しない（微小浸潤がんが併存する場合には転移を生ずる可能性がある）．

■ 症状・受診機転・診断

患者が医療機関を受診する理由は乳房内の腫瘤（しこり）触知（または乳房血性分泌物，皮膚の色調変化や引きつれ）またはマンモグラフィ異常所見など検診での異常である．医療機関を受診した患者は，診察，画像検査（マンモグラフィ，超音波）にて腫瘤を再確認されたのち，がんの診断のための生検を施行される．そしてがんの病理学的確定診断とともに触診と画像検査によるStage（臨床病期）の決定をする．この確定診断とStageにてその後の治療方針が決定される．臨床的にStage Ⅲであると考えられる場合には，全身の遠隔転移巣の検索をしてStage Ⅳでないことを確認してから治療に臨む．

■ 治療

根治目的の治療は「切除」と「放射線」からなる局所療法と，局所療法で根絶できなかった残存腫瘍細胞を叩く全身薬物療法からなる．切除には乳房内の原発巣の切除とリンパ節転移の有無を調べるセンチネルリンパ節生検（SNB）がある．SNBは原発巣から最初に転移するリンパ節群の生検で，臨床的に腫大していないリンパ節に転移をきたしているか否かを調べる方法である．もし，センチネルリンパ節生検が陰性または微少転移（0.2〜2 mm）陽性だけであれば，一般的には腋窩リンパ節郭清は不要である．マクロ転移（>2 mm）があった場合は腋窩リンパ節郭清が標準であるが，ACOSOG Z0011 試験

では，2個以下のリンパ節転移個数で乳房放射線治療が施行される場合は腋窩郭清を省略可能とされ，2014年にASCOガイドラインが変更された．臨床的（触診または画像）に明らかに転移のあるリンパ節には腋窩郭清が初めから施行される．乳房内原発巣の切除には乳房全体を切除する乳房全摘術（全摘術 mastectomy）と，乳房内のがんだけを切除（部分切除）して，残りの乳房に放射線照射を加える（乳房温存手術 breast conserving surgery）からなる．両者とも欧米で施行された20年にわたる前向き研究で予後に差がないことが判明している．温存すると乳房の一部が残るため整容性に優れるが，代わりに放射線治療が必要となる．大きな腫瘍や炎症性乳がんは温存術では取り残しができる可能性が高く，全摘が基本である．また遺伝性がん症候群の1つのLi-Fraumeni症候群では，術後乳房放射線治療にて二次発がんのリスク上昇が示唆されており，患者の特性によっては温存療法（＋放射線）が適さない場合もある．リンパ節転移が鎖骨上下や内胸リンパ節まで進展している場合，切除の対象とはならない．その場合，局所療法としては放治が施行される．

緩和と延命を目的にした治療は，全身薬物療法が主体で，切除や放射線は，つらい症状をきたしており，薬物ではなかなか良くならない病変に対する補助的な治療として施行される．

普通，早期乳がんには根治を目指した治療が施行され，切除が不能なほど進行していたり，遠隔転移を伴う進行乳がんには緩和と延命を目的とした治療が行われる．また両者の中間に属する局所進行性乳がんというカテゴリーがある．典型的な症例は，切除ができるけれども原発巣が大きいため，あるいはリンパ節転移が原発乳房周辺で比較的広がっているため完全切除が困難な症例などである．その場合，術前化学療法やホルモン療法などで完全切除できるまで十分縮小させてから切除を試みる．また，切除後根治性を高めるために放射線治療が施行される．

治療方法の大まかな方針は，下記の5つの病態カテゴリー別に理解する．

①非浸潤がん（Stage 0）：DCISとLCIS
②早期乳がん（StageⅠ，Ⅱ）とStage ⅢAのなかのT3，N1，M0
③局所進行性乳がん（Stage ⅢAのなかのT3，N1，M0以外，Stage ⅢB，Stage ⅢC）
④炎症性乳がん
⑤転移乳がん（Stage Ⅳ）

❶ 非浸潤がん（Stage 0）

非浸潤がんは基底膜を破って浸潤していない上皮内にとどまる極早期のがんである．このうちで最多のものはDCISと呼ばれるタイプで，完全切除により完治が可能である．DCISがすべて浸潤がんに進展するわけではなく，切除が乳がん死亡を減少させることを証明したランダム化試験は存在しない．しかし，微少浸潤がんが併存している可能性があることと，浸潤がんに進展する可能性が相当あることが判明しているため，一般的に切除が推奨される．治療の詳細は「外科治療」の項目参照．

❷ 早期乳がんとStage ⅢAのなかのT3，N1，M0症例

Stage ⅢAのなかでT3，N1，M0は早期乳がんと同一カテゴリーとして治療される．

根治的治療には手術が必須で，さらに補助放射線療法と補助全身薬物療法（化学療法とホルモン療法）にて，再発リスクを減少させる治療の適応を考慮することが必要である．補助化学療法を施行する場合，手術の前に施行しても（術前化学療法），手術の後に施行しても（術後化学療法）効果に差はないことが判明している．補助薬物療法の適応には下記のリスク因子を考慮する．luminal B，HER2タイプ，triple negativeなど増殖力の高い乳がんにおいては，術前化学療法にてpCR（病理学的完全奏効）が得られた症例は，得られない症例に比較して予後が良好である．

代表的な補助化学療法にはAC-T（アンスラサイクリン＋cyclophosphamide→タキサン），TC（docetaxel＋cyclophosphamide），古くはCMF（cyclophosphamide＋methotrexate＋5-FU，HER2タイプにはAC-TH（アンスラサイクリン＋cyclophosphamide→タキサン＋trastuzumab）やTCH（docetaxel＋carboplastin＋trastuzumab）などがある．欧米で3週毎のAC-Tを2週毎に短縮した治療（dose-dense AC）が試験され，DFS/OSとも延長効果を示し，特に米国では標準治療とされている．Peg G-CSFを併用することで発熱性好中球減少症のリスクも低下し，安全性も高いとされる．

1）組織学的悪性度

組織学的に異型性が低いことをGradeが低いといい，異型性が強いとGradeが高いという．Gradeは低いほうから高い順にG1，G2，G3の3つに分ける．Gradeが高いほど悪性度が強いと考えられ再発リスクが高くなることが証明されている．Gradeには光学顕微鏡で認められる異型性に加え有糸分裂の数も加味して判定される．Ki67という蛋白は細胞が増殖するときに核内に発現する蛋白で機能は不明である．この蛋白が免疫組織化学で染まる細胞の数の割合を，検出キットの名前から取ってMIB-1インデックスと呼ぶ．この検査は以前から存在す

るが，最近乳がんの悪性度（予後）を判定するのに重要な1つの因子と考えられるようになった．MIB-1インデックスは，測定方法や判定基準の標準化がされておらず，各国共通のカットオフ値も存在しないという問題があるが，およそ13～30%前後が高低の境目として使用されることが多い．有糸分裂数やMIB-1インデックスのように細胞増殖の程度を表すものは増殖マーカー（proliferating marker）と呼ばれる．

ホルモン受容体陽性乳がんは陰性乳がんよりも悪性度が低い（予後が良い）．特にホルモン受容体の発現度合いが強いほど内分泌療法によく反応しリスクが低い傾向にある．

HER2陽性乳がんは，HER2陰性乳がんよりも悪性度が高く，抗HER2療法開発前の時代には予後不良であった．しかし，抗HER2療法を加えることにより予後が飛躍的に改善した．

リンパ管と静脈へ浸潤しているがんは，浸潤していないがんよりも悪性度が高い．

2）サブタイプ分類（intrinsic subtypes）（p.89を参照）
3）原発腫瘍の大きさ

腫瘍が大きいほど悪性度が高い．これは生物学的に進行が速い場合もあるし，診断までに時間がかかり進行した可能性もある．進行していればすでに転移している可能性も高くなるため再発リスクが高い．

4）リンパ節転移の有無と個数

上記の大きさと同様の考えで，転移していたり，転移しているリンパ節の個数が多いほどより進行していることを意味する．そしてすでに微少な遠隔転移をきたしている可能性も上昇し，再発するリスクが高くなる．一般的に4個以上のリンパ節に転移している場合，Stage Ⅲに分類され再発リスクが40%以上に跳ね上がる．

5）患者の年齢

若い患者ほどホルモン受容体陰性の乳がんが多くリスクが高いとされる．しかし，年齢が若くても生物学的特性がよければ，若年であること自体はリスクにならないという意見もある．しかしながら，若年者はがんが根治した後にも長い人生が残されており，罹患した乳がん以外の疾患や治療の晩期毒性，また新たな乳がんができるリスクも長い期間続くため，治療の判断には注意が必要である．また若年乳がんでは遺伝性の可能性が高くなり，新たな乳がんや他のがんに罹患するリスクも高くなる．

6）遺伝子検査（molecular profiles）

Oncotype Dxは，米国カリフォルニア州のGenomic healthで施行されている検査で，日本で検査する場合，病理検体をそこに郵送して有料で検査してもらう．45万円ほどかかる高額な検査であるが，遺伝子検査の技術を用いており，有効性を示すさまざまなデータが発表され効果が確認されている．結果はrecurrence score（RS）という数値で示され，数値が高いほど再発リスクが高く，また化学療法の効果が高い．その有用性から，NCCNガイドラインではホルモン受容体陽性乳がんで化学療法を施行するか迷った場合に検査するように推奨されている．この検査はホルモン受容体陽性であっても，他のリスク因子から化学療法の適応が明らかにある場合には施行すべきではない．例えばStage Ⅲの乳がんはホルモン受容体陽性であっても再発リスクが高いためOncotype Dxの結果に関係なく化学療法が一般的に推奨される．

その他，MammaPrint，PAM50，大阪大学で開発されたCurebest95GC Breastなどがあるがどれも日本では保険適用とはなっていないという問題がある．これらには費用対効果が検証されているものもあり，過剰治療による不利益を避けるという点でも優れている．ゲノム医療の進歩と共に，今後検査方法のさらなる進化も期待され，わが国でも将来治療法選択のための重要な検査になる可能性がある．

7）リスク因子による再発リスクの計算式

Adjuvant! Onlineは，米国のSEERデータ（がん登録からのデータ）や多数の臨床試験のメタアナリシスデータであるOxford Overviewなどをもとに作成された再発率と生存率の計算サイトである．医師と患者双方に非常にわかりやすく数値化されて出てくるため日常臨床に幅広く使用されたが，2018年現在サイトは更新のため閉じられており使用はできない．その代わりCancermath.netや英国のPREDICTなどは使用可能である．残念ながらこれらは欧米のデータに基づいており，日本人患者を基にした計算サイトは開発されていないため結果の解釈には注意が必用である．

❸ 局所進行性乳がん（Stage ⅢAのT3, N1, M0以外，Stage ⅢB, Stage ⅢC）

切除ができるけれども原発巣が大きいため，あるいは広範なリンパ節転移のため病理学的完全切除ができない可能性がある症例を指し，通常切除だけでは根治させることはできない．治療のコンセプトは術前薬物療法（化学療法やホルモン療法）で完全切除できるくらいまでがんを十分縮小させてから切除を試みる．切除後根治性を高めるために放射線治療も施行される．術前化学療法のやり方は上記の早期乳がんの場合と同じで，レジメンも同じである．

❹ 炎症性乳がん

炎症性乳がんとは，皮膚のリンパ管にがんが浸潤し，

あたかも炎症を起こしているように赤く腫れあがっているようにみえる病変である．Stage では多くの場合，局所進行性（Ⅲ期）か転移がん（Ⅳ期）である．診察所見と生検にて診断できる．一般的に炎症性乳がんでは，はじめに手術をすることは禁忌とされている．それは切除しても断端陽性であったり，切除後早期に局所再発し手術の意味がなくなることと，予後が不良だからである．そのため標準治療は術前化学療法にてできるだけ縮小を図った後，手術にて完全切除が可能と判断されたときに切除と放射線治療を行う．すべての治療を完遂できても局所と遠隔再発のリスクが高く，予後は一般的に不良である．切除不能と判断された場合，放射線療法で局所コントロールを試みるのが普通である．

❺転移乳がん

次に，根治が望めない症例に対する緩和と延命を目的とした治療を述べる．遠隔転移をもつ患者は普通根治することは不可能であるが，患者がもつがんの生物学的性質（悪性度）により予後は大きく異なる．例えば急激に進行して半年以内に死亡する患者もいれば，進行のゆっくりしたものは5〜10年以上生存する場合もある．

治療の基本は上述の根治を目指した治療と共通する部分が多いが，大切なことは効果は高いが副作用の強い治療よりも，副作用が少なく長期に継続可能な治療を心がける．ホルモン感受性であれば副作用の少ないホルモン薬が好んで使用される．化学療法であれば2剤を同時併用するよりも，単独を順々に用いる「逐次単剤療法」が主に使用される〔進行が急速で生命に危険が及ぶ状況（visceral crisis）では同時併用療法が選択される場合もある〕．

〔大山　優〕

2 乳がんの薬物療法

基礎知識

■ 頻度

わが国の地域がん登録全国推計によると，乳がん罹患数は年々増加しており，2013年には年間約86,000人（推計値，上皮内がんを含む）と女性で最も罹患数の多いがん腫となった．1975年から2000年までの四半世紀で，国内の乳がん罹患数は3.4倍，さらに2001年からの10年間で約2倍に増加している．一方，乳がんは女性の悪性腫瘍による死亡数では第5位であり，罹患数は多いがその予後は一定の期待の持てるものである[1]．

国際がん研究機関（International Agency for Research on Cancer：IARC）のデータ（GLOVOCAN2012）によると，世界的にも乳がん罹患数は増加しており，2012年1年間で167万人の新規乳がん患者が診断されている[2]．頻度としては米国，西欧，北欧，豪州などで高く，日本国内の罹患率・死亡率は国際的には低い値ではある．しかし日本とは対照的に，米国，英国，フランス，イタリアでの乳がんの年齢調整死亡率は1990年頃より減少傾向に転じているのは注目に値する．この背景にはマンモグラフィによるスクリーニングの普及，術後薬物療法の進歩，また最近では更年期障害に対するホルモン補充療法使用頻度の低下が関連している可能性が示唆されている[3,4]．国内では乳がんによる死亡者数は2004年に初めて年間1万人を超え（2016年は14,015人），以降も年齢階級に関係なく死亡率は明らかな増加傾向にあったが，近年やや横ばいに転じており，欧米と同様に減少に転じるかどうか注目される．

年齢階級別罹患率が，欧米で年齢とともに上昇するのと異なり，国内での罹患率は，ピークが40歳代後半から60歳代前後にあるのが特徴的である．

■ 危険因子

❶ 危険因子（各4表-1）

性別では女性は男性に比べ乳がんの罹患率は約100倍である．30～40歳代にかけてリスクは上昇し，40歳代以降のリスク上昇は緩徐である．

乳がんの危険因子は性別のほかに，人種，社会・生活環境，体格，乳腺疾患の既往，生殖関連因子，家族歴・遺伝的素因など多岐にわたる．生活様式の西洋化，女性の晩婚化，少産化などの要因が，乳がんの発生を増加させていると考えられている．

既往歴としては，良性増殖性病変，特に異型乳管過形成（atypical ductal hyperplasia）の既往はその後乳がんに罹患するリスク因子となる．

各4表-1. 乳がんの危険因子

内因性・外因性エストロゲンに関連する因子
・性別 ・初潮・閉経年齢 ・出産数，初産年齢 ・授乳 ・ホルモン補充療法　など
その他の因子
・人種 ・家族歴，遺伝的要因（BRCA1/BRCA2突然変異など） ・既往歴（乳がん，良性増殖性病変など） ・生活歴（学歴，アルコール摂取など） ・放射線被曝 ・マンモグラフィの乳腺実質濃度　など

乳がんの発症には内因性・外因性のエストロゲンへの曝露が関連していると考えられている．内因性エストロゲン産生は閉経前女性においては卵巣機能により制御されている．初潮年齢が低く，閉経年齢が遅いほど内因性エストロゲンへの曝露期間が長いため乳がん発症のリスクは高まる．また出産歴がない女性は出産歴を有する女性に比べて乳がん発症のリスクは高く，また初産年齢が高いほうがリスクが高い．

更年期障害に対するホルモン補充療法により乳がん発症のリスクが高まることが知られている．Women's Health Initiative Randomized trialにおいて，健常女性に対するエストロゲン・プロゲステロン合剤によるホルモン補充療法（HRT）群とプラセボ群を比較したところ，長期にわたってHRTを受けた女性のほうが乳がん発症リスクが高かった[5]．ただしエストロゲン単独によるHRTの場合には乳がん発症リスクは増加しなかった．

その他の生活習慣について，アルコール摂取や喫煙は乳がんのリスクを高める可能性があることはほぼ確実とされている[6]．

乳がんは比較的家族集積性の高いがん種として知られる．家族性乳がんは若年発症，同側乳がん，多臓器重複がんの発生（卵巣がん）を特徴とする．米国では乳がんの5～10％は家族性に発生するといわれているが，国内の家族性乳がんの頻度は1～2％とされており，米国に比べて少ないという報告もあるが，最近の日本乳癌学会の乳がん登録調査では13.1％の患者が乳がん家族歴を有すると報告されている[7]．

BRCA1とBRCA2は，遺伝性乳がん卵巣がん症候群の原因遺伝子として知られており，そのいずれかに病的変異が存在する場合，乳がんの生涯発症リスクは65～75％とされる．Ikedaらは，第1度近親者に乳がんまたは卵巣がん患者を有する113の日本人乳がん家系の発端者においてmutation analysisを行い，BRCA1またはBRCA2のmutationを31.9％に認めた．これは白人家族性乳がんにおけるBRCA1/2 mutationの頻度と同等で

あった[8]．また最近では Nakamura らが，米国 National Comprehensive Cancer Network（NCCN）のガイドラインに基づいて抽出した高リスクの発端者 260 人に遺伝子検査を行い，46 人（17.7％）が BRCA1 mutation 陽性，35 人（13.5％）が BRCA2 mutation 陽性であったと報告している[9]．そのほか，BRCA1/2 以外のまれであるが浸透率の高い（生涯発症リスクが 80％近い）遺伝子として p53，PTEN，CDH1，STK11 が，中等度の浸透率（リスクは 2 倍程度）の遺伝子として CHEK2，BRIP1，ATM，PALB2 が知られている．

❷リスク評価モデル

Gail Model は，米国の Breast Cancer Detection Demonstration Project のデータベースに基づいて，年齢，初潮年齢，初産年齢，第 1 度近親者の乳がん患者数，乳腺生検回数，atypical ductal hyperplasia（ADH，異型乳管上皮過形成）の有無から，個人の乳がんの発症危険率を統計学的に計算するモデルであり，5 年での乳がん発生率が 1.66％以上と計算される場合に高リスクと判定される[10]．このほか，白人女性のリスク評価モデルとして，年齢と家族歴から乳がん発症リスクを計算する Claus model が知られる[11]．

Gail model は複数の研究により妥当性が検証されているが，白人でのデータに基づいたモデルであるため日本人など異なる人種でのリスク評価に外挿することはできない．海外のエビデンスで乳がん発症の危険因子とされる HRT について，佐伯らが 2003 年に行った厚生労働省がん研究助成金によるケース・コントロール研究によると，HRT 使用者の割合はケース群 5.0％，コントロール群 7.4％であり，オッズ比は 0.432（0.352〜0.530）と，HRT の使用と乳がん発症との間には統計学的に有意な関連は認めなかった[12]．この結果についてはさらなる検証が必要であるが，日本人における個々のリスク因子のリスク係数は白人とは異なる可能性があり，日本人独自の乳がん発症リスク評価モデルの開発が必要である．

■ 組織型

乳がんは，大きく分けて上皮の基底膜を越えて浸潤している浸潤性乳がん（infiltrative/invasive breast cancer）と，それよりも早期で上皮の基底膜内にとどまる非浸潤がんに分類される．非浸潤がんを in situ carcinoma と呼び，日本語では上皮内がんや，組織学的に乳管内にとどまるため乳管内成分とも呼ばれる．Stage は 0 期に相当する．ほとんどが乳管がんか小葉がんであり，その英語表記の DCIS（ductal carcinoma in situ）や LCIS（lobular carcinoma in situ）という呼び名も一般的に使用されている．上皮内がんはそのまま経過観察してもすべて浸潤がんになるわけではなく，一生そのまま臨床的に問題となるがんにならない場合もあり，どのような治療方針とするかは個別化されるべきであるが，現時点ではその見分けは困難であり，基本的に DCIS は診断時に切除される．また生検時は非浸潤がんの診断であったが，切除標本では微小な浸潤がんが発見される場合もある．LCIS は生検された部位以外にも広範囲に分布しているため，局所切除の適応には議論がある．LCIS の既往は乳がんのリスク因子と考えられており，NCCN ガイドラインではカウンセリングの対象となり，①注意深い経過観察，②tamoxifen などによる化学予防，③予防的両側乳房切除など，の積極的な予防的介入も選択肢となっている．

ductal carcinoma in situ（DCIS）と lobular carcinoma in situ（LCIS）だけで構成される純粋な非浸潤がんは，腫瘍細胞が乳管・小葉の基底膜を越えず，リンパ管や血管に接しないため理論的には転移のリスクは小さい．局所療法のみでの治癒が期待できる．一方，腫瘍細胞が乳管・小葉の基底膜を越えて間質に浸潤したものが浸潤がんで，リンパや血流にのって転移している可能性がある．

国内で発見される乳がんの頻度を組織型別にみると，浸潤がんが約 85％を占め，なかでも浸潤性乳管がん（invasive ductal carcinoma）が全体の 75％を占める[7]．浸潤性乳管がん以外の浸潤がんは「特殊型」に分類され，頻度の多い順に，浸潤性小葉がん（invasive lobular carcinoma）（4.1％），粘液がん（mucinous/colloid carcinoma）（3.5％），アポクリンがん（apocrine carcinoma）（1.2％）．その他浸潤性微小乳頭がん（invasive micropapillary carcinoma），髄様がん（medullary carcinoma），扁平上皮がん（squamous cell carcinoma），管状がん（tubular carcinoma），分泌がん（secretory carcinoma），腺様嚢胞がん（adenoid cystic carcinoma）などが含まれる．純粋型の管状がん，粘液がん，腺様嚢胞がん，分泌がん，髄様がんは，予後良好な組織型とされる．一方，micropapillary carcinoma は予後不良な組織型とされる[13]．

Paget 病は乳頭乳輪結合部（nipple areolar complex）の上皮に発生するまれな組織型の乳がんである．乳輪の湿疹，出血，潰瘍形成，瘙痒などを症状として伴い，皮膚疾患との鑑別に苦慮することが多く診断が遅れる．80％に乳がんの合併を伴う（必ずしも乳頭乳輪の病変に連続していない）ため，乳房切除を含めた局所療法を検討する必要がある．

乳腺原発の非上皮性腫瘍はまれであるが，悪性葉状腫瘍，悪性リンパ腫，血管肉腫などの報告がある．

■ サブタイプ分類

乳がん組織中の遺伝子発現をパターン化し、生物学的特徴が似通ったいくつかのグループに分類することができる（intrinsic subtypes, 分子生物学的サブタイプ）。この手法を用いた分類は乳がんの予後と治療に対する反応性を予測できる可能性があり、早期乳がんにおける治療方針決定が発展、整理されてきている。いくつかの遺伝子セット（Oncotype Dx, MammaPrint, Prosignaなど）は、商業ベースでの開発が進んでいるが、国内では保険診療検査としては使用できない。実地臨床では免疫組織化学染色（immunohistochemistry：IHC）を用いた発現評価の組み合わせで代用される。しかし、遺伝子発現プロファイルとIHCのパターンは測定しているものが異なることから、実地臨床で用いているサブタイプ分類（臨床的サブタイプ）と、分子生物学的サブタイプは必ずしも一致するわけではない。

❶ ホルモン受容体陽性 HER2 陰性

・luminal A-like

エストロゲン受容体（estrogen receptor：ER）とプロゲステロン受容体（progesteron receptor：PgR）の両者を強発現し、HER2は過剰発現していない。通常、組織Gradeも低く、脈管浸潤も軽度なことが多い。一般的に進行は緩徐で、予後良好とされる。ホルモン療法高感受性であり、化学療法に対しては抵抗性とされている。以前のSt. Gallen分類では、luminal Aの臨床的サブタイプの定義として、Ki67染色割合15％未満の腫瘍を臨床的なluminal Aとして提示した[14]が、実際にはKi67測定に関して、腫瘍内のheterogeneityや検査者間の一致率の低さなどの問題点があり標準化が難しい[15]。このため2017年のSt. Gallen分類では、"明らかに低いKi67"として、その基準は各施設や医師が自施設データなどを基に判断していくこととなっている[16]。

・luminal B-like

ERまたはPgRの発現量が高くなく、HER2も過剰発現していないが、Ki67などの増殖マーカーが明らかに高値のものを、luminal B-likeと呼ぶ。ある程度の化学療法感受性は期待されるが、予後はluminal A-likeより不良である。

・中間群

Luminal A-likeにも、B-likeにも分類できない場合は、中間群という扱いになる。

❷ ホルモン受容体陽性 HER2 陽性

ERまたはPgRの発現が陽性で、HER2も過剰発現している。

❸ ホルモン受容体陰性 HER2 陽性

ER, PgRの発現がともに陰性で、HER2が過剰発現し

各4表-2. 乳がんの病期別の予後

日本乳癌学会全国乳がん患者登録の2004年度登録症例の5年生存率

Stage	5年生存率（％）
0期	97.6
I期	96.6
II期	90.9
III期	72.5
IV期	42.7

ている。上述②と、この③はHER2過剰発現を認める腫瘍である。このタイプは悪性度が高く予後不良とされてきたが、trastuzumabをはじめとする抗HER2療法により予後が飛躍的に改善した。以前はHER2-enrichedと呼ばれるサブタイプ名があったが、これは遺伝子解析でのみ定義されるべきものとされており、日常臨床では使用されていない。

❹ triple negative

ER/PgR陰性で、HER2陰性のサブタイプである。ホルモン療法、HER2をターゲットにした治療による効果が期待できず、現時点では殺細胞性抗がん薬が薬物療法の中心である。殺細胞薬への感受性は二分され、術前化学療法によりpCRに至ったtriple negative乳がんの予後は良好であることが知られている[17]。一方、化学療法抵抗性のtriple negative乳がんは予後不良である。このようにtriple negative乳がんがヘテロな腫瘍の集団であることはtriple negative乳がんの遺伝子発現プロファイリングによっても示されている。例えば、claudin-lowと呼ばれる亜型は、metaplasticもしくはmedullaryな増殖を示し、化学療法抵抗性であり、分子生物学的にはepithelial-mesenchymal transition（EMT）マーカーや乳がん幹細胞マーカーが発現している亜型として知られている[18]。triple negative乳がんをさらに細かく、basal-like 1（BL1）, basal-like 2（BL2）, immunomodulatory（IM）, mesenchymal（M）, mesenchymal stem-like（MSL）, luminal androgen receptor（LAR）, and unstable（UNS）, の7つの亜型に分類することができ[19]、その亜型が予後や化学療法の感受性に関連していることが報告されている[20]。この報告では術前化学療法を受けたtriple negative乳がんのうち、BL1は比較的化学療法感受性が高いが、BL2は化学療法感受性が低かった。またLARは化学療法感受性は低いが、予後は良好であった。この亜型分類は、その後の追加研究により見直しが行われ、現在はBL1, BL2, M, LARの4分類となっている。またIMはgenesignatureとして、個別に高い・低いと評価される。

各4表-3. BI-RADSのカテゴリーと推奨マネジメントの対応表

カテゴリー（Assessment）	推奨マネジメント（Management）	癌の可能性（Likelihood of Cancer）
カテゴリー0： 　検査不十分—追加画像評価かつ/あるいは比較のために以前のマンモグラフィが必要	追加検査のための要精査かつ/あるいは以前の検査との比較	該当せず
カテゴリー1：陰性	定期マンモグラフィ検診	悪性の可能性は基本的に0%
カテゴリー2：良性	定期マンモグラフィ検診	悪性の可能性は基本的に0%
カテゴリー3：おそらく良性	短期間（6カ月後）の経過観察あるいはマンモグラフィでの監視の継続	悪性の可能性は0%より大きいが，2%を超えない
カテゴリー4：（悪性の）疑い 　4A：悪性の可能性は低 　4B：悪性の可能性が中 　4C：悪性の可能性が高	組織診断	悪性の可能性は2%より大きいが，95%未満 2%より大きく10%以下 10%より大きく50%以下 56%より大きく95%未満
カテゴリー5：悪性が強く疑われる	組織診断	悪性の可能性95%以上
カテゴリー6：生検にて証明済みの既知の悪性	臨床的に適切であれば外科的切除	該当せず

（ACR BI-RADS® 翻訳中央委員会：ACR BI-RADS® アトラス，日本放射線科専門医会・医会，2016）

■ 病期別の長期予後

病期別の予後を**各4表-2**に示す．英国のMiddlesex病院で1805～1933年の間，Ⅳ期乳がん患者250人を無治療で経過観察したところ，生存率は5年，10年でそれぞれ18%，4%であった[21]ことを考慮すると，薬物療法の進歩により，遠隔転移例でもかなり長期生存が可能になってきていることがわかる．

診　断

■ 問　診

乳腺疾患の主訴となる主な自覚症状は腫瘤である．このほか，乳房痛・異常乳頭分泌・乳房の変形・乳房皮膚の変化（陥凹，発赤，浮腫），リンパ節腫大などを訴えることもある．マンモグラフィ検診の普及に伴い，検診異常も主訴として増加している．

問診については乳房についてだけでなく，全身症状の有無，既往歴，薬物療法歴，月経や妊娠・出産歴などについても聴取する必要がある．また近親者に乳がんや卵巣がんの患者がいないか，また胃がん，膵臓がん，前立腺がんなどの家族歴の確認も行う．

■ 視触診

乳房の理学的所見は乳腺疾患の診察には必須である．なぜなら触診で陽性でマンモグラフィ陰性の乳がんは10～20%存在するからである．乳房の視触診は座位と仰臥位の両方で，患者の上肢を動かしながら行う．視診所見としては乳房の左右非対称，皮膚陥凹，乳頭陥凹，乳輪のびらん，皮膚の発赤・浮腫，皮膚潰瘍や皮膚結節などの有無をチェックする．指で皮膚をよせるとえくぼ症状（dimpling）が誘発されることがある．これは，乳がんの浸潤が乳腺を支えるクーパー靱帯（Cooper ligament）に及んだときに認められる徴候である．

リンパ節については，両側腋窩，鎖骨上下，頸部などを慎重に触診する．リンパ節を触れる場合には，数，大きさ，硬さ，リンパ節相互の癒合や，可動性の有無について評価する．

■ 画像診断
❶乳房の画像診断

乳房の画像診断にはマンモグラフィ，乳腺超音波，乳腺MRIなどが用いられる．

・マンモグラフィ

マンモグラフィは乳房に特化したX線（軟X線）撮影である．マンモグラフィは乳腺のX線濃度が低いほど感度が上がり，濃度の高い若年者などにおいては特異度が下がる．**閉経前乳がんの割合が比較的多い日本では，高濃度乳房の問題は重要な課題となっており，**高濃度乳房を補うマンモグラフィの補助的乳がん検診モダリティについて議論が進んでいる．スクリーニング・マンモグラフィで異常を認めた場合には，圧迫など追加のマンモグラフィを撮影したり，超音波などほかのモダリティを追加したりする．

マンモグラフィの所見については，国内のマンモグラフィガイドラインにおいても米国放射線診断学会（American College of Radiology）によるBreast Imaging Reporting Data System（BIRADS）に準拠して報告することが推奨されている（**各4表-3**）[6]．

・乳腺超音波

乳腺超音波はマンモグラフィに補完して行われる．触診，マンモグラフィに加えて超音波を加えることにより，感度と特異度が上がる[22]．乳腺超音波の有用性は，触診やマンモグラフィによって発見された乳房腫瘤の性状（嚢胞性か充実性か，など）の質的診断にあるといえる．国内においても，乳腺のX線濃度の高い閉経前女性におけるスクリーニング法としての有用性の検討を行ったJ-START研究の最初の結果が公表された．一般リスクの40歳代日本人女性にマンモグラフィ検診を行った

群（コントロール群）と，マンモグラフィに超音波検査を併用する群（介入群）との比較試験の結果で，コントロール群では感度77.0％（95％CI 70.3-83.7）に対し介入群では感度91.1％（95％CI 87.2-95.0）と有意に介入群の感度が高いと報告されている[23]．

・乳腺MRI

ほとんどの浸潤がんはガドリニウムによる造影効果を認め，MRIで乳房腫瘍を発見する感度は90％以上ある．しかし特異度は低く（37～97％），浸潤がん，非浸潤がん，あるいは非悪性疾患の鑑別などの質的診断は現時点では困難である．

これまでの通常の画像診断に比較して感度の点で優れているため，高リスク症例のスクリーニングや，ほかの画像や触診で発見されなかった病変などの検索を目的に施行されるが，真の有用性は現時点で不明である．現時点では，ほかの画像で不明の病変の補助的診断手技として使用される以外では必須の検査ではない．

❷ 遠隔転移の画像診断

Ⅰ，Ⅱ期（T1-2，N0-1）で無症状の場合，遠隔転移の検索をどこまで行うかは，医師の裁量によりさまざまである．乳がんの好発転移部位は骨，肺，肝臓であるが，骨シンチグラフィによって骨転移が発見されるのはⅠ，Ⅱ，Ⅲ期でそれぞれ0.5，2.4，8.3％，胸部X線によって肺転移が発見されるのは0.1，0.2，1.7％であるという報告もある．したがって，NCCNガイドライン，乳癌診療ガイドライン（日本乳癌学会）ともにⅠ，Ⅱ期の乳がんの場合，遠隔転移を疑う臨床症状がない限りは全身検索を行う必要はないとされている．

一方，StageⅢ（T3以上，N2以上）の場合には，無症候性の遠隔転移が存在することがあるため，症状の問診と全身の視触診をしっかりと行うと同時に，骨，肺，肝などの画像検査による遠隔転移検索をルーチンに追加すべきである．また神経症状を伴う場合には脳や脊髄などの画像検査を加える．

❸ FDG-PET, PET/CT

^{18}F-fluorodeoxygulcose（FDG）は，グルコース・トランスポーターを介して細胞内に取り込まれる．一般に悪性腫瘍はグルコース・トランスポーターを過剰発現しており，FDGの高い集積を認める．CT画像と組み合わせたPET/CTも普及している．

乳がん原発巣の検索におけるPETの感度・特異度は90および92％である．特に小葉がんや10 mm以下の病変における感度は低く，マンモグラフィなどの従来法に比べて劣っているため，原発巣の評価には用いるべきではない．また腋窩リンパ節の評価についても，偽陰性率が高く，センチネルリンパ節生検を凌駕するものではない[24]．

遠隔臓器転移の評価におけるPET検査の位置づけについても不明である．単回の検査で全身評価が可能であるという患者にとってメリットはあるが，従来のCT/MRIや骨シンチなどの画像診断に比べた有用性は不明であり，感度は高まるものの偽陽性率が高いという報告もある[25]ため，適応と結果の解釈には慎重であるべきであり，PETを施行することにより治療方針に変更があると考えられるときにPETの実施を考慮する．

■ 細胞診・病理組織診断

❶ 穿刺吸引細胞診断（fine needle aspiration cytology：FNAC）

腫瘍の良悪性の確定診断法として，簡便かつ侵襲の少ない検査として行われてきた．しかし特に細胞量の少ない腫瘍の場合や検査者の技量（手技・標本作成・スクリーニング）が未熟であると，偽陰性や検体不良となるため[26]，条件が整っていない場合には針生検を行うほうがよい．

❷ 乳房針生検（core needle biopsy：CNB）

11～18 Gの針を用いて腫瘤を組織として削り取るCNBは，FNACに比べて腫瘍に関して得られる情報量が多い．非触知病変については，超音波あるいはステレオ（マンモグラフィ）ガイド下に針生検を行うことの有用性が示されている[27]．さらに，より吸引式針生検装置（マンモトーム®）など，画像ガイド下の組織採取法もある．術前薬物療法の標準化に伴い，治療開始前にCNBでサブタイプ診断を確定することが多くなっている．ただしCNBにより陰性であってもsampling errorによる偽陰性の可能性もある．習熟した者が検査を行うと同時に，結果の画像診断との対比は重要である．

❸ 外科的生検（open biopsy）

切除生検（excisional biopsy）が行われるのは主に，①画像診断上悪性と診断されたにもかかわらず，FNACやCNBの結果が不整合である場合，②非浸潤性乳管がんとの鑑別が困難な乳頭状病変などの場合である．

■ 腫瘍マーカー

本章では，血液検査で測定される項目について述べる（腫瘍におけるホルモン受容体，HER2発現については，後述の「薬物療法の基本的な考え方」p.98を参照）．

❶ 血清学的マーカー（CA15-3，CEAなど）

術後のCA15-3上昇により，5～6カ月後の検査や症状による再発を予測できることが示されているが，再発の早期発見による生存期間の延長やquality of lifeの改善などの臨床的なベネフィットは示されておらず，CA15-

3による術後フォローアップは推奨されない[28]．転移乳がん患者の75〜90%でCA15-3の上昇が認められるが，薬物療法の効果判定は，画像診断や視触診にて測定可能な病変における効果判定が優先されるべきである．ただし測定可能病変を有しない場合（骨転移のみの症例など）には，CA15-3などのマーカーによる治療効果のモニタリングの参考とすることは妥当であり，一般に施行されている[29]．一方，転移乳がんにおけるCEAの感度はCA15-3よりも低く，特異度においても劣る．CA15-3の上昇がみられない場合に，CEAその他の腫瘍マーカーの上昇があれば，転移がんの治療効果のモニタリングの参考とすることができる．国内で用いられているNCC-ST-439についても同様である．ただし腫瘍マーカーは乳がんに特異的ではないので，上昇している場合でも潜在性の他がんによる可能性も考慮に入れる．

❷ circulating tumor cells（CTC）

末梢血中に流れている腫瘍細胞を，RT-PCRや免疫細胞学的手法により検出する種々の方法が開発されているが，CTCの臨床的意義については明確ではない．術後化学療法[30]，転移乳がん[31]において薬物療法後CTCの個数が治療の奏効を予測するマーカーとなる可能性が示唆されているが，CTCを指標とした治療戦略が生命予後を改善するかは示されておらず，実地医療では用いられていない．

❸ HER2 extra-cellular domain（HER2-ECD）

HER2蛋白の細胞外ドメイン（HER2-ECD）は，転移乳がん患者の20〜30%の血液中に検出される．HER2-ECDは病期・腫瘍量と相関しており，組織におけるHER2発現と同様，予後不良因子とされるが，臨床的有用性は不明のままである．

■ 遺伝子検査

遺伝子検査には採取した腫瘍組織よりRNAやDNAを抽出し，その発現パターンにより予後や薬剤感受性の予測を目的とするものと，被験者・患者の正常リンパ球の遺伝子を調べ胚細胞由来の遺伝子異常を診断することを目的とした検査の2種類に分類され，次世代シークエンサーなどの技術進歩により，これらの遺伝子検査に基づく情報を用いた治療の個別化への期待が高い．

❶ 腫瘍組織の多遺伝子アッセイ（multi-gene assay）

Oncotype Dx（21遺伝子），MammaPrint（70遺伝子），Genomic Grade Index（GGI，97遺伝子），PAM50/ROR-score（50遺伝子），Breast Cancer Index（HOXB13：IL17Rの2遺伝子発現比），EndoPrdict（11遺伝子）など多数の多遺伝子アッセイが開発されており，国内からも大阪大学のグループが開発したCurebest 95GC Breast（95遺伝子）が商業化されている．この中で代表的なのはOncotype Dx，とMammaPrint，PAM50であり，MammPrintとPAM50については米国FDAが承認している．Oncotype DxはFDAの承認は受けていないが，NCCNやASCO，ESMOのガイドラインで採用されている．こうした多遺伝子アッセイを用いた治療アルゴリズムが，従来の臨床病理的因子を用いた治療アルゴリズムに比較して優れているかに関しての臨床試験が進行している．

・MammaPrint

オランダ癌研究所（Netherlands Cancer Institute）でvan't Veerとvan de Vijverらによって開発された検査法で，オリゴヌクレオチドアレイを用いて選択された70遺伝子の発現プロファイルによって術後乳がん患者を予後良好群と予後不良群に分類する[32,33]．Piccartらはこの予後因子としての妥当性を60歳未満腋窩リンパ節陰性乳がん患者において検証し，gene signatureによるリスク分類が従来の臨床病理学的因子を用いたリスク分類より優れている可能性を示した[34]．

MammaPrintの検査には以前は凍結した生の腫瘍検体が必要であったが，現在はホルマリン固定パラフィン包埋された検体でも検査できる．Oncotype Dxと異なりホルモン受容体陽性に加え陰性にも検査できるが，ホルモン受容体陰性乳がんでは90%以上高リスクとなるため検査をする意義は低い．European Organization for Research and Treatment of Cancer（EORTC）はMammaPrintによるリスク分類とSt. Gallen基準によるリスク分類を比較するMINDACT trial（Microarray In node Negative and 1-3 positive lymph node Disease may Avoid ChemoTherapy）を実施した．この試験ではMammaPrintとSt. Gallen基準の両者で高リスクに分類されるものは化学療法が推奨され，両者とも低リスクに分類されるものはホルモン療法だけが推奨される．そしてMammaPrintとSt. Gallen基準のリスク分類の両者が食い違うものを化学療法「あり」と「なし」にランダム化して比較する試験である．2016年の最初の報告では，通常のリスク分類で高リスクとされている患者群に，化学療法を必要としない患者群が46%程度含まれていると考えられることが示された[35]．

・Oncotype Dx

PaikらはNSABP B-14およびB-21試験に参加し，術後tamoxifenを投与されたER陽性リンパ節転移陰性乳がん患者の手術検体を用いて，RT-PCR法による21遺伝子の発現プロファイルに基づいて再発リスクを予測する再発スコア（recurrence score：RS）のアルゴリズムを作成した．RSの値にて乳がんを高，中間，低リスクに

分類する．高リスクは再発リスクが高く，術後化学療法にて予後の改善が得られる．低リスクと中間リスクは殺細胞薬による予後改善効果はほとんどないか不明とされる．しかし，RSは連続変数であり，高，中間，低リスクの境目（カットオフ）にはPaikらの研究で用いられた以外に強い理論的根拠は存在しない．そのため下記に述べるTAILORx trial，RxPONDER trialと実地臨床での検査結果報告書（Paikらの報告と同じ）でのカットオフ値は異なり，どれを基準にして判定するのがよいのかのコンセンサスは今後の課題である．

Oncotype Dxを用いた試験には2006年にオープンしたTAILORx trial〔Trial Assigning Individualized Options for Tretament（Rx）〕があり，リンパ節転移陰性乳がんにおいてRSによる中間リスク群において術後化学療法のありなしを比較検討した．2018年に主たる結果の報告があり，RS11-25の患者では基本的に化学療法は不要であると結論されている（ただし，50歳以下でRS16-25の場合は化学療法実施の利益がある程度認められる）[36]．Oncotype Dxを用いたもう1つの試験に2011年にオープンしたRxPONDER trialがあり，RSが25以下のリンパ節転移陽性乳がん症例に対し術後化学療法のありなしを比較している．

❷胚細胞由来の遺伝子異常を調べる検査

代表的なものにBRCA1/2遺伝子変異，Li-Fraumeni症候群（p53遺伝子変異），Cowden症候群（PTEN遺伝子変異），ataxia-telangiectasia（ATM遺伝子変異）があり，その他Peutz-Jeghers症候群，CHEK2遺伝子変異，CDH1遺伝子変異，PALB2遺伝子変異などがある．2018年にPARP阻害薬olaparibが進行再発乳がんに対しての国内適応承認を受けたが，この患者選択のためにBRCA1/2遺伝子変異を評価するBRCA1/2遺伝子検査が保険適応の診断薬として使用可能になった．

Stage（病期）分類

2018年に大幅改訂された乳癌取り扱い規約 第18版で用いられている病期分類は，WHO分類（第4版），UICC TNM分類（第8版）との整合性をとるように設定されており，原発巣の大きさや進達度（T），領域リンパ節転移の有無（N），遠隔転移の有無（M）の3つのTNM因子により臨床病期が決定される（**各4表-4**）[37]．今回の改訂で，リンパ節の名称が"所属"リンパ節から"領域"リンパ節に変更され，"胸骨傍"は"内胸"リンパ節に変更された．

病期には臨床病期（clinical stage）と病理学的病期（pathological stage）の2つがあり，臨床病期とは視触診と画像診断で決定し，病理学的病期は手術検体の病理学的検索にて決定される．術前化学療法などを行った後の評価ではyをつけるため，術前治療後の臨床所見はycT1N0M0などとなる．

・TNM因子と臨床病期

T：視触診，画像診断（マンモグラフィ，超音波検査など）を用いて総合的に判断する．Tの大きさは最大浸潤径を想定しており，触診径と画像評価で乖離がある場合には，画像検査の浸潤径を優先する．多発する病変の場合は，最も大きいTで評価する．

N：領域リンパ節は触診と画像診断で評価する．

M：遠隔転移の有無について，M0「遠隔転移あり」，M1「遠隔転移あり」の2つに分類する．

これらのTNM因子を組み合わせることにより，**各4表-4**のように臨床病期が決定される．

・転移乳がん

Ⅳ期乳がんと術後遠隔臓器再発をきたした乳がん（再発乳がん）を合わせて転移乳がん（metastatic breast cancer）と呼ぶ．手術をした乳房の領域（皮膚・胸壁・所属リンパ節）に再発することは「局所・領域再発」と呼び，遠隔転移を有する転移乳がんとは区別する．局所・領域再発単独の場合もあるが，10～60％に遠隔転移臓器転移も伴うとされ，局所・領域再発をきたした場合には全身検索を行う必要がある．主な再発部位を**各4表-5**に示す．

治療方針の総論

乳がんの治療は，大きく分けて外科的治療，放射線療法，薬物療法（化学療法，ホルモン療法，分子標的治療薬）に分類される．この3つの治療方法をどのように組み合わせて治療を行うかは，病期とサブタイプによって異なる．以下にそれぞれの病期について治療概略を述べる．

■0期

0期乳がんとは基底膜を超えて浸潤していない非浸潤がんであり，転移はしていない．乳房全切除術，もしくは乳房部分切除術と放射線照射の組み合わせのどちらかが標準的な治療である（局所療法の項を参照）．

0期乳がんは理論的には基底膜を超えて浸潤せず，リンパ管や血管などには接しないため理論上完全切除されれば再発することはないはずであるが，実際には全身再発することもあり注意深いフォローが必要である．再発するのは病理検索の限界（実際は浸潤がんであるが見逃している）や，現時点での乳がんのbiologyの理解が不

各4表-4. 臨床病期（Stage）分類

【臨床T因子：原発巣[注1]】

		大きさ（mm）	胸壁固定[注2]	皮膚の浮腫，潰瘍 衛星皮膚結節
TX		評価不可能		
Tis		非浸潤癌あるいはPaget病[注3]		
T0		原発巣を認めず[注4,5]		
T1[注6]		≦20	−	−
T2		20＜ ≦50	−	−
T3		50＜	−	−
T4	a	大きさを問わず	＋	−
	b		−	＋
	c		＋	＋
	d	炎症性乳癌[注7]		

注1：Tの大きさは原発巣の最大浸潤径を想定しており，視触診，画像診断を用いて総合的に判定する．乳管内成分を多く含む癌で，触診径と画像による浸潤径との間に乖離がみられる場合は画像による浸潤径を優先する．乳腺内に多発する腫瘍の場合は最も大きいTを用いて評価する．
注2：胸壁とは，肋骨，肋間筋および前鋸筋を指し，胸筋は含まない．
注3：浸潤を伴わない場合．
注4：視触診，画像診断にて原発巣を確認できない場合．
注5：異常乳頭分泌例，マンモグラフィの石灰化例などはT0とはせず判定を保留し，最終病理診断によってTis，T1miなどに確定分類する．
注6：mi（≦1 mm），a（1 mm＜ ≦5 mm），b（5 mm＜ ≦10 mm），c（10 mm＜ ≦20 mm）に亜分類する．
注7：炎症性乳癌は通常腫瘤を認めず，皮膚のびまん性発赤，浮腫，硬結を示すものを指す．腫瘤の増大，進展に伴う局所的な皮膚の発赤や浮腫を示す場合はこれに含めない．

【臨床N因子：領域リンパ節[注1]】

	同側腋窩リンパ節 レベルⅠ，Ⅱ		内胸リンパ節	同側腋窩リンパ節 レベルⅢ[注2]	同側鎖骨上 リンパ節
	可動	周囲組織への 固定あるいは リンパ節癒合			
NX	評価不可能				
N0	−	−	−	−	−
N1	＋	−	−	−	−
N2 a	−	＋	−	−	−
b	−	−	＋	−	−
N3 a	＋/−	＋/−	＋/−	＋	−
b	＋ または ＋		＋	−	−
c	＋/−	＋/−	＋/−	＋/−	＋

注1：リンパ節転移の診断は触診と画像診断などによる．
注2：UICC/TNM分類第8版でいう鎖骨下リンパ節を含む．

【臨床M因子：遠隔転移】
M0　遠隔転移なし
M1　遠隔転移あり
　注：転移を認めた臓器はUICC/TNM分類に準じて3文字コードで別個に記載する．
　　肺（PUL），骨（OSS），肝（HEP），脳（BRA），遠隔リンパ節（LYM），骨髄（MAR），胸膜（PLE），腹膜（PER），副腎（ADR），皮膚（SKI），その他（OTH）
　　記載例：M1（OSS）

【臨床病期分類表】

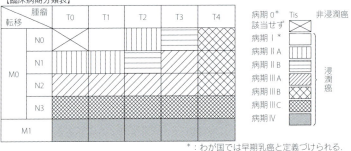

＊：わが国では早期乳癌と定義づけられる．
（日本乳癌学会編：臨床・病理 乳癌取扱い規約 第18版，p.4～6，金原出版，2018）

十分であることなどが可能性として考えられる．しかし，再発するリスクは数パーセント以下とまれであり，再発予防のための術後薬物療法を施行すると治療のharmがbenefitを上回る可能性が極めて高い．そのため術後化学療法の臨床試験はこれまで施行されていない．しかし，比較的毒性の少ない術後内分泌療法（tamoxi-

各4表-5. 乳がんの主な初再発臓器

- ●局所領域再発
  - ・乳房内再発（乳房温存術後）
  - ・同側胸壁再発（乳房切除後）
  - ・同側腋窩，鎖骨上下，胸骨傍リンパ節
- ●全身再発
  - ・骨転移
  - ・肺転移
  - ・肝転移
  - ・中枢神経系

全身再発の一環として対側乳房転移が出現することがあるが，病変が対側乳房の領域に限局している場合は全身再発ではなく，「異時両側乳がん」と呼び，初発乳がんと同様に扱う．

fen）についてはDCISに対してこれまで2つの試験結果が発表されており（NSABP B-24，UKCCCR trial），両試験とも同側乳房内再発や対側乳がんの発症のリスクを低下させることが証明されているが全生存率の改善効果は示されてない．アロマターゼ阻害薬でも同様の利益は期待できる．

腫瘍をつくらないPaget病は約3分の1に浸潤がんを伴うので乳頭，乳輪を含めた乳房切除が一般的な治療であるが，議論も多い．浸潤がんを伴う症例は予後不良である．

■ I期～IIIa期

I～IIIa期は基底膜を超えて浸潤する浸潤がんであるが，肉眼的に原発巣と腋窩リンパ節までに限局するがんである．手術によって肉眼的根治が得られる病期であるが，潜在的に遠隔臓器に微小転移（micrometastasis）をきたしている可能性がある．一般的に局所療法（手術と放射線）と術後薬物療法が施行される．

❶ 手 術

乳房内における腫瘍の進展範囲によって術式が選択される．乳房全体を切除する方法を乳房全摘術（mastectomy）と呼び，一部を切除する方法を部分切除（または乳房温存手術：breast-conserving surgery）と呼ぶ．最近ではoncoplastic surgeryに対する関心が高まっており，無理な温存は行わず，形成外科との連携より全摘後の乳房再建に取り組む施設も増加している．

❷ 術後放射線療法

一般的に乳房全摘術が施行された場合は，乳房が切除された胸壁に追加放射線治療は必要ないが，部分切除が施行された場合は残存した乳房内に微小ながんが残存している可能性が30～60％の確率で存在する（多中心性病変：multicentric diseaseと称する）．この微小残存がんが同側乳房内再発の原因となる．これを根絶するために残存乳房に術後放射線療法を追加することにより，局所再発（同側乳房内再発）を3～6％に低下させることが可能である．ゆえに乳房部分切除を施行した場合，通常術後全乳房照射は必須である．EBCTCGのメタアナリシスによれば，部分切除後の全乳房照射により，10年での再発（局所または遠隔）を35.0％から19.3％に，15年での死亡リスクが25.2％から21.4％に減少することが示されている[38]．

標準的な1回線量は1.8～2 Gyで総線量は45～50 Gyである．切除断端が十分にとれている症例に放射線療法の省略や，乳房部分的照射（partial breast irradiation）が検討されているが，現時点では標準的と考えられていない．また，1回線量2.66 Gyで16回照射（総線量42.5 Gy）し，短期間で終了するhypofractionationも有効性が確認され，対象患者をある程度限定することで，標準的に施行してよいと考えられる[39]．

乳房全摘出術が施行された場合でも，術後放射線療法，断端陽性，腫瘍径が5 cm以上，リンパ節転移個数が4個以上，のどれかに当てはまる場合は，同側乳房内再発と腋窩リンパ節再発の可能性が高く，胸壁と鎖骨上リンパ節・内胸リンパ節領域への術後放射線療法を施行することにより局所再発だけでなく死亡リスクも抑制することが可能である．また最近のメタアナリシスの結果を受け[40]，リンパ節転移1～3個の患者においても，乳房全切除術後放射線療法が推奨される方向となってきている．

術後放射線療法は，化学療法が施行される場合には化学療法施行後に施行されることが多いが，化学療法前に行っても予後に差はないことが示唆されている[41]．しかし，放射線療法を先行する場合，化学療法によるリコール現象（放射線皮膚炎の再増悪）が生じる懸念があるため，化学療法を先行することが多い．化学療法と放射線療法を併用しても生命予後は改善せず，合併症が増加するため同時併用は推奨されない．一方，術後trastuzumabと放射線の併用は比較的安全との報告はあるが，長期的安全性は確立していない[42]．ホルモン療法と放射線の併用の適否に関するエビデンスは乏しく，同時併用とすべきか逐次投与とすべきかは不明であり，放射線とホルモン療法の同時併用は施設毎に一定していない．

❸ 術前・術後薬物療法

術後薬物療法は，術後に遺残している可能性のある微小転移の根絶（再発予防）を目的とする．患者に乳房温存の希望があっても腫瘍が大きくて乳房温存に適さない場合や，使用する薬剤の効果を確認したい場合に，術前薬物療法（主に化学療法）を施行する．同じ化学療法を施行する場合，術前でも術後でも予後に差がないことが示されているため，どちらに施行してもよい．HER2陽性乳がんに対しては，術前化学療法にtrastuzumabやpertuzumabなどの抗HER2薬を上乗せすることにより，

病理学的完全寛解（pathological complete response：pCR）が改善することが示されている．またホルモン受容体陽性乳がんには，術前ホルモン療法を行う場合もある．このように術前薬物療法では，薬物療法への感受性を直接観測できること，病理学的効果が予後因子となること，効果が不十分と判断した場合の追加薬剤の検討ができること，薬物療法前後の組織検体を用いてトランスレーショナル研究を実施しやすいことなどから，新薬開発やバイオマーカー研究を目的として実施されることも多い．米国FDAは，高リスクの乳がんにおいては，病理学的完全寛解をエンドポイントとして優越性が示された新薬を早期承認することに，前向きな見解を示している[43]．

❹術前化学療法の効果と予後

術前化学療法による臨床的な腫瘍縮小や，手術標本における組織学的効果は，予後を反映する[44]．特に手術標本において腫瘍細胞（あるいは浸潤がん成分）が消失した病理学的完全奏効（pathological complete responce：pCR）は，pCRに至らない症例に比べて予後が良好である．pCRは長期予後のsurrogate marker（代わりの指標）として，術前化学療法の臨床試験において primary endpointとして用いられていることが多い．しかしながら，pCRは研究によってさまざまに定義されているのが現状であり，最適な組織学的効果判定法は定まっていない[45]．2014年に報告された術前化学療法のメタアナリシスでは，サブタイプによらず術前化学療法によりpCRとなった患者は，non-pCRの患者と比較して予後が良好であることが確認され，またpCR対non-pCRの予後の違いの大きさは，triple negative乳がんとホルモン受容体陰性HER2陽性乳がんにおいて最も顕著であった[46]．一方，pCR割合とEFS（event free survival）のハザード比は相関せず，pCR割合の長期アウトカムのsurrogate markerとしての意義に疑問符がつくことになった．

■ Ⅲb，Ⅲc 期

Ⅲb，Ⅲc期は肉眼的に原発巣と所属リンパ節（腋窩と鎖骨上窩）に限局しているが，定型的な手術による根治切除は困難であり，10年生存率が40％くらいと予後不良な一群で，「局所進行乳がん」と呼ばれる．まず術前化学療法を行い，腫瘍の手術が可能になれば，手術によって局所コントロールをはかり，さらに放射線療法を加える．局所療法後にホルモン受容体やHER2の発現状況によってホルモン療法やtrastuzumabを投与する．

■ 転移乳がん

明らかな遠隔転移の存在する状況であるため，理論上原発巣の手術によって腫瘍を取ることに根治的な意味はないと考えられている．しかし，転移乳がんに原発巣の切除を行ったほうが予後が良好であるという複数の後方視的報告があることや，日常臨床では出血・疼痛予防としての治療的意義はあることから，いくつかの臨床試験が実施されている．国内ではJCOG1104試験（PRIM-BC）による検証試験を行っている．

転移乳がんの治療は，病理組織学的検査に基づいた全身薬物療法（化学療法薬，ホルモン療法薬，分子標的薬）と緩和ケアによって延命をはかるとともに，症状緩和・QOLの維持をはかる．骨転移や脳転移などによる部分的な症状を和らげるため，放射線治療や手術が行われる場合もある．延命と症状緩和の2つを両立するため，進行が急速で生命に危険が及ぶ状況でない限りは，毒性の高い同時併用化学療法よりも逐次単剤化学療法が推奨されている[47]．一般に化学療法は毒性が強いため，化学療法を増悪まで続けるのか，一定期間治療した後にdrug holidayを置いてもよいかという議論がある．維持化学療法のメタアナリシスでは，化学療法を継続しているほうがPFSは有意に良好であるが（HR 0.64, 95％CI 0.55〜0.76），OSの延長による実質的なメリットは乏しい（HR 0.91, 95％CI 0.84〜0.99）．

■ 局所・領域再発

まず全身検索を施行して遠隔転移がないことを確かめることが重要である．また，乳房内再発の場合は再発なのか新病変なのかの鑑別も，局所療法を考える上で参考となる可能性がある．

術後に局所・領域再発のみきたした場合には，可能な限り外科的切除を行うことが推奨されている．再発巣の切除後に放射線療法を加えたり，切除が困難な場合に次善の策として放射線療法を行ったりする．局所再発に対し，術後に化学療法を追加することの意義を検証したCALOR試験では，化学療法を加えることによるDFSの有意な改善を認めた（5年DFS：非化学療法群57％vs化学療法群69％，HR 0.59, 95％CI 0.35〜0.99, p＝0.0455）[48]．しかしホルモン受容体の有無別のサブセット解析では，ホルモン受容体陽性の場合の化学療法の追加の意義が乏しいことが示唆された．薬物療法への感受性を確認するために局所療法を開始する前に薬物療法を行うこともある．

薬物療法の基本的な考え方

ホルモン受容体やHER2の同定，発がんや増殖・転移にかかわる分子生物学的な機序の解明，治療標的を絞り込んだ薬剤の開発により，乳がんの治療方針，特に薬物

各4表-6. 免疫組織染色法によるホルモン受容体測定（Allred score）

- Proportion Score（陽性細胞占有率，PS）
  - 0＝なし
  - 1＝1％未満
  - 2＝1％以上 10％未満
  - 3＝10％以上 1/3 未満
  - 4＝1/3 以上 2/3 未満
  - 5＝2/3 以上
- Intensity Score（染色強度，IS）
  - 0＝陰性
  - 1＝弱陽性
  - 2＝中間
  - 3＝強陽性
- Total Score（TS）＝PS＋IS（range 0〜8）

（Allred DC, et al : Mod Pathol, 11 : 155-168, 1998）

療法の選択においてはホルモン受容体や増殖因子の発現など腫瘍の生物学的な性質が重要な要素となってきている[49]．

■ ホルモン受容体発現，HER2 過剰発現，triple negative の意義

❶ ホルモン受容体発現

1）ホルモン受容体の測定

ホルモン依存性（endocrine responsiveness：内分泌療法が効くかどうか）はエストロゲン受容体（ER）とプロゲステロン受容体（PgR）の発現により評価する．ホルモン受容体の測定は内分泌療法の適応を決定するために，原発または再発病巣の組織で可及的に行うべきである．かつては生化学的な結合能を定量化する DCC 法や SGC 法，enzyme immunoassay（EIA 法）による定量法が主流であったが，現在はホルマリン固定，パラフィン包埋標本で測定可能な免疫組織化学法（IHC 法）が用いられる[50]．古い診療記録の報告が陰性であっても，定量法では偽陰性である可能性があるので，IHC での再検が望ましい．

IHC 法に用いられる抗体や染色法に関しては，完全には統一されていないのが現状である．IHC 法の判定についても多くの判定基準が提唱されてきているが，コンセンサスはない．陽性細胞数のみをパーセンテージや多段階的に評価する方法とともに，陽性細胞数および染色強度との組み合わせからなる判定基準が存在する．Allred score による多数症例の検討では TS3 以上での内分泌療法の有用性が示唆されている[51]（各4表-6）．国内では日本乳癌学会班研究により「適切なホルモンレセプター検索に関する研究」（班長：梅村しのぶ）が行われ，国内の IHC によるホルモン受容体評価法の標準化を提言した[52]．また米国臨床腫瘍学会/米国病理学会より ER および PgR の免疫染色についてのガイドラインが示されている[53]．それによると，ER，PgR いずれも陽性細胞の割合1％以上の発現をもって陽性することが推奨されているが，陽性細胞1％以上 10％未満の場合の内分泌療法の有用性に関しては実際の検証は行われていない．ほとんどの臨床試験で ER，PgR の発現が陽性であることが適格基準に組み込まれているものの，ホルモン受容体の測定法や陽陰性の判定に関しては，施設判定を採用していることが多い．

2）患者の卵巣機能とエストロゲン産生

閉経は「45歳以上で，最終月経より1年以上月経がみられない」状態と定義される．しかし，妊娠・授乳，子宮摘出後，甲状腺疾患や月経異常をきたしうる薬剤を使用している場合などにおいては，月経状況による卵巣機能の評価が困難となる．米国の NCCN ガイドラインでは「閉経後」の定義を以下のいずれかとしている[54]．

- 年齢60歳以上
- 両側卵巣全摘出の既往あり
- 60歳未満で，化学療法・抗エストロゲン薬（tamoxifen，toremifene など）・卵巣機能抑制療法（LH-RH アゴニストなど）を使用しておらず12カ月以上無月経，かつ卵胞刺激ホルモン（FSH）とエストラジオール（E2）が閉経後のレベル
- 60歳未満で抗エストロゲン薬内服中の場合は FSH と E2 が閉経後のレベル

ただし FSH は閉経後に一過性に上昇し，その後は徐々に低下していくため，FSH，E2 の経時的モニタリングや，婦人科へのコンサルテーションが必要となる場合もある．また，LH-RH アゴニスト投与中は人工的に閉経状態になるため，FSH や E2 のレベルを用いても閉経の診断は不可能であり，治療中止後の月経状態とホルモン動態を観察しないとわからない場合もある．

閉経には自然閉経，外科的閉経，化学的閉経，内分泌的閉経の4種がある．日本人健常女性の平均閉経年齢は50.5歳であり，多くは45〜55歳の間に自然閉経する[55]．外科的閉経は子宮摘出など婦人科手術によって起こるが，卵巣が残されている場合には月経はないが内分泌学的には閉経前ということもありうる．したがって手術時の卵巣摘出の有無や術後の更年期症状についての問診をすると同時に，血中 E2，FSH などのレベルを測定する必要がある．

一方，化学療法や内分泌療法による治療歴を有する乳がん患者においては，一過性の閉経状態や早期閉経を起こすことが知られている．化学療法による chemotherapy-nduced amenorrhea（CIA）が生ずるリスクは，年齢，化学療法のレジメン，投与期間などが影響する[56]．若年者ほど月経が再開する可能性が高く，アルキル化薬の長期使用が無月経になりやすいとされる[56]．内分泌療法を考慮する際には，治療歴，最終月経からの期間などについての問

診，血中ホルモンレベルの確認，婦人科的診察を要する．

完全に卵巣機能が廃絶すると，副腎で産生されるアンドロゲン（主にアンドロステンジオン）が，筋肉・結合組織（特に脂肪組織）・皮膚・肝臓などの末梢組織においてアロマターゼの作用によりエストロゲンに変換される．

ホルモン療法は，卵巣機能に応じて使い分ける必要があり，卵巣機能は慎重な評価が必要である．

・閉経前：卵巣機能を停止し女性ホルモンレベルを低下させるには，両側摘出卵巣，卵巣照射，あるいはLH-RHアナログを使用して一時的に機能を停止させる3つの方法がある．このなかで近年は一般的にLH-RHアナログを使用する方法が用いられる．その他に体内に存在する女性ホルモンに競合拮抗する抗エストロゲン薬（tamoxifen, toremifene）を投与して，腫瘍に対する女性ホルモンの作用を減弱する方法がある．

・閉経後：女性ホルモン産生に関わる卵巣機能が廃絶しているために，血中女性ホルモン濃度は非常に低値になっている．閉経後の女性ホルモンの産生は，副腎皮質から供給される男性ホルモンを脂肪組織などに存在するアロマターゼで女性ホルモンに変換することで保たれており，アロマターゼ阻害薬か抗エストロゲン薬のどちらかを使用する．閉経期の女性は，卵巣機能が完全に廃絶しているかについて，血中E2とFSHレベルを測定して確かめてからアロマターゼ阻害薬を使用する．化学療法により一時的に卵巣機能が止まっている女性にアロマターゼ阻害薬を使用する場合は，E2とFSHレベルをモニタリングし，卵巣機能が完全に抑制されていることを確認しながら使用する．化学療法により一時閉経になった患者に投与した後に卵巣機能の回復が報告されており，注意が必要である[57]．また卵巣機能が残存している場合，アロマターゼ阻害薬は排卵刺激作用があるので注意する．

❷ HER2（human epidermal growth factor receptor 2）過剰発現

HER2を過剰発現している乳がんにはtrastuzumab, pertuzumabやlapatinibなどの抗HER2薬が適応になり，予後を改善することができる．現在，補助療法ではtrastuzumabのみ適応があり，転移進行がんではtrastuzumab, lapatinib, pertuzumab, T-DM1が使用できる．

1）HER2とは

ラットの神経外胚葉性腫瘍における*neu*がん遺伝子のヒト相同体である*HER2-neu*は，第17染色体q11-12に位置し，185 kDaの膜貫通型糖蛋白であるHER2蛋白をコードする[58]．HER2蛋白はリガンドを持たず，HER2または他のHER family（HER1, HER3, HER4）と二量体を形成する．HER2蛋白はチロシンキナーゼ活性を持ち，細胞内シグナル伝達系を介して正常細胞の分化と増殖に関与していると考えられている[59]．乳がん，卵巣がん，消化器がんなどの固形がんにおいてはHER2蛋白の過剰発現が認められ，がん化の過程に深く関与している[60]．さらにHER2遺伝子の増幅またはHER2蛋白の過剰発現を伴う乳がん患者は，伴わない乳がん患者に比べ予後が不良である[61,62]．

HER2蛋白が治療標的として適当である理由には，①正常細胞に比べがん細胞におけるHER2の発現レベルが非常に高いこと[63]，②原発性乳がんにおける過剰発現の頻度が20～30％と比較的高いこと[64]，③免疫染色の染色性が高い場合，腫瘍内での発現が比較的均一であること[64]，④発現状況は原発巣と転移巣により変化しにくいこと[65,66]があげられる．

2）HER2の測定

HER2の発現はDNA，mRNA，蛋白のレベルで各種の手法を用いて測定されるが，パラフィン包埋ホルマリン固定の既往標本における測定が可能な免疫組織染色（IHC）（蛋白レベル）と蛍光 in situ hybridization（FISH）（DNAレベル）が臨床的に用いられている．

IHCは，組織切片上でHER2蛋白と抗HER2抗体を抗原抗体反応で結合させ，その結合物を増感してperoxidase反応で検出するものであるが，比較的安価で簡便な方法として普及している．HER2の発現は染色面積と強度により0, 1+, 2+, 3+の4段階に評価される．しかしIHCは検体の保管法，固定法，抗原賦活法，一次抗体の種類など技術的な影響を受けるほか，スコアリングにあたって検者の主観が入ることは避けられない．

一方，FISHは第17染色体長腕上のHER2遺伝子を蛍光色素で標識した相補的プローブと反応させ，セントロメアをコントロールとしてそのコピー数を蛍光顕微鏡で測定する検査法である．IHCと比較してFISHがより正確に予後やtrastuzumabの効果を予測できると報告されている[67,68]が，高価で手間と時間がかかる検査であるため，HER2のスクリーニングとしては使用しにくい．

trastuzumabの術後薬物療法についての大規模臨床試験でHER2の中央診断が行われ，施設診断と中央病理診断におけるHER2測定結果の乖離が問題となった．これを受けてAmerican Society of Clinical OncologyとAmerican College of Pathologistsは専門部会を設けて，乳がんのHER2検索についてのガイドラインを作成している．このガイドラインは何度か改訂されており，陽性となる細胞割合の定義や，遺伝子過剰発現の評価が変更されていくため，2018年の最新版を確認する必要がある[69]．

通常，IHCでスクリーニングを施行し，3+は陽性，0と

1＋は陰性とする．2＋の場合にFISHなどの遺伝子過剰発現を見る検査を追加する．そして抗HER2薬物療法の適応を決定する．

❸ triple negative 乳がん

triple negative 乳がんとは，ホルモン受容体とHER2のいずれも発現しない乳がんを指す．DNAアレイによる遺伝子発現プロファイリングにより，乳がんは遺伝子発現の特性によりいくつかの亜型に分類され，特にERとHER2に関連する遺伝子の発現が乳がんの生物学的特性に大きく関与していることが示されてきた[70]．basal-like type はER関連遺伝子の欠如，HER2の低発現とcytokeratin 5, 6, 17の高発現を特徴とし，IHCでER，PgR，HER2をいずれも発現しない，いわゆる"triple negative"の多くは，このbasal-like typeにあてはまるとされる．basal-like typeではBRCA1活性が低下し，TP53遺伝子変異の頻度が高く悪性度が高いとされる．triple negative 乳がんは一般的に，化学療法への反応性は高いが予後不良である．最近では臨床的に免疫染色で分類される triple negative 乳がん自体が，ヘテロ（異なる成分からなる）な生物学的特性をもつ乳がんの集合体であるとされ，さらなる分子生物学的亜型への分類が試みられている[71]．このような試みのなかから新たな分子標的とそれに対する創薬が期待されている．

乳がん治療に用いられる薬剤

■ 化学療法薬

❶ タキサン系

転移乳がんでは，Cochrane Breast Cancer Groupによるタキサンを含むレジメンに関するメタアナリシスにおいて，タキサンを含むレジメンのほうが，含まないレジメンに比べてOS，TTP，TTF，奏効率いずれについても優れており[72]，タキサンを含むレジメンはある程度生存期間の延長に寄与するものと考えられる．

docetaxel 100 mg/m^2 と paclitaxel 175 mg/m^2 の3週1回投与を直接比較した臨床試験では，docetaxel群においてTTP，OSが優れていたと報告されている[73]．一方，paclitaxel においては3週1回投与よりも80〜100 mg/m^2 の週1回投与のほうが優れているというエビデンスが確立しており，双方の投与法を最適化したときに paclitaxel，docetaxel のいずれのタキサンが優れているかについての明確な回答はない[74〜76]．なお，paclitaxel 耐性の転移乳がんに対する docetaxel（100 mg/m^2, q3w）の第Ⅱ相試験での奏効率は18.1%[77]，アンスラサイクリンと paclitaxel による前治療歴を有する再発乳がん患者において docetaxel（75 mg/m^2, q3w）の奏効率は25%であり[78]，

このことから paclitaxel と docetaxel は完全交差耐性の薬剤ではなく，一方のタキサンの使用後にもう1回タキサンで rechallenge するメリットを享受できる可能性がある．docetaxel（60 mg/m^2）治療後に paclitaxel（80 mg/m^2, q1w）を投与された転移乳がん症例の retrospective な解析によると，docetaxel の最終投与から paclitaxel 開始までのインターバルが長いほうが奏効率は高かった[79]．

paclitaxel をアルブミン・コロイド懸濁液としたnab-paclitaxel については，転移乳がんの初回化学療法としての paclitaxel（175 mg/m^2, q3w）とnab-paclitaxel（260 mg/m^2, q3w）のランダム化比較試験において，nab-paclitaxel 群のほうがPFSにおいて優れていた[80]．一方，nab-paclitaxel（150 mg/m^2 q1w，100 mg/m^2 q1w，300 mg/m^2, q3w）と docetaxel（100 mg/m^2）のランダム化第Ⅱ相試験では nab-paclitaxel 群が奏効率，OSにおいて優れており，150 mg/m^2 q1w がnab-paclitaxel の至適スケジュールと考えられた[81]が，検証的に行われた CALGB40502 試験では nab-paclitaxel（150 mg/m^2, q1w）の paclitaxel（90 mg/m^2, q1w）に対する優越性は示されなかった[82]．

周術期のnab-paclitaxel は，主に術前化学療法において検討されている．高リスク乳がん患者を対象としたnab-paclitaxel（150 mg/m^2，途中より125 mg/m^2 にプロトコール改訂，Q1w）と paclitaxel（80 mg/m^2, q1w）を比較した GeparSepto 試験（n＝1,229）では，pCR 割合は38.4% vs 29.0%と，有意にnab-paclitaxel 群が優れており，特にtriple-negative 乳がんのサブセットでは48.2% vs 26.3%とその差が大きかった[224]．150 mg/m^2 では血液毒性，非血液毒性ともに頻度が高く至適投与法がまだ確立していないともいえるが，最近では，分子標的薬を含む術前化学療法の臨床試験においてバックボーン治療として用いられることが多く，免疫チェックポイント阻害薬などの新規抗がん薬との併用療法の有用性に関する臨床試験が進行している．

❷ アンスラサイクリン系

術前・術後薬物療法としてアンスラサイクリンを含むレジメンが普及し，アンスラサイクリン既治療の転移乳がん患者に対してアンスラサイクリンを積極的に再使用する機会は減少している[83]．JCOG9802試験では術後AC療法を終了して6カ月以上経過した症例も16%登録されたが，こうした症例において，再度AC療法を行っても docetaxel と同等の奏効が得られた[225]．前回のACからの期間が長く，"sensitive relapse"と考えられる状態ならば，全身状態が許す限りアンスラサイクリンを含むレジメンでの rechallenge は治療のオプションとな

る[84]．アンスラサイクリン系の投与に際しては心機能をフォローし蓄積投与量（doxorubicin 換算で 500 mg/m² 以内にとどめる）にも注意する（電子版 p.545 参照）．

❸ 経口フッ化ピリミジン製剤

国内には種々の経口フッ化ピリミジン製剤があり，医師の裁量のもとに薬剤が選択されているが，タキサン耐性乳がんを対象とした大規模な第Ⅱ相試験のデータをもとに，アンスラサイクリン，タキサン耐性乳がんに対する治療薬として米国 FDA で承認されているのはcapecitabine である[85]．アンスラサイクリンとタキサンによる治療歴を有する患者に対して，capecitabine の奏効率は 15～28％，TTP は 3.2～4.9 カ月，OS は 10.1～15.5 カ月の成績であった[86]．

S-1 は capecitabine と両薬剤の代謝産物である 5-FU の血中動態が異なり，S-1 のほうが手足症候群の頻度が少ないとされるが，乳がん領域で capecitabine と S-1 の有効性や安全性を直接比較した検討はない．

❹ eribulin

eribulin はクロイソカイメンより抽出した天然化合物 halichondrin B の合成アナログで，微小管阻害薬である．タキサン系薬剤と異なり，微小管伸長阻害により細胞周期を停止する．転移乳がんに対して 2 レジメン以上の化学療法歴を有する患者を対象とした EMBRACE 試験では，eriburin 群が treatment of physician's choice（TPC）群に比べ，OS を有意に延長した[226]．一方，**アンスラサイクリンおよびタキサン治療歴を有する HER2 陰性転移乳がん患者を対象に一～三次化学療法としての eribulin と capecitabine を比較した 301 試験では，eribulin の capecitabine に対する優越性は検証されず，ほぼ同等の治療成績であった**[97]．

❺ vinorelbine

vinorelbine のアンスラサイクリン・タキサン既治療例に対する奏効率は単剤で 16～25％である[87-89]．主な副作用は骨髄抑制であり，嘔気，脱毛などの副作用が少ないことから salvage therapy に適する．アンスラサイクリン耐性例における melphalan との比較試験では，奏効率，TTP，OS いずれにおいても優れていた[90]．一方 vinorelbine＋doxorubicin と doxorubicin 単独療法を比較した試験では，奏効率，TTP，OS ともに統計学的有意差を認めなかった．HER2 陽性転移乳がんに対する一次療法としての vinorelbine＋trastuzumab 療法はdocetaxel＋trastuzumab と比較し，奏効率，TTP，OS ともに同等であり，HER2 陽性転移乳がんにおける選択肢といえる[91]．

❻ gemcitabine

転移乳がんにおいて一次化学療法としての gemcitabine 単剤（800～1,200 mg/m²，30 分投与 day 1, 8, 15, q4w）の奏効率は 14～37％である[92]．二次，三次治療での奏効率が 0～29％と報告されているが，脱毛，消化器毒性，末梢神経毒性などの頻度が少なく患者の負担が少ない salvage 療法として用いられる[93-95]．また単剤での副作用が少ないことから，作用機序の異なる他の抗がん薬との併用療法の効果が期待され，paclitaxel との併用療法が paclitaxel 単独療法より優れていることを示したランダム化比較試験が 1 本報告されている[96]．

■ 内分泌療法薬

内分泌療法薬は，ER に競合結合しエストロゲンの作用を阻害する薬剤と，エストロゲンの産生を抑制する薬剤に大別される．理論上，前者は宿主の卵巣機能によらず抗腫瘍効果を発揮しうるが，後者は宿主卵巣機能によって薬剤を使い分ける必要がある．

❶ selective estrogen receptor modulators（SERMs）, selective estrogen receptor downregulators（SERDs）

エストロゲンは，生理学的に，正常乳腺，子宮，腟，卵巣などホルモン依存性の生殖器官に影響を及ぼすほか，骨においては骨密度を維持，血中コレステロールを抑制することによって心血管系を保護，また認知機能など脳の高次機能に関与していることが知られている．ホルモン受容体陽性乳がんはエストロゲン依存性の増殖を示すため，エストロゲンの生物学的作用を阻害することにより，抗腫瘍効果を発揮する薬剤の開発が進められてきた．しかし，このような治療戦略は，抗腫瘍効果と同時に正常のエストロゲン関連臓器にさまざまな影響をもたらす可能性がある．このように**エストロゲンの標的臓器により，アゴニスト的またはアンタゴニスト的に異なった作用を示す薬剤を SERMs と呼ぶ．**

1）tamoxifen および toremifene

tamoxifen や toremifene などを含む triphenylethylene 誘導体を第 1 世代 SERMs と呼ぶ．tamoxifen は，乳がんの ER においてはアンタゴニスト作用により乳がんのエストロゲン依存性増殖を阻害する一方，骨や子宮内膜においてはアゴニスト作用を示す．tamoxifen の副作用は hot flash，子宮内膜増殖，子宮内膜がん，血栓症などが知られる．また投与開始 4～8 週後に乳がんの症状の一過性の増悪（flare 現象）が観察されることがある．

toremifene は tamoxifen と構造的に類似していて 4 位の塩素基が異なるのみであり，tamoxifen との比較において，転移乳がんにおける奏効率と TTP（time to progression）は同等であった[98]．また，術後薬物療法としても再発率，子宮内膜がんを含む二次がんの発生率，副作用のプロファイルも同等であった[99]．tamoxifen 耐性

例におけるtoremifeneの奏効率はわずか4%であり、ほぼ完全な交差耐性を有すると考えられている[100]。

2) raloxifene

raloxifeneはtamoxifenよりER結合能が高く、ラットの子宮におけるエストロゲン作用が低いことから、tamoxifenに代わる乳がん治療薬として期待されたが、臨床的にtamoxifenとの交差耐性が示唆されている[101〜103]。raloxifeneは閉経後女性において骨密度を増加させたことから、むしろ骨粗鬆症の予防薬として開発が進んだ[104]。Multiple Outcomes of Raloxifene Evaluation（MORE）trialは、骨粗鬆症女性をraloxifene 3年間内服群とプラセボ群に分け比較したランダム化比較試験であるが、副次的評価項目（secondary endpoint）として検討された乳がん発症のリスクについて、raloxifene群における浸潤がんの発生率はプラセボ群に比して72%低かった（リスク比0.28, 95%CI 0.17〜0.46）[105]。このことからraloxifeneは乳がんの治療薬ではなく、高リスク症例に対する化学予防薬として米国では承認されているが、raloxifeneとtamoxifenの乳がんの予防効果を比較したNSABP-P1（STAR）trialの中間解析では両群に差を認めなかった[106]。

3) fulvestrant

fulvestrantはステロイド骨格を有し、ER上でエストロゲンを競合的に阻害するだけでなく、ERのdown regulationを引き起こすSERDsである[107]。ERに対するアゴニスト作用を持たないためpure anti-estrogenとも呼ばれ、海外では抗エストロゲン薬使用後の二次内分泌療法としてfulvestrant 250 mgが承認されていた[108]。その後、CONFIRM試験により、fulvestrant 250 mgに対する500 mgの優越性が示され、現在では500 mgの高用量での筋肉内投与が推奨されている[109]。

❷アロマターゼ阻害薬

アロマターゼ阻害薬は、末梢組織におけるエストロゲン合成を抑える[110]。第1世代のアロマターゼ阻害薬であるaminoglutethimideは1970年代に導入された[111]。aminoglutethimideは、乳がんに対する抗腫瘍効果を発揮したもののアロマターゼへの選択性が低く、他のステロイド代謝経路を抑制したため、コルチコステロイドを同時に補充しなければならないなど毒性の面での問題を有した。現在用いられているのは、より選択性が高く、かつアロマターゼ阻害活性が高い第3世代アロマターゼ阻害薬である。

第3世代アロマターゼ阻害薬のうちanastrozoleとletrozoleは非ステロイド性でトリアゾール構造を基本骨格とし、cytochrome P450に相互作用することにより可逆的に作用し、常に結合部位においてアロマターゼ阻害薬と基質との競合が起きている。一方、exemestaneはアンドロステンジオンに類似したステロイド骨格を有し、アンドロゲンの基質とcytochrome P450の触媒部位に競合的に共有結合を形成することにより不可逆的に作用する。薬理作用としてanastrozole, letrozole, exemestaneは、それぞれ血中エストロゲンをそれぞれ81〜94%、88〜98%、52〜75%低下させ、腫瘍内エストロゲン濃度を97〜98%低下させるが[112]、このようなアロマターゼ阻害薬間の作用機序や薬理作用の差異が臨床的効果や副作用の相違に結びつくものであるかについては、明らかではない。

アロマターゼ阻害薬は通常、閉経後患者のホルモン療法であり、閉経前患者に用いる場合には卵巣機能を抑制する必要がある。化学療法により卵巣機能が抑制された患者にアロマターゼ阻害薬を投与すると、卵巣機能が回復し女性ホルモンを増加させる可能性があることが知られている。

❸LH-RHアゴニスト

ovarian ablationは乳がんに対する初めての全身治療であり、その歴史は古く1896年のBeatsonによる両側卵巣摘出にさかのぼる[113]。LH-RHアゴニストは卵巣を摘出せずに内科的閉経をもたらす薬剤である。生理学的な量では脳下垂体におけるLH, FSHの分泌を刺激するが、大量・持続的に投与することにより下垂体のLH-RHレセプターのdown regulationが起こり、その結果、血中のLHとestradiolの濃度が低下する。LH, FSHの一過性上昇期に一致してflare現象（乳がんの症状や腫瘍マーカーの一時的増悪）が出現することがある。卵巣からのestradiol分泌の低下に伴い、副作用として更年期症状が出現する。国内ではleuprorelin, goserelinの1カ月デポ剤とともに3カ月デポ剤、6カ月デポ剤が使用可能となっている。

❹プロゲステロン製剤

megestrol acetate（MA）（日本では未承認）やmedroxyprogesterone acetate（MPA）は、患者の閉経状況によらず用いることができる。プロゲステロン製剤投与中には血中エストロゲン濃度が低下することから、アロマターゼ活性の抑制、エストロゲン代謝の促進などの作用機序が考えられている[114]が、不明な点が多い。通常、三次以降のホルモン療法として使用される。

■分子標的薬

❶trastuzumab

trastuzumabは、マウス抗HER2モノクローナル抗体の抗原認識部位である4D5とヒトIgG 1との遺伝子組換えにより、アミノ酸配列の95%以上をヒト由来とした、

ヒト化モノクローナル抗体である．trastuzumab の作用機序には HER2 蛋白の down regulation，G1 arrest とアポトーシスの誘導，血管新生阻害，antibody-dependent cellular toxicity などが関与するとされる．また in vitro で各種の化学療法薬との相乗効果が報告されており[115]，臨床的にもタキサンやアンスラサイクリン，vinorelbine などの化学療法薬との併用による効果増強が検証されている．

従来，trastuzumab のような大分子は脳―血流関門を超えることができないと考えられてきたが，ラジオアイソトープ標識した trastuzumab を用いた分子イメージング研究では，脳転移への集積を認めた[116]．

❷ lapatinib

lapatinib は，human epidermal growth factor receptor type 1（EGFR）と HER2 を標的とする経口チロシンキナーゼ阻害薬であり，前臨床のデータでは trastuzumab との交差耐性がないとされる．trastuzumab 投与中に増悪を認めた HER2 陽性局所進行・転移乳がんに対する lapatinib 単剤療法（1,250 mg/日または 1,500 mg/日）の第Ⅱ相試験での奏効率は 7.7％であった[117]．また，trastuzumab および放射線治療歴を有する HER2 陽性脳転移症例において，21％の患者に 20％以上の脳転移容積の縮小を認め，中枢神経系転移への一定の有効性が示された[227]．なお，lapatinib は消化器症状，肝障害，皮疹，薬物相互作用などがあるので注意する．

❸ pertuzumab

pertuzumab は trastuzumab とは異なる部位に結合する抗 HER2 モノクローナル抗体で，HER2/HER3 ヘテロダイマー形成を阻害し，HER シグナリング経路の活性化を阻害する．trastuzumab による治療歴を有する HER2 陽性転移乳がん患者（n＝29）で pertuzumab 単剤療法の奏効割合は 3.4％であったが，そのうち pertuzumab 単剤療法で進行した患者（n＝17）でさらに trastuzumab を併用したところ，奏効割合は 17.6％に改善し[118]，pertuzumab は trastuzumab との併用により効果を発揮することが示唆された．

❹ T-DM1

T-DM1 は，trastuzumab に化学療法薬 emtansine（DM1）をリンカーにより結合させた薬剤結合抗体である．DM1 は全身投与を行った場合，毒性が非常に強い殺細胞薬であるが，trastuzumab を担体とすることで，全身的な毒性を低減することができた．比較的頻度の高い重篤な有害事象は，血小板減少，肝障害，倦怠感であるが，他の副作用は比較的軽い．T-DM1 による中枢神経転移の奏効例のケースシリーズも報告されている[119]．

❺ everolimus

抗菌薬・免疫抑制薬である rapamycin の標的蛋白として同定された mammalian target of rapamycin（mTOR）は PI3K/Akt シグナル伝達経路の下流に位置する細胞内蛋白キナーゼであり，がん細胞の生存や増殖に関連している．PI3K/Akt シグナル経路は，ER シグナル伝達経路や HER シグナル経路とクロストークしており，ホルモン療法抵抗性や抗 HER2 薬抵抗性の一因と考えられている．mTOR 阻害薬である everolimus については，アロマターゼ阻害薬抵抗性のホルモン受容体陽性閉経後乳がんにおいて tamoxifen との併用[120]，非ステロイド性アロマターゼ抵抗性ホルモン受容体陽性乳がんにおける exemestane との併用による PFS の延長[121]と，HER2 陽性乳がんでの trastuzumab/vinorelbine との併用による PFS の延長が示されている[122]．

❻ 選択的 CDK4/6 阻害薬

真核細胞においては，G1 期（前 DNA 合成期），S 期（DNA 合成），G2（前分裂期），M 期（分裂期）という順番で細胞周期が回転しており，細胞周期の進行には G1/S，G2/M，紡錘体形成期という 3 つのチェックポイントがある．これらのチェックポイントの制御には，それぞれのチェックポイント毎に異なる cyclin と cyclin-dependent kinase（CDK）という 2 種類の蛋白の複合体が役割を果たしている．エストロゲン受容体（ER）と細胞周期とにはクロストークがあることが知られている．cyclin D1 は乳がん上皮の細胞分裂の制御しており，ER にエストロゲンが結合すると，cyclin D1 の転写が進み，CDK4/6 の活性化と RB1 のリン酸化が促進，細胞周期が進行する．一方，長期エストロゲン枯渇 ER 細胞株では，CDK4/6 阻害によりエストロゲン非依存性の E2F 転写と細胞周期の進行を抑制した．このような背景から，ホルモン受容体陽性 HER2 陰性転移乳がんの治療薬として選択的 CDK4/6 阻害薬の臨床開発が進んでおり，国内では，一次および二次内分泌療法の併用薬として palbociclib と abemaciclib が販売されている．このほかの選択的 CDK4/6 阻害薬として，ribociclib も開発され，第Ⅲ相試験の結果も報告されているが，これら 3 剤の CDK4/6 阻害薬の使い分けなど，その臨床的な位置づけはまだ明確ではない．

❼ PARP 阻害薬

BRCA1，BRCA2 は，DNA の二本鎖切断に対する相同組み換え修復に関連するがん抑制遺伝子である．poly（adenosine diphosphate-ribose）polymerase（PARP）は，DNA 一本鎖切断の修復に関連する酵素であるが，BRCA1，BRCA2 の機能が低下した細胞は PARP 阻害に感受性があるため[123]，BRCA1/2 遺伝子の病的変異を有する患者において，PARP 阻害薬の臨床開発が進められており，2018 年

各4表-7. 乳がんにおける代表的な術後補助化学療法レジメン

第一世代化学療法
・CMF（C：100 mg/m², 2週内服：2週休薬； M：40 mg/m², F：600 mg/m², 1週間隔2週連続投与, 2週休薬, 6サイクル） ・AC（A：60 mg/m², C：600 mg/m², 3週1回, 点滴静注, 4サイクル） ・CAF（C：500 mg/m², A：50 mg/m², F：500 mg/m², 3週1回, 点滴静注, 6サイクル）
第二世代化学療法
・FEC（C：500 mg/m², E：100 mg/m², F：500 mg/m², 3週1回, 点滴静注, 6サイクル） ・AC followed by paclitaxel（A：60 mg/m², C：600 mg/m², 3週1回, 点滴静注, 4サイクルに引き続き, paclitaxel 175 mg/m², 3週1回, 4サイクル） ・TC（docetaxel：75 mg/m², C：600 mg/m², 3週1回, 点滴静注, 4サイクル）
第三世代化学療法
・TAC（C：500 mg/m², A：50 mg/m², docetaxel：75 mg/m², 3週1回, 点滴静注, 6サイクル） ・FEC followed by docetaxel（C：500 mg/m², E：100 mg/m², F：500 mg/m², 3週1回, 点滴静注, 3サイクルに引き続き, docetaxel 100 mg/m², 3週1回, 3サイクル） ・dose-dense AC followed by paclitaxel（A：60 mg/m², C：600 mg/m², 3週1回, 点滴静注, 4サイクルに引き続き, paclitaxel 175 mg/m², 3週1回, 4サイクル, G-CSF併用）

C：cyclophosphamide, T：docetaxel, M：methotrexate, F：5-FU, A：doxorubicin, E：epirubicin

7月には国内でも olaparib が承認された．その他の PARP 阻害薬として tarlazoparib, veliparib, rucaparib などの開発が進められている．

⑧ bevacizumab

乳がんの進行には血管新生が関わっていることが知られている．bevacizumab は, vascular endothelial growth factor A（VEGF-A）に対するヒト化モノクローナル抗体であり，治療歴を有する転移乳がん患者での bevacizumab 単剤（5 mg または 10 mg/kg）の第Ⅱ相試験の奏効率は 9.3～17％であった[124]．

Stage 別薬物療法の治療指針の各論

■ 術後・術前薬物療法

❶ 術後薬物療法

1）殺細胞薬療法（術後化学療法）

ⅰ）標準的化学療法

乳がん術後治療に関しては数々のメタアナリシスやシステマティックレビューが行われ，アンスラサイクリン，タキサンを含む術後化学療法レジメンが，無再発生存率や生存率の改善効果が示された標準治療として確立している[125,126]．代表的な術後化学療法のレジメンを各4表-7 に示す．従来これらのレジメンは，極めて予後良好な一部の乳がんを除いた多くの浸潤がんの術後標準治療として推奨されてきたが[127]，化学療法の絶対的効果は限定的であるとの認識から，サブタイプ分類による治療の個別化が実臨床に浸透にするに伴い，治療の益と害を勘案して化学療法を選択することが推奨されるようになってきた．特に低リスクの患者においては，術後化学療法の益の部分だけでなく，感染症，間質性肺炎，アンスラサイクリンによる心機能障害などの重篤な副作用や，末梢神経障害など慢性化する副作用，卵巣機能障害に伴う不妊，晩期毒性としての二次発がん（特に骨髄異形性症候群と白血病）などのリスクに関しても十分に議論したうえでの治療選択が必要になる．

ⅱ）化学療法の de-escalation

最近の臨床試験では，比較的低リスクと考えられる患者群に対して，サブタイプごとに化学療法の de-escalation が可能かどうかの検討がなされている．

腫瘍径 3 cm 以内，腋窩リンパ節転移陰性 HER2 陽性の患者群に対する paclitaxel（80 mg/m², Q1w×12回）/trastuzumab（4 mg/kg→2 mg/kg, Q1w×12回に引き続き 6 mg/kg, Q3w で合計1年間）の単アーム試験では，登録された患者の約9割は Stage I であったが，3年無浸潤イベント生存割合（invasive disease-free survival：IDFS）は 98.7％（95％CI 97.6～99.8％）と良好であり，このアンスラサイクリンを含まないレジメンが有用である可能性が示された[128]．

また国内で行われた RESPECT 試験は，70～80歳の高齢者を対象として trastuzumab 単剤療法をアンスラサイクリンまたはタキサンを含む化学療法に trastuzumab を追加する HER2 陽性乳がんに対する標準レジメンを比較する試験であるが，2018年の学会報告では3年の生存曲線下面積（restricted mean survival time）は両群に差がないと報告され[129]，高齢の HER2 陽性乳がん患者において化学療法を省略できる可能性が示唆された．

一方，ER 陽性 HER2 陰性の luminal A 型では，多遺伝子アッセイの検証的試験の結果が報告されている．ECOG の TAILORx 試験では，腫瘍径 1.1～5.0 cm，腋窩リンパ節転移陰性のホルモン受容体陽性 HER2 陰性乳がん患者に対し，Oncotype DX の Recurrence Score（RS）を用いた予後予測を行い，RS が 0-10 の場合は5年間のホルモン療法のみで化学療法を省略，RS が 11-25 の場合はランダム割り付けを行いホルモン療法に対する化学療法の上乗せ効果を検討，RS が 26 以上の場合には化学療法を実施して前向きに経過を観察した．その結果，RS0-10 群の患者群の 5年 IDFS は 93.8％，5年無遠隔転移割合（rate of freedom from recurrence at distant site）は 99.3％で

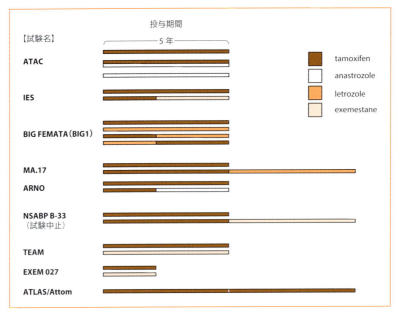

各4図-1．乳がんを対象とした術後内分泌療法の主な大規模臨床試験
ATAC, BIG1, TEAM は tamoxifen 5 年間と AI 5 年間（upfront 法）を比較した．
IES, ARNO は tamoxifen 5 年間と tamoxifen→AI（switching 法）を比較した．
MA. 17, NSABP B-33 試験は tamoxifen 5 年間終了後の AI（extention 法）を検討した試験であるが，MA. 17 が中間解析で有効中止となったのを受けて NSABP B-33 は登録中止となった．

あり，化学療法が省略可能であることが示された[130]．また，化学療法の有り無しにランダム割り付けされた 11-25 の患者群では，化学療法上乗せ群に対し，ホルモン療法単独群の 9 年 IDFS は 84.3％ vs83.3％（HR 1.08, 95％ CI 0.94〜1.24, p＝0.26）であり，ホルモン療法単独群の非劣性が示された[131]．サブ解析では，RS16-25 の 50 歳以下の患者では化学療法の上乗せ効果がある可能性が示唆されたものの，RS スコアにより中間リスクと判断された多くのホルモン受容体陽性 HER2 陰性乳がんの患者に対して化学療法を省略できることが示された．

iii）dose-dense 化学療法

Gomperizian model に従った細胞増殖仮説に基づき，同じ用量の化学療法薬について，投与間隔を短縮することにより治療効果を高められるのではないかという仮説が dose-dense 化学療法の理論的背景である．dose-dense 化学療法の有用性に関してはいくつかのメタアナリシスにおいて，DFS, OS ともおしなべて 15％程度の相対リスク低減を認めると報告され，高リスク乳がん患者の術後化学療法の選択肢と考えられる．2017 年には，3 週 1 回投与と同じレジメンの 2 週 1 回投与を比較したランダム化比較試験の Individual patient data に基づく EBCTCG のメタアナリシスが学会報告されており，再発のリスク比（rate ratio：RR）0.83（95％CI 0.76〜0.91, p＝0.00004），10 年での死亡リスクは 16.7％ vs19.7％（RR 0.85, 95％CI 0.76〜0.95, p＝0.003）と 2 週 1 回投与群のほうが予後良好であることが報告されている[132]．しかし dose-dense 化学療法のメリットをレジメンに用いられる薬剤種別に比較すると，dose-dense 化学療法のメリットは対照群の治療が paclitaxel 3 週 1 回投与の試験のみに限定されるとの報告もあり[133]，dose-dense 化学療法が paclitaxel 以外の薬剤についても有用かどうかに関してはいまだ議論が残る．

2）術後内分泌療法

ⅰ）標準的ホルモン療法

EBCTCG のメタアナリシスでは，術後 5 年間の tamoxifen 内服により再発と死亡のリスクはそれぞれ 47％および 26％減少することが示されている．閉経後乳がんでは，tamoxifen 5 年間とアロマターゼ阻害薬 5 年間のランダム化比較試験が実施され（ATAC 試験，BIGI-98 試験，TEAM 試験），いずれもアロマターゼ阻害薬群のほうが DFS が優れていたことから，閉経後乳がんでは upfront でアロマターゼ阻害薬を使うことが多い（各 4 図-1）．

副作用については，アロマターゼ阻害薬群のほうが tamoxifen 群に比べ，子宮体がんや血栓症のリスクが低いものの，アロマターゼ阻害薬群のほうが関節症状，骨粗鬆症や骨折のリスクが高いため，患者毎に合併症などの状況から益と害を勘案した薬剤選択が望ましい．

ⅱ）至適投与期間

ER 陽性乳がんは，ER 陰性乳がんに比べて晩期再発が多い．EBCTCG の報告によると，5 年間の術後ホルモン療

法を終了したあと20年目までの遠隔再発リスクはT1N0で13%，T2N4～9個では41%と，腫瘍径と腋窩リンパ節転移個数に依存して高くなることが示されている[134]．

このことから，ホルモン療法を長期投与することによる予後改善の有無が検討されてきた．tamoxifen 5年間と10年間を比較した大規模のランダム化比較試験として，ATLAS（adjuvant tamoxifen longer and shorter）試験（n＝12,894）が報告されている．ATLAS試験のうちER陽性患者6,846人を対象とした解析では，内服開始から5～14年の累積再発率および累積乳がん死亡率は10年投与後群vs5年投与群がそれぞれ21.4% vs 25.1%，12.2% vs 15.0%と，10年投与群のほうが有意に低下した（その傾向は10年目以降で顕著になった）．5～14年の子宮内膜がんの累積発症リスクは3.1% vs 1.6%，子宮内膜がんによる累積死亡リスクは0.4% vs 0.2%であった[135]．

tamoxifen 5年間投与後のアロマターゼ阻害薬の投与に関しては，ABCSG-6a試験，MA.17試験，NSABP B33試験の結果がそれぞれ報告されDFSの改善が示されている[136,137]．

ABCSG6a試験では，tamoxifen 5年終了後にanastrozoleを3年間投与した患者群と非投与群を比較し，追跡期間62.3カ月でのHR 0.62（95%CI 0.40～0.96, p＝0.031）とanastrozole投与群のDFSのほうが優れていた[138]．

tamoxifen 5年間終了後のletrozole 5年間とプラセボ5年間を比較したMA17.試験では，追跡期間中央値64カ月でのDFSはHR 0.52（95%CI 0.45～0.61, p＜0.001），OSのHR 0.61（95%CI, 0.52～0.71, p＜0.001）と，いずれもletorozole追加投与群の予後が良好であった[139]．MA17試験と同様のデザインでexemesataneの効果を検証しようとしたがNSABP B33試験は，MA17試験の中間解析結果をうけて早期中止となり約4割の患者がexemestaneにクロスオーバーしたが，4年無再発生存率は96% vs 94%（p＝0.004）と，exemesatne投与群が優れていた[140]．

MA.17R試験は，MA17試験においてletrozoleを内服した患者に対し，さらにletrozoleを5年追加して内服を行うことの有用性を検証したランダム化比較試験である[141]．観察期間中央値6.3年で報告された5年DFSはletrozole群95% vsプラセボ群91%（HR 0.66, 95%CI 0.48～0.91, p＝0.01）であったが，DFSイベント発生数の頻度に大きな差があったのは対側乳がん発症であり，5年OSは93% vs 94%（HR 0.97, 95%CI 0.73～1.28, p＝0.83）と差はなかったことから，ホルモン療法を遠隔転移を予防する目的で10年を超えて実施することは推奨されない．

iii）閉経前乳がんに対するovarian ablation/suppression（OA/OS）

外科的卵巣摘出または卵巣照射によるovarian ablationに関して，EBCTCGのメタアナリシスでは50歳未満の女性の再発，死亡リスクは，腋窩リンパ節転移の有無によらずovarian ablation群が非ovarian ablation群に比べ優れていたが，tamoxifenによる術後ホルモン療法を受けている患者に対してOA/OSを必要性については議論があった．

化学療法後8カ月の時点で閉経前の卵巣機能と診断された患者に，tamoxifenの卵巣機能抑制（手術，放射線またはLH-RHアゴニスト）を追加するベネフィットがあるかどうかに関して，SOFT/BIG2-02試験の結果が報告されている．観察期間中央値5年での報告では，5年DFSはtamoxifen/LH-RHアゴニスト投与群86.6%，tamoxifen単独群84.7%（HR 0.83, 95%CI 0.60～1.02, p＝0.10）と有意差を認めなかった[142]．しかし，2018年にアップデートされた報告では，8年DFSはtamoxifen単独群で78.9%，tamoxifen/卵巣機能抑制群で83.2%と，卵巣機能抑制を追加した群の予後の改善が認められた[143]．

iv）閉経前乳がんに対するアロマターゼ阻害薬

閉経前早期乳がんにおいてLH-RHアゴニスト併用下のアロマターゼ阻害薬の術後薬物療法としての有用性を示すエビデンスが出てきている．国内で行われた術前内分泌療法におけるgoserelin投与下のanastrozoleとtamoxifenの比較試験（STAGE試験）ではanastrozole群のほうで有意に奏効割合が高かった[144]．ABCSG12試験では閉経前ホルモン受容体陽性乳がん患者を対象にgoserelin投与下にanastrozoleとtamoxifenを比較したが，DFSには差を認めなかった[145]．一方，2014年に報告されたSOFT/TEXTの統合解析では，tamoxifen/卵巣機能抑制群，exemestane/卵巣機能抑制群の5年DFSはそれぞれ91.1%，87.3%でありexemestane群のほうが有意に優れていた（HR 0.72, 95%CI 0.60～0.80, p＜0.001）[146]．ただし，2018年に報告された8年DFSについてはexemestane/卵巣機能抑制群86.8%，tamoxifen/卵巣機能抑制群82.8%（HR 0.77, 95%CI 0.67～0.90, p＜0.001）とその差は保たれていたものの，OSにおける有意差は認めなかった[143]．ABCSG12試験とSOFT/TEXT試験の結果の不一致については，登録された患者背景の違いが影響している可能性が指摘されている．

3）術後分子標的療法
i）HER2陽性乳がん

HER2陽性乳がんに対する術後trastuzumabについては，現在までに4つの大規模な試験（NSABP B-31/NCCTG N9831のcombined analysis, HERA,

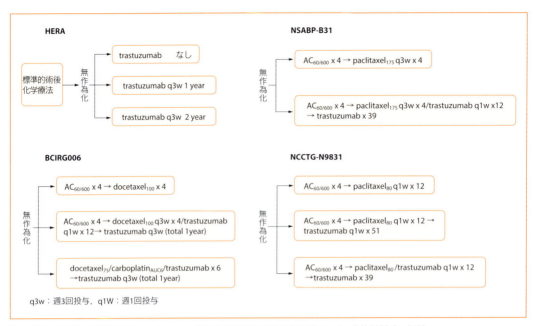

各4図-2. 乳がんを対象としたtrastuzumabによる術後薬物療法の大規模ランダム化比較試験の概要

BCIRG006）と，1つの比較的小規模な臨床試験（FinHer trial）の結果が報告されており，DFSおよびOSにおいてtrastuzumab群がtrastuzumab非投与群に比べて優れており，現在，1年間のtrastuzumab投与がHER2陽性乳がんに対する術後標準治療として確立している[147〜150]（各4図-2）．

trastuzumabの投与方法に関して，NCCTG N9831試験における（ACに引き続く）paclitaxelとtrastuzumabの同時投与と逐次投与の比較では，同時投与のほうが優れていた[151]．trastuzumabの投与期間に関しては，HERA試験におけるtrastuzumab 1年投与と2年投与の比較で長期予後に差を認めず，さらに2年投与群で心機能低下のイベントが増加した．一方，trastuzumabの1年投与と6カ月投与を比較した試験では，trastuzumab 6カ月群の非劣性を検証することができなかったが[152]，より大規模に行われたPERSEPHONE試験（n＝4,089）では，4年DFSにおける6カ月投与群の非劣性が学会報告されている[153]．

trastuzumab以外の分子標的薬としては，lapatinib, pertuzumabに関するランダム化比較試験の結果が報告されている．ALTTO試験では標準的化学療法を行ったHER2陽性乳がん患者においてtrastuzumab単独1年間，lapatinib単独1年間，trastuzumab/lapatinib逐次投与，trastuzumab/lapatinib同時併用を比較し，術後治療におけるlapatinibの意義を検討した．2011年の有効性に関する初回の中間解析で，lapatinib単独群はtrastuzumab群と比較し有意に劣っていたため，lapatinib群の集積は中止し，trastuzumabを投与された．観察期間4.5年で行われた解析では，trastuzumabに対するlapatinibの有意な上乗せ効果は示せなかった[154]．上記より，現時点でlapatinibの長期予後に対する有用性は確立していないといえる．

腋窩リンパ節転移陽性もしくは腋窩リンパ節転移陰性のハイリスク患者を対象に，1年間のtrastuzumabに対するpertuzumabの上乗せ効果を検証したAPHINITY試験では，3年IDFSがtrastuzumab/pertuzumab群94.2%に対し，trastuzumab/プラセボ群93.2%（HR 0.77, 95%CI 0.62〜0.96, p＝0.02）と，trastuzumab/pertuzumab群のほうが有意に予後良好であった[155]．しかしながら，観察期間が短くまだイベント数も少ないことから，現時点ではHER2陽性のすべての患者に対する標準治療とはいい難い．

neratinibは，HER受容体ファミリーを不可逆に阻害するpan-HERチロシンキナーゼ阻害薬であるが，trastuzumab 1年終了後のneratinibとプラセボをそれぞれ1年間投与し比較したExteNET試験の追跡期間中央値5.2年の報告では，5年IDFSがプラセボ群87.7%に対し，neratinib群90.2%（HR 0.73, 95%CI 0.57〜0.92, p＝0.0083）と，neratinib群の優越性が報告されている[156]．HER2陽性乳がんに対する術後分子標的療法の投与期間や薬剤選択の最適化をどのように進めていくかが今後の課題である．

ii）HER2陰性乳がんに対する分子標的療法

triple-negative乳がんの術後化学療法へのbevacizumabの上乗せ効果を検証したBEATRICE試験の初回

解析（追跡期間中央値31.5カ月）では，主要評価項目であるinvasive disease-free survival（IDFS）においてbevacizumab群の優越性は示されなかった[157]．

germline *BRCA1/2* 遺伝子変異を有する高リスクのHER2陰性乳がん患者に対しては，術後薬物療法としてolaparibの意義を検討するOlympiA試験が進行中である．また高リスクのER陽性HER2陰性乳がんに対しては，ホルモン療法に対するCDK4/6阻害薬の上乗せ効果を検証する臨床試験（PALLAS試験，MonarchE試験）が進行中である．

ⅲ）挙児希望を有する患者に対する術後内分泌療法

内分泌療法中は流産や催奇形性のリスクから避妊する必要があり，また長期化する内分泌療法の終了を待っていると加齢により不妊のリスクは高まるだけでなく，妊娠や出産自体がハイリスクとなる．過去の後方視的研究から乳がん術後の妊娠は乳がんの予後に影響を与えないことが示唆されているが，前向きのデータがないため，妊娠に対して慎重になる医師も少なくない．一方，乳がんの予後の改善とともに挙児希望を有する患者のニーズがクローズアップされてきている．術後薬物療法の進歩で乳がんの予後が改善していることを背景に，ER陽性乳がんの患者挙児希望を有する若年乳がん患者の妊娠・出産・授乳のために術後内分泌療法を2年間中断することの安全性を検証するPOSITIVE試験が現在進行中である[158]．

❷ 術前薬物療法

早期および局所進行乳がんを対象とし，局所療法の前後に同じ化学療法レジメンで行って比較した9本のランダム化比較試験についてのメタアナリシス（n=3,946）[159]では，生存期間と無病生存期間において化学療法先行群は局所療法先行群と同等であったが，化学療法先行群において局所・領域再発率が有意に高かった．また局所療法として手術を行わなかった試験において，局所・領域再発率が多い傾向がみられた．術前化学療法後に手術を行わなかったサブセットでは特に局所・領域再発が多く，手術が局所コントロールにおいて重要な役割を担っていることが再確認された．術前薬物療法では，薬剤への感受性についての情報が得られ，その後の治療方針の決定に役立つ可能性がある．

分子生物学的サブタイプが化学療法の奏効に関連すること，またサブタイプによってpCRの予後因子としての有意性が異なる可能性が指摘されている[160]．したがって，腋窩リンパ節転移陽性例など，術後化学療法を行った場合にタキサンを含む併用レジメンが標準となるような患者に，術前化学療法としてアンスラサイクリンとタキサンを両方用いることはエビデンスの側面からは妥当と考えられるが，化学療法感受性の低いサブタイプや腋窩リンパ節転移陰性例の場合にはover-treatmentとなる可能性も念頭に，術前化学療法が患者にとって真に最適な選択となるか，腫瘍内科医，外科医，形成外科医，放射線治療医，病理医のチームでの徹底した議論が必要である．

1）術前化学療法

術前化学療法で術後との比較を行われたレジメンは，主にアンスラサイクリンを用いた治療レジメンである．術前化学療法としてアンスラサイクリンとタキサンをともに用いた場合には病理学的完全寛解（pathological CR：pCR）率が高く汎用されているが，NSABP-B27試験でアンスラサイクリンによる術前化学療法に対するタキサンの上乗せ効果を検討したところ，pCR率は上がったものの，DFS，OSなどの予後の改善がみられなかった[161]．さらにGeparTrio試験では，TAC療法（docetaxel+adriamycin+cyclophosphamide）2コースでのSD症例をTAC4サイクル追加する群と，vinorelbine+capecitabineに変更して4サイクル追加する群とを比較した[162]．その結果，両群のpCR割合は5.3％と6.0％と低く，かつ有意差を認めなかった．サブタイプなどでの絞り込みを行わない対象では，多剤併用化学療法による効果改善の限界があることが示唆される．

一方，国内で行われたJBCRG04試験では，アンスラサイクリンまたはタキサンを含む術前化学療法と手術を実施し，病理学的に腫瘍の残存を認めたHER2陰性乳がん患者に対し，術後化学療法としてcapecitabineを投与することの意義を検証した[163]．本試験は，予定された中間解析で，3年DFSは82.8%vs73.9%，5年DFSは74.1%vs67.6%と有意にcapecitabine群が優れており（HR 0.70,95%CI 0.53〜0.92，p=0.01），早期中止となった．早期乳がんの予後が全体的に改善していることから，JBCRG04試験のように術前化学療法による治療感受性による患者の絞り込みを行ってからランダム化比較する臨床研究のデザインは今後増加するものと思われる．

一方，術前化学療法による原発巣および腋窩リンパ節において病理学的完全消失（pathological complete response：pCR）を得た患者群の予後は，残存腫瘍のある患者群と比較して予後は相対的に良好である[164]．I-SPY2試験は，治療前のバイオマーカーの発現パターンによって，新薬の上乗せ効果がより高い患者集団を探索することを目的として実施されている[165]．本試験は，adaptive phase Ⅱデザインによる多施設共同試験であり，ベイズ流統計により300例規模の第Ⅲ相試験において85%以上の確率でpCR割合の優越性が検証されると予測される集団を特定できたとき，その薬剤の有効性を確認できたとして「卒業」させる．標準治療群に対し，

同時期に複数の試験治療群を走らせることができるという特徴もある．2010年3月から2013年1月までの間に，paclitaxel/trastuzumabに引き続くACによるpaclitaxel群に対し，neratinib上乗せ群にそれぞれ127人，84人が割り付けられ，推定pCR割合は，HER2陽性ホルモン受容体陰性乳がんではneratinib群56%vs標準治療群33%，neratinib群が標準治療群より有意に優れている確率は95%，300人規模のⅢ相試験でneratinibの優越性が検証できる確率は79%であると推定され，「卒業」の規準を満たした．一方，その他のサブタイプは有効性の規準を満たさなかった[166]．I-SPY2試験は，臨床試験を小規模，短時間で済ませることができて，バイオマーカー研究のためのサンプル採取が容易である術前化学療法の特徴を最大限に活用した画期的な臨床試験であり，今後の動向が注目される．

2）術前内分泌療法

乳がんの術後内分泌療法の至適投与期間は5年間と長期にわたり，化学療法のように術前・術後を同じ条件で比較することができない．臨床試験で検討されている術前内分泌療法は3〜6カ月間であり，長期の術後内分泌療法を行うにあたっての「感受性試験」のような位置づけととらえてもよいかもしれない．閉経後ホルモン受容体陽性乳がんにおいて，アンスラサイクリンとタキサンの併用化学療法と，アロマターゼ阻害薬による術前内分泌療法を比較したランダム化第Ⅱ相試験では，奏効率において両群に差を認めなかった[167]．tamoxifenとアロマターゼ阻害薬を比較した臨床試験では，アロマターゼ阻害薬の奏効率のほうが高いことが報告されている[168,169]．術前内分泌療法は今後ホルモン高感受性乳がんにおけるdown-stagingの戦略として期待されるものの，至適な対象集団，至適投与期間が定まっておらず，また，組織学的効果判定方法，長期予後と相関するsurrogate markerの同定など検討すべき課題が多い．近年では，術前内分泌療法後のER，Ki67，組織学的異型度病理学的腫瘍径，腋窩リンパ節転移と術前内分泌療法の臨床効果を変数としたPEPI（preoperative endocrine prognostic index）スコアの，術前内分泌療法後の予後因子としての妥当性が示されている[170]．現時点で術前内分泌療法を実地臨床として行うのが妥当なのは，高齢者や合併症のため術前化学療法が行えない患者に限られるが，今後，PEPIスコアは多遺伝子アッセイとともに，ホルモン受容体陽性乳がんにおける化学療法後の必要性を占うツールとなる可能性はある．

3）術前分子標的療法
ⅰ）HER2陽性乳がん

HER2陽性乳がんに対するNeoSphere試験では，docetaxel＋trastuzumab，docetaxel＋pertuzumab，docetaxel＋trastuzumab＋pertuzumab，trastuzumab＋pertuzumabの4群を比較し，docetaxel＋trastuzumab群29.0%，docetaxel＋pertuzumab群24.0%に対し，docetaxel＋trastuzumab＋pertuzumabで45.8%と高いpCR割合が報告された．この試験では，殺細胞薬の入らないtrastuzumab＋pertuzumab併用群でも16.8%がpCRが得られた[171]．サンプルサイズが小さく結論的ではないが，5年PFSは各群81%（95%CI 71〜87），86%（77〜91），73%（64〜81），73%（63〜81）と3剤併用による予後の改善が示唆された[172]．

一方，WSG-ADAPT HER2＋/HR−試験では，HER2陽性ホルモン受容体陰性乳がんの術前治療において，化学療法を省略できないかどうかが検討された．Trastuzumab＋pertuzumab＋paclitaxel群のpCR割合90.5%に対し，trastuzumab＋pertuzumab群のpCR割合は36.3%にとどまり，pCR大部分はpaclitaxelに依存していることが示され，化学療法の省略は現時点では困難と考えられた[173]．

lapatinibとtrastuzumabを比較したGeparQuinto試験（GBG44）では，lapatinib併用群（22.7%）に比べtrastuzumab併用群（30.3%）のほうが，有意にpCR割合が高かった．この試験ではtrastuzumab群14%に対してlapatinib群の33%が試験治療中に治療中止となっており，下痢などの副作用の問題が結果に影響した可能性がある．一方，術前薬物療法でpaclitaxelとの併用下にlapatinib，trastuzumab，trastuzumab＋lapatinibを比較したNeoALTTO試験では，主要評価項目であるpCR割合はそれぞれの群で24.7%，29.5%，51.3%と，trastuzumab＋lapatinib群で有意に高かった[174]．この他にもHER2陽性乳がんに対する術前薬物療法でtrastuzumab単独に対してtrastuzumab＋lapatinibの併用レジメンのpCR割合が優れていたが，術後薬物療法のセッティングで実施されたALTTO試験では，trastuzumabに対するlapatinibの上乗せ効果は示せておらず，HER2陽性乳がんに対する術前治療におけるlapatinibの意義は確立していない[154]．

ⅱ）HER2陰性乳がん

HER2陰性乳がんにおいて術前化学療法へのbevacizumabの上乗せ効果を検証したNSABP-B40試験では，bevacizumabの上乗せによる有意なpCR割合の改善を認めた[175]．同様にHER2陰性乳がんを対象にアンスラサイクリン，タキサンを含む術前薬物療法にbevacizumabの上乗せ効果を検証したGeparQuinto試験では，triple negative乳がんのサブセットのみにおいてpCR割合の有意な改善を認めた[176]．またtriple negative乳がんの術前化学療法へのbevacizumabの上乗せ効果を検証した

CALGB40603試験でも，pCRの有意な改善を認めた[177]．

これらの結果からbevacizumabを用いた術前化学療法の試験で，bevacizumab上乗せ群の長期予後の改善が期待されたが，GeparQuinto試験の追跡期間の中央値3.8年での解析ではDFS，OSいずれにも差を認めず，triple negative乳がんに絞ったサブ解析においても同様の結果であった[178]．現時点で術前・術後にbevacizumabを使用する意義は確立していない．

■ 転移乳がんの薬物療法

転移乳がんの治療方法は大きく分けると，局所療法と全身療法とに分けられる．手術，放射線療法などの局所療法は，症状緩和のために用いられている．全身療法すなわち薬物療法には内分泌療法，化学療法，分子標的薬などがある．

薬物療法は内分泌感受性の有無，すなわちホルモン受容体とHER2により決定されるが，一般的にホルモン療法は副作用が軽度であるため，QOLに配慮する観点より，ホルモン感受性を有する症例にはまず内分泌療法を施行し，内分泌療法に抵抗性となった場合，化学療法を施行するというのが一般的である．ただし，ホルモン感受性を有する場合でもvisceral crisis*に対しては，治療効果の発現を急ぐため，第一に化学療法の適応となる（*：肺のがん性リンパ管症や広範な肝転移などにより生命が脅かされている状況をvisceral crisisと呼ぶ）．以下，サブタイプ別の治療戦略を述べる．

❶ ER陽性HER2陰性乳がん

内分泌療法は化学療法と比較して副作用は比較的軽度で，患者のQOLを損なうことが少ない治療である．内分泌療法の奏効率は30％程度で，うちERまたはPgR陽性の奏効率は50〜75％であり，ERおよびPgR陽性例は奏効率は高い傾向が認められる[179]．ERおよびPgRがいずれも陰性の症例の場合では奏効率が10％以下であり，内分泌療法の効果はほとんど期待できない．また，ホルモン感受性のある症例に対する化学療法＋内分泌療法併用は，化学療法単独と比較して明らかなsurvival benefitは得られない[180]．現在，内分泌療法は内分泌療法単独もしくは分子標的薬との併用で用いられる．

1) 閉経後乳がん

ⅰ) 内分泌療法薬単独療法

tamoxifen耐性進行性乳がんに対するfulvestrant 250 mgと選択的アロマターゼ阻害薬anastrozoleの第Ⅲ相比較試験では，TTPは5.5カ月 vs 4.1カ月（HR 0.95, 95％CI 0.82〜1.10, p＝0.47）であり，fulvestrantとanastrozoleの効果は少なくとも同等と考えられた．一方，ホルモン受容体陽性または不明の転移乳がんに対するfulvestrant 250 mgとtamoxifenとの比較試験では，TTPは6.8カ月 vs 8.3カ月（HR 1.18, 95％CI 0.98〜1.44, p＝0.08）であった[181]．これに対する考察として，fulvestrant 250 mgでは薬理効果を得るには不十分であった可能性が示唆されている．

fulvestrantは用量依存性がある．転移乳がんの臨床試験で，CONFIRM studyでは術後内分泌療法中の再発症例においてfulvestrant 250 mgに対し，fulvestrant 500 mgの優越性が示された[182]．またFIRST studyでは進行乳がんに対する一次内分泌療法として，fulvestrant 500 mgのanastrozoleに対する非劣性が示された[183]．一方，ステロイド型アロマターゼ阻害薬投与中の増悪例においては，exemestaneに対するfulvestrant 500 mgの優越性は示されなかった[184]．また，局所進行および転移乳がんの一次内分泌療法としてanastrozoleとfulvestrant 500 mgを比較したFALCON試験では，PFS中央値が16.6カ月 vs 13.8カ月（HR 0.797, 95％CI 0.634〜0.999, p＝0.0486）と，fulvestrant 500 mg群のほうがPFSにおいて有意に優れており，一次内分泌療法の選択肢としても有用性が示されている[185]．

内分泌療法薬の併用療法に関してはfulvestrant＋anastrozoleによる2剤の併用が，anastrozole単独よりもPFSだけでなくOSにおいても優れている可能性が示された[186]．しかしながら，同様のデザインで，fulvestrant＋anastrozole併用療法とanastrozole単独で差が検出できなかった試験[187]も報告されており，この組み合わせでの併用療法の臨床的な位置づけは明確ではない．

ⅱ) 分子標的薬併用療法

CDK4/6阻害薬によるホルモン療法抵抗性の克服戦略が注目されている．術後内分泌療法中に再発をきたした，もしくは転移乳がんに対する直前の内分泌療法中に進行をきたしたER陽性HER2陰性転移乳がん患者に対するfulvestrantに対するpalbociclibの併用の有用性を検証したPALOMA-3試験では，PFSの中央値プラセボ群4.6カ月に対しpalbociclib併用群9.5カ月（HR 0.46, 95％CI 0.36〜0.59, p＜0.001）とpalbociclibの併用によるPFSの有意な延長を認めた[188]．また，閉経後ER陽性HER2陰性転移乳がんのletrozoleによる初回内分泌療法に対するpalbociclibの併用効果は，PALOMA-2試験で検証され，palbociclib併用群のPFS中央値は24.8カ月とプラセボ群14.5カ月に対し有意な延長を認めた（HR 0.58, 95％CI 0.46〜0.72, p＜0.001）[189]．また，abemaciclibについてもER陽性HER2陰性転移乳がんに対する一次治療[228]，二次治療[229]として，それぞれ非ステロイド型アロマターゼ阻害薬，fulvestrantとの併用によるPFSの延長が示されている．

一方，mTOR阻害薬については，BOLERO-2試験において非ステロイド型アロマターゼ阻害薬抵抗性の閉経後ホルモン受容体陽性乳がん患者に対し，exemestaneにmTOR阻害薬であるeverolimusを追加することによりPFSが有意に改善することが示された[190]．この結果を受けて国内でもeverolimusは承認されたが，副次的評価指標であったOSについては延長が示されていない[191]．everolimusは口内炎などQOLに支障をきたす有害事象の頻度が高く，BOLERO-2試験ではアジア人では間質性肺炎のリスクが高いと報告されており[192]，everolimusの導入時期やマネジメントに関しては慎重さを要する．またCDK4/6阻害薬とmTOR阻害薬の適切な投与順序は不明である．

2）閉経前乳がん
ⅰ）内分泌療法薬単独療法

閉経前ホルモン受容体陽性転移乳がんに対しては，LH-RHアゴニスト＋tamoxifen併用が標準治療である[193]．術後内分泌療法としてtamoxifen単剤が投与されており，卵巣機能が保たれている場合には，一次内分泌療法としてLH-RHアゴニストの追加を試みることは妥当である．二次治療以降のホルモン療法に関して，ホルモン療法同士を比較した臨床試験は少ない．国内からはJMTO 08-01試験（n＝37）において，tamoxifen/LH-RHアナログ併用療法抵抗性のホルモン受容体陽性閉経前乳がん患者での奏効割合18.9%，PFSは7.3カ月と報告されている．二次治療以降で，ホルモン療法単独での十分なエビデンスは不足しているが，またLH-RHアゴニスト＋tamoxifenに治療抵抗性となった症例に対して，LH-RHアゴニスト＋アロマターゼ阻害薬併用は有効性も報告されている[194]．

ⅱ）分子標的薬併用療法

閉経前乳がん患者においてもCDK4/6阻害薬が検討されている．palobociclibのfulvestrantへの上乗せを検証したPALOMA-3試験には，ランダム化の4週間前までにgoserelinの投与を開始する規定で閉経前乳がん患者も登録され，結果として閉経前患者のサブセットにおいてもpalbociclibは有用であった[195]．MONARCH2試験においてもLH-RHアナログ併用下のAbemaciclib fulvestrantに対する上乗せ効果が示されている．また，閉経前患者に対象を限定してホルモン療法（tamoxifenまたは非ステロイド型アロマターゼ阻害薬/LH-RHアナログ併用療法）へのribociclibの効果を検証したMONALEESA-7試験では，23.8カ月 vs 13.0カ月とribociclibは有意にPFSを延長した[196]．このように閉経前患者においても閉経後患者同様にCDK4/6阻害薬によるホルモン療法の効果増強が確認されている．

❷ HER2陽性乳がん
1）分子標的療法の投与順序

化学療法歴のないHER2陽性転移乳がん患者に対する一次化学療法としてのdocetaxel/trastuzumabに対するpertuzumabの上乗せ効果を検証したCLEOPATRA試験では，pertuzumab上乗せ群がプラセボ群に対し，PFS中央値18.7カ月 vs 12.4カ月（HR 0.68，95%CI 0.58～0.80，p＜0.001），OS中央値56.5カ月 vs 40.8カ月（HR 0.63，95%CI 0.56～0.84，p＜0.001）とperutuzumab上乗せ群が優れており[197]，docetaxel/trastuzumab/pertuzumb併用療法はHER2陽性転移乳がんの初回化学療法における第一選択である．

trastuzumab，タキサンによる治療歴を有するHER2陽性転移乳がんを対象にlapatinib/capecitabineとT-DM1を比較したEMILIA試験では，主要評価項目のPFSにおいて6.4カ月 vs 9.6カ月とT-DM1が優れていた[198]．クロスオーバーを許容したOSの成績も25.5カ月 vs 29.9カ月と，T-DM1群においてOSの延長を認めた[199]．また，trastuzumabとlapatinibの投与歴を有するHER2陽性転移乳がんを対象にT-DM1をtreatment of physician's choiceと比較したTH3RESA試験においても，22.7カ月 vs 15.8カ月と，T-DM1は有意にOSを延長した[200]．

一方，HER2陽性転移乳がん患者に対する一次化学療法としてdocetaxel/trastuzumabとT-DM1，T-DM1/pertuzumab併用療法とを比較したMARIANNE試験では，T-DM1とT-DM1＋pertuzumabのdocetaxel/trastuzumabに対する優越性は示すことができず[201]，T-DM1は現在，taxane/trastuzumab/pertuzumab後の二次治療として位置づけられている．

lapatinibについては，アンスラサイクリン，タキサン，trastuzumab治療歴を有する転移乳がん患者に対するランダム化比較試験において，PFSの中央値27.2カ月 vs 18.6カ月（HR 0.57，95%CI 0.43～0.77，p＜0.001）と，capecitabine/lapatinib併用群がcapecitabine単独群より優れていることが示されたが[202]，trastuzumabおよびタキサンによる治療歴のあるHER2陽性乳がん患者において，lapatinib＋capecitabineとT-DM1を比較したEMILIA試験でT-DM1がcapecitabine＋lapatinibよりも有意に優れていた[203]こと，HER2陽性転移性乳がんに対する一次治療としてlapatinib＋taxaneとtrastuzumab＋taxaneを比較したNCIC CTG MA.31試験では，PFS中央値が9.0カ月 vs 11.3カ月（HR 1.37，p＝0.001）とlapatinib群が有意に劣っていたことから，lapatinibは現在，taxane/trastuzumab/pertuzumab，T-DM1後に用いられることが多い．

2）中枢神経系転移に対する分子標的療法

　HER2陽性乳がんは中枢神経系転移の頻度が高く，15～30％の患者が経過中に中枢神経系転移をきたすとされ[204]，放射線治療後に脳転移が再増悪する場合の治療に難渋することから薬物療法に期待されている．lapatinibは小分子であることから血液脳関門を通過すると考えられ，中枢神経系転移への治療薬として期待されたが，中枢神経系転移のないHER2陽性乳がん患者を対象にcapecitabine＋lapatinibとcapecitabine＋trastuzumabによる中枢神経系転移の頻度を比較したCEREBEL試験では，中枢神経系転移の頻度は各群5％，3％と有意差を認めず，またPFS，OSはcapecitabine＋trastuzumab群のほうが優れていた．

　docetaxel/trastuzumab/プラセボ群とdocetaxel/trastuzumab/pertuzumabを比較したCLEOPATRA試験では，中枢神経系での最初の増悪を各群12.6，13.7％に認めたが，中枢神経系での最初の増悪の見られるまでの期間は11.9カ月 vs 15.0カ月（HR 0.58，95％CI 0.39～0.85，p＝0.0049）と，docetaxel/trastuzumab/pertuzumab群が有意に優れており，pertuzumabが中枢神経系転移の進行を遅らせることが可能であることが示された[205]．T-DM1に関しては前向きの検証試験は報告されていないが，評価可能病変を有する39例中17例（44％）に部分奏効を認めたとの後方視的検討の報告があり[206]，エビデンスは十分とはいえないが，大分子である抗体薬であっても中枢神経系転移に対して有用である可能性がある．

❸ triple negative乳がん/内分泌療法抵抗性ER陽性HER2陰性乳がん

　triple negative乳がん，内分泌療法抵抗性ER陽性HER2陰性乳がんの治療の中心は化学療法である．HER2陰性ホルモン療法抵抗性転移性乳がんの一次S-1とタキサンを比較したSELECT-BC試験では，主要評価項目のOS（HRの非劣性マージン1.333）において，S-1群35カ月，タキサン群37.2カ月であり，S-1群の非劣性が示された[207]．

　転移乳がんの延命効果を証明するための化学療法 対 best supportive careというランダム化比較試験は倫理的に不可能である．三次治療以降の化学療法ではほとんど比較試験が行われていないため，三次治療以降の化学療法のsurvival benefitは証明されていない．唯一，eriburinに関しては，アンスラサイクリン，タキサンを含む2～5レジメンの前化学療法歴のある患者を対象に，eribulinとtreatment of physician's choice（eribulin以外の薬剤による単剤治療または緩和ケアのみ）を比較したEMBRACE試験で，eribulin群がプライマリーエンドポイントである全生存期間において有意に優れていた（13.1カ月 vs 10.6カ月，HR 0.81，95％CI 0.66～0.99，p＝0.041）[208]というエビデンスはある．

　しかしながら，三次治療の化学療法における奏効率は一般に10～25％程度と低く，腫瘍縮小による症状緩和を期待できる患者の割合は少なく，PSや臓器機能など患者背景も多様となる．一般に前の化学療法へのresponderのほうが，次に行う化学療法でbenefitが得られる可能性が高い[209]．化学療法の適応を十分な吟味し患者の身体的状況や患者に希望に関して十分な把握したうえで，患者と協働した方針決定（shared decision making）を行うことが重要である．

1）単独療法 対 併用療法

　2005年のCochrane Breast Cancer Groupによるメタアナリシスでは，併用化学療法は単独療法と比べ，全生存期間（OS），time to progression（TTP），奏効率のいずれにおいても優れていた[210]．このことから，併用療法は単独療法よりOSの延長に寄与することが導かれるが，毒性が強いため，実地臨床において必ずしも一律に併用療法を行うことは推奨されない．例えば，がん性リンパ管症が急激に進行しているものの，全身状態が比較的良好な場合には，短期間で奏効を得られる可能性の高いレジメンを選択するのが適切と考えられるが，無症状の結節性肺転移の患者に対して併用療法を行えばQOLを損なってしまうことになる．米国National Comprehensive Cancer Network（NCCN）のガイドラインでは"preferred chemotherapy"として単剤治療と多剤併用療法のレジメンが列記してあるだけで，投与順序については示されていない[211]（各4表-8）．その理由の1つは，メタアナリシスにおいて対照群として用いられる薬剤や用法・用量が多岐にわたるため，結論を一般化できないことである．また多くの試験は治療のcross-overを規定しておらず，併用療法が単剤の順次投与（sequential single agents）に勝るという確たる証拠がないこともあげられる．患者の全身状態，がんの進展と進行の速度，予後などの医学的な評価のもとに，各レジメンの特性（副作用やスケジュールなど）を考慮した選択肢を提示する必要がある．

2）継続投与 対 間欠投与

　化学療法の奏効例に対し化学療法を継続的に行うか，"drug holiday"を与えるかどうかは，患者のQOLにかかわる重要な問題である．ランダム化比較試験では"maintenance therapy"を行ったほうがTTPにおいて優れていたが，OSにおける優越性は証明されなかった[212～216]．これらの試験で検討されたmaintenance therapyのレジメンは主にCMF（cyclophosphamide＋methotrexate＋5-FU），VAC（vincristine＋adriamy-

各4表-8. 転移乳がんに対する代表的な化学療法レジメン

単独療法
- adriamycin, epirubicin, liposomal doxorubicin*
- paclitaxel, docetaxel
- capecitabine
- vinorelbine
- gemcitabine
- Nab-paclitaxel
- eribulin

併用療法
- CAF/FAC, FEC, AC/EC
- AT
- CMF
- docetaxel/capecitabine, paclitaxel/gemcitabine

その他*
- ixabepilone, ixabepilone/capecitabine
- cisplatin*, carboplatin*
- etoposide
- vinblastine
- FU（持続静脈注射）

*国内未承認（carboplatin は HER2 陽性乳がんのみ承認）
**国内承認薬としては他に irinotecan, thiotepa, cytarabine, pirarubicin, mitoxantrone, mitomycin C がある．

cin＋cyclophosphamide），MMM（mitomycin-C＋methotrexate＋mitoxantrone）など古いレジメンであり，新しい薬剤は含まれていない．ランダム化試験のなかには drug holiday をおいた患者群のほうが QOL が低いという結果が出ている試験もあるが[212]，化学療法の身体的・心理的弊害を考慮すると，必ずしも継続投与は最適とはいえない症例も多い．現時点では継続投与か間欠投与かの選択は個々の患者の状態と希望に合わせるべきである．

3）白金製剤

コクラン database によるシステマティックレビューでは，転移性 triple negative 乳がんにおいては，白金製剤を含むレジメンは OS（HR 0.75，95％CI 0.57〜1.00）と PFS/TTP（HR 0.59，95％CI 0.49〜0.72）が有用である可能性が示されたが，triple negative 以外での有用性は示唆されなかった[217]．triple negative 乳がんの一次化学療法として，docetaxel（100 mg/m²）と carboplatin（AUC 6）を比較した TNT trial では，奏効割合，PFS，OS いずれにおいても両群間に有意差を認めなかったが，あらかじめ計画されていた BRCA1/2 遺伝子異常を有する患者群を対象としたサブセットでの解析では奏効率 38％ vs 33％と，docetaxel 群に比べ carboplatin 群が優れており[218]，germline BRCA1/2 遺伝子変異が白金製剤のバイオマーカーとして有用である可能性がある．

4）分子標的療法

ⅰ）bevacizumab

アンスラサイクリンとタキサンの治療歴を有する転移乳がん患者に対して，capecitabine 単独療法と capecitabine＋bevacizumab（10 mg/kg）を比較した第Ⅲ相試験では，奏効率は 9.1％ vs 19.8％と併用群のほうが優れていたが，無増悪期間，全生存期間には差がなかった[219]．転移乳がんに対する一次化学療法として，paclitaxel との併用を検討した第Ⅲ相試験では，奏効率だけでなく無増悪期間（5.9 カ月 vs 11.8 カ月）においても併用療法群が優れていた．しかし，secondary endpoint である全生存期間については両群に差はなかった[220]．英米では全生存期間の延長がみられなかったことから bevacizumab は承認が取り消されたが，国内では 2011 年 9 月に無増悪生存期間の統計学的有意な延長を根拠に paclitaxel との併用が承認されている．

ⅱ）PARP 阻害薬

Germline BRCA1/2 遺伝子変異陽性 HER2 陽性の乳がん患者に対して，PARP 阻害薬である olaparib の臨床的有用性が検証されている．OlympiAD 試験では，転移乳がんに対し2レジメン以上の化学療法歴を有する BRCA1 または BRCA2 の病的変異を有する HER2 陰性乳がん患者を，olaparib 群と physician's choice の標準的化学療法を受ける群に割り付けて比較し，PFS 中央値 7.2 カ月 vs 4.2 カ月（HR 0.58，95％CI 0.43〜0.80，p＜0.001）と，olaparib 群が有意に優れていた[221]．このことから，国内では 2018 年 7 月に BRCA 遺伝子病的変異陽性 HER2 陰性乳がんに対する効能が追加となった．

治療中，治療後のフォロー

■ 早期乳がんと局所進行性乳がん

根治的治療が施行された場合，治療終了後は数カ月毎の定期的な乳房の診察と年に1回のマンモグラフィを施行することが標準である．しかし，これにて予後が改善するかどうかを検証した試験はない．

早期乳がん治療後のフォローには ASCO や NCCN がガイドラインを発表しているが，CT，MRI，PET-CT，腫瘍マーカーを含む血液検査を用いた濃厚な検査を追加することの意義はこれまでの欧米のエビデンスでは否定的であり，特別な理由がないかぎり施行すべきではない．これは多くの検査は正常と判定され，検査をすることが無駄になることと，万が一早期に再発巣を発見できたとしても無症状の根治不能転移がんを早期に診断して治療を開始することにより生存期間延長や緩和につながることは少なく，無症状の患者に治療をすると治療の毒性が harm となる可能性があるためである．一方，フォローアップ検査の意義を検証した過去の臨床試験が古く，その後の画像診断や薬物療法が進歩から，腫瘍量が少ない状態で再発が見つかった場合に根治に持ち込める可能性があるのではないかとフォローアップ検査の意義を見直す動きがあり，国内ではハイリスク術後患者を対

象としたインテンシブフォローアップによる予後改善をJCOG1204試験にて検証中である．

■ 転移乳がん

転移乳がんのフォローは他のがん種の進行がんと同様，治療中の患者には定期的な診察，血液検査，病勢判定のための画像検査が施行されるが，その頻度は患者毎に個別化する．休薬期間中の患者には検査の頻度を落とすが，知らない間に進行し次の治療ができなくなるほどPS (performance status)が低下しないよう，注意深くフォローする．いたずらに検査頼みになるのではなく，患者の訴えに注意深く耳を傾け，視触診を怠らないことが重要である．

よくみられる合併症とそのマネジメント

- 発熱性好中球減少：「感染症の予防と治療」(p.453)を参照．
- 脳転移：「中枢神経系腫瘍」(p.2)を参照．
- 脊椎転移：「Oncologic emergencies と全身管理」(p.440)を参照．
- がん性胸膜炎，心膜炎，骨転移：「Oncologic emergencies と全身管理」(p.440)を参照．
- 病的骨折：予後が6カ月以上または，著しい疼痛をきたしている症例には手術による整復を考慮．
- 高カルシウム血症：「Oncologic emergencies と全身管理」(p.440)を参照．
- がん性疼痛：「緩和ケアの薬物療法」(p.551)を参照．

診断・治療の最新動向および今後の展望

乳がん領域では，いち早くマイクロアレイによるmRNAによる網羅的発現解析が行われ，乳がんが遺伝子発現プロファイルにより luminal type A，luminal type B，HER2 type，basal-like type といったサブタイプに分類され治療の個別化が進んだ[222]．さらに最近では米国 The Cancer Genome Atlas (TCGA) Network により網羅的・多層的なゲノム解析が行われ[223]，サブタイプによって特徴的なゲノム変化を治療開発に役立てようとしている．

一方，実地臨床では新しく登場する分子標的治療をこれまでの治療体系のなかにどのように組み込めばよいか，ということが常に問題としてある．多遺伝子アッセイに関する前向き研究の成果が報告され，個別化治療が一歩進んだ感がある一方で，germline *BRCA1/2* 遺伝子変異のように腫瘍だけでなく宿主因子のバイオマーカーが導入されたことで，治療体系は複雑になった．今後は liquid biopsy など簡便な方法でリアルタイムに腫瘍の状態を捕捉し，治療に結びつけられる precision medicine の実現への期待は高い．

新規抗がん薬の選択肢が増えるなか，2018年に改訂された日本乳癌学会のガイドラインでは，従来のエビデンスの批判的吟味にとどまらず，あらかじめ設定した「益」と「害」の指標に重みづけを与えた上での推奨を提示している．治療に関連する情報について熟知した上での患者とのコミュニケーションがいっそう重要であり，エビデンスで表現される「益」と「害」の個々の患者レベルでの解釈を助け，ともに納得のいく意思決定をしていくshared decision making のスキルが求められている．

[清水千佳子，佐治重衡]

[参考文献]

1) 国立がん研究センターがん対策情報センター：がん情報サービス HP (http://ganjoho.ncc.go.jp/professional/statistics/statistics.html)
2) http://globocan.iarc.fr/Pages/fact_sheets_cancer.aspx GLOVOCAN2012.
3) Glass AG, et al：Breast Cancer Incidence, 1980-2006：Combined roles of menopausal hormone therapy, screening mammography, and estrogen receptor status.
4) Early Breast Cancer Trialists' Collaborative Group (EBCTCG)：Effects of chemotherapy and hormonal therapy for early breast cancer on recurrence and 15-year survival：an overview of the randomized trials. Lancet, 365：1687-1717, 2005.
5) Chlebowski RT, et al：JAMA, 289：3243-3253, 2003.
6) 日本乳癌学会編：乳癌診療ガイドライン2 疫学・診断編 2018年版 第4版，金原出版．
7) 日本乳癌学会：全国乳がん患者登録調査報告―確定版第46号― 2015年次症例．
8) Frequency of BRCA1 and BRCA2 germline mutations in Japanese breast cancer families. Int J Cancer, 83-88, 2001.
9) Nakamura S, et al：Breast Cancer, 22 (5)：462-468, 2015.
10) Gail MH, et al：J Natl Cancer Inst, 81：1876-1886, 1989.
11) Calus EB, et al：Am J Hum Genet, 48：232-242, 1991.
12) Saeki T, et al：Int J Clin Oncol, 13 (1)：8-11, 2008.
13) Walsh MM, et al：Hum Pathol, 32 (6)：583, 2001.
14) Goldhirsch A, et al：Ann Oncol, 22 (8)：1736-1747, 2011.
15) Dowsett M, et al：J Natl Cancer Inst, 103：1656-1664, 2011.
16) Curigliano G, et al：Ann Oncol, 28 (8)：1700-1712, 2017.
17) Liedtke C, et al：J Clin Oncol, 26：1275-1281, 2008.
18) Prat A, et al：Breast Cancer Res, 12 (5)：R68, 2010.
19) Lehmann BD, et al：J Clin Invest, 121：2750-2767, 2011.
20) Masuda H, et al：Clin Cancer Res, 19：5533-5540, 2013.
21) Bloom HJ, et al：Br Med J, 2：213-221, 1962.
22) Flobbe K, et al：Arch intern Med, 163：1194-1199, 2003.
23) Ohuchi N, et al：Lancet, 387 (10016)：341-348, 2016.
24) Cermik TF, et al：Impact of FDG-PET on the preoperative staging of newly diagnosed breast cancer. Eur J Nucl Med Mol Imaging, published on line 24 Oct, 2007.
25) Van der Hoeven JJ, et al：J Clin Oncol, 22：1253, 2004.
26) Pisano ED, et al：Radiology, 219：785-792, 2001.
27) Verkooijen HM：Int J Cancer, 99：853-859, 2002.
28) Khatcheressian JL, et al：J Clin Oncol, 24：5091-5097, 2006.

29) Harris L, et al：J Clin Oncol, 2007：25（e-pub ahead of pring Oct 22, 2007）
30) Pachmann K, et al：JCO, 26：1208, 2008.
31) Cristofanilli M, et al：N Engl J Med, 351：781-791, 2004.
32) van't Veer LJ, et al：Nature, 415（6871）：530-536, 2002.
33) van de Vijver MJ, et al：N Engl J Med, 347（25）：1999-2009, 2002.
34) Buyse M, et al：J Natl Cancer Inst, 98（17）：1183-1192, 2006.
35) Cardoso F, et al：N Engl J Med, 375（8）：717-729, 2016.
36) Sparano JA, et al：N Engl J Med, 379（2）：111-121, 2018.
37) 日本乳癌学会編：臨床・病理 乳癌取扱い規約 第18版, 金原出版, 2018.
38) Early Breast Cancer Trialists Collaborative Group, et al：Lancet, 378(9804)：1707-1716, 2011.
39) Whelan T, et al：Long-term results of a ranedomized trial of accelerated hypofractionated whole breast irradiation following breast conserving surgery (abstract). Data presented at the 30th annual San Antonio Breast Cancer Symposium, San Antonio, TX, December 13th, 2007.(Abstract available online at www.abstracts2view.com/sabcs/, accessed January 3, 2008).
40) EBCTCG (Early Breast Cancer Trialists' Collaborative Group), McGale P, et al.：Lancet, 383（9935）：2127-2135, 2014.
41) Sartor CI, et al：J Clin Oncol, 23：30-40, 2005.
42) Belkacemi Y, et al：Ann Oncol, 19：1110-1116, 2008.
43) Prowell TM, et al：N Engl J Med, 366（26）：2438-2441, 2012.
44) Wolmark N, et al：J Natl Cancer Inst Monogr, 30：96-102, 2001.
45) Estevez LG, et al：Clin Cancer Res, 10：3249-3261, 2004.
46) Cortazar P, et al：Lancet, 384（9938）：164-172, 2014.
47) Cardoso F, et al：Ann Oncol, 25（10）：1871-1888, 2014.
48) http://www.cancer.gov/clinicaltrials/IBCSG-27-02.
49) St. Gallen 2005 によるペーパー（Ann Oncol）.
50) Goldhirsch A, et al：2000 up date of recommendations for the use of tumor markers in breast and colorectal cancer：clinical practice guidelines of the American Society of oncology, 19：1865-1878, 2001.
51) Harvey JM, et al：J Clin Oncol, 17：1474-1481, 1999.
52) 梅林しのぶ 他：「適切なホルモンレセプター検索に関する研究」班 研究報告書, 2005年6月11日.
53) Hammond ME, et al：J Clin Oncol, 28（16）：2784-2795, 2010.
54) NCCN practice guideline v2.2018. (https://www.nccn.org/professionals/physician_gls/pdf/breast.pdf)
55) 木下由之 他：日本産婦人科学会誌, 52（10）：345-348, 2000.
56) Goodwin PJ, et al：J Clin Oncol, 17：2365-2370, 1999.
57) Smith IE, et al：J Clin Oncol, 1：24（16）2444-2447, 2006.
58) Coussens L, et al：Science, 230：1132, 1985.
59) Citri A, et al：Nature Rev Mol Cell Biol, 7：505-515, 2006.
60) Menard S, et al：Ann Oncol, 12（suppl 1）, S15, 2001.
61) Slamon DJ, et al：Science, 235：177, 1987.
62) Tsuda H, et al：Jpn J Cancer Res, 81：327, 1990.
63) King CR, et al：Science 229：974, 1985.
64) Paik S, et al：J Clin Oncol, 8：103, 1990.
65) Niehans GA, et al：J Natl Cancer Inst, 85：1230, 1993.
66) Shimizu C, et al：J Surg Oncol, 73：17, 2000.
67) Pauletti G, et al：J Clin Conol, 18：3651, 2000.
68) Mass RD, et al：Proc Am Soc Clin Oncol (abstract 688), 2001.
69) Wolff AC, et al：J Oncol Pract, 14（7）：437-441, 2018.
70) Sortie T, et al：PNAS, 98：10869-10874, 2001.
71) Hennessy BT, et al：Cancer Res, 69：4116-4124, 2009.
72) Gehrsi D, et al：Br J Cancer, 93：293-301, 2005.
73) Ravdin P, et al：Eur J Cancer, 1（suppl 5）：S201, 2003.
74) Mouridsen H, et al：Breast Cancer Res Treat, 86（Suppl 1）：Abstr 327, 2002.
75) Green MC, et al：J Clin Oncol, 23, 2005.(published ahead of print as 10.1200/JCO.2005.06.232)
76) Seidman AD, et al：CALGB9840：J Clin Oncol, 2004 ASCO Annual Meetings Proceedings (Post-Meeting Edition), 22：Abstr 512, 2004.
77) Valero V, et al：J Clin Oncol, 16：3362-3368, 1998.
78) Lin YC, et al：Anti-Cancer Drugs, 11：617-621, 2000.
79) Yonemori K, et al：Breast Cancer Res Treat, 89：237-341, 2005.
80) Gradishar WJ, et al：J Clin Oncol, 23（31）：7794-7803, 2005.
81) Gradishar WJ, et al：Clin Breast Cancer, 12（5）：313-321, 2012.
82) Rugo HS, et al：J Clin Oncol, 33（21）：2361-2369, 2015.
83) Lefrak EA, et al：Cancer, 32：302, 1973.
84) Yonemori K, et al：Breast Cancer Res Treat, 103：313-318, 2007.
85) Blum JL, et al：J Clin Oncol, 17：485-493, 1999.
86) Fumoleau P, et al：Eur J Cancer, 40：536-542, 2004.
87) Livingston RB, et al：J Clin Oncol, 15：1395-1400, 1997.
88) Zelek L, et al：Cancer, 92：2267-2272, 2001.
89) Ibrahim NK, et al：Cancer, 86：1251-1257, 1999.
90) Jones S, et al：J Clin Oncol, 13：2567-2574, 1995.
91) Andersson M, et al：J Clin Oncol, 29：264-271, 2011.
92) Modi S, et al：Clin Breast Cancer, 4（suppl 3）：S101-S106, 2004.
93) Smorenburg CH, et al：Breast Cancer Res Treat, 66：83-87, 2001.
94) Valerio MR, et al：Proc Am Soc Clin Oncol, 20：Abstr 1953, 2001.
95) Rha SY, et al：Proc Am Soc Clin Oncol, 21：Abstr 2038, 2002.
96) Albain KS, et al：J Clin Oncol, 26（24）, 3950-3957, 2008.
97) Kaufman PA, et al：J Clin Oncol, 33：594-601, 2015.
98) Pyrhonene S, et al：Breast Cancer Res Treat, 56：133-143, 1999.
99) Holli K, et al：J Clin Oncol, 18：3487-3494, 2000.
100) Wiseman LR, et al：Drugs, 54：141-160, 1997.
101) Black LJ, et al：Breast Cancer Res Treat, 2：abstract 12, 1982.
102) Buzdar AU, et al：Oncology, 45：344-345, 1988.
103) Gradishar WJ, et al：Breast Cancer Res Treat, 46：abstract 209, 1997.
104) Delmas PD, et al：N Eng J Med, 337：1641-1647, 1997.
105) Cauley JA, et al：Breast Cancer Res Treat, 65：125-134, 2001.
106) Wickerham DL, et al：J Clin Oncol, 2006 ASCO Annual Meeting Proceedings Part I , LBA5, 2006.
107) Morris C, et al：Endocrine-Related Cancer, 9：267-273, 2002.
108) Robertson JFR, et al：Cancer, 98：229-238, 2003.
109) Di Leo A, et al：J Clin oncol, 28：4594-4600, 2010.
110) Buzdar A, et al：Clin Cancer Res, 7：2620-2635, 2001.
111) Santen RJ, et al：J Clin Endocrinol Metab, 47：1257-1265, 1978.
112) Buzdar AU：Clin Cancer Res, 9：468s-472s, 2003.
113) Beatson GT：Lancet, 2：104-107, 1896.
114) Mattsson W：Breast Cancer Res Treat, 3：231, 1983.
115) Pegram M, et al：Oncogene, 18：2241, 1999.
116) Tamura K, et al：Nucl Med, 54：1869-1875, 2013.
117) Blackewll KL, et al：Ann Oncol, 20：1026-1031, 2009.
118) Cortés J, et al：J Clin Oncol, 30：1594-1600, 2012.
119) Bartsch R, et al：J Clin Oncol, 32：5s（suppl；abstr 650）, 2014.
120) Bachelot T, et al：J Clin Oncol, 30：2718-2724, 2012.
121) Baselga J, et al：N Engl J Med, 366：520-529, 2012.
122) André F, et al：Lancet Oncol, 15：580-591, 2014.
123) Farmer H, et al：Nature, 434：917-921, 2005.
124) Cobleigh M, et al：Breast Cancer Res Treat, 69：301, 2001.
125) Early Breast Cancer Trialists' Collaborative Group：Cochrane Database Syst Rec, 1：CD000487, 2002.
126) Early Breast Cancer Trialists' Collaborative Group：Lancet, 352：1451-1467, 1998.
127) Goldhirsch A, et al：J Clin Oncol, 19：3817-3827, 2001.
128) Tolaney SM, et al：New Engl J Med, 372：134-141, 2015.
129) Sawaki M, et al：J Clin Oncol, 36 suppl；abstr 510, 2018.
130) Sparano JA, et al：N Engl J Med, 373：2005-2014, 2015.
131) Sparano JA, et al：N Engl J Med, 379：111-121, 2018.
132) Gray R, et al：SABCS17-GS1-01, Cancer Research, 78（4）Supplement
133) Goldvaser H, et al：Breast Cancer Res Treat, 169：413-425, 2018.
134) Pan H, et al：N Engl J Med, 377（19）：1836-1846, 2017.
135) Davies C, et al：Lancet, 381：805-816, 2013.
136) Jakesz R, et al：J Natl Cancer Inst, 99（24）：1845-1853, 2007.
137) Mamounas EP, et al：J Clin Oncol, 26（12）：1965-1971, 2008.
138) Jakesz R, et al：J Natl Cancer Inst, 99（24）：1845-1853, 2007.
139) Jin H, et al：J Clin Oncol, 30：718-721, 2012.
140) Mamounas EP, et al：J Clin Oncol, 26（12）：1965-1971, 2008.
141) Goss PE, et al：N Eng J Med, 375：209-219, 2016.
142) Francis PA, et al：N Engl J Med, 372：436-446, 2015.
143) Prudence FA, et al：N Eng J Med, 379：122-137, 2018.
144) Masuda N, et al：Lancet Oncol, 13：345-352, 2012.
145) Gnant M, et al：N Engl J Med, 360：679-691, 2009.
146) Pagani O, et al：N Engl J med, 371：107-118, 2014.
147) Romond EH, et al：N Engl J Med, 353：1673-1672, 2005.
148) Piccart-Gebhart MJ, et al：N Engl J Med, 353：1659-1672, 2005.
149) Slamon D, et al：Phase III trial comparing AC-T with AC-TH and with TCH in adjuvant treatment of HER2-positive early breast cancer patients：second intrim efficacy analysis, San Antonio Breast Cancer Symposium 2006. Abstract 52.
150) Joensuu H, et al：N Engl J Med, 354：809-820, 2006.
151) Perez EA, et al：J Clin Oncol, 29：4491-4497, 2011.
152) Mavroudis D, et al：Ann Oncol, 26（7）：1333-1340, 2015.
153) Earl HM, et al：J Clin Oncol, 36, no. 15_suppl：506, 2018.
154) Piccart-Gebhart MJ, et al：J Clin Oncol, 32（18）：LBA4, 2014.
155) von Minckwitz G, et al：N Eng J Med, 377：122-131, 2017.
156) Martin M, et al：Lancet Oncol, 18：1688-1700, 2017.
157) Cameron D, et al：Lancet Oncol, 14：933-942, 2013.
158) Pagani O, et al：Breast Cancer Res Treat, 129：309-317, 2011.

159) Mauri D, et al : J Natl Cancer Inst, 97 : 188-194, 2005.
160) von Minckwitz G, et al : J Clin Oncol, 30 : 1796-1804, 2012.
161) Bear HD, et al : J Clin Oncol, 24 : 2019-2027, 2006.
162) von Minckwitz G, et al : J Natl Cancer Inst, 100 : 542-551, 2008.
163) Masuda N, et al : N Eng J Med, 376 : 2147-2159, 2017.
164) Cortazar P, et al : Lancet, 384 : 164-172, 2014.
165) Barker AD, et al : Clinical Pharmacology and Therapeutics, 8 : 97-100, 2009.
166) Park JW, et al : N Engl J Med, 375 : 11-22, 2016.
167) Semiglazov VF, et al : Cancer, 110 : 211-254, 2007.
168) Ellis MJ, et al : J Clin Oncol, 19 : 3808-3816, 2001.
169) Smith IE, et al : J Clin Oncol, 23 : 5108-5116, 2005.
170) Ellis MJ, et al : J Natl Cancer Inst, 100 : 1380-1388, 2008.
171) Gianni L, et al : Lancet Oncol, 13 : 25-52, 2012.
172) Gianni L, et al : Lancet Oncol, 17 : 791-800, 2016.
173) Nitz UA, et al : Ann oncol, 28 : 2768-2772, 2017.
174) Baselga J, et al : Lancet, 379 : 633-640, 2012.
175) Bear HD, et al : N Engl J Med, 366 : 310-320, 2012.
176) von Minckwitz G, et al : N Engl J Med, 366 : 299-309, 2012.
177) Sikov WM, et al : J Clin Oncol, 33 : 13-21, 2015.
178) von Minckwitz G, et al : Ann Oncol, 25 : 2363-2372, 2014.
179) Clark GM, et al : Semin Oncol, 15 : 20-25, 1988.
180) Fossati R, et al : J Clin Oncol, 16 : 3439-3460, 1998.
181) Robertson JFR, et al : Ann Oncol, 13 suppl 5 : abstract164, 2002.
182) Di Leo A, et al : J Clin Oncol, 28 : 4594-4600, 2010.
183) Robertson JF, et al : J Clin Oncol, 27 : 4530-4535, 2009.
184) Chia S, et al : J Clin Oncol, 26 : 1664-1670, 2008.
185) Robertson JFR, et al : Lancet, 388 : 2997-3005, 2016.
186) Mehta RS, et al : N Engl J Med, 367 : 435-444, 2012.
187) Bergh J, et al : J Clin Oncol, 30 : 1919-1925, 2012.
188) Cristofanili M, et al : Lancet Oncol, 17 : 425-439, 2016.
189) Finn RS, et al : N Engl J Med, 375 : 1925-1936, 2016.
190) Baselga J, et al : N Engl J Med, 366 : 520-529, 2012.
191) Piccart M, et al : Ann Oncol, 25 : 2357-2362, 2014.
192) Noguchi S, et al : Breast Cancer, 21 : 703-714, 2014.
193) Klijn JGM, et al : J Clin Oncol, 19 : 343-353, 2001.
194) Forward DP, et al : Br J Cancer, 90 : 590, 2004.
195) Cristofanili M, et al : Lancet Oncol, 17 : 425-439, 2016.
196) Tripathy D, et al : Lancet Oncol,(e-pub ahead of print), 2018.
197) Swain SM, et al : N Eng J Med, 372 : 724-734, 2015.
198) Verma S, et al : N Engl J Med, 367 : 1783-1791, 2012.
199) Dieras V, et al : Lancet Oncol, 18 : 732-742, 2017.
200) Krop IE, et al : Lancet Oncol, 18 : 743-754, 2017.
201) Perez EA, et al : J Clin Oncol, 35 : 141-148, 2017.
202) Cameron D, et al : Breast Cancer Res Treat, 112 : 533-543, 2008.
203) Verma S, et al : N Engl J Med, 367 : 1783-1791, 2012.
204) Lin NU, et al : J Clin Oncol, 17 : 3608-3617, 2004.
205) Swain SM, et al : Ann Oncol, 25 : 1116-1121, 2014.
206) Jacot W, et al : Breast Cancer Res Treat, 157 : 307-318, 2016.
207) Takashima T, et al : Lancet Oncol, 17 : 90-98, 2016.
208) Cortes J, et al : Lancet, 377 : 914-923, 2011.
209) Dufresne A, et al : Breast Cancer Res Treat, 107 : 275-279, 2008.
210) Carrik S, et al : The Cochrane Database of Systematic Reviews, Vol(3), 2005.
211) National Comprehensive Cancer Network. Practice Guidelines in Oncology, v. 2. 2005.(http://www.nccn.org/professionals/physician_gls/PDF/breast.pdf)
212) Coates A, et al : N Engl J Med, 317 : 1490-1495, 1987.
213) Cocconi G, et al : Ann Oncol, 1 : 36-44, 1990.
214) Muss HB, et al : N Engl J Med, 325 : 1342-1348, 1991.
215) Gregory RK, et al : Eur J Cancer, 33 : 2194-2197, 1997.
216) Falkson G, et al : J Clin Oncol, 16 : 1669-1676, 1998.
217) Egger SJ, et al : Cochrane Database Syst Rev, 6 : CD003374, 2017.
218) Tutt A, et al : Nat Med, 24 : 628-637, 2018.
219) Miller KD, et al : J Clin Oncol, 23 : 792-799, 2005.
220) Miller K, et al : N Engl J Med, 357 : 2666-2676, 2007.
221) Robson MR, et al : N Engl J Med, 377 : 523-533, 2017.
222) Sortie T, et al : PNAS, 98 : 10969-10874, 2001.
223) The Cancer Genome Atlas Network : Nature, 490 : 61-70, 2012.
224) Untch M, et al : Lancet Oncol, 17 : 345-356, 2016.
225) Katsumata N, et al : Ann Oncol, 20 : 1210-1215, 2009.
226) Cortes J, et al : Lancet, 377 : 914-923, 2011.
227) Liu NU, et al : Cin Cancer Res, 15 : 1452-1459, 2009.
228) Goetz MP, et al : J Clin Oncol, 35 : 3638-3646, 2017.
229) Sledge GW, et al : J Clin Oncol, 35 : 2875-2884, 2017.

■清水千佳子,佐治重衡

3 乳がんの外科治療

乳がんにおける外科治療は大きく分けて，乳房に対する手術と腋窩リンパ節に対する手術とに分かれる．また，乳がんの治療は集学的治療が基本であり薬物療法，外科療法，放射線療法とともに治療が行われる．外科療法における最大の効果は局所制御であるので，他の治療方法による効果を考慮して，患側上肢のリンパ浮腫や整容性の低下といった副作用にも配慮して術式を決定する必要がある．病期および他の治療との順番を考慮した上での，術式選択を各4図-3 に示す．

■ 外科治療が先行する場合の乳がん手術
❶ 乳房に対する手術

乳房に対する術式は，乳房温存術か乳房全切除かに大別される．限局した病変に対して部分切除が行われる場合をBp（partial mastectomy），区域性に広がりを持つ病変に対して部分切除が行われる場合をBq（quadrantectomy）などと区別して呼ぶことがあるが本質的には同等である．大まかに，病変の広がりが2cmまでの場合，乳房温存術が可能と考えられているが，患者の乳房にボリュームがある場合はもう少し大きめの病変に対しても整容性の保たれる部分切除が可能である．標準的なサイズの乳房であっても病変の位置が乳房の下方に位置しており，切除ラインが乳房下縁にかかってしまう場合，整容性を保つことが難しい．腋窩および乳房外側の病変の場合，外側の皮下組織が豊富であり，これを乳房切除後の欠損部に充填することができるので，切除範囲が多くなっても比較的整容性が保たれることが多い．外科治療として乳房温存術を行った場合，術後の温存乳房に対して放射線療法を行うことが局所再発率を抑える上で必須となる．そのため，術後に放射線を受けられない理由がある場合，乳房温存術は原則的に禁忌である．活動性の強皮症やSLEでは放射線照射によって，晩期の合併症が増加するとしている報告が多く[1]，絶対的な禁忌ではないとされているものの，術後の放射線療法まで含めたうえでの術式決定が必要である．BRCA1/2遺伝子に変異が認められる患者に乳がんが発症した場合，放射線療法によって二次がんが引き起こされるリスクが高まるかどうかは不確定とされているが，NCCNガイドラインでは乳房温存術は相対的禁忌とされている．詳細は後述する．

病変が非浸潤性乳管がん（DCIS）であった場合も，術後に温存乳房照射を行うことによって，局所再発率を半分に低下させることができるが，照射の有無はOSには関与しないとされてきた．最近になって，ハイグレードDCISに対して温存術を施行したのちに温存乳房に対する照射を省略した場合，同側乳房内再発は観察期間中央値12年で24.6%にのぼり，その半数が浸潤がん再発であるという報告や[2]，核異型度が高い・若年者・病変が大きいものに対しては，術後温存乳房照射が局所再発を抑制することによって予後を改善する効果をもつことが報告されており[3]，病変がDCISであっても放射線療法の省略は症例を選択して行うべきである．

全乳がんの5〜10%は，BRCA1/2変異に基づいて発生した乳がんである．BRCA1/2変異保持者において，温存術後の乳房内に第二がんが発生する可能性については，散発性乳がん患者よりも高いとする報告[4]と同等であるとする報告[5]とが存在する．BRCA1/2遺伝子に変異が認められる場合，電離放射線被ばくにより新規のが

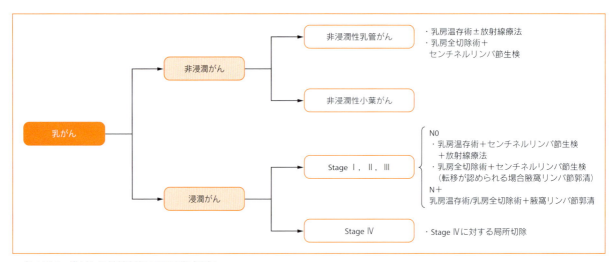

各4図-3．乳がんの外科治療における術式選択

ん発生の可能性が高まることが，理論的には懸念されるが，同側乳房内での乳がん発生が高いとする報告であっても，放射線被ばくによる影響は不確定であるとしている．乳房温存術＋放射線を行った場合と乳房切除行った場合の生存率には差が認められないことが報告されており[6]，BRCA1/2 変異保持者に対する乳房温存術は絶対禁忌とは考えられてはいない．しかし，第一がんの治療時に温存術および放射線療法を行った乳房に対して，乳房切除と人工物による乳房再建術を行った場合，合併症率が非常に高いことが知られており，成功率は 60％程度といわれている[7]．以上より，BRCA1/2 変異乳がん患者に対しては，温存乳房内に第二の乳がんが発生しやすい可能性を考慮し，積極的に温存術を勧めるべきではないと考える．すなわち，温存乳房内に第二の乳がんが発生しやすいこと，第二の乳がん発生時には全摘術となること，放射線治療後の再建は合併症が高いことなどといった情報提供を行い，それでも温存術を希望するかどうか，患者の意向を確認をすることが最低限必要である．

乳房温存術を行う際には，切除範囲の決定のため，病変の局在を皮膚上にマーキングする必要がある．以前は，病巣の広がりに全周 15～20 mm のマージンを加えて切除範囲とすることが多かったが，術前に MRI まで施行して病変の広がりを評価している場合，画像上の病変のサイズと病理学的な病変のサイズとに大きな乖離があることは多くはなく，最近では病変のサイズに 5～10 mm ほどのマージンを加えて切除範囲とすることが多い．浸潤がんの場合，手術標本の切除断端を，病理学的に検索した際，がんの露出が断端にあると局所再発率が上がり，露出がない場合はどれくらい切除断端から病変が離れているかは局所再発率に関係する因子とならないことが報告されている[8]．DCIS の場合，切除断端に病変が露出していないだけでなく，断端から 2 mm 以上離れているほうが局所再発は有意に低いことが知られている[9]．

マーキングの作業は超音波下で行われることが多いが，石灰化病変など病変自体が超音波で描出されない場合には，ステレオ下でマイクロマークを挿入したうえで，超音波でこのマイクロマークを描出してマーキングを行うなどの工夫が必要である．

❷腋窩リンパ節に対する手術

腋窩リンパ節に対しては，術前評価の段階でのリンパ節転移の有無，原発巣が浸潤がんか DCIS かによってマネージメントが異なる．

1）原発巣が DCIS の場合

原発巣が「真に」DCIS である場合，腋窩リンパ節に乳がんの転移は認められず，すなわち，原則的にセンチネルリンパ節生検は不要である．しかし，手術標本で病変全体を病理学的に検索した結果，術前針生検での「DCIS である」という診断が覆ることがあるのは当然であり，実際に生検時 DCIS と診断されたものが手術標本で浸潤がんと診断が変更になった割合は，22.0～47.8％と報告されている[10,11,12]．そのため，切除後にセンチネルリンパ節生検を行うことが不可能になるような状況下では，原発巣が DCIS であってもセンチネルリンパ節生検が推奨されている．すなわち，原発巣に対する手術として，乳房切除術が行われる場合やのちにセンチネルリンパ節生検を施行するのが困難になるような解剖学的位置に原発巣がある場合には，センチネルリンパ節生検を併用すべきであるとされている．

2）原発巣が浸潤がんである場合

原発巣が浸潤がんで，術前に腋窩リンパ節転移が確認されていない場合，センチネルリンパ節生検を行う．Z0011 試験[13]では，センチネルリンパ節に 1～2 個の転移を認める 891 名の乳房温存術予定の浸潤性乳がん（5 cm 以下）患者が郭清施行群と非郭清群とにランダム化され，全生存率および無病生存率を比較している．患者背景としては，いずれの群においても，T1 が 65％以上，ER and/or PgR 陽性が 70％以上を占めていた．それぞれの群における 10 年生存率は，83.6％ vs. 86.3％，無病生存率は 78.2％ vs. 80.2％であり両者に差は認められなかった．本試験より，術前にリンパ節転移の所見が認められずセンチネルリンパ節生検でリンパ節転移が 1～2 個以下であった乳房温存術症例では腋窩郭清の追加は不要であると考えられる．術前の画像診断が N0 であった場合，リンパ節転移が 3 個以上認められることはまれなので，筆者の施設では該当する症例におけるセンチネルリンパ節の術中迅速を省略している．

術前にリンパ節転移が確認されている症例では，腋窩リンパ節の郭清を行う．

■ 術前化学療法を行う場合の乳がん手術
❶乳房に対する手術

乳がんのサブタイプや進行度から，手術前の段階で抗がん薬による治療が必要であると判断される場合がある．抗がん薬治療が必要な乳がんに対しては，術前に抗がん薬治療を行った場合と術後投与する場合と予後は同等であり[14]，かつ，抗がん薬治療が奏効した場合には，腫瘍が縮小することで乳房温存術が可能になる場合がある．

術前抗がん薬治療を行った場合の生存率や遠隔転移再発率は，手術を先行した場合と同等であるが，術前抗がん薬治療後に温存術後施行した症例における局所再発率については，手術を先行した場合に比して高いという報告[14,15]と同等であるとする報告[16,17]とが存在する．術前

抗がん薬治療が奏効すると，病変の広がりが画像的にとらえにくくなることは事実であるため，切除範囲の決定にはより細心の注意が必要になることは間違いない．元々圧排発育型では同心円状の縮小パターンを取るため，温存手術を安全に行えるようになることが多く，一方，乳管内進展の多そうな横長あるいはびまん性タイプでは厚みは減っても横の広がりは減らないため，切除範囲は縮小できないことが多いと報告されており[18]，治療開始前の画像所見が術式決定を行う上で参考になる．

術前化学療法によって，画像上病巣が完全に消失している（cCR）と判断された場合でかつ病理学的にも病巣が完全に消失している（pCR）割合は，約60％と言われている[19]．つまり，画像からの情報だけだと，CRの予測は半分弱が外れてしまうということになり，画像診断に細胞診や針生検を加えることで，術前のpCR予測の的中率をより高めようとするトライアルが行われている[20]．術前化学療法を施行し，手術標本でpCRが確認された症例ではpCRでなかった症例よりもRFS，OSともに有意に良好であることが知られている[21]が，仮に，pCRが術前に予測可能となった場合であっても，手術を行わなくても同様に良好な予後が得られるかどうかは別問題である．

❷腋窩リンパ節に対する手術

腋窩リンパ節転移が認められる場合は，腋窩郭清を行う．

治療開始前にリンパ節転移があり，術前抗がん薬治療によりリンパ節転移が消失した場合でも，現時点では腋窩リンパ節郭清が推奨されている．

乳房内の病巣がpCRを得られていても，リンパ節転移が残存していることが10.4％（HER2タイプで11.9％，triple negativeで8.5％）存在し，反対に乳房内の病巣がpCRとなっていなくても加療開始前に認められていたリンパ節転移が完全に消失している場合が42.5％（HER2タイプで51.7％，triple negativeで31.0％）存在することが報告されている[22]．

治療開始前にリンパ節転移が確認されており，術前抗がん薬治療によりリンパ節転移が消失した症例に対してセンチネルリンパ節生検を施行した場合の，センチネルリンパ節同定率・正診率にはサブタイプごとに違いがあることが報告されている．治療開始前に腋窩リンパ節への転移が細胞診により確認されている症例に対して，術前化学療法後にセンチネルリンパ節生検とバックアップ郭清を行った前向き試験の結果である．センチネルリンパ節の同定率は，90.9％（luminalで90.0％，luminal/HER2で92.0％，HER2タイプで89.7％，triple negativeで93.1％）であり，センチネルリンパ節には転移が認められなかったにもかかわらず非センチネルリンパ節に転移を認めた比率はluminalで42.1％，luminal/HER2で16.7％，HER2タイプで3.2％，triple negativeで10.5％であった[23]．HER2タイプとtriple negativeにおいて，術前化学療法が奏効した場合，リンパ節転移も消失している可能性が高く，また，センチネルリンパ節生検の偽陰性率も低いため，センチネルリンパ節が転移陰性であれば郭清を省略できる可能性があることを示唆する報告であるが，非郭清とした場合の予後を前向きに検証するトライアルのデータが待たれる．また，ホルモン受容体陽性乳がんでは，センチネルリンパ節生検の偽陰性率が高いが，術後も全身療法が長く継続されるタイプの乳がんであり，非郭清とした場合に必ずしも予後不良となる可能性があるかどうかはわかっておらず，こちらも新たな知見の集積が望まれるところである．

［参考文献］

1) Giaj-Levra N, et al：The Lancet. Oncology, 17（3）：e109-117. 2016.
2) Solin LJ, et al：Journal of clinical oncology：official journal of the American Society of Clinical Oncology, 33（33）：3938-3944. 2015.
3) Sagara Y, et al：Journal of clinical oncology：official journal of the American Society of Clinical Oncology, 34（11）：1190-1196. 2016.
4) Bordeleau L, et al：Prognosis of BRCA-associated breast cancer：a summary of evidence. Breast cancer research and treatment. Jan 2010；119（1）：13-24.
5) Pierce LJ, et al：Journal of clinical oncology：official journal of the American Society of Clinical Oncology, 24（16）：2437-2443. 2006.
6) Hallam S, et al：Clin Oncol（R Coll Radiol）, 27（9）：527-535. 2015.
7) Hirsch EM, et al：Plastic and reconstructive surgery, 129（2）：354-361. 2012.
8) Houssami N, et al：Annals of surgical oncology, 21（3）：717-730. 2014.
9) Marinovich ML, et al：Annals of surgical oncology, 23（12）：3811-3821. 2016.
10) Al Nemer AM：Pathology, research and practice, 213（5）：429-434. 2017.
11) Kondo T, et al：Journal of surgical oncology, 112（5）：476-480. 2015.
12) Doebar SC, et al：Breast, 27：15-21. 2016.
13) Giuliano AE, et al：JAMA, 318（10）：918-926. 2017.
14) Mauri D, et al：Journal of the National Cancer Institute, 97（3）：188-194. 2005.
15) Mieog JS, et al：Preoperative chemotherapy for women with operable breast cancer. The Cochrane database of systematic reviews. Apr 18 2007（2）：CD005002.
16) Wolmark N, et al：Journal of the National Cancer Institute. Monographs, (30)：96-102. 2001.
17) van der Hage JA, et al：Journal of clinical oncology：official journal of the American Society of Clinical Oncology, 19（22）：4224-4237. 2001.
18) Sadako Akashi-Tanaka, et al：Ann of Surgery, 239（2）：238. 2004.
19) Schaefgen B, et al：Annals of surgical oncology, 23（3）：789-795. 2016.
20) Kuerer HM, et al：Annals of surgery, 267（5）：946-951. 2018.
21) Cortazar P, et al：Lancet, 384（9938）：164-172. 2014.
22) Tadros AB, et al：JAMA surgery, 152（7）：665-670. 2017.
23) Enokido K, et al：Clinical breast cancer, 16（4）：299-304. 2016.

井手佳美，明石定子

What's New in 5 Esophageal Cancer 食道がん

診断

食道がんの原因として，喫煙と飲酒は扁平上皮がんの重要な危険因子であり，その両者を併用することで危険性が増加する．特に飲酒に関して，WHOの国際がん研究機関IARCは，2009年にアルコール飲料，アルコール飲料中のエタノール，飲酒と関連したアセトアルデヒドの3つをヒトの発がん物質と認定しており[1]，アルコール代謝酵素の遺伝子型が発がんリスクに関連する[2]．一方，野菜と果物の摂取は食道がんの予防因子である[3〜5]．

欧米に多い腺がんは胃食道逆流症による下部食道の持続的な炎症に起因するBarrett上皮が原因として知られている[6]．高BMIは胃食道逆流症の危険因子であることから腺がんの危険因子となり得，喫煙も危険因子となる．その他，Zollinger-Ellison症候群などの胃酸過多の病態や，胃食道逆流を起こす病態も腺がんの危険因子となり得るが，食物線維の摂取は腺がん発生のリスクを抑えると報告されている[7]が，わが国では症例数が少ないため明らかなエビデンスは示されていない．

食道がんの予防に関して，観察研究のメタアナリシスの結果から，禁煙は有意に食道がん発生リスクを減らすため健常者には強く推奨される[8]．また，食道がんを根治した患者においては，禁酒と禁煙は二次性がんや多発がんの発生リスクが減少するため推奨される[9〜11]．

Comprehensive Registry of Esophageal Cancer in Japan[12]によれば，食道がん診断時の症状として，粘膜下層までの病変は61%が無症状である一方，筋層以深の病変は狭窄感42%，嚥下困難21%で認められている．また発見に至った検査方法は，粘膜下層までの病変では84%が内視鏡検査，9%が食道造影検査であり，筋層以深の病変ではそれぞれ65%，26%が食道造影検査で発見されることから，内視鏡検査は食道表在がんの発見に有効であり，食道造影は病変の部位，大きさ，深達度診断に主眼が置かれると考えられる．

原発巣の診断は，内視鏡検査，食道造影，超音波内視鏡（EUS）にて総合的に診断する．近年，内視鏡機器の進歩・普及は目覚ましく，通常観察（白色光）に加え，画像強調観察，拡大内視鏡観察を用いて診断する．画像強調法の光デジタル法に分類されるNBI（narrow band imaging）は，通常観察に比べて頭頸部および食道領域の表在がんの発見に優れることが多施設共同無作為化試験により検証され[13]，スクリーニング検査においてはヨード染色に代わる検査となりつつある．EUSの局所診断は，CTやMRI，PETより優れており，特にリンパ節転移診断の感度が高い．進行がんでは腫瘍による狭窄部を内視鏡が通過できないことがあるが，このような場合は内視鏡の鉗子口を通して検査可能な細径プローブが有用である．所属リンパ節転移に対しては画像診断のみならず，fine needle aspiration biopsy（FNAB）を行うことで高い正診率が期待できる．

リンパ節・臓器転移の診断は，CTや頸部・腹部超音波，EUS，MRI，PET，骨シンチなどを組み合わせて行う．リンパ節転移は食道がんの重要な予後因子であり，その診断は治療方針決定に必須である．所属リンパ節転移に対するCT診断の感度は50〜70%と報告に幅がみられるが，T4の診断には有用である．PETは，CTやEUSよりも遠隔転移診断の感度が高い[14]ことから，近年では広く術前検査に用いられる．

Stage（病期）の分類・治療方法の選択・予後の推測（各5図-1）

わが国では，病期分類はUICC-TNM分類または食道がん取扱い規約が用いられる．TNM分類は国際的な合意に基づき，腫瘍の広がりを原発巣（T），リンパ節転移（N），遠隔転移（M），およびそれぞれの程度と範囲で病期を決定し，国を問わず臨床経験を共有できるように普遍性を重視している．2017年に改訂されたTNM分類第8版[15]を各5表-1に示す．第7版からの主な変更点は，食道胃接合部（OGJ）に浸潤するがんで中心がOGJから2cm以内にあるもの（SiewertⅠ/Ⅱ型）は食道がんとして分類し，中心がOGJから遠位2cmをこえるがんは，OGJに浸潤していても胃がんに準じて分類することが明記されたこと，病期分類が扁平上皮がんと腺がんを区別し，臨床病期と病理病期に分けられたこと，予後因子グリッドが追加されたことがあげられる．

食道癌取扱い規約 第11版[16]では，T1a（粘膜内にとどまる病変）をT1a-EP〔粘膜上皮内にとどまる病変（Tis）〕，T1a-LPM（粘膜固有層にとどまる病変），T1a-MM（粘膜筋板に達する病変）に分類し，T1b（粘膜下層にとどまる病変(SM)）を粘膜下層の厚さを3等分し，浅いほうからSM1，SM2，SM3と分類している．T1a-EP，LPMがんはリンパ節転移を認めないことから，2/3周以下の病変は内視鏡的粘膜切除術（endoscopic mucosal

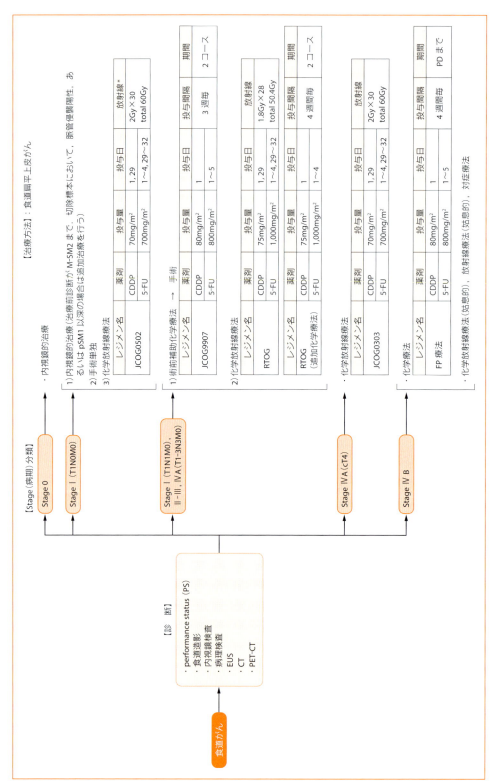

各5 図-1. 食道がんの decision making のためのフローチャート

CDDP：cisplatin, 5-FU：fluorouracil

＊：Stage I (T1N0M0) の化学放射線療法の照射量は、Stage I (T1N0M0)、II～III、IVA (T1-3N3M0) 以上の高い Stage に対する化学放射線療法の照射量とは異なるが、50.4 vs. 60Gy のランダム化試験は不在でどちらがよいかが不明。わが国では治療する医師の判断でどちらかが用いられることが多い。

各5表-1. 食道がんのTNM分類 （UICC 第8版, 2017年）

【領域リンパ節】
領域リンパ節は，原発部位にかかわらず，腹腔動脈リンパ節や頸部食道傍リンパ節を含む食道のリンパ流領域にあるリンパ節であるが，鎖骨上リンパ節は含まない．

【TNM 臨床分類】
T-原発腫瘍
TX	原発腫瘍の評価が不可能
T0	原発腫瘍を認めない
Tis	上皮内がん/高度異形成
T1	粘膜固有層，粘膜筋板，または粘膜下層に浸潤する腫瘍
T1a	粘膜固有層または粘膜筋板に浸潤する腫瘍
T1b	粘膜下層に浸潤する腫瘍
T2	固有筋層に浸潤する腫瘍
T3	外膜に浸潤する腫瘍
T4	隣接構造に浸潤する腫瘍
T4a	胸膜，心膜，奇静脈，横隔膜または腹膜に浸潤する腫瘍
T4b	大動脈，椎体，気管など他の隣接構造に浸潤する腫瘍

N-領域リンパ節
NX	領域リンパ節の評価が不可能
N0	領域リンパ節転移なし
N1	1～2個の領域リンパ節転移
N2	3～6個の領域リンパ節転移
N3	7個以上の領域リンパ節転移

M-遠隔転移
M0	遠隔転移なし
M1	遠隔転移あり

【病期分類】
＜扁平上皮がん＞
0期	Tis	N0	M0
I期	T1	N0, N1	M0
II期	T2	N0, N1	M0
	T3	N0	M0
III期	T1, T2	N2	M0
	T3	N1, N2	M0
IVA期	T4a, T4b	N0, N1, N2	M0
	any T	N3	M0
IVB期	any T	any N	M1

＜腺がん＞
0期	Tis	N0	M0
I期	T1	N0	M0
IIA期	T1	N1	M0
IIB期	T2	N0	M0
III期	T2	N1	M0
	T3, T4a	N0, N1	M0
IVA期	T1-T4a	N2	M0
	T4b	N0, N1, N2	M0
	any T	N3	M0
IVB期	any T	any N	M1

（文献15 より）

resection：EMR）あるいは内視鏡的粘膜下層剝離術（endoscopic submucosal dissection：ESD）などの内視鏡的切除術（endoscopic resection：ER）の絶対適応である．T1a-MM，SM1 がんは10～15％のリンパ節転移があることからER の相対適応であり，SM2 以深の病変はER の適応はない．しかし，内視鏡的深達度診断には限界があるため，臨床的にM-SM2 の病変に対して診断的なER を行った後に病理診断の結果から追加治療の適応を決めることも行われつつある．この場合，**切除後の病理がT1a-MM 以深で脈管侵襲陽性の場合は追加治療が推奨される**[17]．

その他のStage での標準治療は，Stage I（SM2 以深，N0M0）は外科治療，Stage I（T1N1M0），II，III，IVA（T1-3N3M0）は**術前補助化学療法→外科治療**であるが，治療オプションとして根治的化学放射線療法がある．Stage IVA（cT4）では化学放射線療法が標準的である．Stage IVB は化学療法の適応であるが，食道狭窄を有する場合には通過障害の改善を目的とした緩和的放射線治療が併用される．また，再発例に対する標準治療は定まっていないが，根治切除後の限局した領域での再発例に対しては根治を目指した手術，（化学）放射線療法を行うことが弱く推奨される[17]．臓器転移の場合は根治が期待できないため，化学療法またはbest supportive care（BSC）を行う．化学放射線療法後の再発症例には，切除可能ならば救済手術，切除不能なら根治は期待できず，化学療法またはBSC が勧められる．その他のStage での標準治療は大まかに下記のようになっている（後述の治療方法の項参照）．

・Stage I（SM2 以深，N0M0）は外科治療．
・Stage I（T1N1M0），II，III，IVA（T1-3N3M0）は術前補助化学療法→外科治療であるが，治療オプションとして根治的化学放射線療法がある．
・Stage IVA（cT4）では化学放射線療法が標準．
・Stage IVB は化学療法の適応であるが，食道狭窄を有する場合には通過障害の改善を目的とした緩和的放射線治療が併用される．
・切除後の再発例に対する標準治療は定まっていないが，根治切除後の限局した領域での再発例に対しては根治を目指した手術，（化学）放射線療法を行うことが弱く推奨される[17]．
・臓器転移の場合は根治が期待できないため，化学療法またはbest supportive care（BSC）を行う．
・化学放射線療法後の再発症例には，切除可能ならば救済手術，切除不能なら根治は期待できず，化学療法またはBSC が勧められる．

わが国のがん診療連携拠点病院における食道がん患者の臨床病期別（2008 年診断例）の5年生存率を**各5表-2**に示す．

各 5 表-2. 食道がんの臨床病期別の 5 年生存率

Stage（病期）	症例数（件）	5 年相対生存率
Ⅰ期	2,142	80.3%
Ⅱ期	1,420	48.0%
Ⅲ期	1,898	27.3%
Ⅳ期	1,601	10.3%
全症例	7,360	43.4%

（がんの統計'16　公益財団法人がん研究振興財団より）

治療方法

■ 化学放射線療法

RTOG85-01 試験は、放射線治療単独に対する化学放射線療法の全生存期間における優越性を検証した試験であり、日本で大多数を占める扁平上皮がんが登録例の 90% を占める[18]。T1-3N0-1M0 胸部食道がんを対象に放射線治療（64 Gy）と化学放射線療法（fluorouracil（5-FU）+ cisplatin（CDDP）+ 放射線 50 Gy）を比較した。化学放射線療法群は 2 コースの化学療法に同時照射を行い、その後 2 コースの追加化学療法を行った。中間解析の結果、化学放射線療法群で有意に良好な成績（生存期間中央値 14 カ月対 9 カ月、5 年生存率 27% 対 0%）が認められたため、手術適応のない、または手術拒否の食道がん患者においては化学放射線療法が標準治療となり、わが国でも広く行われるようになった。以下に病期別に記載する。

❶ Stage Ⅰ（T1N0M0）

わが国から、粘膜内がんを除く Stage Ⅰ 食道がんに対する化学放射線療法の第Ⅱ相試験（JCOG9708）が報告された[19]。化学放射線療法は、5-FU + CDDP（FP）療法に放射線 60 Gy（split 1 週間）を同時併用した。主要評価項目である CR 率は 87.5%（63/72）、4 年生存率 80.5%、4 年無再発生存率 68%、Grade 4 の有害事象は認めず、Stage Ⅰ 食道がんに対する化学放射線療法の有効性と安全性が示された。現在、標準治療である手術を対照とした第Ⅲ相試験（JCOG0502）が行われ、登録が終了し結果が待たれる。

一方、食道表在がんの内視鏡による深達度診断には限界があり、さらに化学放射線療法の欠点である原発巣遺残に対する救済手術は侵襲が大きくリスクも高い。そのため、深達度 SM1-2 が疑われる食道がんに対して ER を施行し病理学的診断結果により、経過観察（A 群）、予防的化学放射線療法（B 群）、根治的化学放射線療法（C 群）のいずれかを決定する第Ⅱ相試験（JCOG0508）が行われた[20]。FP 療法に線量 41.4 Gy（B 群）または 50.4 Gy（C 群）の放射線治療が同時併用された。主要評価項目である B 群の 3 年生存率は 90.7%、全登録患者における 3 年生存率も 92.6% と良好な成績であった。また、EMR に伴う出血・穿孔の頻度も上昇しなかった。そのため、粘膜下層浸潤食道がんに対する ER と化学放射線療法を組み合わせた非外科的治療法は、これまでの外科切除の生存成績と同等以上の結果が期待されると考えられ、治療選択肢の 1 つになると考えられる。

❷ Stage Ⅰ（T1N1M0），Ⅱ〜Ⅲ，ⅣA（T1-3N3M0）

耐術不能な症例や手術拒否例では、化学放射線療法が治療選択肢の 1 つになる。わが国において外科手術と直接比較した臨床試験はない。また、各臨床試験で薬剤投与量・放射線照射線量・治療スケジュールなどが異なるが、FP 療法に 50〜60 Gy の放射線照射を同時併用する治療法が標準的である。

わが国で行われた根治的化学放射線療法の第Ⅱ相試験（JCOG9906）[21]は、2 週に分割した FP 療法に 60 Gy（split 2 週間）の放射線を同時併用して行われた。全生存期間は 3/5 年生存率 45/37%、CR 率 62%（46/74）であった。また、晩期障害である心嚢水/胸水/放射線性肺臓炎を 16%/9%/4% に認め、さらに死亡例を 4% に認めたことから、本療法は治療オプションの 1 つとなり得るが、放射線治療の晩期障害の割合が高いこと、化学療法の用量・用法が欧米と異なること、放射線照射の split（休止）があること、原発巣の遺残・再発例に対する救済手術を考慮して、さらなる改良が必要とされた。

放射線治療の split については、フランスの Jacob らが根治目的の化学放射線療法の比較試験[22]の結果を報告し、split 群（20 Gy/5 Fr., 2 コース）において standard 群（50 Gy/25 Fr.）に比し、2 年局所再発率が有意に高かったとしており、放射線治療の split を設けることは推奨されない。

2002 年に米国から放射線照射線量を比較する INT 0123 試験[23]が報告された。T1-4N0-1M0 食道がん 236 人を対象に、FP 療法を同時併用下に、放射線照射線量が 50.4 Gy（1.8 Gy/回）と 64.8 Gy（1.8 Gy/回）を比較する第Ⅲ相試験であった。その結果、64.8 Gy 群での全生存期間の優越性が示されず（生存期間中央値 13 カ月対 18 カ月、2 年生存率 31% 対 40%）、有意に毒性が強かったことから、FP 療法に同時併用する場合の標準的照射線量は 50.4 Gy であると結論づけられた。

この結果を受け、わが国でも RTOG レジメンの第Ⅱ相試験[24]が行われ、主要評価項目である CR 率は 71%（36/51）、1 年生存率 88.2%、3 年生存率 63.8% と JCOG9906 に劣らず良好な成績が得られた（各 5 図-2）。観察期間の中央値は 29.4 カ月と短いが、遅発性有害事象も忍容可能であり、また、救済手術が行われた 8 例に死亡例を認めなかった。現在、化学放射線療法後の遺残に対する救済手術までプロトコル治療とした、本治療法の第Ⅱ相

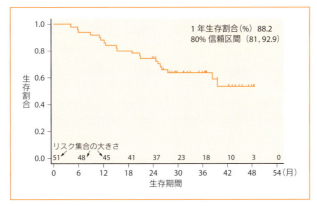

各5図-2. RTOGレジメンによる多施設共同第Ⅱ相試験

試験（JCOG0909）が登録を終了し2018年に結果が公表予定である．

一方で，化学療法薬を比較した化学放射線療法の臨床試験も報告されている．フランスから，根治的化学放射線療法の薬剤としてFP療法とFOLFOX療法を比較する第Ⅱ/Ⅲ相試験（PRODIGE5/ACCORD17）[25]が報告され，主要評価項目である無増悪生存期間は，それぞれ9.4対9.7カ月でFOLFOX群の優越性は検証できず，FP療法が依然として標準的な化学放射線療法のレジメンと考えられた．

抗上皮成長因子受容体（EGFR）抗体であるcetuximab（Cmab）を用いた化学放射線療法の第Ⅲ相試験（SCOPE-1試験[26]，RTOG0436試験[27]）が報告された．SCOPE-1試験は，capecitabine＋CDDP療法による導入化学療法後の化学放射線療法にCmabをon/offした2群を比較する第Ⅲ相試験である．本試験は中間解析の結果，全生存期間中央値がCmab群で有意に不良（22.1対25.4カ月（ハザード比（HR）1.45，95％信頼区間（CI）1.01～2.09，p＝0.043）であったため，無効中止された．また，RTOG0436試験は，CDDP＋paclitaxel＋放射線療法にCmabのon/offを比較する第Ⅲ相試験であるが，2年生存率がCmab群と対照群で43.5％対41.8％（HR 0.92，95％CI 0.71～1.20，p＝0.72）と有意差なく，**食道がんに対する化学放射線療法においてCmabの上乗せ効果は示されていない**．

❸ Stage ⅣA（cT4）

他臓器浸潤がある，または根治的照射が可能な遠隔リンパ節転移を伴う病期であり，化学放射線療法が標準治療である．この病期での臨床試験[28～30]では，2年または3年生存割合が20～30％と報告されており，長期生存も期待される．しかし，治療に関連した致死的合併症の発生頻度も10～20％に見られ，治療の適応を判断する際には有効性と安全性について患者への十分な説明が必要で

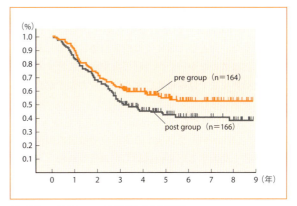

各5図-3. JCOG9907における全生存期間

ある．

また，有害事象の軽減を期待した低用量のFP療法と，標準量のFP療法を比較する化学放射線療法の比較試験が報告[30,31]されたが，いずれも低用量FPに放射線治療を併用する化学放射線療法の有用性を示唆する結果は得られず，低用量FP療法を用いた化学放射線療法は日常診療において推奨されない．

■ 補助化学療法・補助化学放射線療法

わが国ではJCOG食道がんグループを中心にStage Ⅱ～Ⅲ食道がんに対して術前・術後治療の検討がなされてきた．JCOG9204試験[32]により，リンパ節転移を有する胸部食道がんには術後補助FP療法が標準治療とされた後，FPによる補助療法を術前と術後のいずれが有効かを検証するため，同対象に術後補助化学療法 vs. 術前補助化学療法の第Ⅲ相試験（JCOG9907）[33]が行われた．本試験は，2回目の中間解析で術前群の有効性が示され，結果が公表された．Updateされた結果では，5年生存率が43％対55％（HR 0.73，95％CI 0.54～0.99，p＝0.04）（**各5図-3**），5年無増悪生存率が39％対44％（HR 0.84，

95% CI 0.63〜1.11, p＝0.22）と術前群で良好な成績であり，FPによる術前補助化学療法がStageⅡ〜Ⅲ食道がんの新たな標準治療となった．

一方，頭頸部がんや胃がんでFPにdocetaxelを加えた3剤併用療法（DCF療法）の有効性が示されたことを受け，食道がんに対しても3剤併用療法の期待が高まった．わが国では，切除可能食道がんに対する術前DCF療法の安全性試験[34]により化学療法および手術の安全性が確認された．現在，標準治療である術前FP療法を対照として，術前DCF療法と，欧米での標準治療である術前化学放射線療法を比較する3群の第Ⅲ相試験（JCOG1109）が進行中である．

欧米では，手術単独と術前化学療法，術前化学放射線療法を比較した多数の無作為化比較試験が報告され，メタアナリシスにより術前治療の有効性が報告されている[35]．また，食道がん全体では術前治療に起因した死亡率の増加は認めなかったが，扁平上皮がんに対する術前化学放射線療法では術後死亡率や合併症の頻度が高くなることが報告されている[36]．

近年，オランダからcarboplatin＋paclitaxel療法にRT 41.4 Gy（1.8 Gy/回）を併用する術前化学放射線療法と，手術単独を比較する第Ⅲ相試験[37]が報告された．全生存期間中央値は，化学放射線療法群と手術群で49.4カ月対24.0カ月（HR 0.657，95% CI 0.495〜0.871，p＝0.003）と化学放射線療法群の優越性が示された．探索的サブグループ解析では，腺がんより扁平上皮がんにおいて有効であった．わが国ではcarboplatinは適応外薬であるが，期待される薬剤の1つである．

これまでⅠ〜Ⅱ期食道がんにおける術前化学放射線療法の有効性が不明であったことから，外科的切除と術前化学放射線療法を比較する第Ⅲ相試験（FFCD9901試験）[38]が行われた．主要評価項目である全生存期間において両群間に有意差は認められなかったことから（HR 0.99，95% CI 0.69〜1.40，p＝0.94），このような若い病期の食道がんに対する術前化学放射線療法の生存期間におけるベネフィットはなく，手術単独が標準治療と考えられた．

分子標的薬ではCmabを術前・術後補助化学療法に上乗せする第Ⅲ相試験（SAKK75/08試験[39]）が行われ，全生存期間と無増悪生存期間においてCmab群が良好な傾向を示したものの，統計学的に有意な生存延長効果は示されず，現時点で化学放射線療法として有効な分子標的薬はいまだない．

NCCNガイドライン version 4.2017では，治療方針が組織型で分けられ，切除可能な食道扁平上皮がんには，術前化学放射線療法，根治的化学放射線療法（手術拒否例のみ，頸部食道がんに推奨），食道切除術（非頸部食道がん，T1b/T2，N0低リスク病変：＜2 cm，高分化型扁平上皮がん）が勧められる．わが国とは推奨される治療法が若干異なっており，その理由として，欧米との臨床病期診断の精度や手術成績の違いが挙げられる．

海外から，根治的化学放射線療法と術前化学放射線療法を比較した無作為化比較試験が2つ報告された．ドイツから，食道扁平上皮がん172例をFLEP療法（5-FU＋leucovorin＋etoposide＋CDDP）後に同時化学放射線療法（CDDP＋etoposide＋放射線40 Gy）を行い手術する群と，FLEP療法後に根治的化学放射線療法として50〜60 Gy照射する群との比較試験が報告された[40]．手術群で治療関連死亡が多かった（12.8％対3.5％）が，有意に良好な局所制御（2年局所無再発生存64％対41％）が得られた．しかし，3年生存率（31％対24％）および生存期間中央値（16カ月対15カ月）が同等であったことから，化学放射線療法後の手術は局所制御を改善するも生存期間は延長しないことが示された．フランスからは，化学放射線療法後の奏効例に対する手術の意義を検証する試験であるFFCD9102試験[41]が報告された．切除可能食道がん（T3N0-1M0）症例を，導入化学放射線療法（FP療法＋放射線46 Gy（splitなし群）または30 Gy（splitあり群））後に，奏効例が手術群または化学放射線療法群に無作為割付けされた．その結果，手術群と化学放射線療法群では同等の2年生存率（34％対40％）と生存期間中央値（17.7カ月対19.3カ月）が得られた．本試験結果から，化学放射線療法後の奏効例に対して手術は勧められない．

■ 化学療法

食道がんに対する単剤での化学療法は生存期間延長のエビデンスはないが，奏効が得られることから症状緩和効果が期待される．単剤での治療成績は概ね20％以下の奏効率であるため，さらなる治療効果を期待して併用療法の開発が進んだ．FP療法は，術前治療としても有効であり，放射線治療併用でも高い有効性を示したことから，食道がんに対する標準治療としての地位を確立した．

JCOGを中心にFP療法の第Ⅱ相試験が行われた．JCOG8807試験[42]では奏効率35.9％と良好な成績が得られた．次に，副作用の軽減を目的にCDDPを分割投与したJCOG9407試験[43]が行われ，奏効率33.3％，全生存期間中央値は201.5日と再現性ある結果が示された．また，第2世代のプラチナ製剤であるnedaplatinを用いた第Ⅱ相試験（JCOG9905-DI）[44]では，奏効率39.5％，全生存期間中央値8.9カ月と従来のFP療法を凌駕する成績は得られなかったため，現時点ではFP療法が標準的な治療法と考えられる．さらなる有効な治療法の開発を目指

し，FP療法にdocetaxelを隔週で加えたDCF療法の第Ⅰ/Ⅱ相試験（JCOG0807）が行われた[45]．docetaxelは，3剤併用療法の問題点である高い発熱性好中球減少症の軽減する目的で分割投与された．第Ⅱ相部分の主要評価項目である奏効率は62%（33/53）（95% CI 48〜75%），全生存期間中央値は11.1カ月，発熱性好中球減少症は認められず，高い有効性が示された．現在，FP療法を対照とし，全生存期間を主要評価項目とした第Ⅲ相試験（JCOG1314）が進行中である．

二次治療はタキサン系薬剤が汎用される．前治療歴を有する症例に対するdocetaxel単独療法の第Ⅱ相試験[46]では，奏効率は16%（6/38）であった．一方，FP耐性例を対象としたpaclitaxel療法の第Ⅱ相試験[47]では，奏効率44.2%（23/52），全生存期間の中央値は10.4カ月と報告されたものの，いまだ満足できる成績ではない．

分子標的薬ではEGFRを標的とした薬剤の臨床試験が報告されている．ATTAX3試験[48]はdocetaxel＋cisplatin＋5-FU療法に対して，抗EGFR抗体であるpanitumumabを加えた群を比較したランダム化第Ⅱ相試験であるが，panitumumabを加えても主要評価項目である奏効率，および生存期間の有意な改善は認められず，毒性が増えることが報告された．POWER試験[49]はFP療法に対するpanitumumabの上乗せ効果を検証した第Ⅲ相試験であるが，ATTAX3試験同様にOSなどの有効性の上乗せ効果は示されなかった．

また，前治療歴を有する食道がんに対してgefitinibとBSCを比較した第Ⅲ相試験（COG試験）が報告された[50]．全体の76%が腺がんとわが国の現状とは異なるが，全生存期間中央値は3.73カ月対3.67カ月（HR 0.90, 95% CI 0.74〜1.09, p＝0.29）とgefitinibの有効性は示されなかった．以上，**食道がんに対するEGFR阻害薬の臨床試験はいずれもネガティブな結果であり，その有効性は示されていない．**

一方，最近さまざまながん種で有効性が示されつつある，免疫チェックポイント阻害薬の抗PD-1抗体薬であるnivolumabの第Ⅱ相試験[51]が報告された．FP療法，タキサン療法に無効になった患者を対象とし，奏効率17%（11/64），全生存期間中央値が10.8カ月と高い有効性に加え，高い安全性が示された．さらに，pembrolizumabの第Ⅰb相試験[52]では，標準治療のないPD-L1陽性食道がんに対して高い安全性と30%の奏効率，そして長期にわたり持続する奏効が報告された．現在，食道がんに対して複数の第Ⅲ相試験が進行中であり，結果が期待されている．

■ 放射線治療

現在，放射線治療単独療法を行う機会は減っているが，PS不良な患者，高齢者や呼吸器を始めとする合併症などを理由に標準的化学療法が行えない患者，さらに根治が望めずに通過障害改善などの症状緩和目的で行われることがある．

周術期においては，わが国では術前照射（30 Gy）＋術後照射（24 Gy）より術後照射（50 Gy）が生存率を向上させたとのランダム化比較試験が報告された[53]が，その後の海外からの報告により，術後照射は術後局所再発を有意に低下させるが生存率の有意な向上は認めないと報告され，さらにJCOGでの術後補助化学療法の更なる研究により，現在では**術後放射線治療は否定された**といえる．

■ 術後症例の治療

非治癒切除例（顕微鏡的断端陽性または肉眼的残存病変症例）に対する追加治療の無作為化比較試験の報告はないが，何らかの追加治療が必要と考えられる．特に，（化学）放射線療法は根治を目指した有用な治療法の1つと考えられるが，症例毎のリスクとベネフィットを考慮した個別の判断が必要である．

また，治癒切除後のフォローアップにおいて一般的に行われているCT検査の標準的な検査間隔は定まってはいないが，切除後の最初の2年以内は年4回以上，3年目以後は年2回以上，行っている施設が多い[17]．再発した場合，エビデンスに基づいた標準治療はないが，遠隔転移がなく局所再発の場合は，根治を目指した手術または（化学）放射線治療の予後や有害事象を十分に説明し適応を決定すべきである[17]．

■ 化学放射線療法後の治療

化学放射線療法後のフォローとして，CTおよび内視鏡検査などが行われるが，頻度や観察期間について妥当性を示す報告はない．化学放射線療法終了1年目は3カ月毎，cStageⅡ以上の進行がんでは多くは3年目まで同様の経過観察をし，少なくとも治療後5年間は経過観察する施設が多い．再発や遺残病変が認められた場合，局所に留まっており全身状態良好であれば救済手術を考慮する．根治的化学放射線療法後の救済手術では，3年生存率が17.0〜50.6%と長期生存が期待される反面，在院死亡率が8.9%と高率[54]であることから，患者への十分な説明と熟練した施設での治療が望ましい[17]．現在，救済手術まで含めた化学放射線療法の臨床第Ⅱ相試験（JCOG0909）が進行中である．また，内視鏡的救済治療として，局所の遺残に対して，EMR[55]や光線力学的療法（PDT）の有効性を示唆する報告[56]もあり，選択肢の1つとして期待される．

治療方法の最新動向

治療領域では，切除可能食道がんに対する術前治療としてJCOG1109試験が進行中であり，我が国の標準的な術前FP療法に対して，intensiveなDCF療法か，海外標準の化学放射線療法かのいずれかが新たな標準治療になることが期待されている．また，ⅣB期・再発食道がんではJCOG1314試験が進行中であり，FP療法に対するDCF療法の有効性が検証される．さらに，切除不能進行食道がんに対して，標準的な化学放射線療法を対照として，導入DCF療法後のコンバージョン手術を比較する第Ⅲ相試験（JCOG1510）が開始され，さらなる治療成績の向上が期待される．

現在，標準的化学療法と比較する免疫チェックポイント阻害薬の第Ⅲ相試験が，二次化学療法，一次化学療法，周術期化学療法として複数進行中である．今後の食道がん治療の更なる発展を導く薬剤として期待されている．

[参考文献]

1) Secretan B, et al：Lancet Oncol, 10：1033-1034, 2009.
2) Yang SJ, et al：World J Gastroenterol, 16：4210-4220, 2010.
3) Freedman ND, et al：Int J Cancer, 121：2753-2760, 2007.
4) Lagiou P, et al：Int J Cancer, 124：2671-2676, 2009.
5) 横山 顕：胃と腸, 46（増刊）：561-570, 2011.
6) Yousef F, et al：Am J Epidemiol, 168：237-249, 2008.
7) Terry P, et al：Gastroenterology, 120：387-391, 2001.
8) Miyazaki T, et al：Esophagus, 14：290-302, 2017.
9) Tabuchi T, et al：Ann Oncol, 24：2699-2704, 2013.
10) Katada C, et al：Gastroenterology, 151：860-869. e867, 2016.
11) Tabuchi T, et al：Int J Cancer, 137：2114-2123, 2015.
12) Diseases JSoE：Esophagus, 2：43-69, 2005.
13) Muto M, et al：J Clin Oncol, 28：1566-1572, 2010.
14) Flamen P, et al：J Clin Oncol, 18：3202-3210, 2000.
15) Brierley JD, Gospodarowicz MK, Ch W. International Union Against Cancer (UICC)：TNM classification of malignant tumors, 8th Edition, 2017.
16) 日本食道学会編：臨床・病理 食道癌取扱い規約 第11版, 金原出版, 2015.
17) 日本食道学会編：食道癌 診断・治療ガイドライン 2017年版, 金原出版, 2017.
18) Herskovic A, et al：N Engl J Med, 326：1593-1598, 1992.
19) Kato H, et al：Jpn J Clin Oncol, 39：638-643, 2009.
20) Muto M, et al：J Clin Oncol, 34：(suppl；abstr 4013), 2016.
21) Kato K, et al：Int J Radiat Oncol Biol Phys, 81：684-690, 2011.
22) Jacob J, et al：Proc Am Soc Clin Oncol, 1035a, 1999.
23) Minsky BD, et al：J Clin Oncol, 20：1167-1174, 2002.
24) Kato K, et al：Jpn J Clin Oncol, 43：608-615, 2013.
25) Conroy T, et al：Lancet Oncol, 15：305-314, 2014.
26) Crosby T, et al：Lancet Oncol, 14：627-637, 2013.
27) Suntharalingam M, et al：JAMA Oncol, 3：1520-1528, 2017.
28) Ohtsu A, et al：J Clin Oncol, 17：2915-2921, 1999.
29) Ishida K, et al：Jpn J Clin Oncol, 34：615-619, 2004.
30) Shinoda M, et al：J Clin Oncol, 28：4035, 2010.
31) Nishimura Y, et al：Radiother Oncol, 92：260-265, 2009.
32) Ando N, et al：J Clin Oncol, 21：4592-4596, 2003.
33) Ando N, et al：Ann Surg Oncol, 19：68-74, 2012.
34) Hara H, et al：Cancer Sci, 104：1455-1460, 2013.
35) Sjoquist KM, et al：Lancet Oncol, 12：681-692, 2011.
36) Kumagai K, et al：Br J Surg, 101：321-338, 2014.
37) van Hagen P, et al：N Engl J Med, 366：2074-2084, 2012.
38) Mariette C, et al：J Clin Oncol, 32：2416-2422, 2014.
39) Ruhstaller T, et al：J Clin Oncol, 35：(suppl；abstr 4019), 2017.
40) Stahl M, et al：J Clin Oncol, 23：2310-2317, 2005.
41) Bedenne L, et al：J Clin Oncol, 25：1160-1168, 2007.
42) Iizuka T, et al：Jpn J Clin Oncol, 22：172-176, 1992.
43) Hayashi K, et al：Jpn J Clin Oncol, 31：419-423, 2001.
44) Kato K, et al：Esophagus, 11：183-188, 2014.
45) Hironaka S, et al：Cancer Sci, 105：1189-1195, 2014.
46) Muro K, et al：Ann Oncol, 15：955-959, 2004.
47) Kato K, et al：Cancer Chemother Pharmacol, 67：1265-1272, 2011.
48) Tebbutt NC, et al：Br J Cancer, 114：505-509, 2016.
49) Moehler M, et al：J Clin Oncol, 35：(suppl；abstr 4011), 2017.
50) Dutton SJ, et al：Lancet Oncol, 15：894-904, 2014.
51) Kudo T, et al：Lancet Oncol, 18：631-639, 2017.
52) Doi T, et al：J Clin Oncol, 36：61-67, 2017.
53) Iizuka T, et al：Chest, 93：1054-1058, 1988.
54) Tachimori Y, et al：J Thorac Cardiovasc Surg, 137：49-54, 2009.
55) Yano T, et al：Endoscopy, 40：717-721, 2008.
56) Yano T, et al：Oncotarget, 8：22135-22144, 2017.

廣中秀一

6 胃がん
Gastric Cancer

がんの統計2017年版[1]によると，わが国における胃がん死亡数は，2016年は男性29,854人（2位），女性15,677人（4位）と報告されており，それぞれがん死亡全体の13.6%，10.2%である．部位別がん罹患数では，2013年は男性90,851人（1位），女性41,042人（3位）であり，それぞれがん罹患全体の18.2%，11.3%である．全体として罹患率は1位であるが，死亡率は4位である．

がん診療連携拠点病院における臨床病期の分類（2015年）によると，主要ながん種における0期とI期を含めた早期がんの割合をみると，胃がんは63.8%で，半数以上は早期がんの状態で見つかっていることになる．罹患率の割に死亡率が1位ではないのは，早期発見と早期治療による治癒率の向上が影響しているものと推測される．年齢調整死亡率は1960年代から，年齢調整罹患率は1970年代から男女とも減少傾向が続いている．

また全世界の統計上，胃がんは第2位の死亡率と報告されている．罹患率は東アジアで高く，米国白人で低い．東アジアの中でわが国は高発症地域である．米国の日系，韓国系，中国系移民より，それぞれの本国に在住している者のほうが高い傾向にある．わが国では東北地方の日本海側で高く，南九州，沖縄で低い．

胃がん発症の危険因子として，国際がん研究機関（IARC）が1994年に *Helicobacter pylori*（*H. pylori*）感染をDefine Carcinogen（group 1）として認定した[2]．その後も，複数の疫学研究およびメタアナリシスにおいても強い相関関係が示されている．さらに2014年にはIARCから，胃がんの80%はピロリ菌感染が原因であり，除菌によって発症を30〜40%減らすことができるとの追加報告がなされた．ピロリ菌感染を発症要因と分類していたものが，主要因と明言したのはこれが初めてである．それ以外にも，高塩分食の摂取，喫煙，飲酒などが危険因子として取り上げられ，予防的因子として野菜，果物の摂取などがあげられている．

診　断
■病理学的特徴

わが国での胃がんの組織学的分類は「胃癌取扱い規約第15版」が用いられている[3]．一方，国際的にはWHO分類，Laurenの分類，UICCのTNM分類（第8版，2017年）などが用いられる．胃がんは進行するにつれ多様な組織型の混在となることが知られているが，わが国では量的に優勢な組織像に従うのに対して，欧米ではより低い分化度を組織型として分類する点が異なる．

胃がんのほとんどは一般型の腺がんであり，一般型以外は特殊型として分類されている．腺がんは大きく分化型がん，未分化型がんの2つに分類される．さらに，前者は「胃癌取扱い規約　第15版」における「高分化型管状腺がん（tub1）」，「中分化型管状腺がん（tub2）」，「乳頭腺がん（pap）」，（Laurenの分類における「intestinal type」にほぼ相当），後者は「胃癌取扱い規約　第15版」における「低分化腺がん（por）」，「印環細胞がん（sig）」，「粘液がん（muc）」（Laurenの分類における「diffuse type」にほぼ相当）といった形に細分類されている．日本胃癌学会による1991年全国集計での胃切除例の検討では，高分化型管状腺がん24.5%，中分化型管状腺がん23.8%，低分化腺がん32.6%，印環細胞がん10.4%であった．

未分化型は分化型に比較して，早期がんでもリンパ節転移の頻度が高い．また，進行がんでは3型や4型（スキルス）となることが多く，腹膜播種の頻度が高いといわれている．一方，分化型では未分化型に比べて血行性転移の頻度が高い．このように組織型や肉眼型がtumor behaviorにつながっており，治療方針決定のためには重要な因子である．

■問　診

自覚症状は原発巣・転移巣の部位や病期によってさまざまである．主な症状としては上腹部痛，食欲不振，嘔気・嘔吐，胃もたれ（消化不良），体重減少，貧血などがあるが，特異的な症状はなく，早期がんでは無症状なことも多い．噴門部もしくは幽門部に原発巣が存在する場合，食物の通過障害を主訴とすることが多い．腹部症状から胃がんを疑う場合は下記の検査を行うことが推奨される．

■内視鏡，胃透視

これらの検査は原発巣の評価としてはCTよりも有用であり，病変の評価と共に，内視鏡では同時に病理生検を行うことが可能である．一般的に上部消化管のバリウム造影（胃透視）か内視鏡検査によって存在診断が確定される．いずれの検査もがんの範囲，深達度を診断し内視鏡切除，または外科手術方式を決めるために重要であ

る．最近は，深達度診断における超音波内視鏡や，早期がんの範囲診断におけるNBI（narrow band imaging）などの画像強調内視鏡と拡大内視鏡観察を併用した診断の有用性が報告されている．胃透視は，病変全体の評価を行う上では内視鏡よりも有用なことが多く，特に術前診断では必須のツールといえる．

■ 画像診断（腹部超音波，CT，PETなど）

リンパ節転移や肝転移などの転移の有無をみるために，超音波検査やCT検査が行われる．しかし，これらの検査方法を用いても微小な転移，特に腹膜転移の診断は困難である．近年，スキルス胃がんなどの腹膜転移の可能性の高い症例に対しては，術前に腹腔鏡検査（審査腹腔鏡）が施行されるようになりつつある．腹膜播種疑い例には，注腸造影を行い，腸管壁の硬化像，伸展不良などの所見を参考とすることもある．

PETCT検査は，リンパ節転移などの診断には適しているが，微小腹膜転移の診断に対する有用性は明らかではない．治療効果判定の有用性についても一定の見解が出ておらず，不明である．一般的に胃がんはFDG集積が低い場合が多く，PETCTの有用性は低いとされる．

■ 腫瘍マーカー

腫瘍マーカーについてはCEAやCA19-9が用いられることが多く，一部，αフェトプロテインを産生する胃がんがある．腹膜播種症例に関しては，CA125やCA72-4といったマーカーが用いられることがある．胃原発の神経内分泌細胞がんに関しては，pro GRPやNSEといった特異的なマーカーが利用される．

胃がん治療においては，治療前に高値を示す症例における切除術後の経過観察や，化学療法の治療効果におけるマーカーとしての有用性は認識されているが，早期がん発見における有用性は確認されていない．

Stage分類

2017年10月に発刊された胃癌取扱い規約 第15版への改訂では，胃癌治療ガイドライン（医師用第5版，2018年）との役割分担が明確にされた．また，TNM分類 第8版（2017年）を導入し，病理学的な分類もWHO分類（2010年）やBecker分類（2011年）との対比を可能とし，国際的な情報を共有できる内容になっている．

臨床的に重要度の高い進行度分類については，TNM分類 第8版に準じて臨床進行度分類を新たに設定し，1. 進行度分類（臨床分類）と2. 進行度分類（病理分類）とした．また，進行度分類（病理分類）では，リンパ節転移の程度を示すN3がN3a（7〜15個）とN3b（16個以上）に細分化されて反映されている．これにより，14版からStageの細分類変更が実施されている（**各6表-1**）[4]．

また，胃癌取扱い規約 第14版からは解剖学的なN分類が廃止され，TNM分類と連動した転移個数によるN分類を採用している．これに伴い，従来の「第1群」「第2群」のリンパ節といった呼称も存在しなくなった．この変更に伴い，術式別にD0/D1/D1+/D2/D2+とするリンパ節郭清範囲の定義が胃癌治療ガイドラインに明記されている（後述）．

治療法総論

胃がんにおける治療目標は，切除可能胃がんにおいては完全治癒であり，また切除不能胃がんにおいては延命および症状のコントロールが原則である．

切除可能な胃がんに対して，最近では内視鏡的粘膜切除術（EMR）や腹腔鏡下手術など，切除範囲を縮小し，低侵襲手術を目指す方向にある．化学療法の適応範囲として，StageⅡ/Ⅲの進行がんに対しては術後補助化学療法を追加すること，およびStageⅣに対しては化学療法または対症療法が推奨される（p.130, **各6図-1**）[4]．

内視鏡治療

局所切除法の1つとして，内視鏡的に周囲の非がん部粘膜を含めてがんを切除する内視鏡的粘膜切除術（EMR：endoscopic mucosal resection）が開発された．EMRは胃の温存が可能であり，病巣切除後に生じる合併症はほとんどなく，外科的切除術に比べて良好なQOLを保つことができるなどの利点を有している．その後，内視鏡的粘膜下層剥離術（endoscopic submucosal dissection：ESD）が開発され，これにより一括切除率が向上し，さらには技術的には従来の絶対適応よりも大きな病変の切除が可能となった．

一方，CTなどの画像診断では微少なリンパ節転移の有無を正確に診断することは困難であり，切除された早期胃がんにおける病理学的な深達度，大きさ，組織型，潰瘍（UL）の有無によってリンパ節転移の可能性が検討された[5]．内視鏡切除術後に切除標本の病理所見によって，内視鏡的治癒が得られたか否かと，その後外科的な追加切除の必要性が最終的に決定される．このため，内視鏡的に切除する際は，切除断端が陰性でかつ切除標本で十分にがんの病理学的検索が可能となるよう一括（en block）切除することが重要である．現在は，これらのデータに基づいて内視鏡的切除術の適応が限定されている．

各6表-1．胃癌取扱い規約 第15版のT，N，M，Stageの抜粋
臨床分類（cTNM，cStage：画像診断，審査腹腔鏡または開腹所見による総合診断）

	N0	N（＋）
T1（M,SM）/T2（MP）	Ⅰ	ⅡA
T3（SS）/T4a（SE）	ⅡB	Ⅲ
T4b（SI）	ⅣA	
Any T, M1	ⅣB	

病理分類（pTNM，pStage：胃切除後の病理所見による診断）

	N0	N1	N2	N3a	N3b	M1
T1a（M），T1b（SM）	ⅠA	ⅠB	ⅡA	ⅡB	ⅢB	
T2（MP）	ⅠB	ⅡA	ⅡB	ⅢA	ⅢB	
T3（SS）	ⅡA	ⅡB	ⅢA	ⅢB	ⅢC	Ⅳ
T4a（SE）	ⅡB	ⅢA	ⅢA	ⅢB	ⅢC	
T4b（SI）	ⅢA	ⅢB	ⅢB	ⅢC	ⅢC	

N1：領域リンパ節（No. 1～12，14v）の転移個数が1～2個，N2：3～6個，N3a：7～15個，N3b：16個以上
M1：領域リンパ節以外の転移がある（CY1も含む）

T因子
T1：癌の浸潤が粘膜（M）または粘膜下組織（SM）にとどまるもの
　T1a：癌が粘膜内にとどまるもの（M）
　T1b：癌の浸潤が粘膜下組織にとどまるもの（SM）
T2：癌の浸潤が粘膜下組織を越えているが，固有筋層にとどまるもの（MP）
T3：癌の浸潤が固有筋層を越えているが，漿膜下組織にとどまるもの（SS）
T4：癌の浸潤が漿膜表面に接しているかまたは露出，あるいは他臓器に及ぶもの
　T4a：癌の浸潤が漿膜表面に接しているか，またはこれを破って腹腔に露出しているもの（SE）
　T4b：癌の浸潤が直接他臓器まで及ぶもの（SI）

N因子
N0：領域リンパ節に転移を認めない
N1：領域リンパ節に1–2個の転移を認める
N2：領域リンパ節に3–6個の転移を認める
N3：領域リンパ節に7個以上の転移を認める
　N3a：7–15個の転移を認める
　N3b：16個以上の転移を認める

M因子
M0：領域リンパ節以外の転移を認めない
M1：領域リンパ節以外の転移を認める
M1のうち，特に肝転移と腹膜転移（洗浄細胞診を含む）は以下のように記載する
H1*：肝転移を認める（TNM表記ではM1 HEP）
*血行性転移と思われる病巣のみをH1（M1 HEP）とする．直接浸潤はT4b（HEP）である．組織学的に癌が認められれば，pM1 HEP（pH1）とする．
P1：腹膜転移を認める（TNM表記ではM1 PER）
　P1a：胃，体網，小網，横行結腸間膜前葉，膵被膜，脾臓に限局して腹膜転移を認める
　P1b：上腹部の腹膜（脾より頭側の壁側腹膜，横行結腸より頭側の臓側腹膜）に転移を認める
　P1c：中下腹部の腹膜に転移を認める
CY1：腹腔洗浄細胞診で癌細胞を認める（TNM表記ではpM1）

（日本胃癌学会編：胃癌治療ガイドライン 医師用，p.7，金原出版，2018／日本胃癌学会編：胃癌取扱い規約 第15版，p.17, 20, 24，金原出版，2017）

　内視鏡切除術は局所治療であるため，その適応はリンパ節転移の可能性がほとんどない病変で，かつ遺残なく切除が可能な深達度でなければならない．内視鏡治療の適応病変としては，リンパ節転移の危険性が1％未満と推定され，局所治療としての手術治療と同等の治療効果が得られると思われる病変については，内視鏡的切除術の「絶対適応病変」と定義した．また，リンパ節転移の危険性は1％未満と推定されるものの，長期予後のエビデンスに乏しい病変を「適応拡大病変」と定義した．
　絶対適応病変としては，早期胃がんにおける内視鏡的粘膜切除術の適応拡大に対する第Ⅱ相試験（JCOG0607）[6]の結果を受けて，①2 cm以下の肉眼的粘膜内がん（cT1a），組織型が分化型，肉眼型は問わないが潰瘍形成がない［UL0］もの，②2 cmを超えるUL0の分化型かつcT1aのもの，③3 cm以下のUL1［潰瘍形成あり］の分化型かつcT1aのもの，の3種類が対象となる．ただし②③の病変に関しては，EMRでは不完全切除となる可能性が高いため，ESDによる一括切除を行うことが条件になる．
　適応拡大病変としては，2 cm以下のUL0の未分化型かつcT1aの病変に関して，適応を拡大してよい可能性がある．しかし現時点では長期予後に関するエビデンスが乏しいため，臨床研究として行うべきと考えられる．現在，未分化型早期胃がんに対する内視鏡的粘膜下層剥離術の適応拡大に関する第Ⅱ相試験（JCOG1009/JCOG1010）の登録が完了し，最終解析を待つところである．

■手術療法

　胃がんの約6割が東アジアで発症しているものの（内訳は中国41％，日本11％），アジア諸国のなかでも5年生存率で差を認める．この理由として，先述したようにわが国では検診が発達しているため6割以上の胃がんが早期に発見されており，諸外国と比べて圧倒的に早期病変の割合が高い．また本項の冒頭で述べたように，胃がんの罹患率は東アジアで高いことを背景にして，わが国を中心とした東アジアにおいて胃がん手術の治療成績が向上・発展されてきた．
　わが国では，胃癌治療ガイドライン第5版において下

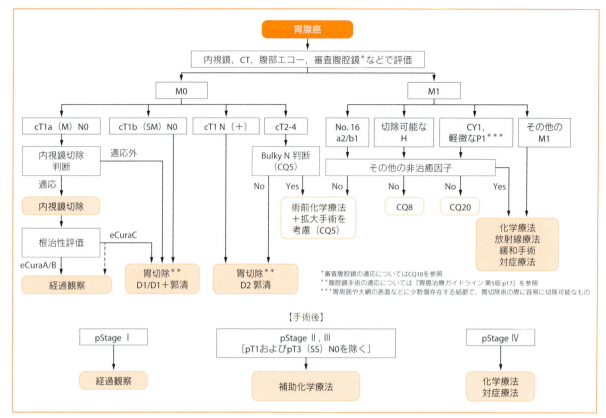

各 6 図-1. 日常診療で推奨される治療法選択のアルゴリズム
ただし，T/N/M および Stage の定義は，「胃癌取扱い規約第 15 版」(「TNM 分類第 8 版」) による.

(日本胃癌学会編：胃癌治療ガイドライン 医師用 第 5 版, p.6, 金原出版, 2018)

記のようなリンパ節郭清範囲の標準化が行われている．

1) D1 郭清：EMR・ESD の対象とならない cT1a，および 1.5 cm 以下の大きさの分化型 cT1b で，cN0 のもの．
2) D1+(「D1 プラス」) 郭清：上記以外の T1 腫瘍で cN0 のもの．
3) D2 郭清：治癒切除可能な cT2 以深の腫瘍，および cN (+) の cT1 腫瘍．
4) D2+(「D2 プラス」) 郭清：D2 を超える拡大リンパ節郭清．

韓国においても日本とほぼ同様な郭清術が行われている．一方欧米では，かつては標準的に D1 手術が行われることが多かったが，後述するようにアジアから報告された ACTS-GC[7] および CLASSIC 試験[8] の結果を受けて，近年は High volume center を中心に D2 郭清を行う施設が増えてきている．実際，NCCN および ESMO のガイドラインでも，可能な限り D2 郭清を行い，また郭清リンパ節の個数も 15 個以上を推奨している．

わが国では，根治治療である手術の技術力改善をもって治療成績を向上させるという考え方が基本であり，その 1 つとしてリンパ節廓清の範囲を拡大し，さらなる治療成績の向上を目指す試みがなされてきた．第Ⅲ相試験 (JCOG9501[9]) として，D2 手術を標準治療とし，腹部大動脈周囲リンパ節の予防郭清の優越性が検討されたが，生存期間の延長が認められず，拡大手術は標準術式とはなっていない．海外においては，オランダで行われた D1 郭清と D2 郭清を比較する第Ⅲ相試験[10] の結果から，D2 郭清は周術期合併症 (43% 対 25%)，在院日数 (16 日対 14 日)，周術期死亡 (10% 対 4%) が有意に悪く，5 年生存率は D2 群，D1 群でそれぞれ 47%，45% と同等であった．しかしながらその後の追加解析[11]において，胃がん関連の死亡率は D2 群 37% に対して D1 群 48% と，D1 群で有意に高かった．こうした結果から欧米では，局所コントロールの成績向上を，化学療法または放射線療法を用いて改善しようとする考え方が主流となっている (後述)．しかしながら，上記試験における D2 郭清の周術期死亡は 10% と報告されており，日本は一般的に 2% 以下であることから，これらの手術成績をそのまま外挿するのが困難である．また，周術期補助療法 (東アジアは術後補助療法，欧米では術前または術前術後の補助療法)

の計画や解釈も，治療成績に深く関係している．術式の違いに比較すると進行胃がんに対する化学療法の違いはそれほど大きくはないものの，薬剤によっては効果・副作用に人種間差があり，欧米と日本では臨床試験の解釈にさまざまな違いがある．それらが胃がん補助療法を global study として検討する際に，障害となっているものと考えられる．

近年は欧米でもアジアと同様，D2郭清を軸にした手術手技の向上が見られており，歴史的推移からみても生存成績の向上が徐々に見られ始めている．

・肝転移単独に対する肝転移切除の意義

肝切除の意義を検討する前向きの介入試験は行われていないものの，これまでの後方視的な報告からは一定の割合で長期生存が得られる可能性が指摘されている．

原則として，その他の非治癒因子がないことに加えて転移個数が少ないことが予後因子としてあげられており，慎重に適応を選べば原発巣の根治切除に加えて肝切除を行うことで長期生存が得られる可能性を示している．また，同時性，異時性のいずれにおいても統一した見解はない．

抜粋すると①単発であること，②精度の高い画像診断にて転移個数が3個以内であれば30％程度の5年生存率が得られること，などが報告されている．以上より，胃癌治療ガイドライン第5版において，他の非治癒因子を有さない場合には肝転移に対する外科的切除は弱く推奨される．

・非治癒手術の意義

遠隔転移を伴う，または根治的切除が期待できない症例に対して行われる非治癒手術については，その目的から緩和手術と減量手術に大別できる．

緩和手術（姑息手術；palliative surgery）：出血や消化管狭窄などの切迫症状の改善目的で実施される．安全に胃切除術が行われる場合には姑息的胃切除術が行われるが，切除困難な場合は胃空腸吻合術などのバイパス手術が行われる．

減量手術（reduction surgery）：腫瘍随伴症状（出血，狭窄，疼痛など）がない症例に対し，腫瘍量を減じ，症状の出現や生存期間の延長をはかることが目的である．

一方，合併切除できる他臓器直接浸潤（cT4b）や，転移個数少数の肝転移，少数の腹膜転移症例，大動脈周囲リンパ節転移などは，いずれも予後不良ではあるが，一方で遺残のない合併切除ができた場合に長期生存が得られる症例もあり，どこまでを非治癒胃がんと定義するかに明確な答えはない．

こうした症例を対象として，減量胃切除術の意義を検証する日韓共同の第Ⅲ相試験（JCOG0705/KGCA01，REGATTA[12]）が実施された．S-1＋CDDP療法単独に対する減量胃切除術後にS-1＋CDDP療法を行うデザインであり，生存期間の優越性は示されなかった．特に上部胃がんでは全例胃全摘が行われており，治療コンプライアンスの低下に大きく影響したことから，胃全摘が必要となる症例では減量手術を考慮しないほうがよいと考えられた．この試験結果から，非治癒因子を持つ切除不能胃がんに対し減量胃切除術を行うことは否定され，標準治療は化学療法単独であることが確立された．

■ 薬物療法（p.143，各6表-5にレジメンのまとめを示す）

胃がんは世界のがんによる死亡原因の第2位であるにもかかわらず，新薬治療の開発は乳がん，大腸がん，肺がんなどに比べて大きく遅れている．この原因として，①切除不能進行胃がんまたは術後再発胃がんにおける転移形式として，腹膜播種が多く，客観的な治療効果判定が難しい，②疾患の増悪状況により，容易に経口摂取不良となりやすく，治療開発に不向きである，③上記①にも共通するが，治療効果判定のなり得る標的病変がない症例の割合が多い，などがあげられる．胃がんの罹患率の高いわが国を含めた東アジアでの取り組みが注目されている．

❶補助化学療法

1）欧米からの報告

一般的に，欧米の手術成績はわが国に比べて悪く，また局所再発が多いことが知られている．この原因の1つとして，わが国と欧米のリンパ節郭清方法が異なっていることがあげられる（先述）．欧米では当時，リンパ節郭清をD2まで行うことは少なく，周術期補助療法を追加して局所コントロールを上げる試みがなされてきた．1990年代に行われた，欧米から2つのpivotal trialが報告された．

米国のintergroup（INT）0116試験[13]では，手術単独に対し，術後補助化学放射線療法〔fluorouracil（5-FU）＋calcium folinate（LV）＋放射線45 Gy〕を追加することで3年生存率が41％対50％〔HR 1.35（95％CI 1.09〜1.66），p＝0.005〕と，有意に生存期間の延長を示した．また，3年RFS，局所再発率も有意に改善しており，これは局所コントロールに関しては化学放射線療法が有用であることを示したものと考えられる．

また，2006年に報告された英国のMAGIC試験[14]では，手術単独に対し，術前術後にECF療法〔epirubicin＋CDDP＋5-FU〕をそれぞれ3サイクルずつ追加することで，5年生存率が23％対36％〔HR 0.75（95％CI 0.60〜0.93），p＝0.009〕と，生存期間の延長が証明された．類似したデザインとしてフランスにてFNCLCC

ACCORD07-FFCD 9703 試験[15]で術前後の FP 療法（5-FU＋CDDP）が検証され，手術単独よりもよい生存成績が得られている．

これらの結果を受けて，欧米では術後に補助化学放射線療法を行うか，術前術後に補助化学療法を行うかのいずれかが治療選択肢として標準的に行われるようになった．ただし，これらの生存成績はわが国のものと比べて著しく悪い．この理由の1つとして，両試験において，D2郭清が行われているのがそれぞれ10％，41％に留まっている．一方，わが国では標準的にD2郭清が実施されている．すなわち，D2郭清が行われていない胃がん術後症例に対してはこの治療成績を適応可能ではあるが，この結果をもってわが国にそのまま治療戦略を外挿するのが困難である．

一方で，術後化学放射線療法（INT0116）は2001年に報告された比較的古い米国中心のエビデンスであり，その後の開発は停滞している．欧州エビデンスである術前術後補助化学療法（MAGIC試験）に対して，術後化学放射線療法の米国エビデンスを加えることで治療成績向上が得られるか検証するため，CRITICS試験[16]が行われたが，有効性は示されなかった．また，韓国で術後XP療法に対して術後放射線療法の上乗せを検討するART-IST試験[17]が実施されたが，こちらも有効性を示せなかった．これら2つの試験結果から，周術期化学療法への術後放射線療法の上乗せ効果は乏しく，周術期治療のベースは術前術後補助化学療法または術前の化学放射線療法の開発にシフトしつつある．

周術期補助療法においても分子標的薬による治療開発が行われている．bevacizumab もその1つであり，周術期 ECX（epirubicin＋CDDP＋capecitabine）療法へのbevacizumab の上乗せを検討した MRC-ST03 試験[18]が英国にて実施されたが，残念ながら有効性の向上は認められなかった．

ASCO2017 にて，FLOT（docetaxel＋leucovorin＋5-FU＋oxaliplatin）療法の有効性を示した FLOT4 試験[19]の結果が公表された．先述した術前術後 ECF または ECX（epirubicin＋CDDP＋capecitabine）療法に対し，FLOT 療法を術前術後に行った治療を比較する試験である．周術期 FLOT 療法は ECF/ECX 療法と比べて，OS中央値で50カ月対35カ月（HR＝0.77），PFS中央値で30カ月対18カ月（HR＝0.75）と有意に延長し，R0切除割合を向上させた．また，周術期合併症および死亡割合，再手術，入院期間は両群で同程度であり，多くのサブグループにおいて FLOT 療法の効果が認められた．以上より，周術期化学療法として FLOT 療法が新たな標準治療であると結論された．一方で，本試験はドイツ国内でのみ実施されていることに注意が必要である．周術期の化学療法におけるタキサン製剤を含む3剤併用療法の可能性を示したものの，D2郭清が行われている割合はわずか55％前後であり，予後もアジアのものと比較して悪い．

標準治療・術式の異なる欧州の試験結果をわが国の臨床に即座に外挿することはできないが，術前化学療法は依然有望な治療選択肢の1つであり，3剤併用療法についてもわが国でも検討される流れとなると考えられる．今後も海外における治療開発の動向を注視する必要がある．

2）わが国およびアジアからの報告
・術後補助化学療法

1980年代より，MMC や経口フッ化ピリミジン製剤などを用いたいくつかの術後補助化学療法に関する臨床試験が行われてきたものの，確実な延命効果を示すエビデンスに乏しい時代が続いた．2007年にわが国で行われたACTS-GC 試験[7]が報告された．StageⅡ/ⅢのD2郭清が行われた胃がん患者に対して，フッ化ピリミジン系経口抗がん薬であるS-1（80 mg/m^2，1～28日目，6週ごと）を術後1年間内服する群と，手術単独群を比較する第Ⅲ相試験である．主要評価項目である全生存期間において S-1群の優越性が証明され，S-1療法がわが国の術後補助薬物療法の標準治療となった．3年生存割合はS-1群で80.1％，手術単独群で70.1％，HR＝0.68（95％CI 0.52～0.87，p＝0.003），3年無再発生存割合はS-1群で72.2％，手術単独群で59.6％，HR＝0.62（95％CI 0.50～0.77，p＜0.001）と，いずれも優越性が示された．5年追跡後の追加解析[20]では，S-1内服群により5年生存率が10％向上することが確認された（手術単独群61.1％，S-1群71.7％，HR＝0.62）．

一方，韓国，中国，台湾にて行われた CLASSIC 試験[8]は，StageⅡ/ⅢのD2郭清が行われた胃がん患者に対して，CapeOX（capecitabine＋oxaliplatin）療法を術後6カ月施行する群と，手術単独群を比較した第Ⅲ相試験である．主要評価項目である3年無病生存期間は，CapeOX 群で74％，手術単独群で59％と，統計学的に有意な延長が認められた〔HR＝0.56（95％CI 0.44～0.72），p＜0.0001〕．また，副次的評価項目である5年後のFollow up データ[21]における全生存期間は，5年生存率がCapeOX 群78％，観察群69％と有意な延長を認めた〔HR 0.66（95％信頼区間 0.51～0.85），p＝0.0015〕．

ほぼ同じ臨床背景を有する ACTS-GC と CLASSIC 試験において，特筆すべきは Stage 毎のサブセット解析である．ACTS-GC 試験において，StageⅡにおけるS-1群の治療成績は極めて良好〔5年生存率71.3％対84.2％，HR＝0.509（95％CI，0.338～0.765）〕であるが，StageⅢ a：5年生存率57.3%対67.1%，HR＝0.708（95% CI, 0.510〜0.983），Stage Ⅲb：5年生存率44.1%対50.2%，HR＝0.791（95%CI 0.520〜1.205）と，病期が進むにつれてS-1の上乗せ効果が小さくなる傾向がみられた．これに対し，CLASSIC試験では，サブセット解析ではStage Ⅱ，Ⅲa，Ⅲbにおける5年生存率とそのハザード比はそれぞれ79%対88%〔HR＝0.54（95%CI 0.34〜0.87）〕，63%対70%〔HR＝0.75（95%CI 0.52〜1.10）〕，45%対66%〔HR＝0.67（95%CI 0.39〜1.13）〕であり，いずれのStageにおいても一定の上乗せ効果が認められた．後述するように，Stage Ⅲに対してはS-1，つまりフッ化ピリミジン単剤ではPower不足が懸念され，更なる治療成績の向上が求められている．

また，S-1を用いたS-1＋oxaliplatin（SOX）療法による術後補助化学療法の開発もわが国で行われ，単群第Ⅱ相試験[22]ではあるもののCLASSIC試験と同程度の有効性と安全性が示されている．

一方，進行再発胃がんの一次治療レジメンとして臨床応用が検討されてきたS-1＋DTX（DS）療法について，pStage 3を対象とした術後補助療法の第Ⅲ相試験（JACCRO GC-07/START-2）[23]がASCO2018で報告された．主要評価項目である3年RFSにおいて，DS群対S-1群で65.9%対49.5%〔HR＝0.632（99.99%CI 0.400〜0.998）〕と，DS群で有意に良好であった．この結果をもって中間解析にて有効中止となった[23]．OSにおける有効性についてはまだimmatureであるものの，今後DS療法は有効な治療選択肢の1つに位置づけられる．

・治療期間の短縮の検討

ACTS-GC試験の結果から，わが国における胃がん術後補助化学療法の治療期間は術後1年間と決定した．しかしながら，さらなる治療成績および安全性の向上のために治療開発が求められている．現在，わが国のStage Ⅱ〜Ⅲにおける補助化学療法の方向性として，①治療期間の短縮，②治療強度の強化が検討された．

治療期間の短縮理由として，治療のコンプライアンス低下があげられる．ACTS-GC試験において，S-1によるプロトコール治療が継続されている割合は3カ月で87.4%，6か月で77.9%，9カ月で70.8%，12カ月で65.8%と報告されており，長期投与による治療脱落が問題となっている．プロトコール治療の主たる中止理由は，再発などの事象は少なく，むしろ有害事象などによる患者拒否中止，有害事象や合併症による担当医判断がほとんどを占めていた．一方で，1年間という投与期間については背景となる理論的根拠がなく，その期間が妥当であるか否かは不明であり，先述したCLASSIC試験では6カ月間の治療で優越性が示されている．1年間継続しなくとも同様の結果が得られていた可能性が考えられ，治療期間の短縮が検証されれば患者負担の軽減および医療費の削減に貢献できる．

こうした仮説から，治療期間の短縮により有効性と安全性を担保可能か検証するため，S-1補助化学療法による治療効果が良好に反映されているStage Ⅱ症例を対象に，S-1の1年間内服に対する6カ月投与の非劣性を検証する第Ⅲ相試験（JCOG1104）[24]が実施された．しかし，中間解析にてRFS, OSともに有意に不良であり，早期無効中止となった．いずれのサブグループにおいても一貫して1年投与群が良好な傾向を認めており，pStage Ⅱに対する術後補助化学療法としてのS-1の至適投与期間は1年のままである．

以上より，わが国においての選択肢は①S-1療法（1年間），②CapeOX療法（6カ月），③DS療法（1年間），そして次点ではあるが④SOX療法(半年間)，が考えられる．Stage Ⅱについては有効性および安全性の観点からS-1の1年間投与が推奨される．Stage Ⅲについては，CapeOX, DS, SOXの3つがあげられるが，これらレジメンの直接比較のデータがないことから，現時点では術後の病理所見，患者の状態，毒性，コストなどから適切な選択肢を検討することになると考えられる．

・わが国での術前補助化学療法の位置づけ

術前補助化学療法は，術後の機能回復の影響を考慮する必要がないため，一般的に術後補助化学療法よりも強力な化学療法が施行可能である．micrometastasisの根絶および腫瘍縮小に伴うdown stagingをはかり，治癒率の向上だけでなく，他臓器合併切除の回避などが期待されている．その一方で，術前化学療法による周術期合併症の増加や，術前化学療法が無効であった場合に病状が増悪して手術不能となってしまう可能性も否定できず，より留意して治療に当たる必要がある．わが国欧州で実施された周術期のMAGIC[14]（ECF療法），FFCD9703[15]（CF療法）の第Ⅲ相試験において，術後の完遂率を比較すると，ECF療法では42%，FP療法では37%であり，やはり術後の化学療法コンプライアンスは低いことが示されている．一方，術前投与群のR0切除率は77〜87%で，両試験とも術前化学療法群において約10%の向上が認められている．これらの試験については，手術単独の5年生存率が，MAGIC, FFCD9703でそれぞれ38%, 36%であり，治療成績が日本に比べると圧倒的に悪いことから，この結果をわが国に直接外挿することはできない．

わが国での周術期補助療法の開発は，良質な手術成績と，術後の病理学的検討を元にした再発リスクの細分類を前提として，術後を中心に行われてきた．しかしな

ら，先述したように定型手術＋D2郭清の実施により，手術そのものの治療成績は頭打ちである．術後の補助療法についても先述したACTS-GCの結果からコンプライアンス不良が指摘されており，開発の余地は限られている．このように，補助療法の治療強度の強化としては，日本および欧州のデータをみても術後のコンプライアンス不良が懸念されることから，欧州エビデンスを元に術前治療にシフトしつつあるのが現状である．

わが国での術前化学療法は，通常のアプローチでは治療成績向上が見込めない対象に対して検討されてきた．JCOGでは，高度リンパ節転移と，大型3型および4型胃がんに対する術前化学療法の2種類の臨床試験を開発してきた．これら以外の切除可能胃がんに対する術前化学療法については，JCOG1509にて現在検証中である（後述）．

高度リンパ節転移：JCOGでは，長径3cm以上，あるいは隣接する2個以上の長径1.5cm以上のリンパ節転移を「Bulky N」と定義し，さらに「大動脈周囲のNo.16a2，b1に限局するリンパ節転移」と合わせて高度リンパ節転移と定義している．この対象は症例数が少ないため比較試験による検証が困難であること，また手術先行による治療ではR0切除率および長期生存の治療成績がきわめて悪いことから，JCOG0001[25]（irinotecan＋CDDP），JCOG0405[26]（S-1＋CDDP），JCOG1002[27]（docetaxel＋S-1＋CDDP）の3つの単群第Ⅱ相試験が実施されてきた．この結果，S-1＋CDDP療法により82％のR0切除率，53％の5年生存率という非常に良好な結果を得たものの，残念ながらdocetaxelによる上乗せ効果は乏しかった．現時点でこの対照群に対するわが国での暫定的な標準治療は術前S-1＋CDDP療法である．

大型3型および4型：大型3型とは「肉眼型で最大径が8cm以上」を呈するものと定義され，4型（いわゆるスキルス胃がん）と合わせて手術単独による治療成績が不良な集団である．ASCO2018において，手術に対し術前S-1＋CDDP療法の上乗せを検証する第Ⅲ相試験（JCOG0501）[28]が報告された．試験開始後にACTS-GCの結果を受けて，両群において術後S-1補助療法が標準治療として実施された．しかし，術前S-1＋CDDP療法の追加によるOSの改善は認められず，残念ながら有意な治療成績向上は認められなかった．現時点でこの対照群に対する術前化学療法は推奨されない．

❷治癒切除不能な遠隔転移・再発進行胃がん

切除不能進行・再発胃がんに対する化学療法は，化学療法の進歩に伴い高い腫瘍縮小効果と生存期間の延長を実現できるようになった．しかしながら，国内外の臨床試験において生存期間の中央値はおよそ12カ月前後で，化学療法のみによる完全治癒は未だ困難である．当面の主目的は，がんの進行に伴う臨床症状発現時期の遅延および，生存期間の延長である．

現在わが国においては，最新版の胃癌治療ガイドライン（医師用第5版，2018年）（**各6図-2a，b**）にて臓器機能に問題がなく，PSが良好な患者に対して「推奨される化学療法レジメン」を，それ以外の患者に対しては「条件付きで推奨される化学療法レジメン」を記載しており，治療選択肢の提示を行っている．

【殺細胞薬による一次～三次治療までのエビデンス】
1）一次治療：海外からの報告

1980年後半～90年代前半には，抗がん薬を用いないbest supportive care（BSC）と化学療法とのランダム化比較試験が欧米から報告された．化学療法のレジメンは異なるものの，いずれの試験においても化学療法群においても有意に生前期間の延長が得られることが報告された．これらの結果を受けて，切除不能進行・再発胃がんに対して化学療法は第一に提案されるべき治療方法であると考えられるようになった．

1990年代には，キードラッグである5-FUを中心とした，多剤併用療法との比較試験が数多く報告されてきた．レジメンとしては，FAM：5-FU＋doxorubicin＋MMC，FAMTX：5-FU＋ADM＋methotorexate（MTX），ELF：etoposide，5-FU，leucovorin，FAP：5-FU＋ADM＋CDDP，ECF：epirubicine＋5-FU＋CDDP，そしてFP：5-FU＋CDDPなどがあげられる．

このうち5-FUをコントロールアームにおいたランダム化試験が3つ報告されているが，いずれも併用療法の奏効率が高いものの，生存期間で5-FU単独療法を凌駕するレジメンは証明されなかった．この中なかでもFP療法については無増悪生存期間が長いこと，奏効割合が高いこと，さまざまな試験でアウトカムに再現性が得られていたこと，効果と安全性のバランスなどから標準治療としての地位を確立した．しかしながら，欧州では治療開発の歴史的経過からECF療法がコントロールアームとして位置づけられることが多い．

2000年代に入ると，FP療法又はECF療法をコントロールアームとした第Ⅲ相試験が次々と報告された．

V325試験[29]では，FP療法にdocetaxelを上乗せする（DCF療法）ことで，TTP（3.7カ月対5.6カ月），生存期間中央値（8.6カ月対9.2カ月）のいずれも有意に延長することが示された．また，別解析でQOLについての精査も行われ，DCF群で有意に良好なQOLの維持が得られることが報告された．この結果を元に米国FDAは2006年，胃がんにおけるdocetaxelの適応を承認した．しかし，Grade 3/4の治療関連有害事象がDCF群で多

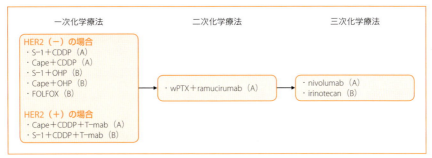

各6図-2a. 推奨される化学療法レジメン

S-1：tegafur・gimeracil・oteracil potassium, CDDP：cisplatin, Cape：capecitabine, OHP：oxaliplatin, FOLFOX：5-fluorouracil＋levofolinate calcium＋oxaliplatin 併用療法, T-mab：trastuzumab, wPTX：paclitaxel 毎週投与法
注：このアルゴリズムは，それぞれのエビデンスとなった臨床試験の適格規準を満たすような良好な全身状態の患者を想定して，「推奨される」レジメンに限定して記載した．レジメン後の（ ）内はエビデンスレベルを示す．

（日本胃癌学会編：胃癌治療ガイドライン 医師用 第5版, p.27, 金原出版, 2018）

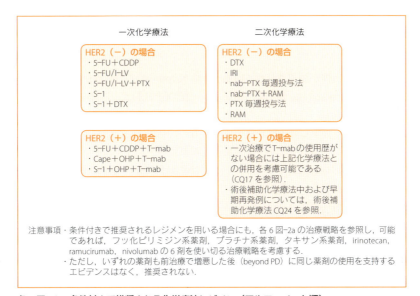

各6図-2b. 条件付きで推奨される化学療法レジメン（アルファベット順）

5-FU：5-fluorouracil, CDDP：cisplatin, DTX：docetaxel, S-1：tegafur・gimeracil・oteracil potassium, l-LV：levofolinate calcium, PTX：paclitaxel, Cape：capecitabine, OHP：oxaliplatin, IRI：irinotecan, nab-PTX：nab-paclitaxel, T-mab：trastuzumab, RAM：ramucirumab

（日本胃癌学会編：胃癌治療ガイドライン 医師用 第5版, p.28, 金原出版, 2018）

く，発熱性好中球減少症が30％以上に認められることから，実臨床での使用は限定的である．

また，韓国・南米・欧州を中心としてXP（capecitabine＋CDDP）療法とFP療法を比較する国際共同第Ⅲ相試験（ML17032試験[30]）も行われ，XP療法の非劣性が証明され世界的標準治療の1つとなった（後述）．まとめると，2剤併用療法としては，FP療法とXP療法が共に標準治療とされ，臨床試験のコントロールアームとして現在も採用されている．

一方，欧州ではECF療法が標準治療とされてきたが，5-FUを中心静脈カテーテルからの21日間連日少量持続投与する必要があり，汎用性に難点があった．また，CDDPの消化器毒性，大量補液などが懸念されていた．こうした背景の元，5-FUをcapecitabineに，CDDPをoxaliplatinに置き換えて非劣性を検証するために，ECF（epirubicine＋CDDP＋5-FU）をコントロールアームとし，ECX（epirubicine＋CDDP＋capecitabine）療法，EOF（epirubicine＋oxaliplatin＋5-FU）療法，EOX（epirubicine＋oxaliplatin＋capecitabine）療法を比較する2×2 Factorial Designの第Ⅲ相試験（REAL-2試験[31]）が行われた．いずれの群も奏効率40％台であり，1年生存率40％程度，MSTが10カ月前後であった．全生存期間の中央値は，CDDP使用群で10.0カ月，oxaliplatin使用群で10.4カ月，HR＝0.92（95％CI 0.80～1.10）であり，

各6表-2. 第Ⅲ相試験の結果（一次治療, 日本）

試験名	レジメン		Pts	RR	PFS	MST	HR	primary end point
JCOG9205	5-FU FP UFT＋MMC		106 104 70	11% 34% 9%	1.9M 3.9M 2.4M	7.1M 7.3M 6.0M	NA	OS
JCOG9912	5-FU CPT-11＋CDDP S-1		234 236 234	9% 38% 28%	2.9M 4.8M* 4.2M	10.8M 12.3M 11.4M	0.83 (p＝0.0005)	OS
SPIRITS	S-1 S-1＋CDDP		150 148	31% 54%*	4.0M 6.0M*	11.0M 13.0M*	0.77 (p＝0.04)	OS
TOP002	S-1 S-1＋CPT-11		160 155	26.9% 41.5%*	3.6M 4.5M*	10.5M 12.8M	0.927 (p＝0.233)	OS
ISO-5FU10	S-1 5-FU/LV		88 89	29.5% 23.6%	3.5M 4.0M	8.3M 10.3M	NA	
START	S-1 S-1＋DTX		313 310	18.4% 30.3%*	4.2M 5.4M*	10.8M 12.5M	0.837 (p＝0.032)	OS
G-SOX	S-1＋CDDP S-1＋oxaliplatin		324 318	52.2 55.7	5.4 5.5	13.1 14.1	0.958	PFS/OS
SOS	S-1＋CDDP	3週群 5週群	306 309	62* 46	5.5* 4.9	14.1 13.9	0.99 (p＝0.907)	PFS
JCOG1013	S-1＋CDDP DOC＋CDDP＋S-1		371 370	56 59.3	6.5 7.4	15.3 14.2	0.99 (p＝0.47)	OS

＊：有意差あり

oxaliplatinのCDDPに対する非劣性が証明された．同様に，5-FU使用群で9.6カ月，capecitabine使用群で10.9カ月，HR＝0.86（95％CI 0.80～0.99）であり，こちらについてもcapecitabineの5-FUに対する非劣性が証明された．この後，欧州でのコントロールアームはECXまたはEOX療法が代表されるようになった．

以上より，海外における標準治療はフッ化ピリミジン（5-FU，capecitabine）＋白金製剤（CDDP，oxaliplatin）がベースで，これにdocetaxelやepirubicinを加えて行われることもある．

2) 一次治療：わが国からの報告（各6表-2）

1990年代，日本臨床腫瘍グループ（JCOG）において，5-FU単剤と，5-FUを含めた併用療法との比較試験が実施されたが，奏効率とPFSにて5-FU単剤を上回るものの，OSで5-FU単剤を凌駕するレジメンは存在しなかった[32]．これらの試験結果の解釈には国際格差があり，日本ではFP療法は，5-FU単剤と比較して奏効率，PFSにおいて優れているものの，生存期間は同等で毒性も強いことから，標準治療は5-FU単剤と解釈され，その後の比較試験のコントロールアームは5-FU単剤と位置づけられた．一方，日本以外においてはこれとは異なり，5-FU単剤のPFSが2カ月程度と短いこと，また奏効率も低いことから，コントロールアームとしてFP療法が最も多く採用されることとなった．

3) S-1併用療法（SP療法を中心として）

新規経口フッ化ピリミジンであるS-1が1999年にわが国で上市されたことで，2000年代にはS-1を用いた第Ⅲ相試験の結果が次々と報告された．まず，2007年の米国臨床腫瘍学会（ASCO）にて，わが国で行われた2つのpivotal trialの結果が報告された．

JCOG9912は，5-FU持続静注とS-1単独療法，irinotecan＋CDDP療法の3群を比較する第Ⅲ相試験である[33]．結果としてS-1単独療法の5-FUに対する非劣性が証明されたものの，irinotecan＋CDDP療法の優越性は証明されなかった．また，SPIRITS試験においてS-1単独療法とS-1＋CDDP療法の比較が行われ，S-1＋CDDP療法の優越性が証明された[34]．両試験ともにほぼ同時期に行われた臨床試験であり，この結果からわが国における標準治療はS-1＋CDDP療法と認識されるようになった．また一方，臨床現場ではCDDP投与が不適とされる症例も存在し，そういった症例に対してはS-1単剤療法も標準的治療の1つと考えてよいと思われる．

また，上記以外にもS-1を用いた併用療法の有用性を検討する第Ⅲ相試験が相次いで報告されたものの，S-1＋irinotecan療法[35]もしくはS-1＋DTX療法[36]のいずれも，S-1単独療法と比較してPFSでは優越性を示すことができたものの，OSでの優越性は証明できなかった．いずれの試験も患者選択基準に大きな相違がないなか，S-1単独療法群の生存期間に再現性があり，それぞれの臨床試験が信頼に足る結果を示していると判断できる．この中では先述した如く，S-1＋CDDP療法が唯一，OSにおける優越性を示し，また有害事象も許容範囲であったことから，S-1＋CDDP療法が現時点におけるわが国の標準治療としての位置付けを確立したと考えられる．S-1＋DTX療法に関しては，S-1単独療法との第Ⅲ相試験であるSTART試験の主解析ではS-1に対する優越性を証明できなかったが，その後に観察期間を延長した追加解析において生存期間の優越性を示した．この結果から，外

来治療を希望する症例やプラチナ投与困難な症例といった限定的な対象においては提示可能なレジメンと考えられる.

また, わが国のS-1+CDDP療法（SPIRITSレジメン）は5週毎であり, XP療法の3週毎と比較して, 分子標的薬との組み合わせがしにくい傾向にある. また, プラチナ併用レジメンとしては, CDDPのdose intensityが低めである. これらの点を解決すべく, S-1を14日間投与, 7日間休薬とした3週毎レジメン（SP3）が韓国で開発され, これを従来の5週毎レジメン（SP5）と比較する臨床試験が日韓共同で行われた（SOS試験[37]）. PFS中央値は, SP3群が5.5カ月, SP5群が4.9カ月とSP3群において有意に良好であった（HR 0.82, 95%CI 0.68～0.99, p=0.0418）. また, OS中央値はそれぞれ14.1カ月, 13.9カ月であった（HR 0.99, 95%CI 0.81～1.21, p=0.907）. SP3群で血液毒性が多い傾向にあったものの, 非血液毒性に関してはほぼ同等であった. この結果から, SP3群の優越性が検証されたものの, OSはほぼ同等であり, いずれのレジメンも認容可能と判断された.

同じ経口フッ化ピリミジン製剤であるS-1とcapecitabineの最大の違いは, 用法・用量の点でS-1に国際格差があることである. これは, S-1の構成成分であるtegafurの代謝に関わるCYP2A6に人種による遺伝子多型が存在し, 有害事象のプロファイルに相違が見られるためである. 実際, 米国においてS-1+CDDP療法の第I/II相試験が行われたが, S-1の耐容量は50 mg/m²/dayと, わが国の80 mg/m²/dayと比べて低く, いわゆる「SPIRITSレジメン」のS-1より低い用量に設定された[38]. その後, 米国を中心とする国際共同試験（FLAGS試験[39]）が行われ, FPをコントロールアームとしてS-1+CDDPの優越性が検証されたが, 残念ながらOSの優越性は示されなかった. サブセット解析において, diffuse typeに対するSP療法の有効性が示唆されたことから, この対象群に対して, SPとFPを比較する第III相試験（DIGEST[40]）が追試として行われたものの, 有効性は示されていない. 結果としてS-1は米国での承認を得ることができなかったものの, FLAGS試験の別解析[41]によりS-1+CDDP療法の非劣性が示されたことから, 欧州では胃がんに対する適応を取得している.

4）XP療法

S-1が我が国を中心に進行・再発胃がんにおけるエビデンスを確立していった一方, 同じ経口フッ化ピリミジン製剤であるcapecitabineは, 海外を中心にエビデンスが確立されていった. 先述したML17032試験[30], REAL-2試験[31]において, 5-FUに対するcapecitabineの非劣性が証明されており, 2つの臨床試験の統合解析でも同等性が証明されている[42]. わが国におけるXPの前向きデータは乏しいものの, 後述するToGA, AVA-GAST試験の日本人サブセットにおけるXP治療群の統合解析が報告[43]されており, SPIRITS試験のデータと遜色ない結果が得られている. S-1と異なり, 人種差による用量調節が不要な点が特徴と考えられる.

以上, わが国および海外の臨床試験の結果から, S-1+CDDP療法とXP療法は, 直接的な比較試験こそないものの, わが国においてはほぼ同等の治療成績を有していると考えられる. これまで述べたように, 各種臨床試験の結果から, 国際的なコントロールアームの1つはフッ化ピリミジン+プラチナ製剤の併用療法であると考えられており, 最近の国際共同試験のベースラインレジメンとしてはXP療法を採用するものが多い.

5）oxaliplatin+フッ化ピリミジン併用療法

分子標的薬以外に, わが国にて検証されているプラチナ製剤として, oxaliplatinが挙げられる. すでに海外からREAL-2またはAIO[44]による2つの試験結果からCDDPとの同等性が示されていることと, CDDPとは毒性のプロファイルが異なり, 消化器毒性や腎毒性の軽減が図れることから臨床への応用が期待されている.

わが国においても胃がんへの適応拡大を目指し, S-1+oxaliplatin（SOX）のS-1+CDDPに対する非劣性を検証する試験が行われた（G-SOX試験[45]）. 主要評価項目であるPFS中央値は, SOX群が5.5カ月, SP群が5.4カ月であり, 非劣性が証明された（HR 1.004, 95%CI 0.84～1.199, p=0.0044）. また, OS中央値はそれぞれ14.1カ月, 13.1カ月であり（HR 0.958, 95% CI 0.803～1.142）, 残念ながら予め定められた非劣性マージンの上限を超えることができず, OSについては非劣性を証明できなかった. 毒性に関しては, SP群で血液毒性や消化器毒性が多い傾向にあり, しびれはSOX群で多かった.

PFSにおけるSOX群の非劣性が検証され, OSもSP療法に遜色ない結果が得られたことから, いずれのレジメンも一次治療に適切であると判断された. また, 本試験におけるS-1+CDDP療法の成績はSPIRITS試験の同アームとほぼ同等で再現性が得られた. こうした結果を受けて, 公知申請の形でoxaliplatinが臨床導入された.

CDDP投与に伴う大量補液が不要となることから, 外来投与が簡便になり, また, 大量補液が難しい腹水症例などにも臨床的有用性が高いレジメンである. 現在の臨床試験のコントロールアームのほとんどがoxaliplatinベースへ移行している.

・FOLFOX療法

大腸がんでは標準治療として確立しているFOLFOX療法は, NCCN, ESMOガイドラインでも胃がんでの標

各6表-3. 第Ⅲ相試験の結果（二次治療）

試験名	レジメン	Pts	RR（%）	PFS（m）	MST（m）	HR	primary end point
AIO	CPT-11 BSC	21 19	– –	– –	4* 2.4	0.48 (p=0.012)	OS
Korea	DOC or CPT-11 BSC	133 69	– –	– –	5.3* 3.8	0.657 (p=0.007)	OS
COUGAR-2	DOC BSC	84 84	7 –	3.1 –	5.2* 3.6	0.67 (p=0.01)	OS
WJOG4007	CPT-11 wPTX	111 108	13.6 20.9	2.3 3.6	8.4 9.5	1.14 (p=0.38)	OS
ABSOLUTE	wPTX nab-PTX（毎週） nab-PTX（3週毎）	243 240 243	24.3 32.7 25.3	3.8 5.3 3.8	10.9 11.1 10.3	0.97 (p=0.0085)	OS

*：有意差あり

各6表-4. 第Ⅲ相試験の結果（二次治療以降）

試験名	レジメン	Pts	RR（%）	PFS（m）	MST（m）	HR	line
RAINBOW	wPTX+ramucirumab wPTX+placebo	330 335	28* 16	4.4* 2.9	9.6* 7.4	0.807 (p=0.017)	2nd
REGARD	ramcirumab+BSC placebo+BSC	238 117	3 3	2.1* 1.3	5.2* 3.8	0.776 (p=0.0473)	2nd
—	apatinib+BSC placebo+BSC	176 91	2.84 0	2.6* 1.8	6.5* 4.7	0.709 (p=0.0149)	3rd
ATTRACTION-2	nivolumab placebo	330 163	11.2* 0	1.6* 1.5	5.3* 4.1	0.63 (p<0.0001)	3rd line以降

*：有意差あり

準治療として位置づけられている．これは，ドイツAIOから，FOLFOXと類似するレジメンであるFLO療法（5-FU+leucovorin+oxaliplatin）とFLP療法（5-FU+leucovorin+CDDP）を比較した第Ⅲ相試験[44]の結果によるものである．有効性はほぼ同等であり，65歳以上の高齢者においては，FLO群が明らかに良好な結果を示した．主目的の優越性は示されなかったものの，FLO，つまり持続5-FUとoxaliplatinの併用療法はCDDP併用療法と同等なレジメンとして以後認識されるようになった．現在，FOLFOXは海外では広く使用されているレジメンであり，治験等の新規臨床試験のコントロールアームとして採用されることが多い．

わが国では，経口フッ化ピリミジン製剤（S-1，capecitabine）が汎用されていたこと，胃がんにおけるランダム化比較試験のデータが乏しかったことから，実際の使用実績も少なく，長らく保険償還されない状況が続いてきた．しかし，経口フッ化ピリミジン系薬剤は，経口摂取可能な状況が前提となる．経口摂取不良な症例では，従来であればCDDP+5-FU療法が適応となっていたかと思われるが，多くの症例で原疾患による消化管狭窄や全身状態不良により，経口摂取が困難になっていると考えられ，またCDDP投与に伴う大量補液や消化管毒性の忍容性が乏しいことが多い．従って，FP療法の適応は現実的には困難と思われるため，上記の毒性を回避できるFOLFOX療法が適している症例が多いと考えられる．

2017年2月に胃がんへのFOLFOX療法が保険審査上認められることになった．この結果，特に経口投与困難例や全身状態の悪い患者にFOLFOXが使用できることは胃がん治療の幅を広げることに繋がり，またFOLFOXをコントロールアームとする新規薬剤の開発を含めた治療戦略にも大きな影響を与えるものと考えられる．

6）3剤併用療法の動向

V325試験の結果を受けて，わが国でも3剤併用療法の有効性を検証する試みがなされている．第Ⅱ相試験におけるDTX+CDDP+S-1（DCS）療法の良好な試験結果を受けて，S-1++CDDP療法に対する優越性を検証するJCOG1013[46]が実施された．しかし，残念ながらDCS群の優越性を検証することができず，わが国における標準治療は依然としてS-1+CDDP療法である．

7）二次治療

1990年代の進行胃がんの生存期間中央値（median survival time：MST）は8〜9ヵ月程度と短く，とりわけ一次治療終了後の予後が極めて短かったことから，二次治療についての臨床試験が組みにくい状態であった．また，各国の保険償還の違いがあり，二次治療への移行率が異なることから二次治療の開発は遅れていたが，ここ数年でエビデンスが確立されてきた（**各6表-3, 4**）．

まず，BSCを比較対象として二次化学療法を行うことの有用性が，ランダム化試験の結果として海外より複数報告された．最初に報告されたAIOからの試験[47]では症

例集積が不良のため途中で中止となったが，少数例ながらも irinotecan による二次治療の生存期間延長が示された最初の試験である．この後，韓国から BSC と化学療法（irinotecan または DTX）を比較する第Ⅲ相試験が報告[48]され，生存期間中央値が 3.8 カ月対 5.3 カ月（HR＝0.657，p＝0.007）と，やはり化学療法群において有意に生存期間の延長を示した．また，英国から，BSC と DTX を比較する COUGAR-2 試験[49]が報告され，生存期間中央値が 3.6 カ月対 5.2 カ月（HR＝0.67，p＝0.01）と，化学療法群において有意に生存期間の延長を示した．また，本試験では QOL 調査も実施されており，docetaxel 群において疼痛，消化管症状などの項目において優越性が示されている．

一方，わが国ではフッ化ピリミジン＋プラチナによる一次治療の臨床試験が行われていた頃より，臨床現場では irinotecan またはタキサン系の抗がん薬が二次治療の基本レジメンとして汎用されていた．なかでも，weekly paclitaxel（w-PTX）は効果と毒性のバランスが良好なため汎用されていたレジメンの 1 つである．そうした背景のなか，フッ化ピリミジン＋プラチナ製剤併用療法に不応・不耐となった二次治療として，irinotecan と paclitaxel を直接比較する WJOG4007 試験[50]が行われた．高度腹膜播種を伴わない胃がん二次治療として irinotecan を先に使用し paclitaxel を三次治療に残しておく順番のほうが治療成績は良くなるという仮説のもと実施した試験であったが，結果は予想に反して 2 群間に有意な差は認められず（irinotecan 群 8.4 カ月，weekly paclitaxel 群 9.5 カ月，HR 1.13，p＝0.38），むしろ paclitaxel 毎週投与群のほうが三次治療移行割合も高くやや良好な成績であった．しかしながら，いずれの治療群も二次治療開始時点からの MST が 9 カ月前後と良好な成績が認められた．

近年，通常溶媒型の paclitaxel 製剤ではなく，アルブミン結合型 paclitaxel 製剤（nab-PTX）が承認された．本剤は人血清アルブミンに paclitaxel を結合させてナノ粒子化しており，生理食塩液での懸濁が可能，アルコール溶媒不要，アレルギー予防対策が不要と，その利便性および安全性が他がん種で示されている．フッ化ピリミジン系製剤を含む化学療法に不応となった二次治療症例を対象に，w-PTX 群，nab-PTX 群（毎週または 3 週毎投与）の 3 群を比較した ABSOLUTE 試験[51]が実施され，主要評価項目である OS の中央値は，3 週毎 nab-PTX 群 10.3 カ月，毎週 nab-PTX 群 11.1 カ月，w-PTX 群 10.9 カ月であり，w-PTX 群に対する 3 週毎 PTX 群の非劣性は認められなかったが（HR 1.06，97.5%CI 0.87～1.31，非劣性 p＝0.062），毎週 nab-PTX 群の非劣性が認められた（HR 0.97，97.5%CI 0.76～1.23，非劣性

p＝0.0085）．OS におけるサブグループ解析では，w-PTX と比較して毎週 nab-PTX は，腹水や腹膜播種を有する症例で有用かつ QOL が高い傾向が示されている．ただし，毎週 nab-PTX 群では好中球減少や発熱性好中球減少の頻度が高く，安全性には注意が必要である．

以上の結果から，二次治療は w-PTX，DTX，irinotecan，毎週 nab-PTX のいずれもがベースラインレジメンとして推奨される．国際的には毒性管理，併用薬剤とのスケジュール管理の簡便さからタキサン系薬剤が汎用されており，実際に国際共同治験のコントロールアームには w-PTX が多く採用されている．後述するように ramucirumab が承認されている現状では，最も推奨される二次治療レジメンは後述する w-PTX＋ramucirumab 療法である．

毎週 nab-PTX 療法は二次治療としての有効性が示されたが，あくまで w-PTX 療法に対する非劣性を検証した結果であるため，ramucirumab が投与できない症例に対するオプションの位置づけと考えられている．

8）三次治療以降

胃がん三次治療の有用性を前向きに検討した臨床試験はほとんど報告されていない．参考として，先述したWJOG4007G において三次治療へ移行したクロスオーバー率が報告されており，その割合は二次治療が paclitaxel 群→三次治療 irinotecan が 75%，二次治療 irinotecan 群→タキサンレジメンが 60% であった（p＝0.001）．また，三次治療まで施行できた症例の OS については，両群ともに 10.1 カ月と報告されている．この結果を受けて，paclitaxel 毎週投与と irinotecan は可能な限り両者を使い切ることが治療成績の向上につながるものと考えられている．

三次治療以降において有用性が証明されているもう 1 つの薬剤に nivolumab がある．詳細は後述の免疫チェックポイント阻害薬 nivolumab の解説を参照．

【分子標的薬のエビデンス】

消化器領域においては大腸がんがその先鞭をつけた形であるが，胃がん領域においてもさまざまな薬剤の有効性が検証されつつある．

1）抗 HER2 療法：trastuzumab, lapatinib, pertuzumab, T-DM1

trastuzumab は HER2 に対するヒト化モノクローナル抗体であり，乳がん領域において有効性が示されており，すでに承認済みである．ToGA 試験は，HER2 陽性（免疫染色 3＋または FISH 陽性）胃がんを対象に，XPまたは FP 療法をコントロールアームとして trastuzumab の上乗せを検証した比較試験である[52]．

乳がん同様，胃がんにおける HER2 陽性率は 10～20%

前後であるため，本試験は 3,804 人がスクリーニングを受け，810 人（22.1%）が HER2 陽性であり，最終的に 584 人の適格例がランダム化された．primary endpoint である OS〔11.1 対 13.8 カ月，HR＝0.74（95%CI 0.60～0.91），p＝0.0046〕および，PFS（5.5 対 6.7 カ月），奏効率（34.5% 対 47.3%），いずれにおいても trastuzumab の上乗せ効果が示された．さらに事後的な解析において，HER2 強発現例（IHC3＋または，IHC2＋かつ FISH 陽性）におけるサブグループ解析では顕著な優越性が示された〔trastuzumab 併用療法群，非併用療法群で生存期間中央値 16.0 カ月対 11.8 カ月，HR 0.65（95%CI 0.51～0.83），p＝0.036〕．

この試験の結果を受けて，胃がん領域において初めて分子標的薬の有効性が証明された．また，本試験は消化器領域において，わが国が初めて参加した国際共同治験であることもあり非常に意義深い．

trastuzumab の他に，HER2 および EGFR の dual inhibitor である lapatinib についても開発が進められた．一次治療例における XELOX 療法への lapatinib の上乗せを検証する LOGiC 試験[53]，二次治療例における weekly paclitaxel への lapatinib の上乗せを検証する TyTAN 試験[54]が行われたが，OS，PFS ともに優越性を示すことができなかった．LOGiC，TyTAN 試験においては，ToGA 試験と異なり，FISH 陽性をもって HER2 陽性と定義しており，免疫組織化学染色（IHC）による HER2 判定を用いて解析したところ，IHC 強陽性のサブセットにおいては lapatinib 群の成績が良好な傾向が示されている．

ToGA，TyTAN および LOGiC 試験の結果を総合的に解釈すると，抗 HER2 療法をより有効に実施するためには，対象症例は HER2 高発現群とすることが望ましい．現在，わが国の trastuzumab 病理部会のガイドラインにおいては，IHC 法を先行して行うことが推奨されていること，標的治療の恩恵を最大限に享受するべきであるという観点，また現在進行中の抗 HER2 療法の臨床試験（後述）も HER2 強発現群を対象にしていることから，実際の臨床運用は HER2 強発現群を対象とするべきであると考えられる．

新たな抗 HER2 療法薬として pertuzumab や T-DM1 が，先行する乳がんにおいて相次いで承認されており，胃がんを対象に開発が進められた．

HER2 強陽性の一次治療例を対象に，XP＋trastuzumab±pertuzumab の国際第Ⅲ相試験（JACOB[55]）が行われた．pertuzumab 群併用群とプラセボ併用群において，OS 中央値は，17.5 カ月対 14.2 カ月（HR 0.84, 95%CI 0.71～1.00, p＝0.0565）であり，pertuzumab を上乗せすることで OS 中央値が 3.3 カ月延長し良好な傾向が得られたものの，わずかに優越性を示すことができなかった．また，HER2 強陽性の二次治療例を対象に，T-DM1 とタキサン（wPTX または DTX）による国際第Ⅲ相試験（GATSBY[56]）が行われた．残念ながら T-DM1 群は OS，PFS，奏効率いずれにおいても優越性を示すことができなかった．サブセット解析では，一次治療での抗 HER2 薬の治療歴の有無，HER2 強発現（3＋）の有無などが検討されたが，有効性を期待する population に乏しい結果であった．

乳がんでは trastuzumab 耐性となった二次治療例において，増悪後も抗 HER2 療法を継続する trastuzumab beyond progression（TBP）の意義が明らかとなってきている．胃がんにおいても同じ戦略が成り立つのかが注目されており，TBP の探索目的に一次治療 trastuzumab 耐性後の進行再発胃がんの二次治療例に，weekly PTX をコントロールアームとして trastuzumab 継続の意義を検証するランダム化第Ⅱ相試験（WJOG7112G）が実施されたが，trastuzumab 継続投与群の優越性を検証することができなかった．

以上をまとめると，lapatinib，pertuzumab，T-DM1 は胃がんでは有効性を示すことができず，現時点では引き続き trastuzumab のみが抗 HER2 療法の承認薬である．また TBP についても推奨できない．

2）血管新生阻害薬

・bevacizumab

bevacizumab は VEGF-A に対する IgG1 ヒト化モノクローナル抗体であり，大腸がん，肺がんなどで有効性が証明されている．

胃がん一次治療例を対象に，AVAGAST[57]，AVATAR[58]試験という2つの第Ⅲ相試験が行われ，いずれも XP または FP 療法をコントロールアームとして bevacizumab の上乗せ効果を検証した国際共同試験であった．bevacizumab による有効性が示唆されたものの，生存期間の延長は示すことができなかった．

・ramucirumab

新規血管新生阻害薬である ramucirumab は，VEGFR-2 に対する完全ヒト化 IgG1 モノクローナル抗体であり，VEGF の標的受容体である VEGFR-2 に直接結合することで，血管新生阻害作用をもたらす．第Ⅰ相臨床試験の結果，胃がんにおいて有効性が示唆されたことから，二次治療例を対象として，単剤および paclitaxel への上乗せを検証する第Ⅲ相試験がそれぞれ行われた．

REGARD 試験[59]では，ramucirumab 単剤と BSC を比較し，MST〔5.2 カ月対 3.8 カ月，HR 0.776（95%CI 0.603～0.998），p＝0.047〕，PFS（2.1 カ月対 1.3 カ月，HR 0.774, 95%CI 0.605～0.991, p＝0.042）を有意に延長す

ることが示された．また，RAINBOW 試験[60]では，wPTX に ramucirumab を上乗せすることで，MST〔9.6 カ月対 7.4 カ月，HR 0.807（95%CI 0.678～0.962），p＝0.017〕，PFS〔4.4 カ月対 2.9 カ月，HR 0.635（95%CI 0.536～0.752），p＜0.0001〕と有意に延長することが示された．毒性のプロファイルは bevacizumab とほぼ同様であり，高血圧，出血傾向，創傷治癒遅延，血栓症，消化管穿孔などが報告されている．しかし，除外規準にてこれらの既往・リスクのある症例は適切に省かれていたことから，試験治療の範疇ではこれらのリスクの著明な増加は認められなかった．

bevacizumab とは異なる作用機序を有する血管新生阻害薬として，二次治療での有用性を検証した試験である．胃がんにおいて trastuzumab に続き有効性を示した分子標的薬として，この結果を基に 2014 年，ramucirumab は二次治療例に対し，単剤および併用療法の適応を取得した．一方，RAINBOW・REGARD 試験のサブ解析の結果，血中の ramucirumab 濃度が高い群において生存期間の良好な傾向が示されていた．そのため，ramucirumab の投与回数を増やすことで血中濃度を上げ，有効性を向上するコンセプトのもと，RAINFALL 試験[61]および RAINSTORM 試験[62]が実施され，それぞれ，一次治療における XP 療法，SOX 療法への ramucirumab 併用の有用性が検討された．ramucirumab の投与回数を増加させたレジメンが検証されたわけであるが，OS，奏効率ともに両群間で有意差を認めなかった．残念ながら AVAGAST 試験同様，一次治療での血管新生阻害薬の臨床開発は頓挫した形になる．元々のコンセプトが検証されなかったことになるが，現在，実際の血中濃度を含めたバイオマーカー解析が進行中である．

3）その他の分子標的治療薬の動向

他のがん種における既承認薬または開発中の分子標的薬について胃がんで多くの第Ⅲ相試験が実施された．EGFR に対する cetuximab，panitumumab，nimotuzumab，mTOR に対する evelorimus，C-met 経路に対する rilotuzumab，onartuzumab，STAT3 に対する napabucacin（BBI-608），PARP に対する olaparib などであるが，残念ながらこれらすべてが有効性を示すことができず開発中止になっている．

【免疫チェックポイント阻害薬のエビデンス】

ここ数年，臓器横断的に免疫チェックポイント阻害薬の開発が急激に進んでおり，胃がんにおいてもさまざまな治療ラインで臨床試験が実施されている．胃がんの基礎的特徴として体細胞変異（mutation burden）の頻度が高く，免疫原性の高い疾患であることが知られており，免疫チェックポイント阻害薬の有望な治療開発対象と考えられてきた．抗 PD-1 抗体である nivolumab，pembrolizumab，抗 PD-L1 抗体である avelumab は，さまざまながん種でその有効性と安全性が示され，胃がんでの開発が行われてきた．

1）nivolumab

nivolumab の有効性を検証する第Ⅲ相試験として，日本，韓国，台湾において ATTRACTION-2 試験[63]が実施された．対象は三次治療以降であり，nivolumab 群とプラセボ群に 2：1 で割り付けられた．主要評価項目である OS の中央値は nivolumab 群 5.26 カ月，プラセボ群 4.14 カ月（HR 0.63，95%CI 0.51～0.78，p＜0.0001）であり，nivolumab 群で有意な生存期間延長を認めた．PFS 中央値は，1.61 カ月対 1.45 カ月（HR 0.60，95%CI 0.49～0.75，p＜0.0001），奏効割合は 11.2%対 0%（95%CI 0～2.8，p＜0.0001）といずれも有効性が示された．Grade 3/4 の有害事象は nivolumab 群 10%，プラセボ群 4%であり，そのうち治療関連有害事象による死亡は，nivolumab 群 2%（急性肝炎，心停止，肺炎，労作性呼吸困難），プラセボ群 1%（消化管穿孔，突然死）であった．治療中止に至る有害事象は nivolumab 群 3%（間質性肺炎，急性肝炎，心筋梗塞，労作性呼吸困難，筋力低下，肺炎），プラセボ群 2%であった．以上の結果から，nivolumab は三次治療以降を対象とした第Ⅲ相試験で初めて有意な生存期間の延長を示すことができた．特に 80%以上の患者が 3 レジメン以上の化学療法を受けていることから，三次治療以降の有効な治療法であると考えられる．

2）pembrolizumab

pembrolizumab の臨床開発も進んでいる．第Ⅱ相試験である KEYNOTE-059 試験[64]において一次または三次治療以降を対象にマルチコホートのレジメンが検討され，コホート 1 では三次治療以降を対象に pembrolizumab 単剤の有効性と安全性が検討された．単アームの試験ではあるものの，このコホートだけで 259 例が登録された大規模試験であり，このうち三次治療に該当するのは 51.7%であった．全体集団の奏効率は 11.6%，PFS が 2.0 カ月，OS が 5.6 カ月という結果であり，安全性も既知の事象の範囲内であった．本試験で PD-L1 発現は 22C3 抗体を用いた免疫組織染色にて測定され，CPS（combined positive score）1%以上を陽性と定義された〔CPS＝PD-L1 で染色された細胞数（腫瘍細胞，リンパ球，マクロファージ）/全生存細胞数×100〕．この解析において，PD-L1 陽性例で奏効率が上昇する傾向が認められた．

以上より pembrolizumab は三次治療以降の単独療法において有望な有効性と管理可能な毒性が示された．比較試験ではないため結果の解釈には慎重を要するが，

nivolumabとほぼ同等の治療プロファイルを示しており，この結果を受けて米国FDAは三次治療以降かつPD-L1陽性例に対してpembrolizumabを承認した（2018年現在，胃がんは日本未承認）．

既存の治療との比較については，単剤では二次治療を対象にしたpaclitaxelとの比較試験であるKEYNOTE-061試験[65]が実施された．残念ながら061試験についてはpembrolizumabの有効性は部分集団で示されたものの，全体集団でのOSの延長は示されなかった．

3）avelumab

新規PD-L1抗体であるavelumabも，第Ⅰ相試験ではあるが，胃がんにおいても有効性を示唆する結果が得られたため，三次治療を対象にしてirinotecan, paclitaxelいずれか，またはBSCを医師判断で選択する治療群と比較する国際共同第Ⅲ相試験（JAVELIN Gastric 300[66]）が実施されたものの，残念ながらOSの延長は示されなかった．

このように免疫チェックポイント阻害薬の臨床開発は進行中であり，今後の展望については次に述べる治療の最新動向のなかで後述する．

治療の最新動向

現在進行中の臨床試験とその課題

現在検証中の第Ⅲ相比較試験または有望な新規治療方法について概説する．

❶術前・術後補助化学療法

先述したように，わが国では手術単独でも良好なR0切除および長期予後を得ることができたため，術前化学療法はより進行した状況（高度リンパ節転移，または大型3型および4型など）を対象にした臨床試験が実施されてきた．しかし，術後補助療法のみでの有効性の向上は限界があり，術前化学療法は有望な治療戦略の1つと考えられている．わが国においても，cT3-4N1-3胃がんを対象とし，術前3コースのS-1＋oxaliplatin併用化学療法の優越性を検証することを目的とした第Ⅲ相試験（JCOG1509）が行われている．

❷HER2を標的とした治療薬

trastuzumab登場後，抗HER2阻害薬の開発は難渋しているが，T-DM1と類似した抗体薬物複合体（ADC：antibody-drug conjugate）技術を用いてトポイソメラーゼⅠ阻害薬（deruxtecan）と，抗HER2抗体（モノクローナルIgG1）を用いて合成されたDS-8201の開発が進行中である．第Ⅰ相試験[67]ではあるが，既治療の胃がん，乳がんに対して高い有効性を示していることから今後の開発が期待される．

❸その他の期待される新規抗がん薬

VEGFR経路を主に阻害する低分子チロシンキナーゼ阻害薬であるapatinib, regorafenibの開発が進行中である．apatinibは主に中国で開発が進み，第Ⅲ相試験[68]において有意に生存期間の延長を示したことで承認を得ている．現在，わが国を含めた国際共同治療（ANGEL）が進行中である．また，regorafenibはランダム化第Ⅱ相比較試験[69]において有効性が示されており，こちらも国際共同試験（INTEGRATE-2）が進行中である．

従来の殺細胞薬についても臨床試験が進行中である．他の薬剤を併用して抗がん薬の薬理動態を変化させ，有効性を増強あるいは有害事象を軽減するのをbiochemical modulationと呼ばれるが，S-1にleucovorinを併用したTAS-118は第Ⅱ相試験[70]にて有効性が示唆されている．現在，SP療法に対するTAS-118＋oxaliplatin療法の優越性を検証する第Ⅲ相試験が進行中である．

また，大腸がんにおいて既承認であるTAS-102についても，三次治療においてプラセボと比較した第Ⅲ相試験（TAGS）が進行中である．

❹免疫チェックポイント阻害薬の展望

先述したようにnivolumab, pembrolizumab, avelumabの開発が進行中であるが，各薬剤での有効性に相違点が見られている．これは，①薬剤のプロファイルの相違が有効性・安全性に影響した，②試験を実施した治療ライン，③対照群が実薬あるいはプラセボ，などさまざまな理由があげられる．

ATTRACTION-2試験のサブセット解析で前治療歴が多い集団ほどHRが低く，治療のベネフィットが高いことが示されていたため，このKEYNOTE-061試験とJAVELINGastric 300試験の結果の解釈には慎重になる必要がある．一般的には後方ラインの臨床試験ほど，後治療の影響が少なくなるため，HRが低くなる傾向にあることが知られている．nivolumabを含めた免疫チェックポイント阻害薬の有効性がどの治療ラインで最も有効性を示すことができるのかが，今後の臨床開発の要となるといえる．

免疫チェックポイント阻害薬による悪性腫瘍の治療では，一部に重篤な免疫関連有害事象が発生すること，また高額な薬剤費の観点から，有益なバイオマーカーによる治療対象の選択が検討されている．近年では，腫瘍組織（腫瘍細胞，間質細胞）におけるPD-L1発現，腫瘍組織における免疫細胞浸潤程度（TIL），マイクロサテライト不安定性，および腫瘍細胞の体細胞変異数（tumor mutation burden）などが効果予測のため検討されている．ATTRACTION-2試験では，副次的解析で腫瘍組織におけるPD-L1発現の有無による生存期間の比較が検

討されたものの，PD-L1 陽性群（n＝26，PD-L1 発現≧1％）における OS 中央値は，nivolumab 群 5.22 カ月，プラセボ群 3.83 カ月（HR 0.51，95％CI 0.21～1.25），PD-L1 陰性群（n＝166，PD-L1 発現＜1％）では，nivolumab 群 6.05 カ月，プラセボ群 4.19 カ月（HR 0.72，95％CI 0.49～1.05）であり，有効性の差異は明らかにはならなかった．PD-L1 解析可能な対象が全体の 4 割と少数であり，また，解析された組織検体の採取時期（試験治療直前か，アーカイブか）も特定されていないことから，免疫チェックポイント阻害薬と PD-L1 発現との治療効果との関連については今後さらに検討が必要と考えられる．

また胃がんの分子サブタイプ分類のなかでも特に EB ウイルス陽性群，マイクロサテライト不安定性群には奏効する可能性があるため，効果予測因子となり得る可能性がある．

現在，pembrolizumab については一次治療において単独療法と，フッ化ピリミジン系製剤＋CDDP±pembrolizumab 併用療法との 3 群を比較する KEYNOTE-062 試験が，avelumab については一次治療においてフッ化ピリミジン系製剤＋oxaliplatin 併用療法後の維持療法として，そのまま併用療法を維持する群と avelumab への切り替えを行う群を比較する JAVELIN Gastric 100 試験が進行中である．また，nivolumab についても，一次治療への適応拡大を向けて開発が進行中であり，結果を注視する必要がある．

各 6 表-5．全身化学療法のレジメン

レジメン名	薬剤	投与量	投与日	サイクル
S-1＋CDDP 併用療法	S-1 CDDP	80 mg/m² 60 mg/m²	day 1-21 day 8	5 週毎
SOX 療法	S-1 oxaliplatin	80 mg/m² 100～130 mg/m²	day 1-21 day 8	3 週毎
S-1 単独療法	S-1	80 mg/m²	day 1-28	6 週毎
capecitabine＋CDDP 併用療法	capecitabine CDDP	2,000 mg/m² 80 mg/m²	day 1-14 day 1	3 週毎
CapeOX 療法	capecitabine oxaliplatin	2,000 mg/m² 100～130 mg/m²	day 1-21 day 8	3 週毎
mFOLFOX6 療法	5-FU（civ） 5-FU（bolus） l-LV oxaliplatin	2,400 mg/m² 400 mg/m² 200 mg/m² 85 mg/m²	day 1（46 時間持続） day 1 day 1 day 1	2 週毎
5-FU/l-LV 療法	5-FU l-LV	600 mg/m² 250 mg/m²	day 1,8,15,22,29,36	8 週毎
CPT-11 療法	irinotecan	150 mg/m²	day 1	2 週毎
weekly PTX 療法	paclitaxel	80 mg/m²	day 1, 8, 15	4 週毎
weekly nab-PTX 療法	nab-Paclitaxel	100 mg/m²	day 1, 8, 15	4 週毎
DOC 療法	docetaxel	60～75 mg/m²	day 1	3 週毎
trastuzumab 併用療法[*1]	trastuzumab	初回　8 mg/kg 2 回目以降　6 mg/kg	day 1	3 週毎
ramucirumab 療法[*2]	ramucirumab	8 mg/kg	day 1	2 週毎
nivolumab 療法	nivolumab	3 mg/kg	day 1	2 週毎

＊1：HER2 陽性にはフッ化ピリミジン製剤＋プラチナ併用療法に trastuzumab 併用を行う
＊2：併用レジメンとしては weekly PTX＋ramucirumab を推奨する

（胃癌治療ガイドライン医師用 2018 年版を参考に筆者作成）

[参考文献]

1) 国立がん研究センターがん対策情報センター（https://ganjoho.jp/reg_stat/statistics/stat/summary.html）
2) Schistosomes, liver flukes and Helicobacter pylori. IARC Working Group on the Evaluation of Carcinogenic Risks to Humans. Lyon, 7-14 June 1994. IARC monographs on the evaluation of carcinogenic risks to humans/World Health Organization, International Agency for Research on Cancer 1994；61：1-241.
3) 日本胃癌学会編：胃癌取扱い規約 第15版，金原出版，2017.
4) 日本胃癌学会編：胃癌治療ガイドライン 医師用 2018年1月改訂 第5版，金原出版，2018.
5) Gotoda T, et al：Gastric Cancer, 3：219-225, 2000.
6) Hasuike N, et al：Gastric Cancer, 21：114-123, 2018.
7) Sakuramoto S, et al：N Engl J Med, 357：1810-1820, 2007.
8) Bang YJ, et al：Lancet, 379：315-321, 2012.
9) Sasako M, et al：N Engl J Med, 359：453-462, 2008.
10) Bonenkamp JJ, et al：N Engl J Med, 340：908-914, 1999.
11) Songun I, et al：Lancet Oncol, 11：439-449, 2010.
12) Fujitani K, et al：Lancet Oncol, 17：309-318, 2016.
13) Macdonald JS, et al：N Engl J Med, 345：725-730, 2001.
14) Cunningham D, et al：N Engl J Med, 355：11-20, 2006.
15) Ychou M, et al：J Clin Oncol, 29：1715-1721, 2011.
16) Cats A, et al：Lancet Oncol, 19（5）：616-628, 2018.
17) Lee J, et al：J Clin Oncol, 30：268-273, 2012.
18) Cunningham D, et al：Lancet Oncol, 18（3）：357-370, 2017.
19) Al-Batran S, et al：ASCO2017, abst. #4004.
20) Sasako M, et al：J Clin Oncol, 29：4387-4393, 2011.
21) Noh SH, et al：Lancet Oncol, 15：1389-1396, 2014.
22) Shitara K, et al：Gastric Cancer, 20：175-181, 2017.
23) Kodera Y, et al：ASCO2018, abst. #4007.
24) Yoshikawa T, et al：ESMO2017, abst. #626PD.
25) Yoshikawa T, et al：Br J Surg, 96：1015-1022, 2009.
26) Tsuburaya A, et al：Br J Surg, 101：653-660, 2014.
27) Ito S, et al：Gastric Cancer, 20：322-331, 2017.
28) Iwasaki Y, et al：ASCO2018, abst. #4046.
29) Van Cutsem E, et al：J Clin Oncol, 24：4991-4997, 2006.
30) Kang YK, et al：Ann Oncol, 20：666-673, 2009.
31) Cunningham D, et al：N Engl J Med, 358：36-46, 2008.
32) Ohtsu A, et al：J Clin Oncol, 21：54-59, 2003.
33) Boku N, et al：Lancet Oncol, 10：1063-1069, 2009.
34) Koizumi W, et al：Lancet Oncol, 9：215-221, 2008.
35) Chin K, et al：J Clin Oncol, 25：Suppl：4525, 2007.
36) Koizumi W, et al：J Cancer Res Clin Oncol, 140：319-328, 2014.
37) Ryu MH, et al：Ann Oncol, 26：2097-2101, 2015.
38) Ajani JA, et al：J Clin Oncol, 23：6957-6965, 2005.
39) Ajani JA, et al：J Clin Oncol, 28（9）：1547-1553, 2010.
40) Ajani JA, et al：Ann Oncol, 28：2142-2148, 2017.
41) Ajani JA, et al：Eur J Cancer, 49：3616-3624, 2013.
42) Okines AF, et al：Ann Oncol, 20：1529-1534, 2009.
43) Yamaguchi K, et al：Efficacy and safety of capecitabine plus cisplatin in Japanese patients with advanced or metastatic gastric cancer：subset analyses of the AVAGAST study and the ToGA study. Gastric Cancer 2012.
44) Al-Batran SE, et al：J Clin Oncol, 26：1435-1442, 2008.
45) Yamada Y, et al：Ann Oncol, 26：141-148, 2015.
46) Yamada Y, et al：ASCO2018, abst. #4009.
47) Thuss-Patience PC, et al：Eur J Cancer, 47（15）：2306-2314, 2011.
48) Kang JH, et al：J Clin Oncol, 30：1513-1518, 2012.
49) Ford HE, et al：Lancet Oncol, 15：78-86, 2014.
50) Hironaka S, et al：J Clin Oncol, 31：4438-4444, 2013.
51) Shitara K, et al：The lancet Gastroenterology & hepatology, 2：277-287, 2017.
52) Bang YJ, et al：Lancet, 376：687-697, 2010.
53) Hecht JR, et al：J Clin Oncol, 34：443-451, 2016.
54) Satoh T, et al：J Clin Oncol, 32：2039-2049, 2014.
55) Tabernero J, et al：ESMO2017, abst. #616O.
56) Thuss-Patience PC, et al：Lancet Oncol, 18：640-653, 2017.
57) Ohtsu A, et al：J Clin Oncol, 29（30）：3968-3976, 2011.
58) Shen L, et al：Gastric Cancer, 18：168-176, 2015.
59) Fuchs CS, et al：Lancet, 383：31-39, 2014.
60) Wilke H, et al：Lancet Oncol, 15：1224-1235, 2014.
61) Fuchs CS, et al：ASCO-GI2017, abst. #5.
62) Muro K, et al：ASCO2018, abst. #4036.
63) Kang YK, et al：Lancet, 390（10111）：2461-2471, 2017.
64) Fuchs CS, et al：Safety and Efficacy of Pembrolizumab Monotherapy in Patients With Previously Treated Advanced Gastric and Gastroesophageal Junction Cancer：Phase 2 Clinical KEYNOTE-059 Trial. JAMA oncology 2018.
65) Shitara K, et al：Lancet 392：123-133, 2018.
66) Bang YJ, et al：Ann Oncol, 29（10）：2052-2060, 2018.
67) Doi T, et al：Lancet Oncol, 18（11）：1512-1522, 2017.
68) Li J, et al：J Clin Oncol, 34：1448-1454, 2016.
69) Pavlakis N, et al：J Clin Oncol, 34：2728-2735, 2016.
70) Hironaka S, et al：Lancet Oncol, 17：99-108, 2016.

原　浩樹

7 Hepatocellular Carcinoma
原発性肝がん

　原発性肝がんは，肝細胞がん，肝内胆管がん（胆管細胞がん），細胆管細胞がん（細胆管がん），胆管嚢胞腺がん，混合型肝がん（肝細胞がんと胆管細胞がんの混合型），肝芽腫，未分化がんに分類される．このうち肝細胞がんが**原発性肝がんの約90％**を，肝内胆管がんが約4％を占めており，その他は1％未満である．したがって，本項では肝細胞がんと肝内胆管がんについて概説する．

診　断

■ 肝細胞がん

　肝細胞がんのリスクのある患者を定期的にスクリーニングすることによって，早期に肝細胞がんが検出され，根治療法につながる．また，予後改善効果をもたらす可能性があり，**サーベイランスが推奨されている**．肝癌診療ガイドライン（2017年）[1]では，高危険群として，B型またはC型慢性肝炎の患者，肝硬変（B型，C型肝炎を除く）の患者，超高危険群として，B型またはC型肝硬変の患者を設定している．そして，定期的なサーベイランスの方法（**各7図-1**）として，高危険群の患者では，3〜6カ月に一度の超音波検査を主体として，腫瘍マーカー測定も用いたスクリーニングを軸として，肝硬変患者などの超高危険群では，dynamic CT または dynamic MRI の併用を考慮することを推奨している．

❶ 検査方法
・腫瘍マーカー

　AFP（α-fetoprotein），PIVKA-Ⅱ（Protein induced by vitamin K absence or antagonist Ⅱ），AFP-レクチン

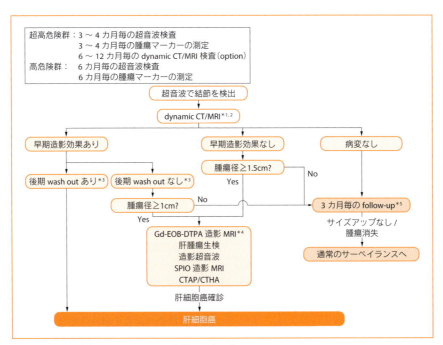

各7図-1．肝細胞癌サーベイランス・診断アルゴリズム
＊1：腫瘍マーカーの上昇，超音波の描出不良などを理由に超音波で結節の描出がなくてもCT/MRIを撮影する場合もある．
＊2：Gd-EOB-DTPA造影MRIもdynamic MRIに含まれる．
＊3：Gd-EOB-DTPA造影MRIを撮影した場合は，肝細胞相の低信号化をwashoutと同様に扱う．ただし，海綿状血管腫はGd-EOB-DTPA造影MRI肝細胞相で低信号を示すので同時に施行されるMRIの他の撮像法と併せて除外する．
＊4：初回画像検査がdynamic CTであった場合，Gd-EOB-DTPA造影MRIが第一に推奨される．
＊5：超音波で病変が描出されている場合，超音波検査での経過観察を行う．描出されていない場合は，dynamic CT/MRIでの経過観察も考慮される．
筆者による一部改変（下記補足説明を追記）
・超高危険度群→B型またはC型肝硬変
・高危険度群→B型またはC型慢性肝炎，肝硬変（B型，C型肝炎を除く）
（日本肝臓学会編：肝癌診療ガイドライン2017年版，p.27，金原出版，2017を一部改変）

分画（AFP-L3）が主である．これらの2種類以上の腫瘍マーカーを測定することは，特異度の低下を最小限に抑えつつ，感度を向上させるため，推奨される．治療前に腫瘍マーカーが上昇している症例において，治療後にその腫瘍マーカーを測定することは，治療効果判定の指標として有効である．

・超音波検査

簡便で非侵襲的であり，スクリーニング検査として用いられている．造影超音波は，肝腫瘍の質的診断や肝細胞がん治療後の遺残・再発などの治療効果判定にも有用である．

・CT

肝細胞がんの診断において，dynamic study（造影動脈相と門脈・平衡相を撮影する）が，推奨されている．CTの造影パターンは質的診断に有用である．

・MRI

信号強度や造影パターンが質的診断に有用である．ガドキセト酸ナトリウム（Gd-EOB-DTPA，プリモビスト®）は肝細胞特異性を有するMRI用の肝臓造影剤で，肝細胞がんの検出において，dynamic CTよりも良好とのメタアナリシスの結果もある．特に，早期肝細胞がんの検出において高い診断能を有している．

・血管造影

経動脈性門脈造影下CT（CTAP）/肝動脈下造影CT（CTHA）は診断能が高いが，侵襲的であり，他の検査法の診断能の向上とともに診断目的で行われることが少なくなっている．肝動脈塞栓療法（TACE/TAE）などの治療手技に合わせて施行されることが多い．

・FDG-PET

肝原発巣の検出に関する有用性は低い．骨転移など肝外転移が疑われるが他の画像検査にて発見できない場合，FDG-PETを追加する意義はある．

・腫瘍生検

画像検査にて，典型的な症例では画像検査のみで確定診断を付けることが可能であるため，非典型例での診断目的にて行われている．

❷肝細胞がんの診断の流れ

結節性病変を認めた場合，まずはdynamic CTまたはdynamic MRIなどを実施し，その造影パターンにより診断を行う．肝細胞がんは，動脈由来の豊富な腫瘍内新生血管が特徴であり，典型的な肝細胞がんでは，造影動脈相で腫瘍濃染像を呈し（高吸収域），造影門脈・平衡相で造影剤のwash out（低吸収域）を示す．この所見が認められれば，腫瘍生検を行わずともほぼ診断が可能である．また，肝細胞がんの特徴として，門脈腫瘍栓や肝静脈腫瘍栓などの脈管浸潤を来し，腫瘍栓を形成することも特徴である．dynamic CT/MRIにて確定診断ができない場合は，厳重な経過観察または腫瘍生検などによる精査を考慮する．

■ 肝内胆管がん

肝内胆管癌が肝内胆管を閉塞し，黄疸をきたすことがある．また，腹痛や倦怠感，食欲不振などの症状を認めることもある．しかし，肝細胞がんと同様に，臨床所見に乏しく，高危険群の囲い込みも難しいため，早期診断が困難で，切除不能の状態で診断されることが多い．

腫瘍マーカーは，CEAとCA19-9がよく用いられる．超音波やCT/MRIなどの画像診断では，境界不整な腫瘍や末梢胆管の拡張などの所見を認めることが多い．しかし，確定診断には腫瘍生検や切除標本による病理診断が必要である．また，病理学的には胃，大腸，膵などの消化器がんや肺がんなどと同じ腺がんであるので，他臓器からの肝転移を否定することも必要である．

Stage（病期）分類，治療法の選択，予後の推測

■ 肝細胞がん

❶Stage分類

肝細胞がんのStageは，腫瘍径，腫瘍数，脈管浸潤（隣接臓器への浸潤）からなるT因子，所属リンパ節転移の有無（N因子），遠隔転移の有無（M因子）によって分類される．国際分類ではUICC第8版のTNM（2017年）（各7 表-1）[2]）があるが，わが国では，原発性肝癌取扱い規約 第6版（2015年）（各7 表-2）[3]）に基づいて病期分類が行われることが多い．ただし，これらの病期分類は，予後との相関は認められるが，治療法の選択においては，肝機能やがんの性状や占拠部位などを考慮することが必要であり，あまり有用ではない．

肝細胞がんでは，肝機能の評価も予後の推測や治療法の決定において重要であり，Child-Pugh分類（各7 表-3）[3]）などがよく用いられている．また，この肝細胞がんの進展度と肝機能の両者を組み合わせたCLIP score[4]）やBarcelona Clinic Liver Cancer staging system[5]）などの統合ステージングがいくつか報告されている．治療成績などを比べる上で有用であるが，どのステージングがよいかという評価は定まっていない．

❷治療法の選択

肝細胞がんの治療は，肝切除，局所穿刺療法〔ラジオ波焼灼術（radiofrequency ablation：RFA）など〕，肝動脈化学塞栓療法（TACE/TAE），分子標的治療，肝動注化学療法が中心に行なわれている．この他に，放射線療

各 7 表-1. 肝がんの TNM 分類（UICC 第 8 版，2017 年）

● liver（肝細胞がん）

Stage			
Stage I A	T1a	N0	M0
Stage I B	T1b	N0	M0
Stage II	T2	N0	M0
Stage III A	T3	N0	M0
Stage III B	T4	N0	M0
Stage IV A	any T	N1	M0
Stage IV B	any T	any N	M1

T1a：solitary tumour 2 cm or less in greatest dimension with or without vascular invasion
T1b：solitary tumour more than 2 cm in greatest dimension without vascular invasion
T2：solitary tumour with vascular invasion more than 2 cm dimension or multiple tumours, none more than 5 cm in greatest dimension
T3：multiple tumours any more than 5 cm in greatest dimension
T4：tumour(s) involving a major branch of the portal or hepatic vein with direct invasion of adjacent organs (including the diaphragm), other than the gallbladder or with perforation of visceral peritoneum
N1：regional lymph node metastasis
M1：distant metastasis

● intrahepatic bile ducts（肝内胆管がん）

Stage			
Stage I	T1	N0	M0
Stage I A	T1a	N0	M0
Stage I B	T1b	N0	M0
Stage II	T2	N0	M0
Stage III A	T3	N0	M0
Stage III B	T4	N0	M0
	any T	N1	M0
Stage IV	any T	any N	M1

T1a：solitary tumour 5 cm or less in greatest dimension without vascular invasion
T1b：solitary tumour more than 5 cm in greatest dimension without vascular invasion
T2：solitary tumour with intrahepatic vascular invasion or multiple tumours, with or without vascular invasion
T3：tumour perforating the visceral peritoneum
T4：tumour invading local extrahepatic structures by direct hepatic invasion
N1：regional lymph node metastasis
M1：distant metastasis

（文献 2）より）

各 7 表-2. 原発性肝がんの進行度分類（TNM 分類）

Stage		T 因子	N 因子	M 因子
I		T1	N0	M0
II		T2	N0	M0
III		T3	N0	M0
IV-A	肝細胞がん	T4	N0	M0
		T1-4	N1	M0
	肝内胆管がん	T4	N0	M0
		T1-3	N1	M0
IV-B	肝細胞がん	T1-4	N0-1	M1
	肝内胆管がん	T4	N1	M0
		T1-4	N0-1	M1

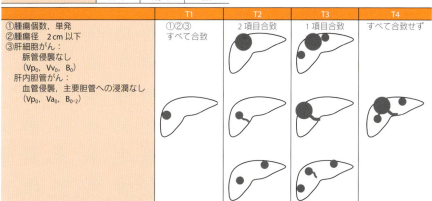

T 因子（肝細胞がん）：癌腫の「個数」，「大きさ」，「脈管侵襲（血管・胆管）」の 3 項目によって規定される．複数の癌腫は多中心性癌腫であっても肝内転移癌腫であってもよい．肝細胞癌破裂 S3 と明記するが，T 因子は変更しない．
T 因子（肝内胆管がん）：癌腫の「個数」，「大きさ」，「血管侵襲（Vp, Va）・主要胆管（胆管一次分枝または総肝管）への浸潤（B_3 または B_4）」の 3 項目によって規定される．
N 因子　N0：リンパ節転移を認めない，N1：リンパ節転移を認める
M 因子　M0：遠隔転移を認めない，M1：遠隔転移を認める

（日本肝癌研究会編：臨床・病理　原発性肝癌取扱い規約　第 6 版，p.26, 27, 金原出版，2015 を引用改変）

法や肝移植なども行われることがある．

治療法の選択においては，がんの進行度だけでなく，肝機能の状態も考慮することが重要である．肝予備能，肝外転移，脈管侵襲，腫瘍数，腫瘍径の 5 因子をもとに設定した肝細胞癌治療アルゴリズム[1]は，肝細胞がんの治療法の選択の一助となる（**各 7 図-2**）．

1）Child Pugh A または B の症例において

①腫瘍が 1-3 個，腫瘍径 3 cm 以内ならば，肝切除または RFA が選択される．腫瘍数が 1 個ならば，腫瘍径にかかわらず，第一選択として肝切除が推奨される．
②腫瘍数 1-3 個で腫瘍径が 3 cm 以超ならば，第一選択として肝切除，第二選択として TACE/TAE が推奨される．
③腫瘍数が 4 個以上ならば，第一選択として TACE/

各7表-3. Child-Pugh 分類

項目	ポイント		
	1点	2点	3点
脳症	ない	軽度	ときどき昏睡
腹水	ない	少量	中等量
血清ビリルビン値（mg/dL）	2.0 未満	2.0～3.0	3.0 超
血清アルブミン値（g/dL）	3.5 超	2.8～3.5	2.8 未満
プロトロンビン活性値（%）	70 超	40～70	40 未満
プロトロンビン時間延長（秒）	4 未満	4～6	6 超
プロトロンビン時間（INR）	＜1.7	1.7～2.3	＞2.3

各項目のポイントを加算し，その合計点で分類する．
Child-Pugh 分類　A：5～6点，B：7～9点，C：10～15点
（日本肝癌研究会編：臨床・病理　原発性肝癌取扱い規約 第6版，p.15，金原出版，2015 を引用改変）

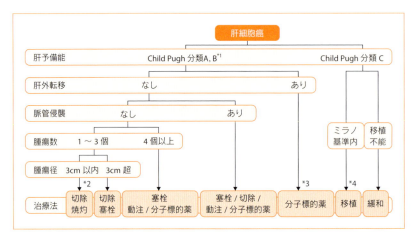

各7図-2．肝細胞癌治療アルゴリズム（2017年）
＊1：肝切除の場合は肝障害度による評価を推奨
＊2：腫瘍数1個なら①切除，②焼灼
＊3：Child-Pugh 分類 A のみ
＊4：患者年齢は 65 歳以下

（日本肝臓学会編：肝癌診療ガイドライン 2017 年版，p.68，金原出版，2017）

TAE，第二選択として肝動注化学療法または分子標的治療薬が推奨される．
2）Child Pugh A で肝外転移がある場合，分子標的治療薬が推奨される．
3）Child Pugh A で肝外転移がなく，脈管侵襲を伴う場合，肝機能，腫瘍条件，脈管侵襲の程度に応じて，TACE/TAE，肝切除，肝動脈化学療法，分子標的治療薬が推奨される．
4）Child Pugh C の症例において
①ミラノ基準内（腫瘍数が3個以下で腫瘍径が3 cm 以内および腫瘍が1個ならば腫瘍径が5 cm 以内）で，患者年齢が65歳以下ならば肝移植が推奨される．
②移植不能ならば緩和ケアが推奨される．

❸ 予後の推測

肝細胞がんの治療法別の5年生存割合を示す[6]（**各7表-4**）．**肝細胞がんは根治治療後も再発率が高いのが特徴の1つであり，5年で70～80％の再発率である**．多くは肝内再発であり，肝外転移再発は他のがん種に比べて少なく，診断から2年以内の経過観察中に3～4％程度出現しているのみである．頻度の多い転移部位として，リンパ節，肺，骨，副腎などがあげられる．肝細胞がんの予後因子としては，がんの進行度，肝機能の状態が重要である．主な予後因子は，下記のとおりである[7,8]．

・がんの進行度：TNM stage，腫瘍数，腫瘍径，脈管浸潤，AFP など．
・肝機能：Child Pugh 分類など．

■ 肝内胆管がん

❶ Stage（病期）分類

国際的には UICC の第8版（2017年）[2]（**各7表-1**），わが国では原発性肝癌取扱い規約第6版（2015年）[3]（**各7表-2**）に基づいて病期分類が行われることが多い．ともに，肝細胞がんと若干異なる Stage 分類である．Stage 分類上，肝内胆管がんは肝がんに分類されるが，非手術療法においては，胆管上皮から発生し腺がんを主体とするといった病理組織学的特徴や，早期にリンパ節転移や遠隔転移を起こしやすいといった臨床的な性質が，**肝細胞がんよりも胆道がんに類似していることから胆道がんに**

各7表-4．原発性肝がんの治療法別の生存割合

	症例数	5年生存割合（％）			
		全体	肝障害度A	肝障害度B	肝障害度C
肝細胞がん全症例	90,994	44.3	NA	NA	NA
・肝切除	20,866	56.8	61.4	47.1	42.1
・肝移植	116	69.4	NA	NA	NA
・局所療法	21,954	47.0	55.7	39.0	22.0
エタノール注入療法	9,769	40.8	50.1	33.1	18.9
ラジオ波焼灼術	9,472	57.7	65.2	49.8	28.6
マイクロ波凝固壊死療法	2,357	50.8	59.4	42.2	28.0
・肝動脈塞栓術	14,628	25.7	33.7	19.9	9.4
sorafenib[*1]	1,553	265日[*3]	371日[*3,4]	134日[*3,5]	25日[*3,6]
無治療例[*2]	195	3.0	33	3	0
肝内胆管がん全症例	3,214	24.8	NA	NA	NA
・肝切除	1,804	41.5	NA	NA	NA
・肝切除以外	221	26.3	NA	NA	NA

[*1]：ネクサバール®錠200 mg 特定使用成績調査（切除不能な肝細胞癌）　最終報告書，バイエル薬品2016年4月．
[*2]：岡博子 他：多施設（22施設）調査に基づく肝癌無治療例195例の検討，肝臓，44巻11号：546-551，2003．
[*3]：中央値，[*4]：Child Pugh A，[*5]：Child Pugh B，[*6]：Child Pugh C，NA：not available
（第19回全国原発性肝癌 追跡調査報告をもとに筆者作成）

含めて考えられることが多い．

❷治療法の選択

外科切除のみが，根治を期待できる治療であり，切除可能症例では第一選択となる．切除後の補助療法はいくつかのランダム化比較試験は行われているが，確立した補助療法はない．また，切除ができないほど進行した状態で見つかることも多く，また切除後の再発率も高いため，化学療法などの非手術療法が重要な役割を担っている．なお，放射線療法は十分なエビデンスがなく，あまり行われていない．

❸予後の推測

肝内胆管がんの治療法別の5年生存割合を示す[6]（各7表-4）．切除後の予後因子は，切除断端のがん遺残の有無，リンパ節転移の有無，血管浸潤の有無，腫瘍数などが報告されている[9,10]．しかし，進行肝内胆管がんに限定した予後因子は十分に明らかにされていない．

治療法の各論（各7図-8, 9, p.155~156）

■肝細胞がん

わが国では，肝細胞がんの治療は，肝切除，局所穿刺療法，TACE，分子標的治療，肝動注化学療法，放射線療法や肝移植が行われている[4]．

❶肝切除

侵襲性が高いが，治療効果は確実であり，有効性の高い治療法である．最近，腹腔鏡下肝切除も行われるようになり，侵襲性も改善されている．良い適応としては，肝臓に腫瘍が限局しており，腫瘍数が3個以下である場合が望ましい．腫瘍径については制限はなく，門脈侵襲も門脈一次分枝までは適応となる．ICG 15分停滞率は，切除が可能かどうかを判断するための肝機能の評価に重要である．

切除/RFA後の補助療法として，peretinoinやsorafenibなどが試みられたが，有意に良好な結果は示されておらず，確立した補助療法はない．

【適　応】
・腫瘍数：腫瘍数3個以内
・腫瘍径：規定なし
・肝予備能：予定切除量とICG 15分停滞率を含めた肝機能検査から総合的に判断する．

❷局所穿刺療法

局所穿刺療法として，RFA，エタノール注入療法（PEI），マイクロ波凝固療法があるが，RFAが主に行われている（各7表-5）．腫瘍径3 cmかつ腫瘍数3個以内が一般的な適応である．RFAの欠点は，局所再発をきたすことである．これまでに1.7%から16%など報告があり，局所再発をきたさないためには十分な焼灼マージンを得ることが重要である．また，これまでに，切除とRFAを比較した主なランダム化比較試験が4試験行われ[11~14]，生存期間において変わりないとの報告が3試験[11,13,14]，切除が良かったという報告[12]が1試験あり，一定の見解は得られていない．また，RFAとPEIを比較したランダム化比較試験の成績がいくつか報告されており[15~18]，RFAはPEIと比べて，局所再発率，無再発生存期間，生存期間において，有意に良好な成績が示されており，メタアナリシス[19,20]でも同様に，良好な局所再発率と生存期間が報告されているため，RFA可能な症例はRFAが推奨されている．また，RFAとTACEの併用に関しては，比較的大型の腫瘍に適応する場合には，TACEとの併用で予後の改善が期待できることがいわれているが，100例以下のランダム化比較試験であり，まだ強固なエビデンスとはいえない[21,22]．

RFAの重篤な合併症として，肝膿瘍・腹膜炎などの感染症，腹腔・胸腔内出血，肝梗塞，消化管穿孔，腸閉塞，

各7表-5. 穿刺療法のランダム化比較試験の治療成績

	症例数	完全壊死率 (%)	1年生存率 (%)	2年生存率 (%)	3年生存率 (%)	p値（生存割合）	報告者（報告年）
RFA vs. 肝切除							
RFA	71	97.3	95.8	82.1	71.4	not significant	Chen MS（2006）[11]
肝切除	90	NA	93.3	82.3	73.4		
RFA	115	100	86.96	76.52	69.57	0.001	Huang J（2010）[12]
肝切除	115	NA	98.26	96.52	92.17		
RFA	84	94.0	93.1	83.1	67.2	0.342	Feng K（2012）[13]
肝切除	84	NA	96.0	87.6	74.8		
RFA	60	95.0	97.5	91.2	82.5	0.207	Fang Y（2014）[14]
肝切除	60	96.7	93.7	86.2	77.5		
RFA vs. PEI							
RFA	52	NA	100	98	NA	0.138	Lencioni R（2003）
PEI	50	NA	96	88	NA		
RFA	52	96	90	82	74	0.14	Lin SM（2004）[15]
PEI	52	88	85	61	50	0.23	
PEI（高用量）	53	92	88	63	55		
RFA	62	96.8	93	81	74	0.031	Lin SM（2005）[16]
PEI	62	88.7	81	66	51		
RFA	118	100	97	91	81	0.01	Shiina S（2006）[17]
PEI	114	100	91	81	67		
RFA	70	95.7	NA	NA	63	0.476	Brunello F（2008）[18]
PEI	69	65.6	NA	NA	59		
RFA vs. TACE＋RFA							
RFA	70	NA	94	NA	69	0.037	Peng ZW（2012）[19]
TACE＋RFA	69	NA	82	NA	36		
RFA	95	96.8	85.3	NA	59.0	0.002	Peng ZW（2013）[20]
TACE＋RFA	94	96.8	92.6	NA	66.6		

RFA：ラジオ波焼灼術，PEI：エタノール注入療法，TACE：肝動脈化学塞栓療法，NA：not available

ショック，肝不全，腫瘍の播種・破裂，心臓破裂などがあり，死亡例も報告されており，手技に十分精通した医師が中心となって行うことが必要である．

【適応】
・がんの状態：腫瘍数3個以内，腫瘍径3cm以内，脈管浸潤や肝外転移がない．
・肝予備能：腹水がない，黄疸がない，出血傾向がない．

❸ 肝動脈化学塞栓療法/肝動脈塞栓療法（TACE/TAE）

transcatheter arterial chemoembolization（TACE）は，無治療または化学療法単独と比較したランダム化試験[23〜25]（各7表-6）やそれらのメタアナリシス[26,27]で有意に良好な延命効果が示され，標準的な治療法として確立した．一般にTACEは切除や局所穿刺療法に比べて，局所制御性や遠隔成績で劣ることより，切除や局所穿刺療法が困難な症例や多発の症例が対象となる．しかし，TACEは肝切除や局所穿刺療法による治療が困難な多発例や再発例にも治療可能であり，実際の臨床においては，肝切除や局所穿刺療法を含む集学的治療の一環として実施されることが多い．TACEの適応は年齢，肝予備能などの宿主側因子，腫瘍径や占拠部位などの腫瘍側因子を考慮した上で決定されている．

わが国では，抗がん薬とリピオドールを懸濁したものを注入し，ゼラチンスポンジで塞栓する通常型のconventional TACE（cTACE）が主流である．併用する抗がん薬としてはepirubicin，cisplatin，miriplatinなどが用いられることが多いが[3]，適切な薬剤，それらを併用する意義は明らかになっていない[28〜30]（各7表-6）．リピオドールは抗がん薬のキャリアとして用いられており，肝細胞がん内の腫瘍血管に長期間停滞し，抗がん薬を徐々に放出する．塞栓物質としては，わが国では多孔性ゼラチン粒が汎用されている．また，薬剤溶出性ビーズを用いたDEB-TACE（drug-eluting beads-TACE）も行われている．薬剤溶出性ビーズは，抗がん薬を含浸させることができることに加えて，粒子が微細で均一な球状となっているため，塞栓対象血管に最適な粒子径を選択することができるのが特徴である．しかし，cTACEがよいか，DEB-TACEがよいかは相反する結果が報告されており[31〜33]，一定の見解が得られていない（各7表-6）．

また，TACEと分子標的治療薬との併用療法の開発も進んでいるが，現在までにTACE単独と比較して有意に良好な結果を示した試験はなく，標準治療としては確立していない[34〜36]．

【適応】
・がんの状態：切除不能で局所穿刺療法の適応とならない多血性の肝細胞がん（例：腫瘍数が4個以上の多発例など）
・肝予備能：Child Pugh A-B
・その他：造影剤アレルギーがない，動脈閉塞・狭窄などカテーテル挿入に支障がない．

❹ 分子標的治療

全身薬物療法の一次治療として，sorafenib（RAFやVEGFR，PDGFRなどを阻害するマルチキナーゼ阻害薬）

各 7 表-6. 肝動脈塞栓術のランダム化比較試験の治療成績

治療法	TAE 併用抗がん薬	リピオドール	症例数	奏効率 (%)	1 年生存割合	2 年生存割合	p 値	報告者（報告年）
TA（C）E 対 symptomatic Tx								
TAE	なし	なし	21	61	42	25	<0.01	Lin DY (1988)[23]
5-FU			21	9.5	13	13		
TACE	doxorubicin	なし	21	33	24	NA	NS	Pelletier G (1990)
symptomatic Tx			21	0	33	NA		
cTACE	cisplatin	あり	50	16	62	38	0.13	GRETCH (1995)
conservative Tx			46	5	43	26		
cTACE＋tamoxifen	cisplatin	あり	37	24	51	24	0.77	Pelletier G (1998)
tamoxifen			36	5	55	26		
TAE	なし	なし	40	55	70	49	0.72	Bruix J (1998)
symptomatic Tx			40	0	72	50		
cTACE	cisplatin	あり	40	27	57	31	0.002	Lo CM (2002)[24]
symptomatic Tx			39	2.6	32	11		
cTACE	doxorubicin	あり	40	35	82	63	0.009	Llovet JM (2002)[25]
TAE	なし	あり	37	43	75	50		
conservative Tx			35	0	63	23		
cTACE＋tamoxifen	epirubicin	あり	62	NA	62	32	0.58	Doffoel M (2008)
tamoxifen			61	NA	52	28		
抗がん薬の比較								
cTACE	cisplatin	あり	52	38	71	45	not significant	Kassugai H (1989)[29]
cTACE	doxorubicin	あり	25	11	NA	13		
cTACE	doxorubicin	あり	38	NA	74.7	44	not significant	Watanabe S (1994)
cTACE	epirubicin	あり	39	NA	69.9	44.5		
cTACE	cisplatin	あり	22	68	52.5	26.2	not significant	Chang JM (1994)
cTACE	なし	なし	24	67	72.5	39.5		
cTACE	doxorubicin	あり	199	NA	73	54	0.2296	Kawai S (1997)[28]
cTACE	epirubicin	あり	207	NA	69	44		
DEB-TACE	doxorubicin	なし	50	40.0	NA	NA	0.64	Brown KT (2016)
DEB-TAE	なし	なし	51	33.3	NA	NA		
cTACE	miriplatin	あり	124	44.4*	NA	67	0.946	Ikeda M (2017)[30]
cTACE	epirubicin	あり	123	37.4*	NA	76		
cTACE 対 DEB-TACE								
cTACE	doxorubicin	あり	108	44	NA	NA	NA	Lammer J (2010)[31]
DEB-TACE	doxorubicin	なし	93	52	NA	NA		
cTACE	doxorubicin	あり	34	100	NA	83.6	0.96	Sacco R (2011)[32]
DEB-TACE	doxorubicin	なし	33	100	NA	86.8		
cTACE	doxorubicin	あり	88	70.3	83.5	55.4	0.949	Golfieri R (2014)[33]
DEB-TACE	doxorubicin	なし	89	59.7	86.2	56.8		

TAE：transarerial embolization, TACE：transarerial chemoembolization, Tx：treatment, cTACE：conventional TACE, DEB-TACE：Drug-eluting bead TACE, NA：not available, GRETCH：Grouped'Etude et de Traitement du Carcinoma Hepatocellulaire
＊：TE4（100％壊死または消失）の割合

と lenvatinib（VEGFR 1-3 や FGFR1-4, PDGFRα, RET, KIT などを阻害するマルチキナーゼ阻害薬）が標準治療として位置付けられている（各 7 表-7）．sorafenib は，プラセボと比較した第Ⅲ相試験が欧米（SHARP 試験）[37]とアジア諸国（Asia-Pacific 試験）[38]で 2 試験が行われ，ともに病勢制御割合，無増悪期間，生存期間において，有意に良好な治療成績が報告された（各 7 図-3）．lenvatinib は，sorafenib と比較した第Ⅲ相試験（REFLECT 試験）[39]において，生存期間における非劣性，無増悪生存期間や奏効割合は有意に良好な結果が示され，2018 年 3 月にわが国で承認された（各 7 図-4）．ただし，両薬剤の使い分けについては決まった方針はない．

sorafenib の二次治療としては，regorafenib（VEGFR1-3, TIE-2, PDGFRαβ, FGFR, KIT, RET, RAF-1, BRAF などを阻害するマルチキナーゼ阻害薬）が標準的な治療薬として位置づけられている（各 7 表-8）．regorafenib は，sorafenib 治療中に画像上の増悪を認め，sorafenib に忍容性がある（400 mg/日以上，最後の 1 カ月間のうち 20 日間以上内服）患者を対象として，プラセボと比較した第Ⅲ相試験（RESORCE 試験）[40]が行われ，有意に良好な生存期間，無増悪生存期間，無増悪期間が示され，2017 年 6 月にわが国で承認された（各 7 図-5）．

【適 応】
・がんの状態：切除や局所穿刺療法，TACE の適応とならない進行肝細胞がん（例：門脈本幹または一次分枝に腫瘍栓を有する例，TACE 不応例，肝外転移例など）
・肝予備能：Child Pugh A

❺ 肝動注化学療法

肝動注化学療法は，高濃度の抗がん薬を肝内に直接投与し，腫瘍局所の抗がん薬濃度を高めることで，**高い抗腫瘍効果が期待でき，また全身性の副作用も軽減する**ことが期待できる治療法である．わが国では，cisplatin（CDDP）[41]（各 7 図-6），5-Fluorouracil（5-FU）＋

各7表-7. 進行肝細胞癌に対する一次化学療法の第Ⅲ相試験の治療成績

抗がん薬/レジメン	症例数	RR(%)	DCR(%)	TTP/PFS(中央値：月)	ハザード比(95%信頼区間)	p値	OS(中央値：月)	ハザード比(95%信頼区間)	p値	試験相/試験名	報告者(報告年)
sorafenib	299	2.30%	43%	5.5	0.58 (0.45-0.74)	<0.001	10.7	0.69 (0.55-0.87)	<0.001	SHARP	Llovet JM[37] (2008)
プラセボ	303	0.70%	32%	2.8			7.9				
sorafenib	150	3%*	35.30%	2.8	0.57 (0.42-0.79)	0.001	6.5	0.68 (0.55-0.93)	0.014	Asia-Pacific	Cheng AL[38] (2009)
プラセボ	76	1%*	15.80%	1.4			4.2				
sunitinib	530	6.60%	50.80%	3.6	1.13 (0.99-1.30)	0.2286	7.9	1.30 (1.13-1.50)	0.0014	SUN1170	Cheng AL (2013)
sorafenib	542	6.10%	51.50%	3			10.2				
brivanib	577	12%*	66%*	4.2	1.01 (0.88-1.16)	0.8532	9.5	1.06 (0.93-1.22)*	0.373	BRISK-FL	Johnson P (2013)
sorafenib	578	9%*	65%*	4.1			9.9				
linifanib	514	13.00%	ND	5.4	0.759 (0.643-0.895)	0.001	9.1	1.046 (0.896-1.221)	ND	LiGHT	Cainap C (2015)
sorafenib	521	6.90%	ND	4			9.8				
sorafenib+erlotinib	362	6.60%	43.90%	3.2	1.135 (0.944-1.366)	0.18	9.5	0.929 (0.781-1.106)	0.408	SEARCH	Zhu AX (2015)
sorafenib+プラセボ	358	3.90%	52.50%	4			8.5				
sorafenib+doxorubicin	180	ND	ND	4	0.9 (0.72-1.20)	0.98	10.5	1.06 (0.8-1.4)	0.24	CALGB 80802	Abou-Alfa GK (2016)
sorafenib	176	ND	ND	3.9			8.9				
sorafenib+FP 肝動注	102	36.3%*	72.8%*	5.3	0.643 (0.475-0.870)	0.004	11.8	1.009 (0.743-1.371)	0.955	SILIUS	Kudo M[8] (2005)
soraefnib	103	17.5%*	64.7%*	3.5			11.8				
lenvatinib	478	24.1%*	75.5%*	7.4	0.66 (0.57-0.77)	<0.0001	13.6	0.92 (0.79-1.06)	ND	REFLECT	Kudo M[39] (2018)
sorafenib	476	9.2%*	60.5%*	3.7			12.3				

＊：modified RECIST, RR：奏効割合, DCR：病勢制御割合, TTP：無増悪期間, PFS：無増悪生存期間, OS：生存期間, ND：no data, FP：5-FU＋cisplatin.

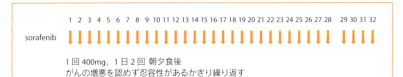

各7図-3. sorafenib（ネクサバール®）の投与スケジュール

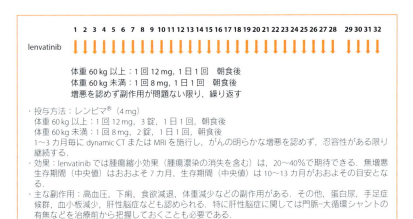

各7図-4. lenvatinib（レンビマ®）の投与スケジュール

CDDP[42]（各7図-7）などがよく行われ，高い奏効割合や良好な遠隔成績が報告されている（各7表-9）．また，完全奏効例や長期生存例も認められており，有効な治療法である．しかし，肝動注化学療法の延命効果が示されていないため，進行肝細胞がんに対する標準治療として位置づけられていない．

これまでに，sorafenibと肝動注化学療法とsorafenib単剤を比較したランダム化比較試験が2試験，国内で行

各7表-8. 進行肝細胞癌に対する二次化学療法の第Ⅲ相試験の治療成績

抗がん薬/レジメン	症例数	RR (%)	DCR (%)	TTP/PFS (中央値：月)	ハザード比 (95%信頼区間)	p値	OS (中央値：月)	ハザード比 (95%信頼区間)	p値	試験相/試験名	報告者 (報告年)
brivanib	263	10%*	61%*	4.2	0.56 (0.42–0.76)	<0.001	9.4	0.89 (0.69–1.15)*	0.3307	BRISK-PS	Llovet JM (2013)
プラセボ	132	2%*	40%*	2.7	—		8.2	—			
everolimus	362	2.20%	56.10%	3	0.93 (0.75–1.15)	ND	7.6	1.05 (0.86–1.27)	0.68	EVOLVE-1	Zhu AX (2014)
プラセボ	184	1.60%	45.10%	2.6	—		7.3	—			
S-1	222	5.40%	43.20%	2.6	0.60 (0.46–0.77)	<0.0001	11.1	0.86 (0.67–1.10)	0.2201	S-CUBE	Kudo M (2015)
プラセボ	111	0.90%	24.30%	1.4	—		11.2	—			
ADI-PEG 20	424	1%	25%	ND	ND	ND	7.8	ND	0.884		Abou-Alfa GK (2016)
プラセボ	211	3%	31%	ND	—		7.4	—			
ramucirumab	283	7%	56%	2.8	0.63 (0.52–0.75)	<0.0001	9.2	0.87 (0.72–1.05)	0.14	REACH	Zhu AX (2015)
プラセボ	282	<1%	46%	2.1	—		7.6	—			
tivantinib	134	0.70%	61.90%	2.8	0.72 (0.51–1.02)	0.065	9.9	0.85 (0.59–1.22)	0.367	JET-HCC	Kobayashi S (2017)
プラセボ	61	1.60%	55.70%	2.3	—		8.5	—			
tivantinib	226	ND	ND	2.1	0.96 (0.75–1.22)	0.72	8.4	0.97 (0.75–1.25)	0.81	METIV-HCC	Rimassa L (2017)
プラセボ	114	ND	ND	2	—		9.1	—			
regorafenib	379	11%*	65%*	3.2	0.44 (0.36–0.55)	<0.00001	10.6	0.63 (0.50–0.79)	<0.0001	RESORCE	Bruix J[40] (2016)
プラセボ	194	4%*	36%*	1.5	—		7.8	—			
cabozantinib	470	4%	64%	5.2	0.44 (0.36–0.52)	<0.0001	10.2	0.76 (0.63–0.92)	0.0049	CELESTIAL	Abou-Alfa GK (2018)
プラセボ	237	0.4%	33.4%	1.9	—		8	—			

*：modified RECIST, RR：奏効割合, DCR：病勢制御割合, TTP：無増悪期間, PFS：無増悪生存期間, OS：生存期間, ND：no data, ADI-PEG-20：arginine deiminase-polyethylene glycol

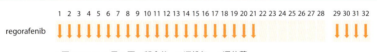

- 投与方法：スチバーガ®（40 mg）1回4錠，160 mg，1日1回，朝食後
  1～2カ月毎に dynamic CT または MRI を施行し，がんの明らかな増悪を認めず，忍容性がある限り継続する．
- 効果：sorafenib 不応例で使用する．sorafenib 不耐例（1日400 mg でも忍容性がないなど．）における有効性や安全性は確認されていない．regorafenib では腫瘍縮小効果はあまり期待できず，がんの増殖を抑制し，延命効果を得ることである．腫瘍縮小効果は5～10%前後，増悪までの期間（中央値）は3カ月，生存期間（中央値）は10カ月がおよその目安となる．
- 主な副作用：高血圧，手足症候群，疲労，下痢などの副作用がある．その他，肝機能障害，皮疹，食欲不振，浮腫なども認められる．特に，肝機能障害は突然悪化することもあるため，最初の2コースは注意が必要である．また，手足症候群に関しても sorafenib と同様に予防策が重要である．

各7図-5. regorafenib（スチバーガ®）の投与スケジュール

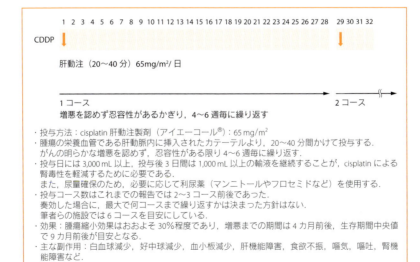

- 投与方法：cisplatin 肝動注製剤（アイエーコール®）：65 mg/m²
- 腫瘍の栄養血管である肝動脈内に挿入されたカテーテルより，20～40分間かけて投与する．がんの明らかな増悪を認めず，忍容性がある限り4～6週毎に繰り返す．
- 投与日には 3,000 mL 以上，投与後3日間は 1,000 mL 以上の輸液を継続することが，cisplatin による腎毒性を軽減するために必要である．
  また，尿量確保のため，必要に応じて利尿薬（マンニトールやフロセミドなど）を使用する．
- 投与コース数はこれまでの報告では2～3コース前後であった．
  奏効した場合に，最大で何コースまで繰り返すかは決まった方針はない．
  筆者らの施設では6コースを目安にしている．
- 効果：腫瘍縮小効果はおおよそ30%程度であり，増悪までの期間は4カ月前後，生存期間中央値で9カ月前後が目安となる．
- 主な副作用：白血球減少，好中球減少，血小板減少，肝機能障害，食欲不振，嘔気，嘔吐，腎機能障害など．

各7図-6. cisplatin 肝動注製剤（アイエーコール®）の投与スケジュール

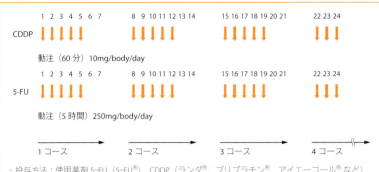

各7図-7．5-FU＋cisplatin（CDDP）療法の投与スケジュール

各7表-9．肝動注化学療法の治療成績（抜粋）

抗がん薬	症例数	奏効割合(%)	増悪までの期間／無増悪生存期間（中央値：月）	ハザード比 p-value	生存期間（中央値：月）	1年生存割合(%)	ハザード比 p-value	報告者（報告年）
cisplatin	21	14	NA		2.8	9		Chung YH (2000)
cisplatin	67	37	NA		10.7	NA		Court WS (2002)
cisplatin	80	34	NA		NA	67.5		Yoshikawa M (2008)
cisplatin*	25	28	3.6		7.1	36		Ikeda M (2013)[41]
cisplatin*	24	21	NA		7.0	38		Kondo M (2010)
5-fluorouracil＋cisplatin	21	14	NA		NA	61.1		Toyoda H (1995)
5-fluorouracil＋cisplatin*	48	48	NA		10.2	45		Ando E (2002)
5-fluorouracil＋cisplatin*	38	8	NA		6.0	21		Cheong JY (2005)
5-fluorouracil＋cisplatin	41	22	7.0		12.0	47.1		Park JY (2007)
5-fluorouracil＋cisplatin*	51	86	NA		33.0	72.9		Nagamatsu H (2010)
5-fluorouracil＋cisplatin	341	40.5	NA		14.0	NA		Nouso K (2014)[42]
sorafenib＋cisplatin	66	21.7	3.1	0.78 (0.50–1.21)	10.6	NA	0.60 (0.38–0.96)	Ikeda M (2016)[43]
sorafenib	42	7.3	2.8	0.257	8.7	NA	0.031	
sorafenib＋5-FU＋cisplatin	103	36	5.3	0.645 (0.477–0.872)	11.8	39	1.009 (0.743–1.371)	Kudo M (2018)[44]
sorafenib	103	18	3.5	0.0	11.5	33.3	0.955	

＊：対象：門脈腫瘍栓を有する肝細胞がん，NA：not available

われている[43,44]．1試験目は，sorafenib＋CDDP肝動注化学療法とsorafenib単剤のランダム化第Ⅱ相試験[43]であり，CDDP肝動注化学療法併用群で有意に良好な結果が示された．しかし，ランダム化第Ⅱ相試験であり，強固なエビデンスとは言い難い．2試験目は，sorafenibと5-FU＋CDDPの肝動注化学療法とsorafenib単剤を比較した第Ⅲ相試験である[44]．全生存期間は，両群ではほぼ同様の治療成績であり5-FU＋CDDPの上乗せ効果は認めなかった．しかし，門脈本幹に腫瘍栓を有する症例では，良好な生存期間が示され，肝動注化学療法の有効性が期待される結果も示された．このように，肝動脈化学療法に標準治療としてのエビデンスはなく，全身化学療法の代替治療や，門脈腫瘍栓を有する例に行われている．

【適　応】
・がんの状態：切除や局所穿刺療法，TACEの適応とならない進行肝細胞がん（例：門脈本幹または一次分枝に腫瘍栓を有する例など）
・肝予備能：Child Pugh A–B
・その他：造影剤アレルギーがない，動脈閉塞・狭窄などカテーテル挿入に支障がない．

❻放射線治療

放射線治療は，骨転移に対して疼痛緩和を目的として行われる．また，腫瘍栓を有する例に，腫瘍栓に対して放射線治療が行われることもある．

肝内病変に対する陽子線，重粒子線などの粒子線治療は，局所制御率が高く〔陽子線治療：2年96％[45]，重粒子線治療：1年92％，5年81％[46]〕，良好な遠隔成績が報告され，切除に匹敵する成績が期待されている．現在，先進医療と

7　原発性肝がん

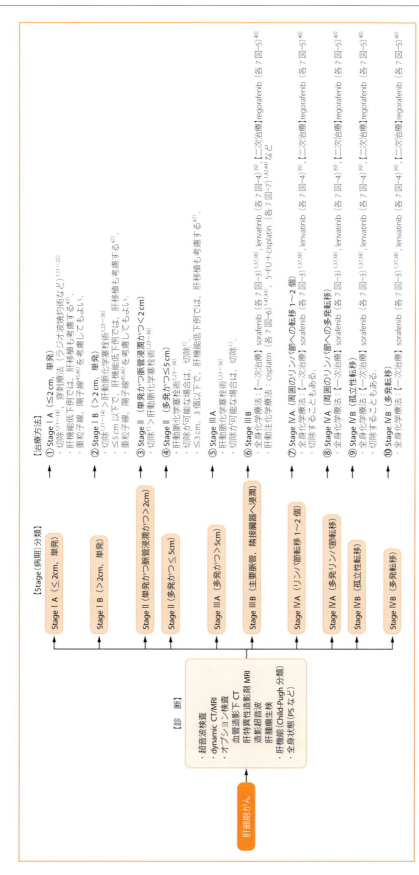

各 7 図-8.　肝細胞がんの Decision making のためのフローチャート

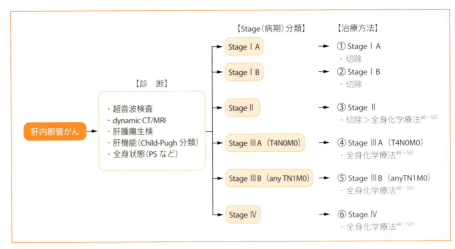

各7図-9. 肝内胆管がんの Decision making のためのフローチャート

して行われており，費用が300万円前後必要となる．また，5 cm 以下の肝細胞がんを対象として定位放射線治療も保険適用となっている．

【適応】
- がんの状態：骨転移，門脈腫瘍栓（通常の放射線），照射範囲内に限局するがん（粒子線），5 cm 以内の肝細胞がん（定位放射線）
- 腸管に近接する場合は照射困難．
- 肝予備能：Child Pugh A-B

❼ 肝移植

肝機能が不良で，ミラノ基準（腫瘍数が3個以下で腫瘍径が3 cm 以下または単発で5 cm 以下，血管浸潤・遠隔転移を伴わない）[47]を満たす症例では肝移植も考慮すべきである．ただし，肝臓を提供してくれるドナーの問題など倫理面の問題もある．

【適応】
- がんの状態：腫瘍数が3個以下で腫瘍径が3 cm 以下または単発で5 cm 以下，血管浸潤・遠隔転移を伴わない
- 肝予備能：制限なし

■ 肝内胆管がん

わが国では，肝内胆管がんの治療は，肝切除，全身化学療法が中心に行われている．

❶ 外科切除

唯一，根治を期待できる治療であり，可能な症例は切除を検討する．また，切除後の補助療法の有用性は示されておらず，標準治療は確立していない．

❷ 放射線療法

放射線療法は，多数例での検討が行われておらず，有用性は明らかにされていない．現在，放射線治療を推奨するだけの十分なエビデンスはない．

❸ 化学療法

胆道がんと同様の化学療法が行われている．進行胆道がんに対しては，gemcitabine と CDDP の併用療法（GC 療法）と gemcitabine 単独を比較した第Ⅲ相試験[48]（英国），ランダム化第Ⅱ相試験[49]（日本）が行われ，ともに GC 療法で良好な結果が示され，標準治療として位置づけられている．また，gemcitabine と S-1 併用療法（GS 療法）[50]と GC 療法を比較した第Ⅲ相試験がわが国で行われ，非劣性が示され，GS 療法も標準治療の1つとなっている．（胆道がんの項を参照．）

診断・治療の最新の動向

■ 肝細胞がん

2018年，肝細胞がんの二次/三次治療例を対象として，cabozantinib が良好な延命効果を示したことが報告された[51]．また，ramucirumab も AFP 400 ng/mL 以上の肝細胞がんの二次治療の患者を対象として，有意な生存期間の延長がプレスリリースされた．また，nivolumab[52]や pembrolizumab[53]などの免疫チェックポイント阻害薬も有望な結果が示されており，それぞれ一次治療，二次治療での開発が進行中であり，分子標的治療薬/血管新生阻害薬と免疫チェックポイント阻害薬の併用療法の開発も進んでいる．そして，切除/RFA 後の補助療法やTACE との併用療法などの開発も行われており，肝細胞がんに対する薬物療法が急速に進歩してきている．

■ 肝内胆管がん

肝内胆管がんでは，IDH1/2 の遺伝子変異[54]，FGFR の融合遺伝子[55]などが10～20%前後で認められており，これらの阻害薬が有効であった結果も報告されている．こ

れらの遺伝子異常に対する分子標的治療薬の開発が全世界で進行中である．

[参考文献]

1) 日本肝臓学会編：肝癌診療ガイドライン2017年版，金原出版，2017．
2) Brierley JD, et al：Eighth edition. Wiley-Blackwell, 2017.
3) 日本肝癌研究会編：臨床・病理 原発性肝癌取扱い規約 第6版，金原出版，2015．
4) The Cancer of the Liver Italian Program (CLIP) Investigators：Hepatology, 31：840-845, 2000.
5) Llovet JM, et al：Hepatology, 48：1312-1327, 2008.
6) 日本肝癌研究会追跡調査委員会：第19回全国原発性肝癌追跡調査報告（2006-2007） 日本肝癌研究会事務局メディアプランニング，2014年5月．
7) Kudo M, et al：Oncology, 75：1-12, 2008.
8) Bruix J, et al：Hepatology, 42：1208-1236, 2005.
9) Gatto M, et al：Eur Rev Med Pharmacol Sci, 14：363-367, 2010.
10) Ustundag Y, et al：World J Gastroenterol, 14：6458-6466, 2008.
11) Chen MS, et al：Ann Surg, 243：321-328, 2006.
12) Huang J, et al：Ann Surg, 252：903-912, 2010.
13) Feng K, et al：J Hepatol, 57：794-802, 2012.
14) Fang Y, et al：J Gastroenterol Hepatol, 29：193-200, 2014.
15) Lin SM, et al：Gastroenterology, 127：1714-1723, 2004.
16) Lin SM, et al：Gut, 54：1151-1156, 2005.
17) Shiina S, et al：Gastroenterology, 129：122-130, 2005.
18) Brunello F, et al：Scand J Gastroenterol, 43：727-735, 2008.
19) Cho YK, et al：Hepatology, 49：453-459, 2009.
20) Germani G, et al：J Hepatol, 52 380-388, 2010.
21) Peng ZW, et al：Radiology, 262：689-700, 2012.
22) Peng ZW, et al：J Clin Oncol, 31：426-432, 2013.
23) Lin DY, et al：Gastroenterology, 94：453-456, 1988.
24) Lo CM, et al：Hepatology, 35：1164-1171, 2002.
25) Llovet JM, et al：Lancet, 359：1734-1739, 2002.
26) Cammà C, et al：Radiology, 224：47-54, 2002.
27) Llovet JM, et al：Hepatology, 37：429-442, 2003.
28) Kasugai H, et al：Gastroenterology, 97：965-971, 1989.
29) Kawai S, et al：Cooperative Study Group for Liver Cancer Treatment of Japan. Semin Oncol. 24（2 Suppl 6）：S6-38-S6-45, 1997.
30) Ikeda M, et al：J Gastroenterol, 53：281-290, 2018.
31) Lammer J, et al：Cardiovasc Intervent Radiol, 33：41-52, 2010.
32) Sacco R, et al：J Vasc Interv Radiol, 22：1545-1552, 2011.
33) Golfieri R et al：Br J Cancer, 111：255-264, 2014.
34) Kudo M, et al：Eur J Cancer, 47：2117-2127, 2011.
35) Kudo M, et al：Hepatology, 60：1697-1707, 2014.
36) Kudo M, et al：Lancet Gastroenterol Hepatol. Lancet Gastroenterol Hepatol. 2018；3：37-46.
37) Llovet JM, et al：N Engl J Med, 359：378-390, 2008.
38) Cheng A, et al：Lancet Oncol, 10：25-34, 2009.
39) Kudo M, et al：Lancet, S0140-6736：30207-1, 2018.
40) Bruix J, et al：Lancet, 389：56-66, 2017.
41) Ikeda M, et al：Cancer Chemother Pharmacol, 72：463-470, 2013.
42) Nouso K, et al：Br J Cancer, 109：1904-1907, 2013.
43) Ikeda M, et al：Ann Oncol, 27：2090-2096, 2016.
44) Kudo M, et al：Lancet Gastroenterol Hepatol, S2468-1253：30078-5, 2018.
45) Kawashima M, et al：J Clin Oncol, 23：1839-1846, 2005.
46) Kato H, et al：Int J Radiat Oncol Biol Phys, 59：1468-1476, 2004.
47) Mazzaferro V, et al：N Engl J Med, 334：693-699, 1996.
48) Valle J, et al：N Engl J Med, 362：1273-1281, 2010.
49) Okusaka T, et al：Br J Cancer, 103：469-474, 2010.
50) Morizane C, et al：J Clin Oncol, 36（suppl 4S；abstr 205）, 2018.
51) Abou-Alfa GK, et al：J Clin Oncol, 36（Suppl 4S；abstr 207）, 2018.
52) El-Khoueiry AB, et al：Lancet, 389：2492-2502, 2017.
53) Zhu AX, et al：J Clin Oncol, 36（suppl 4S；abstr 209）, 2018.
54) Javle M, et al：J Clin Oncol, 36：276-282, 2018.
55) Abou-Alfa GK, et al：J Clin Oncol, 36,（suppl 4S；abstr TPS545）, 2018.

池田公史

8 Biliary Tract Cancer 胆道がん

胆道とは，肝細胞から分泌された胆汁が十二指腸に流出するまでの全排泄経路をさすが，胆道がんとして定義する場合，肝外胆道系のがんを意味する．肝外胆道系のがんは，肝外胆管がん，胆嚢がん，乳頭部がんに区分される．

診 断（各8図-1）

リスクファクターを有するか，何等かの症状を認めた場合，血液検査と画像検査を行う[1]．血液検査では，胆道閉塞を生じると，肝胆道系酵素の上昇を認める．腫瘍マーカーに特異的なものはなく早期診断は困難であるが，CA19-9が約70％で上昇すると報告されている[2]．但し，CA19-9は，がんの有無にかかわらず，胆石症による胆道閉塞のみでも上昇すること，sialyl Le 陰性の場合，陰性となることに注意する必要がある．

画像検査については，ファーストステップとして腹部超音波検査を施行する．セカンドステップとして胆管がん，胆嚢がんを疑う場合には，造影CT，乳頭部がんを疑う場合には上部消化管内視鏡検査を行う．

サードステップとしてさらに精密検査を行う．胆管がんでは，MRIでの局在診断[3]，CTによる胆管進展度診断および血管浸潤の評価が重要である[4,5]．特に造影CTは胆管の進展度診断に有用性が高く，胆管ドレナージチューブの影響を受ける前に実施することが望ましい．さらに内視鏡的逆行性胆管膵管造影（endoscopic retrograde cholangiopancreatography：ERCP）などの直接胆道造影[6]，管腔内超音波（intraductal ultrasonography：IDUS）による胆管壁診断および胆管生検は，病変の進展度診断に有用である[7,8]．胆嚢がんでは，造影CTでの胆嚢進展度診断，血管浸潤評価が重要である[9]．magnetic resonance cholangiopancreatography（MRCP）では，胆嚢管や総胆管の浸潤評価が可能であり，膵胆管合流異常の診断にも重要である[10]．さらに早期の病変を疑う場合には，超音波内視鏡（endoscopic ultra-sonography：EUS）が有用である[11]．乳頭部がんでは，遠隔転移やリンパ節転移の診断のため，造影CTあるいはMRIを行う[12]．

胆道がんの診断は，術後約10％強の症例が良性であったとの報告もあることから切除，非切除にかかわらず，細胞診・組織診による病理診断を可能な限り行うべきである[13]．特に切除不能例では治療前の病理診断は必須である．また閉塞性黄疸により胆道ドレナージがしばしば必要となるが，ドレーン留置後は胆管の炎症性変化をきたすため，胆管狭窄部，壁肥厚の同定にはドレナージ前の検査が望ましい[14]．

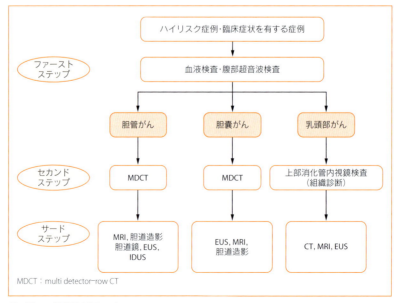

各8図-1．診断のステップ
（エビデンスに基づいた胆道癌診療ガイドライン改訂第2版，2014を参考に作成）

胆道がんと鑑別が必要になる病変として硬化性胆管炎，黄色肉芽腫性胆嚢炎，胆嚢腺筋腫症が挙げられる．硬化性胆管炎は，胆管がんとの鑑別を要し，原発性，IgG4関連，続発性などに分類される．原発性の場合には，潰瘍性大腸炎の合併の検索も重要である[15]．IgG4関連硬化性胆管炎を疑う場合には，血中IgG4値を測定しておくことが重要であり，ステロイドが奏効する可能性が高い[16]．黄色肉芽腫性胆嚢炎は，胆石症の1〜2％にみられるが，胆嚢がんとの鑑別が非常に難しく，肝合併切除後に診断される場合も多い．胆嚢腺筋腫症も同様に胆嚢がんとの鑑別が問題になるが，MRIや超音波内視鏡でのRokitansky-Aschoff洞を描出することが鑑別につながる．

stageの分類，治療方法の選択，予後の推測

■ Stage分類（各8表-1）

UICCのTNM分類と胆道癌取扱い規約の分類が用いられる[17,18]．後者も5版からの改訂でUICCに準じた分類となっている．本項ではUICC分類 第8版（2017年）について記載する[18,19]．UICC分類で乳頭部がんはvater膨大部がんとして記載されている．

■ 5年生存率

胆道がんの5年生存率を各8表-2に示す（胆嚢がん，乳頭部がんのみ）[20]．早期の段階では5〜8割の5年生存率が得られるが，遠隔転移を有するStageIVでは5％に満たず厳しい予後である．肝内胆管がんについては原発性肝がんに分類され，診断，治療が行われるが，化学療法に関しては胆道がんに含めて行われる．

■ 治療方法の総論

・切除が唯一根治を望める治療法であり，第一選択である．各がんで切除率は60〜70％，治癒切除率は約40％である．なかでも乳頭部がんは高い割合となる[21]．局所進展での切除適応は，動門脈合併切除，拡大肝葉切除を行えるか否かの判断によるが，施設や医師の方針の違いも大きく，一定のコンセンサスはない．遠隔転移，全身状態低下例での切除適応はない[22,23]．拡大肝葉切除を行う場合，残肝容量を考慮し，必要に応じて門脈塞栓術を施行する[24]．
・術後補助療法は未確立だが，担当医の判断でS-1単剤療法が施行される場合もある．
・切除不能例では，放射線療法に十分なエビデンスがなく，化学療法を施行する．閉塞性黄疸を有する例では，十分な減黄のもと行う[25]．

■ 予後

胆管がん術後の予後因子として，がん遺残，リンパ節転移，神経浸潤，血管合併切除などが挙げられる[21,26-29]．一方，胆管断端でのがん遺残は，上皮内がんの場合，短期予後は比較的良好との報告がある[30]．胆嚢がんではリンパ節転移，他臓器浸潤，根治度などがあげられる[31,32]．乳頭部がんではリンパ節転移，膵浸潤，神経浸潤の有無があげられる．

胆道がん切除不能例の予後は，化学療法の後ろ向き調査で生存期間中央値（MST）は7.7カ月であり，疾患別では胆嚢がんで有意に予後不良であった（各8表-3）[33]．近年は標準治療であるgemcitabine（GEM）＋cisplatin（CDDP）療法において約12カ月のMSTが得られ，最近の第III相試験では13〜15カ月の報告もなされている[34]．

治療方法の各論（p.162〜163，各8図-2）

■ 切除術

切除適応は全身状態，腫瘍の局所進展，転移の評価によって決定される．肝，肺，腹膜播種などに加え，遠隔リンパ節転移（傍大動脈リンパ節など）が切除不能の遠隔転移と考えられる[23]．局所進展に関しては，CT，胆道造影などで胆管，門脈，肝動脈への進展を評価する．特に肝門部胆管がんでは，
①門脈本幹，門脈両側分枝，
②固有肝動脈，
③左右の胆管二次分枝への浸潤
④片側胆管二次分枝と反対側の門脈または肝動脈の浸潤
が切除不能と定義されるが，門脈・肝動脈切除，広範囲肝切除が行われることもあり，外科・内科での総合判断が必要である．

術後補助療法は確立していない．日本での肝外胆管がん術後補助療法におけるgemcitabine[35]，フランスでの胆道がんに対するgemcitabine＋oxaliplatin（GEMOX）術後補助療法は治療成績の上乗せ効果を認めなかった[36]．英国でのcapecitabine術後補助療法は，ITT解析では有意差を認めなかったが，感度分析で有意差を認めたことから，有用性が示唆されている[37]．手術成績の違いなども推測され，わが国においてはS-1術後補助療法のランダム化第III相試験が進行中であり[38]，その結果を待つべきである．

術後放射線療法は大規模なランダム化試験がないが，後ろ向き解析において，断端陽性例やリンパ節転移陽性

各 8 表-1. 胆道がんの TNM 分類（UICC 第 8 版，2017 年）

●胆嚢がん

【進行度分類】

Tis	上皮内がん
T1	粘膜固有相または筋層に浸潤する腫瘍
T1a	粘膜固有相に浸潤する腫瘍
T1b	筋層に浸潤する腫瘍
T2	筋層周囲の結合組織に浸潤するが，漿膜を越えた進展や肝臓への進展のない腫瘍
T2a	腹腔側の筋層周囲の結合組織に浸潤するが，漿膜への進展のない腫瘍
T2b	肝臓側の筋層周囲の結合組織に浸潤するが，肝臓への進展のない腫瘍
T3	漿膜（臓側腹膜）を穿破した腫瘍，肝臓，および/または肝臓以外の1つの隣接臓器（胃，十二指腸，結腸，膵臓，大網，肝外胆管）に直接浸潤する腫瘍
T4	門脈本幹または肝動脈に浸潤する腫瘍あるいは肝臓以外の2つ以上の隣接臓器に浸潤する腫瘍
N1	1〜3 個の領域リンパ節転移
N2	4 個以上の領域リンパ節転移

【Stage】

Stage	T	N	M
Stage 0	Tis	N0	M0
Stage ⅠA	T1a	N0	M0
Stage ⅠB	T1b	N0	M0
Stage ⅡA	T2a	N0	M0
Stage ⅡB	T2b	N0	M0
Stage ⅢA	T3	N0	M0
Stage ⅢB	T1, T2, T3	N1	M0
Stage ⅣA	T4	N0, N1	M0
Stage ⅣB	any T	N2	M0
	any T	any N	M1

●肝外胆管がん

【肝門部の進行度分類】

Tis	上皮内がん
T1	胆管に限局する腫瘍で筋層または線維組織まで進展する腫瘍
T2a	胆管壁を越えて周囲脂肪組織に浸潤する腫瘍
T2b	隣接肝実質に浸潤する腫瘍
T3	門脈または肝動脈の片側の分枝に浸潤する腫瘍
T4	門脈本幹，門脈両側分枝，または総肝動脈あるいは片側胆管二次分枝と反対側の門脈または肝動脈に浸潤する腫瘍
N1	1〜3 個の領域リンパ節転移
N2	4 個以上の領域リンパ節転移

【肝門部の Stage】

Stage	T	N	M
Stage 0	Tis	N0	M0
Stage Ⅰ	T1	N0	M0
Stage Ⅱ	T2a, T2b	N0	M0
Stage ⅢA	T3	N0	M0
Stage ⅢB	T4	N0	M0
Stage ⅢC	any T	N1	M0
Stage ⅣA	any T	N2	M0
Stage ⅣB	any T	any N	M1

【遠位の進行度分類】

Tis	上皮内がん
T1	胆管壁に深さ 5 mm 未満で浸潤する腫瘍
T2	胆管壁に深さ 5 mm から 12 mm までの間で浸潤する腫瘍
T3	胆管壁に深さ 12 mm を越えて浸潤する腫瘍
T4	腹腔動脈，上腸間膜動脈，および/または総肝動脈に浸潤する腫瘍
N1	1〜3 個の領域リンパ節転移
N2	4 個以上の領域リンパ節転移

【遠位の Stage】

Stage	T	N	M
Stage 0	Tis	N0	M0
Stage Ⅰ	T1	N0	M0
Stage ⅡA	T1	N1	M0
	T2	N0	M0
Stage ⅡB	T2	N1	M0
	T3	N0, N1	M0
Stage ⅢA	T1, T2, T3	N2	M0
Stage ⅢB	T4	any N	M0
Stage Ⅳ	any T	any N	M1

●Vater 膨大部

【進行度分類】

Tis	上皮内がん
T1a	Vater 膨大部または Oddi 括約筋に限局する腫瘍
T1b	Oddi 括約筋をこえて浸潤する（括約筋周囲に浸潤する），および/または十二指腸粘膜下層内に浸潤する腫瘍
T2	十二指腸の固有筋層に浸潤する腫瘍
T3	膵臓に浸潤する腫瘍
T3a	膵臓に 0.5 cm 以下で浸潤する腫瘍
T3b	膵臓に 0.5 cm を越えて浸潤する腫瘍，または膵臓周囲組織もしくは十二指腸漿膜に進展するが，腹腔動脈もしくは上腸間膜動脈への浸潤を伴わない腫瘍
T4	上腸間膜動脈または腹腔動脈または総肝動脈への浸潤を伴う腫瘍
N1	1〜3 個の領域リンパ節転移
N2	4 個以上の領域リンパ節転移

【Stage】

Stage	T	N	M
Stage 0	Tis	N0	M0
Stage ⅠA	T1a	N0	M0
Stage ⅠB	T1b, T2	N0	M0
Stage ⅡA	T3a	N0	M0
Stage ⅡB	T3b	N0	M0
Stage ⅢA	T1a, T1b, T2, T3	N1	M0
Stage ⅢB	any T	N2	M0
Stage ⅢB	T4	any N	M0
Stage Ⅳ	any T	any N	M1

（文献 18，19）より）

例で生存期間の延長を認めたとの報告もあり，治療の選択肢の1つとして位置づけられる[39]．現状，術後経過観察が標準であるが，再発高リスクと判断した場合には術後補助化学療法や放射線療法を選択することもある．

■ 放射線療法

局所進展切除不能胆道がんにおいて，放射線，化学放射線療法は，小規模な試験で有望との報告があるのみで，大規模なランダム化試験は行われていない．しかし放射線療法は，生存期間の延長以外に，ステント開存期間の延長，疼痛緩和などの報告もあり，高齢などで化学療法の適応とならない場合には治療の選択肢となりうる[40]．光線力学的治療（PDT）は光感受性物質とレーザー照射による治療法であり，胆管ステントとの併用で生存期間を延長させたとの報告があるものの胆道がんにおいて保険適用がなく，施行可能な施設も限られる[41,42]．

■ 化学療法

切除不能あるいは再発後の胆道がんを対象に英国でgemcitabine＋cisplatin併用（GC療法）とgemcitabine単独によるランダム化第Ⅲ相試験（ABC-02試験）が行われた．その結果，GC療法群で有意な生存期間の延長が認められ標準治療と位置付けられる．わが国においても同様の薬剤でランダム化第Ⅱ相試験が行われ，ほぼ同様の結果が得られている（各8表-4）[34,43]．わが国においては，S-1も胆道がんに薬事承認が得られており，GC療法あるいはgemcitabine単独療法が困難な症例や二次治療の選択肢となっている[44,45]．近年は，一次治療としてGC療法とgemcitabine＋S-1併用（GS療法）のランダム化第Ⅲ相試験（JCOG1113試験）がASCO-GI 2018にて報告され，GS療法の非劣性が証明された[46]．GS療法も一次治療の選択肢と位置づけられる．

【主な化学療法の特徴】

❶ gemcitabine＋cisplatin（CDDP）

2012年2月に薬事承認された．投与方法は，CDDPは低用量25 mg/m^{2}を60分点滴静注後，gemcitabine 1,000 mg/m^2，30分点滴静注を1回の治療としてday 1.8に投与し，3週おきに繰り返すレジメンである．

ABC-02試験において，GC療法群とgemcitabine単独群の生存期間中央値は11.7カ月と8.1カ月であり，GC療法群のgemcitabine群に対するハザード比は0.64（95%信頼区間0.52～0.80）であった．GC療法の主な毒性として，gemcitabineと比較し，骨髄抑制および悪心，嘔吐はやや高い割合で発現していた．本治療ではcisplatinは低用量ではあるが，腎機能保護のため1,500 mL程度の補液を行うことがすすめられる．

悪心予防については，低用量のcisplatinであるため，必ずしも高催吐性としてaprepitantを使用する必要はない．中催吐性としてステロイド（day 2～3は必須とはしない），5-HT$_3$製剤を使用し，遅発性の悪心，嘔吐に注意しつつ適宜調整するのが望ましい．

cisplatinの総投与量については，400 mg/m^{2}を目安として，腎機能上昇，手足のしびれなどの末梢神経障害，アレルギーに注意し，継続の有無を判断する．ABC-02試験では，CDDPは24週（予定投与量で400 mg/m^2）までと規定されていた．

❷ gemcitabine

2006年6月に薬事承認された．投与方法はgemcitabine 1,000 mg/m^2，30分点滴静注をday 1，8，15に投与し，4週ごとに繰り返すのが標準的な用法用量である．gemcitabine単剤については，わが国で行われた第Ⅱ相試験（n＝40）において奏効割合17.5%，生存期間中央値7.6カ月の成績が得られている．主な毒性として骨髄抑制，悪心，嘔吐などの消化器症状があげられるが，いずれも軽度である．約1～1.5%に間質性肺炎の報告があり注意を要する．乾性咳嗽，息切れ，呼吸困難，発熱，倦怠感などを認めた場合は速やかに胸部CTで確認する．また間質性肺炎は呼吸器症状がなくても，発熱の原因として胆管炎が否定された際の鑑別診断となる．

各8表-2 胆道がん（胆嚢，乳頭部）の5年生存率

【胆嚢がん】

Stage	5年生存率
0	約80%
Ⅰ	約50%
Ⅱ	約30%
ⅢA, B	約8%
ⅣA, B	約5%

【乳頭部がん】

Stage	5年生存率
0	48.9%
ⅠA	39.7%
ⅠB	43.7%
ⅡA	33.0%
ⅡB	26.4%
Ⅲ	16.1%
Ⅳ	3.7%

（文献20）より）

各8表-3．多施設共同後ろ向き解析による胆道がん化学療法の治療成績[33]

	n	奏効率	生存期間中央値	1年生存率
肝内胆管がん	54	5.6%	8.7カ月	34.3%
肝外胆管がん	37	5.4%	10.1カ月	39.6%
胆嚢がん	102	10.8%	6.5カ月	16.9%
乳頭部がん	14	21.4%	9.3カ月	45.7%
全体	207	9.2%	7.7カ月	28.4%

（古瀬純司：各論8 胆道がん．What's New in Oncology 改訂2版, p.419, 南山堂, 2012）

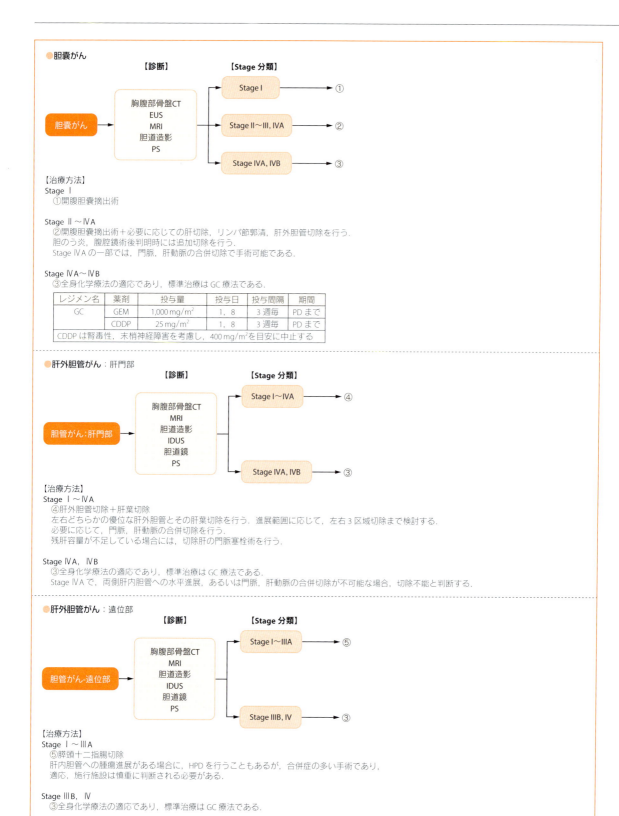

各8図-2. 胆道がんの decision making のためのフローチャート

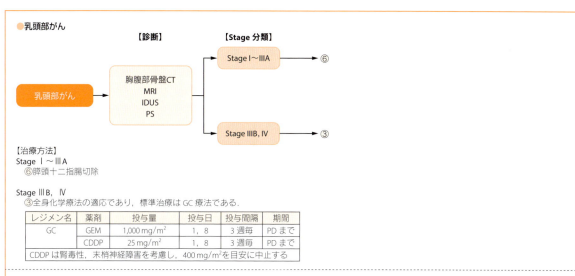

各8図-2. 胆道がんの decision making のためのフローチャート（つづき）

各8表-4. 進行胆道がんに対する GEM と GEM＋CDDP 併用療法のランダム化比較試験

	ABC-02 試験[34]		BT-22 試験[43]	
	GEM	GEM＋CDDP	GEM	GEM＋CDDP
N	206	204	42	41
原発巣				
肝外胆管がん	119（57.8％）	122（59.8％）	11（26.2％）	8（19.5％）
肝内胆管がん			14（33.3％）	14（34.1％）
胆嚢がん	76（36.9％）	73（35.8％）	17（40.5％）	15（36.6％）
乳頭部がん	11（5.3％）	9（4.4％）	0	4（9.8％）
奏効率	15.5％	26.1％	11.9％	19.5％
病勢コントロール率	71.8％	81.4％	50.0％	68.3％
PFS	5.0 カ月	8.0 カ月[*1]	3.7 カ月	5.8 カ月
MST	8.1 カ月	11.7 カ月[*2]	7.7 カ月	11.2 カ月

＊1：ハザード比 0.63（95％ CI：0.51～0.77），p＜0.001
＊2：ハザード比 0.64（95％ CI：0.52～0.80），p＜0.001
GEM：gemcitabine, CDDP：cisplatin

（古瀬純司：各論8 胆道がん．What's New in Oncology 改訂2版，p.421，南山堂，2012）

❸ S-1（tegafur・gimeracil・oteracil 配合薬）

2007年8月に薬事承認された．S-1の用法用量は80 mg/m^2（BSA＜1.25 m^2；80 mg，1.25≦BSA＜1.5 m^2；100 mg，1.5 m^2≦；120 mg）/日を朝夕食後2回に分けて内服し，4週間連続内服後，2週間休薬を繰り返す．S-1単剤については，わが国で行われた第Ⅱ相試験（n＝40）において奏効率32.5％，生存期間中央値9.4カ月の成績が得られている．主な毒性として骨髄抑制，疲労，食欲低下，下痢，口内炎，皮疹，色素沈着などを認める．

❹ gemcitabine＋S-1（GS）療法

2018年JCOG1113試験において，GC療法に対する非劣性が証明された[46]．投与方法は，gemcitabine 1,000 mg/m^2，30分点滴静注を1回の治療としてday 1,8に投与し，S-1を60 mg/m^2（BSA＜1.25 m^2；60 mg，1.25≦BSA＜1.5 m^2；80 mg，1.5 m^2≦；100 mg）/日を2週間投与するレジメンである．

JCOG1113試験において，GS療法群とGC療法群の生存期間中央値は15.1カ月と13.4カ月であり，GS療法群のGC療法群に対するハザード比は0.945（95％信頼区間0.777〜1.149）であった．GS療法の主な毒性として骨髄抑制，下痢，手足症候群，悪心などがあげられる．

■ 胆道ドレナージ

広範肝切除を伴う胆管切除では，術後合併症や死亡率が比較的高く，原因として肝不全が最も多い．そのため，術前の残肝機能維持目的の胆道ドレナージが重要である．欧米のメタアナリシスにおいて，術前胆道ドレナージは術後の合併症を有意に増加させる（オッズ比：2.71）との報告があるが，減黄方法もまちまちである[47]．わが国では，術前胆管炎が広範肝切除後の在院死亡と関連するとの報告があり，術前減黄術を行うことが通常である[48]．また，肝切除後の残肝機能維持を目的とした切除予定肝の門脈塞栓術が行われることもある．

術前胆道ドレナージの方法として，経皮経肝胆道ドレナージ（percutaneous transhepatic biliary drainage：PTBD），内視鏡的胆道ドレナージ（endoscopic biliary drainage：EBD）が行われるが，PTBDは門脈損傷や胆汁の腹腔内漏出およびドレナージチューブの瘻孔部再発などのリスクにより内視鏡的減黄処置が第一選択である[49,50]．また肝ドレナージ部位については，残存予定側の片側肝葉ドレナージを行うことが基本である．

一方，切除不能例における閉塞性黄疸は，QOLの低下，肝不全，腎不全への進展が予測され，可能な限り胆道ドレナージを施行する[25]．化学療法を行う場合，薬物代謝の観点から胆道ドレナージによる肝機能の改善が必要である．

切除不能例においての胆道ステントは，plastic stentより開存期間の長いself-expandable metalic stent（SEMS）が推奨される[51]．中下部胆管に対して，covered SEMS，uncovered SEMSどちらを使用するか，肝門部胆管で両葉，片葉どちらのドレナージが望ましいかについてはエビデンスが少なく，明確な結論が得られていない．胆道ドレナージは高度な技術を要するため，施設ごとに最善の対処を行うことが重要である．

治療の最新動向

切除可能胆道がんにおいては，根治を目指して肝切除を伴う膵頭十二指腸切除（hepatopancreatoduodenectomy：HPD）が施行され，広範囲に進展した胆管がんにおいて30％を超える5年生存率が報告されている[52]．一方で，胆囊がんにおいては，HPD切除手術では明らかな予後の改善が得られていないこと，高度な侵襲により肝不全，膵液瘻などの術後合併症が高いことから，十分に確立した術式とはなっていない．拡大肝葉切除についても適応の判断は慎重になされるべきである．

切除不能胆道がんにおいては，GC療法が標準治療として確立後，海外ではgemcitabine＋プラチナ製剤に対してさらなる上乗せ効果を期待し，cetuximab，cediranibなどの新規分子標的薬を用いた比較試験が行われたが良好な成績は得られていない．わが国では，GC療法にS-1を併用した3剤併用療法とGC療法の第Ⅲ相試験も行われている．近年は，胆道がんの分子マーカー別の開発が進行中である．繊維芽細胞増殖因子受容体2の融合遺伝子変異（FGFR2 fusion）やイソクエン酸脱水素酵素変異（IDH1），上皮細胞増殖因子受容体2（HER2）などでは，稀少フラクションであり対象は限られるが，すでに複数の薬剤の開発が進行している．さらに胆道がんの免疫チェックポイント阻害薬の開発も複数の薬剤で始まっており注目されている．

[参考文献]

1) 日本肝胆膵外科学会胆道癌診療ガイドライン作成委員会編：エビデンスに基づいた胆道癌診療ガイドライン 改訂第2版，医学図書出版，2014．
2) Charatcharoenwitthaya P, et al：Hepatology, 48：1106-1117, 2008.
3) Masselli G, et al：Eur Radiol, 18：2213-2221, 2008.
4) Endo I, et al：Surgery, 142：666-675, 2007.
5) Chen HW, et al：Hepatogastroenterology, 56：578-583, 2009.
6) Domagk D, et al：Am J Gastroenterol, 99：1684-1689, 2004.
7) Tamada K, et al：World J Clin Oncol, 2：203-216, 2011.
8) Kim HM, et al：J Gastroenterol Hepatol, 25：286-292, 2010.
9) Kim SJ, et al：AJR Am J Roentgenol, 190：74-80, 2008.
10) Schwartz LH, et al：J Comput Assist Tomogr, 27：307-314, 2003.
11) Azuma T, et al：Am J Surg, 181：65-70, 2001.
12) Andersson M, et al：Acta Radiol, 46：16-27, 2005.
13) Nakayama A, et al：Surgery, 125：514-521, 1999.
14) Lee SG, et al：J Hepatobiliary Pancreat Sci, 17：476-489, 2010.
15) Takikawa H, et al：J Gastroenterol, 32：134-137, 1997.
16) Ohara H, et al：J Hepatobiliary Pancreat Sci, 19：536-542, 2012.
17) 日本肝胆膵外科学会編：胆道癌取扱い規約 第6版．金原出版，2013．
18) Brierley JD, et al：TNM Classification of Malignant Tumours, 8th ed., 2017.
19) TNM委員会，UICC日本委員会訳：TNM悪性腫瘍の分類 第8版 日本語版．金原出版，2017．
20) The American Joint Committee on Cancer：The AJCC Cancer Staging Manual Seventh Edition. Springer, 2010.
21) Nagakawa T, et al：J Hepatobiliary Pancreat Surg, 9：569-575, 2002.
22) Patel T：Nat Rev Gastroenterol Hepatol, 8：189-200, 2011.
23) Jarnagin WR, et al：Ann Surg, 234：507-517；discussion 517-509, 2001.
24) Nagino M, et al：Hepatology, 21：434-439, 1995.
25) Abraham NS, et al：Gastrointest Endosc, 56：835-841, 2002.
26) Sugiura Y, et al：Surgery, 115：445-451, 1994.
27) Su CH, et al：Ann Surg, 223：384-394, 1996.
28) Bhuiya MR, et al：Ann Surg, 215：344-349, 1992.
29) Ebata T, et al：Ann Surg, 238：720-727, 2003.
30) Higuchi R, et al：Surgery, 148：7-14, 2010.
31) Wakabayashi H, et al：Eur J Surg Oncol, 30：842-846, 2004.
32) Kayahara M, et al：Ann Surg, 248：807-814, 2008.
33) Yonemoto N, et al：Jpn J Clin Oncol, 37：843-851, 2007.
34) Valle J, et al：N Engl J Med, 362：1273-1281, 2010.
35) Ebata T, et al：Br J Surg, 105：192-202, 2018.
36) Edeline J, et al：J Clin Oncol, 35：suppl 4S；abstract 225, 2017.
37) Primrose J, et al：J Clin Oncol, 35：suppl；abstr 4006, 2017.
38) Ikeda M, et al：J Clin Oncol, 35：suppl；abstr TPS4144, 2017.
39) Bonet Beltran M, et al：Cancer Treat Rev, 38：111-119, 2012.
40) Valek V, et al：Eur J Radiol, 62：175-179, 2007.
41) Ortner ME, et al：Gastroenterology, 125：1355-1363, 2003.
42) Fayter D, et al：Health Technol Assess, 14：1-288, 2010.
43) Okusaka T, et al：Br J Cancer, 103：469-474, 2010.
44) Okusaka T, et al：Cancer Chemother Pharmacol, 57：647-653, 2006.
45) Ueno H, et al：Br J Cancer, 91：1769-1774, 2004.
46) Morizane C, et al：J Clin Oncol, 36：suppl 4S；abstr 205, 2018.
47) Liu F, et al：Dig Dis Sci, 56：663-672, 2011.
48) Sakata J, et al：Langenbecks Arch Surg, 394：1065-1072, 2009.
49) Kawakami H, et al：J Gastroenterol, 46：242-248, 2011.
50) Takahashi Y, et al：Br J Surg, 97：1860-1866, 2010.
51) Smith AC, et al：Lancet, 344：1655-1660, 1994.
52) Ebata T, et al：Ann Surg, 256：297-305, 2012.

■上野　誠

What's New in 9 pancreatic Cancer
膵がん

診 断

膵がんは症状が出現した時点では進行していることが多く，早期発見が困難な悪性腫瘍である．膵がん登録報告 2007[1]によると，膵がんの初発症状は，腹痛（31.6%），黄疸（18.9%），腰背部痛（8.6%），体重減少（4.7%），糖尿病の増悪（4.5%），食思不振（4.4%）など特異的なものではなく，無症状も 15.4% にみられた．早期発見の指標にはなりにくいが，腹部症状や糖尿病発症および増悪，体重減少などを主訴に医療機関を受診した症例では，膵がんの可能性を考慮し診察を行う．

❶ 膵がんの発生リスク

膵がん患者の約 10%に膵がんの家族歴があると報告されている[2]．家族性膵がんとは第一度近親者（親，兄弟姉妹，子）に 2 人以上の膵がん患者を有する家系に発生する膵がんで，既知の遺伝性膵がん症候群を除いたものと定義される．膵がん家族歴を有する症例では膵がん発生率が高く，2 人以上ではさらにリスクが増加する[3,4]．

膵がんのリスクファクターを**各9表-1**に示す．これらのリスクファクターを有する症例に膵がんを疑うような症状が出現した場合は精査を行う．

❷ 検 査

まず血液検査，腫瘍マーカーの測定，腹部超音波検査もしくは腹部 CT 検査を行う．黄疸や上腹部痛を認める場合，アミノトランスフェラーゼ，アルカリフォスファターゼ，ビリルビン，アミラーゼを含む生化学検査，血算などを測定し，胆のう炎や急性膵炎の可能性も考慮する．

・**腫瘍マーカー**：CA19-9，CEA，DUPAN-2，SPan-1 を測定する．最も頻用される CA19-9 は感度 79-81%，特異度 80-90% だが[5]，小膵がんにおける検出能は高いとはいえず，また Lewis 血液型陰性例では上昇しないことに留意する．CA19-9 値は切除症例，および切除不能症例において，予後因子，予測因子などに用いられる．CA19-9 値が 130 U/mL 以上では審査腹腔鏡検査にて切除不能と診断される症例が有意に増加し，術前の CA19-9 値と完全切除割合および生存率に関連があることなどが報告されている[6,7]．CA19-9 値は，切除を企図した症例に対する審査腹腔鏡検査の適応に関して指標の 1 つとなりうるが，その値のみで切除可能性を判断することは推奨されていない．また，治癒切除後の症例や全身化学療法を受けている症例では，CA19-9 上昇が再発の徴候や病状進行を示唆する指標の 1 つとして用いられ，1～3 カ月に 1 回程度測定することが望ましい[8]．

・**画像検査**：腹部エコーは低侵襲で簡便に行える検査であり，胆管拡張や閉塞などの評価に優れているが，3 cm 以下の腫瘍では検出率が低下し，消化管ガスによって描出不良となることや検査担当者の技量に影響されるなど短所もある．腹部エコー検査で明らかな膵腫瘍が指摘できなくても疑わしい症例では腹部造影 CT を追加する．

これらの検査にても膵腫瘍が特定できない場合，超音

各9表-1. 膵がんのリスクファクター

【非家族性リスクファクター】

合併疾患	リスク
慢性膵炎	診断から 2 年以内は 13.56 倍．2 年を超えると 2.71 倍[47]
糖尿病	1.97 倍[48]
膵管内乳頭粘液性腫瘍	年間 1.1%，5 年で 6.9%[49]

環境要因	リスク
喫煙	1.68 倍[50]
肥満	BMI が 30 kg/m² 以上は 23 kg/m² と比較して 1.72 倍[51]
大量飲酒	1.22 倍[52]

【家族性リスクファクター】

遺伝性疾患	原因遺伝子	リスク
Peutz-Jeghers syndrome	STK11	132 倍[53]
遺伝性膵炎	PRSS1, SPINK1, CFTR	26-87 倍[54-57]
家族性異型多発母黒色腫症候群	CDKN2A	20-47 倍[58,59]
遺伝性非ポリポーシス大腸がん（Lynch syndrome）	MLF1, MSH2（MSH6）	9-11 倍[60,61]
遺伝性乳がん卵巣がん症候群	BRCA1/2	2.4-6 倍[62-64]
家族性大腸ポリポーシス	APC	4.4 倍[65]

家族歴	原因遺伝子	リスク
家族性膵がん		
・第一度近親者に 3 人以上の膵がん患者を有する		32 倍[4]
・第一度近親者に 2 人以上の膵がん患者を有する		6.4 倍[4]
膵がん家族歴		
・第一度近親者に 2 人以上の膵がん患者を有する		4.6 倍[4]

各9表-2. NCCNガイドライン resectability status

	Arterial	Venous
切除可能	・腫瘍が主要な動脈（腹腔動脈，上腸間膜動脈，総肝動脈）に接していない	・上腸間膜静脈または門脈に狭小化がなく，接していても180°を超えない
borderline resectable	膵頭部/膵鉤部がん ・腫瘍が総肝動脈に接しているが，腹腔動脈および固有肝動脈への進展を認めず，安全な切除と再建が可能である ・上腸間膜動脈に接するが180°を超えない ・解剖学的異形動脈（例：accessory right hepatic artery, replaced right hepatic artery, replaced CHA, and the origin of replaced or accessory artery）に接し，術式に影響を与えるほどの腫瘍量である 膵体尾部がん ・腫瘍が腹腔動脈に接するが180°を超えない ・腫瘍が腹腔動脈に180°を超えて接するが，大動脈及び胃十二指腸動脈を巻き込んでおらず，modified Appleby切除が可能である	・腫瘍が上腸間膜静脈または門脈に180°を超えて接する ・腫瘍が上腸間膜静脈または門脈に180°以下で接し，血管の狭小化，血栓を伴うが，浸潤部の近位側と遠位側は安全な切除と再建が可能である ・腫瘍が下大静脈に接する
切除不能	遠隔転移を認める（所属リンパ節以外のリンパ節転移も含む） 膵頭部/膵鉤部がん ・腫瘍が上腸間膜動脈に180°を超えて接する ・腫瘍が腹腔動脈に180°を超えて接する ・腫瘍が上腸間膜動脈の分枝である第一空腸動脈に接する 膵体尾部がん ・腫瘍が上腸間膜動脈または腹腔動脈に180°を超えて接する ・腫瘍が腹腔動脈に接し，大動脈を巻き込んでいる	膵頭部/膵鉤部がん ・腫瘍による浸潤，閉塞のため上腸間膜静脈/門脈の再建ができない ・上腸間膜静脈に流入する最も近位の空腸枝に接している 膵体尾部がん ・腫瘍による浸潤，閉塞のため上腸間膜静脈/門脈の再建ができない

波内視鏡検査（EUS）やMRI，magnetic resonance cholangiopancreatography（MRCP）を行う．EUSは他のモダリティと比較して高感度であり，小膵がんの検出においては有用である[9]．

局所浸潤の程度は造影 multi-detector CT（MDCT）を撮影し評価する．切除の可否は膵がん治療にとって重要な意味を持つため，腹腔動脈，上腸間膜動脈，総肝動脈，門脈など主要血管と腫瘍との位置関係を把握し，NCCNガイドライン（**各9表-2**）[10]のresectability statusなどを参考に評価する．現在も治療開発が進行中の分野であるため，ガイドラインが変更されることも想定され随時確認が必要である．遠隔転移については，造影MRI，PET，審査腹腔鏡などを適宜行い評価する．

・**病理学的検査**：可能な限り行うことが推奨される．超音波内視鏡下穿刺吸引細胞診（EUS-FNA）は感度，特異度が高く有用である．黄疸を有する症例では内視鏡的減黄処置の際に胆管生検や擦過細胞診などにて診断する．根治切除を企図している膵がんにおいては必ずしも必要ではない．

Stage（病期）の分類，治療方法の選択，予後の推測

■ Stage 分類

膵がんのStage分類はUICCのTNM classification[11]，AJCCのCancer staging manual[12]が用いられほぼ同じ内容である．国内では主に外科の分野において検体の取扱いや病理学的所見が詳細に記された膵癌取扱い規約第7版[13]（2016年）も使用される．

UICCおよびAJCCの分類は第8版（2017年）よりいくつかの重要な変更点がみられた（**各9表-3**）．T因子ではT1～T3までは腫瘍の最大径で分類され，T4は腹腔動脈幹，上腸間膜動脈，且つあるいは総肝動脈へ浸潤する腫瘍と定義された．腫瘍径によって分類されることにより施設間や医師間における診断の誤差が生じにくくなったと考えられる．N因子は転移個数が0個，1～3個，4個以上でそれぞれN0，N1，N2に分類される．新分類のvalidation studyでは，AJCC Cancer staging manual 8th editionのStageと予後に関して良好な相関が示された[14,15]．

❶ 治療方法の選択

根治が期待できる治療は切除のみであるため，画像検査にてresectabilityを評価する．根治切除が可能と診断された膵がんに対しては可能な限り手術を検討する．

治癒切除不能膵がんと診断された症例に対しては，全身化学療法または化学放射線療法の適応となる．患者のPS，臓器機能，合併症，症状の程度などを慎重に評価することは当然だが，さらに治療を受けるにあたりサポート体制が整っているかも重要である．強度の高い治療では副作用のマネジメントが重要であり，適切に対処しなければ重篤な事態を招く可能性もあるため，社会的背景やサポート体制について必要な情報は収集しなければならない．治療の選択では，可能な限りキーパーソンも同席し患者と一緒に説明を受けることが望ましい．延命効果および症状緩和効果が治療の目的であることを伝え，治療内容について必要時はオプションも含めて平易な言葉で説明し，患者の希望や優先することなどを聞いて治療方針を決定していく．

❷ 予後の推測

全がん協生存率調査によるUICC TNM classification 7th editionのStage毎の5年生存率を**各9表-4**に示す[16]．この調査によると，手術を施行できた症例は3割であり，

各9表-3. 膵がんの UICC TNM 分類 第8版（2017年）

原発腫瘍（T）		領域リンパ節転移（N）		遠隔転移（M）	
Tis	上皮内がん	N0	領域リンパ節転移が0個	M0	遠隔転移なし
T1	腫瘍の最大径≦2 cm	N1	領域リンパ節転移が1～3個	M1	遠隔転移あり
	T1a 腫瘍の最大径≦0.5 cm	N2	領域リンパ節転移が4個以上		
	T1b 腫瘍の最大径＞0.5 cm，＜1 cm				
	T1c 腫瘍の最大径1～2 cm				
T2	腫瘍の最大径＞2 cm，≦4 cm				
T3	腫瘍の最大径＞4 cm				
T4	腫瘍径に関わらず，腫瘍が腹腔動脈幹，上腸間膜動脈，かつあるいは総肝動脈に浸潤している				

Stage			
Stage 0	Tis	N0	M0
Stage ⅠA	T1	N0	M0
Stage ⅠB	T2	N0	M0
Stage ⅡA	T3	N0	M0
Stage ⅡB	T1-3	N1	M0
Stage Ⅲ	T1-3	N2	M0
	T4	any N	M0
Stage Ⅳ	any T	any N	M1

各9表-4. 膵がんの臨床病期別5年相対生存率

	Stage				全症例数	手術症例数	手術率（%）
	Ⅰ	Ⅱ	Ⅲ	Ⅳ			
症例数	283	970	846	2,289	4,489	1,463	32.6
生存率（%）	41.9	18.3	5.9	1.2	9.3	25.2	

（文献16) より）

初回診断時には多くの症例が切除不能であることを意味している．第7版の分類では切除可能膵がんに該当するStage ⅠおよびⅡの5年生存率は41.9%，18.3%である．Stage Ⅲは局所進行膵がん，Stage Ⅳは転移性膵がんであり，どちらも治癒切除不能膵がんとされるが，その5年生存率は5.9%と1.2%である．

治療方法の各論（p.173～175，各9図-1）

膵がんの治療方法は病態を以下のように分類し，検討する．

①切除可能膵がん
②borderline resectable 膵がん
③局所進行膵がん
④転移性膵がん

根治が得られる治療は切除のみであり，resectabilityによって切除可能膵がん，borderline resectable 膵がんに分類し治療方法を検討する．切除可能膵がんにはUICC および AJCC の TNM 分類における Stage 0～Ⅲ，borderline resectable 膵がんには Stage Ⅰ～Ⅲの腫瘍が含まれる．切除不能と診断された膵がんはさらに局所進行膵がん（Stage Ⅲ）と転移性膵がん（Stage Ⅳ）に分類し治療方法を決定する．

治療法について理解しやすいように切除可能膵がん，転移性膵がん，局所進行膵がん，borderline resectable 膵がんの順に述べる．

❶切除可能膵がん

切除可能膵がんに対する標準治療は切除術と術後補助化学療法である．

腫瘍の局在により膵頭十二指腸切除術（PD），幽門輪温存膵頭十二指腸切除術（PPPD），亜全胃温存膵頭十二指腸切除術（SSPPD），膵体尾部切除術（DP），膵全摘術（TP）を行う．

肉眼的根治切除が行われた症例では，術後補助化学療法が推奨される．

膵がん根治切除例に対し，gemcitabine（GEM）を投与する補助療法群（GEM：1,000 mg/m^{2}を day 1，8，15に投与し4週間を1サイクルとして6カ月間投与）と，切除単独群を比較したランダム化第Ⅲ相試験（CONKO-001）が行われ，主要評価項目である無再発生存期間は13.4カ月 vs. 6.9カ月（p＜0.001）と補助療法群において有意な延長が示された[17]．同試験はその後の追跡において無再発生存期間に加え，生存期間の有意な延長（生存期間中央値22.8カ月 vs. 20.2カ月，HR 0.76，95% CI 0.61～0.95，p＝0.01）も示し[18]，GEM 療法は2007年頃から膵がん術後補助化学療法の標準治療に位置づけられた．

国内では，膵がん根治切除例を対象に GEM 療法に対する S-1療法（TS-1 40～60 mg/回を1日2回 day 1～28に内服し6週間を1サイクルとして4サイクル投与）

の非劣性を検証したランダム化第Ⅲ相試験（JASPAC-01）が行われた．主要評価項目である生存期間中央値は，GEM群で25.5カ月（95%CI 22.5～29.6カ月），S-1群で46.5カ月（95%CI 37.8～63.7カ月），ハザード比が0.57（95%CI 0.44～0.72，p＜0.0001），5年生存割合はGEM群の24.4%（95%CI 18.6～30.8%）に対してS-1群は44.1%（95%CI 36.9～51.1%）であり，S-1療法の非劣性のみならず優越性（p＜0.0001）も示された[19]．この結果より2013年から国内では膵がん術後補助化学療法はS-1療法が第一選択となった．主なGrade 3以上の有害事象は，S-1群では貧血（14%），好中球数減少（13%），食欲不振（8%），GEM群では好中球数減少（73%），白血球数減少（39%），貧血（17%），血小板数減少（9.5%）であった．S-1群において有意に高い有害事象は下痢（5%）と粘膜炎（3%）であり，GEM群は血液学的毒性が高頻度であった．

欧州では，膵がん術後補助化学療法としてGEM療法に対しGEM＋capecitabine併用療法の優越性を検証した第Ⅲ相試験（ESPAC-4）が行われ，生存期間中央値はGEM群の25.5カ月に対しGEM＋capecitabine群が28.0カ月（HR 0.82，95%CI 0.68～0.98，p＝0.032）と有意に良好な結果が報告された[20]．この結果より，欧米における術後補助化学療法はGEM単独療法またはGEM＋capecitabineが標準治療である．

併用療法に関して，国内ではGEM療法に対するGEM＋S-1療法の優越性を検証するランダム化第Ⅲ相比較試験（JSAP-04）が行われ，すでに登録が終了しておりその結果が待たれる．

❷ 転移性膵がん

全身化学療法の適応である．患者のPSと臓器機能，症状，合併症などの全身状態によって最適な治療レジメンを決定する．

【転移性膵がんの一次治療】

- PS 0-1かつ良好な全身状態の症例に対し推奨される治療
  - FOLFIRINOX（oxaliplatin＋irinotecan＋fluorouracil＋levoforinate calcium）
  - GEM＋nab-paclitaxel
  - GEM＋erlotinib
  - GEM
  - S-1
- PS 2または併用療法が困難と判断される全身状態の症例に対し推奨される治療
  - GEM
  - S-1

1）FOLFIRINOX

転移性膵がんに対し，oxaliplatin（L-OHP），irinotecan（CPT-11），fluorouracil（5-FU）/calcium folinate（LV）を投与する3剤併用療法（FOLFIRINOX）とGEM療法を比較したランダム化第Ⅲ相試験（PRODIGE試験）はフランスの48施設が参加し行われた．生存期間中央値はFOLRIFINOX群で11.1カ月，GEM群で6.8カ月（HR 0.57，95%CI 0.45～0.73，p＜0.001），無増悪生存期間中央値は6.4カ月 vs. 3.3カ月（HR 0.47，95%CI 0.37～0.59；p＜0.001），奏効割合は31.6% vs. 9.4%（p＜0.001）でありFOLFIRINOX療法が有意に良好な成績を示した[21]．Grade 3以上の好中球数減少（45.7%），発熱性好中球減少症（5.4%），血小板数減少（9.1%），下痢（12.7%），末梢性感覚ニューロパチー（9.0%），ALT上昇（7.3%）はFOLFIRINOX群で有意に高い発現頻度であったが，QOL調査では同群で改善効果が認められた．これよりFOLFIRINOX療法は，PSが良好な転移性膵がんに対する標準治療に位置づけられた．国内では，転移性膵がんに対しFOLFIRINOX療法の第Ⅱ相試験が行われ，主要評価項目である奏効割合は38.9%とPRODIGE試験と同等の結果であった[22]．主なGrade 3以上の有害事象は好中球数減少（77.8%），白血球数減少（44.4%），発熱性好中球減少症（22.2%），血小板数減少（11.1%），貧血（11.1%），食欲不振（11.1%）であり，同試験の適格基準を満たした症例では適用可能とされ，2013年12月に治癒切除不能膵がんに対して薬事承認された．

FOLFIRINOX療法は良好な有効性を示し国内外で使用されるようになったが，毒性が高くmodified regimenによる治療法が開発されている．国内では5-FU bolusを除き，CPT-11を150 mg/m^{2}に減量したmodified FOLFIRINOX regimenの第Ⅱ相試験が行われ，主要評価項目である生存期間中央値は11.2カ月（95%CI 9.0～NR），無増悪生存期間中央値は5.5カ月（95%CI 4.1～6.7カ月）であり，原法による国内第Ⅱ相試験の10.7カ月（95%CI 6.9～13.2カ月），5.6カ月（95%CI 3.0～7.8カ月），前述のPRODIGE試験などと同等の成績を示した．有害事象に関しては，Grade 3以上の好中球数減少（46.4%），白血球数減少（26.1%），発熱性好中球減少症（8.7%），食欲不振（15.9%），下痢（10.1%），血小板数減少（1.4%），貧血（4.3%）であり，原法の治療と比較して血液学的毒性が軽減したことが示された[23]．

irinotecan活性代謝物（SN-38）は，肝臓のUDP-グルクロン酸転移酵素（uridine diphosphate-glucuronosyl-transferase：UGT）により不活性化され，胆汁を介して腸管に排泄される．UGTにはいくつかの遺伝子多型が存在し，*UGT1A1*6* と *UGT1A1*28* は東アジアで頻度が高い．*UGT1A1*6* と *UGT1A1*28* のホモ接合体（*6/*6，*28/*28），または複合ヘテロ接合体（*6/

*28）を有する患者ではグルクロン酸抱合が低下し，irinotecan 投与によって重篤な好中球数減少が発現することが報告されている[24,25]．日本人におけるホモ接合体（UGT1A1*6/*6，UGT1A1*28/*28）および複合ヘテロ接合体（UGT1A1*6/*28）の頻度は約10％であり，治療前に UGT1A1 遺伝子多型を測定することが望ましい[24,26,66]．FOLFIRINOX 療法においてホモ接合体または複合ヘテロ接合体を有した症例に対する CPT-11 の至適投与量は定まっていないが，Sharma らが UGT1A1*28/*28 を有する症例に CPT-11 を 90 mg/m² に減量し投与しても 33％ の DLT を認めたと報告している[27]．

また，CPT-11 は腸管麻痺や腸閉塞の併発，多量の胸腹水，間質性肺炎または肺線維症を合併している患者に対しては，投与禁忌となっていることにも留意する．

FOLFIRINOX 療法は中心静脈に埋込型ポートを留置して行う治療のため，ポート管理，自宅での抜針が可能なことも必要な条件であり，患者の状態，サポート体制などを総合的に判断し，適切な症例選択，慎重なマネジメントが重要である．

2）GEM+nab-PTX

albumin-bound paclitaxel（nab-PTX）は paclitaxel と人血清アルブミンからなる 130 nm の均一なナノ粒子製剤である．脂溶性である paclitaxel を生理食塩液で懸濁し投与することが可能であり，速やかな組織移行が特徴である．

転移性膵がんに対して GEM+nab-PTX 療法と GEM 単剤療法を比較したランダム化第Ⅲ相試験（MPACT 試験，2013 年）は，11 カ国が参加し行われた．生存期間中央値は GEM+nab-PTX 群で 8.5 カ月，GEM 群で 6.7 カ月（HR 0.72，95％CI 0.62～0.83，p＜0.001），無増悪生存期間中央値は 5.5 カ月 vs. 3.7 カ月（HR 0.69，95％CI 0.58～0.82，p＜0.001），奏効割合は 23％ vs. 7％（p＜0.001）と GEM+nab-PTX 群で有意に良好な成績を示し，標準治療の 1 つとなった[28]．国内では転移性膵がんに対し GEM+nab-PTX の第Ⅰ/Ⅱ相試験が行われ，主要評価項目である奏効割合は 58.8％（95％CI 40.7～75.4％）と良好な結果を示し[29]，2014 年 12 月に薬事承認された．主な Grade 3 以上の有害事象は好中球数減少（70.6％），白血球数減少（55.9％），貧血（14.7％），血小板数減少（14.7％），末梢性感覚ニューロパチー（11.8％），発熱性好中球減少症（5.9％）などである．頻度は高くないが，Grade 3 以上の間質性肺疾患は MPACT 試験で 4％，国内第Ⅰ/Ⅱ相試験で 2.9％ と報告されており，診察時には酸素飽和度を確認するなどの対応が望ましい．

3）GEM+erlotinib

erlotinib（Erl）は上記の 2 つの治療法が登場するまでの十数年間で，唯一 GEM 単剤療法に比し有効性を示した併用薬であり，上皮増殖因子受容体（EGFR）チロシンキナーゼ阻害薬である．切除不能膵がんに対し GEM+Erl と GEM 単剤を比較したランダム化第Ⅲ相試験が行われ，生存期間中央値は GEM+Erl 群で 6.24 カ月，GEM 群で 5.91 カ月（HR 0.82，95％CI 0.69～0.99，p=0.038），無増悪生存期間中央値は 3.75 カ月 vs. 3.55 カ月（HR 0.77，95％CI 0.64～0.92，p=0.004），奏効割合は 8.6％ vs. 8.0％ であり，有意に生存期間を延長したと報告された[30]．国内においても切除不能膵がんを対象に GEM+Erl 療法の第Ⅱ相試験が行われ，生存期間中央値は 9.23 カ月（95％CI 8.31～10.78 カ月）であった．主要評価項目は安全性であり，Grade 3 以上の好中球数減少（34.9％），白血球数減少（29.2％），貧血（14.2％），食欲不振（14.2％）を認めた．最も頻度の高い有害事象は皮疹で 93.4％ の症例で出現し，intestinal lung disease（ILD）様事象を 8.5％ に認めた[31]．毒性やコストに比し十分とはいえない有効性ではあるが，膵がんに対する抗がん薬は GEM，S-1 の 2 剤しかなかったこともあり，2011 年に薬事承認された．しかしながら GEM+Erl 療法は臨床試験においてわずか 2 週間の OS 延長のみで，毒性やコストの観点より使用頻度は高くなかった．

局所進行膵がんに対し，導入化学療法の治療レジメンの比較とその後の化学放射線療法または化学療法継続を比較するランダム化第Ⅲ相試験（LAP07）が行われた[32]．導入化学療法は GEM+Erl 療法と GEM 単剤療法のランダム化比較であり 4 カ月間治療を行った後，病勢コントロールが得られた症例をさらに化学放射線療法と化学療法継続に割り付けし検証した．導入化学療法の治療レジメンの比較は副次的な評価項目であったが，GEM+Erl 療法と GEM 単剤療法群の生存期間中央値は 11.9 カ月と 13.6 カ月（HR 1.19，95％CI 0.97～1.45，p=0.09）であり，Erl 併用群において不良な傾向が示された．これより局所進行膵がんに対する GEM+Erl 療法の意義は否定的と考えられている．

GEM+Erl 療法は，治療の特性を理解し，その適応は慎重に判断する必要がある．

4）GEM 単剤療法

gemcitabine（GEM）とそれまでの標準治療であった 5-FU を比較した第Ⅲ相試験において，主要評価項目である症状緩和効果が 23.8％ vs. 4.8％（p=0.0022）と GEM 群で有意に良好であり，米国では 1997 年頃から標準治療に位置づけられた[33]．生存期間中央値（5.65 カ月 vs. 4.41 カ月，p=0.025），1 年生存割合（18％ vs. 2％）も GEM 群において良好であり，わが国でも 2001 年 4 月薬事承認された．その後，約 10 年間，世界中において GEM を

ベースとした併用療法やフッ化ピリミジン系薬剤をベースとした併用療法，分子標的薬などの臨床試験が試みられたが，そのほとんどがGEM単剤に優越性を示せなかった．

国内においても，切除不能膵がんに対しGEM単剤を標準治療としS-1療法の非劣性，GEM＋S-1療法の優越性を検証したランダム化第Ⅲ相比較試験（GEST試験）が行われたが，GEM＋S-1療法の優越性は示されなかった[34]．同試験でのGEM群の生存期間中央値は8.8カ月（95%CI 8.0〜9.7カ月），無増悪生存期間中央値は4.1カ月（95%CI 3.0〜4.4カ月）であり，主なGrade 3以上の有害事象は好中球数減少（41.0%），白血球数減少（18.7%），貧血（14.3%），血小板数減少（11.0%），食欲不振（7.3%）と十分な忍容性が報告されている．

併用療法を希望しない症例やPS 2あるいは全身状態が十分ではない症例に対しても提示できる治療法である．

5）S-1単剤療法

S-1はtegafurにgimeracilとoteracilをモル比1：0.4：1に配合した経口フッ化ピリミジン製剤である．切除不能膵がんに対するS-1療法の国内第Ⅱ相試験では，生存期間中央値5.6〜9.2カ月，無増悪生存期間中央値2.6〜3.7カ月，奏効割合21.1〜37.5%であり[35,36]，2006年8月に承認された．前述のGEST試験ではS-1単剤療法の生存期間中央値は9.7カ月（95%CI 7.6〜10.8カ月），無増悪生存期間中央値は3.8カ月（95%CI 2.9〜4.2カ月）であり，GEM単剤療法に対する非劣性（HR 0.96, 97.5%CI 0.78〜1.18, p＜0.001）が示された[34]．主なGrade 3以上の有害事象は，好中球数減少（8.8%），貧血（9.6%），食欲不振（11.4%），下痢（5.5%）であり，毒性のプロファイルは異なるもののGEM療法と同等の忍容性であると評価された．

クレアチニンクリアランス（Ccr）が低値になるほど重篤な副作用の発現が高率になることが製造販売後調査にて報告されており，投与前には腎機能を評価し適宜減量（Ccr：79〜60 mL/minでは1段階減量，59〜30 mL/minでは2段階減量[67]）などが必要である．

GEM単剤と同様に，併用療法を希望しない症例やPS 2あるいは全身状態が十分ではない症例に対し提示可能な治療法である．

【転移性膵がんの二次治療】

一次治療でGEMを含む治療を行った症例では，二次治療はフッ化ピリミジンをベースとした治療を選択する．反対に一次治療でフッ化ピリミジン系薬剤を使用した症例では二次治療はGEM-based regimenを行う．

二次治療において，L-OHPを用いた2つの比較試験が行われ，相反する結果が報告された．

CONKO-003試験は，5-FU＋folinic acid（FF：folinic acid 200 mg/m^2＋5-FU 2,000 mg/m^2 24時間持続静注, day 1, 8, 15, 22, 6週毎）と5-FU＋folinic acid＋L-OHP（OFF：FF＋L-OHP 85 mg/m^2, day 8, 22, 6週毎）を比較したランダム化第Ⅲ相試験である[37]．主要評価項目である生存期間中央値はFF群が3.3カ月に対しOFF群は5.9カ月（HR 0.66, 95%CI 0.48〜0.91, p＝0.01）と有意に良好な成績を示した．

一方，PANCREOXは，5-FU/LV（LV 400 mg/m^2 day 1＋5-FU 400 mg/m^2 bolus day 1＋5-FU 2400 mg/m^2 46時間持続静注, 2週毎）とmFOLFOX6（5-FU/LV＋L-OHP 85 mg/m^2 day 1, 2週毎）を比較したランダム化第Ⅲ相試験である[38]．主要評価項目の無増悪生存期間は5-FU/LV群で2.9カ月，mFOLFOX6群で3.1カ月（p＝0.99）と差は認めなかったが，副次的評価項目の生存期間中央値はそれぞれ9.9カ月，6.1カ月（p＝0.02）と有意にmFOLFOX6群で不良であった．不良であった原因として，mFOLFOX6群でGrade 3以上の有害事象発生頻度と毒性中止の割合が高いことが挙げられている．

上記の結果より，二次治療においてL-OHPを含めた併用療法についてはcontroversialである．

日本では未承認だが，nanoliposomal irinotecan（nal-IRI, irinotecan内包リポソーム）併用レジメンが欧米では二次治療として推奨されている[10]．irinotecan内包リポソームは，腫瘍組織へより多くの薬剤を集めると同時に臓器毒性による副作用軽減を目的とするdrug delivery system製剤の1つである．リポソームは脂質二分子膜で構成される閉鎖小胞であり，内核である内水相にirinotecanを封入した製剤がirinotecan内包リポソームである．抗がん薬を内包化した高分子物質は，透過性の亢進した腫瘍血管で漏出しやすく，またリンパ回収系の乏しい腫瘍組織で長く停滞することにより抗腫瘍効果をあげる一方で，正常血管では漏出しにくく有害事象が軽減することがirinotecan内包リポソームの特徴である[39]．実際に薬物動態試験においてnal-IRI単剤投与群では過去のCPT-11のデータと比較して，血漿SN-38濃度の低いCmax，長い半減期，高いAUCが示されている[40]．

NAPOLI-1は，nal-IRI＋5-FU/folinic acid（nal-IRI 80 mg/m^2 day 1＋folinic acid 400 mg/m^2 day 1＋5-FU 2,400 mg/m^2 46時間持続静注, 2週毎），CONKO-003試験のFFレジメンおよびnal-IRI単剤療法を比較したランダム化第Ⅲ相試験である[41]．主要評価項目の生存期間中央値はnal-IRI＋5-FU/LV群で6.1カ月，FF群で4.2カ月（HR 0.67, 95%CI 0.49〜0.92, p＝0.012）であり，nal-IRI＋5-FU/LVが有意に良好な成績を示した．nal-

IRI単剤療法の生存期間中央値は4.9カ月でありFF療法と有意差は認めなかった．安全性に関して，nal-IRI＋5-FU/LV群の主なGrade 3以上の有害事象は下痢（13％），嘔吐（11％），疲労（14％），好中球数減少（27％），貧血（9％）であった．以上の結果より，2015年10月米国においてGEMを含む化学療法に不応となった切除不能膵がんに対し，5-FUとLVの併用療法において適応承認された．国内では多施設共同第Ⅱ相試験が行われ登録は終了している（Clinical Trial. gov：NCT02697058）．

❸ 局所進行膵がん

化学療法および化学放射線療法が適応となる．

転移性膵がんと同様に，患者のPSと臓器機能，症状，合併症などの全身状態によって最適な治療レジメンを決定する．

【局所進行膵がんの一次治療】

- PS 0-1，かつ良好な全身状態の症例に対し推奨される治療
  - FOLFIRINOX
  - GEM＋nab-PTX
  - GEM
  - S-1
  - 化学放射線療法
- PS 2，または併用療法が困難と判断される全身状態の症例に対し推奨される治療
  - GEM
  - S-1

膵がんに対する化学療法の開発は，従来，局所進行切除不能膵がんと遠隔転移を有する膵がんの両者を切除不能膵がんとして扱い行われてきた．延命効果が示された治療法は局所進行膵がんと転移性膵がんのどちらに対しても標準治療と考えられてきた背景があり，実際に両者を明確に区別することは困難である．

SteinらはLocally進行膵がんと転移性膵がんに対し，modified FOLFIRINOX療法の有効性と安全性を評価した第Ⅱ相試験を行い，局所進行膵がんの生存期間中央値は26.6カ月（95％CI 16.7〜NA），無増悪生存期間中央値は17.8カ月（95％CI 11.0〜23.9カ月）と報告している[42]．

また局所進行膵がんに対するGEM＋nab-PTX療法の第Ⅱ相試験が欧米を中心に行われ，2018 Gastrointestinal Cancers Symposiumにて報告された[43]．局所進行膵がんに対しGEM＋nab-PTXを6サイクル行い，その後はInvestigator's Choiceとして化学療法継続，化学放射線療法，外科的切除のいずれかを選択するストラテジーをプロトコール治療とし，主要評価項目はtime to treatment failure（TTF）である．107例が登録され，TTFは8.8カ月（90％CI 6.67〜9.82カ月），奏効割合は32.7％，無増悪生存期間中央値は10.8カ月（90％CI 9.26〜11.63カ月），1年生存割合は72％（90％CI 64.5〜78.9％）であった．

前述のGEST試験のサブグループ解析において局所進行膵がんに対し良好な傾向がみられたGEM＋S-1療法の生存期間中央値が15.9カ月，局所進行膵がんを対象にしたLAP07試験全症例の生存期間中央値が12.8カ月であることを考慮すると，ランダム化比較試験の結果はないものの，局所進行膵がんに対してもFOLFIRINOX療法およびGEM＋nab-PTX療法は遜色なく許容されると考える．

化学放射線療法の有効性についてはcontroversialである．化学放射線療法のbenefitを得られる症例を選別する目的で一定期間導入化学療法を行うことが試みられているが，明確な結論は得られていない．LAP07試験は，導入化学療法を4カ月間行った後，化学放射線療法と化学療法継続を比較したランダム化第Ⅲ相試験だが，生存期間中央値はそれぞれ15.2カ月と16.5カ月（p＝0.83）であり優越性を示せなかった[32]．しかし長期生存例が散見されることより化学放射線療法のbenefitが得られる対象は存在すると考えられ，現在も推奨される治療の1つであり開発が続いている．

放射線治療と併用する化学療法はフッ化ピリミジン系薬剤またはGEMが用いられることが多い．放射線50.4 Gy（1.8 Gy/回，通常分割法）と，照射日のみS-1（80 mg/m^2/day）を内服する併用療法の第Ⅱ相試験では，生存期間中央値は16.2カ月（95％CI 13.5〜21.3カ月）であり，Grade 3以上の主な副作用は白血球数減少（10％），食欲不振（7％）と良好な忍容性を示した[44]．GEMとの併用では薬剤の投与量を通常より減量したレジメンで行われることが多い．

欧米のエビデンスとともに日常診療での化学放射線療法の位置付けは不明である．

❹ borderline resectable 膵がん

borderline resectable 膵がんは，外科的切除を施行しても高率にがんが遺残し，切除による生存期間延長効果が得られない可能性がある膵がんである．このため，術前治療を行った後に再度評価し，遠隔転移の出現や切除不能と判断されるほどの腫瘍増大がない場合，手術を施行するストラテジーが用いられることが多く，NCCNガイドラインにおいてもコンセンサスが得られている．しかし，手術先行と術前治療を比較したランダム化第Ⅲ相試験は行われておらず，今後の検証が必要である．

術前治療に関しては前向きコホート研究，単アームの第Ⅱ相試験やメタアナリシスが報告されているが，局所進行膵がんが含まれているものも散見される．MD Anderson Cancer Centerからの報告が最も症例数が多

く，84 例の borderline resectable 膵がんに対し，術前化学療法または術前化学放射線療法を行い 32 例が切除術を施行され R0 切除割合は 37%（31/84 例）であった．切除を行った症例の生存期間中央値は 40 カ月，5 年生存割合は 40% であり，非切除例では 15 カ月であった[45]．局所進行膵がんまたは borderline resectable 膵がんに対し術前化学療法または術前化学放射線療法を行った第Ⅱ相試験のメタアナリシスでは，切除割合が 31.6%（95% CI 14.0～52.5%），そのうち R0 切除割合は 62.2%（95% CI 29.9～89.4%），切除を行った症例の生存期間中央値は 22.3 カ月（range 18～26.3 カ月）であった[46]．

これらの報告より，borderline resectable 膵がんは術前治療および術後補助療法を含めた集学的治療によって予後が改善する可能性が高いと考えられる．術前治療の方法や治療期間に関しては確立しておらず，多くの第Ⅱ相試験が行われている．国内では borderline resectable 膵がんを対象に術前 GEM＋nab-PTX 療法と術前 S-1 併用放射線療法のランダム化第Ⅱ/Ⅲ相試験（GABARNANCE 試験，UMIN000009172）が現在進行中である．

日常臨床では，キャンサーボードにおいて borderline resectable 膵がんの診断，治療方針を決定することが望ましい．術前治療としては，FOLFIRINOX または GEM＋nab-PTX 療法は NCCN ガイドラインにおいても提示されておりコンセンサスが得られている．国内では化学放射線療法も選択肢の 1 つとして考えられており，患者の全身状態などを考慮し治療方針を決定する．

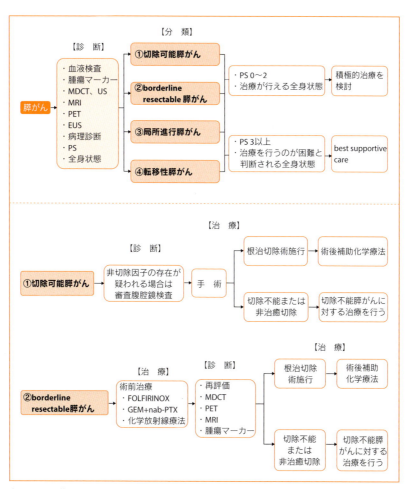

各 9 図-1．膵がんの decision making のためのフローチャート

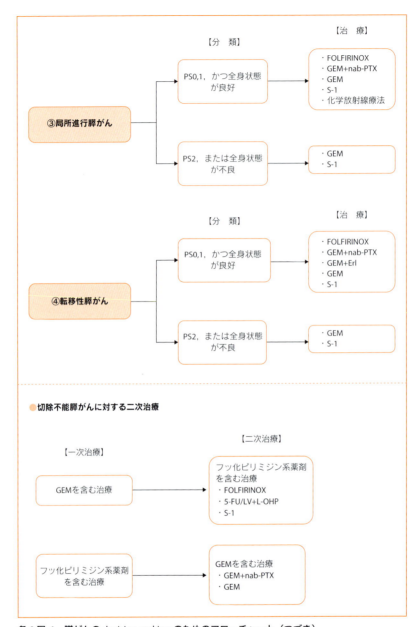

各9図-1. 膵がんの decision making のためのフローチャート（つづき）

<術後補助化学療法>

レジメン名	薬剤	投与量	投与日	投与間隔	期間
S-1	S-1	40 mg/m², 1日2回	1〜28	6週毎	4コース
GEM	GEM	1,000 mg/m²	1, 8, 15	4週毎	6コース

<化学療法>

レジメン名	薬剤	投与量	投与日	投与間隔	期間
FOLFIRINOX	L-OHP	85 mg/m²	1	2週毎	PDまで
	CPT-11	180 mg/m²	1		
	5-FU bolus	400 mg/m²	1		
	5-FU ci	2,400 mg/m²	1		
	l-LV	200 mg/m²	1		
Modified FOLFIRINOX	L-OHP	85 mg/m²	1	2週毎	PDまで
	CPT-11	150 mg/m²	1		
	5-FU ci	2,400 mg/m²	1		
	l-LV	200 mg/m²	1		

ci：continuous infusion

<化学療法>

レジメン名	薬剤	投与量	投与日	投与間隔	期間
GEM＋nab-PTX	nab-PTX	125 mg/m²	1, 8, 15	4週毎	PDまで
	GEM	1,000 mg/m²	1, 8, 15		
GEM＋Erl	GEM	1,000 mg/m²	1, 8, 15	4週毎	PDまで
	Erl	100 mg, 1日1回	1〜28		
GEM	GEM	1,000 mg/m²	1, 8, 15	4週毎	PDまで
S-1	S-1	40 mg/m², 1日2回	1〜28	6週毎	PDまで

<化学放射線療法>

レジメン名	薬剤	投与量	投与日	放射線
S-1＋RT	S-1	40 mg/m², 1日2回	放射線照射日	1.8 Gy×28 Total 50.4 Gy
GEM＋RT	GEM	250〜600 mg/m²	週1回, 毎週	1.8 Gy×28 Total 50.4 Gy

各9図-1. 膵がんの decision making のためのフローチャート（つづき）

[参考文献]

1) 日本膵臓学会：膵癌登録報告2007, 膵臓, 23：e64.
2) Hruban RH, et al：Adv Surg, 44：293-311, 2010.
3) Jacobs EJ, et al：Int J Cancer, 127：1421-1428, 2010.
4) Klein AP, et al：Cancer Res, 64：2634-2638, 2004.
5) Huang Z, et al：Tumor Biol, 35：7459-7465, 2014.
6) Maithel SK, et al：Ann. Surg. Oncol, 15：3515-3520, 2008.
7) Hartwig W, et al：Ann. Surg. Oncol, 20：2188-2196, 2013.
8) Locker GY, et al：J Clin. Oncol, 24：5313-5327, 2006.
9) Lu C, et al：World J Gastroenterol, 21：8678-8686, 2015.
10) National Comprehensive Cancer Network：Clinical Practice Guidelines in Oncology. Pancreatic Adenocarcinoma. Version 3. 2017.
11) Brierley JD, et al：TNM Classification of Malignant Tumours Eighth edition. WILEY Blackwell, 2017.
12) Amin MB, et al：AJCC Cancer Staging Manual Eighth edition. Springer.
13) 日本膵臓学会編：膵癌取扱い規約 第7版, 金原出版, 2016.
14) Kamarajah SK, et al：Ann Surg Oncol, 24：2023-2030, 2017.
15) Allen PJ, et al：Ann Surg, 265：185-191, 2017.
16) 全国がんセンター協議会：全がん協加盟施設の生存率共同調査（http://www.zengankyo.ncc.go.jp/etc/seizonritsu/seizonritsu2009.html）.
17) Oettle H, et al：JAMA, 297：267-277, 2007.
18) Oettle H, et al：JAMA, 310：1473-1481, 2013.
19) Uesaka K, et al：The Lancet, 388：248-257, 2016.
20) Neoptolemos JP, et al：The Lancet, 389：1011-1024, 2017.
21) Conroy T, et al：N Engl J Med, 364：1817-1825, 2011.
22) Okusaka T, et al：Cancer Sci, 105：1321-1326, 2014.
23) Ueno M, et al：J Clin Oncol, 34 supple：abstr 4111, 2016.
24) Minami H, et al：Pharmacogenet. Genomics, 17：497-504, 2007.
25) Yamamoto N, et al：Clin. Pharmacol. Ther, 85：149-154, 2009.
26) Akiyama Y, et al：Ann Oncol, 19：2089-2090, 2008.
27) Sharma M, et al：J Clin Oncol, 32 supple：abstr 4125, 2014.
28) Von Hoff DD, et al：N Engl J Med, 369：1691-1703, 2013.
29) Ueno H, et al：Cancer Chemother Pharmacol, 77：595-603, 2016.
30) Moore MJ, et al：J Clin Oncol, 25：1960-1966, 2007.
31) Okusaka T, et al：Cancer Sci, 102：425-431, 2011.
32) Hammel P, et al：JAMA, 315：1844-1853, 2016.
33) Burris HA 3rd, et al：J Clin Oncol, 15：2403-2413, 1997.
34) Ueno H, et al：J Clin Oncol, 31：1640-1648, 2013.
35) Ueno H, et al：Oncology, 68：171-178, 2005.
36) Okusaka T, et al：Cancer Chemother Pharmacol, 61：615-621, 2008.
37) Oettle H, et al：J Clin Oncol, 32：2423-2429, 2014.
38) Gill S, et al：J Clin Oncol, 34：3914-3920, 2016.
39) Yamamoto Y：Drug Delivery System, 32：109-118, 2017.
40) Chang TC, et al：Cancer Chemother Pharmacol, 75：579-586, 2015.
41) Wang-Gillam A, et al：Lancet, 387：545-557, 2016.
42) Stein SM, et al：Br J Cancer, 114：737-743, 2016.
43) Hammel P, et al：J Clin Oncol, 36：supple 4S：abstr 204, 2018.
44) Ikeda M, et al：Int J Radiat Oncol Biol Phys, 85：163-169, 2013.
45) Katz MH, et al：J Am Coll Surg, 206：833-848, 2008.
46) Assifi MM, et al：Surgery, 150：466-473, 2011.
47) Duell EJ, et al：Ann Oncol, 23：2964-2970, 2012.
48) Batabyal P, et al：Ann Surg Oncol, 21：2453-2462, 2014.
49) Tanaka M：Nat Rev Gastroenterol Hepatol, 8：56-60, 2011.
50) Matuo K, et al：Jpn J Clin Oncol, 41：1292-1302, 2011.
51) Michaud DS, et al：JAMA, 286：921-929, 2001.
52) Tramacere L, et al：Int J Cnacer, 126：1474-1486, 2010.
53) Giardiello FM, et al：Gastroenterology, 119：1447-1453, 2000.
54) Lowenfels AB, et al：N Engl J Med, 328：1433-1437, 1993.
55) Howes N, et al：Clin Gastroenterol Hepatol, 2：252-261, 2004.
56) Lowenfels AB, et al：J Natl Cancer Inst, 89：442-446, 1997.
57) Rebours V, et al：Dig Liver Dis, 11：8-15, 2012.
58) de Snoo FA, et al：Clin Cancer Res, 14：7151-7157, 2008.
59) Vasen HF, et al：Int J Cancer, 87：809-811, 2000.
60) Kastrinos F, et al：JAMA, 302：1790-1795, 2009.
61) Win AK, et al：J Clin Oncol, 30：958-964, 2012.
62) The Breast Cancer Linkage Consortium：J Natl Cancer Inst, 91：1310-1316, 1999.
63) Iqbal J, et al：Be J Cancer, 107：2005-2009, 2012.
64) van Asperan CJ, et al：J Med Genet, 42：711-719, 2005.
65) Giardiello FM, et al：Gut, 34：1394-1396, 1993.
66) 日本膵臓学会膵癌診療ガイドライン改訂委員会編：膵癌診療ガイドライン2016年版, 金原出版, 2016.
67) ティーエスワン®適正使用ガイド（https://www.taiho.co.jp/medical/brand/ts-1/guide/index.html）.

■戸髙明子, 福冨 晃

What's New in 10 Colorectal Cancer
結腸・直腸がん

診断・検査

■ 問診，検診

大腸がんの初発症状は，検診での便潜血陽性や便秘などの便通異常が多い．わが国での便潜血検査は，食事制限や内服薬制限が不要な点から免疫法（2日法）が頻用されている．免疫法に関する大規模な症例対象研究で，検診受診過去1年以内60％，2年以内59％，3年以内52％の死亡率減少効果を認めた[1]．よって，わが国では便潜血検査が大腸がん検診として推奨されており，便潜血反応陽性例には原則として全大腸内視鏡検査が行われる．

■ 内視鏡検査，注腸検査

全大腸内視鏡検査は，わが国では広く行われており，腫瘍の有無の評価や部位を同定する際に非常に有用で，生検による病理評価も可能である．しかし，大腸内視鏡検査は出血や穿孔等の合併症リスクから，わが国では検診として推奨されていない．しかし，NCCNガイドラインではスクリーニングとして最も推奨されており，遺伝性腫瘍症候群等においては1年毎，一般的な場合は10年毎と，リスク別に行うことを推奨している[2]．注腸検査は，術前や内視鏡評価が困難な場合に用いられる．

■ 画像診断

肝・肺のCT検査や腹部超音波検査，骨盤MRI等の検査が，病勢評価のため頻用される．

- **CT検査**：原発巣と周囲臓器との位置関係，肝転移や肺転移，リンパ節転移の有無の評価に用いる．深達度の評価は難しいことが多い．
- **超音波内視鏡**：内視鏡的切除術を考慮する場合，cT1高度浸潤がんの診断に超音波内視鏡が必要に応じて用いられる[3]．
- **MRI**：側方進展の評価が必要な直腸がんにおいて頻用される．MRIでは，直腸間膜の筋膜を含め，直腸間膜の軟部組織構造の正確な評価が可能であり，CTに比べて壁浸潤や腫大リンパ節をより詳細に評価できる．
- **CT colonoscopy（CTC）**：大腸がんのスクリーニングへの応用として世界的に広がっており，また，手術対象の病変に関しては十分描出可能で，術前注腸検査の代替検査となっている．49の研究を対象としたメタアナリシス[4]で，CTCと大腸内視鏡の大腸がん検出感度，特異度は96.1％と94.7％であり，大腸がんの平均的リスクを対象とした1cm以上の腺腫の検出感度，特異度は87.9％と94.7％であった[5]．三次元画像と高精細な画像の組み合わせにより，局所浸潤やリンパ節転移を含む小さな転移の精密な評価が可能となり，より精密な大腸の病期診断が容易となった．しかしスクリーニングとしては，早期診断の対象が大腸ポリープである欧米と異なり，わが国では質の高い大腸内視鏡診断による早期病変が対象であり，普及にはいまだ多くの問題がある[6]．
- **PET-CT**：PET-CTは他臓器，リンパ節転移や術後の局所再発の有無の評価には有用な可能性があるが，ベースライン評価には不向きである．PET-CTであれば腫大したリンパ節内に代謝の亢進した病変があるか否かを評価できる．術後変化の強い部位に軟部組織像がみられた場合，再発腫瘍か，術後の線維化かを判断できる場合がある[7]．

■ 腫瘍マーカー

大腸がんで用いられる腫瘍マーカーはCEAやCA19-9があるが，早期診断のためのスクリーニングには推奨されない．治療中の効果判定と再発診断等の補助データになりうる．

■ 遺伝子検査

大腸がんのなかには遺伝性大腸がん症候群がある．代表的な疾患が家族性大腸腺腫症（FAP）とLynch症候群〔遺伝性非ポリポーシス大腸がん（HNPCC）〕の2つである．遺伝性症候群の存在が懸念される場合，生殖細胞変異の可能性があることから遺伝カウンセラーに相談すべきである．

- **FAP**：adenomatous polyposis coli（*APC*）遺伝子の生殖細胞変異で，全大腸がんの1％未満である．古典的FAP症例の生涯発がんリスクは，50歳までにほぼ100％であり，左結腸の発生が多い．Attenuated FAPはFAPの亜型で，特徴は発症が遅いことと一般的に腺腫性ポリープが100個未満と少数であることの2つである．がんの発生割合は40歳以降に急激に上昇し，80歳までに70％に近づく．そのため，FAPは早期スクリーニングとポリポーシスの段階での大腸全摘・回腸嚢肛門吻合術が基本である．
- **Lynch症候群**：生殖細胞系列のミスマッチ修復（MMR）遺伝子（*MLH1, MSH2, PMS1, PMS2,*

MSH6，MLH3，EXO1など）の異常に起因し，MMR遺伝子の変異はLynch症候群の臨床基準に合致する患者の半数以上で認め，MMR遺伝子の変異を認める場合，生涯の大腸発がんリスクは80％となる[8]．Lynch症候群は大腸がんのみでなく，子宮内膜，胃，小腸，尿路，卵巣など複数臓器のがんが若年で発生する可能性があり，頻度の高い大腸がんや子宮内膜がんのサーベイランスが推奨される．全大腸がんの1～5％と推定されて，高頻度でマイクロサテライト不安定性が高い（MSI-high）．

■ バイオマーカー

分子標的薬の登場に伴い，分子標的薬とバイオマーカーに関して多くの研究が進んできた．大腸がんにおけるバイオマーカーの応用例としては，RASおよびBRAFのステータス*が切除不能例に対するレジメン選択に重要となっている．近年，免疫チェックポイント阻害薬であるPD-1抗体の効果予測としてMSI/MMRステータスが報告されている[9]．またirinotecan（IRI）の用量決定に用いる遺伝子多型UGT1A1がある．実臨床に応用されていないが，5-FU感受性に関連するTS，白金製剤感受性に関連するERCC1，大腸がんStageⅡの再発リスクとoncotype DXの関係等があり，個別化医療の期待がかかっている．

＊：ステータスとは遺伝子変異変異等の有無の状況を意味する．

・効果予測因子としてのRAS遺伝子

分子標的薬の効果予測因子として，RAS遺伝子が知られている．抗EGFR抗体薬はEGFRを標的としたモノクローナル抗体であるが，EGFR発現量やEGFR遺伝子変異と薬剤の有効性には関連がないが，その下流の，RAS/RAF/MAPK経路との関連性は明らかになっている．RAS遺伝子に変異がある場合，恒常的にRAS/RAF/MAPK経路のシグナル伝達がなされ，上流のEGFRを阻害しても抗腫瘍効果を認めないと考えられている．KRAS遺伝子はエクソン2の12番染色体や13番染色体上に位置するRASファミリーに属する遺伝子が最も知られており，約40％の大腸がんに変異を認める．そのうちコドン12変異が約80％，コドン13変異が約20％，わずかではあるがコドン61等にも変異の報告がある．後方視的検討では，抗EGFR抗体薬のうちcetuximab（CET）ではコドン13変異では必ずしも無効を予測しておらず，抗EGFR抗体薬投与の余地は残る[10,11]．

RAS遺伝子は，KRAS以外にもNRAS遺伝子が存在し，NRAS遺伝子は1番染色体上に位置する遺伝子で，NRAS遺伝子変異は大腸がんの約3～5％に認められる．NRAS遺伝子の変異がある場合も，抗EGFR抗体薬の抗腫瘍効果は期待できない[12]．

エクソン2のKRAS変異型が約40％であるが，NRASとエクソン2以外のKRASを合わせると10～15％の存在が指摘されており[13,14]，治療薬選択に関わるall RASの測定の重要性から，2015年4月よりRAS遺伝子検査が保険適用となり，実臨床で広く使用されている．

・予後不良因子としてのBRAF遺伝子

BRAFはRAS/RAF/MAPK経路を構成するセリンスレオニンキナーゼで，BRAF変異は大腸がんの5～15％に認められる．BRAF変異の90％以上が，コドン600変異である．BRAF変異を有する大腸がんでは，ほぼKRAS遺伝子変異を認めず，相互排他の関係にあること，MSI-highの大腸がんでは，BRAF変異を約40％で認めることが報告されている．BRAF変異陽性が予後不良因子であるが，抗EGFR抗体薬の効果不良予測因子か否かに関しては，一定の見解が得られていない[15～17]．わが国では，2018年8月よりBRAF遺伝子測定が保険適用となった．BRAF変異型に対する治療開発は行われ，少数例（N＝25）の第Ⅱ相試験において，FORFOXIRI＋bevacizumab（BEV）療法が無増悪生存期間中央値（mPFS）11.8カ月（95％CI：9.0～14.6カ月），全生存期間中央値（mOS）24.1カ月（95％CI：12.2～36.0カ月）と良好な成績を示した[18]．また悪性黒色腫で有効性を示したBRAF阻害薬であるvemurafenibを用いた併用療法を検討する臨床試験も行われており，今後の治療開発が期待される．

Stage（病期）の分類・治療法の選択・予後の推測

臨床病期は，UICC TNM分類（2017年，第8版）や大腸癌研究会の大腸癌取扱い規約 第9版（2018年）を参考にしてStage分類を行う．両分類とも大きな違いはないものの定義が異なる点もあり注意が必要である．UICC TNM分類と大腸癌取扱い規約の対比を**各10表-1**に示す．

■ Stage分類

・T因子（壁深達度）

両分類とも同じである．ただし，大腸癌取扱い規約では脈管侵襲もT因子に反映されるが，UICC TNM分類ではT因子に反映されない．一方，神経浸潤は両者とも深達度に反映される．

・N因子（リンパ節転移）

所属リンパ節の定義は，両者とも腫瘍と近位脈管周囲の所属リンパ節であり，その範囲を超えるリンパ節はM1（遠隔転移）である．わが国では，転移リンパ節の部

各10表-1. 大腸癌取扱い規約（第9版，2018年）とTNM分類（UICC第8版，2017年）

大腸癌取扱い規約

【進行度（Stage）】

M		M0			M1		
					M1a	M1b	M1c
N	N0	N1	N2a	N2b/N3	any N		
T	Tis	0					
	T1a/T1b	I	IIIa	IIIa	IIIb	IVa	IVb	IVc
	T2	I	IIIa	IIIa	IIIb	IVa	IVb	IVc
	T3	IIa	IIIb	IIIb	IIIc	IVa	IVb	IVc
	T4a	IIb	IIIb	IIIc	IIIc	IVa	IVb	IVc
	T4b	IIc	IIIc	IIIc	IIIc	IVa	IVb	IVc

【壁深達度】

Tx	壁深達度の評価ができない
T0	癌を認めない
Tis	癌が粘膜内にとどまり，粘膜下層に及んでいない
T1a	癌が粘膜下層までにとどまり，浸潤距離が1000μm未満である
T1b	癌が粘膜下層までにとどまり，浸潤距離が1000μm以上であるが固有筋層に及んでいない
T2	癌が固有筋層までにとどまり，これを越えていない
T3	癌が固有筋層を越えて浸潤している．漿膜を有する部位では癌が漿膜下層にとどまる．漿膜を有しない部位では癌が外膜までにとどまる
T4a	癌が漿膜表面に接しているか，またはこれを破って腹腔に露出しているもの
T4b	癌が直接他臓器に浸潤している

【リンパ節転移】

Nx	リンパ節転移の程度が不明である
N0	リンパ節転移を認めない
N1	腸管傍リンパ節と中間リンパ節の転移総数が1-3個
N1a	転移個数が1個
N1b	転移個数が2-3個
N2	腸管傍リンパ節と中間リンパ節の転移総数が4個以上
N2a	転移個数が4-6個
N2b	転移個数が7個以上
N3	主リンパ節に転移を認める．下部直腸癌では主リンパ節あるいは側方リンパ節に転移を認める

【M-遠隔転移】

M0	遠隔転移を認めない
M1	遠隔転移を認める
M1a	1臓器に遠隔転移を認める（腹膜転移を除く）
M1b	2臓器以上に遠隔転移を認める（腹膜転移は除く）
M1c	腹膜転移を認める
M1c1	腹膜転移のみを認める
M1c2	腹膜転移およびその他の遠隔転移を認める

TNM分類

【進行度（Stage）】

M		M0			M1		
					M1a	M1b	M1c
N	N0	N1	N2a	N2b	any N		
T	Tis	0					
	T1	I	IIIA	IIIA	IIIB	IVA	IVB	IVC
	T2	I	IIIA	IIIB	IIIB	IVA	IVB	IVC
	T3	IIA	IIIB	IIIB	IIIC	IVA	IVB	IVC
	T4a	IIB	IIIB	IIIC	IIIC	IVA	IVB	IVC
	T4b	IIC	IIIC	IIIC	IIIC	IVA	IVB	IVC

【T-原発腫瘍】

Tx	原発腫瘍の評価が不可能
T0	原発腫瘍を認めない
Tis	上皮内癌：粘膜固有層に浸潤
T1	粘膜下層に浸潤する腫瘍
T2	固有筋層に浸潤する腫瘍
T3	固有筋層を越え，粘膜下層または腹膜被覆のない傍結腸あるいは傍直腸に浸潤する腫瘍
T4	直接他臓器または他組織に浸潤する腫瘍および/または臓側腹膜を貫通する腫瘍
T4a	臓側腹膜を貫通する腫瘍（SE）
T4b	その他の臓器または組織に直接浸潤している腫瘍

【N-所属リンパ節】

NX	所属リンパ節転移の評価が不可能
N0	所属リンパ節転移なし
N1	1-3個の所属リンパ節転移
N1a	1個の所属リンパ節転移
N1b	2-3個の所属リンパ節転移
N1c	所属リンパ節転移はないが，衛星結節を有する
N2	4個以上の所属リンパ節転移
N2a	4-6個の所属リンパ節転移
N2b	7個以上の所属リンパ節転移

【M-遠隔転移】

MX	遠隔転移の評価が不可能
M0	遠隔転移なし
M1	遠隔転移あり
M1a	1臓器に限局する転移で腹膜転移なし
M1b	2臓器以上
M1c	腹膜への転移

位と個数でN stageが決定される一方，TNM分類では，転移リンパ節の個数でN stageが決定される．わが国ではN3（主幹動脈根部リンパ節と側方リンパ節）があるが，TNM分類ではN3はなく，側方リンパ節転移はM1となる．

わが国のリンパ節郭清は進行度に応じてD3/D2郭清が系統的に実施され，一般には平均20個±14個検索されている（大腸癌研究会全国登録1985～1994年，Stage Ⅱ+Ⅲの症例）．一方，欧米では進行度の低い大腸がんと診断するには，最低12個のリンパ節の検索が必要としている[19～21]．これは，12個未満のリンパ節検索のみでは過小評価の危険性があるためである．ただし術前治療を受けた症例や，緩和的切除を受けた症例では，検索リンパ節個数を規定する意義は不明で，12個未満のリンパ節総数でも最終病理Stageを決めている．

N Stageの違いは手術標本の取り扱いの差に起因すると考えられる．わが国では通常外科医が新鮮な手術検体から，血管に沿ってリンパ節を掘り出し，部位別に標本を作製する．結腸では，腫瘍の口側と肛門側から5 cm以上離れた部位のリンパ節は，腹膜播種等の進行がんでのみ陽性になることが，これまでの経験から一般的に知られている．そのため，わが国ではリンパ節の総数のみでN Stageの正確さを判断することはない．

・M因子（遠隔転移）

UICC TNM分類では，上記以外のすべての遠隔転移をMとし，1臓器のみではM1a，2臓器以上ではM1b，そして転移臓器個数に関わらず，腹膜転移があればM1cとする．わが国でも同様に扱うが，M1cにおいて，腹膜

転移のみの場合（M1c1）と腹膜転移と他の遠隔転移の両者を有する場合（M1c2）とに細分類しているところが異なる．

■ 治療方法の選択

Stage 毎に次のような一般的な治療方針がある．大腸癌研究会の治療ガイドライン（2016年版）[22]にアルゴリズムが示されており，通常はこのアルゴリズムを参考に治療方針を決定することが推奨される．

❶ Stage 0，I

・内視鏡的切除：リンパ節転移の可能性が低く，病変が一括切除可能と判断される場合．

・外科的切除：内視鏡的切除の適応外となる場合．M がんは D0-1 郭清，SM がんは D2 郭清，MP がんは D2-3 郭清が標準術式である．

❷ Stage II

外科的切除．D3，D2 郭清を標準術式とする．T4，閉塞病変，漿膜穿孔性病変，高リスクの病理診断（低分化腺がん，印環細胞がん，粘液がん，脈管侵襲陽性）には Stage II であっても術後補助化学療法が考慮される．

❸ Stage III

外科的切除（D3 郭清）と術後補助化学療法

❹ Stage IV/再発

遠隔転移巣を含めた全病変の治癒切除が望める場合は，外科的切除を推奨する．治癒切除が望めない場合は，緩和的薬物療法治療の対象となる．また，原発巣による症状がある場合は，原発巣に対する外科的切除/人工肛門造設術を全身薬物療法治療に先行して行う．

❺ 大腸がんに特有な病態に対する治療方法

・通過障害

大腸がんにおいては原発巣の内腔への進展や腹膜播種により，通過障害を来しうる．特に原発巣の進展で通過障害が生じている場合，手術療法が第一選択として考慮される．一方，無症状の場合の予防的原発巣切除の意義は明らかではない．特に，切除不能な転移巣を有しており，かつ原発巣が無症状である場合，原発巣の緩和的切除は行わずに全身薬物療法を行うことが多い．前向き検討では，緩和的大腸切除を行っていない 233 人のうち，93% が原発巣切除を行わずに経過し（4% がステントや放射線治療で対応），7% で緊急手術が必要であった[23]．これにより，無症状な症例には原発巣の緩和的切除は行われずに全身薬物療法を行う妥当性が示唆されている．腹膜播種による通過障害の場合は，限局性であれば緩和的手術が考慮される．

手術による通過障害の改善が望めない場合，PS が良好であれば全身薬物療法も考慮されるが，適応には慎重な判断を要する．近年，大腸ステントの有効性に関する報告が多くあるが，その適応については検討する余地はある．たとえば，ステント留置後に血管新生阻害薬を用いると，穿孔のリスクを高めるといった報告もある．そのため全身薬物療法や放射線療法を予定している症例では，大腸ステントの適応を慎重に判断する必要がある．PS が不良な場合には胃管・PTEG（経皮的食道胃管挿入術）・イレウス管なども考慮する．

・腹膜播種

播種が限局的（P1，2）で，他に切除不能な遠隔転移がなく，過大侵襲とならない限り切除が第一選択となる．切除が難しい場合は全身薬物療法の適応となる．

・Kruckenberg 転移

いわゆる卵巣転移であるが，後方視的検討では，卵巣以外の転移があった場合でも卵巣転移切除を行うことで長期生存が期待されるとの報告がある．卵巣転移に対して全身薬物療法が効きにくいことが報告されており，卵巣転移は腹部膨満や通過障害を起こすため，卵巣転移が切除可能な場合については切除を検討する．

■ 大腸がんの Stage 別 5 年生存割合

各10表-2 に Stage 別（大腸癌取扱い規約 第 8 版，2013 年）の予後を示す．

各10 表-2. 日本の結腸がん，直腸がんの 5 年生存率

Stage（病期）	結腸がん	直腸がん
0 期	93.0%	93.0%
I 期	92.3%	90.6%
II 期	85.4%	83.1%
IIIa 期	80.4%	73.0%
IIIb 期	63.8%	53.5%
IV 期	19.9%	14.8%

（大腸癌研究会・大腸癌全国登録 2000〜2004 年度症例より）

治療方法の各論

大腸がんの治療は，大腸癌研究会の治療ガイドライン（2016 年版）[22]にアルゴリズムが示されており，通常はこのアルゴリズムを参考に治療方針を決定することが推奨される．大きくは内視鏡的切除術，外科的切除術，全身薬物療法の 3 つに分けられる．

■ 内視鏡的切除術

cTis や cT1 への軽度浸潤がんが適応となり，肉眼型は問わない．内視鏡的粘膜下層剥離術（ESD）の普及に伴い，大きさも問わなくなった．内視鏡的切除の目的は診断と治療の 2 つで，病理学的な評価で治療の根治性と外科的追加切除の必要性を判定する．垂直断端陽性の場合は外科的追加切除が望まれる．それ以外に，①SM 浸潤

度 1000 μm 以上，②脈管侵襲陽性，③低分化がん，印環細胞がん，粘液がん，④浸潤先進部の簇出（budding）Grade 2/3 のいずれかを認めた場合には，リンパ節郭清を伴う腸切除を考慮する．pT1 がんには約 10％の確率でリンパ節転移が起きるが[24]，SM 浸潤度が 1000 μm 以上の浸潤例でも約 90％がリンパ節転移を認めないので，追加切除の適応は慎重に検討すべきである．pT1 がんで水平粘膜断端の評価が難しい場合は，6 カ月〜1 年で局所再発の有無を調べることが推奨されている．最大径 2 cm 以上の cTis，cT1 軽度浸潤がんに対する計画的分割 EMR の適応を考慮する際，正確な内視鏡診断が必要である．一般的に，分割切除では不完全切除率が高く，局所再発率が高いことから，正確な病理組織学的診断が困難になるような分割切除は避けるべきである．

■ 外科的切除術

Stage 0〜Ⅲの大腸がんや，根治切除可能な肝転移・肺転移，制御困難な原発巣による症状を有する転移性大腸がんが適応となる．

❶ 手術療法

経腹的切除術として，開腹術と腹腔鏡下手術がある．腹腔鏡下手術は習熟度に応じた適応基準を個々に決定すべきである．腹腔鏡下手術は，結腸がんと RS がんに対する D2 以下の腸切除に適している．cStage Ⅱ〜Ⅲや直腸がんに対しては習熟度を十分に考慮して適応を決定すべきである．リンパ節郭清の範囲は，がんの深達度やリンパ節転移の範囲によって決定される．リンパ節転移陽性や cT3 以深では D3 郭清を必要とする．cT2 では 1％で主リンパ節（大腸癌取扱い規約を参照）転移を認めることから，D3 郭清を行ってもよい．cT1 がんでは D2 郭清，cTis がんでは D0 もしくは D1 郭清を行ってもよい．腹腔鏡下手術の 1 つであるロボット手術が 2018 年 4 月に保険適用となり，その侵襲度や微細な手技から期待される治療である．

❷ 転移巣切除

遠隔転移と原発巣がいずれも切除可能な場合は，原発巣と遠隔転移の切除を考慮する．

根治切除可能な肝転移に対しては肝切除が推奨される．全身薬物療法治療との比較試験は無いものの，全身薬物療法治療のみでは得られない良好な成績が示されている．わが国の多施設集計 585 例では，3 年生存割合 52.8％，5 年生存割合 39.2％であった[25]．全身薬物療法が奏効し切除可能となった場合にも，切除を検討すべきで，初回肝切除可能な場合と同程度の治療成績である[26〜28]．一方，その成績より劣る報告もあるが[29,30]，現在は切除可能な場合には切除を考慮することのコンセンサスが得られている．

根治切除可能な肺転移に対しても，肺切除が推奨される．こちらも，比較試験を行い難いほど良好な成績で，後方視的検討の 569 例では，3 年生存割合 53.8％，5 年生存割合 38.8％であった[31]．同時性肺転移では原発巣切除を優先し，その後に肺切除が検討される．

転移巣切除の適応については，切除可能性を正確に評価するため，熟練した肝臓外科医や呼吸器外科医を含む，集学的チームによる評価が必要である．Conversion therapy を検討する場合，全身薬物療法開始から 2 カ月が経過した時点で初回の外科的再評価を行い，その後も引き続き全身薬物療法を行う場合は 2 カ月毎の評価が推奨される[2]．

肝または肺へ多発性転移を認める症例については，全身薬物療法のみで根治は難しく，全身薬物療法で縮小が得られても R0 切除を達成できる見込みは少ない．そのため，基本的には conversion therapy が不可能な切除不能病変を有していると考えて治療にあたるべきである．

限局性の腹膜播種（旧規約の P1，2）に関しては，過大侵襲とならない限り，原発巣切除と同時切除を推奨している．また，同時性に肝・肺転移を有する症例に対しても切除の可能性を考慮するが，現在のところ明確な手術適応基準はなく，十分な説明と同意が必要である．

❸ 直腸がん

わが国では直腸間膜を全切除する TME（total mesorectal excision），または直腸間膜を部分的に切除する TSME（tumor-specific mesorectal excision）が標準治療である．また，腫瘍下縁が腹膜反転部より肛門側で，かつ固有筋層を超えて浸潤する場合は側方郭清が適応となる．側方郭清により，骨盤内再発率が 50％減少し，5 年生存割合が 8〜9％程度改善するとされるが[32]，一方で側方郭清により，自律神経系を全温存しても，排尿機能や性機能が障害されることがある．側方リンパ節郭清の意義を検討する多施設共同ランダム化比較試験（JCOG0212）が術前画像診断および術中開腹所見で，明らかな側方骨盤リンパ節転移を認めない cStage Ⅱ／Ⅲの下部直腸がんの患者を対象に行われた．ME＋側方リンパ節郭清を対照群とした ME 単独の非劣性を検証したが，非劣性は示せず（HR 1.07，95％CI：0.84〜1.36，p＝0.0547）[33]，側方リンパ節領域の局所再発は明らかに ME 群で多かった（1.1％ vs 6.6％）．そのため現在の標準治療は ME＋側方リンパ節郭清である．

切除可能な直腸がん局所再発例にも手術が第一選択となる．切除不能な直腸がん局所再発例には，放射線照射，全身薬物療法が選択される．

欧米では，直腸がん T3N0 または any TN1-2（TNM

分類），T4に対し術前化学放射線療法が行われており，その後TMEが施行される．一般に，直腸には漿膜がなく，他の骨盤内構造物と隣接しており，広い切除断端を確保することが困難であるため，局所再発のリスクが高い．そのため術前化学放射線療法により肛門温存率向上と局所再発率を低下させて切除を行う戦略がとられる．しかし，わが国ではTME＋側方郭清またはTSME＋側方郭清で，生存割合が良好で局所再発率が低いため，術前化学放射線療法は積極的には行われない．

❹肝転移に対する腫瘍焼灼療法

併存疾患または転移巣の位置，あるいは切除後の残肝機能が不十分な場合に，腫瘍焼灼療法の検討も行われたが[34]，手術と比較してOSや再発率で劣る報告があり[35]，局所再発のリスクも高いことから，切除可能であればまずは肝切除を検討する．

■ 全身薬物療法

大腸がんにおける全身薬物療法には，術後の再発予防を目的とした補助化学療法と切除不能な進行・再発大腸がん患者の延命・症状緩和を目的とした全身薬物療法がある．

❶術後補助化学療法

R0切除が行われたStage Ⅲ大腸がんに対して考慮される．術後4～8週で開始し，6カ月間行うことが望ましい．oxaliplatin（OX）を用いたレジメンでは，OXの蓄積毒性である末梢神経障害が臨床上最も大きな問題となる．このため，投与期間を6カ月から3カ月に短縮することで末梢神経障害を軽減し，かつ有効性で劣っていないことを検証する臨床試験（IDEA collaboration）が実施された．主要評価項目のDFSで非劣性を証明できなかった[36]ため現在でも，原則として6カ月間行うことが推奨される．ただし，IDEA試験のサブグループ解析ではあるが，再発低リスク症例（T1～3かつN1）でのCapeOXでは6カ月と3カ月と同等であったため，再発低リスク症例ではCapeOXの3カ月間投与も選択肢になり得ると考えられている．

現在推奨される術後補助化学療法はcapecitabine（Cape），FOLFOX，CapeOXであり，術後補助化学療法の適応の原則は以下である．

1）R0切除が行われたStage Ⅲ大腸がん（結腸がん・直腸がん）
2）主要臓器機能が保たれている．具体的には，好中球数≧1,500/mm³，血小板≧100,000/mm³，総ビリルビン＜2.0 mg/dL，AST/ALT＜100 IU/L，血清クレアチニン：施設基準値上限以下
3）全身状態の指標であるPS（performance status）が0～1
4）術後合併症から回復している
5）重篤な合併症（特に，腸閉塞，下痢，発熱）がない

術後補助化学療法の場合には，有害事象が出現しても十分に対応可能であることや，完遂を目指すことを説明しておく必要がある．

1）5-FU＋LV併用療法のエビデンス（各10 表-3a）

欧米ではStage Ⅱ/Ⅲを対象に，50年以上前から術後補助療法が検討されてきたが，1980年代までに，NSABP（National Surgical Adjuvant Breast and Bowel Project）C-01試験[37]のみで生存の延長が得られた．

1980年代後半から1990年代において，NCCTG（North Central Cancer Treatment Group）で，Stage Ⅲのサブグループ解析[38]やIntergroup 0035 study[39]の結果，5-FU＋levamisoleの上乗せ効果が示され，1990年のNCI（National Cancer Institute）consensus conferenceにおいて，Stage Ⅲの術後補助療法の標準治療は5-FU＋levamisole療法となった．

一方NSABP C-03[40]やIMPACT（International Multicentre Pooled Analysis of Colon Cancer）[41]，イタリア（シエナ）[42]，Mayo Clinic[43]などのランダム化比較試験の成績から，5-FU＋LVの有用性も報告された．5-FU＋levamisole療法と5-FU＋LV療法の，どちらがより適切かを評価するため，両者を比較するランダム化比較試験がNSABP C-04[44]，INT0089[45]で行われ，その結果5-FU＋LVが標準治療となった．またLVの投与量を変えたレジメンの検討[45]や，FOLFOX療法の元となるde Gramontレジメンの開発[46,47]，術後補助化学療法の期間の検討[48]が行われた．

2）経口薬のエビデンス（各10 表-3b）

転移性大腸がんにおける5-FU＋LV療法と，経口FU系抗がん薬であるUFT＋LVやCapeとのランダム化比較試験において，経口FU系抗がん薬が非劣性であることが示された．そのため，術後補助化学療法においても経口薬の開発が進められ，欧米でStage Ⅱ/Ⅲの結腸がん（47%/53%）を対象としたUFT＋LV療法と5-FU＋LV療法とのランダム化比較試験（NSABP C-06）が行われ，結果は生存期間，無病生存期間，Grade 3/4の有害事象発生割合やQOLはほぼ同等であり，利便性でUFT＋LV療法のほうが良好であると結論づけられた[49]．わが国でも結腸・直腸がんStage Ⅲを対象に，5-FU＋LVに対するUFT＋LVの非劣性試験（JCOG0205）が行われ，主要評価項目である5年DFSの非劣性が示された[50]．JCOG0205における5年OSは87.5%と，前述のNSASBP C-06の69.6%を大きく上回っている．これは，わが国のD3郭清を主とした術式や綿密なフォローアップにより，

各10 表-3a. 大腸がん術後補助化学療法：5-FU＋LV 療法に至るまでの歴史的背景

試　験	レジメン	症例数	DFS/RFS（%）	p 値	5y-OS（%）	p 値
NSABP C-01	A：observation B：5-FU＋semustine 　＋vincristine C：BCG		51 (5y) 58 56	― 0.02 0.09	59 (5y) 67 67	0.05 0.03
NCCTG	Observation 5FU/Lev	280 281			27%の低下	
Intergroup 0035	A：observation B：levamisole C：5-FU/Lev	304 315	47 (3y) ― 63	<0.0001	55 (3y) ― 71	0.007
NSABP C-03	MOF 5-FU/LV	521 524	64 (3y) 73	0.0004	77 (3y) 84	0.003
IMPACT	observation 5-FU/LV	757 736	62 (3y) 71	<0.0001	78 (3y) 83	0.029
Francini G, et al	observation 5-FU/LV	118（sub group）		0.0016		0.0025
O'connell, et al	observation 5-FU/LV	317 total		<0.01		0.02
NSABP C-04	5-FU/LEV 5-FU/LV	2151 total	60 (5y) 65	0.04	70 74	0.07
INT0089	A：low dose LV B：high dose LV C：LEV D：LDLV＋LEV	984 981 871 859	60 58 55 49	0.75 (0.78) 0.12 (0.09) 0.70 (0.33)	66 66 64 64	0.50 (0.50) 0.31 (0.18) 0.35 (0.16)

各10 表-3b. 大腸がん補助化学療法：経口薬への移行

試　験	レジメン	症例数	5y-DFS/RFS（%）	p 値	5y-OS（%）	p 値
NSABP C-06	5-FU＋LV UFT＋LV	770 781	68.2 67	0.96 HR 1.004（95%CI： 0.847〜1.190）	78.7 78.5	0.90 HR 1.014（95%CI： 0.825〜1.246）
JCOG0205	5-FU＋LV UFT＋LV	550 551	74.3 73.6	p＝0.0236 HR 1.02（91.3%CI： 0.84〜1.23,）	88.4 87.5	1.055（95%CI： 0.772〜1.442）
X-ACT ASCO-GI 2008)	5-FU＋LV capecitabine	983 1004	56.7 60.8	p＜0.001 HR 0.88（95%CI： 0.77〜1.01）	68.4 71.4	p＜0.01 HR 0.86（95%CI： 0.74〜1.01）
ACTS-CC	UFT＋LV S-1	758 760	72.5 (3y) 75.5	p＜0.001 HR 0.85（95%CI： 0.70〜1.03）	92.7 (3y) 93.6	―
JCOG0910	Cape S-1	782 782	82 77.9	0.46	96.3 (3y) 95.4	

各10 表-3c. 術後補助化学療法における OX の上乗せ

試　験	レジメン	症例数	5y-DFS/RFS（%）	p 値	5y-OS（%）	p 値
MOSAIC	5-FU＋LV FOLFOX	60%	72.9 78.2	p＝0.002 (3y) HR 0.77, 95%CI： 0.65〜0.91	68.7 (6y) 72.9 Stage Ⅲ のみ	p＝0.023 HR 0.80；95%CI： 0.65〜0.97
NSABP C-07	5-FU＋LV FLOX	1209 1200	64.2 69.4	0.002	78.4 80.2	0.08
NO16968/XELOXA	5-FU＋LV CapeOX	942 944	66.5 (3y) 70.9	0.0045	74.2 77.6	0.1486

各10 表-3d. 術後補助化学療法における IRI, BEV, CET の上乗せ

試　験	レジメン	5y-DFS/RFS（%）	p 値	5y-OS（%）	p 値
CALGB C89803	5-FU＋LV 5-FU＋LV＋IRI	61 59	0.85	71 68	0.74
ACCORD02	5-FU＋LV 5-FU＋LV＋IRI	60 51	0.42	67 61	0.26
PETACC 3	5-FU＋LV FOLFIRI	54.3 56.7	0.106	71.3 73.6	0.094
NSABPC-08	mFOLFOX6 mFOLFOX6＋BEV	75.5 (3y) 75.5	0.15		
AVANT	FOLFOX4 FOLFOX4＋BEV CapeOX＋BEV	76 (3y) 73 75	― 0.0739 0.4433		
N0147	mFOLFOX6 mFOLFOX6＋CET	75.8 (3y) 72.3	0.22	87.6 83.9	0.13
PETACC-8	FOLFOX4 FOLFOX4＋CET	78.0 (3y) 75.1	0.6562	90.5 88.3	0.5583

再発や他のがんの診断が早くなったことが影響していると考えられた．

また capecitabine（Cape）に関しては，Stage Ⅲ結腸がんを対象とした 5-FU＋LV 療法への非劣性試験である X-ACT が行われた[51]．PFS，および OS で同等以上であり，追加報告によると 5 年生存割合は Cape で 71.4％，5-FU＋LV 群で 68.4％ であった（ASCO-GI 2008）．有害事象に関しては手足症候群の発生割合は Cape 群で多かったが，他の Grade 3/4 の有害事象発生割合は Cape のほうが少なく，5-FU＋LV の代替療法として確立した．

S-1（tegafur・gimeracil・oteracil）に関しては，日本で 2 つの臨床試験が行われた．1 つは UFT＋LV 療法を標準治療とし，S-1 療法の非劣性を検証した第Ⅲ相試験（ACTS-CC）であり，この結果から S-1 の UFT＋LV に対する非劣性が示された[52]．もう 1 つは Cape 療法を標準治療とした S-1 の非劣性を検証した第Ⅲ相試験（JCOG0910）であり，S-1 は Cape に非劣性を示せず[53]，術後補助化学療法として経口薬を用いる場合，S-1 は推奨されない．

以上の結果から，**有効性および利便性の観点から OX を用いずにフッ化ピリミジン単独で治療を行う場合には Cape を用いることが推奨される**．なお UFT＋LV は ACTS-CC と JCOG0910 の結果を考慮すると，Cape と比して有効性で劣る可能性が考えられる．ただし，UFT＋LV と Cape の直接比較の試験はなく，試験間比較のみの結果である．また JCOG0205 と NSABP C-06 において 5-FU＋LV に対する非劣性が示されている．一方，有害事象のプロファイルは Cape と UFT＋LV で異なり，Cape は手足症候群が特徴的な副作用である．以上を考慮すると，UFT＋LV は，手足症候群を避けたい患者に対する選択肢の 1 つといえる．

3）術後補助化学療法における OX 上乗せ効果（各 10 表-3c）

転移性大腸がんのキードラッグである OX の術後補助化学療法における有効性が検討され，5-FU 系薬剤へ OX の上乗せ効果を検討した第Ⅲ相試験は 3 試験実施されており（①MOSAIC 試験[54]，②NSABP C-07 試験[55]，③NO16968/XELOXA 試験[56,57]），**各 10 表-3c** に示すとおり，①MOSAIC 試験では FOLFOX 療法が，②NSABP C-07 試験では FLOX 療法が，③NO16968/XELOXA 試験では CapeOX 療法が，いずれも primary endpoint である DFS において 5-FU/LV 療法に有意に優れていた．OS においても，いずれも OX 併用療法が良好な傾向を示した．これらの試験結果をもとに，5-FU 系薬剤と OX との併用療法が，欧米における標準治療と位置付けられた．

ただし MOSAIC 試験では，FOLFOX4 群において Grade 3 の末梢神経毒性が 12.4％ に出現し，治療終了後 18 カ月後においても Grade 3 の神経毒性が 0.5％，4 年経過時にも Grade 1 の神経毒性が 15.4％ に見られたと報告されている．

MOSAIC 試験にて 6 年生存割合の HR＝0.8 かつ約 4％ の差と FOLFOX4 による末梢神経障害や医療費のバランスは難しい問題である．わが国では JCOG0205 で，D3 郭清された Stage Ⅲ 大腸がんでは，5 年生存割合が UFT＋LV で 87.5％，RPMI で 88.4％ と高く，欧米のように OX 上乗せの意義は薄まることが想定され明らかでない．**そのため実臨床での OX 上乗せは，各施設の手術成績や再発リスクに基づいて検討すべきと思われる．**

4）IRI，bevacizumab（BEV），cetuximab（CET）上乗せ効果（各 10 表-3d）

術後補助化学療法としての OX 以外の薬剤の上乗せ効果については，CALGB89803[58]，ACCORD2[59] および PETACC-3[60] で IRI 上乗せを，NSABP C-08[61] および AVANT 試験[62] で BEV 上乗せを，N0147[63]，PETACC-8 試験[64] で CET の上乗せが検討されたが，いずれも再発抑制や生存期間延長を認めなかった．**そのため IRI，BEV，CET は術後補助化学療法としては使用すべきでない．**

5）Stage Ⅱ 大腸がん（各 10 表-3e）

リンパ節転移を有さない Stage Ⅱ における術後補助化学療法の臨床的有用性は明確でない．わが国では，Stage Ⅱ の結腸がんに関して術後補助化学療法の有用性が示唆された臨床試験はなく，手術単独群でも 80％ 程度

各 10 表-3e．Stage Ⅱの high risk 大腸がんの各ガイドラインにおける記載

ガイドライン	概要		項目	
NCCN ガイドライン	大腸癌において MSI 検査が勧められる． MSI-high：補助療法なし MSI-low または MSS：下記を参照		・壁深達度 pT4 ・郭清 LN 個数＜12 個 ・低分化な組織 ・脈管/神経侵襲陽性 ・穿孔/穿通，腸閉塞	切除 断端 陽性
	リスク因子：なし 臨床試験 or 治療なし or 5-FU 単剤を考慮	リスク因子：あり 5-FU 単剤 or FOLFOX/CapeOX or 臨床試験 or 治療なし		
ESMO ガイドライン	補助療法を一律には推奨しない． リスク因子を有する症例で補助療法を考慮			

の高い5年生存割合が得られており，副作用を伴う術後補助化学療法によりさらなる有用性を証明することは難しい．欧米でも5-FU系の補助化学療法と手術単独のOSを比較したランダム化比較試験のメタアナリシスが複数報告されているが，Stage ⅡのOSを延長する明確なエビデンスは示されなかった[65-67]．MOSAIC試験でOX追加の有益性についても検討されたが，有意なDFSの向上は認められなかった（HR 0.84，95％CI：0.62～1.14，p＝0.258）[68]．このため，国際的にStage Ⅱの術後補助化学療法の有用性は否定的なものが多い．ただし，Stage Ⅱでも再発を高率に来す集団（high risk stage Ⅱ）があり，その集団には術後補助化学療法が投与されることもある．しかし，high risk stage Ⅱの統一された定義は無く，術後補助化学療法の有効性も明らかではない．

その他，高頻度マイクロサテライト不安定性（MSI-high）が判明している場合，補助化学療法の適応の判断に有用である．Stage ⅡでMSI-highの患者の予後は良好であり，かつ5-FUによる補助化学療法が無効であることから[69,70]，補助化学療法の適応とならない．またMSI-highの場合，組織型が低分化であっても再発高リスクの特徴とはならないことに留意する必要がある．その他MSI-highの特徴として，①Stage Ⅳで発症する症例が少ないこと，②Stage Ⅱではフッ化ピリミジンに抵抗性であるが予後は比較的良好であること，③転移進行例では免疫チェックポイント阻害薬が有効であること，④発生部位が右側結腸が多く，病理では低分化またはmucinousタイプ，リンパ球浸潤が豊富などである．

6）高齢者への術後補助化学療法

臨床試験では高齢者登録の頻度が少なく，術後補助化学療法においても高齢者を対象とした臨床試験はない．しかし，SEER-Medicare DatabaseとNCCN Outcomes Databaseを含む4つのデータベースからなる75歳以上のStage Ⅲの結腸がんと診断された5489例の解析では，補助化学療法による生存割合の改善が示された（HR 0.60，95％CI：0.53～0.68）[71]．さらにこの検討ではOX追加の意義についても検討されたが，有意差は認められなかった（SEER，HR0.84，95％CI：0.69～1.04；NYSCR，HR0.82，95％CI：0.51～1.33）．NSABP-07やMOSAIC試験のサブグループ解析でも高齢者へのOXの上乗せ効果は示されていないことから，高齢者に対するOX投与は慎重に考える必要がある．

7）術後補助化学療法の開始時期

切除後補助化学療法開始時期についてレビューした10本の臨床試験を含むメタアナリシスでは，化学療法開始時期が4週遅れるとOSが14％低下することが示された[72]．これらの結果から，術後補助化学療法が可能な状態になり次第，開始することが推奨される．一方で，これらの解析では併存症などの交絡バイアスによる化学療法開始までの遅れが大きい症例は，多くの併存症がある可能性が高い[73]．

8）下部直腸がんに対する補助化学療法

欧米では術前化学放射線療法が標準治療だが，わが国では術前治療は標準治療ではなく，TMEと側方リンパ節郭清が標準治療である．わが国での直腸がん補助療法は術後補助化学療法単独が中心であり，結腸がんの術後補助化学療法のエビデンスに基づいて治療することが多い．Stage Ⅲ直腸がんに対する術後補助化学療法の国内臨床試験として，UFT 2年間投与群が手術単独群よりも再発抑制効果および生存期間延長効果で優れていることが示されている（3年RFS：78％ vs 60％，p＝0.0014，HR 0.52，3年生存割合：91％ vs 81％，p＝0.0048，HR 0.42）[74]．術前化学放射線療法は，局所制御率の向上，生存率の向上，切除率の向上，括約筋温存の企図などが目的であるが，わが国でそれらの有用性を示す比較試験のエビデンスはない．

欧米の報告では，術前化学放射線療法により50～60％でdown staging，約20％に病理学的完全奏効が得られるとされている[75～79]．またコホート研究（n＝111）で術前治療後のMRIによる効果判定，組織学的効果と予後との関係が評価され，腫瘍縮小度と全生存割合および無病生存割合との間に有意な関連が認められた[80]．腫瘍縮小度が低い症例では5年生存割合が27％であったが，腫瘍縮小度が良好な患者では72％（p＝0.001），無病生存割合は31％ vs 61％であった（p＝0.007）．これらの結果は治療の奏効と予後が相関することを示している．

欧米の術前化学放射線療法のレジメンとして，5-FU持続静注またはCapeが推奨されている[81,82]．OX上乗せに関しては，NSABPR-04，ACCORD 12/0405-Prodige 2，STAR-01で検討されたが，病理学的な奏効割合に有意差を認めず，有害事象の頻度が増加することから[83,84]，OX上乗せは推奨されていない．

術後補助療法については，術前化学放射線療法の結果によらず実施することが推奨されている．1975年から2011年3月までに実施された計21件のランダム化比較試験のメタアナリシスでは，5-FUベースの術後補助化学療法の追加により全生存割合と無病生存割合が改善したことと結論された[85]．術後の補助化学療法について，5-FU＋LV療法にOXの上乗せを検討したランダム化第Ⅱ相試験においてDFSの延長が示唆され[86]，結腸がんのエビデンスと合わせて使用されている．また期間としては術前（化学放射線療法）・術後合わせて6カ月の治療が推奨されている．

9）切除可能な転移巣に対する術前術後補助化学療法

肝または肺切除を受けた患者に対して，微小転移の根絶を目的とした補助化学療法が検討され，手術単独と手術＋全身療法を比較した3件のランダム化比較試験の計642人を対象としたメタアナリシスの結果，PFS（HR 0.75，95％CI：0.62〜0.91，p＝0.003）とDFS（HR 0.71，95％CI：0.53〜0.88，p＝0.001）については効果が示されたが，本来の目的であるOS（HR 0.74，95％CI：0.53〜1.05，p＝0.088）に関しては延長を示さなかった[87]。また，術後化学療法としてUFT＋LV療法の有効性を検証したランダム化比較試験では，RFSは有意差を認めたがOSの延長は明らかでなかった．遠隔転移切除前後の補助療法については，OSを延長する十分なエビデンスがないことを踏まえた上で，行う場合は約6カ月にわたる周術期治療として転移巣に有効なレジメンによる全身薬物療法が考慮される．

術前治療の合併症として，IRIベースのレジメンでは脂肪性肝炎（脂肪肝），OXベースのレジメンでは血管変性の発生がある．脂肪性肝炎は肝切除術後の早期死亡割合と相関するとされるが，blue liverを呈する血管変性は手術死亡割合には影響しないが，術後合併症の増加が報告されている．そのため，肝切除が予定されている場合の術前化学療法は6サイクル以内の実施が多いものの，サイクル数と合併症の関連についての報告は乏しく，施設毎に指針は異なる．

❷ 切除不能進行再発大腸がんに対する治療

遠隔転移巣および原発巣が切除可能な場合は，原発巣の切除および転移巣の切除を考慮するが，切除不能進行再発大腸がんに対しては全身薬物療法が考慮される．

全身薬物療法を実施しない場合，切除不能進行再発大腸がんの生存期間中央値（MST）は約8カ月である．最近の全身薬物療法の進歩によって，全身薬物療法を実施した場合，MSTは30カ月を超えるようになった．しかし，切除不能再発大腸がんに対する全身薬物療法の治療の目的は，病状進行を穏やかにして症状をコントロールすることであり，治癒を目指したものではない．したがって，患者の状態や生存期間，無増悪生存期間，有害事象，QOL，医療費等のバランスが重要となる．

1）切除不能進行再発大腸がんに対する全身薬物療法の適応原則

①病理組織診断で，結腸または直腸の腺がんであることが確認されている．
②画像検査で治癒切除不能と判断されている．
③PSが0-2である．
④主要臓器機能が保たれている．具体的には，好中球数≧1,500/mm³，血小板≧100,000/mm³，総ビリルビン＜2.0 mg/dL，AST/ALT＜100 IU/L，血清クレアチニン：施設基準値上限以下
⑤重篤な合併症（腸閉塞，下痢，発熱等）を有さない．

2）薬物療法と使用順序

全身薬物薬物療法の標準的治療法について記述する．大腸癌研究会による治療ガイドライン[22]や海外のNCCN[2]などの治療ガイドラインを参照して，適切な治療レジメンを選択する．

わが国では2018年10月現在，以下の治療法が推奨される（各10図-1，2，表-8，p.193〜197）．

治療法を選択する場合に，まず重要なポイントとして，患者の全身状態などにより強力な治療が適応となるか否かを検討し，前者の場合はOXやIRI，分子標的薬の併用療法が選択され，後者の場合には単剤療法や2剤併用療法が選択される．強力な治療が適応となる場合の初回治療としては，血管新生阻害薬であるBEVやRAS野生型に対しては上皮細胞増殖因子受容体（EGFR）阻害薬であるCETやpanitumumab（PANI）の併用が推奨される．大腸癌研究会編大腸癌治療ガイドライン2016年度版の変更点としては，一次治療にSOX＋BEV，FOLFOXIRI＋BEV，UFT＋LV＋BEV，S-1＋BEV，CET/PANIが追加され，二次治療にIRIS＋BEV，IRI＋BEV，SOX＋BEV，FOLFIRI＋ramucirumab（RAM）が追加され，三次治療以降にtrifluridine/tipiracil（FTD/TPI）が追加された．なお2017年3月にaflibercept（AFL）が薬事承認され，わが国でも二次治療でFOLFIRIとの併用が可能となった．

BEV，RAM，AFLなど血管新生阻害薬の併用は，直近の大手術（通常1〜2カ月以内）や動脈塞栓血栓症（心筋梗塞や脳血管障害など）の既往歴では避けるべきである．一方，CET，PANIの使用はRAS野生型に限られており，RAS・BRAF遺伝子検査の測定は保険適用である．強力な全身薬物療法が適応とならない場合や腫瘍進行が緩徐な場合，患者が重篤な有害事象の発生を好まない場合は下記の⑥のレジメンを選択する．

①FOLFOX（levofolinate＋5-FU＋oxaliplatin）＋BEV，CapeOX（capecitabine＋oxaliplatin）＋BEV，SOX（S-1＋oxaliplatin）＋BEV
②FOLFIRI（levofolinate＋5-FU＋irinotecan）＋BEV
③FOLFOX±CET/PANI
④FOLFIRI±CET/PANI
⑤FOLFOXIRI±BEV
⑥FL（5-FU＋levofonlinate）/Cape/UFT＋LV/S-1＋BEV，CET/PANI

初回治療後の二次治療として以下のレジメンが候補となる．一次治療で使用したレジメンと異なるものを使用

各10表-4. 一次治療における治療選択

試験	レジメン	症例数	RR	PFS（月）	HR（95%CI）	OS（月）	HR（95%CI）
FIRE-3	FOLFIRI＋CET	297	62.0	10.0	1.06（0.88～1.26） p＝0.55	28.7	0.77（0.62～0.96） p＝0.017
	FOLFIRI＋BEV	295	58.0	10.3		25.0	
CALGB80405	CT＋CET	578		10.8	1.04（0.91～1.17） p＝0.55	29.9	0.92（0.78～1.09） p＝0.34
	CT＋BEV	559		10.4		29.0	
PEAK	FOLFOX＋PANI	142	57.8	10.9	0.87（0.65～1.17） p＝0.353	34.2	0.62（0.65～1.17） p＝0.009
	FOLFOX＋BEV	143	53.5	10.1		24.3	
GONO	FOLFIRI	122	41	6.9	0.63（0.47～0.81） p＝0.0006	16.7	0.70（0.50～0.96） p＝0.032
	FOLFOXIRI	122	66	9.8		22.6	
HORG	FOLFIRI	146	33.6	6.9	0.83（0.64～1.08） p＝0.17	19.5	p＝0.337
	FOLFOXIRI	137	43	8.4		21.5	
TRIBE	FOLFIRI＋BEV	256	53	9.7	0.75（0.62～0.90） p＝0.003	25.6	0.80（0.65～0.98） p＝0.03
	FOLFOXIRI＋BEV	252	65	12.9		29.8	

することが一般である．

1) oxaliplatin（OX）を含むレジメンに不応・不耐となった場合
FOLFIRI＋BEV/RAM/AFL，S-1＋IRI＋BEV，IRI＋BEV，FOLFIRI＋CET/PANI，IRI＋CET/PANI

2) irinotecan（IRI）を含むレジメンに不応・不耐となった場合
FOLFOX＋BEV，CapeOX＋BEV，SOX＋BEV，FOLFOX＋CET/PANI

3) 5-FU，OX，IRIを含むレジメンに不応・不耐となった場合
IRI＋CET/PANI，CET/PANI

三次治療以降の全身薬物療法のレジメンは，以下のレジメンを一般に用いる．
IRI＋CET/PANI，CET/PANI，regorafenib（REG），FTD/TPI

3) 一次治療の治療選択（各10表-4）

大腸がんの治療選択肢が増えるに従い，一次治療での至適な治療法について難渋することも多い．以前のわが国のガイドラインでは，RASや強力な化学療法への忍容性を基準に治療選択肢が提唱されていた．この当時はKRAS野生型においては，第Ⅱ相試験のPEAK試験[88]ではOSに差を認めたが，第Ⅲ相試験のAIO/FIRE 3 trial[89]やCALGB/SWOG 80405[90]では，生存期間において抗EGFR抗体薬と血管新生阻害薬の差を認めなかったことから，両者はRAS野生型においては同等と考えられてきた．しかし，2016年のASCOで報告されたCALGB/SWOG 80405試験のサブグループ解析[91]で，左側結腸が原発巣の場合，BEV群とCET群のOSがそれぞれ，32.6カ月 vs 39.3カ月（HR 0.77, p＝0.04）とCET群の有意な予後延長効果を認めた．FIRE-3試験の追加解析でも同様の傾向が報告されており，当初分子生物学的機序の違いが背景にあると考えられていた．しかし2017年のASCOでのCALGB/SWOG 80405試験の分子生物学的背景（MSI-high, KRAS, BRAFなど）の関与も検討されたが，生存期間の差の説明はできず，現状では原発部位自体が独立した予後因子とされている[92]．

一方でtriplet therapyの開発も進められ，FOLFIRIとFOLFOXIRIを比較した第Ⅲ相試験であるGONO study[93]とHORG study[94]が行われた．GONOは主要評価項目である奏効割合で有意差を示し，HORGでは主要評価項目であるOSで有意差を示さなかったが，いずれも良好な成績であった．さらにtriplet thearpyにBEVの併用を検証するTRIBE trial[95]が行われた．TRIBEは主要評価項目をPFSとしたFOLFOXIRI＋BEVと，FOLFIRI＋BEVの比較試験でPFS（12.2カ月 vs 9.7カ月，p＝0.0012）と奏効割合（65% vs 53%, p＝0.006）で有意にFOLFOXIRI＋BEVが優れた．この試験の留意点としては，サブグループ解析でOX併用レジメンによる術後補助化学療法を受けている場合には，benefitが低かったことが挙げられる．なおTRIBEの最終解析[96]では，OS（29.8カ月 vs 25.6カ月，p＝0.03）においても有意差を認めた．ほかに切除不能の肝転移を対象としたFOLFOX＋BEVとFOLFOXIRI＋BEVのランダム化第Ⅱ相試験であるOLIVIA試験[97]では，R0切除割合がFOLFOXIRI＋BEV群で有意に上回った（49% vs 23%, p＝0.017）．それぞれの試験の結果を踏まえるとFOLFOXIRI±BEVは，doubletと比較して約10%程度奏効割合が高いことや，secondary surgeryでのR0切除割合が高い傾向が示されており，現在では，conversion surgeryを狙うような高い奏効割合が求められるPS 0～1の患者を対象に，FOLFOXIRI＋BEVが治療選択肢となりうる．ただしわが国でFOLFOXIRIを行う場合には投与量が問題となる．わが国のガイドラインでは欧米と同じ投与量が示されているが，わが国で行われた第Ⅰ相試験では，recommended doseが欧米より低くなっていることに注意が必要である（IRI：150 mg/m^2，OX：85 mg/m^2，5-FU：2,400 mg/m^2）[98]．尚，original regimenでのfull doseで行う場合には，予防的G-CSF製剤の使用も

検討する．

　このような時代背景をもとに，2018年のアジア版ESMOコンセンサスガイドライン[99]では，強力な全身薬物療法への忍容性を背景に，治療目的と分子生物学的プロファイル，原発部位に基づいて治療法を推奨している．具体的には，忍容性をFit/Unfitの2つに，治療目的をCytoreduction/Disease controlの2つに，分子生物学的プロファイルを*RAS*野生型/*RAS*変異型/*BRAF*変異型の3つに，原発部位を左側/右側の2つに分けている．

・Fit で治療目的が Cytoreduction（shrinkage）の場合

　*RAS*野生型の場合，左側原発であれば第一選択は2剤併用全身薬物療法＋CET/PANIで，右側原発であれば3剤併用全身薬物療法＋BEVであり，第二選択が2剤併用全身薬物療法＋BEV，第三選択が3剤併用全身薬物療法である．*RAS*変異型の場合は，第一選択は原発問わず2剤併用全身薬物療法＋BEVであり，第二選択が3剤併用全身薬物療法＋BEV，第三選択が3剤併用全身薬物療法である．予後不良と報告されている*BRAF*変異型では第一選択がFOLFOXIRI＋BEVで，第二選択が2剤併用全身薬物療法＋BEVとされている．

・Fit で治療目的が Disease control（control of progression）の場合

　*RAS*野生型の場合，左側原発であれば第一選択は2剤併用全身薬物療法＋CET/PANI，右側原発であれば2剤併用併用全身薬物療法＋BEVで，第二選択はフッ化ピリミジン系薬剤＋BEVである．*RAS*変異型の場合は，原発問わず第一選択は2剤併用全身薬物療法＋BEVである．*BRAF*変異型では第一選択がFOLFOXIRI±BEVで，第二選択が2剤併用全身薬物療法＋BEVとされている．

・Unfit の場合

　基本的にBSCではあるが，その集団の中でも"maybe unfit"の場合は，左側原発であれば第一選択はフッ化ピリミジン系薬剤＋CET/PANI，右側原発であればフッ化ピリミジン系薬剤＋BEV，第二選択は減量した2剤併用全身薬物療法，第三選択は*RAS*野生型の場合のみ，CET/PANI単剤を検討する．

4）現在の全身薬物療法とそのエビデンス

・FOLFOX，FOLFIRI 療法に至るまでのエビデンス

　大腸がんに対する全身薬物治療は，以前は有効な薬剤が少なく，臨床的有用性が疑問視されていた．1980年代後半から5-FU/LV併用療法，1990年代前半のIRIの登場，2000年以降のOX併用療法の臨床評価により，大腸がん患者の生存期間中央値（MST）は2年を超えるようになってきた．

　切除不能・再発大腸がんに対して全身薬物療法を実施せず，BSC（best supportive care）とした場合のMSTはわずか約8カ月であり，全身薬物療法によりこの生存期間を延長することを目指して以下に示すように多くのエビデンスが構築されてきた．

1) 5-FU単独に対する5-FU＋LVの優越性[100]
2) 5-FU＋LVの急速静注（Mayoレジメン，RPMIレジメン）に対する持続静注（de Gramontレジメン）の優越性（PFS，安全性）[101-103]
3) UFT＋LV[104]，Cape[105]と5-FU＋LVの同等性
4) IRI単独の5-FU不応例への有効性[106,107]
5) Bolus 5-FU＋LVに対するIFL（bolus 5-FU＋LVとIRIの併用）の優越性[108]
6) IFLに対するFOLFIRI（infusional 5-FU＋LVとIRIの併用）の優越性[109]
7) IFLに対するFOLFOX（infusional 5-FU＋LVとOXの併用）の優越性[110]

　これらの多くの大規模比較試験の積み重ねにより，治療成績の驚異的な向上が実現された．またGERCOR試験（FOLFIRI→FOLFOX vs FOLFOX→FOLFIRI）[111]では，MSTが20カ月を超える成績を示し，加えて5-FU＋LV，IRI，OXの3種類の作用機序の異なる薬剤を併用療法として使用するが，全体としての生存期間に差はないことも明らかになった．さらにFOLFOXを先行しても，FOLFIRIを先行しても，生存期間に差はないことも明らかになった．さらにbevacizumabを追加した場合においても，FOLFOXとFOLFIRIは非劣性であることが証明されている（WJOG4407試験）[112]．したがって患者の嗜好も含めてレジメン選択が行われる．具体的にはレジメンによる有害事象の内容が異なり，FOLFOXでは末梢神経障害，好中球減少，血小板減少，FOLFIRIでは下痢，悪心・嘔吐，脱毛等が多い．

　FOLFOX療法には，FOLFOX4，mFOLFOX6がある．いずれも国内での承認用量であるOXの85 mg/m^{2}を2週毎に投与する方法である．後者は外来通院が1日のみであり，利便性が良好なために使用している施設が多くなっている．治療効果や有害事象に関する直接比較は少ないが，大きい差はないと考えられている．

・血管新生阻害薬のエビデンス（各10表-5）

　2003年以降，大腸がん領域に分子標的治療薬の臨床応用が次々と報告された．その中でも，抗vascular endotherial growth factor（VEGF）抗体のBEVは，全てのVEGF-A亜型を中和することのできるリコビナントヒト化モノクローナル抗体で，93％のヒト化部分と7％のマウス部分（超可変領域）からなり，血中半減期は17〜21日である．

　BEV投与により，腫瘍血管新生が抑制され，同時に無秩序な腫瘍血管が正常に近い状態となり，抗がん薬の局

各10表-5. bevacizumab（BEV）の主な臨床試験

試験	レジメン	症例数	line	RR（%）	PFS（月）	HR	OS（月）	HR
AVF2107	IFL	411	一次	34.8	6.2	0.54 (p<0.001)	15.6	0.66 (p<0.001)
	IFL＋BEV	402		44.8	10.6		20.3	
ECOG3200	FOLFOX	290	二次	8.6	4.7	0.61 (p<0.0001)	10.8	0.75 (p=0.0011)
	FOLFOX＋BEV	289		22.7	7.3		12.9	
NO16996	FOLFOX/CapeOx	699	一次	38.0	8.0	0.83 (p=0.0023)	19.9	0.89 (p=0.077)
	FOLFOX/CapeOx＋BEV	701		38.0	9.4		21.3	
ML18147	CT	411	二次	4	4.1	0.68 (p<0.0001)	9.8	0.81 (p=0.0062)
	CT＋BEV	409		6	5.7		11.2	

所へ移行が改善されるともいわれている．また，体内を循環している内皮細胞や前駆細胞数が減少することも知られている．

2003年頃から転移性大腸がんを対象とした第Ⅱ相試験で，5-FU＋LV療法にBEVを併用する報告がなされ，統合解析で良好な成績が示された[113]．その後，転移性大腸がんに対する一次治療としてIFL＋プラセボ群とIFL＋BEV5mg/kgを比較した第Ⅲ相試験（AVF2107g）[114]が行われ，BEV上乗せで有意なOSの延長が得られた（15.6カ月 vs 20.3カ月，p<0.001）．この結果をもとにFDAはBEVを大腸がんに対して承認した．また，進行大腸がんの二次治療を対象として，FOLFOX4単独と，FOLFOX4＋BEV 10 mg/kgとの第Ⅲ相比較試験（ECOG3200）[115]でもOSの有意な延長が確認され，**切除不能進行・再発大腸がんの標準治療において，BEVの存在は確固たるものとなった**．

他に転移性大腸がんに対する一次治療の報告として，CapeOX（Cape＋OX）or FOLFOX4±BEV 5 mg/kgの2×2デザインの比較試験（NO16996）が発表された．BEVの上乗せによるPFSの延長は1.4カ月とわずかであるが有意差を認めた一方で，OSにおいては有意差を認めなかった[116]．サブセット解析であるが，BEVはFOLFOXではなく，CapeOXに併用された際にPFSの改善と関連したと報告されている．BEV併用下でFOLFOXとSOXを比較した第Ⅲ相試験（SOFT試験）[117]では，主要評価項目であるPFSで非劣性を証明したことから，SOX＋BEVも標準治療の1つとなっている．またS-1＋IRI＋BEV（SIRBあるいはIRIS＋BEV）とFOLFOX/CapeOX＋BEVを比較した第Ⅲ相試験（TRICOLORE試験）[118]では，S-1＋IRI＋BEV療法のPFSにおける非劣性が証明され，今後の一次治療の選択肢となりうる．

一次治療におけるBEVの有効性を全体的に考えた場合，6件のランダム化比較試験（3066例）を対象としたメタアナリシス[119]によると，BEV追加によるPFS（HR 0.72，95％CI：0.66～0.78，p<0.0001）およびOS（HR 0.84，95％CI：0.77～0.91，p<0.0001）の改善は明らかにされている．また一次治療でBEVを併用してPDとなった後の二次治療においてもBEVを併用するBBP（bevacizumab beyond progression）についてその有用性が示唆されてきたが，ML18147試験により，二次治療開始からのOSは11.2カ月 vs 9.8カ月と，BBPにより有意に延長した（HR 0.81，95％CI：0.69～0.94，p=0.0062）[120]．なおFOLFIRI±BEVとCAPIRI（Cape＋IRI）を比較した第Ⅲ相試験（AXEPT試験）[121]の結果が公表され，非劣性が証明されたことから，CAPIRIも二次治療における選択肢となりうる．

BEV以外の血管新生阻害薬として，RAMやAFLがある．RAMは，VEGFR-2に対するヒト型モノクローナル抗体であり，二次治療を対象にFOLFIRIへの上乗せを検証した第Ⅲ相試験（RAISE試験）で，プラセボ群と比較してOSで13.3カ月 vs 11.7カ月と有意な延長を示した（HR 0.84，95％CI：0.730～0.976，p=0.0219）[122]．またAFLは，VEGF-A，VEGF-B，PLGFに結合することで抗腫瘍効果を発揮し，こちらも二次治療においてFOLFIRIへの上乗せを検証した第Ⅲ相試験（BELOUR試験）で，プラセボ群と比較してOSで13.5カ月 vs 12.1カ月と有意な延長を示した（HR 0.817，95％CI：0.713～0.937，p=0.0032）[123]．

このように，3剤の血管新生阻害薬が使用可能となっているが，その使い分けに関しては明らかになっていない．そのような中で，RAISE試験のサブグループ解析の結果，治療前の高VEGF-D（≧115 pg/mL）群においては，MSTがRAM群で13.9カ月，プラセボ群で11.5カ月と有意差を認めた〔HR（95％CI）：0.73（0.60～0.89），p=0.0022〕．一方，低VEGF-D（<115 pg/mL）においては，MSTがRAM群で12.8カ月，プラセボ群で13.1カ月とRAMの生存期間への上乗せ効果を認めなかった〔HR（95％CI）：1.32（1.02～1.70），p=0.0344〕[124]．またCALGB80405試験のサブグループ解析で，VEGF-Dが最も高い（4分位）群においては，CETよりもBEVのほうが，OSが良好であった〔HR（95％CI）：0.62（0.41～0.92）〕[125]．

このように，VEGF-Dは血管新生阻害薬の効果予測因

各10表-6. cetuximab（CET）の主な臨床試験

試験	レジメン	症例数	line	RR（％）	PFS（月）	HR	OS（月）	HR
BOND	CET	111	三次	10.8	1.5	0.54 (p＜0.001)	6.9	0.91 (p＝0.48)
	IRI＋CET	218		22.9	4.1		8.6	
NCI CTG CO.17	BSC	285	三次	0	1.9	0.68 (p＜0.001)	4.6	0.77 (p＝0.005)
	CET	287		8	3.8		6.1	
EPIC	IRI	650	二次	4.2	2.6	0.692 (p＜0.001)	10.0	0.975 (p＝0.71)
	IRI＋CET	646		16.4	4.0		10.7	
CRYSTAL	FOLFIRI	176	一次	43.2	8.4	0.68 (p＝0.02)	21.0	0.84
	FOLFIRI＋CET	172		59.3	9.9		24.9	
OPUS	FOLFOX	97	一次	34	8.3	0.57 (p＝0.0064)	18.5	0.855 (p＝0.39)
	FOLFOX＋CET	82		57.3	7.2		22.8	

各10表-7. panitumumab（PANI）の主な臨床試験

試験	レジメン	症例数	line	RR（％）	RFS（月）	HR	OS（月）	HR
20020408	BSC	119	三次	0	1.8	0.45 p＜0.0001	7.6	0.99
	PANI	124		17	3.0		8.1	
20050181	FOLFIRI	303	二次	10	3.9	0.73 p＝0.036	12.5	0.85 p＝0.115
	FOLFIRI＋PANI			35	5.9		14.5	
PRIME	FOLFOX	331	一次	48	8.0	0.80 p＝0.02	19.7	0.83 p＝0.072
	FOLFOX＋PANI	325		57	9.6		23.9	
20060314	FOLFIRI＋PANI	154	一次	56	8.9			

子や使用薬剤の使い分けの際のバイオマーカーになる可能性が期待される．

また三次治療以降での血管新生阻害薬の有用性も明らかでなく，これらは今後検討すべき課題である．

・抗EGFR抗体薬のエビデンス（各10表-6，7）

抗EGFR抗体薬には，CETとPANIがある．いずれもEGFRを標的としたモノクローナル抗体で，その下流の経路を阻害することで抗腫瘍効果を発揮する．抗EGFR抗体薬の大きな特徴はRAS変異型に効果がないことと，BEVと異なり，単剤でも効果があることである．またEGFRの発現割合と効果に相関がないことも示されている．

＜cetuximab（CET）＞

歴史的には抗EGFR抗体薬の大腸がんに対する開発根拠は，大腸がんのEGFR発現割合やup-regulationを60～80％に認めたことから始まった[126-128]．したがって初期の臨床試験においては，RASステータスによる患者選択はされていない．最初は三次治療におけるCETの有用性が検討された．CETはIRIとの相乗効果が示されていたため[129]，BOND試験ではCET＋IRI vs CETが検討された[130]．この試験は，IRIの前治療を有する症例に対して行われており，主要評価項目である奏効割合は22.9％ vs 10.8％（p＝0.007）とCET＋IRI群で有意に良好であった．PFSも有意差を示したが，クロスオーバーの影響もあり，OSは有意差がみられなかった．ほかに三次治療としてCET単独でのOSを主要評価項目としたNCICCTGCO．17試験[131]（CET vs BSC）が行われ，6.1カ月 vs 4.6カ月とCETの有効性が示された（HR 0.77，p＝0.005）．

二次治療におけるCETの有効性に関して，OSを主要評価項目としたEPIC試験（IRI＋CET vs IRI）[132]で検討された．奏効割合やPFSは有意に良好であったが，主要評価項目であるOSは，10.7カ月 vs 10.0カ月（HR 0.975，p＝0.71）でCETの上乗せは証明されなかった．これもPD後47％にクロスオーバーがあった可能性が指摘されている．

一次治療におけるCETの役割についてはCRYSTAL試験（FOLFIRI＋CET vs FOLFIRI）[133]，OPUS試験（FOLFOX＋CET vs FOLFOX）[134]で検討された．CRYSTAL試験はPFSを主要評価項目とした第Ⅲ相試験で，PFSは8.9カ月 vs 8.0カ月と有用性が確認された（HR 0.85，p＝0.048）．この試験では，保存されていた腫瘍検体を用いて，KRAS遺伝子変異と治療効果の関連性を大規模臨床試験で示された．KRAS野生型の症例はPFSが9.9カ月 vs 8.4カ月とCET併用群で有意に延長した（HR 0.68，p＝0.02）のに対し，KRAS変異型においては7.6カ月 vs 8.1カ月でCETの上乗せ効果は認められなかった（HR 1.07，p＝0.75）．OPUS試験はEGFRの発現が確認された切除不能転移性大腸がん377例を対象とした第Ⅱ相試験であるが，主要評価項目は奏効割合であり，FOLFOX4＋CET群46％ vs FOLFOX4群36％であった．その後KRASステータス別に検討された結果[135]，KRAS野生型においてCET併用により奏効割合，PFSの有意な延長が認められた．

以上よりCETは一次治療から三次治療までどの治療次数での併用も有用性が示されているが，一方でCRYSTAL，OPUS両試験の追加解析ではKRAS変異だけで

なく，all RAS で変異型には benefit がないことが示されている．わが国においては 2015 年 4 月に RAS 遺伝子検査が，2018 年 8 月に RAS/BRAF 遺伝子検査が保険適用となっており，一次治療開始前に検査することが望ましい．

\<panitumumab（PANI）\>

抗 EGFR 抗体薬のうち，CET がマウス骨髄細胞株由来の IgG1 サブクラスのキメラ化モノクローナル抗体であるのに対して，PANI は EGFR への親和性が高い，IgG2 サブクラスの完全ヒト化モノクローナル抗体であることが特徴で，投与間隔は CET が毎週に対して，PANI は 2 週毎である．

20020408 試験（PANI vs BSC）は，EGFR 陽性の転移性大腸がんに対する三次治療としての PANI 単剤投与の有効性を検証した第Ⅲ相試験[136]で，主要評価項目である PFS は 8.0 週と 7.3 週（HR 0.54，95%CI：0.44〜0.66，p＜0.0001）と，PANI 群で良好であった．その後に行われた KRAS ステータス別の解析[137]では，野生型において，PANI 群で有意な延長を示したが，BSC 群の 76% に PD 後に PANI が投与されており，OS では差がなかった．

二次治療に関しては，PANI の FORFIRI への上乗せを検討した 20050181 試験が実施され，20020408 試験後のサブグループ解析結果を受けてプロトコール変更がなされ，KRAS ステータス別にプロスペクティブな評価が行われた[138]．主要評価項目である KRAS 野生型患者における PFS は，5.6 カ月 vs 3.3 カ月で，PANI 群において有意な延長が示された（HR 0.73，p＝0.004）．OS は 14.5 カ月 vs 12.5 カ月で，PANI 群で良好な傾向であった（HR 0.85，p＝0.12）．

一次治療に関しては，PANI の FOLFOX への上乗せを検討する試験として，PRIME 試験（FOLFOX4＋PANI vs FOLFOX4）が行われた[139]．主要評価項目である KRAS 野生型患者における PFS は PANI 群で有意に延長した．OS に関してはクロスオーバーの影響もあり，有意差を示せなかった．さらに第Ⅱ相試験であるが，一次治療での FOLFIRI への PANI の上乗せ効果が 20060314 試験[140]にて検討された．主要評価項目は奏効割合で，KRAS 野生型では 56% で，KRAS 変異型では 38% であり，一次治療においてもその有効性が示唆された．

また BOND 試験における CET と同様に，PANI に IRI 耐性後であっても IRI との併用に意義があるかに関して，2011 年の ASCO で第Ⅱ相試験である GERCOR 試験の結果を発表し，PFS 6 カ月，OS 14.5 カ月と良好な結果を示した．以上より PANI も CET 同様，どの治療次数で併用しても有用性を示している．

PANI と CET を直接比較した臨床試験は，三次治療の IRI との併用下でのランダム化第Ⅱ相試験である WJOG6510G[141]と，三次治療における単剤同士の第Ⅲ相試験である ASPECCT 試験[142]がある．WJOG6510G は主要評価項目を PFS とし，当初非劣性を検証する目的で計画されたが，最終的な解析で非劣性のみならず，PANI の CET に対する優越性が示唆された．また ASPECCT 試験においても BEV 使用例に限ると，OS における PANI の優越性が示された（HR 0.75）．そのため BEV 使用例に限った両者の統合解析が，2018 年の ASCO-GI で報告され，PFS（4.7 カ月 vs 4.1 カ月，HR 0.79，p＝0.0207），OS（12.8 カ月 vs 10.1 カ月，HR 0.72，p＝0.0031）ともに PANI が CET と比較して有意に良好であった．この理由として，BEV 投与により微小環境に変化が生じ，抗 EGFR 抗体薬の親和性に差が出たものと考えられている．

その他，抗 EGFR 抗体薬と BEV との併用に関しては，PACCE 試験や CARIO2 試験で検討されたが，いずれも短い PFS 及び有意に強い毒性と関連を示した[143,144]．そのため，現在では抗 EGFR 抗体薬と BEV との併用は推奨されない．

・regorafenib（REG）

REG は VEGFR，fibroblast growth factor（FGF）receptor，platelet-driven growth factor（PDGF）receptors，BRAF，KIT，RET 等を阻害するマルチキナーゼ阻害薬である．標準治療不応例に対してプラセボと比較した第Ⅲ相試験である CORRECT 試験[145]では，主要評価項目である OS（6.0 カ月 vs 5.0 カ月，HR 0.77，95%CI：0.64〜0.94，p＝0.005）と PFS（1.9 カ月 vs 1.7 カ月，HR 0.49，95%CI：0.42〜0.58，p＜0.00001）で有意差を認めた．RAS ステータスに左右されることなく使用可能であるが，対象は PS 0〜1 の症例であることや，腫瘍縮小効果が小さい（RR 1%，DCR 41%）ことに注意する必要がある．Grade 3 以上の有害事象としては手足症候群（17%），疲労（10%），高血圧（7%），下痢（7%），皮疹（6%）があり，他に注意すべき有害事象として肝障害がある．治療開始から 8 週までは週 1 回肝機能チェックすることが推奨される．

・trifluridine/tipiracil（FTD/TPI）

FTD/TPI はトリフルリジン（FTD）とチピラシル塩酸塩（TPI）を配合した経口のヌクレオシド系抗腫瘍薬で，FTD が DNA の複製時にチミジンの代わりに直接 DNA 鎖に取り込まれ，DNA の機能障害を引き起こして抗腫瘍効果を発揮すると推測されている．こちらも標準治療不応例に対してプラセボと比較した第Ⅲ相試験である RECOURSE 試験が行われた[146]．主要評価項目である OS（7.1 カ月 vs 5.3 カ月，HR 0.68，p＜0.001）および PFS

（2.0 カ月 vs 1.7 カ月，HR 0.48，p＜0.001）で有意差を認め，DCR は 44％であった．この試験も PS0～1 が対象となっている．主な Grade 3 以上の有害事象は好中球減少（37.9％），貧血（18.2％），血小板減少（5.1％），FN（3.8％），下痢（3.0％），嘔吐（2.1％），悪心（1.9％），疲労（3.9％）であった．

これまで三次治療以降の後方ラインで用いられる REG と FTD/TPI の前向きの比較試験はないが，後ろ向き観察研究（REGOTAS）[147]では OS に有意差を認めていない．ただし知見が限られており，2 剤の使い分けに関しては今後の検討課題である．また両薬剤とも抗腫瘍効果が小さい点が指摘されており，FTD/TPI に BEV を併用する第Ⅰb/Ⅱ相試験（C-TASK FORCE 試験）が行われ，16 週無増悪生存割合 42.9％，DCR 72％と有望な有効性を示し，忍容性も良好であった[148]．今後，さらなる知見の集積が望まれる．

・免疫チェックポイント阻害薬

MSI-high または MMR 欠損においては，抗原提示能が高いため免疫チェックポイント阻害薬の効果が期待されており，この対象に行われたサルベージラインとしての nivolumab 単薬の第Ⅱ相試験（Checkmate 142 試験）では，奏効割合 31.1％，12 週以上の病態制御割合は 69％と良好な成績であった[149]．また，MMR 欠損の固形がんを対象にした pembrolizumab 単剤の第Ⅱ相試験では，大腸がんコホートにおいて奏効割合 40％，病態制御割合 90％と非常に有望な成績が報告され[150]．またフォローアップの結果においては MMR 欠損の固形がんでは 1.5 年における無増悪生存割合が 63％にみられ，また 1.5 年における全生存割合は 74％と標準治療不応例としては優れた成績を示している．

❸ 高齢者への全身薬物療法

世界保健機関（WHO）は 65 歳以上を高齢者と定義しているが，全身薬物療法における高齢者の定義に定まった見解はない．年齢によりがんのリスクが上がるが，1997 年から 2000 年に米国で実施された大腸がんの第Ⅱ/Ⅲ相試験 495 試験の大腸がん 59,300 症例の統合解析では高齢者が占める割合は 32％であった．一方同時期の疾患データで，進行大腸がんの発症者のうち 65 歳以上の割合は 61％で，臨床試験と実臨床では患者背景に大きな乖離があった[151]．そのため，臨床試験の結果は一般に高齢者の予後を正確に示していない．

高齢者の治療の決定に影響を与える因子が複数あり，高齢者への治療戦略は社会的な課題である．現在まで，より若年症例の標準治療である FOLFOX や FOLFIRI などの併用療法が高齢者に対しても標準治療となるか比較試験はなく，高齢者が若年者と同様の全身薬物療法を行った場合の有効性や安全性のデータがなく，治療法選択には注意が必要である．具体的には 5-FU 系単剤療法と比して，OX や IRI の併用療法は，好中球減少や下痢，末梢神経障害等の有害事象が増強するため，高齢者での安全性には懸念があり，PS 低下や有効性低下のリスクがある．一方，OX や IRI に比べ，BEV の有害事象は多くは軽微であり，動脈血栓塞栓症以外の BEV 関連有害事象の発現割合は若年者と変わらず，BEV 併用による有害事象増強の懸念は少ない．S-1 や Cape では，クレアチニンクリアランスの低下（CCr＜50 mL/min）により有害事象が増強するリスクがあるため，腎機能に応じて減量する必要がある．高齢者ではクレアチニン値が基準範囲でもクリアランスが低下している場合が多く注意を要する．

70 歳以上の切除不能進行再発大腸がんで，OX や IRI 併用療法の適応がないと考えられる症例を対象に，Cape に BEV の上乗せを検証する第Ⅲ相試験（AVEX 試験）[152]が行われた．主要評価項目である PFS は Cape 群 5.1 カ月，Cape＋BEV 併用群 9.1 カ月（HR 0.53, 95％CI：0.41～0.69, p＜0.0001），MST は 16.8 カ月 vs 20.7 カ月（HR 0.79, 95％CI：0.57～1.09, p＝0.18）で忍容性も良好であった．本試験終了後の二次治療で OX または IRI の併用療法が行われたのは，単剤群で 4％，併用群で 8％と低かった．そのため，OX や IRI 併用療法の適応が乏しい高齢者の一次治療として，Cape＋BEV 療法は標準治療の 1 つと考えられる．ただし AVEX 試験の留意点として，OX または IRI の併用療法が可能と考えられる高齢患者への一次治療を検証したものでないことや，65 歳以上の高齢者を対象とした，S-1＋BEV の第Ⅱ相試験である BASIC trial[153]では，主要評価項目の PFS 9.9 カ月，副次評価項目の MST25 カ月と良好な結果で，忍容性も良好で，治療選択肢の 1 つと考えられる．

10 結腸・直腸がん

● cStage 0-I

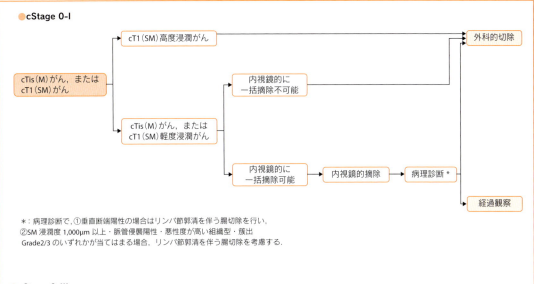

*：病理診断で，①垂直断端陽性の場合はリンパ節郭清を伴う腸切除を行い，
②SM 浸潤度 1,000μm 以上・脈管侵襲陽性・悪性度が高い組織型・簇出
Grade2/3 のいずれかが当てはまる場合，リンパ節郭清を伴う腸切除を考慮する．

● cStage 0-III

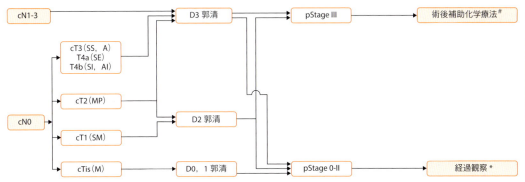

*：pStage II で，再発高リスク要因（郭清リンパ節数 12 個未満，T4，穿孔，低分化癌，印環細胞癌，粘液癌）の場合，
補助化学療法を検討する．

【#：術後補助化学療法】

レジメン名	薬剤	投与量	投与日	投与間隔	期間
5-FU+l-LV	5-FU	500 mg/m²	1,8,15,22,29,36	8 週毎	3 コース
	l-LV	250 mg/m²	1,8,15,22,29,36		
UFT+LV	UFT	別表参照*1	1-28	5 週毎	5 コース
	LV	75 mg/m²	1-28		
capecitabine	capecitabine	別表参照*2	1-14	3 週毎	8 コース
S-1	S-1	別表参照*3	1-28	6 週毎	4 コース
FOLFOX	l-LV	200 mg/m²	1	2 週毎	12 コース
	5-FU（iv）	400 mg/m²	1		
	5-FU（div）	2400 mg/m²	1-2		
	L-OHP	85 mg/m²	1		
CapeOX	capecitabine	別表参照*4	1-14	3 週毎	8 コース
	L-OHP	130 mg/m²	1		

別表*1～4 は p.197 参照．

各 10 図-1．大腸がんの decision making のためのフローチャート
現在，国内外でいくつかの大腸癌治療ガイドラインが公表されているが，これらのフローチャートのもととなったエビデンスをしっかりと理解した上で，目の前の症例に合った治療戦略をグループあるいは多職種カンファレンスで検討し実施することが推奨される．
（フローチャートは，大腸癌研究会編：大腸癌治療ガイドライン 医師用 2016 年版，金原出版を参考に作成）

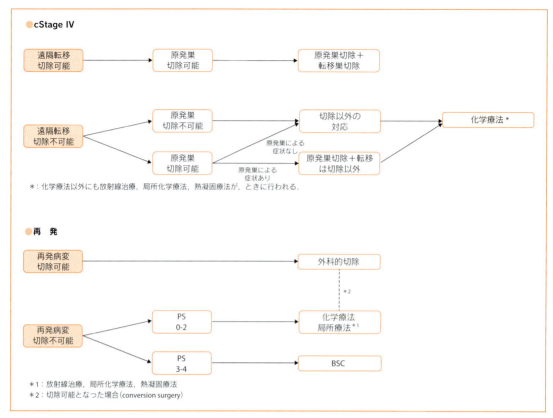

各10図-1. 大腸がんの decision making のためのフローチャート（つづき）

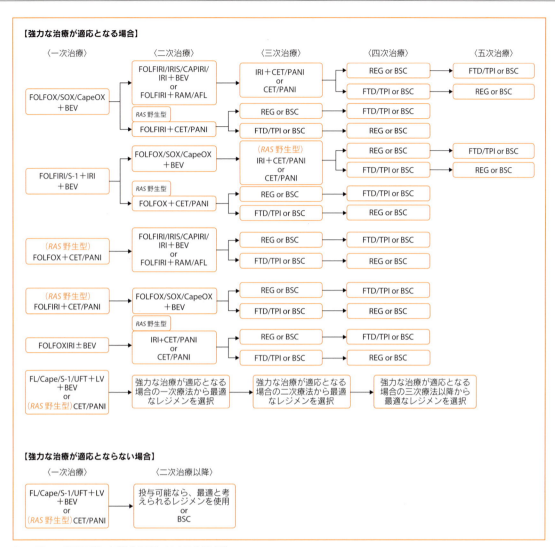

各 10 図-2. 切除不能・再発大腸癌に対する化学療法

【OX＋BEV 併用】

レジメン名	薬剤	投与量	投与日	投与間隔	期間
mFOLFOX6＋BEV	l-LV	200 mg/m²	1	2週毎	PD まで
	5-FU (iv)	400 mg/m²	1		
	5-FU (div)	2400 mg/m²	1-2		
	OX	85 mg/m²	1		
	BEV	5 mg/kg	1		
CapeOX＋BEV	Cape	別表参照*4	1-14	3週毎	PD まで
	OX	130 mg/m²	1		
	BEV	5 mg/kg	1		
SOX＋BEV	S-1	別表参照*3	1-14	3週毎	PD まで
	OX	130 mg/m²	1		
	BEV	7.5 mg/kg	1		

【IRI＋BEV 併用】

レジメン名	薬剤	投与量	投与日	投与間隔	期間
FOLFIRI＋BEV	l-LV	200 mg/m²	1	2週毎	PD まで
	5-FU (iv)	400 mg/m²	1		
	5-FU (div)	2400 mg/m²	1-2		
	IRI	150 mg/m²	1		
	BEV	5 mg/kg	1		
IRIS＋BEV	S-1	別表参照*3	1-14	4週毎	PD まで
	IRI	100 mg/m²	1		
	BEV	5 mg/kg	1		
SIRB	S-1				
	IRI				
	BEV	7.5 mg/kg			
FOLFOXIRI＋BEV	l-LV	200 mg/m²	1	2週毎	12 コースまで（以降は 5-FU＋l-LV＋BEV を PD まで）
	5-FU (div)	3200 mg/m²	1-2		
	OX	85 mg/m²	1		
	IRI	165 mg/m²	1		
	BEV	5 mg/kg	1		

【血管新生阻害薬併用】

レジメン名	薬剤	投与量	投与日	投与間隔	期間
Cape＋BEV	Cape	別表参照*4	1-14	3週毎	PD まで
	BEV	7.5 mg/kg	1		
S-1＋BEV	S-1	別表参照*3	1-14	3週毎	PD まで
	BEV	5 mg/kg	1		
IRI＋BEV	IRI	150 mg/m²	1	2週毎	PD まで
	BEV	5 mg/kg	1		
FOLFIRI＋RAM	l-LV	200 mg/m²	1	2週毎	PD まで
	5-FU (iv)	400 mg/m²	1		
	5-FU (div)	2400 mg/m²	1-2		
	IRI	150 mg/m²	1		
	RAM	8 mg/kg	1		
FOLFIRI＋AFL	l-LV	200 mg/m²	1	2週毎	PD まで
	5-FU (iv)	400 mg/m²	1		
	5-FU (div)	2400 mg/m²	1-2		
	IRI	150 mg/m²	1		
	AFL	4 mg/kg	1		

【doublet＋CET】

レジメン名	薬剤	投与量	投与日	投与間隔	期間
FOLFOX＋CET	l-LV	200 mg/m²	1	2週毎	PD まで
	5-FU (iv)	400 mg/m²	1		
	5-FU (div)	2400 mg/m²	1-2		
	OX	85 mg/m²	1		
	CET	400 mg/m²	1		
	CET	250 mg/m²	8		
FOLFIRI＋CET	l-LV	200 mg/m²	1	2週毎	PD まで
	5-FU (iv)	400 mg/m²	1		
	5-FU (div)	2400 mg/m²	1-2		
	IRI	150 mg/m²	1		
	CET	400 mg/m²	1		
	CET	250 mg/m²	8		

各 10 表-8．緩和的化学療法

【doublet＋PANI】

レジメン名	薬剤	投与量	投与日	投与間隔	期間
FOLFOX＋PANI	l-LV	200 mg/m²	1	2週毎	PD まで
	5-FU（iv）	400 mg/m²	1		
	5-FU（div）	2400 mg/m²	1-2		
	OX	85 mg/m²	1		
	PANI	6 mg/kg	1		
FOLFIRI＋PANI	l-LV	200 mg/m²	1	2週毎	PD まで
	5-FU（iv）	400 mg/m²	1		
	5-FU（div）	2400 mg/m²	1-2		
	IRI	150 mg/m²	1		
	PANI	6 mg/kg	1		

【CET±IRI】

レジメン名	薬剤	投与量	投与日	投与間隔	期間
IRI＋CET	IRI	150 mg/m²	1	2週毎	PD まで
	CET	400 mg/m²	1		
	CET	250 mg/m²	8 以降		
CET	CET	400 mg/m²	1	毎週	PD まで
	CET	250 mg/m²	8 以降		

【PANI±IRI】

レジメン名	薬剤	投与量	投与日	投与間隔	期間
IRI＋PANI	IRI	150 mg/m²	1	2週毎	PD まで
	PANI	6 mg/kg	1		
PANI	PANI	6 mg/kg	1	2週毎	PD まで

【後方ライン】

レジメン名	薬剤	投与量	投与日	投与間隔	期間
REG	REG	160 mg	1-21	4週毎	PD まで
FTD/TPI	FTD/TPI	別表参照[*5]	1-5, 8-12	4週毎	PD まで

＜別表[*1~4]：体表面積当たりの薬剤投与量＞

＊1：UFT 投与量

体表面積	用量
＜1.17 m²	300 mg/day
1.17-1.49 m²	400 mg/day
1.50-1.83 m²	500 mg/day
1.83 m²≦	600 mg/day

＊2：Cape（単剤）投与量

体表面積	用量
＜1.33 m²	3000 mg/day
1.33-1.57 m²	3600 mg/day
1.57-1.81 m²	4200 mg/day
1.81 m²≦	4800 mg/day

＊3：S-1 投与量

体表面積	用量
＜1.25 m²	80 mg/day
1.25-1.50 m²	100 mg/day
1.50 m²≦	120 mg/day

＊4：Cape（併用）投与量

体表面積	用量
＜1.36 m²	2400 mg/day
1.36-1.66 m²	3000 mg/day
1.66-1.96 m²	3600 mg/day
1.96 m²≦	4200 mg/day

＊5：FTD/TPI 投与量

体表面積	用量
＜1.07 m²	70 mg/day
1.07-1.23 m²	80 mg/day
1.23-1.38 m²	90 mg/day
1.38-1.53 m²	100 mg/day
1.53-1.69 m²	110 mg/day
1.69-1.84 m²	120 mg/day
1.84-1.99 m²	130 mg/day
1.99-2.15 m²	140 mg/day
2.15 m²≦	150 mg/day

各 10 表-8．緩和的化学療法（つづき）

［参考文献］

1) Saito H, et al：Int J Cancer, 61：465-469, 1995.
2) NCCN Clinical Practice Guidelines in Oncology（http://www.nccn.org/professionals/physician_gls/f_guidelines.asp）
3) 浜本順博：胃と腸，39：1375-1386, 2004.
4) Pickhardt PJ, et al：Radiology, 259：393-405, 2011.
5) de Haan MC, et al：Eur Radiol, 21：1747-1763, 2011.
6) 森本 毅：INNERVISION, 23（別冊）：12-14, 2008.
7) 村上康二：画像診断，23：1151-1161, 2004.
8) Vasen HF, et al：Gastroenterology, 110：1020-1027, 1996.
9) Lipson EJ, et al：Clin Cancer Res, 19：462-468, 2013.
10) De Roock W, et al：JAMA, 304：1812-1820, 2010.
11) Tejpar S, et al：J Clin Oncol, 30：3570-3577, 2012.
12) De Roock W, et al：Lancet Oncol, 11：753-762, 2010.
13) Douillard JY, et al：N Eng J Med, 369：1023-1034, 2013.
14) Ciardiello F, at al：J Clin Oncol, 32：5s（suppl：abstr 3506）, 2014.
15) Van Cutsem E, et al：J Clin Oncol, 29：2011-2019, 2011.
16) Bokemeyer C, et al：Ann Oncol, 22：1535-1546, 2011.
17) Peeters M, et al：Clin Cancer Res, 19：1902-1912, 2013.
18) F. Loupakis, C, et al：Eur J Cancer, 50：979-994, 2014.
19) Compton CC, et al：Cancer J Clin, 54：295-308, 2004.
20) Compton CC, et al：Arch Pathol Lab Med, 124：979-994, 2000.
21) Sobin HL, et al：Cancer, 92：452, 2001.
22) 大腸癌研究会編：大腸癌治療ガイドライン医師用 2016 年版, 金原出版, 2016.
23) Poultsides GA, et al：J Clin Oncol, 27：3379-384, 2009.
24) Kitajima K, et al：J Gastroenterol, 39：534-543, 2004.
25) Kato T, et al：Dis Colom Rectum, 46：S22-S31, 2003.
26) Tournigand C, et al：J Clin Oncol, 22：229-237, 2004.
27) Delaunoit T, et al：Ann Oncol, 16：425-429, 2005.
28) Bismuth H, et al：Ann Surg, 224：509-520, 2005.
29) Adam R, et al：Ann Surg, 240：644-657, 2004.
30) Nuzzo G, et al：J Gastrointest Surg, 11：318-324, 1996.
31) 金光幸秀 他：日本大腸肛門病誌，57：121-131, 2004.
32) Sugihara K, et al：Dis Colon Rectum, 49：1663-1672, 2006.
33) Fujita S, et al：Ann Surg, 266：201-207, 2017.

31) Abdalla EK, et al：Ann Surg, 239：818-825, 2004.
35) Gleisner AL, et al：Arch Surg, 143：1204-1212, 2008.
36) Grothey A, et al：N Eng J Med, 378：1177-1188, 2018.
37) Wolmark NL, et al：J Natl Cancer Inst, 80：30-36, 1988.
38) Laurie J, et al：J Clin Oncol, 7：1447-1456, 1989.
39) Moerted CG, et al：N Eng J Med, 322：352-358, 1990.
40) Wolmark NL, et al：J Clin Oncol, 11：1879-1887, 1993.
41) IMPACT investigators：Lancet, 345：939-944, 1995.
42) Francini G, et al：Gastroenterology, 106：899-906, 1994.
43) O'Connell MJ, et al：J Clin Oncol, 15：246-250, 1997.
44) Wolmark NL, et al：J Clin Oncol, 15：3553-3559, 1997.
45) Haller DG, et al：Proc ASCO, 17：256, 1998.
46) Andre T, et al：J Clin Oncol, 21：2896-2903, 2003.
47) Meta-analysis Group in Cancer：J Clin Oncol, 16：301-308, 1998.
48) O'Connell MJ, et al：J Clin Oncol, 16：295-300, 1998.
49) Lembersky BC, et al：J Clin Oncol, 24：2059-2064, 2006.
50) Shimada Y, et al：Eur J Cancer, 50：2231-2240, 2014.
51) Twelves C, et al：N Eng J Med, Ann Oncol, 352：2696-2704, 2005.
52) O'Connell MJ, et al：J Clin Oncol, 15：246-250, 1997.
53) Hamaguchi T, et al：Lancet Gastroenterol Hepatol, 3：47-56, 2018.
54) Andre T, et al：J Clin Oncol, 27：3109-3116, 2009.
55) Yothers G, et al：J Clin Oncol, 29：3768-3774, 2011.
56) Halker DG, et al：J Clin Oncol, 29：1465-1471, 2011.
57) Schomoll HJ, et al：J Clin Oncol, 25：102-109, 2007.
58) Saltz LB, et al：J Clin Oncol, 25：3456-3461, 2007.
59) Ychou M, et al：Ann Oncol, 20：674-680, 2009.
60) Van Cutsem E, et al：J Clin Oncol, 27：3117-3125, 2009.
61) Allegra CJ, et al：J Clin Oncol, 29：11-16, 2011.
62) de Gramont A, et al：J Clin Oncol, 29：362, 2011.
63) Alberts SR, et al：JAMA, 307：1383-1393, 2012.
64) Taied J, et al：Lancet Oncol, 15：862-873, 2014.
65) IMPACT investigators：Lancet, 345：939-944, 1995.
66) IMPACT B2 investigators：J Clin Oncol, 17：1356-1363, 1999.
67) Gill S, et al：J Clin Oncol, 22：1797-1806, 2004.
68) Tournigand C, et al：J Clin Oncol, 30：3353-3360, 2012.
69) Ribic GM, et al：N Eng J Med, 349：247-257, 2003.
70) Sargent DJ, et al：J Clin Oncol, 28：3219-3225, 2010.
71) Sanoff HK, et al：J Clin Oncol, 30：2624-2634, 2012.
72) Biagi JJ, et al：JAMA, 305：2335-2342, 2011.
73) Sargent D, et al：JAMA, 306：237-244, 2011.
74) Akasu T, et al：J Clin Oncol, 36：237-244, 2006.
75) Collette L, et al：J Clin Oncol, 25：4379-4386, 2007.
76) Park IJ, et al：J Clin Oncol, 30：1770-1776, 2012.
77) Fletkau R, et al：Dis Colon Rectum, 49：1284-1292, 2006.
78) Das P, et al：Cancer, 109：1750-1755, 2007.
79) Das P, et al：Am J Clin Oncol, 29：219-224, 2006.
80) Patel UB, et al：J Clin Oncol, 29：3753-3760, 2011.
81) Hofheinz RD, et al：Lancet Oncol, 13：579-588, 2012.
82) Roh MS, et al：J Clin Oncol, 29：3503, 2011.
83) Aschele C, et al：J Clin Oncol, 29：2773-2780, 2011.
84) Gerard JP, et al：J Clin Oncol, 28：1638-1644, 2010.
85) Petesen SH, et al：Cochran Database Syst Rev, 3：CD004078, 2012.
86) Hong YS, et al：Lancet Oncol, 15：1245-1253, 2014.
87) Chiliberto D, et al：Oncol Rep, 27：1849-1856, 2012.
88) Schwartzberg LS, et al：J Clin Oncol, 32：2240-2247, 2014.
89) Heinemann V, et al：Lancet Oncol, 15：1065-1075, 2014.
90) Venook AP, et al：JAMA, 317：2392-2401, 2017.
91) Venook AP, et al：ASCO 2016（abstr3504）
92) Venook AP, et al：ASCO 2017（abstr3503）
93) Falcone A, et al：J Clin Oncol, 25：1670-1676, 2007.
94) Souglakos J, et al：Br J Cancer, 94：798-805, 2006.
95) Loupakis F, et al：N Eng J Med, 371：1609-1618, 2014.
96) Cremolini C, et al：Lancet Oncol, 16：1306-1315, 2015.
97) Gruenbrger T, et al：ASCO, 2013（abstr3619）
98) Sunakawa Y, et al：Oncol, 82：242-248, 2012.
99) Yoshino T, et al：Ann Oncol, 29：44-70, 2018.
100) Advance Colorectal Cancer Meta-Analysis Project：J Clin Oncol, 10：896-903, 1992.
101) Buroker TR, et al：J Clin Oncol, 12：14-20, 1994.
102) Wang WS, et al：Hepatogastroenterology, 47：1599-1603, 2000.
103) de Gramont, et al：J Clin Oncol, 15：808-815, 1997.
104) Douillard Jy, et al：J Clin Oncol, 20：3605-3616, 2002.
105) Van Cutsem E, et al：J Clin Oncol, 19：4097-4106, 2001.
106) Cunningham D, et al：Lancet, 352：1413-1418, 1998.
107) Rougier P, et al：Lancet, 352：1407-1412, 1998.
108) Van Cutsem E, et al：J Clin Oncol, 19：4097-4106, 2001.
109) Douillard JY, et al：Lancet, 355：1041-1047, 2000.
110) Goldberg RM, et al：J Clin Oncol, 22：23-30, 2004.
111) Tournigand C, et al：J Clin Oncol, 22：229-237, 2004.
112) Yamazaki K, et al：Ann Oncol, 27：1539-1546, 2016.
113) Kabbinavar FF, et al：J Clin Oncol, 23：3706-3712, 2005.
114) Hurwitz H, et al：N Eng J Med, 350：2335-2342, 2004.
115) Giantonio BJ, et al：J Clin Oncol, 25：1539-1544, 2007.
116) Saltz LB, et al：J Clin Oncol, 26：2013-2019, 2008.
117) Yamada Y, et al：Lancet Oncol, 14：1278-1286. 2013.
118) Yamada Y, et al：Ann Oncol, 29：624-631, 2018.
119) Macedo LT, et al：BMC cancer, 12：89, 2012.
120) Bennouna J, et al：Lancet Oncol, 14：29-37, 2013.
121) Xu RH, et al：Lancet Oncol, 19：660-671, 2018.
122) Tabernero J, et al：Lancet Oncol, 16：499-508, 2015.
123) Van Cutsem E, et al：J Clin Oncol, 30：3499-3506, 2012.
124) Tabernero J, et al：Ann Oncol, 29：602-609, 2018.
125) Nixon A, et al：ASCO 2016（abstr3597）
126) Messa C, et al：Acta Oncol, 37：285-289, 1998.
127) Porebska I, et al：Tumor Biol, 21：105-115, 2000.
128) Salomon DS, et al：Crit Rev Oncol Hematol, 19：183-232, 1995.
129) Prewett MC, et al：Clin Cancer, 8：994-1003, 2002.
130) Cunnigham D, et al：N Eng J Med, 351：337-345, 2004.
131) Jonker Dj, et al：N Eng J Med, 357：2040-2048, 2007.
132) Sobrero AF, et al：Clin Oncol, 26：2311-2319, 2008.
133) Van Cutsem E, et al：N Eng J Med, 360：1408-1417, 2009.
134) Bokemeyer C, et al：J Clin Oncol, 27：663-671, 2009.
135) Bokemeyer C, et al：Ann Oncol, 22：1535-1546, 2011.
136) Van Cutsem E, et al：J Clin Oncol, 25：1658-1664, 2007.
137) Amado RG, et al：J Clin Oncol, 26：1626-1634, 2008.
138) Peeters M, et al：J Clin Oncol, 28：4706-4713, 2010.
139) Douillard JY, et al：J Clin Oncol, 28：4697-4705, 2010.
140) Kohne C, et al：ASCO-GI 2010（abstr 414）
141) Sugimoto N, et al：ASCO-GI 2017（abstr 661）
142) Price TJ, et al：Lancet Oncol, 15：569-579, 2014.
143) Hecht JR, et al：J Clin Oncol, 27：672-680, 2013.
144) Tol J, et al：N Eng J Med, 360：563-572, 2009.
145) Grothey A, et al：Lancet, 381：303-312, 2013.
146) Mayer RJ, et al：N Eng J Med, 372：1909-1919, 2015.
147) Moriwaki T, et al：Oncologist, 23：7-15, 2018.
148) Kuboki Y, et al：Lancet Oncol, 18：1172-1181, 2017.
149) Overman MJ, et al：Lancet Oncol, 18：1182-1191, 2017.
150) Le DT, et al：N Eng J Med, 372：2509-2520, 2015.
151) Lewis JH, et al：J Clin Oncol, 21：1383-1389, 2003.
152) Cunningham D, et al：Lancet Oncol, 14：1077-1085, 2013.
153) Yoshida M, et al：Eur J Cancer, 51：935-941, 2015.

■山本　駿，髙島淳生，濱口哲弥

What's New in 11 腎細胞がん
Renal Cell Carcinoma

腎細胞がんは，わが国での年間新規患者数は23,082人（2011年），死亡数は8,594人（2013年），1995年ではそれぞれ9,148人と3,951人であり，急激に増加しているといえる．罹患数の年齢分布は，男性では70〜74歳に，女性では85歳以上にピークがあり，男女比はほぼ2：1である（国立がん研究センターがん対策情報センター，がん情報サービス http://ganjoho.jp/professional/statistics/statistics.html）．

診 断

■ 発生・病理

散発例の原因は不明であるが，von Hippel Lindau 病で高率に発生することが知られ〔全腎細胞がんの4％（米国）〕，散発例でも，淡明細胞がん（clear cell carcinoma）では，この疾患の原因遺伝子 VHL 遺伝子に異常を示すことが多い．VHL 遺伝子産物は hypoxia inducing factor（HIF）-1α のプロテアソームによる分解のためユビキチン化をするのに必要な分子で，この遺伝子異常により HIF-1α の異常な蓄積とその標的遺伝子の過剰発現をきたす[1]．その結果，その標的遺伝子群が活性化するが，そのなかには vascular endothelial growth factor（VEGF）や platelet derived growth factor-β，erythropoietin などがあり，血管が豊富な腫瘍を形成する一因となっている．他に原因としては喫煙，肥満もハザードと考えられている．組織型としては上記の淡明細胞がんが80％程度，乳頭状がんが10％程度，嫌色素性がんが5％程度である．乳頭状がんはさらに，予後の良いタイプⅠと悪いタイプⅡに分類される．また，非常に予後不良な集合管がんがある．腎細胞がんは近位尿細管から発生するが，嫌色素性がんは遠位尿細管から，集合管がんは集合管から発生すると考えられている．これらの組織型のすべてで肉腫様変化（sarcomatoid change）を示すことがあり，それが進展した場合には極めて予後不良である．また，小児，若年成人に好発するタイプとして Xp 11.2 上に存在する TFE3 遺伝子がさまざまな染色体の遺伝子と融合する Xp 11.2 転座型腎細胞がん，6p21 上に存在する TFEB 遺伝子が融合する 6p21 転座型腎細胞がんがあり，合わせて MiT/TFE（microphthalmia transcription factor E）family 転座型腎細胞がんと呼ばれる．病理組織学的には淡明細胞がんとほぼ同様の組織型を呈することが知られているが，特に Xp 11.2 転座型成人発生の場合予後は不良である[2]．組織学的悪性度については国際的には Fuhrman's grade が汎用されており[3]，2011年に改訂されたわが国の腎癌取扱い規約[4]でも従来の Grade 分類とともに採用されている．

病理学的所見のなかで治療に関して重要なことは，後述の薬物療法に関する clinical evidence の多くは淡明細胞がん（VHL 遺伝子-VEGF の産生増強がみられる）についてのものがほとんどで，他の組織型の腎細胞がんに関しては必ずしも当てはまらないことがある．また，画像診断上，淡明細胞がんは特徴的な所見を呈するので（後述，診断の項）記憶に値する．

■ 症 状

従来は，腹部腫瘤，腹痛，血尿が三主徴候といわれていたが，この3つとも認める症例は現在では10％に満たない．他の疾患で腹部CTまたは超音波検査で偶然発見される症例が70％以上を占めるようになってきた[5]．ただし，頻度は低いものの，進行例では，paraneoplastic syndrome による発熱などを認めることもあり，その場合は予後不良である（全身の炎症所見を示す場合，後述の予後不良因子を有することが多い）．また，腎静脈や下大静脈内に進展し，腫瘍栓を形成することがあるので，静脈還流障害による精索静脈瘤，腎不全，腫瘍塊または凝血塊による肺塞栓の症状が出ることにも注意を要する．

■ 診断・鑑別診断

診断は主にCTによる画像診断による（各11 図-1）．腎実質から発生する球形の腫瘤として認められる．ときに腎実質あるいは腎杯腎盂にびまん性に浸潤する場合もあるが，その場合には腎細胞がん以外の組織型の可能性も高く，注意を要する．淡明細胞がんは血管が豊富なために，ダイナミックCTの血管相で濃染し，排泄相では造影効果が減弱する（wash out）特徴をもつ[6]．逆に，このような画像上の所見がみられない場合には，他の組織型を考える必要がある．

転移を認めない腎限局例では，原則として腫瘍播種の懸念から針生検は行われず，画像のみで診断され，手術療法が行われることがほとんどである．しかし，転移を有する症例で，全身治療の選択の際に病理学的情報が必要となるために，腫瘍の針生検を行うことが多くなってきている（分子標的薬のうち，血管新生阻害薬は淡明細胞がんに有効であることが示されている）．針生検では腫瘍中に壊死部分が存在したり，採取した個所に腫瘍細

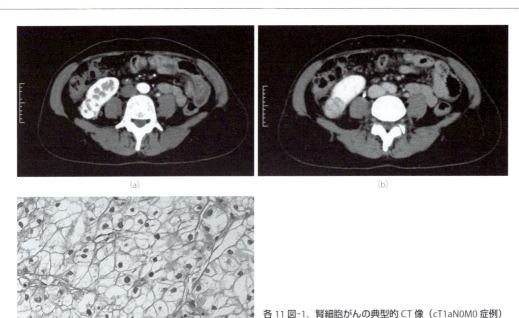

各11 図-1．腎細胞がんの典型的CT像（cT1aN0M0症例）
腎細胞がんは早期動脈相から皮質相では濃染し（a），実質相から排泄相では腎実質よりも早期の造影効果の消失（wash out）を示している（b）．このようなCT像の場合にはclear cell carcinoma（淡明細胞がん）であることがほとんどで，画像所見から，組織型が推測できる．（c）は淡明細胞がんの顕微鏡像，Grade 2の所見である．
（電子版にカラー写真を掲載しているのでご参照ください）

胞が十分認めなかったりすることが少なくないので，多数本採取することが必要である．鑑別を要する疾患としては，腎血管筋脂肪腫，腎盂より発生する尿路上皮がん（腎盂がん）がある．腎血管筋脂肪腫は良性腫瘍で40〜50歳の女性に発生することが多く，多発している場合には結節性硬化症が疑われる（この場合女性で30代中心）．腎血管筋脂肪腫は超音波検査で高エコーを示し，CTで腫瘍の一部に脂肪成分の吸収値を示すことが多く，偽被膜をもたないことが特徴である．腎盂がんは尿路から発生するので，腫瘍の局在が腎中心にあり，乳頭状の発育を示し，排泄性尿路造影で腎盂に陰影欠損を認めることが多い．また，血尿を高率に認め尿細胞診が陽性になることも診断の参考となる．しかし，実際にはこの両疾患と腎細胞がんの鑑別診断が非常に困難であることも少なくなく，その場合，腎摘除後の病理組織診で確定診断となる．また，腎盂がんの可能性が否定できない場合には，全尿管と膀胱部分切除を行うことが必要となる（腎盂がんの場合，遺残尿管には高率にがんが再発する）．

■ 腫瘍マーカー

腎細胞がん特異的な腫瘍マーカーは存在しないが，LDH上昇，血清Ca上昇，血小板増多，貧血，CRP陽性などの全身的炎症所見が認められる場合には予後が不良であると考えられる[7,8]．

Stage（病期）の分類・治療法の選択・予後の推測

■ 病期分類と治療法の選択

腎細胞がんのTNM分類とそれに基づく病期分類は各11 表-1のとおりである．治療法は腎限局例，（病期IまたはII）は手術的摘除が基本である．また病期IIIでも，手術的に摘除できれば長期生存も望める．病期IVの場合，T4の一部は隣接臓器を含めた手術的摘除が適応になることがある．M1すなわち遠隔転移を有する症例では，全身療法が適応となるが，選ばれた症例，特にPSが良好の場合では原発巣切除や転移巣切除も予後の改善につながることが知られている．

また，根治手術後に長期の無病期間を経て再発することも特徴で[9]，少数（1%以下）であるが，自然寛解を示す症例も報告されている[10]．

■ 予後の推測

5年生存率はこれまでの報告ではTNM分類の病期Iでは70〜100％，病期II 50〜80％，病期III 20〜70％，病期IV 0〜30％である[11]（各11 表-2）．

しかし，N1またはM1症例に対する，わが国での多施設共同研究では5年生存率は23％である[7]．さらに後述のように，病期IVに対しては，次々と分子標的薬が開発

各11表-1. 腎細胞がんの TNM 分類（UICC 第8版）

【T-原発腫瘍】
- TX：原発腫瘍の評価が不可能
- T0：原発腫瘍を認めない
- T1：最大径が7cm 以下で，腎に限局する腫瘍
  - T1a：最大径が4cm 以下
  - T1b：最大径が4cm を超えるが7cm 以下
- T2：最大径が7cm を超え，腎に限局する腫瘍
  - T2a：最大径が7cm を超えるが10cm 以下
  - T2b：最大径が10cm を超え，腎に限局する腫瘍
- T3：主静脈または腎周囲組織に進展するが，同側の副腎への進展がなく Gerota 筋膜を越えない腫瘍
  - T3a：腎静脈または区域枝に進展する腫瘍，または腎周囲および/または腎洞（腎盂周囲）脂肪組織に浸潤するが，Gerota 筋膜を越えない腫瘍
  - T3b：肉眼的に横隔膜下の大静脈内に進展する腫瘍
  - T3c：肉眼的に横隔膜上の大静脈内に進展，または大静脈壁に浸潤する腫瘍
- T4：Gerota 筋膜を越えて浸潤する腫瘍（同側副腎への連続的進展を含む）

【N-所属リンパ節 注1)】
- NX：所属リンパ節転移の評価が不可能
- N0：所属リンパ節転移なし
- N1：所属リンパ節転移あり

注1：腎の所属リンパ節とは，腎門部リンパ節，腹部傍大静脈リンパ節，腹部大動静脈間リンパ節，および腹部傍大動脈リンパ節である．患側か対側かは N 分類には影響しない．遠隔リンパ節転移は pM1 に含める．

【M-遠隔転移】
- M0：遠隔転移なし
- M1：遠隔転移あり（非連続性の同側副腎病変は M1 とする．）

【Stage（病期）分類（Ⅰ，Ⅱ，Ⅲ，Ⅳ）】

Ⅰ期	T1	N0	M0
Ⅱ期	T2	N0	M0
Ⅲ期	T1	N1	M0
	T2	N1	M0
	T3a	N0, N1	M0
	T3b	N0, N1	M0
	T3c	N0, N1	M0
Ⅳ期	T4	any N	M0
	any T	N2	M0
	any T	any N	M1

各11表-2. 腎細胞がんの5年生存率

Stage（病期）	5年生存率
Ⅰ期	70～100%
Ⅱ期	50～80%
Ⅲ期	20～70%
Ⅳ期	0～30%

（文献11）より）

各11表-3. IMDC 予後予測因子

予後予測因子	
KPS	＜80%
診断から治療開始までの期間	＜1年
ヘモグロビン	＜正常下限
補正 Ca 値	＞10 mg/dL
血小板数	＞正常上限
好中球数	＞正常上限

予後因子の数	リスク分類	全生存期間の中央値
0	Favourable	43.2
1～2	Intermediate	22.5
≧3	Poor	7.8

（Heng DY, et al：Lancet Oncol, 4（2）：141-148, 2013）

され応用され，さらに免疫チェックポイント阻害薬も使用されてきており，それに従って予後の延長がみられていることから[12]，特に病期Ⅲおよび Ⅳ症例の生存率の改善が予想される．

病期Ⅰでは前述のように，5年生存率は95%以上ときわめて良好である．逆に病期Ⅳでは不良であるが，特徴的なことは有転移症例でも，6カ月以内で死亡する場合から，10年以上生存する症例まで，極めて幅があることである．病期Ⅳの有転移症例について，予後の判定に頻用されるのが Memorial Sloan-Kettering Cancer Center（MSKCC）のリスク分類が汎用されていたが，現在では IMDC（International Metastatic mRCC Database Consortium）のリスク分類が用いられるようになっている（各11表-3）[13]．このfavorable 群は生存期間の中央値が43.2 カ月，intermediate 群が22.5 カ月，poor 群が7.8 カ月，とされている．

治療方法の各論

■ 病期ⅠおよびⅡ

根治治療として手術療法が行われる．また，病期Ⅰの多くで，特に T1a（腫瘍の直径が4cm 未満）では，技術的に可能であれば，腎温存手術（腎部分切除術）が，それ以外では根治的腎摘除術が行われる．根治的腎摘除術は，より低侵襲の腹腔鏡下手術で行われることが多い．腹腔鏡下の腎温存手術（腎部分切除術）は選ばれた症例に対し，十分な経験を有する施設で行われるのが望ましい．さらに，腎温存手術（腎部分切除術）はロボット（daVinci®）支援手術でも行われるようになった．

■ 病期Ⅲ

局所で進展している場合とリンパ節転移を有する症例があるが，両者とも手術的摘除が基本となる．T3b（横隔膜下下大静脈内腫瘍進展例）および 3c（横隔膜上腫瘍進展例）を含んだ局所進展例で，術前補助療法として分子標的薬を使用することに関しては，有効な症例も報告されているが，その有用性，安全性は確立していない．

■ 病期Ⅳ

❶ 治療薬の選択―エビデンスとわが国における実際―

局所進展例 T4 の一部は，隣接臓器の合併切除が予後の改善に寄与するものがあるが，切除不能であったり，同時にリンパ節転移の程度が高度であったりする場合には M1（有転移）症例に準じることになる．

M1 症例に対しては基本的には全身薬物療法が行われるが，臨床的に単発であり急速に進展しない場合には転移巣切除が行われることがあり，予後の改善に結びつくことも少なくない[14]．

M1 症例に対する全身薬物療法は，これまで，IFN-α や IL-2 などサイトカインであったが，2006 年より分子標的薬が使用可能となり，米国では 9 種類の分子標的薬が承認されている．また，血管新生阻害作用をもつ治療法後に進行した症例に対して，免疫チェックポイント阻害薬（抗 PD-1 抗体）nivolumab が，また，前出 IMDC の intermediate および poor リスク群の症例では nivolumab と ipilimumab の併用療法が承認されている．世界的には，これまでに得られた clinical evidence から治療アルゴリズムが提唱されているが，わが国での M1 症例の背景は米国とは異なっており[7]，注意を要する．

わが国では 2008 年にチロシンキナーゼ阻害薬（TKI）である sorafenib が使用可能になってから，同年に同じく TKI の 1 つである sunitinib が，2010 年に manmalian target of rapamycin（mTOR）阻害薬の everolimus と temsirolimus が製造承認を受け，保険適用となった．さらに，axitinib が 2012 年に，pazopanib が 2014 年に保険適応となり合計 6 種の分子標的薬と，分子標的薬治療後の二次治療として nivolumab が，また，IMDC リスク分類（前出）の intermediate リスク群と poor リスク群に対しては，nivolumab と ipilimumab の併用療法も使用可能となっている．わが国での治療アルゴリズムについては 2017 年 4 月に出版された「腎癌診療ガイドライン」に掲載されているが，その後，上述の nivolumab と ipilimumab の併用療法が施行可能となっており，現状に合っていないが参考までに掲載する[15]（各 11 図-2，表-4, 5）．また，NCCN ガイドラインは頻回にアップデートされているので Web 上で参照されたい．ESMO のガイドラインは 2016 年に発表され[16]，2017 年に nivolumab, cabozantinib, lenvatinib と everolimus の併用療法についてウェブ上で update されている．

現在の M1 症例治療の一次治療薬は，sunitinib[17] の他に COMPARZ 試験で sunitinib に対する非劣勢が示された pazopanib[18]，IFN-α と bevacizumab の併用療法[19] があるが，わが国では bevacizumab の適応がないので一次治療薬は sunitinib または pazopanib である．ただし，わが国での M1 症例は，単臓器転移，特に肺転移が多く，特に腫瘍量が小さく，肺転移のみの症例では IL-2 と IFN-α の併用療法などサイトカイン療法も有用性が証明されている[20]．また，MSKCC リスク分類の poor リスク症例では temsirolimus が全生存期間の延長を示しており，一次治療薬として位置づけられているが[21]，sunitinib との比較試験のデータはないことから，わが国では sunitinib が一次治療薬として用いられている症例のほうが多いようである．さらに，IMDC リスク分類（前出）の intermediate リスク群と poor リスク群に対しては，患者の全身状態にもよるが，nivolumab と ipilimumab の併用療法が選択されることが多くなろう[22]．

二次治療薬としては，一次治療が TKI（sunitinib または pazopanib）の場合には everolimus がプラセボを対照としたランダム化試験で有用性が示されていたが[23]，これに加え，二次治療として axitinib と sorafenib の比較試験（Axis trial）の結果が報告され[24]，二次治療では sorafenib に比して，axitinib 群で有意に PFS が延長しており，二次治療薬としてのエビデンスが確立された．さらに，CheckMate025 試験で，TKI 治療後の症例に対し，nivolumab と everolimus の比較試験が行われ，nivolumab で全生存期間が有意に延長していたので，everolimus よりは nivolumab が推奨される[25]．しかし，axitinib と nivolumab の直接の比較の結果はないので，どの症例にどちらを使用したほうがよいかは明らかではない．前出の nivolumab と ipilimumab の併用療法の結果でも，免疫チェックポイント阻害薬は favorable リスクよりも poor リスクの症例に（TKI と比較して）より高い効果が期待されるので，intermediate または poor リスクで，一次治療で TKI が奏効しなかった症例は nivolumab が選択されることが多いと考えられる．逆に，一次治療の TKI の奏効期間が一定以上あった場合（6 カ月以上など）には，二次治療には axitinib が選択されることが多いようである．一次治療が nivolumab＋ipilimumab であった場合については，いまだ症例の蓄積がなされていないが TKI を使用することになると考えられる．一次治療がサイトカインの場合には sorafenib, sunitinib, axitinib が有用であるエビデンスがあるが，実際には axitinib が選択されることが多い．また，一次治療が mTOR 阻害薬の場合の二次治療では，エビデンスはないが TKI が用いられることが多い．

三次治療以降は，一次および二次治療で用いられなかった薬剤を患者の状況に応じて用いることになる．

❷ 有害事象（adverse event：AE）への対応

TKI や mTOR 阻害薬を使用する場合，製薬会社が作成した適正使用の手引きを十分理解し適切で安全な使用

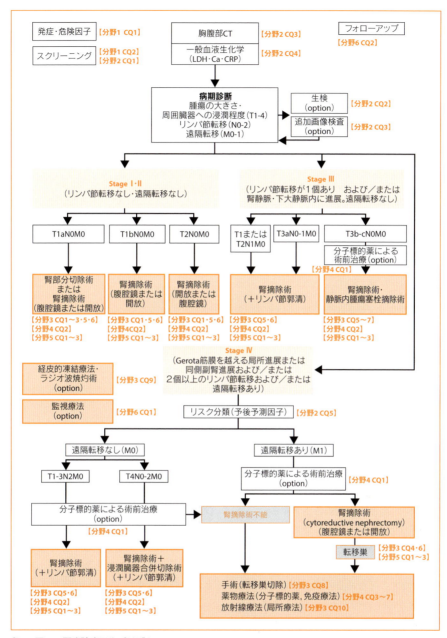

各11 図-2. 腎癌診療アルゴリズム
(日本泌尿器科学会編:腎癌診療ガイドライン2017年版, p.5, メディカルレビュー社, 2017 より転載)

各11 表-4. 進行腎癌に対する薬物療法の選択基準

	分類	推奨治療薬*
一次治療	淡明細胞型腎細胞癌（低/中リスク）	sunitinib, pazopanib（sorafenib, interferon-α, 低用量 interleukin-2）
	淡明細胞型腎細胞癌（高リスク）	sunitinib, temsirolimus
	非淡明細胞型腎細胞癌	sunitinib, temsirolimus
二次治療	チロシンキナーゼ阻害薬後	axitinib, nivolumab（everolimus, sorafenib）
	サイトカイン療法後	axitinib, sorafenib（sunitinib, pazopanib）
	mTOR 阻害薬後	臨床試験等
三次治療	チロシンキナーゼ阻害薬 2 剤後	nivolumab（everolimus）
	チロシンキナーゼ阻害薬/mTOR 阻害薬後	sorafenib, axitinib（sunitinib, pazopanib）
	その他	臨床試験等

*：（ ）内の薬剤は，標準的推奨薬の投与が適さない場合の代替治療薬

(日本泌尿器科学会編:腎癌診療ガイドライン2017年版, p.6, メディカルレビュー社, 2017 を改変)

各11 表-5．代表的なレジメン

薬　剤	投与量	投与間隔	期　間
sunitinib	50 mg qd	経口投与．4週投与2週休薬を繰り返す	PDとなるまで継続
・投与開始は50 mg qdだが，AEが出現した場合には37.5 mg qd，25 mg qdへと減量する ・治療開始は4週投与2週休薬であるが，AEの程度を勘案しながら，適宜投与スケジュールを調整する． 　例：3週投与2週休薬など			
sorafenib	400 mg bid	連日経口投与．	PDとなるまで継続
・投与開始は400 mg bidだが，AEが出現した場合には400 mg qd，400 mg qd隔日へと減量する ・連続投与が原則だが，AE出現の際には適宜休薬する			
everolimus	20 mg qd	連日経口投与	PDとなるまで継続
・投与開始は10 mg qdだが，AEが出現した場合には5 mg qdへと減量する			
temsirolimus	25 mg iv	週1回経静脈投与	PDとなるまで継続
・30～60分間かけて点滴静脈内投与する．なお，患者の状態により適宜減量する ・infusion reactionを起こすことがあるので，投与前に抗ヒスタミン薬を投与する ・投与開始は25 mg iv dだが，AEが出現した場合には，25 mg→20 mg→15 mg→10 mgへと減量する			
axitinib	5 mg bid	連日経口投与	PDとなるまで継続
・投与開始は5 mg bidだが，AEが出現した場合には4 mg→3 mg→2 mg bidへと減量する ・連続投与が原則だが，AE出現の際には適宜休薬する（ただし1週間以内）			
pazopanib	800 mg qd	連日経口投与	PDとなるまで継続
・投与開始は800 mg qdだが，AEが出現した場合には200 mgずつ減量する			
nivolumab	3 mg/kg	2週ごとに点滴静注． または240 mgの固定用量投与	PDとなるまで継続
・分子標的薬治療後に進行した症例に適応がある ・30分以上かけて点滴静注する ・infusion reactionに注意，必要があればステロイドを使用する ・投与期間および投与終了後も免疫関連有害事象に注意する ・効果発現は投与開始後24-36週のことが多い ・投与開始後，腫瘍の急激な進展をみることがあり（hyper progression），その場合には迅速に治療薬を変更する			
ipilimumab	1 mg/kg	nivolumabと併用（詳細は下記）	PDとなるまで継続
・nivolumabとの併用かつ未治療の症例にのみ適応がある ・nivolumab 3 mg/kgまたは240 mgを30分以上かけて投与し，30分以上の間隔をあけて1 mg/kgのipilimumabを30分以上かけて点滴静注する．これを3週毎4回繰り返し，最終投与の3週後からは3 mg/kgまたは240 mgのnivolumabを2週ごとに投与する ・免疫関連有害事象の発生頻度が50％程度まで高くなること，ステロイドでも対応できず，infliximabやMMFの投与が必要となる場合もあることに留意する ・効果発現，hyper progressionについてはnivolumab単独療法と同様			

を心がける．腎細胞がんに用いられるTKIは血管新生阻害作用をもつことから，高血圧を認めることが多い．これに対しては降圧薬の投与を行うことになるが，投与開始前に高血圧をよくコントロールしておくことが肝要である．投与後，高血圧がコントロール不良となると可逆性後白質症候群をきたすことがあるので，神経症状にも注意する．また，hand foot syndrome（HFS）も多くみられる有害事象である．対症療法が主になるが，やむを得ない場合には改善するまで休薬する．

sunitinibは，日本人に使用する場合には欧米人とは異なった有害事象の発現をみるため，注意が必要である[26]．特に血小板減少は高頻度に現れる．ときにDICまで進展し，死亡に至ることもある．原則は1日50 mgを1回，4週投与，2週休薬であるが，ほとんどの場合，有害事象のために減量を余儀なくされる．また，2週投与1週休薬など，柔軟に投与間隔を調整しても腫瘍の進展は抑えられることも少なくないし，逆に臨床効果も良好であるとの報告もあり[27]，現実には2週投与1週休薬が一般的になっている．また，発現時期はさまざまであるが心機能障害やQT延長症候群が発生することもあるので，その可能性にも留意し，必要に応じて心電図，心エコー検査を行う．またQT延長を引き起こす薬物との併用や，CYP3A4を誘導，阻害する薬剤はsunitinibの血中濃度を低下，上昇させることがあるので併用薬には十分注意する．

axitinibはsunitinibと異なり，骨髄毒性が発現することは少なく，またsorafenibほど皮膚毒性が高くない．一方，蛋白尿が発現しやすく，ベースラインで蛋白尿を示す場合は特に注意を要する[28]．高血圧も頻度の高い有害事象であり，対応が必要である．嗄声，耳痛，歯痛などcranial nerveに関係した有害事象が出現することも特徴的である．また，axitinibは1 mg単位での投与量の調整が有害事象発現を避けるために有用であるばかりでなく，効果発現にも影響するので投与量のfine tuningが必要である．基本的に連日投与となっているが，下痢や腹痛などが継続する場合，適宜休薬を挟むとよいことも多い．ただし，他の薬剤と比して血中半減期が短いので，腫瘍の再増大を避けるために数日，長くても1週間の休薬にとどめることが肝要である．

pazopanibは骨髄毒性も高度ではないが，肝機能障害が比較的高頻度である．投与前から肝障害が存在する場合は使

用しにくい.

sorafenib は皮膚毒性が比較的高頻度に認められる．特に投与後早期の皮疹は自然に寛解するが，多形紅斑を呈する場合があり，この際には投与中止とする．開発治験の際の減量基準では 400 mg bid から，400 mg qd，（または，200 mg bid），さらに 400 mg qd 隔日投与であるが，一般に長期投与例では 400 mg qd で適宜休薬期間をはさんで治療することが多い．また，sorafenib で比較的多く重症化する有害事象は消化管出血や消化管穿孔であり，重篤な有害事象であるので患者と家族に対する十分な説明が必要である．

nivolumab の有害事象は，全体としては Grade 3 以上は 20%未満と，分子標的薬比較して低頻度であるが，頻度は少ないものの免疫関連（immune-related/ir AE）と呼ばれ，ほぼすべての自己免疫疾患様有害事象が発生しうる．これは時に重症化し，間質性肺疾患（ILD）やマクロファージ貪食症候群の発症により死亡することもありうる．また，死亡しないまでもタイプⅠの糖尿病の発症など内分泌系の irAE では不可逆的な反応が起きることもあり，その場合には生涯にわたる補充療法が必要になることもある．まずは，irAE の可能性を想起することが重要で，免疫抑制療法の速やかな開始と，専門科へのコンサルト，製薬会社が作成した適正使用の手引きの有害事象対策に沿った対応が必要である．

mTOR 阻害薬で最も注意すべき有害事象は間質性肺疾患（ILD）である．投与前の CT による精査，呼吸機能検査，KL-6 の測定などはルーチーン検査である．また，mTOR 阻害薬は免疫抑制作用も併せ持つことから，投与後に易感染性を示すことも少なくない．投与前には，ウイルス性肝炎のスクリーニングは必須である．前述の ILD と肺炎を合併するときわめて重篤になるので，真菌感染，ニューモシスチス肺炎を含めた感染症には常に留意する必要がある．さらに，投与後に耐糖能異常をきたすこともあり，糖尿病の患者への投与は慎重になるべきである．口内炎は欧米よりもわが国で高頻度に発生する有害事象で，摂食障害につながることも少なくなく，積極的に対応すべきであり，everolimus に若干多い印象がある．減量，休薬を必要とすることもあるが，アズレンスルホン酸ナトリウムによる含嗽を用いることで症状の軽減をみることも少なくない．また temsirolimus は静脈注射薬であるため投与の際に infusion reaction を起こすことがあり，特に通院治療の際には注意が必要である．

いずれの薬剤でも，有害事象の適切な対応と管理が治療継続と，その有用性を最大限に引き出すことにつながる．主治医のみでなく，関係各臨床科の医師，看護師，薬剤師の連携が重要である[29]．

診断・治療の最新動向

■ 国内での状況

わが国では axitinib が 2012 年に，pazopanib が 2014 年に保険適用となり，合計 6 薬剤が使用可能となっている．

有転移症例の進行の度合いと治療法の選択

わが国においては欧米他国と異なり，有転移症例と診断される時点で，多臓器転移症例が少ない[7]．また，腫瘍量も少ないことも想定される．つまり，転移巣の出現から，死亡に至る腎細胞がん進展のタイムラインを考えると，同じ有転移症例でも，わが国ではその早い時期に診断されていると考えられる．欧米では，転移巣が発見されても，その腫瘍量が少ない場合には即時全身療法は行わず，増大がみられてから開始されることが多い．このような状況があることは，リスク分類で「診断後 1 年以内の治療開始」，つまり，「診断から 1 年以内に全身療法が必要と考えられる状態まで進展してしまう」ことが予後不良因子として採用されていることからもうかがわれる．一方，わが国では，患者からの希望もあり，転移巣発見時点で待機的療法は選択されることはまれで，全身療法が開始されることが多いようである．しかし，どのような状態をもって「治療が必要」と考えるのかは，定義があるわけでもなく，主観的なものである．

わが国においては高解像度の CT など，診断装置の普及の度合いが先進各国のなかでも極めて高く，根治的腎摘除術後の経過観察 CT で，かなり小さい病変を（特に肺転移を）欧米よりは早期に検出していると考えられる．これまでの結果からサイトカイン療法が奏効するのは肺転移症例であることが知られており[20]，しかも，腫瘍量が小さいものであると考えられる．一方，これまでに有用性が示された分子標的薬は，いずれも相当程度の有害事象を示し，長期の投与（5 年以上など）が困難であることも少なくない．また，有用性に関しても完全奏効を示す症例はわずかで，そのうちおおむね半数は再発することが知られている．サイトカイン，特に IL-2 を使用した療法では，完全奏効を示すのは同じく少数例であるが，一度完全奏効を示すと，その効果は長期持続するので，分子標的薬とは対照的である．さらにサイトカイン治療の時代でも，favorable リスクに分類される症例では全生存期間の中央値が 4 年を超えることを考え合わせれば，診断当初は N0M0 症例で根治的腎摘除を行い，経過観察する期間（無病期間）が存在した後，小さい転移巣（特に肺転移）が検出されたような場合には特にサイトカイン療法も一次治療の viable option であると考えられる．

> **有転移症例に対する根治的腎摘除術*の有用性—CARMENA 試験から—**
>
> サイトカインのみが全身治療薬であった時代には，有転移症例であっても腎摘除を行った方が全生存期間が延長するエビデンスが存在し，一般に行われてきた．分子標的薬の時代になっても，主に後方視的研究から，特に PS が良好である場合など，予後不良因子が少ない症例では生存期間の延長効果が示唆され，行われてきた．2018 年の ASCO で有転移症例に対し，腎摘除術を行った後に sunitinib による全身治療を行う群と即時 sunitinib による全身治療を行う群の 2 群間で全生存期間を比較するランダム化試験の結果が報告された，この結果全身治療先行群の非劣性が示された[30]．この結果から，有転移症例に対しての腎摘除術はもはや標準治療ではないことになった．しかし，この試験にはいくつか慎重に判断すべき点がある．1 つは，患者背景が臨床での症例と異なっている点である．IMDC の予後不良群が 40〜50％と高率であり，良好群はいないこと，2 臓器以上に転移を有する症例が多い事，原発巣の腫瘍径が大きい事など，かなり，厳しい症例が対照となっていることである．もう 1 つは腎摘除術先行群では手術は約 70％の症例に対して行っているのみで，全身治療まで行った症例は 70％となっているなど，2 群それぞれに治療を完遂した症例での比較では有意な結果とはならないこと，また，症例登録が進まず，中間解析の結果として報告されたが，その場合の有意水準が適正か，疑問が残ること，などである．したがって，この結果からすべての有転移症例で根治的腎摘除術は有用でない，とするのは危険である．ちなみに，最近報告された EUA のガイドラインの update (doi.org/10.1016/j.eururo.2018.08.008) でも予後不良群以外に関しては強い推奨を採用していない．このように，これまでのごとく予後不良群と中間群のなかでも予後不良因子を複数有したり，転移巣の腫瘍量が多かったりする症例では腎摘除術は施行せず，生検に引き続いて全身療法を行うことが推奨されると考えたほうがよさそうである．すなわち，予後良好群，特に肺など単一臓器転移のみで，転移巣の腫瘍量も小さい症例では，腎摘除による予後の改善が期待できよう．ちなみに，前出の CheckMate214 試験（一次治療，nivolumab＋ipilimumab vs sunitinib）[22]の結果を考えれば，予後不良群または上記のような中間群では全身療法先行の benefit がより高くなる可能性も考えられる．
>
> ＊：泌尿器科では腎臓を根治的に切除する（Gerota's fascia を含めて切除）ことを根治的腎摘除術という．英語では cytoreductive nephrectomy のことを指す．

これら新規分子標的薬の登場で生存期間は延長したが，長期の完全奏効はごくまれである．2016 年 8 月，「化学療法後進行した」症例に対する二次治療以降として nivolumab の使用が承認された．これにより，一次治療は sunitinib または pazopanib，二次治療は nivolumab または axitinib が一般的になっている．また，2018 年 8 月には IMDC の intermediate または poor リスク群症例に対して，nivolumab と ipilimumab の併用療法が承認された．IMDC の intermediate または poor リスク群症例の全例に対してこの併用療法が行われるわけではないと思われるが，ipilimumab の使用は，二次治療以降では認められておらず，明確な基準はないにせよ，比較的免疫能が維持されている症例では，まず nivolumab と ipilimumab の併用療法を試み，無効の場合には分子標的薬治療に移行する方向性となるように思える．ただし，この承認のもととなった CheckMate214 試験の結果[22]では，favorable リスク群では sunitinib が nivolumab，ipilimumab 併用群と比較して，良好な成績を示していたことは重要である．また，これまでも報告されてきたように，intermediate 群（リスク因子が 1 または 2 個）の症例は極めて多様な症例が含まれていることが明らかになっているので，特にリスク因子 1 個のみの症例の場合には慎重に判断する必要があるように思える．

全世界（国内を含む）の状況

米国では上述の分子標的薬 6 剤に加えて，bevacizumab（IFN-α との併用），cabozantinib，lenvatinib が承認され使用されている．cabozantinib は TKI であるが，VEGFR の他に MET や AXL に対しても阻害作用を示す broad なもので，METEOR 試験では TKI による前治療で進行した症例に対し，everolimus を対照とした第Ⅲ相臨床試験が行われた．この結果，OS，PFS，奏効率のすべてにおいて cabozantinib が優れており，二次治療として認められた．さらに，IMDC の intermediate リスク群と poor リスク群に対する一次治療として sunitinib と比較する第Ⅱ相試験の結果，PFS と奏効率で cabozantinib が優れており，intermediate リスク群と poor リスク群に対する一次治療としても認められた[31]．lenvatinib は everolimus との併用で，VEGFR に対する治療後進行した症例への二次治療において everolimus の単独治療に比較して優れた結果を示し，使用が認められている[32]．さて，免疫担当細胞が腫瘍細胞を認識，破壊していることは知られていたが，逆に抗腫瘍免疫を阻害する免疫細胞が存在することが知られるようになり，これらは腫瘍細胞による免疫編集として理解されるようになった[33]．これまでの免疫療法は，免疫を賦活する方向で行われてきたが，腎細胞がんに対するサイトカイン療法以外は標準治療とならなかった．一方，免疫細胞，主に細胞障害性 T 細胞（CTL）の機能を抑制するメカニズムが

注目され，これを抑制することで抗腫瘍免疫反応を惹起することが考えられた．前者の賦活はアクセルを踏むことに例えるなら，このアプローチは踏まれていたブレーキを解除することに例えられる．

実際の方法は，胞性免疫を抑制している分子（CTLA-4やPD-1，RAG-3，TIM-3など*）の機能を阻害する抗体薬を使用するものである．この免疫反応の抑制機構を「immune checkpoint」と呼び，それを阻害する一連の薬剤を「immune checkpoint inhibitor」と総称する．これまでの臨床試験の結果からimmune checkpoint inhibitor，特に抗PD-1抗体とCTLA-4抗体の有用性が示されてきており，上述のように腎細胞がんでは抗PD-1抗体のnivolumabの単独療法と抗CTLA-4抗体ipilimumabとの併用療法が認められている．

＊：TIM-3（T-cell immunoglobulin and mucin domain-3），LAG-3（lymphocyte activation gene-3），PD-1（programmed death-1），CTLA-4（cytotoxic T-lymphocyte-associated protein 4）

nivolumab＋ipilimumab以外の併用療法も検討が進んでおり，抗PD-L1抗体のatezolizumabと抗VEGF抗体のbevacizumabの併用療法の第Ⅱ相ランダム化試験IMmotion150（NCT01984242），その第Ⅲ相臨床試験（IMmotion151/NCT02420821）また，一次治療で抗PD-L1抗体であるavelumabとaxitinib（Javelin Renal 100/NCTNCT02493751）の第Ⅰb相試験が行われ，その結果からsunitinibと比較する第Ⅲ相臨床試験が行われている（Javelin Renal 101/NCT02684006）．また，抗PD-1抗体のpembrolizumabとaxitinibの併用の第Ⅰb相試験と，その第Ⅲ相臨床試験（KEYNOTE-426/NCT02853331）が行われている．

さらに，一次治療としてnivolumabとTKIであるcabozantinibの併用療法がsunitinibを対照とした第Ⅲ相臨床試験として行われている（Checkmate9ER/NCT03141177）．前出のlenvatinibは，未治療の症例を対象に，TKIであるlenvatinibとpembrolizumabの併用，lenvatinibとeverolimusの併用，またはsunitinibの3群にランダム化する試験も行われている（CLEAR/NCT02811861）．

これら進行中の第Ⅲ相試験にはいずれも日本も参加しており，またcabozantinibに関しては日本で第Ⅱ相臨床試験の症例の組み入れが終了しており，わが国における一次治療，二次治療もこの2年以内に変わってゆくものと考えられる．

■ 今後の展望

腎細胞がんのM1症例では他の固形がんと異なり，急速に進行し6カ月以内に死亡する症例が存在する．一方，5年あるいは10年を超えて生存する症例も少なくない（その臨床像はimatinib登場以前のCMLと似ているともいえる）．また，転移発現の仕方は乳がんと似て，原発巣の摘除後に非常に長期の（見せかけの）無病期間の後に転移が出現することも少なくない．このような場合には進行は緩徐であることが多い．このことは，長期生存が期待できる症例では治療法の選択においてその効果の維持もさることながら，治療自体の忍容性（feasibleかどうか）が長期間にわたって要求されることになる．サイトカイン以降に開発された分子標的薬は，これまでのところ数カ月以上の投与ではほとんどの症例では減量，休薬を余儀なくされ，2年を超えた投与は有害事象の出現のため継続困難となることが多い．また，二次治療としてのnivolumabの長期の有用性についての検討はこれからであり，一次治療としてのnivolumab，ipilimumab併用療法は端緒についたばかりである．サイトカイン治療から分子標的薬，そして免疫チェックポイント阻害薬，さらに上述のように免疫チェックポイント阻害薬と血管新生阻害薬（TKIを含む）の併用療法の結果が明らかになれば，さらに変わってゆくものと思われる（2018年9月11日現在，上記のavelumabとaxitinibの第Ⅲ相試験の中間解析についてプレスリリースがあり，併用療法でsunitinibに比較して無進行生存期間が有意に延長してたことが報道され，より詳細な結果の発表が待たれる）．ただ，どのように標準治療が変化しても，個々の症例をよく吟味し，総合的に最もbenefitの大きい治療法を選択すべきことには変わりがない．

[参考文献]

1) Maxwell PH, et al：Nature, 399 (6733)：271-275, 1999.
2) Tumors of the Kidney：World Health Organization：9-87, 2004.
3) Fuhrman SA, et al：Am J Surg Pathol, 6 (7)：655-663, 1982.
4) 日本泌尿器科学会, 日本病理学会, 日本医学放射線学会編：腎癌取扱い規約 第4版, 金原出版, 2011.
5) Luciani LG, et al：Urology, 56 (1)：58-62, 2000.
6) 冨田善彦編：I. Imaging of RCC, Year Book of RCC 2009, メディカルレビュー社, 2009.
7) Naito S, et al：Eur Urology, 57 (2)：317-325, 2010.
8) Motzer RJ, et al：Clin Cancer Res, 10 (18 Pt 2)：6302S-6303S, 2004.
9) Ljungberg B, et al：BJU Int, 84 (4)：405-411, 1999.
10) Kavoussi LR, et al：J Urol, 135 (5)：1005-1007, 1986.
11) Campbell SC, et al：Elsevier, 1413-1474, 2012.
12) Heng DY, et al：J Clin Oncol, 27 (34)：5794-5799, 2009.
13) Heng DI, et al：External validation and comparison with other models of the International Metastatic Renal-Cell Carcinoma Database Consortium prognostic model：a population-based study. Lancet Oncol, 14：141-148, 2013.
14) Naito S, et al：Urology, 82 (4)：846-851, 2013.
15) 日本泌尿器科学会編：腎癌診療ガイドライン2017年版, メディカルレビュー社, 2017.
16) Escudier B, Porta C, Schmidinger M：Renal cell carcinoma：ESMO Clinical Practice Guidelines for diagnosis, treatment and follow-up. Annals of Oncology, 27 (Supplement 5)：v58-v68, 2016.
17) Motzer RJ, et al：N Engl J Med, 356 (2)：115-124, 2007.
18) Sternberg CN, et al：J Clin Oncol, 28 (6)：1061-1068, 2010.
19) Escudier B, et al：Lancet, 370 (9605)：2103-2111, 2007.
20) Akaza H, et al：Jpn J Clin Oncol, 41 (8)：1023-1030, 2011.
21) Hudes G, et al：N Engl J Med, 356 (22)：2271-2281, 2007.
22) Motzer NM, et al：N Eng J Med, 378 (14)：1277-1290, 2018.
23) Motzer RJ, et al：Lancet, 372 (9637)：449-456, 2008.
24) Rini BI, et al：Lancet, 378 (9807)：1931-1939, 2011.
25) Motzer RJ, et al：N Engl J Med, 373 (19)：1803-1813, 2015.
26) Tomita Y, et al：Jpn J Clin Oncol, 40 (12)：1166-1172, 2010.
27) Najjar YG, et al：Eur J Cancer, 50 (6)：1084-1089, 2014.
28) Tomita Y, et al：Eur J Cancer, 47 (17)：2592-2602, 2011.
29) 冨田善彦編：すぐ使える医師・看護師・薬剤師・CRCのための分子標的薬トータルマネージメント YURCC パッケージ VER. 1.2, リッチヒルメディカル, 2010.
30) A Méjean, et al：N Engl J Med, 379：417-427, 2018.
31) TK. Choueiri et al：Eur J Cancer, 94：115e125, 2018.
32) Motzer RJ, et al：Lancet Oncol, 16：1473-1482, 2015.
33) Dunn GP, et al：Nat Immunol, 3：991-998, 2002.

冨田善彦

What's New in 12 Urothelial Cancer
尿路上皮がん：膀胱がん，腎盂・尿管がん

臨床像と診断方法

■ 病理学的特徴

　腎臓で作られた尿が腎杯・腎盂・尿管を通って膀胱に貯められる．腎盂・腎杯から尿管までを上部尿路という．この上部尿路と膀胱内は移行上皮に覆われており，ここに発生する腫瘍は同様の病理学的性質を持ったものであることが多い．組織学的悪性度のグレードがG1（低），G2（中），G3（高）の3段階ある．

　尿路上皮がんのうち膀胱がんが約90％を占めており，残りを腎盂がん，尿管がん，尿道がんが占める．腎盂がんや尿管がんは，術後に膀胱内に再発しやすい．膀胱がんの術後（内視鏡的切除）も同様に膀胱内に再発を来たしやすい．その際に異なる部位に再発することも珍しくなく，その都度腫瘍の数や場所が異なる特徴を有している．これを時間的，空間的多発性という．

　膀胱がんの約2/3は乳頭状で，残りの約1/3は非乳頭状・広基性で浸潤性増殖の性格を持つものとされている．腎盂尿管がんも乳頭状のものが大半である．

　膀胱がんは，組織学的には約90％を"移行上皮がん"が占める．残りを扁平上皮がん，腺がん，小細胞がんなどが占める．喫煙が最も大きい病因とされている．また，染料，ゴム，皮革，塗料，金属に関与した職人は発症リスクが高い可能性があるとされている．

　腎盂尿管がんでも移行上皮がんが多く，扁平上皮がんや腺がんの頻度は低い．

■ 症　状

　重要な症状は血尿である．一般的に肉眼的血尿を呈することが多いが，顕微鏡的血尿しか認めない場合もあることに留意する．結石や感染など他の血尿を伴う疾患と鑑別を要する．これらは症状を呈することが多いので（症候性肉眼的血尿），血尿以外の症状がない無症候性肉眼的血尿は要注意である．しかし，膀胱刺激症状を呈し下部尿路症状として扱われるもののなかに上皮内がんが隠れていることもあるので，下部尿路症状にも注意を要する．

　腎盂尿管がんの場合に，血尿以外に腫瘍による尿路の閉塞や腫瘍からの出血塊が尿路を閉塞することがあり，水腎症の確認が大切になる．出血などで急に閉塞した場合は疝痛発作を伴うが，時間経過をかけて腫瘍が増大し尿路を閉塞した場合は無症状であることがある．まれに腫瘍による尿管の閉塞によって尿検査で血尿を認めないこともある．膿腎症をきっかけに発見されることもある．

■ 診　断

　膀胱がんのスクリーニングには超音波検査が簡便で侵襲が少ないが，検査時の尿貯留が少ないと診断の精度が落ちる．また，小さな腫瘍や上皮内がんの診断には適さないので膀胱鏡検査が大切である．膀胱鏡検査は出血源がどこにあるのかを観察する意味でも重要である．膀胱内や前立腺部尿道に異常がない場合に，左右の尿管口を観察して血尿が噴出されないか観察する．従来の白色光下の観察（White-light imaging：WLI）での感度は85％であったが，narrow-band imaging（NBI）を用いると感度が94％まで改善すると報告されている[1]．また，腫瘍細胞に選択的に取り込まれるヘキシルアミノレブリン酸（hexylaminolevulinate）などの蛍光物質を投与した後に，蛍光膀胱鏡を用いて膀胱がんの光力学診断（photodynamic diagnosis：PDD）を行うことによって特に検出率が上昇し，さらに再発率も低下することが示されている[2]．尿管口から出血が認められた場合は，CTや逆行性尿路造影（RP）を行い，上部尿路に出血を来すような病変がないか確認する．造影検査時に上部尿路の細胞診も提出する．CT UrographyやMR Urographyによる評価も可能である．上部尿路に明らかな異常がない場合も含め腫瘍の存在と肉眼的性状の確認には尿管鏡検査が必要になる．

　膀胱腫瘍の存在が確認された場合，肉眼的に筋層浸潤が疑われる場合はMRI検査が有用である．また，上部尿路腫瘍が存在しないか排泄性尿路造影やCTなどで確認する必要がある．

　腎盂尿管がんの場合は，リンパ節転移や肺転移，肝転移，骨転移などの有無を確認する．同時に膀胱内に腫瘍がないか膀胱鏡検査を行う．

　尿細胞診は特異度が90％以上と高いが，感度が低い．内視鏡で腫瘍が確認できたにもかかわらず尿細胞診がclass I，IIという結果であることはまれではない．蛋白分析法であるNMP22は炎症などに影響されることが知られている．

各12表-1. 膀胱がんのTNM分類

Tx	原発腫瘍の評価が不可能
T0	原発腫瘍を認めない
Ta	乳頭状非浸潤がん
Tis	上皮内がん：いわゆる "flat tumor"
T1	粘膜上皮結合組織に浸潤する腫瘍
T2	筋層に浸潤する腫瘍
T2a	浅筋層に浸潤する腫瘍（内側1/2）
T2b	深筋層に浸潤する腫瘍（外側1/2）
T3	膀胱周囲組織に浸潤する腫瘍
T3a	顕微鏡的
T3b	肉眼的（膀胱外の腫瘤）
T4	次のいずれかに浸潤する腫瘍：前立腺間質，精囊，子宮，腟，骨盤壁，腹壁
T4a	前立腺間質，精囊，または子宮または腟に浸潤する腫瘍
T4b	骨盤壁，または腹壁に浸潤する腫瘍
NX	所属リンパ節転移の評価が不可能
N0	所属リンパ節転移なし
N1	小骨盤腔内の1個のリンパ節（下腹，閉鎖リンパ節，外腸骨および前仙骨リンパ節）への転移
N2	小骨盤腔内の多発性リンパ節（下腹，閉鎖リンパ節，外腸骨および前仙骨リンパ節）への転移
N3	総腸骨動脈リンパ節転移
M0	遠隔転移なし
M1	遠隔転移あり
M1a	総腸骨動脈領域以遠の遠隔リンパ節転移のみ
M1b	リンパ節転移以外の遠隔リンパ節転移

【膀胱がんのStagingと予後】

Stage	TNM分類	5年生存率
Stage 0 a	TaN0M0	>90%
Stage 0 is	TisN0M0	
Stage I	T1N0M0	>80%
Stage II	T2N0M0	40〜70%
Stage III	T3-T4aN0M0	10〜30%
Stage IV	T4bN0M0 orN1-3 or M1	<10%

各12表-2. 腎盂・尿管がんのTNM分類

Tx	原発腫瘍の評価が不可能
T0	原発腫瘍を認めない
Ta	乳頭状非浸潤がん
Tis	上皮内がん
T1	粘膜上皮下結合組織に浸潤する腫瘍
T2	筋層に浸潤する腫瘍
T3	（腎盂）筋層を越えて腎盂周囲死亡組織または腎実質に浸潤する腫瘍
T4	隣接臓器または腎臓を越えて腎周囲脂肪組織に浸潤する腫瘍
NX	所属リンパ節転移の評価が不可能
N0	所属リンパ節転移なし
N1	最大径が2cm以下の1個のリンパ節転移
N2	最大径が2cmを超える1個のリンパ節転移，または多発性リンパ節転移
M0	遠隔転移なし
M1	遠隔転移あり

【腎盂・尿管がんのStagingと予後】

Stage	TNM分類	5年生存率
Stage 0 a	TaN0M0	>90%
Stage 0 is	TisN0M0	
Stage I	T1N0M0	>80%
Stage II	T2N0M0	40〜70%
Stage III	T3N0M0	10〜30%
Stage IV	T4N0M0 or N1-3 or M1	<10%

Stage（病期）分類

膀胱がんのStagingと予後を**各12表-1**，腎盂尿管がんのTNM分類，Staging，予後を**各12表-2**に示す．

治療方法

■ 表層性および浸潤性膀胱がんの治療

膀胱腫瘍を認めた場合または上皮内がんを疑う場合は，麻酔下に内視鏡を用いて組織を採取し，病理組織学的検査を行う（経尿道的膀胱腫瘍切除術：TUR-Bt：transurethral resection of bladder tumor）．TUR-Btでは筋層浸潤の有無を確認できるように，筋層までえぐり取るように組織を採取するのが原則である．腫瘍の広がりが広範囲あるいは浸潤性（筋層浸潤を認める）の場合には完全切除は困難であるが，表在性腫瘍の場合は原則として完全切除を目指す．採取（切除）された検体から病理組織型，分化度，浸潤度，上皮内がんの有無を判定する．

❶ 表在性膀胱がん（非筋層浸潤膀胱がん・TaT1腫瘍）

・TUR-Bt

上皮内がんを伴わない表在性膀胱がんの場合，TUR-Btそのものが治療となるが，上皮内がんを伴う，あるいは再発や浸潤がんへの進展リスクの高い場合は追加治療を考慮しなければならない．一般に再発や進展リスクのパラメータとして，初発・再発，再発までの期間，腫瘍の大きさ，腫瘍数，Grade，浸潤度（T分類），上皮内がんの有無が代表である．Sylvesterらは，European Organization for Research and Treatment of Cancer（EORTC）で行われた7つの臨床試験から，second TURおよびBCGの治療を受けていない表層性膀胱がん患者2,596名の個々のデータを利用して多変量解析を行った．各種パラメータに重みをつけたスコアをつけ，これらスコアの合計で，短期（1年）および長期（5年）における再発および進展のリスクをそれぞれ3段階（low，intermediate，high）に分類している[3]（**各12表-3**，http://www.eortc.be/tools/bladdercalculator/）．

また，BCG治療を受けた患者において同様の評価を行ったものがFernandez-Gomezらによって作成されている．上記のEORTCが作成したものより再発リスクは低くなっており，進展リスクについてはhigh-risk患者においてのみ低くなっている[4]（http://www.aeu.es/Cueto.html）．

TUR-Bt終了後24時間以内の抗がん薬単回膀胱内注入療法により，5年までの再発が絶対リスクを59%から45%まで14%減少（相対リスクで約35%減少）させる．しかし，1回/年より多い再発歴，あるいは，EORTC再発スコアが5点以上ではTUR-Bt終了後24時間以内の抗がん薬単回膀胱内注入療法のみでは効果がないとされる[5]．mitomycin C，epirubicin，pirarubicinの間で注入する薬剤による違いは証明されていない．European

各12表-3. 因子別再発・進展のスコア

因子	再発	進展
腫瘍数		
単発	0	0
2〜7	3	3
≧8	6	3
腫瘍径		
<3 cm	0	0
≧3 cm	3	3
再発歴		
初発	0	0
≦1 再発/年	2	2
>1 再発/年	4	2
深達度		
Ta	0	0
T1	1	4
CIS の併発		
なし	0	0
あり	1	6
Grade（1973 WHO）		
G1	0	0
G2	1	0
G3	2	5
合計	0〜17	0〜23

合計スコアによる再発・進展の予測

再発スコア	1年後の再発予測%（95% CI）	5年後の再発予測%（95% CI）	再発のリスクグループ
0	15（10〜19）	31（24〜37）	low risk
1〜4	24（21〜26）	46（42〜49）	intermediate risk
5〜9	38（35〜41）	62（58〜65）	intermediate risk
10〜17	61（55〜67）	78（73〜84）	high risk

進展スコア	1年後の進展予測%（95% CI）	5年後の進展予測%（95% CI）	進展のリスクグループ
0	0.2（0〜0.7）	0.8（0〜1.7）	low risk
2〜6	1（0.4〜1.6）	6（5〜8）	intermediate risk
7〜13	5（4〜7）	17（14〜20）	high risk
14〜23	17（10〜24）	45（35〜55）	high risk

（EAU ガイドラインより引用）

Association of Urology（EAU）ガイドラインでは，low-risk と，1 回/年以下の再発歴かつ EORTC 再発・進展スコアが 5 点未満の intermediate-risk に対して TUR-Bt 終了後 24 時間以内の抗がん薬単回膀胱内注入療法を推奨している．

TUR 後の追加療法については，intermediate または high risk の場合は再発や進展を考慮し抗がん薬膀注療法や BCG 膀注療法の追加が考慮される．上皮内がんを認める場合は BCG 膀注療法が適応となる．TUR 単独と比較し，TUR に加え追加療法として抗がん薬膀注療法を行うことで再発予防効果があることが確認されている（進展予防効果は認めていない）[6]．

・BCG 膀注療法

BCG 膀注療法は抗がん薬膀注療法よりも再発予防効果に優れており[7]，2 つのメタアナリシスにおいて進展予防効果が報告されている[8,9]．EORTC で行われた 1,355 人を対象としたランダム化比較試験では，high risk の患者において 1 年の BCG による維持療法よりも 3 年の維持療法が有意に再発を減らすことが示されている．ただし，intermediate risk の患者では 1 年と 3 年での再発は差が認められず，また，intermediate risk，high risk 共に進展予防や生存においては 1 年と 3 年での差は認められなかった[10]．

BCG 膀注療法の副作用は膀胱刺激症状，血尿，発熱，BCG 感染，萎縮膀胱，ライター症候群など多彩である．重篤な副作用は 5％以下とされているが，BCG 感染による死亡例も報告されている．重篤な副作用は BCG の体循環への吸収後に発生している可能性があり，TUR 後 2 週間以内の膀胱内注入やカテーテル挿入による損傷で出血したような場合には膀注は行わないようにしなければならない．BCG の毒性を減らすために，減量して投与する検討もされてきた．1/3 の量でも効果に差がないとする報告もあるが，多発腫瘍の場合は減量しない方が効果的である可能性を示唆する報告もある[11,12]．さらに 1/6 の量まで減量すると効果は減弱すると報告されている[13]．また，重篤な副作用の頻度は減量してもあまり変わらないとされ，積極的な減量の意義はあまりないと考えられる[10]．2 コース BCG 膀注療法を施行しても有効でない場合は膀胱全摘を考慮する必要がある．表在性がんであっても TUR や膀注療法で制御できない場合や前立腺部尿道へ進展する場合も膀胱全摘が考慮される．

・T1G3

T1G3 は浸潤がんへの進展や遠隔転移が起こる可能性が高く，その取扱いには注意を要する．現状では，進展・転移のリスクを考慮し膀胱全摘をするべきか，BCG 膀注療法や他の抗がん薬や放射線などを使用した膀胱温存療法を目指すのか，明確な判断基準はまだ確立されていない．後述のように second TUR を施行し病期が過小評価されていないか再評価し，膀胱全摘の適応を判断する施設もある．

・second TUR

表在性膀胱がんの再発や進展には，腫瘍細胞そのものの性状といった病理組織学的要因以外にも，不完全な TUR による病期診断の過小評価や腫瘍細胞の残存が関与している可能性が示唆されている．TaT1 腫瘍の初回 TURBT 後に second TUR を施行した場合，Ta では 22〜

72％，T1では20〜78％の例で残存がんを認めることが諸家により報告されている[14]．さらに初回の病理結果から2〜29％でT2へのupstagingが認められることも報告されている[15,16]．これらのことから筋層まで切除できていないようなTURが不完全な場合や，T1, high gradeの場合は，second TUR（re-TUR）が推奨される．TURは筋層を含んだ検体を採取すること，腫瘍周囲も十分に切除することが求められる．second TURは初回TUR後2〜6週後に施行する報告が多く，second TURにより非再発割合や非進展割合を上昇させるとの報告もある[17]．

表在性膀胱がんのTURや各種膀注療法後は，定期的に膀胱鏡検査を施行しなければならない．EAUガイドラインではlow riskは3カ月後，その9カ月後，以後1年毎としており，high riskでは2年間は3カ月毎，3〜5年目は半年毎，5年以降は1年毎としている．intermediate riskではlow riskとhigh riskの中間に設定する．

ここでは表在性膀胱がんと表記したが，海外のガイドラインなどでは，表在性膀胱がんのことはTaT1とか非筋層浸潤膀胱がん（non-muscle invasive bladder cancer）と表記されている．

❷ 浸潤性膀胱がん（筋層浸潤膀胱がん）

リンパ節転移や遠隔転移を伴わない膀胱筋層へ浸潤を認めるT2以上の膀胱がんを浸潤性膀胱がん（筋層浸潤膀胱がん）と分類する．

1）手 術

・膀胱全摘術

筋層浸潤を有する場合，微少転移を有する可能性がありTURで完全に腫瘍組織を切除しえない．また，TURで筋層を完全に切除することは膀胱穿孔を意味するため，通常は内視鏡による切除を諦めることになる．一部の施設で膀胱周囲の脂肪組織が露出するまで切除するradical TURを行っているが，その臨床的意義はまだ十分に明らかになっていない．よって標準治療として膀胱全摘術が選択される．膀胱全摘術では，骨盤内リンパ節以外に男性では膀胱・前立腺・精嚢腺・尿道（新膀胱形成時は温存）を，女性では膀胱・子宮・付属器・膣壁の一部・尿道（新膀胱形成時は温存）を一塊に摘出する．従来からの開放手術以外に腹腔鏡やロボットを用いた術式も開発されてきている．膀胱摘出後は尿路再建（尿路変更術）を同時に行う．尿路再建による生活の質の低下は避けられないため，膀胱温存治療も多種行われているが，制がん効果，残存膀胱機能などの検討が十分になされているとは言い難い．しかし，良好な成績をおさめている報告もあり[18,19]，検討に値する．高齢者に対し膀胱全摘を施行することは議論があるところではあるが，全摘術は膀胱がんによる死亡リスクを明らかに減らすことは確かである．高齢者に侵襲の大きな手術を行うことは慎重であるべきだが，morbidityは増えるがmortalityは増えないとの報告もある．なお，その際の尿路変更のほとんどは回腸導管が選択されている[20]．

全摘時のリンパ節郭清についてその範囲は定まったものはないが，拡大郭清（extended lymphadenectomy）により生存率が向上するとのシステマティックレビューによる報告がある[21]．郭清されたリンパ節の数がprogression free survivalやoverall survivalに相関し，少なくとも10個以上のリンパ節が郭清されることが必要である[22]．尿道を温存した場合に約10％程度再発が認められ[23]，尿道や前立腺，膀胱の切除断端にがん細胞の残存を認める場合や，膀胱頸部や尿道，前立腺への浸潤を認める場合は尿道を摘出すべきである．

・尿路変更術

膀胱全摘と同時に行われる尿路変更術はこれまでいろいろと行われてきた．そのなかで現在も多く行われているのが，回腸導管，代用膀胱，尿管皮膚瘻である．回腸導管は回腸末端から10〜15 cmの位置から口側へ15 cm程度の回腸に両側尿管を吻合し，肛門側を腹壁に貫通させstomaを作製する方法で，1950年に発表されて以来，長期にわたり実績を積み上げてきた[24]．安定して術式であるため，現在も中心的なものと位置づけされている．代用膀胱は腸管を利用して袋状とし尿道と吻合する方法で，自排尿が可能となる．60 cm程度の回腸を利用したHautmann法やStuder法が主流である．この代用膀胱は自排尿可能な尿路変更であるが，使用する腸管が長いために尿中の電解質の再吸収により高クロル血症から代謝性アシドーシスをきたすことがあるので注意が必要である．尿意はないため夜間の尿漏れを起こしたり蓄尿量が多くなったりすることにより，代用膀胱が拡張して尿の排出障害が起こり自己導尿を余儀なくされる場合もあり，術後の排尿の自己管理が必須であるため，必ずしも生活の質を上げているとは言えない．尿管皮膚瘻は尿管を直接皮膚に開口させる方法である．回腸導管と尿管皮膚瘻は腹壁を貫通した導管または尿管から直接尿が出てくるので，パウチ（集尿の袋）が必要になる失禁型尿路変更である．尿管皮膚瘻は尿管の開口部が狭くなり尿の通過障害が起こることがあり，尿管ステントを留置しなければならないことも少なくない．留置したステントや尿路が直接体外と交通しているため，尿路感染を起こしやすい．

・膀胱全摘術における生存率

膀胱全摘を施行された場合の5年全生存割合は66％，10年生存割合は43％と報告されている[25]．T stageとリンパ節転移の有無は独立した指標で[26]，pT3a以下の10

年疾患特異的生存割合と全生存割合は72.9%，49.1%で，pT3b以上はそれぞれ33.3%，22.8%であり，pN+の10年疾患特異的生存割合と全生存割合は27.7%と20.9%と報告されている[27]．pT stage別の5年非再発全存割合はpT1で76%，pT2で74%，pT3で52%，pT4で36%である[28]．

2）化学療法

・術前化学療法

尿路上皮がんは一般的に化学療法が非常に有効で，cisplatinを基本にした化学療法により40〜75%の奏効割合があり，そのうち12〜20%が完全寛解と言われる．そこで術前に化学療法を施行することにより微少転移を根絶させ，再発を抑制する効果を見込んでさまざまなランダム化試験が施行されてきた．そのなかで代表的なものは，Nordic試験[29]，BA06 30894試験[30]，SWOG8710（int-0020）試験[31]であり，いずれも術前化学療法による生存割合の向上が報告されている．また，わが国でも360例と対象に根治的膀胱全摘のみを行う群と，術前にMVAC療法を2コース行ってから根治的膀胱全摘を行う群のランダム化比較試験が行われ，術前化学療法による生存割合の向上が示唆されている[32]．2016年にこれらを含む15のランダム化比較試験のメタアナリシスが報告され，cisplatinを含む術前化学療法により死亡リスクが13%低減することが確認されている（HR 0.87，95%CI 0.79〜0.96）[33]．

また，術前化学療法として用いられるレジメンとしてはMVAC療法（methotrexate, vinblastine, doxorubicin, cisplatinによる併用療法）とGC療法（gemcitabine, cisplatin）が代表的であるが，両者を術前のセッティングで比較したランダム化比較試験は存在しない．上記メタアナリシスにおいては，MVAC療法とGC療法を13の後方視的試験を用いて解析しているが，死亡率はGC療法のほうが高い可能性が示唆された（HR=1.26：95%CI 1.01〜1.57）[33]．術前で用いるMVAC療法は，pegfilgrastimを用いて2週間毎に3-4コース行うドーズデンスのレジメンも有用である[34,35]．

2018年のEAUガイドラインにおいて，cisplatinを含む術前化学療法はT2-T4a, cN0M0に対して推奨度"強"となっている．

・術後化学療法

根治的膀胱全摘をはじめとする局所療法に加えて，術後化学療法が生存率を改善するか否かを検証するためのランダム化比較試験が行われたが，いずれも小規模，登録症例不足，不十分な化学療法レジメンの使用などの問題があった．2014年に過去最大規模のランダム化比較試験であるEORTC30994試験の報告がされ，無増悪生存期間は術後化学療法群で有意に延長が報告された（HR 0.54, p<0.0001, 5年無病生存率47.6%対31.8%）．しかし，主要評価項目であった全生存期間について有意差は示されなかった（HR 0.78, p=0.13, 5年生存割合53.6%対47.7%）[36]．2014年に発表された文献ベースのメタアナリシス[37]と，EORTC30994試験を統合すると術後化学療法における全生存期間でのベネフィットがあるとされている（HR 0.77, p=0.002）[36]．さらに，2016年に米国のNational Cancer Databaseを用いた5,653名の膀胱がん患者を対象としたpropensity scoreを用いた解析でも術後化学療法による生存割合の改善が報告されている（HR 0.70, 95%CI 0.64-0.76）[38]．

2018年のEAUガイドラインにおいて，cisplatinを含む術後化学療法は，pT3-pT4あるいはpN+症例において推奨度"強"となっている．

3）集学的治療による膀胱温存療法

膀胱全摘に伴うその後のQOL低下を避ける目的として，以前から膀胱温存にTUR，化学療法，放射線治療を組み合わせた治療法が施行されている．ランダム化試験ではないものの長期フォローアップでも膀胱全摘のデータと比較して遜色のない結果が報告された[39,40]．これを受けて集学的治療の可能な各施設で様々なレジメンを用いて治療されている．標準的と考えられる単一のレジメンは存在しないが，TUR後にcisplatinを基本とした放射線併用療法により72〜88%の完全寛解が得られている[41,42]．また，放射線治療単独と比較し，mitomycin Cとfluorouracilを併用した放射線化学療法は局所制御において有意に優れていたことが報告されている[43]．その他，様々なレジメンでの放射線化学療法が試みられている[44]．わが国においても動注や静注の化学療法と放射線照射を併用することで良好な治療成績が報告されている[18,19]．治療後に完全寛解が得られない場合は膀胱全摘を行う必要がある．

膀胱温存療法で注意しなければならないのは適格，非適格症例が存在することである．なぜなら治療の目的は治癒であり，この治療法にて根治性が劣ると考えられる症例には施行すべきではないからである．一般的には下記を満たす症例が適格である．

- 膀胱内のT2以下の孤立性病変
- 移行上皮がん
- 水腎症がない
- 萎縮膀胱がない

4）放射線治療

通常，膀胱がんは放射線治療のみでは根治は困難である．何らかの理由により膀胱全摘や他の治療が選択されない場合や，局所コントロールが困難な場合や腫瘍から

の出血コントロール目的で施行される．

■ 表層性および浸潤性腎盂がん・尿管がんの治療

両側の同時発生や対側の異時発生の頻度は2～4%と低く，片側の残存する尿管末梢側での再発の可能性は高いため，切除可能なものは腎尿管と尿管口を含む膀胱壁の一部を切除する腎尿管全摘を行うのが一般的である．経尿道的または経皮的なアプローチで電気やレーザーによる焼灼を行う方法，尿管部分切除といった腎温存手術もあるが，その適応は限られている．単発，2cm未満，低悪性度，CT urographyで浸潤所見がない，という条件を満たす低リスクであれば腎温存手術も考慮することが可能である[45]．

表在性で腎盂または尿管に限局する場合，90%以上で治癒可能であるが，浸潤している限局したがんで治癒可能なのは10～15%と低くなる．表在性か浸潤性かは腎盂尿管内の内視鏡検査を行ったとしても正確な診断は困難なため，正確な診断には外科的切除後の病理診断が重要である．遠隔転移や壁外への浸潤をきたしている場合は根治不可能となる．腎盂尿管内の上皮内がんに対しBCGや抗がん薬を注入する治療が行われる．注入には，経皮的腎瘻から注入する方法，経尿道的に腎盂までカテーテルを挿入し注入する方法，尿管内にステントを留置し膀胱内に注入した薬剤が逆流するようにする方法がある．

リンパ節郭清については，予後改善に寄与するとの後方視的研究も認められるが[46,47]，一方で予後改善効果は明らかでないとの報告も認められ[48]，その意義は確立していない．

腎盂尿管がんに続発する膀胱がんの発生率は30～50%と高いので[49]，術後1年は3カ月ごとに膀胱鏡を施行し，徐々に間隔を延ばしていく．摘出標本の病理結果がpT2以上であったりpN+であったりした場合は術後補助化学療法を追加する[50,51]．

■ 転移性膀胱がん，転移性腎盂・尿管がんの治療

切除不能または転移を有する尿路上皮がんは，根治を目指した局所療法は適応されず膀胱がん，腎盂尿管がんとも全身化学療法や緩和治療が適応となる．

❶ 初回化学療法

切除不能，転移性膀胱がんにおける治療の目標は完治ではなく，症状緩和と延命が目的となる．治療には抗がん薬による全身化学療法が用いられる．これまで切除不能，転移性膀胱がんに対する初回化学療法としてcisplatinを基本とした化学療法が用いられてきた．化学療法

各12表-4．MVAC療法とGC療法

【MVAC療法】（以下を1コースとして4週間おきに繰り返す）

薬剤と用量	day 1	2	8	15	22
methotrexate (MTX) 30 mg/m²	↓		↓	↓	↓
vinblastine (VBL) 3 mg/m²			↓	↓	↓
doxorubicin (DOX) 30 mg/m²		↓			
cisplatin (CDDP) 70 mg/m²		↓			

day 3にpegfilgrastimを投与し，day 15, day 22の投与を省略して2週サイクルで行うdose-dese MVAC（DD-MVAC）も有用である[60]．

【GC療法】（以下を1コースとして4週間おきに繰り返す）

薬剤と用量	day 1	2	8	15	22
gemcitabine (GEM) 1,000 mg/m²	↓		↓	↓	
cisplatin (CDDP) 70 mg/m²		↓			

4週間おきのGC療法ではday 15のgemcitabineが37%において，好中球数あるいは血小板数の低下により減量あるいは投与中止を余儀なくされる．よって始めからday 15のgemcitabineは投与せずにday 1, 8のみgemcitabineを投与し，3週サイクルで行う方法も使用されている[61]．

による延命効果はbest supportive careとの比較において証明されているわけではない．methotrexateとvinblastineによる併用化学療法（MV療法）と，それにcisplatinを加えた化学療法（CMV療法）を比較したランダム化比較試験では有意にCMV療法の生存期間が延長しており，cisplatinが生存期間延長に寄与する薬剤であることが示唆されている[52]．1980年代に米国で開発されたMVAC療法（methotrexate, vinblastine, doxorubicin, cisplatin）（各12表-4）は，cisplatin単剤を用いた化学療法やCISCA療法（cisplatin, cyclophosphamide, doxorubicin）に対しランダム化比較試験で生存期間が有意に良好であったため，以来標準的化学療法として位置付けられてきた[53,54]．1990年代には新規抗がん薬としてpaclitaxelなどのタキサン系薬剤やgemcitabineの有効性が示されるようになった．なかでもgemcitabineの有効性は高く，cisplatinとの併用療法であるGC療法（各12表-4）が注目されるようになった．欧州を中心に405人の進行性膀胱がん患者を登録して行われたランダム化比較試験において，GC療法は従来用いられていたMVAC療法と同等の生存期間中央値を示した（それぞれ13.8カ月対14.8カ月）[55]．奏効割合はGC療法とMVAC療法でそれぞれ49%，46%で同等であった．また長期フォローアップデータでは5年生存割合もそれぞれ13.0%と15.3%でありほぼ同等の成績であったことが報告された[56]．一方，有害事象についてはGrade 4の好中球減少はMVAC療法の65.2%に対してGC療法では29.9%と少なく，Grade 3以上の口内炎についてもMVAC療法の21.9%に対してGC療法では1%のみであった．治療関連死はGC療法で1%，MVAC療法では3%であった．その他の有害事象についても総じてGC療法の方が軽微であった．この大規模臨床試験は厳密には統計学的にはunderpower（検出力不足）となり，GCのMVACに対する明らかな非劣性は証明することができ

なかった．しかしこれらの結果より，従来の標準的治療であった MVAC 療法に加えて GC 療法も標準的治療の 1 つと考えられるようになった．

また，GC 療法に paclitaxel を上乗せした 3 剤化学療法（PCG 療法）の GC 療法に対する優越性を検証するランダム化比較試験が 626 人の患者を対象に行われたが，主要評価項目である全生存期間において PCG 療法の優越性は証明されなかった（15.8 カ月対 12.7 カ月，p＝0.075）[57]．

また，尿路上皮がんにおいては cisplatin と carboplatin の比較において，cisplatin の効果が有意に carboplatin に優っていたとの報告が複数認められる．よって，腎機能が悪いあるいは PS 不良など cisplatin が使用できない患者以外で carboplatin に変更することは勧められない[58]．

初回化学療法時の予後予測モデルとして，Bajorin の予後予測モデルが頻用されている．これによれば①PS≧2 と②臓器転移の 2 つが予後不良因子となり，因子が 0 個，1 個，2 個での生存期間中央値がそれぞれ，33 カ月，13.4 カ月，9.2 カ月と報告されている[59]．

❷ 二次化学療法

MVAC 療法や GC 療法による初回化学療法の効果がなかった場合や，効果が得られた後に再び病状が悪化した場合には二次化学療法が考慮されるが，その効果は初回化学療法ほど高くない．プラチナを含む前治療から 6〜12 カ月以上での再発では，前回と同様のプラチナを含む化学療法を再度行ってもよい．

プラチナを含む化学療法による既治療の患者における，Sonpavde による予後予測モデルによれば，①Hb＜10 g/dl 未満，②肝転移，③PS≧1，④TFPC（time from prior chemo）＜3 カ月，の 4 つが予後不良因子となり，因子が 0 個，1 個，2 個，3 個以上での生存期間中央値はそれぞれ，12.2 カ月，6.7 カ月，5.1 カ月，3.0 カ月と報告されている[62]．

欧州において，第 4 世代ビンカアルカロイドである vinflunine による二次化学療法と best supportive care を比較するランダム化比較試験が行われ Intention-to-treat 解析において vinflunine による約 2 カ月の生存期延長（4.6 カ月→6.9 カ月）が認められたが，統計学的な有意差は認められていない（p＝0.287）[63,64]．vinflunine は欧州では承認されているが，米国および日本では承認されていない．その他，cisplatin 耐性に対する単剤での奏効が報告されているものに gemcitabine, paclitaxel, ifosfamide, docetaxel, pemetrexed, nab-paclitaxel などがある．

併用療法としては，paclitaxel と carbolatin の毎週投与法はプラチナベースの化学療法の後の二次化学療法として，31 名を対象に奏効割合 32％で無増悪生存期間および生存期間の中央値がそれぞれ 3.7 カ月と 7.9 カ月であった．プラチナフリーの期間（PFI）が 6 カ月未満の群での無増悪生存期間および生存期間の中央値はそれぞれ 3.7 カ月，7.8 カ月であり，PFI が 6 カ月以上の群との有意な差は認められなかった（無増悪生存期間および生存期間の中央値はそれぞれ 3.3 カ月と 12.4 カ月）[65]．

・免疫チェックポイント阻害薬

多様ながん種に対する効果が示されている免疫チェックポイント阻害薬は尿路上皮がんに対しても効果が示されている．最初の報告として PD-L1 抗体である atezolizumab は，第 I 相試験において 68 名の尿路上皮がん患者において投与され，免疫組織染色で腫瘍に浸潤する免疫細胞の PD-L1 陽性率が 5％以上（IC2/3）であった 30 名中 43.3％の 13 名において奏効が認められ（7％の完全奏効を含む），5％未満（IC0/1）の 35 名においても 11.4％に奏効が認められた[66]．さらに第 II 相試験において atezolizumab 1,200 mg/body の 3 週毎投与は，プラチナ既治療の尿路上皮がんに対して 15％の奏効を示し，IC2/3 の患者では 26％で奏効を示した[67]．続いて，第 III 相試験である IMvigor211 では 931 名のプラチナ製剤を含む化学療法に既治療の転移性尿路上皮がん患者を対象とし，atezolizumab 1,200 mg/body の 3 週毎投与と化学療法（vinflunine, paclitaxel, docetaxel のいずれか）にランダム化した．IC2/3 における全生存期間が primary endpoint となったが有意差は証明されなかった（11.1 カ月対 10.6 カ月，HR 0.87, p＝0.41）．ただし，奏効期間の中央値は atezolizumab 群で長かった（15.9 カ月対 8.3 カ月）[68]．

PD-1 抗体である pembrolizumab においても第 III 相試験である KEYNOTE-045 試験において，プラチナ既治療の尿路上皮がんを対象に pembrolizumab 200 mg/body の 3 週おき投与と化学療法（vinflunine, paclitaxel, docetaxel のいずれか）にランダム化された．全生存期間中央値において化学療法では 7.4 カ月であったのに対して pembrolizumab 群では 10.3 カ月と有意な延長が認められた．化学療法群での奏効期間の中央値が 4.3 カ月であったのに対し pembrolizumab 群で到達しなかった[69]．わが国においても pembrolizumab はがん化学療法後に増悪した根治切除不能な尿路上皮がんに対する適応が得られている（2017 年 12 月）．

尿路上皮がんでの免疫チェックポイント阻害薬においても，非小細胞肺がん等他がん種でも認められるように，奏効した患者においては抗がん薬に比較して効果が長く持続している．このため，生存曲線は atezolizumab でも pembrolizumab でも後半になって抗がん薬との差

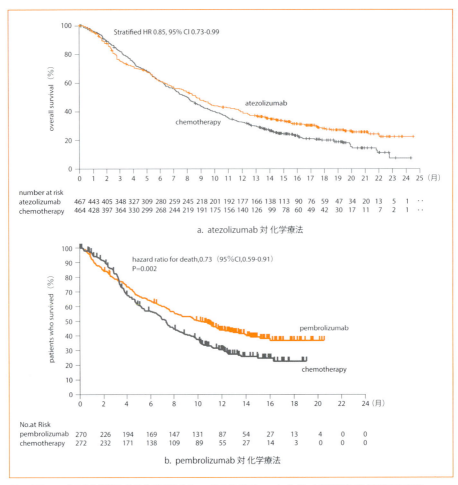

各12 図-1. プラチナ製剤を含む化学療法 failure 後の免疫チェックポイント阻害薬対化学療法の比較
（PD-L1 染色強度を問わない全患者での ITT 解析）

(a：文献 68)，b：文献 69) より)

が開く形になっている（各12 図-1a, b）．

これらの他 PD-1 抗体としては，nivolumab，PD-L1 抗体では durvalumab，avelumab の開発が進んでいる．

❸ 腎機能低下例における化学療法

尿路上皮がんにおいては高齢者が多く，また手術の影響で腎機能が低下することが多い．腎盂・尿管がんでは手術等によって片腎状態となることも多い．膀胱がん患者の3割程度の患者は糸球体濾過率が60 mL/min 未満であるとも報告されている[70]．このような症例においては cisplatin の投与はリスクが高く，carboplatin への変更など cisplatin を含まない化学療法が適応となる．

cisplatin を含む化学療法に不適格な患者において，M-CAVI 療法（methotrexate＋carboplatin＋vinblastine）と GCa 療法（gemcitabine＋carboplatin）のランダム化試験の結果が報告されている．糸球体濾過率が30 mL/min から60 mL/min あるいは PS 2 である，化学療法未施行の進行性尿路上皮がん患者178 例が，M-CAVI

療法と GCa 療法にランダム化された．両者において効果に違いはなかった（全生存期間は M-CAVI：8.1 カ月対 GCa：9.3 カ月，$p=0.64$）が，M-CAVI 療法群で重篤な有害事象の頻度が高かった（Grade 3 以上の有害事象は M-CAVI：21.2％対 GCa：9.3％）[71]．

糸球体濾過率の評価方法について，Cockcroft-Gault 法を含めた推定式による腎機能評価は，特に65歳以上では腎機能を過小評価する傾向があるため注意が必要である．糸球体濾過率が境界域（45 mL/min〜60 mL/min）であった際，リンパ節転移のみ等で長期生存の可能性が望める場合には，cisplatin の分割投与法による GC 療法（gemcitabine 1,000 mg/m^2＋cisplatin 35 mg/m^2 day 1，8；3週毎）も考慮可能である[72]．

■ 尿路上皮がん以外の組織型に対する治療

ケースレポートなど後ろ向き研究があるのみ[73]で，現時点で適切な治療は不明である．一般的に切除可能なも

のは切除が薦められる．術前，術後の補助療法に関するエビデンスは皆無であり，実地臨床では勧められるレジメンは存在しない．NCCN ガイドラインではある程度の指針も示されているが，いずれも専門家の意見に基づく指針でレベルの高いビデンスを基にしたものではない．現在，米国では NCI を中心に転移性および切除不能の尿路と尿膜管原発の腺がんに対して cisplatin と gemcitabine に fluorouracil と leucovorin を加えたレジメンを用いた臨床第Ⅱ相試験を施行中である（http://www.clinicaltrials.gov/ct2/show/NCT00082706）．

最近の動向

免疫チェックポイント阻害薬によって転移切除不能尿路上皮がんにおける化学療法は大きな飛躍が認められたが，それでもその恩恵を受ける患者は一部分であり，いまだ不完全である．バイオマーカーの検討や化学療法との併用療法の検討が行われている．

VEGF-2 を阻害する完全ヒト化モノクローナル抗体である ramucirumab は，プラチナ製剤既治療の転移切除不能尿路上皮がんにおける docetaxel への上乗せを検討したランダム化比較試験において無増悪生存期間の有意な延長が報告されている（2.76 カ月→4.07 カ月）[74]．全生存期間の延長が認められるかどうかは今後の報告を待たなければならない．

転移切除不能尿路上皮がんの 15～20％に fibroblast growth factor receptors（FGFR）遺伝子異常が認められる．FGFR 阻害薬である erdafitinib は，FGFR 遺伝子異常を伴う転移性尿路上皮がん患者 99 名を対象とした第Ⅱ相試験において 40％の奏効率を示し，無増悪生存期間および全生存期間の中央値は 5.5 カ月，13.8 カ月と有望な結果が示されている（ASCO2018）．

Nectin-4 は，ほとんどの転移切除不能尿路上皮がんに発現している．Nectin-4 を標的とした抗体-薬物複合体（ADC：Antibody-Drug Conjugate）である enfortumab vedotin は第Ⅰ相試験で 1.25 mg/kg の day 1, 8, 15 の 4 週毎投与が推奨投与量となった．1 レジメン以上の治療歴がある，あるいは cisplatin 投与が不適格な転移切除不能尿路上皮患者 112 名に対して enfortumab vedotin の奏効率は 41％と高く，無増悪生存期間の中央値は 5.4 カ月であった．全身倦怠感が最も頻度の高い有害事象であり（54％），5％で死亡例が認められている．過去に免疫チェックポイント阻害薬の治療を受けた患者（89 名）や肝転移を伴う患者（33 名）においても同様の奏効率が認められている（それぞれ 40％，39％）．全生存期間の中央値はまだ暫定的であるが 13.6 カ月であったことが示され，免疫チェックポイント阻害薬での全生存期間が 8.6 カ月から 10.3 カ月であったことを考えるとかなり有望な結果であると考えられる（ASCO2018）．

[参考文献]

1) Zheng C, et al：BJU Int, 110 (11 Pt B)：p. E680-687, 2012.
2) Burger M, et al：Eur Urol, 64 (5)：p.846-854, 2013.
3) Sylvester RJ, et al：Eur Urol, 49 (3)：p.466-5；discussion 475-477, 2006.
4) Fernandez-Gomez J, et al：J Urol, 182 (5)：p.2195-2203, 2009.
5) Sylvester RJ, et al：Eur Urol, 69 (2)：p.231-244, 2016.
6) Huncharek M, et al：Anticancer Res, 21 (1b)：p.765-769, 2001.
7) Sylvester RJ, et al：Eur Urol, 57 (5)：p.766-773, 2010.
8) Sylvester RJ, et al：J Urol, 168 (5)：p.1964-1970, 2002.
9) Bohle A, et al：Urology, 63 (4)：p.682-686；discussion 686-687, 2004.
10) Oddens J, et al：Eur Urol, 63 (3)：p.462-472, 2013.
11) Martinez-Pineiro JA, et al：BJU Int, 89 (7)：p.671-680, 2002.
12) Martinez-Pineiro JA, et al：J Urol, 174 (4 Pt 1)：p.1242-1247, 2005.
13) Ojea A, et al：Eur Urol, 52 (5)：p.1398-1406, 2007.
14) Schwaibold HE, et al：BJU Int, 97 (6)：p.1199-1201, 2006.
15) Sivalingam S, et al：BJU Int, 96 (6)：p.759-762, 2005.
16) Miladi M, et al：Eur Urol, 43 (3)：p.241-245, 2003.
17) Divrik RT, et al：Eur Urol, 58 (2)：p.185-190, 2010.
18) Miyanaga N, et al：Int J Urol, 7 (2)：p.41-48, 2000.
19) Hara T, et al：Japanese Journal of Clinical Oncology, 41 (7)：p.902-907, 2011.
20) Figueroa AJ, et al：Cancer, 83 (1)：p.141-147, 1998.
21) Bruins HM, et al：Eur Urol, 66 (6)：p.1065-1077, 2014.
22) Wright JL, et al：Cancer, 112 (11)：p.2401-2408, 2008.
23) Tobisu K, et al：J Urol, 146 (6)：p.1551-1553；discussion 1553-1554, 1991.
24) Bricker EM：Surg Clin North Am, 30 (5)：p.1511-1521, 1950.
25) Stein JP, et al：J Clin Oncol, 19 (3)：p.666-675, 2001.
26) Bassi P, et al：J Urol, 161 (5)：p.1494-1497, 1999.
27) Gschwend JE, et al：Eur Urol, 41 (4)：p.440-448, 2002.
28) Madersbacher S, et al：J Clin Oncol, 21 (4)：p.690-696, 2003.
29) Sherif A, et al：Eur Urol, 45 (3)：p.297-303, 2004.
30) Griffiths G, et al：J Clin Oncol, 29 (16)：p.2171-2177, 2011.
31) Grossman HB, et al：N Engl J Med, 349 (9)：p.859-866, 2003.
32) Kitamura H, et al：Ann Oncol, 25 (6)：1192-1198, 2014.
33) Yin M, et al：Oncologist, 21 (6)：p.708-715, 2016.
34) Plimack ER, et al：J Clin Oncol, 32 (18)：p.1895-1901, 2014.
35) Choueiri TK, et al：J Clin Oncol, 32 (18)：p.1889-1894, 2014.
36) Sternberg CN, et al：Lancet Oncol, 16 (1)：76-86, 2015.
37) Leow JJ, et al：Eur Urol, 66 (1)：p.42-54, 2014.
38) Galsky MD, et al：J Clin Oncol, 34 (8)：p.825-832, 2016.
39) Kaufman DS, et al：N Engl J Med, 329 (19)：p.1377-1382, 1993.
40) Shipley WU, et al：Urology, 60 (1)：p.62-67；discussion 67-68, 2002.
41) Rodel C, et al：J Clin Oncol, 20 (14)：p.3061-3071, 2002.
42) Weiss C, et al：J Clin Oncol, 24 (15)：p.2318-2324, 2006.
43) James ND, et al：N Engl J Med, 366 (16)：p.1477-1488, 2012.
44) Rodel C, et al：J Clin Oncol, 24 (35)：p.5536-5544, 2006.
45) Seisen T, et al：Eur Urol, 70 (6)：p.1052-1068, 2016.
46) Roscigno M, et al：European Urology, 56 (3)：p.512-519, 2009.
47) Roscigno M, et al：J Urol, 181 (6)：p.2482-2489, 2009.
48) Lughezzani G, et al：Urology, 75 (1)：p.118-124, 2010.
49) Krogh J, et al：Br J Urol, 67 (1)：p.32-36, 1991.
50) Seisen T, et al：Journal of Clinical Oncology, 35 (8)：p.852-860, 2017.
51) Birtle AJ, et al：Journal of Clinical Oncology, 36 (6_suppl)：p.407-407, 2018.
52) Mead GM, et al：Br J Cancer, 78 (8)：p.1067-1075, 1998.
53) Loehrer PJ, Sr, et al：J Clin Oncol, 10 (7)：p.1066-1073, 1992.
54) Logothetis CJ, et al：J Clin Oncol, 8 (6)：p.1050-1055, 1990.
55) von der Maase H, et al：J Clin Oncol, 18 (17)：p.3068-3077, 2000.
56) von der Maase H, et al：J Clin Oncol, 23 (21)：p.4602-4608, 2005.
57) Bellmunt J, et al：J Clin Oncol, 30 (10)：1107-1113, 2012.
58) Galsky MD, et al：Annals of Oncology, 23 (2)：p.406-410, 2012.
59) Agarwal N, et al：Clin Genitourin Cancer, 12 (2)：p.130-137, 2014.
60) Sternberg CN, et al：Eur J Cancer, 42 (1)：p.50-54, 2006.
61) Als AB, et al：Acta Oncol, 47 (1)：p.110-119, 2008.
62) Sonpavde G, et al：Eur Urol, 63 (4)：p.717-723, 2013.
63) Bellmunt J, et al：J Clin Oncol, 27 (27)：p.4454-4461, 2009.
64) Bellmunt J, et al：Ann Oncol, 24 (6)：p.1466-1472, 2013.
65) Kouno T, et al：Eur Urol, 52 (4)：p.1115-1122, 2007.
66) Powles T, et al：Nature, 515 (7528)：p.558-562, 2014.
67) Rosenberg JE, et al：Atezolizumab in patients with locally advanced and metastatic urothelial carcinoma who have progressed following treatment with platinum-based chemotherapy：a single-arm, multicentre, phase 2 trial. The Lancet.
68) Powles T, et al：Lancet, 391 (10122)：p.748-757, 2018.
69) Bellmunt J, et al：New England Journal of Medicine, 376 (11)：p.1015-1026, 2017.
70) Dash A, et al：Cancer, 107 (3)：p.506-513, 2006.
71) De Santis M, et al：J Clin Oncol, 2011.
72) Hussain SA, et al：Br J Cancer, 91 (5)：p.844-849, 2004.
73) Galsky MD, et al：Urology, 69 (2)：p.255-259, 2007.
74) Petrylak DP, et al：Lancet, 390 (10109)：p.2266-2277, 2017.

河野　勤

13 Prostate Cancer 前立腺がん

What's New in

診 断

■ 危険因子

世界の地域別にみた前立腺がん年齢調整罹患率は10万人あたりオセアニア（101.9），北米（97.2），西欧（85.8），北欧（85.0）の順に多く，これらの国々では男性罹患率第一位の悪性新生物である．西アジア（28.0），東南アジア（11.2），東アジア（10.5）等のアジア諸国では罹患率が低く，人種または地域による差が知られている[1]．わが国においては前立腺がん患者は確実に増加してきており，罹患数は2000年の19,825人（男性第5位）から，2017年には胃がんおよび肺がんとほぼ同数の86,100人（男性第3位）にまで増えると予想されている[2]．

前立腺がんには，臨床的に問題とならないラテントがんと問題になる臨床がんとがある．ラテントがんの頻度は地域差が少ないことが知られており，年齢により非線形的に頻度が高くなる[3]．剖検によるシステマティックレビューでは，30歳未満で5%，80歳以上では59%であったと報告されている[4]．臨床がんにおいては日本人，ハワイに住む日系人，ハワイに住む白人との罹患率を比較すると，後者になるほど高くなる傾向があることが知られている[5]．これは人種による違い以外に，環境因子など外的要因も前立腺がんの発症に関与していることを示唆している．

前立腺がんの家族歴を有する場合，前立腺がんに罹患するリスクが2.4〜5.6倍になることが知られている[6]．家族歴は特に若年性前立腺がんで顕著であり，55歳以下の前立腺がん患者では64%が家族歴を有し，40%以上が第一度近親者（父親・兄弟）の患者を有する[7]．また遺伝性乳がん卵巣がん症候群（hereditary breast and ovarian cancer：HBOC）の原因である *BRCA1/2* 遺伝子変異の関与も指摘されており，それら変異と進行がんとの関連も指摘されている[8]．後天的な要因として推測されているものとしては，食事（高脂肪食），喫煙，運動不足，炎症，下部尿路症状（lower urinary tract symptoms：LUTS）などの報告が散見されるが，いずれの要因についても決定的な因果関係は明らかでない．

■ 兆候，症状

前立腺がんの多くは辺縁領域（peripheral zone：PZ）に発生するため，早期の前立腺がんは通常症状はない．尿道を取り巻く移行領域（transitional zone：TZ）の過形成である前立腺肥大症などにより排尿困難や頻尿，尿意切迫などの下部尿路症状（LUTS）を合併する場合がしばしば認められるが，前立腺肥大症からがんに発展するとは考えられておらず，併存するものとされている．

局所進行がんの場合，腫瘍により前立腺内の尿道が圧排されるため尿道抵抗が増し排尿困難や尿閉，膀胱への刺激症状が出現し下部尿路症状（LUTS）を訴えることがある．肉眼的血尿や尿路感染を伴うこともある．リンパ節転移を伴う場合，リンパ流の障害により下肢の浮腫が出現することがある．骨転移を有する場合には，骨痛や病的骨折による歩行障害，脊椎圧迫骨折や腫瘍そのものにより脊髄が圧迫されることにより下半身麻痺を呈することがある．

■ 検査法

❶ 血清PSA
（前立腺特異抗原，prostate specific antigen）

PSAは前立腺上皮細胞が腺管内に分泌するなかに多く含まれるセリンプロテアーゼであり，腫瘍細胞のみならず正常細胞からも分泌されている．しかし，腫瘍腺管では腺管を構成する基底膜が破綻しているため，PSAが間質に流入することにより血中濃度が上昇すると考えられている．PSAは前立腺特異的であるが前立腺がん特異的ではない．前立腺がん以外にも，前立腺の炎症性疾患，前立腺への感染，前立腺肥大症，尿閉，経尿道的操作，直腸診，射精など物理的な刺激などにより値が上昇するため，感度は高いが特異度は低い検査である．またPSA値を下げる薬物（抗アンドロゲン薬，5α還元酵素阻害薬）を使用している場合には，偽陰性に注意が必要である．

PSA検査を用いた前立腺がん検診は，欧州で行われたランダム化比較試験によって，死亡率低下効果が確実であることが証明された[9]．日本泌尿器科学会の「前立腺癌診療ガイドライン」では，PSAカットオフ値を50〜64歳は3.0 ng/mL，65〜69歳は3.5 ng/mL，70歳以上は4.0 ng/mLと設定している[10]．カットオフ値を超える場合には前立腺生検が可能な泌尿器科専門医への紹介が必要である．一方，PSA値が0.0〜1.0 ng/mLであれば3年後，1.1 ng/mL〜カットオフ値であれば1年後の再検査を推奨している．

❷ 直腸診（digital rectal examination）

前立腺がんのスクリーニングとしてPSAの測定が広く実施されているが，直腸診もいまだ重要な所見として扱われている．直腸診は仰臥位または側臥位の胸膝位で行い，前立腺の大きさや硬結の有無を確認する．一般成人男子ではクルミ大であるが，前立腺肥大症にて腫大する．正常前立腺や前立腺肥大症の表面は整であるが，がん病巣が存在する場合，表面は不正な硬結として触知する．感度が低いためスクリーニングには適してはないが，PSA検査結果と組み合わせて生検の適応を決めるための重要な情報となる．直腸診の所見にて臨床病期（clinical T stage）も決定されるが，日本では保険制度上容易にMRIを施行することが多いため，病期分類にはMRI検査所見が反映されることが多い．

❸ 経直腸的前立腺エコー（trans rectal ultrasonography：TRUS）

一般的な経腹的アプローチにより前立腺体積や膀胱内突出の程度，残尿量などのおおまかな情報は得られるものの，前立腺がんの診断には経直腸的なアプローチが必要である．がん病巣は好発部位である辺縁領域（peripheral zone：PZ）にて低エコーを示すことが多いが，等エコーであったり高エコーの場合もある[11]．がんの局在診断以外に被膜外浸潤や精嚢浸潤，膀胱浸潤の診断にも用いられる．TRUSのもう1つの重要な役割として前立腺生検や小線源治療を行うときのガイドとして用いることである．近年，生検前に取得したMRI画像データにて前立腺を3D再構築し超音波装置に取り込み，MRI保存画像とリアルタイムTRUS像とを同期させるMRI/TRUS fusion法が注目されている．このMRI/TRUS fusion法を用いることにより，MRIでマーキングしたがん疑い病変をTRUSガイド下に標的生検することが可能である[12]．

❹ 生検

生検の適応はPSAや直腸診所見，年齢（期待余命），併存症などで決められる．臨床的に重要な前立腺がんをいかに見落とさないか，一方で微小でおとなしい前立腺がんをいかに見つけないかは，生検の適応を考える上で非常に重要なポイントである．

生検は通常超音波ガイド下に18G生検針を用いて系統的生検が行われる．検体採取を経直腸的に行う方法と経会陰的に行う方法がある．一般的には，局所麻酔または無麻酔で行われることが多い．経会陰生検の場合には皮膚の疼痛が強いため，腰椎麻酔や仙骨麻酔にて行われることが多い．これら両者によるがん検出率に差はないとされているが[13]，直腸出血や感染のリスクは経会陰の方が低いと考えられる．長らく6カ所生検が標準的手法として広く施行されてきたが，生検施行対象となる患

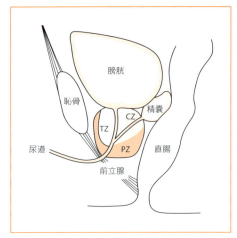

各13図-1．前立腺の解剖と周辺臓器

者背景の変化に伴い，現在は初回生検時に10～12カ所生検が推奨されるに至っている[14]．触知可能な結節が存在する場合や，TRUSまたはMRI/TRUS fusion下に確認できる病変が認められる場合には標的生検を追加する．再生検については，適応方法にコンセンサスはない．初回生検時にhigh grade PIN（prostatic intraepithelial neoplasia）やASAP（atypical small acinar proliferation）が存在した場合の再生検でのがん検出率は，それぞれ10～35％，20～50％とされているため，再生検適応の参考となる[15]．

日本泌尿器科学会の報告によると，生検の主な合併症頻度としては血尿12％，直腸出血5.9％，血精液症1.2％，排尿困難1.9％，尿閉1.2％，38度以上の発熱1.1％，敗血症0.07％とされており，その合併症により0.69％が入院を必要としている[16]．

Stage（病期）分類・治療法の選択・予後の推測

■ 解剖・病理

前立腺は膀胱のすぐ下にあり，大きさはクルミ大であり尿道を取り囲んでいる．解剖学的には尿道を取り巻く移行領域（transitional zone：TZ），射精管周囲の中心領域（central zone：CZ），それらを包み込むように存在する辺縁領域（peripheral zone：PZ）の3つの領域に分けらる（各13図-1）．

前立腺がんの90％以上は腺がんであり，その大部分は腺房分泌上皮由来の腺房型腺がんであり，導管上皮的性格をもつ導管型腺がんが5％程度みられる．前立腺がんの大部分が腺がんであるため，腺がんを中心に病理診断学が構築されている．前立腺内に組織形態/生物学的悪

性度の異なる多彩な腺房型腺がんが，複数混在することが前立腺がんの大きな特徴である[17]．

他の悪性腫瘍と異なり，前立腺がんの悪性度の判定には核異型度ではなくGleason grading systemを用いる[18]．これは組織学的形態を1から5のpatternに分類し（各13表-1，図-2），がん病巣内の面積上最も多いものを第1 pattern，次いで多く見られるものを第2 patternとしその合計によってGleason scoreを算出する．細胞異型を考慮せず組織構築と周囲への浸潤様式で評価するため，弱拡大で診断することがポイントである．その後何度かgrading systemの改訂が行われきたが，その結果pattern 1/2と診断されることは現在ほとんどなくなっている．つまり実質的にはGleason scoreは6から10までの分類となっている．このことを踏まえ前立腺がんに対する新しいgrade groupingが提唱され，Gleason score 3＋3以下がGrade group 1，Gleason score 3＋4がGrade group 2，Gleason score 4＋3がGrade group 3，Gleason score 8がGrade group 4，Gleason score 9以上がGrade group 5と振り分けられるという大きな改定がなされている（各13表-2）[19]．

■ Stage（病期）分類

病期分類は治療方針の決定および予後予測に重要である．前立腺癌取扱い規約によるTNM分類を各13表-3に示す[20]．T病期決定には，直腸診またはMRIによって行われるが，特に早期がんにおいては直腸診は再現性や客観性に乏しい検査とされており[21]，実臨床ではMRIが

各13表-1．Gleason pattern

Gleason pattern 1/2	独立した中～大型の円形腺管が密在しており，非腫瘍腺管との境界が明瞭である．
Gleason pattern 3	大きさがpattern 1/2より小型の円形腺管であるが，pattern 1/2と違いがんが非腫瘍腺管の間に浸潤している．
Gleason pattern 4	腺管構造への分化は認めるものの，癒合腺管，篩状腺管，糸球体様構造，管腔形成不全な腺管である．
Gleason pattern 5	腺管分化を示さない低分化なものである．具体的には充実性増殖，索状配列，孤立細胞性増殖を来す．また病巣内に面疱状壊死を伴う場合もpattern 5とする．

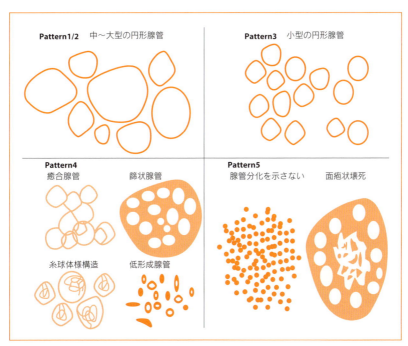

各13図-2．Gleason pattern

各13表-2．Grade grouping

新分類	組織像	従来のGleason score
Grade group 1	円形腺管のみで形成されている．	Gleason score 3＋3以下
Grade group 2	円形腺管優位であるが，癒合腺管/篩状腺管/糸球体様構造/管腔形成不全な腺管も存在する．	Gleason score 3＋4
Grade group 3	癒合腺管/篩状腺管/糸球体様構造/管腔形成不全な腺管が優位だが円形腺管も存在する．	Gleason score 4＋3
Grade group 4	癒合腺管/篩状腺管/糸球体様構造/管腔形成不全な腺管からのみなる．	Gleason score 4＋4（3＋5，5＋3も含まれるがまれ）
Grade group 5	腺管構造を欠く腫瘍/面疱状壊死を認める．	Gleason score 4＋5，5＋4，5＋5

（文献19）より）

用いられることが多い．射精管を通しての精囊浸潤や，前立腺周囲臓器（直腸，膀胱）への直接浸潤を認めることがある．N病期の決定にはCTやMRIが用いられる．しかし画像でリンパ節転移が明らかでなくても，高リスク症例における拡大リンパ節郭清では20%前後に微小リンパ節転移があるとされているとされており，画像診断によるN病期の決定には限界がある[22]．M病期の決定としては，臓器転移およびリンパ節転移の同定にCTを用い，骨転移の評価のために骨シンチグラフィーが用いられる．リンパ節転移や血行性に進展し脊椎や骨盤骨に骨転移を来しやすいが，肝臓や肺への転移は比較的まれである．

一般的には，がんの臨床病期分類と病理学的病期分類は対応し合致しているものであるが，前立腺がんではいくつか例外事項があるため注意が必要である．まずT1は経尿道的切除や針生検標本での評価であり，十分な組織学的検討が行われていないため，cT1しか存在せず，pT1は存在しない[20]．つまり病理学的病期分類では，必ずpT2以上と診断される．また臨床病期でのcT2a，cT2b，cT2cの違いは予後に相関していることが知られており重要な因子であるが，摘出した前立腺検体での病理学的なpT2の細分類は予後因子でないため不要とされている[23]．

また転移のない前立腺がん（cT3bN0M0以下）に対しては，根治を目的とした治療選択および予後予測のために，リスク分類が広く普及している（**各13表-4**）[24]．

■ 治療法の選択

前立腺がんは前立腺内にとどまる限局性がん，前立腺被膜外浸潤や精囊浸潤を伴う局所進行がん，リンパ節転移や骨転移または他臓器転移を伴う転移性がんに大きく分けて治療法が区別される．治療法の選択基準についてはdecision making（**各13表-5**）に示す．治療法選択の際には，これら病期やリスク分類以外に，前立腺がんのslow growingな自然史も加味した上で，合併症や年齢，期待余命なども考慮されるべきである．

■ 予　後

前立腺がんの長い自然史を考えると，特に限局性前立腺がんのがん死を予測することは困難であり，さらには長い年月での治療法の変革など多くのバイアスが発生する．しかしながら根治治療後に10年，15年後のがん死のリスクを知ることは，患者個々にあわせた治療やfollow-upの戦略を立てる上で重要な情報である．これまでの後ろ向き研究の結果，前立腺全摘術15年後の癌死のリスクはGleason score 3＋3以下で0.2～1.2%，3＋4で4.2～6.5%，4＋3で6.6～11%，8以上で26～37%と報告されている．また病理学的に前立腺に限局する腫瘍（pT2）では0.8～1.5%，被膜外浸潤を認める腫瘍（pT3a）では2.9～10%，精囊浸潤を認める腫瘍（pT3b）では15～27%，所属リンパ節転移を認めた場合（pN1）には22-30%と報告されている[25]．

一方，転移を有する前立腺がん患者に対しては内分泌治療が標準的治療であり，ほとんどの患者で有効性が認められる．しかし，症例によってその効果の程度，奏効期間には大きな差が認められる．Gleason scoreが8以上の症例，骨転移が広範囲におよぶ場合や内臓転移を有す

各13表-3. 前立腺がんのTNM分類

T-原発腫瘍	
T1	触知不能，または画像診断不可能な臨床的に明らかでない腫瘍
T1a	組織学的に切除組織の5%以下の偶発的に発見される腫瘍（たとえば経尿道的切除）
T1b	組織学的に切除組織の5%をこえる偶発的に発見される腫瘍
T1c	針生検により確認される腫瘍
T2	前立腺に限局する腫瘍
T2a	片葉の1/2以内の進展
T2b	片葉の1/2をこえ広がるが，両葉には及ばない
T2c	両葉への進展
T3	前立腺被膜をこえて進展する腫瘍
T3a	被膜外へ進展する腫瘍，顕微鏡的な膀胱頸部への浸潤を含む
T3b	精囊に浸潤する腫瘍
T4	精囊以外の隣接組織（外括約筋，直腸，挙筋，および/または骨盤壁）に固定，または浸潤する腫瘍
N-所属リンパ節（閉鎖，内腸骨，外腸骨リンパ節）	
N0	所属リンパ節転移なし
N1	所属リンパ節転移あり
M-遠隔転移	
M0	遠隔転移なし
M1	遠隔転移あり
M1a	所属リンパ節以外のリンパ節転移
M1b	骨転移
M1c	リンパ節，骨以外の転移

（日本泌尿器科学会，日本病理学会，日本医学放射線学会編：泌尿器科・病理・放射線科 前立腺癌取扱い規約 第4版，p.40～41，金原出版，2010より作成）

各13表-4. NCCN分類

リスク分類	PSA（ng/mL）	Gleason score	T病期	その他
Very low	<10	≦6	T1c	生検陽性本数2本以下 各生検コアあたりの腫瘍≦50% PSA density<0.15 ng/mL/g
Low	<10	≦6	T1～T2a	
Intermediate	10～20	7	T2b～T2c	
High	20<	8≦	T3a	
Very high			T3b-T4	

（文献24）より）

各13表-5. 前立腺がん治療のdecision making[23]

		期待余命	治療法
限局がん 局所浸潤がん	Very low	20年以上	監視療法 外照射単独 小線源治療単独 根治的前立腺全摘術
		10〜20年	監視療法
		10年未満	経過観察
	Low	10年以上	監視療法 外照射単独 小線源治療単独 根治的前立腺全摘術
		10年未満	経過観察
	Intermediate	10年以上	根治的前立腺全摘術 外照射±内分泌治療（4〜6カ月）±小線源治療 小線源治療単独
		10年未満	外照射±内分泌治療（4〜6カ月）±小線源治療 経過観察
	High		外照射+内分泌治療（2〜3年） 外照射+小線源治療±内分泌治療（2〜3年） 根治的前立腺全摘術
	Very high		外照射+内分泌治療（2〜3年） 外照射+小線源治療±内分泌治療（2〜3年） 根治的前立腺全摘術 これら治療適応がない場合は，内分泌治療（エビデンスはないが実臨床では選択肢となる）または経過観察
所属リンパ節転移あり			外照射+内分泌治療（2〜3年） 内分泌治療
遠隔転移あり			内分泌治療

る場合には，特に予後不良であると考えられる．わが国の全国がん（成人病）センター協議会の集計によると，限局性および局所浸潤前立腺がん患者の5年相対生存率は100%であるのに対し，転移を有する前立腺がん患者の5年相対生存率は，66.4%と算出されている[26]．

治療方法の各論

■ 監視療法

PSA検査を契機に発見される前立腺がんのなかには，生命予後に影響を与えないものが少なからず存在する．そこで治療開始を延期しても生命予後に悪影響を与えないという患者群を選別し，その後の定期的な検査の中で根治治療を開始すべき前立腺がんをみつけていく方法を，監視療法（active surveillance）と呼ぶ．監視療法の最大のメリットは，前立腺全摘除術に伴う尿失禁や性機能不全，放射線照射後の下部尿路症状（LUTS）や腸管関連合併症がないことである．一方で，不安など精神面でのQOL低下はみられることもあり，症例選択の際に配慮されるべきであう．

PSA監視療法の患者選択基準として，前立腺癌診療ガイドラインでは，PSA≦10 ng/mL，臨床病期≦T2，陽性コア数≦2本，Gleason score≦6，さらにPSA Density <0.15〜0.2 ng/mL/gとしている[10]．監視療法の前向き研究は世界各国で進行中であるが，70歳以上の高齢者に対してはPSA≦15 ng/mLやGleason score≦3+4など

選択基準が甘くなっているものもある[27,28]．

監視療法中の経過観察方法は，3〜6カ月毎の直腸診とPSA検査，および1〜3年毎の前立腺生検の実施である．治療開始基準は監視療法中に行われる前立腺再生検の結果でGleason scoreの上昇または陽性コア数の増加，および臨床病期の進行が認められた場合である．

監視療法に関する懸念材料として，長期の安全性が挙げられる．近年ようやく長期の生存データが明らかになってきており，監視療法後10年，15年がん特異的生存率は98%，94%と報告されている[29]．

■ 前立腺全摘除術

根治的前立腺全摘除術はランダム化比較試験にて，無治療経過観察と比較して全死亡率（相対リスク比0.71）とがん特異的死亡率（相対リスク比0.56）の改善が証明された唯一の根治的治療法である[30]．特に65歳未満群において有意な改善が認められたが，一方でhigh risk群では改善効果が見られなかった．以上から，根治的前立腺全摘術は期待余命が10年以上のlow〜intermediate risk群に最も推奨される．high risk群に対しては，これまで内分泌治療併用の放射線療法が標準治療とされてきた．しかし，近年high risk群であっても術後の良好な予後の報告が散見される[31]．また手術によって得られる検体の病理組織学的診断によって，正確なステージング・悪性度評価が可能となり，その後の適切な治療プランの参考にできる．下部尿路症状（LUTS）を有する症例に

おいては，症状改善が期待できるなどのメリットもある[32]．よってhigh risk症例においても，前立腺全摘術は治療選択肢の1つとされる．術後再発率は放射線治療と比べほとんど差はないが[33]，術後再発に対して放射線治療を追加施行できる点で，長期成績では優位である可能性がある．

術式は前立腺と精囊を合併切除し，膀胱頸部と尿道断端とを吻合し尿路を再建する．開放手術では，仰臥位での下腹部正中切開による後腹膜アプローチと砕石位での会陰切開によるアプローチがある．わが国では2006年に腹腔鏡手術が保険収載されたが，2012年にロボット支援下腹腔鏡手術が保険収載されて以降急速に増えてきている．制がん効果はどの術式でも同等とされているが[34]，出血量や在院日数の点では開放手術に比べ腹腔鏡下手術の方が優れている[35]．

拡大リンパ節（外腸骨，閉鎖，内腸骨）郭清を行うことにより，限局リンパ節（閉鎖のみ）郭清に比べ摘出されるリンパ節が2倍に増え，リンパ節転移は2.8倍多く診断されたと報告されている[36]．よって微小なリンパ節転移の可能性があるintermediate～high risk症例に対しては，診断的意義はもちろんのこと治療的意義の可能性から拡大リンパ節郭清を行うべきである．

術後の後遺症として，腹圧性尿失禁が挙げられる．術前より骨盤底筋体操を行うことにより，早期の尿禁制回復につながることが示されている[37]．また観血的な治療としては，人口尿道括約筋埋め込み術が2012年より保険適用となっている．また勃起障害は通常術直後より発症するが，前立腺外側の神経血管束（neurovascular bundle：NVB）を温存することにより，術後性機能回復に寄与することが明らかになっている[38]．

術後アジュバント放射線療法に関しては，ランダム化比較試験における精囊浸潤がある症例に限ったサブグループ解析にて，無治療経過観察群に比べ全生存期間の延長が証明された[39]．一方アジュバント放射線療法のサバイバルベネフィットが明確になるためには，15年以上のフォローアップが必要であった[40]．以上より期待余命15年以上の精囊浸潤症例に対しては，術後アジュバント放射線療法を考慮してよいと考えられている．また病理学的にリンパ節転移を認めた症例に対しては（pN1），アジュバント内分泌治療を施行した群の方が無治療経過観察群よりも全生存期間が上回ることが，ランダム化比較試験によって示されている[41]．ただしこれらアジュバント治療に関するランダム化比較試験の問題点は，対照群が無治療経過観察であることである．実臨床ではPSA値が上昇した時点での治療介入が多く行われており，それとの優劣はいまだ不明である．

■ 放射線療法

❶ 外照射

放射線治療の適応となるのは，限局性がんと局所浸潤がんである．前立腺がんにおける放射線治療は，コンピュータなどの技術的進歩に伴い大きく変化してきた．より高線量を前立腺に照射し，一方で直腸や膀胱など周囲臓器への照射をいかに避けるかが本治療の重要なポイントである．強度変調放射線治療（intensity modulated radiotherapy：IMRT）は多分割絞りを同一照射野内で動かすことにより，コンピュータで計算された不均一な線量分布を生み出し，最適な線量分布を形成する照射法である．画像誘導放射線治療（image guided radiotherapy：IGRT）は毎回の放射線治療の直前にターゲットの位置情報を取得し，治療計画時との位置ずれを補正し，正確に放射線を照射する技術である．これら高精度放射線治療は急速に普及しており，今後の成績向上や有害事象の軽減が期待される．

前立腺がんに対する放射線療法では，72 Gy/36 fr～80 Gy/40 frの線量が推奨される[42]．low risk症例に対する外照射単独での治療成績は手術成績とほぼ同等である[43]．一方，intermediate～high risk症例に対する外照射単独での治療成績は不良であるため，これらの症例を対象として内分泌療法併用の有効性が検証されてきた．その結果，intermediate risk症例の10年全生存率は照射単独群54％，併用群61％（p＝0.03）であり[44]，intermediate risk症例に対しては，4～6カ月の内分泌治療（照射前±同時併用）が推奨されている．一方high risk症例に対しては，照射後のアジュバント内分泌併用療法の有用性[45]，ネオアジュバント内分泌併用療法の有用性が報告されている[46]．よってこれらの臨床試験結果をもとに，ネオアジュバント・アジュバントを含めて合計2～3年の内分泌療法の併用が推奨されている．

放射線療法の有害事象は3カ月以内に生じる急性のものと，それ以降の晩期のものとがある．主な有害事象としては消化管障害（直腸炎，直腸出血），尿路障害（放射線性膀胱炎），勃起機能障害があげられる．

❷ 内照射：密封小線源永久挿入治療法

わが国では2003年に密封小線源永久挿入治療法が認可され，施行可能となった．低線量率ヨード125シード線源を用いて行われることが多い．シード線源を永久的に前立腺内に留置することで照射を行う放射線療法で，約1年程度放射線が放出され続ける．直接前立腺に線源を留置することにより，有害事象を増加させることなく前立腺への照射線量を増加させることが可能である．前立腺体積が40 cc以上ある場合には，挿入する線源の個数が多くなり規定の放射能総量を超えてしまうため施行

できないが，ネオアジュバント内分泌治療で前立腺体積を減量できれば施行可能である．

ランダム化比較試験による小線源治療と前立腺全摘術との比較では，low risk症例において5年生化学的無再発生存率は91.7%と91.0%であり同等であった[47]．よって当初小線源治療はlow risk症例に対する治療と考えられていた．しかしその後，intermediate riskへの有用性や[48]，外照射や内分泌治療を併用することによるhigh riskへの有用性が示され[49]，その適応は大きく広がってきている．小線源利用法と外照射と内分泌療法の3者併用療法は良好な治療成績が期待でき，特にhigh risk症例に推奨されている[50]．

術後の排尿障害および性機能は前立腺全摘術より優れており，外照射と同等であることが認められている[51]．

■ 局所進行がん（T3）に対する治療

T2およびT3～T4の症例を対象とした照射単独群と4カ月間のネオアジュバントCAB療法（combined androgen blockade：複合アンドロゲン遮断）併用群との比較試験RTOG 8610が行われ，10年全生存率（34% vs 43%）は併用群で良好であったが，有意差には達しなかった（$p=0.12$）．一方，10年疾患特異的生存率（$p=0.01$），遠隔転移率（$p=0.006$），非再発生存率（$p<0.0001$）はいずれも併用群で優れていた[52,53]．T2b～T4の前立腺がん802例に対する66 Gyの局所照射と3カ月あるいは6カ月のネオアジュバントCAB療法の併用効果が検証された（TROG 96.01試験）．併用群の生化学的非再発率，局所制御率，無病生存率は照射単独群よりも良好で，併用期間に関わらなかった[54]．74 Gy以上の高線量を照射した検証については，後ろ向きな検討ではあるが，IMRTによる81 Gy以上の局所照射を施行した中間リスク症例（照射単独群353例，ホルモン療法併用群357例）に対する解析結果では，5～7カ月間のネオアジュバント療法が生化学的再発，遠隔転移，および疾患特異的死亡を有意に減少させたと報告されている[55]．高リスク症例における66 Gyの外照射に3カ月と8カ月のネオアジュバントCAB療法併用を比較した試験では，8カ月群で5年無病生存率が高かったことが報告されている（71% vs 42%，$p=0.01$）[56,57]．同様に，中間・高リスク症例276例に対して，70 Gyの外照射に4カ月と8カ月のネオアジュバントCAB療法併用を比較する試験でも，治療成績に差は認められなかった[62]．これらの結果から，局所制御には期間によらず照射前からのホルモン療法が効果的であるものの，潜在的転移病変の可能性が高い高リスク症例に対する長期予後の改善には3カ月のホルモン療法では不十分であることが示唆される[58]．放射線療法にホルモン療法を併用するタイミングは，照射開始前に始めることで照射効果を高めることが期待される．

アジュバント療法について，これまでの多くの臨床試験の結果，65～70 Gy照射後のアジュバント療法は高リスク症例の予後を改善させることが示されている．主に中間・高リスク症例に対する5つの比較試験（RTOG 7506，7706，8307，8531，8610）のメタアナリシスでは，Gleasonスコアが8～10，Gleasonスコアが7でN（＋）またはT3の高リスク症例では長期ホルモン療法の併用が全生存率の改善が示されている[59]．T2c～T4の前立腺がん1,554例に対して，4カ月のネオアジュバントCAB療法に，goserelin単独で24カ月間のアジュバント療法を追加した効果を検証する比較試験でも，アジュバント療法群では10年疾患特異的生存率（88.7% vs 83.9%，$p=0.0042$）をはじめ，全生存率を除く再発率，無再発生存率，遠隔転移率，局所制御率で良好な成績であり，この中でも高いリスクのGleasonスコアが8～10の症例に限れば，全生存率でも良好であった（81.0% vs 70.7%，$p=0.044$）[60]．また，高リスク症例に対する70 Gyの照射と3年間のgoserelin投与は10年全生存率を有意に改善し（58.1% vs 39.8%，$p=0.0004$）[61]，6カ月と3年のアジュバントホルモン療法の併用を比較する試験が行われ，長期併用群で原病生存率が良好であった（$p=0.002$）とも報告されている[62]．後ろ向き検討であるが，高リスク症例に対する75～79.2 Gyの照射に1年以上の長期アジュバントホルモン療法の併用が全生存率および疾患特異的死亡率を改善したことが報告されたが，高線量照射において長期のアジュバント療法が予後を改善できるかについては明らかではない[63]．以上から，局所進行がんや高リスク症例に対して70 Gy程度までの照射に3年程度のアジュバントホルモン療法を併用することが長期予後を改善させることは明らかであるが，すでに実臨床で用いられている74 Gy以上の高線量照射を併用した場合の最適な併用期間は今後の課題である．

■ 再発の定義と治療

❶ 根治的前立腺全摘除術後の再発

根治的前立腺全摘除術後の生化学的再発について，前立腺癌取扱い規約 第4版では，"根治手術後の生化学的再発に関して，術後1カ月以上経過した時点のPSAが<0.2 ng/mLである場合，PSA再発無しとする．その後の経過で2～4週あけて測定したPSAが2回連続して≧0.2 ng/mLとなった場合はPSA再発と判定し，初回の変化日を再発日とする．術後一度もPSAが<0.2 ng/mLに下降しなかった場合は，手術日の時点で再発とする"と定義されている．American Urological Association

（AUA）[64〜66]およびEuropean Association of Urology（EAU）ガイドライン[67,68]においても同様の生化学的再発定義を推奨している．生化学的再発の場合，病巣が局所なのか遠隔臓器なのかを同定することは現時点では困難である．術前および生化学的再発時のPSA値，PSA倍加時間（PSA doubling time；PSADT），さらにGleasonスコア，断端陽性，精嚢浸潤，リンパ節転移の有無等の摘除組織所見等から総合的に両者を鑑別する．

❷ 根治的放射線療法後の再発

生化学的再発の定義に関しては，以前はAmerican Society for Radiation Oncology（ASTRO）が提唱したPSA値の3回連続の上昇を再発とする定義が用いられた．しかし，ホルモン療法中止の影響や観察期間の影響がある等の問題が指摘され，2005年，治療後PSA最低値から2.0 ng/mL以上の上昇を生化学的再発とするPhoenixの定義が提唱され，現在広く用いられている．根治的放射線療法後にはPSA値が一過性に上昇するいわゆるPSAバウンスを少なからず認めることが知られている[67,68]．しかし，PSAバウンスの定義は定まったものがなく，放射線単独外照射，永久挿入密封小線源療法のいずれでも起こるとされている．Phoenixの再発定義に抵触するPSAバウンスはいずれの照射法においても5%程度発生するため，慎重な経過観察が必要である．

■ 転移を有するがん（T4, any N or any M）に対する治療

未治療の転移性前立腺がんに対する治療中心は，1941年のHugginsらの報告以来，ホルモン療法が現在の日常臨床における前立腺がん治療の基本原則として浸透してきた[69]．前立腺はアンドロゲンに反応して増殖する臓器で，PSAなどの分泌蛋白を産生する外分泌器官である．精巣摘除（去勢）によって萎縮するという臓器特性を有しており，前立腺がんにおいても基本的にその特性を備えており，前立腺がんにおけるホルモン療法とは，アンドロゲンの作用を抑制することの総称で，アンドロゲン遮断療法：Androgen deprivation therapy；ADTとも呼ばれる．ホルモン療法は手術的に精巣を摘出する去勢術か，LH-RH作動薬やLH-RH拮抗薬を用いて，精巣からのアンドロゲン分泌を抑制する方法が中心である．前立腺組織内のアンドロゲンは約40%が副腎由来とされ，これらを阻害するためにAR受容体拮抗薬（bicalutamide, flutamideなど）を用いて，がん局所でのアンドロゲンの作用を阻害する治療も併用される．このような併用療法で精巣と副腎由来のアンドロゲンを抑制することをCAB療法（combined androgen blockade）という．進行性前立腺がん患者（C/D1/D2期）に対するCAB療法と去勢単独療法を比較した30以上の前向きのランダム化比較試験が行われ，メタアナリシスも複数なされている[70〜72]．Prostate Cancer Trialists' Collaborative Group（PCTCG）によるメタアナリシス（解析対象の88%が転移性）では，5年全生存率はCAB療法と去勢単独療法の間に統計学的に有意な差はなく，年齢，転移性か非転移性か，外科的去勢か内科的去勢か，によらなかったとしている[70]．治療中止に至る有害事象はCAB療法でより頻度が高く，CAB療法の有用性は5年全生存率の若干の上昇という利益と，有害事象発現リスクの上昇およびそれによるQOL低下の可能性という不利益のバランスにおいて包括的に検討されるべきであると考察される．有害事象の発現状況に両群間で差はなく，排尿障害や疼痛に関するQOLの早期改善はCAB療法で優れていた．

D2期前立腺がんに対するCAB療法におけるbicalutamide（bicalutamideは50 mg/日でわが国の試験で用いられた80 mg/日よりも低用量）とflutamideの比較試験では，bicalutamide群がflutamide群よりも増悪までの期間（HR 0.93），生存期間（HR 0.87）は有意な差ではなかった[73]．実臨床で一次ホルモン療法として最も使用されているbicalutamideに関する前向きRCTは少ないが，わが国で行われたCAB療法と去勢単独療法の比較試験では，bicalutamideを用いたCAB療法の全生存率は去勢単独療法よりも有意に高かった（HR 0.78）[74〜76]．サブ解析ではC期およびD1期の全生存率はCAB療法で有意に高かったが，D2期では差がなかったという結果であった．有害事象の発現状況に両群間で差はなく，排尿障害や疼痛に関するQOLの早期改善はCAB療法で優れていた．PCTCGのメタアナリシスやこれらの試験のデータを統合解析し，bicalutamideを用いたCAB療法は去勢単独療法よりも有益であると推定している[71]．費用対効果分析でもbicalutamideの追加費用は効果に見合ったものであるとされている．一次ホルモン療法におけるCAB療法施行率は，わが国が西欧よりも高く，かつわが国でホルモン療法を受けた男性のがん特異的死亡率は米国のそれの半分以下であると報告されている．

転移性前立腺がんの予後に関しては，わが国の大規模データベースJapan Study Group of Prostate Cancer（J-CaP）によると，病期Ⅲ，Ⅳで全生存率に関してCAB療法がそれ以外のホルモン療法よりも優れている可能性がある[77,78]．また同データベースを用いたサブ解析では，全生存率においてN1M0/M1b/M1c症例（ハザード比：0.66/0.75/0.63），治療前PSA値が500〜1,000 ng/mLの症例，病期ⅣでJ-CAPRAスコアが10以上の症例（5年全生存率46.6% vs 36.3%）でのCAB療法の優位性が示されている．このように，わが国の実臨床では広くCAB

療法が行われており，エビデンスレベルは高くないが成績についての知見も蓄積されてきている．現時点ではCAB療法はわが国における転移性前立腺がんに対する一次ホルモン療法の標準と見なすことができる．しかしながら，世界的にみると，新規ホルモン薬や抗がん薬が使用可能となった現在，一次ホルモン療法としてCAB療法を選択するかどうかは専門家の間でも意見の統一をみていないことにも留意する必要がある．

■ 去勢抵抗性前立腺がん（CRPC）の治療

ADTは一時的には有効であるが，数年以内にADTに抵抗性を示すADT抵抗性前立腺がんへと進展する．近年，このような進行がんはADT後の去勢域の血清値においても，尚残存する微量なアンドロゲンや組織におけるアンドロゲン産生に支持されていることが次第に明らかになり，AR axisに依存している側面が明らかになってきたこともあって，去勢抵抗性前立腺がん（castration resistant prostate cancer：CRPC）と表記される[79~81]．

2012年版の前立腺癌診療ガイドラインでは"docetaxel/prednisone治療はCRPCに対する標準的治療であるが，docetaxel抵抗性となった後の治療方法の研究が必要である"と記載されている．後治療の選択肢はなく，2014年以前の臨床での課題は，「docetaxelをいつまで続けるか？」だったのが，「docetaxel後にどの薬剤を使用するか？」あるいは「docetaxel使用前に使用すべき薬剤の選択肢があるか？」に変化したといえる．抗アンドロゲン除去症候群（anti-androgen withdrawal syndrome；AWS）を確認する，あるいは抗アンドロゲン薬の交替療法を行うことが日常臨床のルーチンだったが，2014年のEuropean Association of Urology（EAU）のガイドラインではすでにCRPCの定義においてAWSの確認は必須ではなくなっている．一方，PSA値の上昇とは独立して，転移巣の増悪あるいは新規病変の画像診断での出現がCRPCの定義に加わった．

❶enzalutamide

enzalutamideは新規AR阻害薬であり，既存のAR阻害薬と同様にARとアンドロゲンとの結合阻害作用を有するが，①その阻害作用は強く，②ARの核内移行を阻害し，③ARと共役因子やDNAとの結合を阻害するためアゴニスト活性を有さないこと，をその特徴とする[82]．

有転移性CRPC患者を対象とした国際共同ランダム化二重盲検プラセボ対照第Ⅲ相試験が，抗がん薬化学療法施行歴のある患者（AFFIRM試験）を対象に，docetaxel治療歴のある転移性CRPC患者1199例をenzalutamide群（n＝800）とプラセボ群（N＝399）に無作為に割り付け，全生存期間を主要評価項目として施行された[83]．全生存期間（OS）の中央値はenzalutamide群で18.4カ月，プラセボ群で13.6カ月であり，enzalutamide群はプラセボ群と比べてOSを有意に延長し，死亡のリスクを37％低下させていた（HR 0.63, p＜0.0001）．副次評価項目に関して，PSAの50％以上の低下が，プラセボ群2％に対し，enzalutamide群で54％の症例で認め，有意に低下しており（p＜0.001），enzalutamide群の25％の症例においてPSAの90％以上の低下を認めた．PSA再燃期間の中央値はプラセボ群3.0カ月に対し，enzalutamide群8.3カ月と有意に延長していた（HR 0.25, 95％CI 0.20~0.30, p＜0.001）．測定可能病変を有する患者は，プラセボ群208例（52％），enzalutamide群で446例（56％）であったが，そのうち軟部組織病変の客観的奏効率は，完全奏効または部分奏効をあわせてプラセボ群4％に対し，enzalutamide群で29％と有意に改善しており（p＜0.001）．画像上の無増生存期間の中央値はプラセボ群2.9カ月に対し，enzalutamide群8.3カ月と有意に延長していた（HR 0.40, 95％CI 0.35~0.47, p＜0.001）．FACT-Pに基づくQOL奏効率はプラセボ群18％に対し，enzalutamide群で43％と有意に改善していた（p＜0.001）．骨関連事象の初回発生までの中央値はプラセボ群13.3カ月に対し，enzalutamide群16.7カ月と有意に延長していた（HR 0.69 m, 95％CI 0.57~0.84, p＜0.001）．AFFIRM試験ではenzalutamide群で発現率の高かった副作用は疲労（21.5％），悪心（20.1％），ほてり（15.0％）などであった．

無症候または軽度症候性の化学療法施行歴のない転移性去勢抵抗性前立腺がん患者を対象とした，国際共同ランダム化二重盲検プラセボ対照第Ⅲ相試験（PREVAIL試験）が施行された[84]．enzalutamideを160 mg/日投与するenzalutamide群（872例）およびプラセボ群（845例）に1対1の割合で無作為化割付けされ，主要評価項目は全生存期間（OS）および画像診断上の無増悪生存期間（rPFS）が設定された．全生存期間についてはプラセボ群における全生存期間の中央値30.2カ月（95％CI：28.0~到達せず）に対して，enzalutamide群では32.4カ月（95％CI 30.1~到達せず）で，enzalutamide群で有意な全生存期間の延長が示された（HR 0.706, 95％CI 0.60~0.84, p＜0.0001）．画像上の無増悪生存期間の中央値はプラセボ群3.9カに対し，enzalutamide群は中央値に到達しなかった（HR 0.19, 95％CI 0.15~0.23, p＜0.001）．副次評価項目に関して，細胞障害性化学療法開始までの期間の中央値はプラセボ群10.8カ月に対し，enzalutamide群28.0カ月と有意に延長していた（HR 0.35, 95％CI 0.30~0.40, p＜0.001）．FACT-Pに基づくQOLスコア低下までの期間の中央値は，プラセボ群5.6

カ月に対し，enzalutamide群11.3カ月と有意に延長していた（HR 0.63, 95%CI 0.54～0.72, p＜0.001）．PSA再燃期間の中央値はプラセボ群2.8カ月に対し，enzalutamide群11.2カ月と有意に延長していた（HR 0.17, 95%CI 0.15～0.20, p＜0.001）．PSAの50%以上の低下が，プラセボ群3%に対し，enzalutamide群で78%の症例で認め，有意に低下しており（p＜0.001），PSAの90%以上の低下が，プラセボ群1%に対し，enzalutamide群で47%の症例で認めていた．測定可能病変を有する患者はプラセボ群381例（45%），enzalutamide群で396例（45%）であったが，そのうち軟部組織病変の客観的奏効率は，完全奏効または部分奏効をあわせてプラセボ群5%に対し，enzalutamide群で59%と有意に改善していた（p＜0.001）．enzalutamide群において有意に高い有害事象は高血圧で，enzalutamide群13.4%，プラセボ群4.1%に発現していた．Grade 3以上の心血管系の有害事象はenzalutamide群2.8%，プラセボ群2.1%に認められた．

docetaxelによる治療歴を有するCRPC患者38例を対象とした国内第I／II相試験においても，主要評価項目である画像診断上の奏効割合は5.3%（2/38例，90%CI 0.9～15.7%）で，PSA奏効割合（最大低下時にPSA値がベースラインから50%以上低下した患者の割合）は28.9%（11/38例，90%CI 17.2～43.3%）で有効性が示されている[85]．本剤が投与された47例中31例（66.0%）に副作用が認められ，主な副作用は高血圧（14.9%），便秘（14.9%），疲労（12.8%），食欲減退（12.8%），体重減少（10.6%）および心電図QT延長（10.6%）などであった．

国内第I／II相試験においても有効性が示され，わが国では2014年5月化学療法前のCRPCに対する効能・効果にて承認され，同年10月には化学療法後のCRPCに対しても承認された．有害事象の発症時期は，わが国におけるenzalutamideの有害事象をまとめた市販後調査において疲労感，食欲不振が2週間以内，疲労感，倦怠感が4週間以内に約半数が出現しており，同薬の血中濃度が定常状態に達する時期（4週）とほぼ一致している．特に75歳以上の発現率は悪心26.7%，疲労感20%，食欲不振40%と高い．また添付文書が改訂され，血小板減少が追加された．ほとんどの症例において有害事象は投与2週間以内に出現している．投与開始後2～4週間は，血液検査を含めて慎重な経過観察が必要といえる．けいれんは発症頻度1%未満ながら重篤な合併症であり，1日投与量240 mg以下の群0%，360 mg群4%，480 mg群5%，600 mg群33%と用量依存性である．特にけいれんや脳梗塞の既往がある患者，脳転移症例，アルコール大量摂取者などに対しては慎重に投与すべきであろう．

❷abiraterone（ザイティガ®）

CYP17Aはアンドロゲン産生酵素の律速酵素で，pregnenolone, progesteroneから，DHEA, androstenedioneを産生する．abiraterone はCYP17A阻害薬で，副腎・精巣におけるアンドロゲンの産生ならびに前立腺がん病巣におけるアンドロゲンの産生を抑制する．有転移性CRPC患者を対象とした国際共同ランダム化二重盲検プラセボ対照第Ⅲ相試験が抗がん薬による化学療法施行歴のある患者（COU-AA-301試験），化学療法施行歴のない患者（COU-AA-302試験）を対象とし，全生存期間を主要評価項目として施行された．abiraterone群はプラセボ群と比べて全生存期間を有意に延長し，死亡のリスクを低下させた[83]．

国内第I／II相試験においても有効性安全性が示され，わが国では2014年7月CRPCに対する効能・効果にて承認された．CYP17の阻害はコルチゾルの産生を低下させ，ACTHのnegative feedbackを抑制して，鉱質コルチコイド（アルドステロン）の上昇をもたらし，血圧の上昇，低カリウム血症，体液貯留などの有害事象を誘発する可能性がある．それらの軽減のために低用量のコルチコステロイドを併用する必要がある．他の副作用として疲労，悪心，ほてりや，国内試験ではAST/ALTの増加が多く認められたことから，心血管疾患やその既往のある患者や中等度の肝機能障害患者に対しては慎重投与が考慮される．

国内では第I相試験（JPN-102試験）が行われ[86]，abiraterone 250/500/1,000 mgの用量漸増コホート研究の結果，MTDが1,000 mgと設定された．最高血中濃度到達時間は2～3時間であり，abiraterone単独投与によって，血中コルチコステロンの上昇とテストステロンおよびデヒドロエピアンドロステロンの急激な減少を認めた．

この後，化学療法未治療のmCRPC症例（48例）を対象とした国内第Ⅱ相試験（JPN-201試験）が行われた[87]．非盲検の単一試験で，abiraterone 1,000 mg＋prednisolone 10 mg/日が投与された．サイクル投与数は中央値で6.0（2～9）であった．主要エンドポイントのPSA奏効率は29/48例（60.4%）であり，副次エンドポイントの画像上の無増悪生存期間は中央値で253日であった．画像上の腫瘍縮小効果は，部分奏効（PR）が4/18例（22.2%），不変（SD）が11/18例（61.1%）であった．

docetaxel治療後のmCRPC症例を対象とした国内第Ⅱ相試験（JPN-202試験）のPSA奏効率は13/46例（28.3%）であり，海外の第Ⅲ相試験（COU-AA-301試験）に比べて低い結果であった．わが国におけるabiraterone の全生存期間に対する効果は，今後の結果を待たねばならない．

なお，JPN-201 試験の有害事象として，肝機能障害が 37.5％（Grade 3 は 10.4％）にみられ，Grade 3 の高血圧は 1 例のみであった．JPN-202 試験での肝機能障害は 10/47 例（21.3％），Grade 3 は 8.5％で，鉱質コルチコイド関連の有害事象の発症はすべて Grade 2 以下であった．

ハイリスクとされる 3 つの予後因子：Gleason スコアが 8 以上，骨スキャンで 3 カ所以上の骨病変あり，内臓転移あり（この場合リンパ節転移を除く）のうち，2 つ以上を有するハイリスクの予後因子を有する内分泌療法未治療の前立腺がん患者 1,199 名を対象として，日本を含む国際共同第Ⅲ相 LATITUDE 試験が施行された[88]．同試験において，OS および rPFS について ADT＋abiraterone 酢酸エステルおよび prednisolone 併用療法の ADT 群に対する優位性が検証された．OS は中央値：未到達で，HR 0.621，95％CI 0.509～0.756，p＜0.0001，ランダム化の層別因子により調整したログランク検定 rPFS 中央値 33.02 カ月，HR 0.466，95％CI 0.394～0.550，p＜0.0001，ランダム化の層別因子により調整したログランク検定であり優位性が示された．これらをもとに，2018 年の 2 月に内分泌療法未治療のハイリスクの予後因子を有する前立腺がんの効能・効果が追加承認された．わが国の患者に限れば，OS に対する優位性は示されていないことも報告されてきており，今後 LATITUDE 試験の結果が，実臨床において，従来の CAB からの逐次療法に比較して本当に予後の改善をもたらすのかは今後の重要な課題である．

❸ 抗がん化学療法：docetaxel

docetaxel は mCRPC〔metastatic（転移性）CRPC〕患者を対象として海外で行われた 2 つのランダム化比較試験（TAX327 試験・SWOG9916 試験）において延命効果が認められたことにより，国際的な標準治療として位置づけられてきた[89,90]．

わが国においても prednisolone を併用薬とする第Ⅱ相試験の臨床成績に基づき，2008 年に承認されて以降は mCRPC に対するファーストラインの標準治療となった[91]．わが国においては，承認用量もしくは第Ⅱ相試験の用量である 70～75 mg/m^2 を 3 週毎に prednisolone 10 mg 連日併用による投与が推奨されている．注意すべき有害事象としては血液毒性として好中球減少症と貧血が，非血液毒性として脱毛，食欲不振，全身倦怠感，末梢神経障害，爪の変化，味覚障害，浮腫などがあげられる．

docetaxel 導入の至適タイミングに関連して，TAX327 試験のサブ解析から，docetaxel 投与後 12 週以内の PSA ≧30％の低下は生存に関する予後予測因子で，内臓転移，疼痛，貧血，骨転移の増悪の 4 つの因子による予後の階層化が報告されている．わが国におけるいくつかの後方視的検討においても同様の傾向で，病勢進行が顕著ではない段階において docetaxel が導入された場合により効果が期待できる．初回ホルモン療法の奏効期間が短い症例（12～16 月以内）においては，奏効期間が長い症例に比較して，二次ホルモン療法や enzalutamide・abiraterone の有効性が劣ると報告されていることから，短い症例のなかで，化学療法が早い段階で選択されたほうがむしろ予後の改善が期待できる患者群の存在が示唆される．

docetaxel の投与サイクルに関して，わが国では 2014 年の新規 AR シグナル阻害薬登場前までの間，有効性が認められ有害事象がコントロールされる症例では 10 サイクルを超えて継続投与される症例も少なくなく，実際，毒性は管理可能なものであることが示されている．

docetaxel 投与初期における留意事項として，患者の約 10％に PSA 値の一過性の上昇 PSA フレア）が投与初期に認められることがある．わが国における市販後調査では PSA フレアが 19％に認められ，出現の中央値が 26 日（9～157 日），持続期間の中央値は 39.5 日（21～175 日）であった．初期に認められる PSA フレアは予後や生存に影響を及ぼさないことが示されており，病勢進行と間違って解釈しないことが重要で，臨床症状の悪化や有害事象が認められない限り，少なくとも 12 週間以上は継続することが推奨される．

docetaxel 中止のタイミングは，新規 AR シグナル阻害薬が登場した現在において，明らかな病勢進行，容認できない有害事象等を総合的に判断するのが適切であるが，至適な交替のタイミングについては今後の検討を待たねばならない．

本剤の用量規制因子（dose limiting factor：DLF）は好中球減少症であり，本剤の使用により重篤な骨髄抑制（主に好中球減少）を生じ得る．わが国においては Grade 3 以上（1,000/mm^3 未満）の好中球減少症が 93％に発現し，nadir は 8～11 日（中央値 9 日）で，1～5 日間持続し，回復までの期間は 5～9 日間と報告されている．

他の有害事象のなかで初回投与から数週間のうちに発現しやすいものとして，食欲不振，全身倦怠感，便秘，下痢がある．便秘は腸管運動の抑制によるとされ，下痢は docetaxel に起因するのみでなく患者の病態によって左右される．また，初回投与から数カ月後に発現しやすい有害事象として脱毛，末梢神経障害，爪の変化，味覚障害，浮腫等がある．docetaxel による浮腫は fluid retention syndrome と呼ばれ，毛細血管透過性の亢進が主た

る原因で総投与量と関連するとされる．投与量に依存して末梢神経障害の発現頻度が増加し，休薬によって消失するとされているが，回復が遷延し，時には不可逆的でQOL低下の要因となることがある．

わが国では高齢のmCRPC患者も多く，75歳以上の後期高齢者に対してもdocetaxelが投与されている現状がある．わが国の第Ⅱ相試験において75歳以上は除外されていたため，高齢者に対する有効性や安全性について特定使用成績調査や後ろ向き研究が行われてきたが，70～75 mg/m^{2}のレジメンでの有効性について暦年齢による有意な差は検出されておらず，有害事象においては好中球減少症や間質性肺炎の発現頻度が高齢者に高い傾向にあった．市販後の特定使用成績調査におけるdocetaxelの投与量について，年齢が考慮されて最初から減量調整がなされていた症例はPSA奏効率が低かったこともあり，年齢のみで安易に減量するのではなく，International Society of Geriatric Oncology（SIOG）が推奨する3つの指標（合併症・ADL/手段的ADL（IADL）・栄養状態）等を参考にして健康状態を評価し，リスク・ベネフィットバランスに基づき，有害事象の発現状況等を考慮して，患者毎に用量を調整することが求められてくる．CRPCに対するdocetaxel投与ではFNの発現率が約10～20％であることから，特に65歳以上の高齢者等，FN発症または重症化のリスクが高いと考えられる因子をもつ患者に対しては予防的なG-CSF製剤の使用も推奨される．

GETUG-AFU15試験では，2004～2008年に385例の転移性前立腺がん患者をホルモン療法単独群とホルモン療法にdocetaxel化学療法（75 mg/m^2，3週毎，9コースまで）を併用した群に1：1で割り付けて比較検討された[92]．ホルモン療法単独群の全生存期間中央値が54.2カ月，docetaxel併用群の全生存期間中央値が58.9カ月で有意差を認めなかった．一方，北米で行われたChemo-Hormonal Therapy Versus Androgen Ablation Randomized Trial for Extensive Disease in Prostate Cancer（CHAARTED）では，2006～2012年に790例の転移性前立腺がん患者をホルモン療法単独群とホルモン療法にdocetaxel化学療法（75 mg/m^2，3週毎，6コース）を併用した群に1：1で割り付けて検討された[93]．ホルモン療法単独群の全生存期間中央値が44.0カ月で，docetaxel併用群の全生存期間中央値が57.6カ月であり，docetaxel併用群の全生存期間が1年以上長かったと報告された．特にhigh-volume diseaseの患者群（内臓転移and/or 4個以上の骨転移を有する）では，ホルモン療法単独群の全生存期間中央値が32.2カ月で，docetaxel併用群の全生存期間中央値が49.2カ月であることが示された．

Systemic Therapy in Advancing or Metastatic Prostate cancer：Evaluation of Drug Efficacy（STAMPEDE）は英国を中心に実施され，高リスク前立腺がんに対して標準治療（ホルモン療法と場合により放射線療法）に薬剤の併用を前向きに行う，多くのアームを有する臨床試験でそのうちのアームA（標準治療のみ），アームB（zoledronate併用），アームC（docetaxel併用：75 mg/m^2，3週毎，6コース），アームE（zoledronateとdocetaxel併用）の2005～2013年に2,962例の約60％が転移を有する高リスク患者がエントリーされた試験結果が報告された[94]．全体解析で，標準治療群の全生存期間中央値71カ月に対し，docetaxel併用により全生存期間中央値は81カ月まで延長していた．特に転移性がんではdocetaxel併用によって明らかな全生存期間改善が認められた．

欧米での3つの臨床試験のうち2つの試験で有意な結果が報告され，また3つの試験のメタアナリシスでもdocetaxel併用の有用性が報告された[95,96]．しかしながら，docetaxel併用療法で予後改善が期待できる患者像は何か？，high-volume diseaseのみを対象とすべきか，有害事象は許容されるか？　など，今後明らかにしていくべき点は多い．さらにわが国において，初回ホルモン療法にdocetaxel化学療法を使用したエビデンスはなく，安全性・有用性を含めて予後への優位性は示されていない[97,98]．また現在のわが国でのdocetaxelの保険適用は，効能・効果として「前立腺癌」とされるが，使用上の注意として，「前立腺癌では本剤は外科的または内科的去勢術を行い，進行または再発が確認された患者を対象とすること」とされている点に留意が必要である．

❹抗がん化学療法：cabazitaxel

抗がん薬としてdocetaxelがわが国で2008年に承認されて以来，CRPCの第1選択の標準治療として位置づけられてきたが，その効果は限定的であった[90]．cabazitaxelは静注製剤で微小管を安定化することにより細胞分裂阻害作用を有する[99]．

化学療法歴を有するCRPC患者を対象にした国際共同第Ⅲ相試験（TROPIC試験）において対照群と比較して全生存期間の有意な延長が報告され[100]，わが国における国内第Ⅰ相臨床試験（TED11576）においても安全性と有効性が確認され[101,102]，2014年7月CRPCの効能・効果にて承認された．

主な副作用は下痢，疲労，悪心，好中球減少症，嘔吐，食欲減退等である．TROPIC試験では，Grade 3以上の有害事象として好中球減少症21.3％，FN（発熱性好中球減少症）7.5％と報告されたが，国内試験においては全例

G3以上の好中球減少症，54.5％過半数の症例に発熱性好中球減少症を認めており，重篤な骨髄抑制の発現頻度が高く注意が必要である．これは TED11576 試験において，1 サイクルからの予防的な GCSF 製剤の投与が認められていなかったことも反映しているが，特にアジア人種では骨髄抑制が強く出る傾向があり，発熱性好中球減少症は時に重篤化するため注意が必要あることが意識付けられた．docetaxel において比較的多い有害事象である末梢神経障害，脱毛，浮腫については頻度，程度ともに低いことが示唆されており，これらの有害事象のために docetaxel が中止もしくは継続困難な症例では，cabazitaxel による同様の副作用が回避できる可能性があり，薬剤変更が考慮されうる．好中球減少症の発現時期について，G-CSF を投与した患者群における Nadir は 6～16 日（中央 9 日）で，1,500/mm^3 回復までに 1～22 日間と報告されている．65 歳以上で高齢であるなど対象患者群がすでに発熱性好中球減少症のリスク因子を有している患者群が多く，その発現率が 50％を超える cabazitaxel では，G-CSF の一次予防投与が推奨される．海外においては予防的に G-CSF を投与することで Grade 3 以上の好中球減少症（FN 含む）の発症リスクを減少させるとの報告もある．2014 年より PEG 化された持続型 G-CSF 製剤であるペグフィルグラスチムがわが国においても投与可能となり，本製剤の一次予防としての使用が推奨される．予防的な持続型 G-CSF 製剤の意義についても現在わが国で前向きの検証が進められており，また後方視的な検討から，25 mg/m^2 投与群においても，ペグフィルグラスチムの使用により FN の出現は 10％未満に抑えることができることが報告されてきている[103]．

cabazitaxel の至適投与量の検証のため，docetaxel 加療後の mCRPC 患者を対象とした 25 mg/m^2 と 20 mg/m^2 によるランダム化比較試験（PROSELICA 試験）が行われ，主要評価項目である OS について 25 mg/m^2 投与群は 14.5 カ月（95％CI 13.47～15.28）で，20 mg/m^2 投与群は 13.4 カ月（95％CI 12.19～14.88）であり，20 mg/m^2 投与群の 25 mg/m^2 投与群に対する非劣勢が報告された[104]．OS には関連しないものの，PSA 奏効率は 25 mg/m^2 投与群において 42.9％に対し，20 mg/m^2 投与群は 29.5％と有意に高かった（p＜0.0001）．Grade 3 以上の有害事象は 25 mg/m^2 投与群は 54.5％であるのに比較して，20 mg/m^2 投与群は 39.7％と低く，特に FN については 25 mg/m^2 投与群が 9.2％であるのに比較して，20 mg/m^2 投与群は 2.1％で発現は低く濃度依存を認め，有害事象に関連した死亡症例や，副作用対策における医療コストの削減にも寄与すると報告された．

一方，わが国における市販後調査（PMS）や後方視的な検討からは，25 mg/m^2 投与群や Grade 3 以上の副作用が出現した症例群が有意に OS の延長を認めたことも報告されてきており，全例に対して画一的に，20 mg/m^2 投与すればいいとの解釈は注意が必要である[103]．

また，わが国における第 I 相試験において 75 歳以上の後期高齢者は除外基準であったが，実地臨床においては高齢の CRPC 患者が比較的多く，そうした患者に対しても投与されている実情があると推測する．至適投与方法・投与濃度については，後方視的検討であるが，cabazitaxel を 10～20％に減量することで安全に導入でき，予後も 74 歳以下と遜色がなかったと報告されている（Kosaka T, et al : Cancer Chemother Pharmacol, 82：1061-1066, 2018）．PS, 栄養状態や併存合併症を適切に評価し，患者の利益・不利益，副作用の発現状況などを考慮して，患者ごとに用量を調整し，有害事象対策を準備した上での cabazitaxel の導入が望ましいと考える．

現在，実臨床上の問題は逐次療法である．どの薬剤を始めに使うのか，効かなくなった際の次の一手はどの薬剤か，という問題である．治療の選択肢が増えた際には逐次療法あるいは併用療法の可能性が常に話題となる．併用療法は副作用と経済性の問題があり，その欠点をしのいでの根治性あるいは有効性が担保されないと標準治療とはならない．CRPC においてはそこまでのエビデンスは現在においては存在しない．アンドロゲン依存性と非依存性の前立腺がんの混在を考慮し，どちらが優勢であるかを判断の指標にするという意味で，CRPC になる前のホルモン療法の奏効期間とその後の二次ホルモン療法や enzalutamide の有効性との関連について記載されている．また，enzalutamide と abiraterone に交差耐性があることが指摘されているので参考にはなるが，確立された逐次療法は存在しない[105]．docetaxel 導入の至適タイミングに関連して，TAX327 のサブ解析から内臓転移，疼痛，貧血，骨転移の増悪の 4 つの因子を用いたリスク分類が提唱されているが，これらの結果は，病勢進行が顕著ではない段階において docetaxel が導入された場合に，より効果が期待できることを示唆しているが，わが国において，どのような患者群がより早期に化学療法が選択されるべきかについては今後の重要な検討課題である．これらを踏まえた筆者らの施設における治療指針を示す（**各 13 図-3**）．

■ **今後の新規治療の展望**

がんは増殖，進展の過程で様々な特徴を有するがん細胞が発生し，薬剤感受性も一様ではない[106,107]．様々ながんで指摘されているがんの生物学的特徴はその不均一性であり，がんの難治性の最大原因である．この不均一性

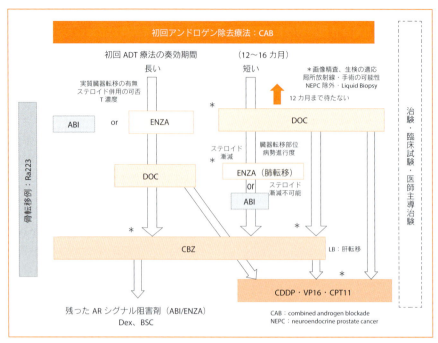

各13図-3. 初回CAB後の治療方針（慶應義塾大学病院, 2018年）

の解明に向けての挑戦の1つとしてバイオマーカー探索が上げられる．PSAと画像診断あるいは疼痛などの症状に加え，LDH，ALP，CRPなどもがんの病勢の判断材料として加わってきている[108〜110]．リキッドバイオプシーという概念が浸透してきたことに代表される血液循環腫瘍細胞（Circulating Tumor Cell：CTC）やcell free DNA（cfDNA）の検出は刻々と変化するがんの病態をリアルタイムで評価しようとする試みはそれらの成果である[111]．治療抵抗性のバイオマーカーとしてアンドロゲンレセプターのスプライスバリアントであるAR-V7が話題になったが，効果や副作用を投薬前に予測するために行われる臨床検査としてのコンパニオン診断として実臨床で使用されるようになるためには，その検査方法や感度・特異度，前向きの妥当性の検証が必要であるため，まだ道のりは遠いと考えられる[112,113]．より簡便に施行できる日常診療に応用可能なバイオマーカーの発見が期待される．今後臨床応用がきたされる治療薬として，以下の薬剤を紹介する．

❶ PI3K/AKT/mTOR シグナル経路阻害薬

PI3Kは，増殖因子やチロシンキナーゼ型受容体により活性化されセリン・スレオニンキナーゼAKT/mTORシグナル伝達経路へと繋がる．AKTは多くの下流分子を制御して，細胞の増殖やアポトーシスの抑制，代謝制御などさまざまなシグナル伝達経路の活性化に関与する[114]．PTENはPI3Kを負に制御するがん抑制遺伝子の1つでPTENの機能喪失はAKTのリン酸化を引き起こしAKT/mTORシグナル伝達経路の恒常的活性化を引き起こす[115]．前立腺がんにおいては，これらのPI3K/AKT/mTORシグナル経路の構成因子は，遺伝子変異や染色体異常などによって初期・原発がんで約40%，CRPCでは100%認められると報告されている[116]．各種遺伝子改変マウスを用いた，PTENやPI3K/AKT/mTORシグナル経路の*in vivo*での機能が明らかになるにつれて，前立腺がんにおける発がん・進展における意義について明らかになってきた．CRPCにおけるPI3K-PTEN-AKT-mTORシグナル伝達経路は，ARシグナル経路とRAS/RAF/MEKシグナル経路と相互に依存していることからもその重要性が示唆される[117〜119]．

PI3K/AKT/mTORシグナル伝達は，ARの安定性・転写活性を促進するHER2/3キナーゼの阻害を介して，ARシグナル伝達を阻害する．PTENは，AR標的遺伝子発現を阻害するERG1およびc-JunやNKX3.1の発現を抑制することでARを制御している．このためPTENが失われると，ARシグナルに対する抑制が失われる．ARシグナルは，FKBP5の発現を介したAKTの脱リン酸化酵素PHLPPの安定化によりPI3K/AKT/mTORシグナル経路を抑制する[118,119]．AR経路を標的とする治療の結果やPTEN損失によるPI3K/AKT/mTOR経路の活性化は，アンドロゲン抑制された環境におけるCRPCの生存・増殖要因と考えられる[80,120]．PI3K-PTEN-AKTmTOR シグナル伝達経路は AR シグナル経路と RAS/RAF/MEK シグナル経路による相互依存的なシグナル伝達系であり，PI3K/AKT/mTOR 経路の阻害は，AR シグナル活性や RAS/RAF/MEK シグナル経路の代償性増加をもたらし得る．PI3K/AKT/mTOR シグナル伝達経路と AR シグナル経路・RAS/RAF/MEK シグナル経路の遮断はより効果的な抗腫瘍効果につながる可能性がある[120,121]．

PI3K/AKT/mTOR シグナル経路阻害薬のなかで，早くヒト臨床試験が施行されたのが mTOR 阻害薬である[122]．mTOR 阻害薬を用いたマウスモデルにおいては有意な治療効果が期待されたが，CRPC の患者を対象とした試験は有用性を示すことができなかった[122,123]．有用性が認められなかった要因としては，mTOR 阻害薬はmTORC2 を阻害することができず，むしろ AKT シグナル経路の活性化が誘導された可能性，MAPK や AR シグナル経路といった，他のシグナル経路が相補的に活性化された可能性が示唆されている．近年では mTORC1 に加え mTORC2 も阻害することで，より mTOR シグナル経路をより強く阻害するようにできる薬剤としてAZD2014，AZD8055，CC-223，DS-3078，OSI-027 も開発されてきており，現在，さまざまな固形がんに対する安全性を検討する臨床試験が始まっている．

PI3K は p110α，p110β，p110δ，p110γ などから構成される．PI3K を幅広く阻害する作用を有する BKM120 や PX866 などの PI3K 阻害薬が，CRPC を標的として臨床試験が始まっている[124]．しかし，単剤では，AR などの他の相補的シグナル経路の活性化が予想されるため，AR シグナル経路阻害薬として abiraterone などを併用した試験も開始されている．また PI3K の構成因子である p110α が，p110β それぞれのサブユニットを特異的に阻害薬も登場してきており，今後臨床試験の成果が期待される．AKT 阻害薬についても多くの薬剤が開発されてきており，MK2206，GDC-0068 の 2 種類の AKT 阻害薬についての臨床試験が進行している[125]．PI3K と mTOR の両方を阻害することができれば，PI3K/AKT/mTOR シグナル経路を強く阻害できると考えられ，ATP 競合的阻害薬として，GDC-0980，BEZ-235 が開発されてきた[126]．固形がんに対象とした臨床試験では，認容性には重大な問題がないことが確認され，単剤やCYP17 阻害薬との併用による治験が進行中である．PI3K/AKT/mTOR シグナル経路の活性化は抗がん薬の docetaxel の抵抗性の要因であることも明らかになってきており[120,121]，PI3K/AKT/mTOR シグナル経路阻害薬と docetaxel との併用についても臨床試験が始まっており成果が待たれる．

❷ DNA 修復酵素と PARP 阻害薬

前立腺がんにおいて DNA 修復酵素（DDR）に関連する遺伝子異常が注目されてきている[127,128]．DNA 修復の種類には，相同組換え（HR）DNA 修復，ミスマッチ修復（MMR），ヌクレオチド切除修復（NER）があり，それぞれに関する酵素類の遺伝子異常は，DNA 修復の異常につながり代表的な因子で，遺伝性乳がん卵巣がんにも関係し，特に近年注目されているのが，BRCA1/2 の遺伝子異常である[128]．他にも ATM，BRCA1，FANCA，and RAD51B などが知られており，これらの DDR に関連する因子が，CRPC の患者において，生殖系列のみならず，体細胞系列で多くの変異が明らかになってきている．これらの変異を有する患者においては，PARP 阻害薬の効果が期待されることが想定されてきた[129]．実際に，PARP 阻害薬の 1 つである olaparib は，BRCA2 変異または CRPC および他の腫瘍型における他の DNA 修復変化を有する患者において有意な効果が示された[130]．TOPARP 試験において，50 人の患者のうち 16 人が DNA 修復遺伝子異常を有しており，この 16 人の患者のうち 14 人が olaparib に反応した．これらの有望な知見に基づいて，PARP 阻害薬を用いた複数の臨床試験が，DNA 修復遺伝子改変の遺伝的特徴の解析と併せて進行中である．さらに最近，CRPC 患者のみならず，家族歴ありなしに関係なく，12.9％の転移性前立腺がんの患者において，生殖系列の DDR に関連する遺伝子異常があることが報告され話題となっている[131]．

従来の予想よりも高い DNA 修復遺伝子における生殖系列の突然変異率は，家族歴に関係なく，進行性・転移性前立腺がん患者に対して，遺伝子パネルを用いた薬剤選択などへの治療指針の転換など，臨床的アプローチが劇的に変化していくことを想定させる．さらに，他の研究では，PARP は ETS ファミリーや AR シグナル伝達経路または PI3K/AKT シグナル伝達経路と関連していることが報告されており，これらの経路の阻害に合わせて，PARP 阻害薬により DNA 修復経路を併用して治療介入する意義などが期待され，実際に多くの臨床試験が計画・開始されている[132〜138]．

[参考文献]

1) World Health Organization：Globascan, 2012
(http://globocan.iarc.fr/Pages/fact_sheets_population.aspx).
2) 国立がん研究センターがん対策情報センターホームページ：がん登録・統計
(https://ganjoho.jp/reg_stat/statistics/index.html).
3) Yatani R, et al：Int J Cancer, 29：611-616, 1982.
4) Bell KJ, et al：Int J Cancer, 137：1749-1757, 2015.
5) World Health Organization. Cancer Incidence in Five Continents. http://ci5.iarc.fr/Default.aspx
6) Kicinski M, et al：PLos One, 6：e27130, 2011.
7) Lange EM, et al：Prostate, 72：147-156, 2012.
8) Castro E, et al：J Clin Oncol, 31：1748-1757, 2013.
9) Schroder FH, et al：Lancet, 384：2027-2035, 2014.
10) 日本泌尿器科学会編：前立腺癌診療ガイドライン2016年版, メディカルレビュー社, 2016.
11) Shinohara K, et al：J Urol, 142：76-82, 1989.
12) Shoji S, et al：Int J Urol, 24：288-294, 2017.
13) Kawakami S, et al：Int J Urol, 14：719-724, 2007.
14) Eichler K, et al：J Urol, 175：1605-1612, 2006.
15) Hambrock T, et al：J Urol, 183：520-527, 2010.
16) Kakehi Y, et al：Int J Urol, 15：319-321, 2008.
17) Arora R, et al：Cancer, 100：2362-2366, 2004.
18) Gleason DF：Cancer Chemother Rep, 50：125-128, 1966.
19) Epstein JI, et al：Am J Surg Pathol, 40：244-252, 2016.
20) 日本泌尿器科学会, 日本病理学会, 日本医学放射線学会編：泌尿器科・病理・放射線科 前立腺癌取扱い規約 第4版, 金原出版, 2010.
21) Hoogendam A, et al：Fam Pract, 16：621-626, 1999.
22) Miki J, et al：Int J Clin Oncol, 16：195-202, 2011.
23) Buyyounouski MK, et al：AJCC Cancer Staging Manual, 8th ed. Springer
24) NCCN Clinical Practice Guidelines：version 2.2017
25) Eggener SE, et al：J Urol, 185：869-875, 2011.
26) 全国がんセンター協議会：全がん協加盟施設の生存率共同調査
(https://kapweb.chiba-cancer-registry.org/).
27) van den Bergh RC, et al：Eur Urol, 52：1560-1563, 2007.
28) Lawrentschuk N, et al：Nat Rev Urol, 8：312-320, 2011.
29) Klotz L, et al：J Clin Oncol, 33：272-277, 2015.
30) Bill-Axelson A, et al：N Engl J Med, 370：932-942, 2014.
31) Abdollah F, et al：Eur Urol, 68：497-505, 2015.
32) Slova D, et al：J Urol, 178：2397-2400, 2007.
33) Kupelian PA, et al：Int J Radiat Oncol Biol Phys, 58：25-33, 2004.
34) Novara G, et al：Eur Urol, 62：382-404, 2014.
35) Gandaglia G, et al：J Clin Oncol, 32：1419-1426, 2014.
36) Heidenreich A, et al：J Urol, 167：1681-1686, 2002.
37) Chang JI, et al：Eur Urol, 69：460-467, 2016.
38) Dubbelman YD, et al：Eur Urol, 50：711-718, 2006.
39) Thompson IM Jr, et al：JAMA, 296：2329-2335, 2006.
40) Thompson IM, et al：J Urol, 181：956-962, 2009.
41) Messing EM, et al：Lancet Oncol, 7：472-479, 2006.
42) Znorsky NG, et al：Radiother Oncol, 115：295-300, 2015.
43) Lupelian PA, et al：J Clin Oncol, 20：3376-3385, 2002.
44) Jones CU, et al：N Eng J Med, 365：107-118, 2011.
45) Pilepich MV, et al：Int J Radiat Oncol Biol Phys, 61：1285-1290, 2005.
46) Denham JW, et al：Lancet Oncol, 12：451-459, 2011.
47) Giberti C, et al：World J Urol, 27：607-612, 2009.
48) Fisher CM, et al：Brachytherapy, 11：429-434, 2012.
49) Hurwitz MD, et al：Int J Radiat Oncol Biol Phys, 72：814-819, 2008.
50) D'Amico AV, et al：J Clin Oncol, 27：3923-3928, 2009.
51) Crook JM, et al：J Clin Oncol, 29：362-368, 2011.
52) Antonarakis ES, et al：Nat Clin Pract Urol, 5 (9)：480-481, 2008.
53) Zhang M, et al：Int J Radiat Oncol Biol Phys, 73 (4)：1033-1042, 2009.
54) Denham JW, et al：Lancet Oncol, 12 (5)：451-459, 2011.
55) Zumsteg ZS, et al：Int J Radiat Oncol Biol Phys, 85 (4)：1012-1017, 2013.
56) Crook J, et al：Int J Radiat Oncol Biol Phys, 60 (1)：15-23, 2004.
57) Crook J, et al：Int J Radiat Oncol Biol Phys, 73 (2)：327-333, 2009.
58) Denham JW, et al：Radiother Oncol, 107 (2)：123-128, 2013.
59) Roach M, 3rd, et al：J Clin Oncol, 26：585-591, 2008.
60) Hanks GE, et al：J Clin Oncol, 21 (21)：3972-3978, 2003.
61) Bolla M, et al：Lancet Oncol, 11 (11)：1066-1073, 2010.
62) Bolla M, et al：N Engl J Med, 360 (24)：2516-2527, 2009.
63) Feng FY, et al：Int J Radiat Oncol Biol Phys, 86 (1)：64-71, 2013.
64) Cookson MS, et al：J Urol, 193 (2)：491-499, 2015.
65) Gupta M, et al：J Urol, 193 (4)：1153-1158, 2015.
66) Lowrance WT, et al：J Urol, 195 (5)：1444-1452, 2016.
67) Cornford P, et al：Eur Urol, 71 (4)：630-642, 2017.
68) Heidenreich A, et al：Eur Urol, 65 (2)：467-479, 2014.
69) Huggins C, et al：CA：a cancer journal for clinicians, 22 (4)：232-240, 1972.
70) Maximum androgen blockade in advanced prostate cancer：an overview of the randomised trials. Prostate Cancer Trialists' Collaborative Group. Lancet, 355 (9214)：1491-1498, 2000.
71) Klotz L, et al：BJU Int, 93 (9)：1177-1182, 2004.
72) Samson DJ, et al：Cancer, 95 (2)：361-376, 2002.
73) Schellhammer PF, et al：Urology, 50 (3)：330-336, 1997.
74) Akaza H, et al：Cancer, 115 (15)：3437-3445, 2009.
75) Akaza H, et al：Jpn J Clin Oncol, 34 (1)：20-28, 2004.
76) Arai Y, et al：J Cancer Res Clin Oncol, 134 (12)：1385-1396, 2008.
77) Cooperberg MR, et al：J Clin Oncol, 27 (26)：4306-4313, 2009.
78) Hinotsu S, et al：Jpn J Clin Oncol, 37 (10)：775-781, 2007.
79) Dayyani F, et al：Journal of the National Cancer Institute, 103 (22)：1665-1675, 2011.
80) Kosaka T, Oya M.[The molecular mechanisms of resistance to androgen deprivation therapy in prostate cancer]. Nihon rinsho Japanese journal of clinical medicine, 70 Suppl 8：353-359, 2012.
81) Ryan CJ, et al：Journal of clinical oncology：official journal of the American Society of Clinical Oncology, 29 (27)：3651-3658, 2011.
82) Tran C, et al：Science, 324 (5928)：787-790, 2009.
83) Scher HI, et al：The New England journal of medicine, 367 (13)：1187-1197, 2012.
84) Beer TM, et al：N Engl J Med, 371 (5)：424-433, 2014.
85) Akaza H, et al：Int J Clin Oncol, 21 (4)：773-782, 2016.
86) Satoh T, et al：Jpn J Clin Oncol, 44 (12)：1206-1215, 2014.
87) Matsubara N, et al：Jpn J Clin Oncol, 44 (12)：1216-1226, 2014.
88) Fizazi K, et al：N Engl J Med, 377 (4)：352-360, 2017.
89) Petrylak DP, et al：The New England journal of medicine, 351 (15)：1513-1520, 2004.
90) Tannock IF, et al：The New England journal of medicine, 351 (15)：1502-1504, 2004.
91) Naito S, et al：Japanese journal of clinical oncology, 38 (5)：365-372, 2008.
92) Gravis G, et al：Lancet Oncol, 14 (2)：149-158, 2013.
93) Sweeney CJ, et al：N Engl J Med, 373 (8)：737-746, 2015.
94) James ND, et al：Lancet, 387 (10024)：1163-1177, 2016.
95) Tucci M, et al：Eur Urol, 69 (4)：563-573, 2016.
96) Vale CL, et al：Lancet Oncol, 17 (2)：243-256, 2016.
97) Gravis G, et al：Eur Urol, 73 (6)：847-855, 2018.
98) Vale CL, et al：Ann Oncol, 29 (5)：1249-1257, 2018.
99) Villanueva C, et al：Drugs, 71 (10)：1251-1258, 2011.
100) de Bono JS, et al：Lancet, 376 (9747)：1147-1154, 2010.
101) Mukai H, et al：Cancer Chemother Pharmacol, 73 (4)：703-710, 2014.
102) Nozawa M, et al：Int J Clin Oncol, 20 (5)：1026-1034, 2015.
103) Kosaka T, et al：Cancer Sci, 2018.
104) Fisenberger M, et al：J Clin Oncol, 35 (28)：3198-3206, 2017.
105) Chi K, et al：Treatment of mCRPC in the AR-axis-targeted therapy-resistant state. Annals of oncology：official journal of the European Society for Medical Oncology/ESMO, 26 (10)：2044-2056, 2015.
106) Wyatt AW, et al：EMBO molecular medicine, 7 (7)：878-894, 2015.
107) Wyatt AW, et al：Genome biology, 15 (8)：426, 2014.
108) Gillessen S, et al：Management of patients with advanced prostate cancer：recommendations of the St Gallen Advanced Prostate Cancer Consensus Conference (APCCC) 2015. Annals of oncology：official journal of the European Society for Medical Oncology/ESMO, 26 (8)：1589-1604, 2015.
109) Scher HI, et al：Journal of clinical oncology：official journal of the American Society of Clinical Oncology, 29 (27)：3695-3704, 2011.
110) Scher HI, et al：Journal of clinical oncology：official journal of the American Society of Clinical Oncology, 34 (12)：1402-1418, 2016.
111) Schweizer MT, et al：Science translational medicine, 7 (312)：312fs345, 2015.
112) Antonarakis ES, et al：JAMA oncology, 1 (5)：582-591, 2015.
113) Antonarakis ES, et al：The New England journal of medicine, 371 (11)：1028-1038, 2014.
114) Kosaka T, Oya M.[Molecular targeting drug of kinase inhibitors for castration resistant prostate cancer]. Nihon rinsho Japanese journal of clinical medicine, 72 (12)：2186-2192, 2014.
115) Mulholland DJ, et al：Cancer cell, 19 (6)：792-804, 2011.
116) Wang S, et al：Cancer cell, 4 (3)：209-221, 2003.
117) Verras M, et al：Cancer research, 67 (3)：967-975, 2007.
118) Carver BS, et al：Cancer cell, 19 (5)：575-586, 2011.
119) Chen M, et al：Cancer cell, 20 (2)：173-186, 2011.

120) Kosaka T, et al : The Journal of urology, 185 (6) : 2376-2381, 2011.
121) Yasumizu Y, et al : The Journal of urology, 191 (1) : 227-234, 2014.
122) Amato RJ, et al : Clinical genitourinary cancer, 6 (2) : 97-102, 2008.
123) Templeton AJ, et al : European urology, 64 (1) : 150-158, 2013.
124) Bendell JC, et al : Journal of clinical oncology : official journal of the American Society of Clinical Oncology, 30 (3) : 282-290, 2012.
125) Rhodes N, et al : Cancer research, 68 (7) : 2366-2374, 2008.
126) Maira SM, et al : Molecular cancer therapeutics, 7 (7) : 1851-1863, 2008.
127) Beltran H : Journal of clinical oncology : official journal of the American Society of Clinical Oncology, 31 (14) : 1782-1784, 2013.
128) Robinson D, et al : Cell, 161 (5) : 1215-1228, 2015.
129) Mateo J, et al : Science signaling, 71 (3) : 417-425, 2017.
130) Mateo J, et al : The New England journal of medicine, 373 (18) : 1697-1708, 2015.
131) Pritchard CC, et al : The New England journal of medicine, 375 (5) : 443-453, 2016.
132) Brenner JC, et al : Cancer cell, 19 (5) : 664-678, 2011.
133) Han S, et al : Neoplasia (New York, NY), 15 (10) : 1207-1217, 2013.
134) Feng FY, et al : Clinical cancer research : an official journal of the American Association for Cancer Research, 20 (17) : 4442-4448, 2014.
135) Schiewer MJ, et al : Cancer discovery, 2 (12) : 1134-1149, 2012.
136) Wang D, Li C, Zhang Y, et al. Combined inhibition of PI3K and PARP is effective in the treatment of ovarian cancer cells with wild-type PIK3CA genes. Gynecologic oncology, 142 (3) : 548-556, 2016.
137) Wang D, et al : Oncotarget, 7 (11) : 13153-13166, 2016.
138) Ciccarese C, et al : Cancer treatment reviews, 54 : 68-73, 2017.

■小坂威雄，松本一宏，大家基嗣

What's New in

14 Gynecologic Cancer 婦人科がん

1 子宮頸がん　Cervical Cancer

　子宮頸がんは、乳がんに次いで世界で2番目に多い女性のがんである。日本では年間の死亡数は2,378人、罹患数は子宮頸がんと子宮内膜がんと合わせて18,364人である。

　human papilloma virus (HPV) の持続感染による疾患であるという概念が近年確立した。性行為を通じたHPVの感染（ほぼすべての女性が生涯に最低1種類のHPVに感染するとされる）、感染の持続（ほとんどの感染は細胞性免疫により1～2年以内に除去あるいは抑制され、感染が持続するのは10％以下）、前がん病変（感染から通常5～10年かかる）、浸潤がんへの進行（感染から通常10年以上かかる）、という4段階のプロセスを経る[1]。

　HPVのジェノタイプによってがん化のリスクが大きく異なることもあり、特にリスクと頻度の高い複数のジェノタイプ（HPV16やHPV18）を狙った多価HPVワクチン、前がん病変での発見を意図するスクリーニング、スクリーニング時の診断精度を高めるDNAテストなどの手法により、先進国と発展途上国では子宮頸がんの罹患率・死亡率に大きな差がみられる。残念ながら、日本の検診受診率は先進国ではなく、発展途上国のそれに近い。

　婦人科医のみならず、がん診療に携わるすべての人に、子宮頸がん検診の意義と重要性に関する啓蒙の意識が必要である。前立腺がんのPSA検診と異なり、子宮頸がん検診に関するエビデンスでは一貫して死亡率の低下が報告されている。検診導入前後での子宮がんによる死亡率の低下がカナダ、北欧諸国、オーストラリア、日本などから報告されているほか、無作為化試験も行われており、死亡率を有意に改善した（HR＝0.65）ことが報告されている（Swaminathan R, et al：Lancet, 370：398, 2007）。HPV以外の危険因子としては、効果的な検診受診の欠如があげられ、この両者が占める影響が非常に大きいとされる。ほかに喫煙、長期間の経口避妊薬の内服が危険因子として知られる。

診　断

　子宮頸部細胞診はスクリーニング手法として非常に有用であり、前がん病変である異形成のほか、根治可能な早期での発見を可能にしている。その感度は約80％、特異度は90％以上、陽性的中度は75～95％、陰性的中度は99.8％といわれる。しかし、手技により精度にばらつきがあるとされ、1回ではなく定期的に複数回の検診を受けることが重要とされる。また、浸潤がんになるほど感度が低下するため、臨床症状がみられる場合には、理学所見を併せて判断することが必要である。

　検診開始年齢は社会により異なるが、性的に活動的となってから10年程度経過してから、1～3年間隔で定期的に行うのがよいとされる。死亡減少効果は少なくとも65歳までの患者集団では一貫している。

■ 臨床症状

　進行するに従い不正性器出血、性交後出血、異常帯下などの症状がみられてくる（初期には無症状のこともよくある）。

　さらに進行すると水腎症に伴う腰背部痛、膀胱浸潤に伴う血尿、直腸浸潤に伴う血便などが出現する。

■ 画像診断

　CT, MRI, 超音波検査などがStagingに有用である。ただし、子宮頸がんは発展途上国でより多い疾患ということもあり、国際的な規約によるStagingは内診および、膀胱鏡、子宮鏡、経静脈的尿路造影のみで行うことになっている。

■ 検体検査

　生検（コルポスコピー下、子宮頸管内膜搔爬、診断的円錐切除術）にて確定診断がなされる。腫瘍マーカーとしてはSCC, シフラ, CEAなどが用いられるが、腫瘍の存在診断、治療効果判定、増悪の診断ともに腫瘍マーカー単独での有用性は示されていない。PET-CTによる診断、Stagingの有用性もまだ示されていない。

Stage（病期）分類・治療方法の選択・予後

■ Stage 分類（各14 表-1）

　臨床進行期の決定は、治療前の触診、視診、コルポスコピー、円錐切除、膀胱鏡、直腸鏡、画像診断〔排泄性尿路造影（DIP）、肺・骨の単純X線撮影〕に基づく。これらは、手術後や再発後に変わることはない。FIGO2008

14 婦人科がん

各14 表-1. 子宮頸がんの Stage 分類（FIGO 2008 年，日本産婦人科学会 2012 年）

- **I期** がんが子宮頸部に限局するもの（体部浸潤の有無は考慮しない）
  - IA 期：組織学的にのみ診断できる浸潤がん（肉眼的に明らかなら Ib 期とする）
    - IA1 期：間質浸潤の深さが 3 mm 以内で，縦軸方向の広がりが 7 mm を超えないもの
    - IA2 期：間質浸潤の深さが 3 mm を超えるが 5 mm 以内で，広がりが 7 mm を超えないもの
  - IB 期：肉眼的に明らかな病巣を有するか，組織学的に Ia 期を超えるもの
    - IB1 期：病巣が 4 cm 以内のもの
    - IB2 期：病巣が 4 cm を超えるもの
- **II期** がんが頸部を超えて広がっているが，骨盤壁または腟壁下 1/3 には達しないもの
  - IIA 期：腟壁浸潤が認められるが，子宮傍組織浸潤は認められないもの
    - IIA1 期：病巣が 4 cm 以内のもの
    - IIA2 期：病巣が 4 cm を超えるもの
  - IIB 期：子宮傍組織浸潤の認められるもの
- **III期** がん浸潤が骨盤壁にまで達する，もしくは腟壁浸潤が下 1/3 に達する，リンパ節転移を認めるもの
  - IIIA 期：腟壁浸潤は下 1/3 に達するが，子宮傍組織浸潤は骨盤壁に達しないもの
  - IIIB 期：子宮傍組織浸潤が骨盤壁に達するか，明らかな水腎症や無機能腎，リンパ節転移を認めるもの
- **IV期** がんが小骨盤腔を超えて広がるか，膀胱，直腸の粘膜を侵すもの
  - IVA 期：膀胱，直腸の粘膜への浸潤があるもの
  - IVB 期：小骨盤腔を超えて広がるもの（肺転移，表在リンパ節転移，骨転移など）

(Int J Gynecol Obstet, 105：103-104, 107-108, 2009 訂正 Oct 12, 2009)（日産婦 2011）での主な変更点は以下の3点である．

- 0 期は廃止された．
- IIA 期を腫瘍径 4 cm 以下（IIA1）とそれよりも大きい（IIA2）に再分類．
- MRI や CT が実施可能な施設ではそれを分類に反映してよい．

■ 病理組織分類（各14 表-2）

非扁平上皮がんの多くは，扁平上皮がんに比べ，一般に放射線・化学療法への感受性も低く予後不良とされる．

■ 標準的治療

子宮頸がんの標準的治療の選択について，各14 表-3 に示す．

■ 予　後

子宮頸がんの Stage 別 5 年生存率を各14 表-4 に示す．

治療方法

各ステージの治療方法の詳細は，各14 表-3 および各14 図-1 を参照．

子宮頸がんの一般的な治療指針をわかりやすくまとめると下記になる．

- 切除可能な限局性の場合には切除＋/－補助放射線療法（化学療法同時併用）
- 骨盤壁浸潤など上記より広がっているが遠隔転移のない場合は放射線同時併用化学療法療法
- 遠隔転移を伴う場合は化学療法単独

各14 表-2. 子宮頸がんの病理組織分類

- 扁平上皮がん：約 80％
- 腺がん：15％
- 腺扁平上皮がん：3～5％
- その他，まれに小細胞がんなどもみられる．

各14 表-3. 子宮頸がんの Stage 別標準的治療

臨床進行期	治療
Stage 0	子宮頸部円錐切除術 または 単純子宮全摘術
Stage IA	準広汎子宮全摘術
Stage IB	広汎子宮全摘術±放射線照射 または 放射線照射＋同時併用化学療法
Stage II	広汎子宮全摘術±放射線照射 または 放射線照射＋同時併用化学療法
Stage III	放射線照射＋同時併用化学療法
Stage IVA	放射線照射＋同時併用化学療法
Stage IVB	緩和療法 または 全身化学療法
再発期	緩和療法 または 全身化学療法（局所再発なら 手術または放射線照射 も考慮）

各14 表-4. 子宮頸がんの Stage 別 5 年生存率

臨床進行期	5 年生存率
Stage 0	100％
Stage IA	95％
Stage IB	85％
Stage II	60～70％
Stage III	40～50％
Stage IVA	20％
Stage IVB	＜5％
再発期	MST：約 9 カ月

MST：median survival time（生存期間中央値）

■ 補助化学療法

I～II 期の切除後や III 期の化学療法同時放射線治療後などの definitive local treatment の前や後に補助化学療法を施行することの意義は確立されておらず，現時点で

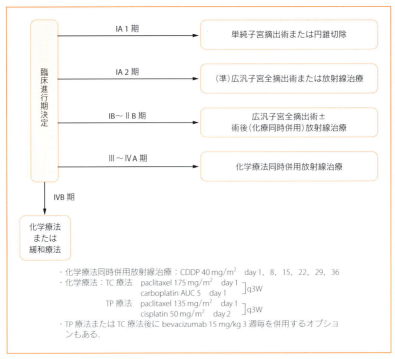

各14図-1. 子宮頸がんの decision making のためのフローチャート

は試験的治療の位置づけにとどまる．海外では Stage I B2，II A，II B に対する術前化学療法（EORTC55994），リンパ節転移陽性の Stage I B1，I B2，II，III B，IV A に対する放射線同時併用化学療法後の追加補助化学療法（OUTBACK）を検証する試験が2017年6月に症例集積を終了し，現在追跡中である．

■ 放射線同時併用化学療法

放射線治療に対する化学療法の相乗効果（放射線増感作用）と，放射線の局所制御に加えた化学療法の全身制御の可能性という理論による．1999年に報告された4つの代表的な無作為化比較試験[2~5]と2001年に報告されたメタアナリシス[6]から cisplatin-based regimen を用いた放射線同時併用化学療法により予後の有意な延長が証明され，すでに局所進行症例のみならず術後化学療法においても標準的治療とみなされている．

なお，放射線療法に関しては，腔内照射の方法（米国は低線量率：low dose rate が主体，日本は高線量率：high dose rate が主体）の違いもあるため米国のデータの導入が困難とされていたが，わが国でも cisplatin 毎週投与の feasibility を確認する JGOG1066 試験が行われ，下記の方法が feasible であることが示された（Toita T, et al：Gynecol Oncol, 2012 epub）．

【cisplatin 単剤毎週投与法】

cisplatin	40 mg/m^2/day　静注 day 1, 8, 15, 22, 29, (36)
放射線照射	全骨盤照射 45～50.4 Gy（1回 1.8～2.0 Gy），腔内照射（高線量率）12～24 Gy（2～4回分割）

■ 化学療法

化学療法の対象となるのは遠隔転移を有する進行例（IVb 期）・再発症例であり，症状緩和の目的で用いられているのが現状で，標準的治療法は確立されていない．しかし，cisplatin を含んだ併用化学療法が奏効するものもみられ，そのような症例には十分な症状緩和効果を発揮する．また，周術期の化学療法に関しては，術後化学療法の有用性は今のところ示されていない．術前化学療法や，術前放射線同時併用化学療法により，予後改善や縮小手術の可能性への期待がもたれており，臨床試験が国内外で行われている．

JCOG が行った無作為化比較第III相試験により有用性を示した2つの進行・再発症例に対するレジメンを紹介する．それに加え，GOG240 試験で bevacizumab の化学療法への追加効果が示され，2016年5月に FDA，日本でも適応拡大が得られた．

【TP療法】6サイクル

| paclitaxel | 135 mg/m² | 24時間持続点滴 | day 1 | 3週間毎 |
| cisplatin | 50 mg/m² | 1〜2時間点滴 | day 2 | 3週間毎 |

【TC療法】6サイクル

| paclitaxel | 175 mg/m² | 3時間点滴 | day 1 | 3週間毎 |
| carboplatin | AUC 5 mg/m² | 1時間点滴 | day 1 | 3週間毎 |

最新の動向

注目すべきトピックとしては，HPVワクチンの実用化があげられる．欧米の白人で子宮頸がんの原因となるHPVの70%を占めるとされる，ジェノタイプ16と18をカバーするワクチンを11〜12歳頃に投与することで，その後のHPV感染，ひいては子宮頸がんの発症を激減させようとする試みである．HPV 4価（6, 11, 16, 18）組み換えワクチン（Gardasil®）が米国で，HPV 2価（16, 18）組み換えワクチン（Cervarix®）が豪州で先んじて承認され，日本でも両薬剤ともに承認された．これらのワクチンは，15〜26歳の女性に投与することで子宮頸がん発症の代替エンドポイントとされる上皮内がんを減少させること[7,8]，9〜15歳に投与しても十分な抗体が得られることなどの臨床試験の結果に基づいて承認された．米国では，州によっては上記のタイミングでの強制接種や19〜26歳での接種も検討されているが，これらの試みが本当に子宮頸がんを減少させることにつながるかは，今後の検討を待つ必要がある．

日本ではワクチン接種後の有害反応がメディアによりセンセーショナルに取り上げられ，2014年6月14日に厚労省から「ワクチン接種の積極的勧奨の一時中止」が勧告されている．WHOは日本の事案も取り上げたうえで，問題の中心となる複合性局所疼痛症候群（CRPS）の診断が困難なこと，日本からの報告例はCRPSとしては非典型的なこと，日本以外の国から同様の報告がないことから，「現時点では因果関係があるとは結論できない」と報告している．

FDAでは2018年6月12日にpembrolizumabの子宮頸がんに対する適応拡大を承認した．

2 子宮内膜がん　Endometrial Cancer

欧米では婦人科がんのなかで子宮内膜がんが最も多いのに対し，わが国では子宮頸がんに次いで全子宮がんの約30%を占めるにすぎない．しかし，食生活や少子化・晩婚化といったライフスタイルの欧米化に伴い，着実に増加している．2003年の死亡数は1,374人．罹患数は前述のとおり，子宮頸がんと合わせた数値のみ集計されており不明である．ただし，子宮内膜がんは増加傾向にあるとされている．

発がん因子としては，年齢（40歳以上での発症が95%を占め，特に60〜70歳代での発症が多い），プロゲステロン刺激を伴わないエストロゲン刺激（例として，動物性脂肪摂取過多，肥満，妊娠数や出産数が少ないこと，不妊傾向など），外因性のエストロゲン刺激（例として，更年期障害に対するエストロゲン単独補充療法や乳がんに対するtamoxifenがあげられる．NSABP-B14では，対照群に比べ，tamoxifen投与群で子宮内膜がんの発生率が0.2/1,000人から1.6/1,000人へ上昇した．よって，tamoxifen服用患者には年1回の婦人科受診をすすめるとともに，不正性器出血や異常帯下などの症状出現に留意すべきである）などがあげられる．

診断

早期例では症状はほとんどなく，進行例では不正性器出血（90%）や骨盤内の腫瘤感，子宮内から腟への突出として自覚することが多い．診断方法としては，子宮内膜細胞診が最も簡便に行われるが，60%程度の正診率しかない．

症状がある患者に対しては，子宮内膜部分掻爬による生検（外来で実施可能）が通常行われることが多い．ただし，この方法でも15〜25%は子宮内膜異型増殖症との鑑別が困難とされ，最終的には麻酔下で子宮頸管拡張とともに行う子宮内膜全面掻爬での生検（D & C）が実施される．

Stage（病期）分類・治療方法の選択・予後

■ Stage分類

子宮内膜がんの手術進行期分類，病理組織分類，悪性度分類をそれぞれ各14表-5, 6, 7に示す．FIGO2008（Int J Gynecol Obstet, 105：109, 2009. Podratz Int J Gynecol Obstet, 105：110-111, 2009）（日産婦2011）において，病期分類が変更になった．主な変更点としては次の5点である．

- 0期は廃止された．
- 旧ⅠAとⅠBが新ⅠAに統合（予後が変わらないため）され，旧ⅠCが新ⅠBに変更．
- 子宮頸部浸潤のうち，子宮頸部間質浸潤のみをⅡ期とする．

各14表-5. 子宮内膜がんの手術進行期分類（FIGO 2008年）

Ⅰ期　がんが子宮体部に限局するもの
　ⅠA期：内膜浸潤が子宮筋層の50％未満
　ⅠB期：内膜浸潤が子宮筋層の50％を超える
Ⅱ期　子宮頸部間質にも浸潤がみられるが，がんが子宮の外部にまでは広がっていないもの
　（頸管腺上皮のみへの進展はⅠ期である）
Ⅲ期　がんが子宮外にまで広がるが，小骨盤に限局されるもの
　ⅢA期：子宮漿膜および/または付属器への浸潤
　ⅢB期：腟転移がある
　ⅢC期：骨盤リンパ節転移および/または傍大動脈リンパ節転移がある
　　ⅢC1期：骨盤リンパ節転移
　　ⅢC2期：傍大動脈リンパ節転移
Ⅳ期　膀胱および/または腸の粘膜に浸潤がみられるか，または遠隔部位まで転移しているもの
　ⅣA期：膀胱および/または腸粘膜への浸潤
　ⅣB期：腹腔内転移および/または鼠径リンパ節転移をはじめとする遠隔転移

各14表-6. 子宮内膜がんの病理組織分類

・類内膜がん（約80％）
・乳頭状漿液性腺がん（約10％）→予後不良とされる
・明細胞がん（4％）
・その他（粘液がん，扁平上皮がん，混合がん，未分化がんなど）

各14表-7. 子宮内膜がんの悪性度分類（扁平上皮がん以外のものに適応）

Grade 1：充実性成分の占める割合が腺がん成分の5％以下であるもの
Grade 2：充実性成分の占める割合が腺がん成分の6～50％であるもの
Grade 3：充実性成分の占める割合が腺がん成分の51％以上であるもの

各14表-8. 子宮内膜がんの再発リスク分類

分　類	定　義	推奨される方針
Low risk	Ⅰa期かつGrade 1または2	経過観察のみ
Intermediate risk	LowとHighの間	コンセンサスなし
High risk	Ⅲ期またはⅣ期	化学療法

・腹水細胞診陽性のみでⅢA期とはしない．
・ⅢC期をⅢC1（骨盤リンパ節転移陽性のみ）とⅢC2（傍大動脈リンパ節転移陽性）に細分化した．

各14表-9. 子宮内膜がんの標準的治療選択とその予後

外科進行期	標準的治療	5年生存率
Stage Ⅰ	手術±放射線治療	80～95％
Stage Ⅱ	手術＋放射線治療	60％
Stage Ⅲ	手術＋化学療法	30％
Stage Ⅳ	手術＋化学療法または内分泌療法（methylprednisolone）	10％
再発期	なし（放治または内分泌療法または化学療法）	（MST：約7～10カ月）

MST：median survival time（生存期間中央値）

■ 治療選択・予後

　予後不良因子は，影響の大きいものとして病期，悪性度（特に病期Ⅰ期，Ⅱ期で影響が大きい），それに次ぐものとして，年齢，組織型，プロゲステロン受容体発現レベル（高いほうが予後良好）があげられる．
　リスク分類は，影響の大きい手術進行期と悪性度分類を組み合わせて決める．これによって術後の再発リスクが分類され，補助療法の方針決定に用いられる（各14表-8）．
　治療方針はこれらのリスク分類に従って決定されるが（各14表-8，9），intermediate riskに対する治療方針はコンセンサスが得られていない．かつて，世界的には全骨盤照射を行っていたが，複数の無作為化試験により局所再発は減少するものの生存の改善は得られないという結論が得られた．intermediate riskの中でⅠC期（深い筋層浸潤）かつGrade 3など，複数の予後不良因子をもつ群に対しては全骨盤照射の予後改善効果があるというサブグループ解析の結果も得られているが（最新のメタアナリシス[9]では，この見解は否定されている），一方でこの群は遠隔再発率が高いため化学療法の適応であるとする意見もある．詳しくは後述する．

❶手術療法

　単純子宮全摘術＋両側付属器（卵巣・卵管）切除術が

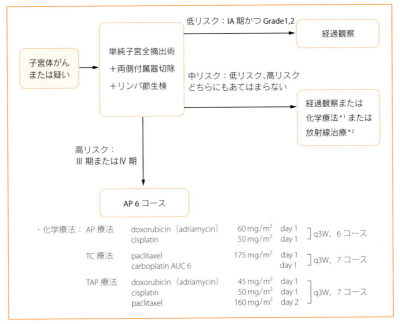

各14 図-2. 子宮内膜がんの decision making のためのフローチャート
*1：この対象に今まで5つの無作為化試験が行われており，個々の試験はネガティブスタディである．コクラン共同計画による5つの試験のメタアナリシスで化学療法の有用性が示されているが，適格基準，レジメンがバラバラである．JGOG2043試験がこの対象を含む600人以上の患者を登録終了して現在追跡中であり，その結果で標準治療に一定の示唆が与えられると期待されている．
*2：腔内照射，骨盤照射，全腹部照射などが行われうる．国内では放射線治療が選択されることは少なく，選択される場合は全骨盤照射が主体である．

基本であり，手術進行期決定のために骨盤内・傍大動脈リンパ節の生検も施行される．既述の予後不良因子を有する場合には骨盤内リンパ節・傍大動脈リンパ節郭清術が施行されることも多いが，予後を改善する効果は証明されていない．

❷ 放射線療法

NCCNのガイドラインではⅠ期で上記のintermediate riskに当てはまる大部分の症例では，放射線治療が推奨されている．全骨盤照射および/または経腟照射が行われ，前者は重篤な腸管の合併症が約4％に生じるとされる．2012年のコクラン共同計画のメタアナリシスでは，術後照射は局所再発を減少させるものの，生存は改善しないとされた（CD3916）．再発期にも症状緩和目的で照射が行われることがある．

治療方法（各14 図-2）

■ 術後補助化学療法

術後補助化学療法の対象について，現状ではNCCNと日本婦人科腫瘍学会の両者のガイドラインでⅢ期，Ⅳ期のみが術後補助化学療法を推奨されている．NCCNではⅠ/Ⅱ期のGrade 3は化学療法が選択肢に含まれ，日本婦人科腫瘍学会ではⅠB期のG3，Ⅱ期に対しては推奨，ⅠA期のG3，ⅠB期のG1/2，脈管浸潤のある症例については化学療法を選択肢に含んでいる．これは現在，GOG 122のみが術後補助化学療法において有意差をもって生存を改善している[10]点が大きく影響している．2005年のASCOにおいて，日本で行われた術後放射線療法と術後補助化学療法に関する第Ⅲ相試験であるJGOG 2033の結果が発表され，全体では全骨盤照射とCAP療法の間に有意差はみられなかったが，Ⅱ期およびⅢA期に限定したサブグループ解析では化学療法に有意差が認められた[11]．ただし，これはあくまでサブグループ解析であり，解釈には慎重である必要がある．

2007年のASCOにおいて，EORTC 55991の結果が発表された．Ⅰ～ⅢC期を対象（傍大動脈リンパ節転移は除外）に（全骨盤照射：RT）単独群対RT＋CT（化学療法）群に割り付けた．1996～2007年まで382例が登録された（目標症例数は400例であったが，登録速度が遅かったため登録を途中で中止した）．放射線照射は44 G以上の照射が規定され，92％が完遂した．化学療法はAP療法（adriamycin〔doxorubicin〕＋cisplatin），TC療法（paclitaxel＋carboplatin），TAP療法（paclitaxel＋adriamycin〔doxorubicin〕＋cisplatin），TEP療法（paclitaxel＋epirubicin＋cisplatin）などが行われた．4サイクルの化学療法が予定されたが，30％が完遂できなかった

（毒性中止が38％，患者希望が42％）．プライマリーエンドポイントである無増悪生存期間は，RT＋CT群が優っていた（ハザード比0.64，p＝0.04）．しかし，全生存期間では化学療法追加群が優れる傾向が示されたものの有意差はみられなかった（5生率76対83％）．

2011年にコクラン共同計画のメタアナリシスが発表され，化学療法の有用性自体は，術後に放射線治療との比較においても，術後かつ放射線治療後の追加の有無においても示されたといえるが，メタアナリシスでのNNT（Number Need to Treat；一人助かるために何人治療を受ける必要があるかの目安．小さいほうが治療のメリットが大きい）は生存に関して25，骨盤外再発に関して20であり，患者選択が重要であると考える．いわゆる「中リスク」の患者についてはどこまでを術後化学療法の対象にするかという議論が続いている．

患者選択が重要な理由の1つとして，治療関連死と他病死のリスクの存在があげられる．先に述べたGOG122では，doxorubicin＋cisplatin（AP）療法群において治療関連死亡が8％以上に認められている．理由の大半は敗血症と心毒性である．このため，現在はAP療法を6コースで終了することが一般的である．また，子宮体がんの患者は，もともと肥満，糖尿病，高血圧などの動脈硬化のリスク因子を有していることが多く，心疾患など再発以外の原因で死亡する可能性が，健常女性に比して高いことを考慮せねばならず，術後補助化学療法のベネフィットがリスクを上回るか個々の患者で慎重に検討する必要がある．

2017年に，日本で行われたJGOG2043試験（IV期の患者も登録可能だが，実際の登録患者の96％で術後残存病変が肉眼視不能レベル）が発表された．標準治療のAP療法と比較して，TC療法やDP療法は「3群間の有意差の存在を示せなかった」．EBMの原則論でいえば標準治療はAP療法のままであるべき結果だが，後述のGOG209試験の結果も踏まえて日本の多くの病院ではTC療法が主に行われている．

【AP療法】21日ごと6サイクル

| cisplatin | 50 mg/m² 静注 day 1 |
| doxorubicin | 60 mg/m² 静注 day 1 |

■ 再発に対する治療

再発症例に対しては子宮頸がんと同様に標準的治療法はなく，化学療法の目的は症状緩和のためとされる．化学療法に関して，現時点での標準治療レジメンはTC療法（paclitaxel 180 mg/m² ＋ carboplatin AUC 6：3日毎，6コース）が行われている．

AP療法と，これにpaclitaxelを上乗せしたTAP療法を比較するGOG 177試験において，奏効率は57％対34％，全生存期間は15.3カ月対12.3カ月と，TAP療法が上回る成績を示したが，神経毒性などの重篤な有害事象が多い（Grade 3神経毒性が12％にみられた）ため，緩和目的の治療において，リスクとベネフィットとのバランスでAP療法に勝るかどうか疑問視されている[12]．2012年のSGOにおいてGOG 209試験においてTAP療法に対するTC療法が非劣性であることが示された．2017年のASCOにて，JGOG2043試験において前述のようにAP療法と比して DP療法やTC療法は「同等性を示せなかった」ものの，示された値が近似していることと，carboplatinよりもcisplatinのほうが患者にも医療者にも簡便であることもあり，現在進行中のほぼすべての臨床試験での標準治療アームはTC療法になった．

【(C) AP療法】21日毎6サイクル

cisplatin	50 mg/m² 静注 day 1
doxorubicin	40～60 mg/m² 静注 day 1
(cyclophosphamide)	(500 mg/m² 静注 day 1)

【TC療法】21日毎7サイクル

| paclitaxel | 175 mg/m² 静注 day 1 |
| carboplatin | AUC＝6 静注 day 1 |

子宮体がんではほとんどの試験でAUC＝6が用いられている．子宮頸がんは海外では放射線治療が初期治療の一環であるケースが多く，再発例の大部分は全骨盤照射を受けた後，の患者が多い．そのためcarboplatinはAUC＝5が用いられることが多く，注意する．

■ 内分泌療法

プロゲステロンレセプターの陽性症例が適応になる．免疫染色が行えない場合，HE染色での悪性度（Grade）がよい代替指標になる．Grade 1はよい適応で，Grade 3は適応になりにくい．投与量に関して，200 mgと1,000 mgを比較した第III相試験では，奏効率は200 mgのほうが高かった（25％対15％）．PFSやOSも順に3.2カ月対2.5カ月，11.1カ月対7カ月と遜色なく，副作用が軽くなることから200 mgで十分と考えられている[13]．

最新の動向

子宮内膜がんの約30％（Kunitomi et al. Oncology Letters 2017 p3297）でミスマッチ修復機能の低下（deficiency of mismatch repair：dMMR）があるとされている．2017年5月にFDAは「マイクロサテライト不安定性（microsatellite instability：MSI-H），またはdMMRのある固形腫瘍」に対してpembrolizumabを承認した．日本でも2018年度後半に適応拡大の承認が得られることが期待されている．

3 卵巣がん　Ovarian Cancer

卵巣から発生する悪性腫瘍の大部分は，上皮性卵巣がんである．卵巣からはほかに，性索間質系の悪性腫瘍や胚細胞性腫瘍などが発生することがある．卵管がん，原発性腹膜がんも発生学的母地が同じMüller管で組織型，進展形態，治療に対する反応，予後が類似しており，近年，mullerian carcinomaとして同じ治療を行うことが多い．特に腹膜がんは，女性の原発不明の悪性腹水貯留症例の治療において常に念頭に置く必要がある．

罹患数は7,314人（1999年）で，20年前より倍増，年々増加傾向にある．死亡数は4,420人（2004年）で，婦人科がんの中では最多である．発症の危険因子としては，妊娠歴（妊娠歴がない），早い初潮年齢，遅い閉経年齢，排卵誘発剤の使用，家族歴などが報告されている．欧米ではBRCA 1/2遺伝子による卵巣がんの多発家系が存在する．わが国でも，二親等以内に乳がんまたは卵巣がんの家族歴を有する，乳がんまたは卵巣がんの患者についての前向き研究で，BRCA変異の頻度は27.2％と低くない，という報告がある（Sugano, et al：Cancer Sci；1967, 2008）．経口避妊薬の使用はリスクを減少させる．仮説として体内ホルモン環境や排卵の回数が関係していると説明されている．好発年齢は40～50歳代である．

診　断

原発臓器（卵巣）が骨盤内という比較的広いスペースの中に固定されずに存在しており，また消化管外にあることもあり自覚症状の出現は遅く，早期診断は困難である．75～85％がⅢ期以上で発見される．このため卵巣がんは欧米では"silent killer"と呼ばれる．

■ 検診（スクリーニング）方法と意義

エコーやCA 125測定などが試みられているが，現在のところ卵巣がんに関する有効な検診は確立されていない．欧米では家族歴やBRCA 1・BRCA 2などの遺伝因子をもつ女性を対象として，頻回の検査・診察や予防的子宮付属器摘除などが試みられているが，検診の意義を問う第Ⅲ相試験は現在のところすべて有用性を示していない．対象を高リスク群に限定しない，いわゆる無差別検診については，2011年報告されたPLCO試験において，卵巣がん死亡が減少せずに検診偽陽性による開腹生検の合併症が有意に増加する，すなわち「有害無益」という結果が示された．CA 125の判断についてベイズ流の解析を導入した複数の試験が現在も進行中でまだ結論は出せないが，安易に無差別検診を推奨しないようにしたい．

■ 臨床症状

腹部膨満感，腹部不快感，便通異常，月経異常，腰痛，全身倦怠感，頻尿，嘔気，食欲不振など非特異的な症状で受診し，診断されることが多い．卵巣腫瘍茎捻転や破裂は急性腹症の鑑別診断の1つであり，卵巣腫瘍に特異的な症状であるが，これらの症状を契機に診断される患者は少ない．

■ （画像）診断

CT，MRI，エコー（経腟，経腹）が非侵襲的であり，良性疾患との鑑別に用いられるが限界がある（エコーによる卵巣がんの陽性的中率は70％程度）．その他，診断，Stagingおよびほかのがんとの鑑別診断には膀胱鏡，注腸造影，静脈腎盂撮影，胸部単純X線，腹腔鏡などが必要時に行われる．診断，StagingにおけるPETの有用性は証明されていない．

■ 検体検査（腫瘍マーカー）

CA 125は糖蛋白に分類される腫瘍マーカーであり，卵巣がん患者では80％以上に陽性となる（cut off値35 IU/dL）．閉経後で骨盤内腫瘤を呈する患者を対象とした場合には，65 IU/dL以上を陽性とすると感度97％，特異度78％との報告がある．閉経前の場合には子宮内膜症，子宮筋腫などの良性疾患で上昇することがあり，注意が必要である．ほかのがん種でも上昇することがあり，また胸水貯留や腹水貯留自体でも上昇し得る．逆に，卵巣がんでも上昇しない場合があり，マーカーのみでほかのがんとの鑑別は困難で，可能な限り組織を得る努力をする必要がある．

■ 鑑別診断

孤立性の骨盤内腫瘤を呈する場合には，卵巣がんと他疾患との鑑別はしばしば困難で，現在でも開腹生検で確認せざるを得ないことが多々ある．逆に生検をしていない場合，常に診断根拠とした検査の偽陽性/偽陰性の可能性を考慮に入れること．代表的な鑑別診断として，各14表-10に示す疾患があげられる．

Stage（病期）分類・治療方法の選択・予後

■ Stage分類

卵巣がんのStageは，Ⅳ期で腹腔外に病変があり組織

診断がつけられる場合を除いて，通常は開腹所見によって決定される．国際的進行期分類であるFIGO分類（2014年）（**各14表-11, 12**）が広く使われている．

■ 予 後

予後不良因子は，**各14表-13** のとおりである．特に組織型と術後残存病変の量が重要とされる．

その他，early stage における腹水細胞診陽性や皮膜破綻などが，予後不良因子として報告されている．

予後（5年生存率）は，**各14表-14** に示す．

治療方法（各14図-3）

卵巣がんの治療は，遠隔臓器転移がある場合を除いて，外科手術と化学療法を併用する集学的治療が標準治療である．

【初回治療】
- Stage ⅠA/ⅠB かつ Grade 1, 2 かつ組織型が明細胞がん以外→手術単独
- Stage ⅠA/ⅠB で Grade 3 または組織型が明細胞がん，Stage ⅠC, Ⅱ, Ⅲ, Ⅳ→手術＋化学療法

各14表-10. 卵巣がんと鑑別すべき代表的な疾患

婦人科領域	婦人科領域以外
・良性子宮付属器腫瘍 ・子宮筋腫 ・骨盤内感染症 ・妊娠	・腸管・後腹膜臓器の良性・悪性疾患 ・悪性腫瘍の卵巣転移（クルッケンベルグ腫瘍） ・腹腔内感染症

各14表-11. 卵巣がんのStage分類（FIGO 2014年）

Stage Ⅰ 卵巣内限局発育
- ⅠA：腫瘍が一側の卵巣に限局し，がん性腹水がなく，被膜表面への浸潤や被膜破綻なし
- ⅠB：腫瘍が両側の卵巣に限局し，がん性腹水がなく，被膜表面への浸潤や被膜破綻なし
- ⅠC1：手術による被膜破綻
- ⅠC2：自然被膜破綻
- ⅠC3：腹水/洗浄細胞診陽性

Stage Ⅱ 腫瘍が一側または両側の卵巣に存在し，さらに骨盤内への進展を認める
- ⅡA：進展ならびに/あるいは転移が，子宮ならびに/あるいは卵管に及ぶ
- ⅡB：他の骨盤内臓器に進展する
- ⅡC：腫瘍発育がⅡAまたはⅡBにおいて被膜表面への浸潤や破綻が認められたり，腹水または洗浄液の細胞診にて悪性細胞が認められるもの

Stage Ⅲ 腫瘍が一側または両側の卵巣に存在し，さらに骨盤外の腹膜播種ならびに/あるいは後腹膜，または鼠径部のリンパ節転移が認められるもの．また腫瘍は小骨盤に限局しているが小腸や大網に組織学的転移を認めるものや，肝表面への転移の認められるものもⅢ期とする
- ⅢA　　：後腹膜リンパ節転移のみ
- ⅢA1 ⅰ）：最大径＜10mm
- ⅢA1 ⅱ）：最大径≧10mm
- ⅢA2　 ：骨盤外顕微鏡的播種
- ⅢB　　：リンパ節転移陰性で，組織学的に確認された直径2cm以下の腹腔内播種を認める
- ⅢC　　：直径2cmを超える腹腔内播種ならびに/あるいは後腹膜または鼠径リンパ節に転移の認められるもの

Stage Ⅳ 腫瘍が一側または両側の卵巣に存在し，遠隔転移を伴うもの
- ⅣA：胸水中に悪性細胞
- ⅣB：腹腔外臓器転移

各14表-12. 卵巣がんの組織分類

- 漿液性腺がん（serous）：最も多いタイプ．卵巣がんの70～80％を占める
- 類内膜腺がん（endometrioid）：時に子宮体がん，子宮内膜症の合併例がある
- 粘液性腺がん（mucinous）：CA 125が高値を示さないことが多い．予後不良とされる
- 明細胞腺がん（clear cell）：化学療法に対する感受性が低く，特に予後不良とされている

各14表-13. 卵巣がんの予後不良因子（GOGの多変量解析）

- 組織型（粘液腺がん，明細胞腺がん）
- PS不良例
- 残存病変（術後の肉眼的な残存病変の最大径1cm以下のものが"optimal"であり予後良好）
- 高年齢
- Stage（Ⅲ，Ⅳ）
- 組織分化度（high histological grade）→特にStage Ⅰにおいて予後と関係するとされる

■ 初回化学療法レジメン

これまで行われている無作為化比較試験の結果より，現時点（2018年8月）での初回化学療法の標準治療レジメンはTC療法である[14,15]．毎週投与のpaclitaxelを用いたいわゆるdose dense TC（ddTC）療法も，日本で行われたNOVEL試験の結果，PFSもOSも有意に改善することが示されたが，欧米での追試（GOG262, ICON8）では有効性が再現されなかった．

TC療法へのbevacizumabの追加（TC＋BEV療法）は，GOG218, ICON7の両試験で有効性が検証され，主要評価項目であるPFSの有意な延長を示した．しかしながらOSの延長効果は示されていないことと，GOG262試験のサブ解析でdose dense TC療法との併用では有効性が示されなかったことから，現在TC, ddTC, TC＋bevacizumabはすべて選択可能な選択肢と考えられている．

【TC療法（paclitaxel＋carboplatin）】

paclitaxel	175〜185 mg/m², 3 hours, 点滴静注　3週毎
carboplatin	AUC 5〜7.5（日本では通常 AUC 5 または 6 が用いられる），1 hours, 点滴静注　3週毎

Ⅰ，Ⅱ期に対しては3〜6サイクル，
Ⅲ，Ⅳ期に対しては6〜8サイクル
注）paclitaxelによる末梢神経障害がGrade 2になったら，Grade 1に回復するまで治療延期し，再開するときは→135 mg/m²→115 mg/m²と減量すること．

【ddTC療法】6〜8サイクル

paclitaxel	80 mg/m², 1 hours, 点滴静注 day 1, 8, 15
carboplatin	AUC 6, 1 hours, 点滴静注　3週毎

【TC＋BEV療法】

paclitaxel	175〜185 mg/m², 3 hours, 点滴静注　3週毎
carboplatin	AUC 5〜7.5（日本では通常 AUC 5 または 6 が用いられる），1 hours, 点滴静注　3週毎
bevacizumab	7.5 mg/kg 3週毎（TC療法の第2サイクルから併用開始，TC療法終了後も3週毎に計1年間投与）

各14 表-14．卵巣がんのStage別5年生存率

Stage	5年生存率
Stage Ⅰ	80〜90%
Stage Ⅱ	60〜70%
Stage Ⅲ	20〜30%
Stage Ⅳ	5〜10%

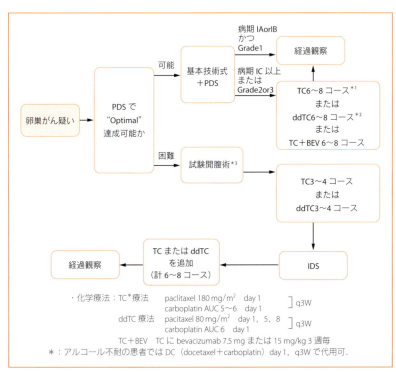

各14 図-3．卵巣がんのdecision makingのためのフローチャート

＊1：病期がⅠ期またはⅡ期の場合，TC3コースも選択可能である．
＊2：dose dense TC（ddTC）療法は，病期Ⅱ期以上について選択可能である．
＊3：試験開腹術は，一定の基準（例えば，①CTやMRIの画像上卵巣原発として矛盾せず，②消化管原発が内視鏡で否定されており，③腫瘍マーカーのCA125/CEA比が20以上である，④細胞診で卵巣がんとして矛盾しない結果が得られている）を満たす場合，省略可能である．ただし，基準を満たしていても数％程度後のinterval debulking surgery（IDS）で診断が変更になるケースがあることに留意する．
PDS：primary debulking surgery，TC：paclitaxel＋carboplatin

各14表-15. TC療法の具体例

① dexamethasone：24 mg 　ranitidine（ザンタック®）：50 mg 　生理食塩水：50 mL　15分 ② クロールトリメトン：10 mg 　生理食塩水：50 mL　30分 ③ paclitaxel：体表面積相当量 　5％ブドウ糖液：250 mL　3時間 ④ 5HT₃拮抗剤：適宜 　生理食塩水：50 mL　15分 ⑤ carboplatin：AUC相当量 　生理食塩水：250 mL　1時間	・paclitaxelの前投薬はshort premedication法の安全性が報告されており，利便性から上記の投与方法例のようにshort premedicationで安全に行うことが可能である[16]．アレルギーが生じた際には程度に応じてfull premedicationを行い，注意深い観察の元で2回目以降の投与を行うことが望ましい． ・paclitaxelの溶剤にはクレモホールELが含まれており，これがアレルギーの原因となる場合が多いと考えられている．またクレモホールELを溶剤として含む製剤は可塑剤が溶出するため，専用ルートを使用する． ・paclitaxelの溶剤にはアルコールが含まれており，アルコール不耐症状出現時に過敏性反応との鑑別が必要となる（「アルコールを飲んだときと比べていかがですか？」という質問が有用である）． ・初回投与時にはECGモニターを行う（米国の国立がん研究所のデータベースによれば重篤な不整脈の発生頻度は0.1％程度と報告されている）．

各14表-16. DC療法の具体例

① dexamethasone：24 mg 　5HT₃拮抗剤：適宜 　生理食塩水：50 mL　15分 ② docetaxel：体表面積相当量 　5％ブドウ糖液：250 mL　60分 ③ carboplatin：AUC相当量 　生理食塩水：250 mL　60分	・docetaxelによる浮腫を予防するため，DC療法終了後からdexamethasone 4 mgを1日2回（1日total 8 mg，12時間毎）に4回（48時間後まで）経口投与する．なお，1日2回朝夕食後内服としても効果は変わらない． ・docetaxelの溶解液は13％エタノールであり，アルコール不耐の患者には注意が必要である．そのような患者では心悸亢進や嘔気などが溶解液であるアルコール投与のために生じる．そのため飲酒歴を投与前に確認し，アルコール不耐の患者に対しては溶解液として5％ブドウ糖液を使用する．

・Calvert式（5 kg以上体重減少したときは投与量を再計算したほうがよい．特に術後は注意が必要）

CBDCA投与量（mg）＝target AUC（mg・min/mL）×〔GFR（mL/min）＋25〕

GFRはクレアチニン・クリアランス（Clcr）で代用する．

・Cockcroft-Gaultの式

Clcr＝体重（kg）×（140－年齢）×0.85/72×（血清クレアチニン）

（この式は女性の場合である．男性の場合は0.85の項が1.0となる．血清クレアチニンの補正はAUC 5または6で投与する場合，通常不要である．米国GOGの臨床試験では血清クレアチニンが0.7以下のときは0.7とする，と規定されているがこの規定の妥当性は十分検証されていない）．

TC療法およびDC療法の具体例を**各14表-15，16**に示す．

■ 術前化学療法

前述のように進行卵巣がんに対する標準治療としての手術の侵襲は大きく，一方で化学療法の奏効率は高い．そこで，術前に化学療法を行い，その後手術を行うことで，腫瘍縮小による切除可能性の向上や患者の全身状態の改善を期待して，Ⅲ，Ⅳ期を対象に術前化学療法の有用性が検討されている．レトロスペクティブな解析では，初回手術で腫瘍減量手術が行えず試験開腹術に留まった患者の予後と，腫瘍減量手術後に残存腫瘍が認められた患者の予後との間に大きな差は認められないことから，optimal debulkingが達成できないと予想される状況では試験開腹術のみで化学療法を先行させ，その後腫瘍減量手術を行っても成績は変らないと予想され，有効性が期待できると考えられている．エビデンスとして確立されてはいないものの，すでに日常診療では術前化学療法後にoptimal debulkingをめざした手術（Interval debulking surgery：IDS）を施行する治療は進行卵巣がんに対し，一般的に施行されるようになった．欧州での第Ⅲ相試験（CHORUS）で術前化学療法の非劣性が示され，わが国でも第Ⅲ相試験（JCOG 0602）が行われたが非劣性は示せなかった．現時点では術前化学療法はⅢ，Ⅳ期の進行例や状態不良例でPDSにおいてcomplete debulkingが行えない症例におけるオプションの1つと考えられる．

■ 化学療法の施行サイクル数

化学療法を何サイクル施行するかについてはコンセンサスが得られていない．これまで行われた第Ⅲ相試験の結果からは，現時点では6サイクル以上の化学療法を施行しても効果に差はみられないため，6サイクルが標準と考えられている．

■ 腹腔内投与による化学療法

術後残存腫瘍1 cm未満のStage Ⅲ患者で，静注化学療法と腹腔内化学療法（IP療法）の複数の比較試験の結

果，腹腔内化学療法が生存期間の有意な延長をもたらした[17〜19]ことから，2006年1月に米国NCI（国立がん研究所）よりIP療法に関する"clinical announcement"として，cisplatinを用いたIP療法を推奨する発表がなされた．しかしながらポートの腹腔内留置に伴うトラブル，腹腔内への薬剤投与による重度の有害事象の頻度が高いことと，IP療法の適切な化学療法レジメンが決められていないこと，対象となった臨床試験のコントロール群が現在の標準治療のTC療法でなかったことなどから，まだ実施臨床で取り入れていない．改めて日欧米でIP療法3本試験が進行中で，北米のGOG試験ではIP療法の有用性が示されなかった．日本で行われたiPOCC試験が症例集積を完了して現在追跡中であり，結果が待たれる．

■ 初回治療終了後に残存腫瘍が存在する場合

6〜8サイクルの化学療法施行後に残存腫瘍が存在する場合は，施行した化学療法に対して不応/耐性と考えられるため，6カ月未満の再発/再燃と同様に扱う．

■ 再発・再燃に対する治療

初回治療と異なり，治療の中心は化学療法である．化学療法が奏効する場合も多いが，治癒が期待できないことが大部分であることを念頭に置き，より患者のQOLを考慮した治療計画を立てる必要がある．白金製剤の最終投与日から再発・再燃までの期間を「platinum free interval」（PFI）と呼び，この期間が長いほど白金製剤の再投与で再び奏効する可能性が高い．具体的には，PFIが5〜12カ月の患者に対して白金製剤を再投与した場合の奏効率が27％，13〜24カ月は33％，24カ月以上は59％であった[20]報告などをもとに，PFIが6カ月以上を「プラチナ感受性再発」，PFIが6カ月未満を「プラチナ耐性再発」と呼び，治療方針を区別して考える．

❶PFIが6カ月以上の「プラチナ感受性再発」の治療方針

プラチナ感受性再発の場合，治癒しないまでも年単位の延命が期待される．前述のように白金製剤の再投与で高い奏効率が期待され，過去のpaclitaxel単剤とcyclophosphamide+doxorubicin+cisplatin併用療法（CAP療法）の無作為化試験[21]ではPFSとOS，PFI 6-12カ月の患者を対象にTC療法と非プラチナ系抗がん剤（PLDなど）を比較したMITO8試験ではPFSが有意に延長しており，「プラチナ感受性再発には臨床試験以外ではプラチナ製剤を投与する」のが標準治療である．

現時点でのエビデンスでは，白金製剤にpaclitaxelまたはgemcitabineまたはliposomal doxorubicinを併用することで最も効果が期待できる[22,23]．前者は，ICON4とAGO-OVAR-2.2の両試験の共同解析の結果，PFS（10カ月対13カ月）でもOS（24カ月対29カ月）でも，paclitaxelと白金製剤の併用療法が勝っているとする結果が得られた[22]．ただし，併用療法ではGrade 2以上の神経毒性は増加することも示された（20％対1％）．

gemcitabineの併用を検証する試験においては，奏効率（31％対47％）とPFS（5.8カ月対8.6カ月）は改善しているが，OSの延長は示されておらず（17.3カ月対18カ月），真に延命につながっているといえる根拠は示されていない．しかし，この結果をもとに，FDAはcarboplatinとgemcitabineの併用をプラチナ感受性再発卵巣がんの治療として承認した．

また，あくまで白金製剤を十分投与することが優先されるので，carboplatinの単剤投与[24]も（プラチナ感受性再発を繰り返しているような場合など）選択肢にあげられる．

bevacizumabが，OCEANS試験とGOG213試験でcarboplatin+paclitaxel療法（またはgemcitabine併用療法）への上乗せ効果を検証され，主要評価項目であるPFSの有意な延長を示した．後者においては，後付けでPFIの割り付け間違いを補正した解析ではOSに有意差が見られた．他の薬剤でのswitch maintenance/continuation maintenanceの有用性を示すデータがある（前者はolaparib，後者はcediranib）ことも踏まえて，議論が続いている．

BRCA1/2遺伝子変異のあるプラチナ感受性再発患者については，プラチナ併用化学療法に奏効後のswitch maintenanceとしてのolaparibの有用性を検証したSOLO2試験において，主要評価項目のPFSでプラセボ群5.5カ月，olaparib群19.1カ月（HR 0.3）と非常に良好な成績が得られ，日本でも2018年に承認，薬価収載されている．

・carboplatinの遅発性過敏反応について

卵巣がんにおいては，①白金製剤がkey drugであること，②複数の第Ⅲ相試験でcarboplatinがcisplatinに劣らないことが示されたこと，③再発時も"platinum sensitivity"の概念があり白金製剤，特にcarboplatinが再使用されること，の3条件が重なったため，標準治療を行った場合，同一患者が合計10コース以上のcarboplatinを投与される例が頻繁にみられる．その結果，まれなcarboplatinの蓄積毒性の1つと考えられている，carboplatinに対する過敏性反応が一定の頻度でみられ，問題になっている．頻度は報告により異なるが，代表的な報告によると卵巣がんに対してcarboplatinを投与された患者全体の12％とされる[25,26]．国立がん研究センターでプラチナ感受性再発と診断された症例の後方視的解析では，頻度は22％であった．

主な症状は，皮膚の発赤・腫脹，嘔気・嘔吐，呼吸困難，頻脈・血圧低下などである．必ずしも点滴開始直後に発症せず，予測が難しい．皮膚試験での予測も試みられているが，確立していない．

発症時にはすぐに点滴を中止することで，軽症の場合は自然に回復するが，中等度以上の場合は抗ヒスタミン薬やステロイドの静注を行う．ショックになった場合は適宜輸液負荷やカテコラミン投与を行う．呼吸管理が必要になることはまれであるが，死亡例も報告されている．詳細な機序は不明で，予測法も皮内反応などが提唱されているが，まだ研究段階である．過敏性反応出現後の治療は，単純に前投薬を強化するだけでは再発する可能性が高いため，脱感作投与[27～29]，cisplatinへの変更[30,31]，非プラチナ系への変更などが行われることが多い．

❷ PFIが6カ月未満の「プラチナ耐性再発」の治療方針

白金製剤に対する感受性がないと考えられるため，白金製剤以外のレジメンを選択する．多剤併用化学療法は単剤による化学療法と比較して奏効率は高い傾向があるが，生存期間の延長への寄与は不明であり，臨床試験外では推奨されない．単剤での化学療法の奏効率は5～20％，PFSは2カ月程度，MSTは約10カ月である[32]．化学療法の効果はそれほど期待できず，PSの不良な場合は緩和療法が推奨される．

現時点でのエビデンスでは，標準治療はpegylated liposomal doxorubicin（PLD）またはnogitecanまたはgemcitabineの単剤治療である．PLDとnogitecan両者を直接比較する比較試験[33]では当初想定されたエンドポイントでは有意差がみられなかったが，サブグループ解析でプラチナ感受性群において有意差がみられたこと，追跡調査の生存で有意差がみられたこと[34]より，PLDに軍配を上げる専門家も多い．paclitaxelとdocetaxelもプラチナ耐性卵巣がんに対する有用性が示されているが，現在の卵巣がんの初回標準治療にタキサン系薬剤が含まれているため，プラチナ耐性再発はすなわち併用したタキサン系への耐性も意味するため，以前ほど用いられなくなってきている．ただし，paclitaxelとdocetaxel両者間には完全な交差耐性はないとされており，現在の日本では，docetaxelの3週毎投与[35]やpaclitaxelの毎週投与[36]はよく用いられるレジメンの1つである．

irinotecan[37]は，非プラチナ非タキサン系の薬剤では数少ない保険適応があるため，わが国で最もよく用いられる薬剤の1つである．プラチナ，タキサン両耐性の患者に対する国内のケースシリーズ[38]では，奏効率29％，PFSの中央値17週が報告されている．ほかに諸外国でよく用いられる薬剤としては，経口etoposide[39]があげられる．

【タキサン系薬剤による前治療歴がない場合】

paclitaxel	175 mg/m², 3時間, 21～28日毎, または80 mg/m², 1時間, 7日毎（ただし，現時点では卵巣がんに対するpaclitaxelの毎週投与は保険適応ではない）
docetaxel	70 mg/m², 1時間, 21～28日毎

【タキサン系薬剤による前治療歴がある場合】

PLD	50 mg/m², 60～90分, 4週毎
nogitecan	1.2～1.5 mg/m2, 30分, 5日連続投与 3週毎
gemcitabine	1,000 mg/m², 30分, day 1, 8 3週毎, またはday 1, 8, 15 4週毎
irinotecan	100 mg/m², 90分, day 1, 8, 15, 28日毎

irinotecan以外の薬剤で有効性が示されている非タキサン系薬剤は，nogitecan，liposomal doxorubicin，経口etoposide，gemcitabine，vinorelbine（保険適応なし），oxaliplatin（保険適応なし）などがある．

bevacizumabが，AURELIA試験でliposomal doxorubicin/topotecan/paclitaxel毎週投与への上乗せ効果を検証され，主要評価項目であるPFSの有意な延長を示した．しかしながらOSの延長効果は示されていないことや腸管穿孔や出血，血栓などの重篤な有害事象のリスクも懸念されること，同様の作用機序の他の薬剤（trebananibやpazopanib）でも有用性を示すデータがあることから，まだ完全な標準治療とはいえない状況である．

最新の動向

さまざまな分子標的治療薬の開発が進行している．初回化学療法後の維持化学療法としてのolaparibの有効性を検証したSOLO1試験において，主要評価項目がpositiveであったというプレスリリースがあった．2018年10月の欧州臨床腫瘍学会で詳細は報告予定である．また，cediranibとの併用も注目されており，プラチナ感受性再発，耐性再発両者で国際共同治験が進行中である．PARP阻害薬ではほかにveliparib，rucaparib，ninaparibなどの開発が進行中である．また，PD-1/PD-L1などを標的とする免疫チェックポイント阻害薬の開発も盛んで，nivolumabは第Ⅲ相試験が日本で行われ，現在症例登録を終了し追跡中である．pembrolizumabやavelumabなどについても現在さまざまな臨床試験が進行中である．

[参考文献]

1) Schiffman M, et al：Lancet, 370（9590）：890-907, 2007.
2) Morris M, et al：The New England journal of medicine, 340（15）：1137-1143, 1999.
3) Rose PG, et al：The New England journal of medicine, 340（15）：1144-1153, 1999.
4) Whitney CW, et al：J Clin Oncol, 17（5）：1339-1348, 1999.
5) Keys HM, et al：The New England journal of medicine, 340（15）：1154-1161, 1999.
6) Green JA, et al：Lancet, 358（9284）：781-786, 2001.
7) Quadrivalent vaccine against human papillomavirus to prevent high-grade cervical lesions. The New England journal of medicine, 356（19）：1915-1927, 2007.
8) Harper DM, et al：Lancet, 364（9447）：1757-1765, 2004.
9) Kong A, et al：Cochrane Database Syst Rev, 18（4）：CD003916, 2012.
10) Randall ME, et al：J Clin Oncol, 24（1）：36-44, 2006.
11) Sagae S, et al：JGOG2033：Randomized phase Ⅲ trial of whole pelvic radiotherapy vs cisplatin-based chemotherapy in patients with intermediate risk endometrial carcinoma. J Clin Oncol（Meeting Abstracts）, 23（16_suppl）：5002, 2005.
12) Fleming GF, et al：J Clin Oncol, 22（11）：2159-2166, 2004.
13) Thigpen JT, et al：J Clin Oncol, 17（6）：1736-1744, 1999.
14) du Bois A, et al：Journal of the National Cancer Institute, 95（17）：1320-1329, 2003.
15) Ozols RF, et al：J Clin Oncol, 21（17）：3194-3200, 2003.
16) Bookman MA, et al：Ann Oncol, 8（6）：611-614, 1997.
17) Alberts DS, et al：The New England journal of medicine, 335（26）：1950-1955, 1996.
18) Markman M, et al：J Clin Oncol, 19（4）：1001-1007, 2001.
19) Armstrong DK, et al：The New England journal of medicine, 354（1）：34-43, 2006.
20) Markman M, et al：J Clin Oncol, 9（3）：389-393, 1991.
21) Cantu MG, et al：J Clin Oncol, 20（5）：1232-1237, 2002.
22) Parmar MK, et al：Lancet, 361（9375）：2099-2106, 2003.
23) Pfisterer J, et al：J Clin Oncol, 24（29）：4699-4707, 2006.
24) Dizon DS, et al：Gynecologic oncology, 91（3）：584-590, 2003.
25) Markman M, et al：J Clin Oncol, 17（4）：1141, 1999.
26) Polyzos A, et al：Oncology, 61（2）：129-133, 2001.
27) Robinson JB, et al：Gynecologic oncology, 82（3）：550-558, 2001.
28) Rose PG, et al：Gynecologic oncology, 89（3）：429-433, 2003.
29) Lee CW, et al：Gynecologic oncology, 99（2）：393-399, 2005.
30) Dizon DS, et al：Gynecologic oncology, 84（3）：378-382, 2002.
31) Kandel MJ, et al：Int J Gynecol Cancer, 15（5）：780-784, 2005.
32) Markman M, et al：Gynecologic oncology, 93（3）：699-701, 2004.
33) Gordon AN, et al：J Clin Oncol, 19（14）：3312-3322, 2001.
34) Thigpen JT, et al：Gynecologic oncology, 96（1）：10-18, 2005.
35) Katsumata N, et al：British journal of cancer, 93（9）：999-1004, 2005.
36) Markman M：The oncologist, 12（2）：186-190, 2007.
37) Bodurka DC, et al：J Clin Oncol, 21（2）：291-297, 2003.
38) Matsumoto K, et al：Gynecologic oncology, 100（2）：412-416, 2006.
39) Rose PG, et al：J Clin Oncol, 16（2）：405-410, 1998.

■松本光史

15 Germ Cell Tumor 胚細胞腫瘍

What's New in

診断

■ 臨床症状

陰嚢における症状として片側陰嚢の腫瘤，無痛性の腫大，精巣痛などがある．また，転移病巣の症状としては，後腹膜転移に伴って，背部痛，消化器症状，体重減少，腹部腫瘤の触知などがある．また，肺転移による息切れや血痰，頸部リンパ節腫脹，脳転移よる中枢神経症も認められる．腫瘍からの human chorionic gonadotropin（HCG）の産生によってライディッヒ細胞よりエストロゲン分泌が促され女性化乳房が認められる場合がある．

性腺外胚細胞性腫瘍は，精巣に腫瘍を認めず，縦隔，後腹膜，仙骨尾，頭蓋内などの体の中心線上に発生し，胚細胞性腫瘍全体の約2〜5%を占める．胚形成期における尿生殖隆線（urogenital ridge）に沿った胚細胞の迷入が原因と考えられている．

■ 診断方法

上記より胚細胞性腫瘍が疑われた場合には，速やかに精査を行うことが重要である．若年の患者が多く，精巣腫瘍についての情報不足や恥じらいから受診が遅れるケースも多い．症状の発現から確定診断までの遅れは diagnostic delay と呼ばれており，遅延が大きいほどステージが進行し生存割合が低下することが指摘されている[1]．しかし，近年はインターネットなどを通じて精巣腫瘍についての情報が一般にいきわたるようになったことも一因で，diagnostic delay が減少傾向にあることが報告されている[2]．まず精巣の診察を行い，超音波検査を用い腫瘍の有無を診断する．超音波検査の精巣腫瘍における感度は100%で，かつ検査自体が安価であることから，身体検査で明らかに腫瘍が確認される場合でも行うことが勧められる．また，若年男性で，後腹膜や他の臓器に腫瘤が指摘されている場合，精巣腫瘍を疑う腫瘍マーカー上昇が認められる場合，および不妊を抱えている場合は，精巣に腫瘍を触れなくても超音波検査は有用である[3,4]．後腹膜や肺転移をはじめとする横隔膜上の転移の検索にはCT検査が有用である．骨および中枢神経に関する症状が疑われる場合にはそれぞれ骨シンチグラムおよび脳MRI検査を施行する．また，診断および病期診断のために AFP，HCG，LDH といった腫瘍マーカーの測定が重要である．AFPの血中半減期は約5〜7日であり，HCGの血中半減期は約24〜48時間である．これらの腫瘍マーカーは，治療効果のモニタリングにも用いられる．

HCGの測定方法には，インタクト，トータル，フリーβの3つがあり注意が必要である．このうち，インタクトHCGとトータルHCGは mIU/mL の単位で表され，フリーβHCGは ng/ml の単位で表される．フリーβHCGはmIU/mLへの換算は不可能であり，治療方針決定に重要である International Germ Cell Cancer Collaboration Group リスク分類（以下 IGCCCG リスク分類，詳細については後述）に用いることは出来ない．また，最近はインタクトHCGを用いることは少なくなり，感度の高さ等からトータルHCGが多く用いられるようになっている[5]．トータルHCGは，β鎖を認識して測定されるため，キットによっては"βHCG"と表記されていることもあるため，フリーβHCGと混同しない様に注意が必要である．どちらが測定されているかは上述の様に単位で見分けることが可能であり，"mIU/mL"の単位で表されているのがトータルHCGであり，"ng/mL"で表されているのがフリーβHCGである．

病理学的診断・Stage（病期）分類

■ 病理学的診断と組織学的分類

上記の臨床症状ならびに検査によって胚細胞性腫瘍が疑われたならば，速やかに組織学的診断が必要となる．精巣原発では高位除睾術を行う．縦隔，後腹膜などの性腺外原発例においてはCTガイド下での生検などを用いて組織診断を行う．

組織学的には，セミノーマ（seminoma），卵黄嚢腫（yolk sac tumor），胎児性がん（embryonal carcinoma），絨毛がん（choriocarcinoma），奇形腫（teratoma）があり，また，これらの混合型が認められる．セミノーマ成分のみであればセミノーマと分類する．セミノーマ以外の組織型あるいは混合型のものは非セミノーマと分類する．組織学的にセミノーマと診断されたとしても AFP 高値を認める場合には，非セミノーマ成分が混在していると考えられるため，非セミノーマに分類する．

■ Staging

AJCC による TNM（S）分類（第8版，2017年）と Staging を以下に示す（各15 表-1）．第8版では，特にT分類について大きな変更があったことに注意すべきである．第7版までは，腫瘍が鞘膜に及ぶものを T2 と分類して

各 15 表-1. 精巣腫瘍の TNM 分類と AJCC Staging（第 8 版，2017）

PT	
pTX	原発巣が評価不能
pT0	原発巣が認められない
pTis	精細管内の腫瘍（carcinoma in situ）
pT1	精巣にとどまり（精巣網を含む），血管・リンパ管侵襲を認めない pT1a*　3 cm 未満の腫瘍 pT1b*　3 cm 以上の腫瘍
pT2	精巣にとどまるが血管・リンパ管侵襲を認める あるいは，腫瘍が精巣門の軟部組織あるいは精巣上体に浸潤する，または，白膜の外側表面を覆っている内臓中皮層を貫く．血管・リンパ管侵襲の有無は問わない
pT3	腫瘍が精管に及ぶ．血管・リンパ管侵襲の有無は問わない
pT4	腫瘍が陰嚢に及ぶ．血管・リンパ管侵襲の有無は問わない
N	
cNx	所属リンパ節が評価不能
cN0	所属リンパ節に転移を認めない
cN1	リンパ節転移が直径 2 cm を超えない あるいは，多発性リンパ節転移で，いずれも直径 2 cm を超えない
cN2	リンパ節転移が直径 2 cm を超えるが 5 cm 以下である あるいは，多発性リンパ節転移で，いずれか 1 つが直径 2 cm を超えるが，直径 5 cm を超えない
cN3	リンパ節転移が直径 5 cm を超える
M	
M0	遠隔転移を認めない
M1a	所属リンパ節以外のリンパ節あるいは肺転移を認める
M1b	肺以外の臓器転移を認める

＊：pT1 の亜分類は pure seminoma のみに適応

S	LDH	HCG（mIU/mL）	AFP（ng/mL）
S0	正常値上限以下	正常値上限以下	正常値上限以下
S1	＜正常値上限の 1.5 倍	＜5,000	＜1,000
S2	正常値上限の 1.5〜10 倍	5,000〜50,000	1,000〜10,000
S3	＞正常値上限の 10 倍	＞50,000	＞10,000

Staging Group	T	N	M	S
Stage 0	pTis	N0	M0	S0
Stage I A	T1	N0	M0	S0
Stage I B	T2-T4	N0	M0	S0
Stage I S	any T	N0	M0	S1-3
Stage II A	any T	N1	M0	S0
	any T	N1	M0	S1
Stage II B	any T	N2	M0	S0
	any T	N2	M0	S1
Stage II C	any T	N3	M0	S0
	any T	N3	M0	S1
Stage III A	any T	any N	M1a	S0-1
Stage III B	any T	any N	M1a	S0
	any T	any N	M0	S2
Stage III C	any T	any N	M0	S3
	any T	any N	M1a	S3
	any T	any N	M1b	any S

いた．解剖学的に鞘膜は 2 層構造とされる．鞘膜の内側の層を白膜と解釈する病理医もいることから[6]，第 8 版では白膜の外側表面を覆っている内臓中皮層を貫くものを T2 と記載している．また，第 8 版では精巣門の軟部組織に及ぶものも T2 としている．また，AJCC におけるⅡC 期以上の進行期に対しては IGCCCG（International Germ Cell Caner Collaborative Group）リスク分類（各 15 表-2）が広く用いられている．

IGCCCG リスク分類は，それまで各治療施設がそれぞれの予後分類を用いて臨床試験を行っていたものを，臨床試験の解釈あるいは後の臨床試験の計画に際して国際的に標準化を目指したものであり，5,862 人の胚細胞腫瘍患者のデータを用いて 1997 年に発表された．組織分類および IGCCCG リスク分類による 5 年生存割合は，セミノーマにおける good risk 群，intermediate risk 群においてそれぞれ 86％，72％であり，非セミノーマにおける good risk 群，intermediate risk 群，poor risk 群においてそれぞれ 92％，80％，48％であった[7]．

AJCC による TNM（S）分類および IGCCCG リスク分類で用いる腫瘍マーカー（LDH, HCG, AFP）は必ず徐睾術後の値を用いる（性腺外原発では例外）．上述した様に，AFP の血中半減期は約 5〜7 日であり，HCG の血中半減期は約 24〜48 時間である．Stage I では徐睾術後上記の半減期通りに正常化しないもののみを IS と staging する．進行

各15表-2. International Germ Cell Cancer Collaborative GroupによるIGCCCGリスク分類

Risk	セミノーマ		非セミノーマ
Good	肺以外の臓器転移なし	AFP＜1,000 ng/mL HCG＜5,000 mIU/mL LDH＜正常×1.5 肺以外の臓器転移なし 性腺または後腹膜原発	左記のすべてを満たす
Intermediate	肺以外の臓器転移あり	AFP 1,000〜10,000 ng/mL HCG 5,000〜50,000 mIU/mL LDH　正常×1.5〜10 肺以外の臓器転移なし 性腺または後腹膜原発	左記のいずれかを満たす
Poor	(−)	AFP＞10,000 ng/mL HCG＞50,000 mIU/mL LDH＞正常×10 肺以外の臓器転移あり（脳など） 縦隔原発	左記のいずれかを満たす

期においても，除睾術前の腫瘍マーカーを用いると過剰治療にも過少治療にも繋がる場合があるので，必ず徐睾術後の値を用いてリスク分類を行う[8]．

治療方法

■ StageⅠA, ⅠB, ⅠSのセミノーマの治療

StageⅠのセミノーマに対する治療方法として，サーベイランス，carboplatin単回投与，放射線治療がある．これらの3つの方法において長期生存成績に関していずれかが優れているという確固たるエビデンスは存在しない．いずれの方法でも95％以上の治癒率が得られる[9]．

❶サーベイランス

サーベイランスでは診察，胸部レントゲン，CT，腫瘍マーカーの測定といった方法で経過観察し，再発が認められた際に治療を行う．サーベイランスのみでは除睾術後の患者の15〜18％の患者が再発する[10,11]．再発までの期間の中央値は14カ月であり，92％が3年までに再発する[12]．つまり，仮にStageⅠのセミノーマ全例に対して術後治療を行うと8割以上の患者を不必要なリスクにさらすこととなる．精巣網浸潤はセミノーマにおいて再発リスク因子とされていたが，その妥当性については否定的との見解も認められ注意が必要である[11,13]．腫瘍径は大きくなるほど連続的に再発リスクは上昇するが8 cm大の腫瘍でも3年までの再発率は26％とされる[11]．再発した段階で放射線治療あるいはcisplatinを含む化学療法を行うことによってほとんど完治可能である．

❷carboplatinによる補助化学療法

carboplatin単回投与と放射線治療を比較したランダム化比較試験の結果が欧州から報告されている[14]．この報告においてはpT1からpT3のセミノーマ患者1,477人を放射線治療グループ（20 Gyあるいは30 Gy）とcarboplatin AUC 7の単回投与群に5対3でランダム化した．2年の無再発生存割合においてRT群では96.7％であったのに対して，carboplatin群では97.7％であり，無再発生存割合の差の90％信頼区間は3％以内であったことからcarboplatin群のRT群に対する非劣性が証明された．5年の無再発生存割合においてもRT群では96.0％であったのに対し，carboplatin群では94.7％でその差は1.34％のみであり非劣性は維持されている[15]．しかし，carboplatinによる治療でも約80％の患者で過剰治療となり，効果および毒性に関する20年以上の長期にわたるフォローアップデータがないことも問題点である．

❸放射線治療

歴史的には大動脈周囲への予防的放射線治療が標準治療とされてきた．放射線治療を行うことによって再発リスクは5％未満にまで減少する．しかし，心血管への影響があることや2次性発がんの頻度が上昇することが懸念されている[9]．心血管障害によって死亡するリスクは1.6〜2.4倍に上昇し，2次性発がんのリスクは約2倍に上昇する．これらへの懸念から，米国SEERプログラムにおける16,463名のセミノーマ患者における検討では2000年以前ではStageⅠのセミノーマ患者の約80％に用いられていた放射線治療が2013年には20％未満にまで低下していたことが報告されている[16]．

■ StageⅠA, ⅠBの非セミノーマの治療

StageⅠA, ⅠBの非セミノーマに対する治療選択肢には，サーベイランス，後腹膜リンパ節郭清（RPLND）および，補助化学療法（BEP療法1〜2コース）がある．セミノーマ同様いずれの方法においても95％以上の治癒率が得られる[9]．

❶サーベイランス

1984年から2007年のデンマーク多施設からの1,226人のStageⅠ非セミノーマ患者のサーベイランスにおけるデータによると，徐睾術のみでは30.6％の患者が再発した[17]．同様にサーベイランスを基本方針としているPrincess Margaret Hospital（371人）およびBritish

Columbia Cancer Agency and Oregon Testis Cancer Program（223人）からの近年の報告でも再発率はそれぞれ28%[18]，26%[19]であった．また，再発のリスク因子として血管・リンパ管侵襲（lymphovascular invasion：LVI）が知られており，StageⅠ非セミノーマ患者の14〜27%に認められる[17〜19]．スウェーデンおよびノルウェー（SWENOTECA），カナダ，スウェーデン，英国，米国からの1,139人の報告では，LVI陽性，LVI陰性での再発率はそれぞれ44%，14%であった[20]．再発までの期間の中央値はLVI陽性，LVI陰性でそれぞれ4カ月，8カ月であり，90%が2年までに再発する[12]．ただし，再発後主にプラチナベースの化学療法を受けることによって99%のがん特異的生存割合が得られる[21]．

❷ 補助化学療法

pT2〜pT4の高リスク群に対して補助化学療法としてBEP療法（bleomycin, etoposide, cisplatin）2コースが用いられてきた（BEP療法の詳細については進行性胚細胞性腫瘍の項を参照）．サーベイランスでは44%の再発が見込まれるこれらの対象に対して，補助化学療法を用いることによって2〜7%まで再発率を明らかに低下させた[9]．2008年に382人のStageⅠ非セミノーマ患者（pT2以上の高リスクは43%）を対象とする，BEP療法1コースと神経温存RPLNDのランダム化比較試験の結果が報告された．2年の無再発生存割合は，BEP療法1コースで99.4%，神経温存RPLNDで92.3%と約7%の差が認められ，両側ログランク検定では有意にBEP1コース群が良好であった（p＝0.0033）[22]．SWENOTECAからは517人のStageⅠ非セミノーマ患者を対象としてBEP療法1コースを行った報告がなされている．全体での再発率は2.4%のみであり，LVI陽性（258人），LVI陰性（255人）での再発率はそれぞれ3.2%と1.6%であった[23]．補助化学療法のメリットはLVI陽性症例で特に大きい．しかし，LVI陽性に限って術後化学療法を行っても半数以上が過剰治療となる．補助化学療法を行う場合，有害事象の軽さと再発率の低さからBEP療法は2コースよりも1コースが推奨される[24]．

❸ 後腹膜リンパ節郭清（RPLND）

RPLNDは，臨床病期StageⅠの非セミノーマにおいて，病理学的StageⅠと病理学的StageⅡに区別する診断法としてのgold standardである．臨床病期でStageⅠとされても，LVI陽性等の高リスク群では，RPLNDを行うと約30%において後腹膜リンパ節転移が認められる．このようなリンパ節転移例にRPLNDを行うことでviable cancerの摘出という治療的役割がある．経験のある術者によって適切なRPLNDが行われた場合には術範囲内の再発は1%未満とされており，90〜95%で射精機能の温存が可能とされる[9]．インディアナ大学による報告ではStageⅠの高リスク群に対し，RPLND単独で257人中30人（11.6%）に再発が認められたのみであった[25]．またRPLNDは，化学療法には感受性がほとんどない奇形腫を摘出する唯一の手段でもある．臨床病期StageⅠでは，後腹膜リンパ節に5〜10%に成熟奇形腫が認められるとされており，また病理学的StageⅡに限ると17〜30%に上るとされている[9]．奇形腫は，将来においてgrowing teratoma syndrome，悪性転化，晩期再発（2年以降の再発）の原因となるとされ，特に米国においては積極的にRPLNDが行われる傾向がある[26]．

■ StageⅠS非セミノーマに対する治療

除睾術後も腫瘍マーカーが半減期に沿って低下しないで正常化しないStageⅠSに対して後腹膜リンパ節郭清を行った場合，後腹膜リンパ節転移は82%にも至る[27]．StageⅠSに対してはBEP療法3コースあるいはEP療法（etoposide, cisplatin）4コースが勧められる（EP療法の詳細については進行性胚細胞性腫瘍の項を参照）．

■ StageⅡA，ⅡBのセミノーマの治療

標準的治療は歴史的には放射線治療である．1991年から1994年にドイツの30施設で行われた94人を対象として行われた前向き試験においては，ⅡA期66人に対して30 Gy，ⅡB期21人に対して36 Gyの放射線治療が行われた．6年での無再発生存割合はⅡA，ⅡBでそれぞれ95.3%，88.9%であった[28]．StageⅡA，ⅡBのセミノーマに対してはⅡC以上のIGCCCGリスク分類のgood risk群に準じた化学療法（BEP療法3コースあるいはEP療法4コース）も行われ，1994年から2003年にスペインで行われた72名を対象として行われた前向き試験では5年無再発生存割合はⅡA，ⅡBでそれぞれ100%，87%であった[29]．セミノーマにおいてStageⅡA，ⅡBで放射線治療と化学療法を比較するランダム化比較試験は存在しない．メタアナリシスでは，ⅡAにおける再発率は両者で同等（5%対7%）であったが，ⅡBにおける再発率は化学療法で低い傾向があった（12%対5%）．また，2次性発がんのリスクは放射線治療群で高い傾向があった（4%対2%）[30]．

■ StageⅡA，ⅡBの非セミノーマの治療

除睾術後に腫瘍マーカーが正常化するS0と正常化しないS1で治療方針が異なる．StageⅡA（S1），ⅡB（S1）では全身化学療法をまず行う．また，StageⅡB（S0）でも全身化学療法をまず行う．IGCCCGリスク分類のgood risk群に推奨される治療と同じくBEP療法3コースある

各15 表-3. ⅡC 期以上の胚細胞腫瘍における主な臨床試験

予後良好群においてのランダム化比較試験	
・BEP 療法は3 コースで充分 　BEP×4＝BEP×3 　BEP×3→EP×1＝BEP×3	Einhorn LH：JCO, 7：387：1989 Saxman SB：JCO, 16：702：1998 de Wit R：JCO, 19：1629：2001
・carboplatin は cisplatin に劣る 　EP×4＞EC×4 　BEP×4＞CEB×4	Bajorin DF：JCO, 11：598：1993 Horwich A：JCO, 15：1844：1997
・同じコース数では bleomycin を省略すると効果が減弱する 　BEP×3＞EP×3 　BEP×4＞EP×4	Loehrer PJ：JCO, 13：470：1995 de Wit R：JCO, 15：1837：1997
・BEP3 コースの代わりに EP4 コースの代用は可能 　BEP×3÷EP×4	Culine S：Ann Oncol, 18：917：2007
予後中間～予後不良群においてのランダム化比較試験	
・cisplatin を倍量にしても生存率は変わらない 　BEP×4＝倍量 cisplatin による BEP×4	Nichols CR：JCO, 9：1163：1991
・bleomycin を ifosfamide に変更しても生存率は変わらない 　BEP×4＝VIP×4	Nichols CR：JCO, 16：1287：1998 Hinton S：Cancer, 97：1869：2003
・dose-intensity を高めた治療を行っても生存率は変わらない 　BEP×4→EP×2＝BOP/VIP-B×3	Kaye SB：JCO, 16：692：1998
・paclitaxel を導入（追加）しても生存率は変わらない 　BEP×4＝T-BEP×4	de Wit R：JCO, 30：792：2012
・大量化学療法を併用しても生存率は変わらない 　BEP×4＝BEP×2→CEC×2 　BEP×4＝VIP×1→HD-VIP×3	Motzer RJ：JCO, 25：247：2007 Daugaard G：Ann Oncol, 22：1054：2011

EC：etoposide, carboplatin, CEB：carboplatin, etoposide, bleomycin, VIP：etoposide, ifosfamide, cisplatin,
BOP/VIP-B：bleomycin, vincristine, cisplatin/etoposide, ifosfamide, cisplatin-bleomycin による dose intensity を高めた治療
T-BEP：paclitaxel, bleomycin, etoposide, cisplatin
CEC：cyclophosphamide, etoposide, carboplatin による末梢血幹細胞移植を併用した大量化学療法

いは EP 療法4 コースを行い化学療法後の残存腫瘍に対しては RPLND を施行する．StageⅡA（S0）では過剰治療を避けるためにより慎重な対応が必要である．すなわち，6 週間経過観察し re-staging して対応するか，あるいは直ちに RPLND を先行させ病理学的な staging を行う．6 週間の経過観察の間に後腹膜リンパ節腫大が自然退縮するケースもあり，この場合治療は StageⅠに準じる．RPLND を行った場合は病理学的なステージによって術後の方針を決定する．pN0 であれば StageⅠの非セミノーマ同様サーベイランスとする．pN1 あるいは pN2 であれば BEP 療法2 コースを施行する[26,31]．

■ ⅡC 期以上の胚細胞腫瘍における初回導入化学療法

ⅡC 期以上の胚細胞腫瘍における基本的な治療方針は，高位除睾術等での組織診断に引き続き，まず化学療法を施行し，腫瘍マーカーの正常化が得られたら残存した腫瘍を切除するというものである．1987 年，PVB 療法（cisplatin, vinblastine, bleomycin）4 コース対 BEP 療法（bleomycin, etoposide, cisplatin）4 コースのランダム化比較試験の結果が報告され，予後不良症例に対して BEP 療法の生存が上回りまた毒性が軽減されたことから BEP 療法4 コースが標準的治療となった[32]．

以降，上述の IGCCCG リスク分類を経ながら，生存割合が約90％で可能となった予後良好群においては効果を保ちながら毒性を軽減させるための研究が行われ，生存割合が50～70％であった予後中間群や予後不良群においてはさらに効果を高めるための研究が行われてきた．

現在，IGCCCG リスク分類の good risk 群（各15 表-2）では BEP 療法3 コースあるいは EP 療法（etoposide, cisplatin）4 コースが標準的治療であり，intermediate 群あるいは poor risk 群においては BEP 療法4 コースが標準的化学療法とされている．ただし，intermediate 群あるいは poor risk 群で bleomycin による肺毒性が危惧されるケースでは BEP 療法4 コースの代わりに VIP 療法（etoposide, ifosfamide, cisplatin）4 コースを選択する[24]．

これらに至るまでの key となる臨床試験を以下の各15 表-3 に示す．

BEP 療法は，以下のスケジュールで行われる．化学療法中は腫瘍マーカーを週一回チェックし治療効果のモニターを行う[33]．

【BEP 療法】（3 週サイクルで投与）

cisplatin	20 mg/m² day 1～5
etoposide	100 mg/m² day 1～5
bleomycin	30 U/body day 1, 8, 15

BEP 療法はこのようなシンプルな化学療法レジメンであるが，単剤で胚細胞腫瘍に有効な3 種の薬剤を組み合わせ，なおかつ dose limiting factor を腎毒性，骨髄毒

性，肺毒性に分散しえた点で理想的な併用化学療法であり，1987年以降30年以上に渡って標準的化学療法であり，少なくとも全生存割合の点でBEP療法4コースを凌駕する化学療法は現在まで登場していない．また，BEP療法の理論的背景には「Goldie-Coldman仮説」がある．すなわち，腫瘍細胞は，時間が経つとともに自然に薬剤耐性を獲得し増殖していくため，治癒すなわち"total cell kill"を目指すには，非交叉耐性の有効薬剤の投与をできるだけ多く，短時間に行うことで耐性細胞の増殖を防ぐ必要がある．

BEP療法を構成するcisplatin，etoposide，bleomycinはそれぞれ胚細胞腫瘍に対する，最も重要な薬剤，2番目に重要な薬剤，3番目に重要な薬剤である．

cisplatinの胚細胞腫瘍に対する効果は，意外にもランダム化比較試験では証明されていない．cisplatinの登場前にはvinblastine＋bleomycinによる併用療法が用いられており，これによる治癒率は約3割であった．再発例に対してcisplatinが目覚しい効果を示したことにより，vinblastine＋bleomycinにさらにcisplatinを併用するPVB療法の第II相試験が行われ，治癒率が約7割まで一気に向上した．cisplatinの効果があまりに高かったため，倫理的配慮からランダム化比較試験は行われずにcisplatinは標準的治療に組み込まれることとなった（equipoiseが成立しなかった）[34]．

etoposideの効果は，上記のPVB療法とBEP療法のランダム化比較試験で証明されている[32]．予後不良群におけるサブセット解析ではあるが，PVB療法に比較してBEP療法の予後が有意に上回っており，vinblastineに代わってetoposideが標準的治療に組み込まれることになった．

bleomycinは3剤の中での役割は一番小さい一方，その位置付けは非常に重要である．bleomycinの効果が確認された試験は，予後良好群を対象とした2つのランダム化比較試験である[35,36]．bleomycinのあるなし，すなわち，BEP療法とEP療法を同一のコース数（3コースおよび4コース）で比較した2つのランダム化試験では，いずれの試験でもbleomycinが含まれるBEP療法の治療成績が有意に良好であったことが報告されている．ちなみに，BEP療法3コースとEP療法4コースの比較も行われており[37]，これらの効果は近似しているため，いずれが標準であるかは現在でも論争が続いているが，少なくとも同じコース数では確実にBEP療法がEP療法を上回っている．重要なことは，これらのbleomycinのあるなしの研究が行われた対象は，BEP療法で9割が治る"good risk群"であるということである．つまり，9割が治ることがわかった対象において，効果を落とさず

に，副作用の少ない治療が求められた背景があり，bleomycinの省略の意義が研究されたのである．それぞれ約7割，約5〜6割しか治癒しないintermediate群，poor risk群において，bleomycinの省略ということはそもそも成り立たない．bleomycinは確かに間質性肺炎のリスクを伴い，その予測も難しいことから使用しにくい薬剤である．しかし，intermediate群，poor risk群において，どうしてもbleomycinが使用しにくい患者においては，BEP療法4コースと同等の効果が示されている，VIP療法（etoposide，ifosfamide，bleomycin）で治療を開始すべきである[38]．EP療法が代用可能であるのはgood risk群のみ（BEP3コース≒EP4コース）であり[37]，intermediate risk群あるいはpoor risk群にEP療法で治療開始してはならない．1コース目だけbleomycinを省略したEP療法を行って，2コース目以降BEP療法を行うという治療方針はよく見かけられるが，「Goldie-Coldman仮説」を考慮しても，最も重要な1コース目でbleomycinを外した治療は，耐性細胞の増加を誘発して，難治化する要因となる可能性が高い．

さらに，BEP療法は3週サイクルで行うことが極めて重要である．上述のPVB療法とBEP療法の比較試験の"method"の部分には"each course was to be initiated on schedule, regardless of granulocyte count"と記載されており，1987年当時よりdose intensityを維持することに重きを置いていたことが読み取れる（しかもこの時代はG-CSFがまだなかった時代である）[32]．もっとも上記の開始基準ではあまりにリスクが高いとは思われるが，例えばEAUのガイドライン[24]においては，「（BEP療法は）21日サイクルで減量なく施行するべきである．治療開始延期が正当化されるのは，好中球数が1,000/μL未満で発熱を伴っているか，血小板数が100,000/μL未満である時のみである」と記載されている．このように，dose intensityが重視される背景には1つには上述のGoldie-Coldman仮説があるが，過去に胚細胞腫瘍においてdose intensityが重要であることは臨床試験の結果からも示されている[39-41]．

dose intensityの維持の重要性を述べたが，無理に次コース開始を決行することも問題であり，リスクベネフィットを充分に検討した上で慎重に判断するべきである．例えば，good risk群では，骨髄抑制による1週間までの次コース開始の延期は予後に影響しないというデータも存在する[42]．しかし，intermediate risk群以上ではその様なデータはない．米国の胚細胞腫瘍治療専門施設であるインディアナ大学での方法は，白血球数，好中球数に関わらずday 22で2コース目を開始し，2コース目のday 4でも白血球数，好中球数が少ない場合にはday 5の

etoposide のみを省略し FN のリスクを低減させるというものである[8]．

BEP 療法で G-CSF 製剤を予防投与しなかった場合の発熱性好中球減少症（febrile neutropenia：FN）の発症率は 13～19.4％ と報告されており[43,44]，20％ 未満であることから，1 次予防としての G-CSF 投与は必須でない[45]．しかし，発熱性好中球減少症がいったん生じるとその治療に要する期間が次コース開始を遅らせる結果に繋がるため，特に治療強度が重要とされる intermediate risk 群や poor risk 群では積極的に 1 次予防として G-CSF を投与してもよいだろう．BEP 療法では，day 1～5 で抗がん薬 3 剤が投与され，day 8，15 で bleomycin が投与されるスケジュールである．G-CSF を day1～5 の抗がん薬投与終了 24 時間以降の day7 辺りより連日投与する．bleomycin が骨髄抑制の少ない薬剤であることから，筆者の施設では基本的に day8，15 の bleomycin と G-CSF を同日投与している．また，bleomycin と G-CSF の併用は以前肺毒性を増強する可能性も示唆されたが，胚細胞腫瘍においてその因果関係は否定的とされている[46,47]．bleomycin との併用ではないが，非 Hodgkin リンパ腫での CHOP 療法では白血球数を 23,000/μL 以上にすると肺障害の頻度が増加するというデータがあり，白血球数が増加し過ぎないように G-CSF の投与回数を調整したほうがよいかもしれない（Yokose N：BJC, 1998）．持続製剤である pegfilgrastim も使用可能であるが，BEP 療法との併用で特に肺障害に関する安全性のデータは少なく，また，白血球数のコントロールが困難なため注意が必要である．

導入化学療法の 1 コース目の day 18～21 で理想半減期未満まで腫瘍マーカーが低下する症例（favorable TM decline）よりも，理想半減期まで腫瘍マーカーが低下しない症例（unfavorable TM decline）で予後が不良であることが以前よりいわれていた[48,49]．フランスの Gustave Roussy ほか多施設と MD アンダーソンがんセンター（以下 MDACC）が参加した GETUG-13 試験は，IGCCCG リスク分類の poor risk 群の非セミノーマに対して BEP 療法 1 コースを行った後，day 18～21 で理想半減期まで腫瘍マーカーが低下しない症例（unfavorable group）203 例を，BEP 療法 4 コースを継続完遂させる群（98 名）と，paclitaxel，ifosfamide，oxaliplatin を含む dose-dense chemotherapy に切り替えた群（105 例）にランダム化した．主要評価項目の 3 年無増悪生存割合は，BEP 継続群の 48％ に対して，dose-dense chemotherapy に切り替えた群で 59％ と有意差を持って無増悪生存期間が改善したと報告されている（HR 0.66，p＝0.05）[50]．3 年での全生存割合は BEP 継続群の 65％ に対して，dose-dense chemotherapy に切り替えた群で 73％ であり全生存期間には有意差は認められていない（HR 0.78，p＝0.34）．

■ 化学療法後の残存腫瘍の切除

セミノーマにおいて，化学療法終了後の残存腫瘍について CT にて直径 3 cm 未満であれば viable cell が残っている可能性は 3％ 程度しかなく経過観察でよいが，3 cm 以上の場合は 3 割程度で viable cell が残存していると考えられる[51]．直径 3 cm 以上であれば，残存腫瘍の評価に PET が有用である[52]．PET は化学療法後すぐに撮影すると偽陽性率が高くなるため，必ず化学療法終了後 6 週間以降で撮影する．直径 3 cm 以上の残存腫瘍に対して化学療法終了後 6 週間以降で撮影した PET の陽性的中率および陰性的中率はそれぞれ 78％，96％ である．つまり PET 陽性であれば残存腫瘍の切除が勧められ，PET 陰性であれば安全に経過観察が可能である[53]．

非セミノーマにおいて，化学療法にて腫瘍マーカーが陰性化し CR（後腹膜リンパ節 1 cm 未満と定義される）となれば RPLND は省略可能であるが，残存腫瘍が切除可能であれば切除を行う．RPLND の病理所見では 45％ で線維化のみ，42％ で奇形腫，13％ で viable cancer が認められる[54]．残存腫瘍の組織が壊死あるいは奇形腫であればそのまま経過観察とする．残存腫瘍の組織に viable cancer が認められた場合には追加の化学療法（EP 療法を用いることが多い）を 2 コース追加する[55,56]．

残存腫瘍が小さくても一定の割合で奇形腫が存在し，奇形腫は growing teratoma，悪性転化，晩期再発のリスクとなるとして，化学療法後の後腹膜リンパ節が 1 cm 未満でも RPLND を推奨する施設もある[57,58]．しかし，一方で，微小な奇形腫は残存させても将来のリスクにはほとんどならないため RPLND は化学療法後の後腹膜リンパ節が 1 cm 以上の場合にのみ適応するのが主流である[24,59,60]．

■ 再発および治療抵抗性胚細胞腫瘍の治療

初回導入化学療法では標準的治療が確立しているが，初回導入化学療法により寛解が得られず，不応あるいは再発となった場合の救援化学療法では標準的治療は確立していない．選択肢として，TIP 療法，VeIP 療法等の標準量化学療法と大量化学療法がある．

ここでは，まずわが国と欧米での救援化学療法の考え方の相違について述べ，標準量化学療法の位置づけ，また大量化学療法の位置づけ，主な施設のアプローチについて述べる．

❶ わが国と欧米での救援化学療法の考え方の相違

進行性胚細胞腫瘍において導入化学療法（例：IGCCCG リスク分類の intermediate risk 群/poor risk 群

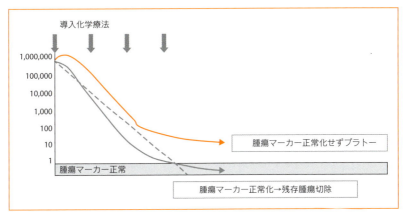

各 15 図-1．導入化学療法で腫瘍マーカーが正常化せずプラトーの場合

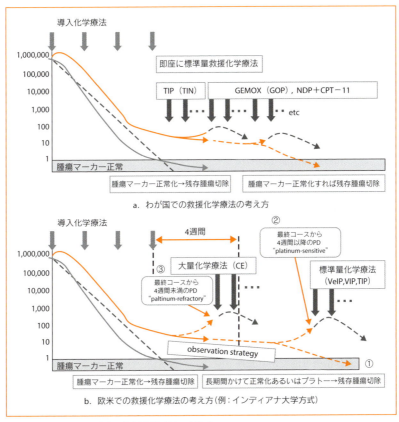

各 15 図-2．わが国と欧米の救援化学療法の考え方

で BEP 療法あるいは VIP 療法 4 コース）を行い，HCG や AFP が理想半減期に沿って下行し正常化するケースでは，残存腫瘍を切除することで多くが完全寛解に至る．しかし，HCG が 50,000 mIU/mL 以上や AFP が 10,000 ng/mL 以上などの腫瘍量が多いケースでは，4 コースの導入化学療法を行っても腫瘍マーカーが正常化せず，プラトーに達する（elevated but plateau）ことがしばしば経験される（**各 15 図-1**）．

まず，このような導入化学療法で腫瘍マーカーが正常化せずプラトーに達するケースでは，わが国と欧米では救援化学療法の考え方が大きく異なっていることを理解する必要がある．

わが国では導入化学療法後腫瘍マーカーが正常化せずプラトーに達した場合，増悪（PD），つまり，腫瘍マーカーの上昇（increasing）を確認することは行わないで即座に標準量の救援化学療法レジメン（TIP[61,62]，

TIN[63]，GEMOX[64]，NDP＋CPT-11[65]など）を継続して腫瘍マーカーの陰性化を目指す治療戦略が多くとられている（各15図-2a）．大量化学療法が救援化学療法として用いられることはほとんどない．残存腫瘍の切除は例外を除いて腫瘍マーカーが正常化してからしか行われない．本治療戦略によって，わが国での代表的治療施設におけるIGCCCGリスク分類のpoor risk症例（縦隔原発を除く）67名の5年生存割合は83%にまで達している[66]（インディアナ大学での同対象201名の5年生存割合は79%[67]）．

欧米では，インディアナ大学での治療戦略の例に代表されるように，導入化学療法で腫瘍マーカーが正常化せずプラトーとなった場合，即座に救援化学療法を行わず，まず経過観察（observation strategy）が行われる（各15図-1）．このobservation strategyの根拠となっているのはZonらによる報告である．すなわちHCGが50,000 mIU/mLを超えるような患者（IGCCCGリスク分類のpoor risk群に相当）では導入化学療法後半に腫瘍マーカーの減衰がプラトーとなり正常化せずに推移することがあるが，追加治療を行わなくても約半数において月単位で腫瘍マーカーが正常化し長期寛解に至るとしている（各15図-2b①）[68]．これら追加治療を行わなくても長期寛解となる患者群では即座に救援化学療法を行うことは過剰治療となる．

インディアナ大学ではobservation strategy中に増悪した場合，"platinum-sensitive"と"platinum-refractory"に分類して治療戦略を組立てている．最終化学療法から4週以降で増悪が確認された症例を"platinum-sensitive"と定義（各15図-2b②）し，最終化学療法から4週未満で増悪が確認された症例を"platinum-refractory"と定義（各15図-2b③）している[69,70]．"platinum-sensitive"に対しては，VeIP/VIP療法やTIP療法など標準的な救援化学療法でも充分治療可能であり長期無病生存が期待できる．しかし"platinum-refractory"に対しては，標準量の救援化学療法では長期持続の寛解に至る期待が極めて少ないとされ，末梢血幹細胞移植を併用した大量化学療法が試みられている．

❷**VeIP/VIP療法およびTIP療法による救援化学療法**

初回導入化学療法後の再発例あるいは再燃例に対してVeIP/VIP療法（vinblastine or etoposide/ifosfamide/cisplatin）による完全寛解割合は25%〜56%であり長期の持続的寛解は3%〜42%で得られている[71〜80]．

TIP療法（paclitaxel/ifosfamide/cisplatin）は，米国から予後良好群（精巣原発でかつ初回導入化学療法による完全寛解後の再発）に対しての成績が報告されており，46例の症例に対して化学療法および手術で70%の完全

寛解割合を示し，2年での無病生存割合は65%であった[81,82]．米国のレジメンでのpaclitaxelは250 mg/m²の24時間投与が用いられている．英国[83]およびスロバキア[84]からはpaclitaxel 175 mg/m²の3時間投与を使用したレジメンでの報告がされているが，持続的寛解割合はそれぞれ36%，47%とやや低くなっている．現在VeIP/VIP療法とTIP療法でいずれが最も有効であるかという確固たるエビデンスは存在しない．よって，TIP療法は救援化学療法のレジメンの選択肢の1つという位置付けである．以下にVeIP/VIP療法およびTIP療法の用量，スケジュールを示す．

【VeIP/VIP療法】（21日ごとに4コース繰り返す）

cisplatin	20 mg/m² day 1〜5
ifosfamide	1.2 g/m² day 1〜5
vinblastine	0.11 mg/kg day 1, 2
or etoposide	75〜100 mg/m² day 1〜5

【TIP療法】（21日ごとに4コース繰り返す）

paclitaxel	250 mg/m²* day 1（24時間投与）
ifosfamide	1.5 g/m² day 2〜5
cisplatin	25 mg/m² day 2〜5

＊：わが国では175 mg/m²（24時間投与）の用量が用いられている[62]．

❸**大量化学療法が必要な患者の選別**

欧米では，予後不良と考えられる再発・再燃患者に対するcurative intentの治療手段として大量化学療法が用いられてきた．インディアナ大学では，1986年から上述の"platinum-refractory"の患者と，複数回の再発を繰り返している患者を対象にして大量化学療法の開発が行われてきた．この"platinum-refractory"は1996年にBeyerらによって予後不良因子の1つとして確立している（Beyerモデル）[85]．

さらに，cisplatinベースの初回化学療法後に再発した1,594名の患者を対象とした予後予測モデルが2010年に提唱されている（International Prognostic Factor Study Group：IPFSG）．予後予測モデルとそれぞれの予後スコアにおける無増悪生存期間の生存曲線を次に示す（各15表-4，各15図-3）[86]．

再発・再燃の胚細胞腫瘍に対して現在主流となっている大量化学療法はcarboplatinとetoposideを中心として，これにアルキル化薬（cyclophosphamide, ifosfamide, thiotepa）などを組み合わせたものである[87]．上述のIPFSGによる，cisplatinベースの導入化学療法後に再発した1,594名の患者における解析では，通常量の救援化学療法に比べ，大量化学療法による救援化学療法のベネフィットが示唆されている（2年のPFSでHR

各 15 表-4. IPFSG による予後予測モデル

ポイント	0	1	2	3
原発巣	性腺	後腹膜	—	縦隔非セミノーマ
初回治療への反応	CR/PRm−	PRm+/SD	PD	—
progression free interval	>3 カ月	≦3 カ月	—	—
救援化学療法時の AFP	正常	≦1,000	>1,000	—
救援化学療法時の HCG	≦1,000	>1,000	—	—
肝 or 骨 or 脳転移あり	なし	あり	—	—

加算ポイントが (0)→0点, (1あるいは2)→1点, (3あるいは4)→2点, (5以上)→3点
- pure seminoma の場合は上記の加算スコアから1点を引く
- 非セミノーマ (mixed tumor も含む) はそのまま
- 最終予後スコア: −1点=very low risk, 0点=low risk, 1点=intermediate risk, 2点=high risk, 3点=very high risk

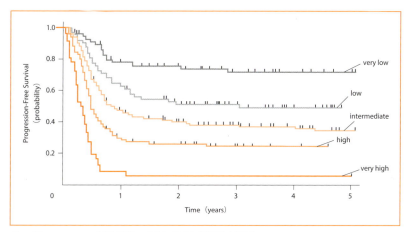

各 15 図-3. IPFSG の予後予測モデルによる無増悪生存期間

0.44, P<0.001, 5年のOSでHR 0.65, P<0.001)[88]．また，IPFSGの各リスクグループにおいても2年のPFSでは，大量化学療法による救援化学療法のベネフィットが示唆されている．

❹ 大量化学療法レジメンの比較

現在の欧米の代表的な施設での大量化学療法は carboplatin と etoposide を含んだレジメンを複数回用いることは共通しているが，carboplatin, etoposide の用量やその他の薬剤の使用の仕方については相違がある．欧米の代表的な施設として，インディアナ大学[89,90]，ドイツ[91]，MSKCC[92]，フランス[93]，MDACC[94]における現在の標準レジメンについて**各15表-5**にまとめた．キードラッグであるプラチナ製剤 (carboplatin) および etoposide の dose intensity を最も重視しているのがインディアナ大学であり，多剤併用を最も重視しているのがMDACCである．治療成績は全体ではこれらどの施設も約50%以上の長期無病生存を達成している．また，標準量の化学療法では完治させることが困難な，"platinum-refractory"症例，Beyerモデルの予後不良群，IPFSGモデルのhigh-risk群といった予後不良群に対してこれらの大量化学療法レジメンが一定の割合の患者を完治に至らせていることも事実であろう．

❺ 治療抵抗性胚細胞腫瘍の治療

VeIP/VIP療法およびTIP療法等の標準量化学療法や大量化学療法後にさらに再発した患者の予後はかなり厳しい．上記の"platinum-refractory"症例を含む予後不良の治療抵抗性胚細胞腫瘍に対して paclitaxel[95〜97]，gemcitabine[98]，oxaliplatin[99] などが active な薬剤として報告されている．oxaliplatin は cisplatin 同様プラチナ製剤であるが，cisplatin と非交叉耐性とされ，cisplatin 耐性症例にも効果を示すとされる[99]．これらの報告によれば，8〜27%の症例で腫瘍マーカーの減少や腫瘍の縮小が認められている．しかし，治療抵抗性胚細胞腫瘍に対して単剤のみの化学療法での長期無病生存はほとんど認められず，あくまで緩和的な効果に留まっている．

これらの薬剤を用いた併用化学療法の成績が報告されており，これらの治療抵抗性胚細胞腫瘍に対して緩和効果のみならず，少ないながら長期生存例も認められている[100〜107]．これらの併用化学療法のうち代表的なものに paclitaxel, gemcitabine の併用療法 (PTX+GEM療法)[100] と oxaliplatin, gemcitabine の併用療法 (GEMOX療法)[102] がある．

各15表-5. 各施設の大量化学療法レジメンの比較

	インディアナ CE	ドイツ CE	MSKCC TI-CE	フランス TAXIF-II	MDアンダーソン bevacizumab-GemDMC→bevacizumab-ICE
出典	NEJM 357：340, 2007	JCO 35：1096, 2017	JCO 30：800, 2012	JCO 28：1706, 2010	Ann Oncol 25：1775, 2014	Ann Oncol 26：2125, 2015
1コースで使用するcarboplatinの用量	2100 mg/m^2	1500 mg/m^2	AUC 24 (1552 mg/m^2*)	AUC 20 (1294 mg/m^2*)	1000 mg/m^2 (DMC) 1200 mg/m^2 (ICE)
1コースで使用するetoposideの用量	2250 mg/m^2	1500 mg/m^2	1200 mg/m^2	1500 mg/m^2	600 mg/m^2 (ICE)
carboplatinを使用するレジメンのサイクル数	2	3	3	2	2
carboplatin, etoposide以外に使用する薬剤	なし	なし	末梢血幹細胞動員部分 paclitaxel ifosfamide	末梢血幹細胞動員部分 paclitaxel epirubicin 大量化学療法部分 thiotepa paclitaxel ifosfamide	大量化学療法部分 bevacizumab gemcitabine docetaxel melphalan ifosfamide
患者数	184名	364名（縦隔原発 20名）	108名	107名	45名	43名
追跡期間中央値	4年	3.3年	7.5年	5.1年	2.2年	3.8年
長期無病生存割合 全体	63%	60%	47%	48%	50%	55.8%
"platinum-refractory"	45%	33%	NR	44.3%	—	NR
multiple-relapse	44.9%	49.0%	40%	23%	NR	NR
Beyer-intermediate	57.6%	NR	NR	54%	40%	68%
Beyer-poor	46.7%	NR	NR	23%	67%	46%
IPFSG-intermediate	NR	NR	51%	NR	NR	100%
IPFSG-high	NR	NR	50%	NR	NR	
IPFSG-very high	NR	NR	—	NR	NR	46%
治療関連死亡率	1.6%	2.5%	4%	2%	4.4%	9%

＊：GFR=85 ml/min, BSA=1.7 m^{2}とした設定での試算

PTX+GEM療法では治療抵抗性胚細胞腫瘍患者28例に対して21%の奏効割合であり，"platinum-refractory"症例10例中では1名（10%）のみで長期無病生存（25カ月以上）が得られている[100]．GEMOX療法はドイツ[102]，ギリシャ[103]，イタリア[108]，日本[64]から報告があるが，"platinum-refractory"症例の総数73人中少なくとも1年以上の持続的寛解が得られているのは8人（約11%）のみである．

また，"platinum-refractory"症例を含めた治療抵抗性胚細胞腫瘍に対して，gemcitabine, oxaliplatin, paclitaxelの3剤併用療法（GOP療法）も報告されている[109,110]．GOP療法を行った全体41名の患者において奏効割合は51%と良好であり，2年以上長期生存した患者は7/41（17%）であった．ただし"platinum-refractory"症例14例のうち，GOP療法によって2年以上無病生存している症例は1例（7%）のみであった．

また，古くから治療抵抗性胚細胞腫瘍に対する緩和的化学療法として oral etoposide も用いられている[111]．

■ 縦隔原発非セミノーマ

縦隔原発非セミノーマはIGCCCGリスク分類におけるpoor riskに相当する．腫瘍マーカーが正常化しない場合には従来，性腺原発同様の救援化学療法としてVeIP/VIP療法や大量化学療法が行われてきた．しかし，Brounらの報告では12例の縦隔原発非セミノーマに対して大量化学療法により救援療法が施行されているが無病生存者は認められなかった[112]．またSaxmanも大量化学療法を含んださまざまなレジメンによる救援化学療法について報告しているが42例中5%の2例のみで無病生存が認められたのみであった[113]．しかし，昨今では救援療法としての大量化学療法によって約25%で長期無病生存例が報告されている[90,92]．

縦隔原発非セミノーマにおいても性腺原発同様，化学療法後に残存腫瘍の切除が行われる．Keslerらは158例の縦隔原発非セミノーマに対して化学療法後の手術を行った．そのうち48例においては腫瘍マーカー（特にAFP）が正常化していない状態での手術（desperation surgery）であった．手術前に腫瘍マーカーが正常化している症例と，正常化しないが安定している症例では生存割合に有意差は認められなかった（68.8% vs 53.3%，p=0.10）が，腫瘍マーカーが上昇傾向にある症例では有意に予後不良（68.8% vs 44.4%，p=0.03）であった[114]．

■ 脳転移を伴う胚細胞腫瘍に対する治療戦略

進行期胚細胞腫瘍ではまれに脳転移を合併する．脳転移を伴う胚細胞腫瘍に対しては化学療法単独の治療や，

放射線治療（全脳照射あるいは stereotactic radiosurgery）および手術治療と化学療法を組み合わせた集学的治療が行われてきたが，最善の治療として定まったものはない．昨今，Global Germ Cell Cancer Group により 13 カ国 46 施設から脳転移を伴う進行性胚細胞腫瘍患者 523 名の検討が報告された．初回診断時に脳転移が認められた患者（Group A）228 名と再発時に脳転移が認められた患者（Group B）295 名において，3 年生存割合は Group A が Group B より有意に高かった（48％対 27％）．多変量解析の結果，Group A では化学療法単独治療に対し，集学的治療や大量化学療法は予後を改善するものではなかった．しかし，Group B では化学療法単独治療に対して，集学的治療，大量化学療法は予後を改善させた[115]．

■ 晩期合併症

胚細胞腫瘍においては，青年男性に多く，また完治しうる疾患であることから不妊症への対策も重要である．胚細胞腫瘍患者における治療後に人工授精なしで子供を得る割合は 15 年までで 71％であった．しかし，受けた治療で比較するとサーベイランス群では 92％と高かったのに対して，RPLND，放射線治療，低用量の cisplatin（≦850 mg）の治療を受けた群では 70％前後と有意に低かった．さらに，高用量の cisplatin（>850 mg）では 48％とさらに有意に低下した[116]．cisplatin ベースの治療コース数の比較では 2 コース，3 コース，4 コースでの父親になる割合はそれぞれ 100％，83％，76％であった[117]．特に 3 コース以上の cisplatin を含む化学療法を予定する患者においては化学療法開始前の精子保存が勧められる．

etoposide による 2 次性白血病のリスクについても注意が必要である．2 g/m² までの投与であれば 2 次性白血病の発症率リスクは 1％未満とされている[118]が，2 g/m² 以上となると 2％〜3％に高くなるとされている[119]．

また，化学療法（特に BEP 療法）は一般男性に比較して動脈硬化性疾患のリスクも高めるとされ，心筋梗塞のリスクを 3.1 倍に高めるとされ，サバイバーにおいては適切な予防策を行うことも重要である[120]．

<編者からの意見>標準的な予防策はないが，通常よりもより積極的な心血管リスク低減対策が望まれる．たとえば禁煙の徹底，高血圧・高脂血症・糖尿病などの既知のリスク因子に対する治療の厳格化，定期検診の推奨なども検討すべきである．また bleomycin を投与された患者では bleomycin 肺炎発症を避けるため，高濃度酸素投与を絶対必要な時以外極力控えるべきとされる．これは投与歴を忘れてしまっているほどの晩期に施行される外科手術の麻酔などでも生ずるリスクがあり，患者・家族・医師は注意すべきである．

治療の最近の動向

治療抵抗性胚細胞腫瘍に対する分子標的治療では概して顕著な成功は得られていない．VEGFR，PDGFR，FGFR などをターゲットとして，sunitinib, sorefenib, pazopanib, suramin 等が試みられたが，sunitinib でわずか 13％の奏効が認められているのが最も良い成績であり，しかも短期間の効果に留まっている．その他，ErbB, c-KIT, MET, mTOR 等を標的としての治療開発もこれまで成功を治めていない[121]．

現在期待が残されているものに DNA 脱メチル化薬，brentuximab vedotin，免疫チェックポイント阻害剤薬があり，これらについて概説する．

❶ DNA 脱メチル化薬

骨髄異形成症候群に対して効果が認められている，5-azacytidine（azacitidine），5-aza-2-decxycytidine（5-aza-dC，decitabine）といった DNA 脱メチル化薬は，治療抵抗性の胚細胞腫瘍に対する単剤での効果は乏しかったとされる．しかし，第 2 世代の DNA 脱メチル化薬である，guadecitidine（SGI-110）は動物モデルの治療抵抗性胚細胞腫瘍に対して高い感受性を示したと報告されており，現在，治療抵抗性胚細胞腫瘍患者を対象とした，cisplatin と guadecitidine（SGI-110）の併用療法の第 I 相試験が進行中である[122]．

❷ brentuximab vedotin

brentuximab vedotin は抗 CD30 モノクローナル抗体に微小管阻害薬のモノメチルアウリスタチン E（monomethyl auristatin E：MMAE）が結合した分子標的治療薬であり，CD30 陽性のホジキンリンパ腫および未分化大細胞リンパ腫に対してわが国でもすでに承認されている．胎児性がんでは CD30 が発現しており，2 から 3 レジメンに無効となった CD30 陽性である胚細胞腫瘍患者に対する第 II 相試験が行われている．24 名登録予定で 9 名が評価可能であり奏効割合は 22.2％（CR1 名，PR1 名）であった．1 コース終了後 9 名中 7 名（77.8％）で腫瘍マーカーの低下が認められたが，3 カ月での無増悪生存割合はわずか 11.1％と効果持続期間は短かった[123]．

❸ 免疫チェックポイント阻害薬

胚細胞腫瘍において免疫チェックポイント阻害薬である nivolumab あるいは pembrolizumab への奏効例が散見され，その効果が期待されている[124〜126]．昨今，治療抵抗性の胚細胞腫瘍に対する pembrolizumab の第 II 相試験の結果が報告された．期待奏効割合 15％で 20 名のサンプルサイズで開始された試験であったが，第 1 ステージの 12 名で奏効が認められず終了となった．本試験では腫瘍の PD-L1 発現の有無に関わらずエントリーされたが，PD-L1 発現を認めたのは 12 名中 2 名のみであり，この結果をもって免疫チェックポイント阻害薬の有効性が否定されたとはいえない[127]．nivolumab や PD-L1 抗体である atezolizumab の試験も進行中であり結果が

待たれる．

❹その他

大量化学療法の位置づけについては，現在進行中の再発胚細胞腫瘍に対してTIP療法とMSKCC式の大量化学療法であるTI-CEを比較するランダム化比較第Ⅲ相試験（TIGER試験）[128]が大きな答えを出すであろう．しかしわが国での胚細胞腫瘍治療戦略のなかで，どのような患者にどのような時期に，どのような大量化学療法を行うとメリットがあるのかはまだ不明である．また次世代シーケンサーよる解析などにより，より標的を確かにした分子標的治療の開発が進んでおり，今後のさらなる治療成績の向上が期待されている．

［参考文献］

1) Huyghe E, et al：Eur Urol, 52：1710-1716, 2007.
2) Ziebland S, et al：Bmj, 328：564, 2004.
3) Angulo JC, et al：J Urol, 182：2303-2310, 2009.
4) Mancini M, et al：Hum Reprod, 22：1042-1046, 2007.
5) Takizawa A, et al：[Significance of thcg assay in the management of testicular cancer--the possibility of a standard assay in testicular cancer as an alternative to FbetahCG assay]. Nihon Hinyokika Gakkai Zasshi 98：23-29, 2007.
6) Berney DM, et al：Histopathology, 67：313-324, 2015.
7) International Germ Cell Consensus Classification：J Clin Oncol, 15：594-603, 1997.
8) Feldman DR：American Society of Clinical Oncology Educational Book：319-323, 2018.
9) de Wit R, et al：J Clin Oncol, 24：5482-5492, 2006.
10) Warde P, et al：J Clin Oncol, 20：4448-4452, 2002.
11) Chung P, et al：Cancer Med. 4：155-160, 2015.
12) Kollmannsberger C, et al：J Clin Oncol, pii：JCO. 2014. 56. 2116, 2014.
13) Boormans JL, et al：Eur Urol, pii：S0302-2838（17）30826-6, 2017.
14) Oliver RT, et al：Lancet, 366：293-300, 2005.
15) Mead GM, et al：J Natl Cancer Inst, 103：241-249, 2011.
16) Patel HD, et al：Urol Oncol, 35：606. e1-606. e7, 2017.
17) Daugaard G, et al：J Clin Oncol, 2014.
18) Sturgeon JF, et al：Eur Urol, 59：556-562, 2011.
19) Kollmannsberger C, et al：Annals of Oncology, 21：1296-1301, 2010.
20) Kollmannsberger C, et al：J Clin Oncol, 33：51-57, 2015.
21) Pierorazio PM, et al：Eur Urol, 73：899-907, 2018.
22) Albers P, et al：J Clin Oncol, 26：2966-2972, 2008.
23) Tandstad T, et al：Ann Oncol, 25：2167-2172, 2014.
24) Albers P, et al：Eur Urol, 68：1054-1068, 2015.
25) Hermans BP, et al：J Urol, 163：1721-1724, 2000.
26) Stephenson AJ, et al：J Clin Oncol, 23：2781-2788, 2005.
27) Davis BE, et al：J Urol, 152：111-113；discussion 114, 1994.
28) Classen J, et al：J Clin Oncol, 21：1101-1106, 2003.
29) Garcia-del-Muro X, et al：Journal of Clinical Oncology, 26：5416-5421, 2008.
30) Giannatempo P, et al：Ann Oncol, 26：657-668, 2015.
31) Stephenson AJ, et al：Journal of Clinical Oncology, 25：5597-5602, 2007.
32) Williams SD, et al：N Engl J Med, 316：1435-1440, 1987.
33) Bower M, et al：Serum Tumor Markes and Their Role in Monitoring Germ Cell Cancers of the Testis, Comprehensive Textbook of Genitoninary Oncology, second edition, Lippincott Williams & Wilkins
34) Hanna N, et al：J Clin Oncol, 32（28）：3085-3092, 2014.
35) Loehrer PJ, et al：J Clin Oncol, 13：470-476, 1995.
36) de Wit R, et al：J Clin Oncol, 15：1837-1843, 1997.
37) Culine S, et al：Ann Oncol, 18：917-924, 2007.
38) Hinton S, et al：Cancer, 97：1869-1875, 2003.
39) Samson MK, et al：Cancer, 53：1029-1035, 1984.
40) Toner GC, et al：Australian and New Zealand Germ Cell Trial Group. Lancet, 357：739-745, 2001.
41) Collette L, et al：J Natl Cancer Inst, 91：839-846, 1999.
42) Motzer RJ, et al：Cancer, 66：857-861, 1990.
43) Fosså SD, et al：Journal of Oncology, 16：716-724, 1998.
44) Culine S, et al：Journal of Clinical Oncology, 26：421-427, 2008.
45) Aapro MS, et al：Eur J Cancer, 47：8-32, 2011.
46) Saxman SB, et al：Chest, 111：657-660, 1997.
47) Kwan EM, et al：Clin Genitourin Cancer, pii：S1558-7673(17)30267-7, 2017.
48) Fizazi K：Journal of Clinical Oncology, 22：3868-3876, 2004.
49) Motzer RJ, et al：J Clin Oncol, 25：247-256, 2007.
50) Fizazi K, et al：The Lancet Oncology, 15：1442-1450, 2014.
51) Puc HS, et al：J Clin Oncol, 14：454-460, 1996.
52) De Santis M：Journal of Clinical Oncology, 22：1034-1039, 2004.
53) Bachner M, et al：Annals of Oncology, 23：59-64, 2012.
54) Steyerberg EW, et al：J Clin Oncol, 13：1177-1187, 1995.
55) Fizazi K, et al：J Clin Oncol, 19：2647-2657, 2001.
56) Fizazi K, et al：Annals of Oncology, 19：259-264, 2008.
57) Oldenburg J, et al：J Clin Oncol, 21：3310-3317, 2003.
58) Kondagunta GV, et al：J Clin Oncol, 23：9290-9294, 2005.
59) Kollmannsberger C, et al：J Clin Oncol, 28：537-542, 2010.
60) Ehrlich Y, et al：J Clin Oncol, 28：531-536, 2010.
61) Kawai K, et al：Jpn J Clin Oncol, 33：127-131, 2003.
62) Kurobe M, et al：J Cancer Res Clin Oncol, 141（1）：127-133，2014.
63) Nonomura N, et al：International Journal of Urology, 14：527-531, 2007.
64) Uchida M, et al：Int J Clin Oncol, 19（6）：1112-1117，2014.
65) Miki T, et al：Cancer, 95：1879-1885, 2002.
66) Kojima T, et al：Int J Urol, 22：923-927, 2015.
67) Adra N, et al：Annals of Oncology, 27：875-879, 2016.
68) Zon RT, et al：J Clin Oncol, 16：1294-1297, 1998.
69) Nichols CR, et al：J Clin Oncol, 7：932-939, 1989.
70) Einhorn LH：Am Soc Clin Oncol Educ Book, 35：e259-261, 2015.
71) Loehrer PJ, et al：Journal of Clinical Oncology, 4：528-536, 1986.
72) Loehrer PJ, et al：Ann Intern Med, 109：540-546, 1988.
73) Ghosn M, et al：Cancer, 62：24-27, 1988.
74) Motzer RJ, et al：Cancer, 66：2476-2481, 1990.
75) Harstrick A, et al：J Clin Oncol, 9：1549-1555, 1991.
76) Pizzocaro G, et al：Ann Oncol, 3：211-216, 1992.
77) Farhat F, et al：Cancer, 77：1193-1197, 1996.
78) McCaffrey JA, et al：J Clin Oncol, 15：2559-2563, 1997.
79) Loehrer PJ, et al：J Clin Oncol, 16：2500-2504, 1998.
80) ANecchi A, et al：Ann Oncol, 24（11）：2887-2892，2013.
81) Kondagunta GV, et al：J Clin Oncol, 23：6549-6555, 2005.
82) Motzer RJ, et al：J Clin Oncol, 18：2413-2418, 2000.
83) Mead GM, et al：British Journal of Cancer, 93：178-184, 2005.
84) Mardiak J, et al：Neoplasma, 52：497-501, 2005.
85) Beyer J, et al：J Clin Oncol, 14：2638-2645, 1996.
86) Lorch A, et al：J Clin Oncol, 28：4906-4911, 2010.
87) Simonelli M, et al：Annals of Oncology, 23：815-822, 2012.
88) Lorch A, et al：J Clin Oncol, 29：2178-2184, 2011.
89) Einhorn LH, et al：N Engl J Med, 357：340-348, 2007.
90) Adra N, et al：J Clin Oncol, 35：1096-1102, 2017.
91) Lorch A, et al：J Clin Oncol, 30（8）：800-805，2012.
92) Feldman DR, et al：J Clin Oncol, 28：1706-1713, 2010.
93) Selle F, et al：Annals of Oncology, 25（9）：1775-1782，2014.
94) Nieto Y, et al：Annals of Oncology, 26：2125-2132, 2015.
95) Bokemeyer C, et al：Ann Oncol, 7：31-34, 1996.
96) Motzer RJ, et al：J Clin Oncol, 12：2277-2283, 1994.
97) Sandler AB, et al：Cancer, 82：1381-1386, 1998.
98) Einhorn LH, et al：J Clin Oncol, 17：509-511, 1999.
99) Kollmannsberger C, et al：J Clin Oncol, 20：2031-2037, 2002.
100) Hinton S, et al：J Clin Oncol, 20：1859-1863, 2002.
101) Miki T, et al：Cancer, 95：1879-1885, 2002.
102) Kollmannsberger C, et al：J Clin Oncol, 22：108-114, 2004.
103) Pectasides D, et al：Ann Oncol, 15：493-497, 2004.
104) Pectasides D, et al：Eur Urol, 46：216-221, 2004
105) Theodore C, et al：Proc Am Soc Clin Oncol abstr, 4534, 2004.
106) Bedano P, et al：Proc Am Soc Clin Oncol abstr, 4526, 2005.
107) Bedano PM, et al：J Clin Oncol, 24：5403-5407, 2006.
108) De Giorgi U, et al：European Urology, 50：1032-1039, 2006.
109) Bokemeyer C, et al：Annals of Oncology, 19：448-453, 2007.
110) Oechsle K, et al：Eur Urol, 60（4）：850-855，2011.
111) Miller JC, et al：Semin Oncol, 17：36-39, 1990.
112) Broun ER, et al：Cancer, 68：1513-1535, 1991.
113) Saxman SB, et al：J Clin Oncol, 12：1390-1393, 1994.
114) Kesler KA, et al：Ann Thorac Surg, 85：371-378, 2008.

115) Feldman DR, et al：J Clin Oncol, 34（4）：345-351，2016.
116) Brydoy M, et al：JNCI Journal of the National Cancer Institute, 97：1580-1588, 2005.
117) Brydoy M, et al：Eur Urol, 58：134-140, 2010.
118) Nichols CR, et al：J Natl Cancer Inst, 85：36-40, 1993.
119) Kollmannsberger C, et al：J Cancer Res Clin Oncol, 124：207-214, 1998.
120) Haugnes HS, et al：J Clin Oncol, 28：4649-4657, 2010.
121) Oing C, et al：Expert Opin Investig Drugs：1-11, 2016.
122) Albany C, et al：Oncotarget, 8（2）：2949-2959，2017.
123) Necchi A, et al：Clin Genitourin Cancer, 14（4）：261-264，2016.
124) Chi EA, et al：Clin Genitourin Cancer, 15：e855-e857, 2017.
125) Zschäbitz S, et al：Annals of Oncology, 27：1356-1360, 2016.
126) Zschabitz S, et al：Eur J Cancer, 76：1-7, 2017.
127) Adra N, et al：Ann Oncol, 29（1）：209-214，2018.
128) Feldman DR, et al：J Cancer, 2：374-377, 2011.

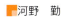
河野　勤

What's New in

16 骨・軟部腫瘍
Bone and Soft Tissue Tumor

診断

❶ 初発症状

骨・軟部腫瘍の診断のために，年齢，性別，疼痛の有無，腫瘤に気づいた時期と増大の有無・増大の速さ，既往歴，遺伝性疾患などの家族歴の聴取が必要である．骨腫瘍には，好発する年齢，部位が存在する．特に中高年の骨腫瘍では，悪性腫瘍の骨転移，悪性リンパ腫，および多発性骨髄腫の可能性を念頭において骨に関連する症状のみでなく，そのほかの自覚症状がないか聴取する．骨腫瘍の初発症状は運動時の疼痛であることが多く，さらに徐々に増悪する安静時の疼痛は悪性骨腫瘍の可能性が高くなる．軟部肉腫の初発症状は無痛性の腫瘤形成で気づく場合が大多数である．軟部腫瘍の場合，有病期間が長くとも必ずしも良性とは限らない．

❷ 画像診断および生検

悪性骨腫瘍が疑われる場合，a）炎症や代謝性骨疾患との鑑別，b）良性，あるいは悪性，c）他の臓器から発生した悪性腫瘍の骨への転移（乳がん，肺がん，前立腺がんなど）について検討する．その際に，発症年齢，発生部位，およびX線所見について検討する．単純X線では，骨皮質の破壊，周辺の硬化像を伴わない境界不明瞭な溶骨像が悪性腫瘍を示唆する所見である．骨膜反応を示すことが多い（spicula，Codman三角，タマネギ皮様陰影）．

CTは腫瘍の局在，広がり，浸潤の程度を評価することが可能で，悪性骨腫瘍において，骨皮質の破壊，造骨，あるいは硬化性病変の評価に優れている．また，軟部肉腫においては，腫瘍内部の石灰化，嚢胞や脂肪成分の有無を評価するのに適している．さらに，後腹膜や頭頸部腫瘍の評価に有用である．MRIは腫瘍の進展範囲の評価に有用であり，さらに神経や血管と病巣の位置関係，骨悪性腫瘍ではskip病変の有無の評価にも有用である．血管造影は，CTやMRIの進歩により，実施される機会は減っている．四肢発生の肉腫に対する抗がん薬の動脈内投与目的で実施される．骨シンチやPET検査は，骨転移巣をはじめとする病変の広がりの評価に有用である[1,2]．40歳以上の骨腫瘍については，他臓器発生の悪性腫瘍（肺がん，乳がんなど）の可能性も十分に念頭におき，全身の精査を行う．

骨・軟部組織悪性腫瘍の遠隔転移について，肺への転移が多く，リンパ節に転移することは少ない．ただし，横紋筋肉腫ではリンパ節転移を認めることが多い．その他，横紋筋肉腫，およびEwing肉腫/PNETでは，骨髄浸潤を認めることがある．

悪性が疑われる場合は，生検を行う．骨腫瘍では，切開生検が基本である．軟部肉腫では，腫瘍の局在部位に応じて，切開生検や経皮的針生検を行う．

❸ 病理診断

悪性骨腫瘍および悪性軟部腫瘍のWHO分類（2013年）では，骨・軟部組織の腫瘍が発生した組織，あるいは分化を示した組織の観点より病理組織の分類が行われている[3]．基本的に，良性，中間群（局所侵性，またはまれに転移をきたす），および悪性に分類されている．以前，いわゆる線維組織球性腫瘍に分類され，悪性線維性組織球腫（MFH）と呼ばれていた腫瘍は，未分化多形性肉腫（UPS）と名付けられ，骨腫瘍では種々の腫瘍，および軟部腫瘍では，未分化/分類不能肉腫へ分類された．さらに，それぞれの腫瘍について最近判明した細胞学的および分子遺伝学的異常が追記されている．軟部腫瘍では，消化管間質腫瘍（GIST），および神経鞘腫瘍の項目が追加された．また以前，皮膚腫瘍に分類されていた隆起性皮膚線維肉腫は，軟部腫瘍へ分類されている．

肉腫の病理診断には，通常のHE染色以外に，Azan-Mallory染色（膠原線維，好銀線維を染色），Elastica-van Gieson染色（弾性線維と膠原線維の染め分け），PAS染色（グリコーゲンを染色），脂肪染色などの特殊染色が行われ，診断に利用される[4]．最近では，免疫組織化学染色が悪性骨腫瘍，および悪性軟部腫瘍の鑑別診断に広く用いられている．細胞周期関連核タンパク質であるMIB-1（Ki-67）は核分裂像と強く相関し，肉腫の組織学的悪性度の客観的な評価に用いられている．悪性軟部腫瘍の鑑別診断に用いられている主な抗体を示す（各16表-1）[4]．また，肉腫のなかには特異的な染色体転座と融合変異遺伝子が認められるものがあり，translocation-associated sarcoma（TLS）と呼ばれ，これら変異の検出が確定診断に用いられている．これにはEwing肉腫/PNETの*EWS-FLI1*〔t(11;22)(q24;q12)〕，滑膜肉腫の*SS18-SSX1/2* t(X;18)(p11.2;q11.2)などがある[5]．滑膜肉腫などの特異的な染色体異常を有する軟部悪性腫瘍に対して，従来のHE染色と免疫組織化学染色のみの診断に遺伝子検査を追加したところ384例中14%で病理診断が変更された[6]．

悪性骨腫瘍である骨肉腫は，腫瘍性の骨・軟骨もしく

各16表-1. 骨・軟部発生の悪性腫瘍の鑑別診断のための免疫組織染色に用いられる主な抗体[4]

抗体	陽性を示す肉腫
keratin（上皮系マーカー）	ほとんどすべての上皮性腫瘍で陽性，ただし，類上皮肉腫，滑膜肉腫で陽性
LCA（CD45）	リンパ系マーカー
vimentin（間葉系マーカー）	ほとんどすべての肉腫
desmin（筋系マーカー）	横紋筋肉腫，平滑筋肉腫
smooth muscle actin（平滑筋マーカー）	平滑筋肉腫，筋線維芽腫瘍
myogenic nuclear regulatory proteins（myogenin，横紋筋マーカー）	横紋筋肉腫
s-100（神経系マーカー）	悪性末梢神経鞘腫瘍，メラノーマ，明細胞肉腫，軟骨肉腫，平滑筋肉腫，横紋筋肉腫，脂肪肉腫
melanosome-specific antigens	悪性黒色腫，PEComa，明細胞肉腫
factor VIII関連蛋白（血管内皮マーカー）	正常の血管内皮細胞，血管肉腫
CD34（血管内皮マーカー）	血管肉腫，Kaposi肉腫，孤立性線維性腫瘍，類上皮肉腫，隆起性皮膚線維肉腫，消化管間質腫瘍
MIC2蛋白（CD99）	Ewing肉腫/PNET，横紋筋肉腫，滑膜肉腫，間葉性軟骨肉腫，小細胞型骨肉腫など
KIT（CD117）	消化管間質腫瘍
SOX-9	軟骨分化のマーカー

（文献4）より）

は類骨基質形成を示す悪性腫瘍であり，腫瘍発生部位により，骨内骨肉腫と表在骨肉腫に分類される．骨肉腫の大部分は骨内の髄腔より発生する通常型骨肉腫が占める．悪性骨腫瘍の組織学的悪性度を決定するのは，細胞の充実度（骨基質と比較した相対的な細胞量），および腫瘍細胞核の特徴（大小不同やクロマチン濃染など）である．また，核分裂像や壊死も悪性度の評価に用いられる．骨内高分化型骨肉腫，傍骨性骨肉腫，骨膜性骨肉腫は低～中悪性度であり，その他の骨肉腫は高悪性度である．軟骨肉腫は，腫瘍性の軟骨を形成し，骨・類骨形成を示さない骨原発悪性腫瘍であり，大半は骨内発生で低悪性度の腫瘍が多い．軟骨肉腫は先行する良性の骨腫瘍より発生する場合もある．

悪性軟部腫瘍も，腫瘍の組織学的悪性度は，臨床経過の予測および治療方針の決定に重要である．French Federation of Cancer CenterによるFNCLCC grading systemは，腫瘍の組織形態（正常の間葉系組織に類似，組織学的に明確に分類可能な腫瘍，未分化な腫瘍），細胞分裂像，および腫瘍壊死の程度により点数化し，その合計点数により悪性度を3段階に分類している．組織学的悪性度と予後は相関する[7]．

悪性骨腫瘍と悪性軟部腫瘍は，上述のように多種多様であり，しかも腫瘍の一部を採取する生検検体からは正確な診断が困難な場合もある．しかし，正確な診断ができないと適切な治療を行うことができないので，免疫組織染色や遺伝子検査を駆使して正確な診断が得られるように病理医の協力を仰ぐ．それらの検査のなかには凍結標本が必要なものもあり，生検または切除検体の取り扱いに注意する．

Stage（臨床病期）分類・治療方法の選択・予後

■ Stage（病期）分類

悪性骨腫瘍および悪性軟部腫瘍の臨床病期の決定には，腫瘍の進展度だけでなく，病理学的悪性度が加味されている．

❶ 悪性骨腫瘍

Union for International Cancer Control（UICC 第8版，2017年）によるTNM分類を示す（各16表-2)[8]．腫瘍の発生部位により，各16表-2に示すように，1）四肢骨，体幹骨，頭蓋骨，顔面骨，2）椎体骨，3）骨盤骨で，それぞれT因子の分類が異なる．組織学的悪性度は1～3に分類され，1は低悪性度，2および3は高悪性度とみなされる．遠隔転移について，肺以外の転移を有するものは，肺のみの転移と比較して予後が不良なため，Stage ⅣAとBに分類される．なお，UICC第8版では椎体骨および骨盤骨のstage分類が存在しない．

❷ 悪性軟部腫瘍

UICC第8版（2017年）のTNM分類を示す（各16表-3)[8]．悪性軟部腫瘍のうち，Kaposi肉腫，隆起性皮膚線維肉腫，デスモイド腫瘍，硬膜・くも膜・脳・管腔臓器・実質臓器（ただし，乳腺発生肉腫は含まない）および血管肉腫は，今回のTNM分類では除外される．さらに悪性軟部腫瘍ではリンパ節転移はまれなため，リンパ節転移の検索が未実施の場合はN0とみなす．組織学的悪性度は，悪性骨腫瘍の分類と同一である．腫瘍の発生部位により，表3に示すように1）四肢および体幹の表在性病変，2）後腹膜，3）頭頸部，4）胸腔および腹腔の臓器で，それぞれT因子の分類が異なる．なお，頭頸部および胸腔・腹腔の臓器の病期分類が存在しない．

子宮原発腫瘍の約3％を占める平滑筋肉腫および内膜間

各16 表-2. 悪性骨腫瘍の TNM 分類（UICC 第 8 版）[8]

【T：原発腫瘍】

TX	原発腫瘍が評価不能
T0	原発腫瘍を認めない

<四肢骨，体幹骨，頭蓋骨，および顔面骨>

T1	最大径が 8 cm 以下
T2	最大径が 8 cm を超える
T3	同一骨内で原発巣と不連続な腫瘍を有する

<椎体骨>

T1	腫瘍が 1 椎体，あるいは隣接する 2 椎体に限局
T2	腫瘍が隣接する 3 椎体に限局
T3	腫瘍が隣接する 4 椎体に限局
T4a	腫瘍が脊柱管へ浸潤
T4b	腫瘍が隣接する脈管へ浸潤，あるいは隣接する脈管内に腫瘍栓を形成

＊椎体は，右椎弓，右体部，左体部，左椎弓，後部の 5 区分から構成される

【N：所属リンパ節】

Nx	所属リンパ節転移が評価不能
N0	所属リンパ節転移なし
N1	所属リンパ節転移あり

＊骨盤は，仙骨外側から仙骨孔，腸骨翼，臼蓋窩/臼蓋周囲，骨盤恥骨結合/恥骨/座骨の 4 区分から構成される

【M：遠隔転移】

M0	遠隔転移なし
M1	遠隔転移あり
M1a	肺
M1b	肺以外の臓器の遠隔転移

【G：病理学的悪性度】

GX	病理学的悪性度が評価不能
G1	高分化　low grade
G2	中分化　high grade
G3	低分化　high grade

<骨盤>

T1a	腫瘍の大きさが 8 cm を超えず，骨盤の 1 区分に限局し，骨外進展を認めない
T1b	腫瘍の大きさが 8 cm を超え，骨盤の 1 区分に限局し，骨外進展を認めない
T2a	腫瘍の大きさが 8 cm を超えず，骨盤の 1 区分に限局し，骨外進展を認める，あるいは骨外進展を認めず，骨盤の隣接する 2 区分に限局
T2b	腫瘍の大きさが 8 cm を超え，骨盤の 1 区分に限局し，骨外進展を認める，あるいは骨外進展を認めず，骨盤の隣接する 2 区分に限局
T3a	腫瘍の大きさが 8 cm を超えず，骨外進展を認め，骨盤の隣接する 2 区分に限局
T3b	腫瘍の大きさが 8 cm を超え，骨外進展を認め，骨盤の隣接する 2 区分に限局
T4a	腫瘍が隣接する骨盤の 3 区分に進展，あるいは，仙腸関節から仙骨神経孔に交差している
T4b	腫瘍が外腸骨の血管を取り囲む，あるいは骨盤内の大血管に腫瘍栓を形成

【病期（四肢骨，体幹骨，頭蓋骨，および顔面骨）】

病期	T	N	M	組織 grade
Stage I A	T1	N0	M0	G1，GX Low grade
Stage I B	T2, T3	N0	M0	G1，GX Low grade
Stage II A	T1	N0	M0	G2，G3 High grade
Stage II B	T2	N0	M0	G2，G3 High grade
Stage III	T3	N0	M0	G2，G3 High grade
Stage IV A	any T	N0	M1a	any G
Stage IV B	any T	N1	any M	any G
	any T	any N	M1b	any G

＊椎体骨，および骨盤は staging は適応されない．

(文献 8) より)

各16 表-3. 悪性軟部腫瘍の TNM 分類（UICC 第 8 版）[8]

＊Kaposi 肉腫，隆起性皮膚線維肉腫，デスモイド腫，硬膜・くも膜・脳・管腔臓器・実質器官（ただし乳腺発生肉腫は含まない），および血管肉腫は TNM 分類の対象としない．

【T：原発腫瘍】

TX	原発腫瘍が評価不能
T0	原発腫瘍を認めない

<四肢，および体幹の表在性病変>

T1	最大径が 5 cm 以下
T2	最大径が 5 cm を超えるが，10 cm を超えない
T3	最大径が 10 cm を超えるが，15 cm を超えない
T4	最大径が 15 cm を超える

<後腹膜>

T1	最大径が 5 cm 以下
T2	最大径が 5 cm を超えるが，10 cm を超えない
T3	最大径が 10 cm を超えるが，15 cm を超えない
T4	最大径が 15 cm を超える

<頭頸部>

T1	最大径が 2 cm 以下
T2	最大径が 2 cm を超えるが，4 cm を超えない
T3	最大径が 4 cm を超える
T4a	腫瘍が眼窩，頭蓋底，硬膜，中枢の脈管，あるいは翼状筋へ浸潤
T4b	腫瘍が脳実質へ浸潤，頸動脈を取り囲む，椎骨前の筋肉へ浸潤，神経周囲への進展により中枢神経系を巻き込む

<胸腔および腹腔の臓器>

T1	腫瘍が単一臓器に限局
T2a	腫瘍が漿膜，あるいは臓側腹膜へ浸潤
T2b	腫瘍が顕微鏡的に漿膜を超えて進展
T3	腫瘍が他の臓器，あるいは肉眼的に漿膜を超えて進展
T4a	1 つの臓器内に多発性の腫瘍を認めるが 2 個を超えない
T4b	多発性の腫瘍が 2 個を超えて認められるが，5 個を超えない
T4c	多発性の腫瘍が 5 個を超えて認められる

【N：所属リンパ節】

Nx	所属リンパ節転移が評価不能
N0	所属リンパ節転移なし
N1	所属リンパ節転移あり

【M：遠隔転移】

M0	遠隔転移なし
M1	遠隔転移あり

【G：病理学的悪性度】

GX	病理学的悪性度が評価不能
G1	高分化　low grade
G2	中分化　high grade
G3	低分化　high grade

【病期（四肢，および体幹の表在性病変，後腹膜が該当）】

病期	T	N	M	組織 grade
Stage I A	T1	N0	M0	G1，GX Low grade
Stage I B	T2, 3, 4	N0	M0	G1，GX Low grade
Stage II	T1	N0	M0	G2，G3 High grade
Stage III A	T2	N0	M0	G2，G3 High grade
Stage III B	T3, 4	N0	M0	G2，G3 High grade
	any T	N1	M0	any G
Stage IV	any T	any N	M1	any G

＊頭頸部，胸腔，および腹腔の臓器には，staging は適応されない．

(文献 8) より)

各16表-4. 子宮原発平滑筋肉腫・内膜間質肉腫のTNM/FIGO分類（UICC第8版）[9]

【T：原発腫瘍】

TNM分類	FIGO stage	定義
T1	I	腫瘍が子宮に限局
T1a	I A	腫瘍の最大径が5cm以下
T1b	I B	腫瘍が5cmを超える
T2	II	腫瘍が子宮を超えて浸潤するが骨盤内にとどまる
T2a	II A	子宮付属器を巻き込む
T2b	II B	その他の骨盤内組織を巻き込む
T3	III	腫瘍が腹部の組織へ浸潤
T3a	III A	1箇所
T3b	III B	複数箇所
N1	III C	所属リンパ節転移あり
T4	IV A	腫瘍が膀胱、あるいは直腸へ浸潤
M1	IV B	遠隔転移あり

【N：所属リンパ節】

TNM分類	FIGO stage	定義
Nx		所属リンパ節転移が評価不能
N0		所属リンパ節転移なし
N1	III C	所属リンパ節転移あり

【M：遠隔転移】

TNM分類	FIGO stage	定義
M0		遠隔転移なし
M1	IV B	遠隔転移あり（子宮付属器、骨盤、および腹部の組織を除く）

【病期分類】

病期	T	N	M
Stage I A	T1a	N0	M0
Stage I B	T1b	N0	M0
Stage II A	T2a	N0	M0
Stage II B	T2b	N0	M0
Stage III A	T3a	N0	M0
Stage III B	T3b	N0	M0
Stage III C	T1, 2, 3	N1	M0
Stage IV A	T4	any N	M0
Stage IV B	any T	any N	M1

（文献9）より）

質肉腫は、FIGO surgical staging systemを用いる（各16表-4）[9]。この病期分類では腫瘍の大きさ（5cm以下・5cmを超える）に加えて、婦人科領域の臓器の解剖学的特徴（腫瘍が子宮内に限局・子宮を超えて浸潤・骨盤腔内を超えて浸潤）の要素が追加されている。なお、組織学的悪性度はこの病期分類では評価されない。

GISTの病期分類は、胃（大網発生を含む）と小腸発生（食道、大腸、腸間膜および腹膜発生を含む）により分類が異なり、腫瘍の大きさは2cm以下、2cmを超え5cm以下、5cmを超え10cm以下、および10cmを超えるに分類されている。さらに組織学的悪性度に代わり、細胞分裂像の頻度（低、および高頻度）が用いられている（各16表-5）[8]。

横紋筋肉腫は、International Rhabdomyosarcoma Study Group（IRS）による治療前の腫瘍の発生部位・大きさ、領域リンパ節転移の有無、および遠隔転移の有無によるTNM分類と外科的切除の可否、および残存腫瘍の有無による外科・病理分類の組み合わせにより、治療方針が決められている（各16表-6）[10,11]。

■ 治療法の選択

悪性骨・軟部腫瘍はまれで多種多様な腫瘍群である。悪性骨・軟部腫瘍は化学療法の感受性により、①化学療法に対して感受性が高く、標準的な化学療法レジメンが確立されている腫瘍群、②化学療法に比較的感受性のある腫瘍群、③化学療法の感受性が高くない腫瘍群、④分子標的薬が有効な腫瘍群の4群に分けられる。加えて、化学療法感受性の有無にかかわらず、一般的に悪性骨・軟部腫瘍の治療には外科的完全切除などの局所療法が重要である。特に成人の悪性骨・軟部腫瘍の大部分を占める化学療法の感受性が高くない腫瘍群では、外科的な完全切除が唯一の治癒を目指した治療である。下記にそれぞれの疾患群の代表的な治療レジメンと有効な薬剤を示す。

❶ 悪性骨腫瘍

外科的切除可能な骨肉腫およびEwing肉腫/PNETは、化学療法および外科的治療（±放射線治療）による集学的治療を行う。これらの腫瘍では、基本的にそれぞれ特異的レジメンの術前化学療法を行い、十分な切除範囲を確保困難な場合は放射線治療を行う[12]。放射線治療に対する感受性は、Ewing肉腫/PNETは高いが骨肉腫は低い。局所進行および遠隔転移例は、化学療法±放射線治療を中心に行い、奏効例で病変が切除可能となった場合には原発巣の切除を検討する。

初発の骨肉腫で遠隔転移例では、転移巣を含めた病巣の完全切除例の長期生存が報告されている[13]。骨肉腫では、局所例の30％で再発をきたすが、局所あるいは肺の再発例では、病巣が切除可能であれば積極的に外科的治療を検討する[14]。外科的切除不能の骨肉腫再発例には化学療法を検討する。局所例のEwing肉腫/PNETは30～40％で再発をきたし、予後は不良である。特に集学的治療後2年以内の再発例は予後不良である。局所あるいは肺のみの再発例には、化学療法および外科的治療を行う[15]。

骨発生の未分化高悪性度多形性肉腫（UPS）や線維肉

各16表-5. gastrointestinal stromal tumor（GIST）のTNM分類（VICC 第8版）[8]

【T：原発腫瘍】

Tx	原発腫瘍が評価不能
T0	原発腫瘍を認めない
T1	2cm以下
T2	2cmを超え，5cm以下
T3	5cmを超え，10cm以下
T4	最大径が10cmを超える

【N：所属リンパ節】

N0	所属リンパ節転移なし*
N1	所属リンパ節転移あり

＊：所属リンパ節転移が不明な場合はN0へ分類

【M：遠隔転移】

M0	遠隔転移なし
M1	遠隔転移あり

【mitotic rate】

low	50高倍率視野中5個以下の核分裂像を認める
high	50高倍率視野中5個を超える核分裂像を認める

【病期分類】

病期	T	N	M	mitotic rate
胃発生GIST*				
Stage I A	T1, 2	N0	M0	Low
Stage I B	T3	N0	M0	Low
Stage II	T1, 2	N0	M0	High
	T4	N0	M0	Low
Stage III A	T3	N0	M0	High
Stage III B	T4	N0	M0	High
Stage IV	any T	N1	M0	any rate
	any T	any N	M1	any rate
小腸発生GIST**				
Stage I	T1, 2	N0	M0	Low
Stage II	T3	N0	M0	Low
Stage III A	T1	N0	M0	High
	T4	N0	M0	Low
Stage III B	T2, 3, 4	N0	M0	High
Stage IV	any T	N1	M0	any rate
	any T	any N	M1	any rate

＊：大網発生GISTを含む
＊＊：食道，大腸，腸間膜，および腹膜発生GISTを含む

（文献8）より）

【化学療法に対して感受性が高く，標準的な化学療法レジメンが確立されている腫瘍群】
- 骨肉腫：MAP（高用量methotrexate, doxorubicin, cisplatin）療法，ifosfamide, etoposide
- Ewing肉腫/PNET：VDC（vincristine/doxorubicin/cyclophosphamide）/IE（ifosfamide/etoposide）交替療法，VAIA療法（vincristine/dactinomycin/ifosfamide/doxorubicin），VACA療法（vincristine/dactinomycin/cyclophosphamide/doxorubicin）
- 横紋筋肉腫：VAC療法（vincristine/dactinomycin/cyclophosphamide），（またはVDC（vincristine/doxorubicin/cyclophosphamide）/IE（ifosfamide/etoposide）交替療法）

【化学療法に比較的感受性のある腫瘍群】
- 滑膜肉腫：ifosfamide, doxorubicin
- 線維形成性小円形細胞腫瘍：VDC（vincristine/doxorubicin/cyclophosphamide）/IE（ifosfamide/etoposide）交替療法やdoxorubicin, ifosfamideなど
- 粘液性脂肪肉腫：doxorubicin, ifosfamide, trabectedine

【化学療法の感受性が高くない腫瘍群（成人で最多）】
- 平滑筋肉腫，UPS，粘液型以外の脂肪肉腫，軟骨肉腫，悪性末梢神経鞘腫：これらにはdoxorubicin, ifosfamide, docetaxel/gemcitabine, dacarbadineなどが用いられるが組織型により感受性の差がある
- 血管肉腫：paclitaxel, liposomal doxorubicin, pazopanib, sorafenib, bevacizumab
- Kaposi肉腫：liposomal doxorubicin

【分子標的薬が有効な腫瘍群】
- GIST：imatinib, sunitinib, regorafenib

各 16 表-6. 横紋筋肉腫に対する TNM 分類と外科・病理分類

【TNM 分類】
・原発巣の部位
　　Favorable　　眼窩，傍髄膜を除く頭頸部，膀胱・前立腺を除く泌尿生殖器，および胆道
　　Unfavorable　膀胱・前立腺，四肢，頭蓋傍髄膜，体幹，後腹膜，消化管，会陰，肛門周囲，胸腔内，および肝臓（胆管を除く）
・T：原発巣の進展・大きさ
　　T1　原発臓器に限局
　　T2　原発臓器を超えて周囲組織に進展，あるいは固着
・腫瘍の大きさ
　　a　直径 5 cm 以下
　　b　直径が 5 cm を超える

・N：所属リンパ節
　　Nx　所属リンパ節の評価不能
　　N0　所属リンパ節転移なし
　　N1　所属リンパ節転移あり
　　＊所属リンパ節転移が不明な場合は N0 へ分類

・M：遠隔転移
　　M0　遠隔転移なし
　　M1　遠隔転移あり

【病　期】

	部位	T		N	M
Stage 1	favorable	T1 or T2	a or b	N0 or N1 or Nx	M0
Stage 2	unfavorable	T1 or T2	a	N0 or Nx	M0
Stage 3	unfavorable	T1 or T2	a	N1	M0
	unfavorable	T1 or T2	b	N0 or N1 or Nx	M0
Stage 4	all	T1 or T2	a or b	N0 or N1	M1

【外科・病理分類】

Group I	完全切除された限局性の腫瘍（組織学的に確認が必要） 領域のリンパ節転移がないことを生検，あるいは郭清にて確認が必要（頭頸部を除く） （A）筋肉内，あるいは原発臓器に限局 （B）筋肉，あるいは原発臓器を超えて連続的に浸潤
Group II	領域への進展を伴っているが，肉眼的に完全切除された腫瘍 （A）肉眼的に切除された腫瘍で顕微鏡的に残存腫瘍が認められたもの （B）領域リンパ節の転移があるが，顕微鏡的に完全切除された腫瘍 （C）領域リンパ節の転移があり，肉眼的に切除されたが，肉眼的に残存腫瘍が認められるか，原発巣から最も離れた領域リンパ節に組織学的に転移が認められるもの
Group III	肉眼的に残存腫瘍を認める不完全に切除された腫瘍 （A）生検のみ （B）50％を超える範囲で原発巣を切除
Group IV	遠隔転移を有する 肺，肝臓，骨，骨髄，脳，および遠隔の筋肉・リンパ節への転移

（文献 10，11）より）

腫は，高悪性度の骨肉腫に準じて，化学療法と外科的治療を行う．四肢発生 41 例に対する術前化学療法の検討では，5 年生存率は 59％であった[16]．軟骨肉腫は化学療法の感受性が低く，外科的切除が中心であり，切除不能の局所進行例では放射線治療を行う．なお，軟骨肉腫のまれな亜型の間葉性軟骨肉腫は，aggressive で比較的若年者の脊椎や頭蓋を含む全身の骨に発生し，化学療法感受性で骨肉腫と同様の化学療法を考慮する．外科的切除に加え，組織の性状により Ewing 肉腫/PNET または骨肉腫に準じた化学療法を行う[1]．

❷ 悪性軟部腫瘍

遠隔転移のない悪性軟部腫瘍では，外科的治療が基本である．単発性転移（肺など）に対する原発と転移巣の外科的治療の生存期間への寄与は不明であるが，症例により施行される場合もある．骨外発生の Ewing 肉腫/PNET および横紋筋肉腫は，化学療法と放射線治療の感受性が高く，それぞれ特異的なレジメンの集学的治療が通常行われる．

悪性軟部腫瘍に対する放射線治療について，四肢発生，中〜高悪性度，患肢温存術＋術後化学療法に術後放射線治療の有無を比較した試験（91 例）では，術後放射線治療により局所制御率の向上が示されたが（10 年再発率 0 vs 22％，p＝0.0028），生存期間の有意な延長は認められなかった[17]．放射線治療のタイミングについて，四肢発生に対する術前（50 Gy）と術後（66 Gy）の放射線治療の比較では，術前放射線治療で術創の合併症の頻度が高く，両者で局所再発率に有意な差は認められなかった[18]．

今までの比較試験より，四肢あるいは浅在性体幹発生の高悪性度軟部肉腫の切除後に対する放射線治療によ

り，局所再発の抑制が認められる．低悪性度でも，切除断端陽性あるいは隣接する脈管・神経，臓器などで十分な切除範囲がとれなかった場合は，術後放射線治療を検討する．腹腔内発生の悪性軟部腫瘍に対する術後放射線治療の有用性を検証した比較試験は存在しないが，後腹膜発生，中〜高悪性度，完全切除，あるいは組織学的に切除断端陽性の症例に対して放射線治療を行った場合，局所再発率が低いことが示されている[19]．

一部の組織型を除いて，悪性軟部腫瘍は化学療法の感受性が高くない．今まで施行された術後化学療法比較試験のメタアナリシスでは，四肢発生で高悪性度に対するdoxorubicin（DOX）を含む治療は，局所および遠隔転移の再発を有意に抑制した[20,21]．四肢・体幹発生の切除例に対するコホート研究では，FNCLCC grade 3 の症例は，術後化学療法により，遠隔転移の抑制が認められた[22]．これらの結果より，四肢発生で高悪性度，腫瘍径が5cmを超える症例では，腫瘍の化学療法感受性に応じて術後化学療法を検討する．

局所進行および遠隔転移例は，化学療法±放射線治療を中心に行う．横紋筋肉腫では，切除可能な腫瘍はまず外科治療を施行し，その後，放射線治療（化学療法と同時併用）および化学療法を行う．切除不能な腫瘍は，まず化学療法を行い，化学療法の治療効果により，切除可能となれば外科治療を行い，さらに術後化学療法および放射線治療（化学療法と同時併用）を行う．遠隔転移を有する症例は，まず化学療法を行い，化学療法の治療効果が良好で転移巣の制御が可能であれば，原発巣と転移巣の外科治療，あるいは放射線治療を検討する．

■ 予後因子
❶ 悪性骨腫瘍

悪性骨腫瘍における主な予後因子は，腫瘍の大きさ（T1はT2より予後良好），病理組織学的悪性度（Grade 1, 2は，3, 4より予後良好），原発巣の存在部位（外科的切除困難な骨盤や脊椎は四肢発生と比較して予後不良），および発症年齢である．腫瘍の大きさについて，Ewing肉腫では，最大径8cm以下の腫瘍は8cmを超えるもの（あるいは，腫瘍量が100 mL 未満と100 mL 以上）より予後良好であり，骨肉腫では最大径9cm未満が9cm以上よりも予後良好である[1]．遠隔転移については，肝臓や骨転移は肺転移よりも予後不良であり，単発の肺転移は，多発肺転移よりも予後良好である．その他，骨肉腫およびEwing肉腫/PNETでは，術前化学療法の組織学的治療効果が良好な症例は予後良好であることが知られている．

国内多施設共同試験による切除可能骨肉腫113例の5年生存率は77.9%であった[23]．また，日本骨軟部肉腫治療研究会による1981〜2003年に治療を受けた骨原発Ewing肉腫/PNET 243例の5年間の無再発生存率，および生存率は，それぞれ40.7%および48.7%であった．うち，遠隔転移41例の5年生存率は13.2%であった[24]．

❷ 悪性軟部腫瘍

予後因子として，腫瘍の発生部位，腫瘍の大きさ，病理学的悪性度，浅・深在性，遠隔転移の有無，発症年齢があげられている．その他，神経脈管，骨への浸潤は予後不良因子である．四肢，頭頸部，体幹壁から発生した悪性軟部腫瘍の切除例の検討では，年齢，発生部位（四肢以外），組織型，組織学的悪性度，および放射線治療の有無が局所再発の予後因子であった．一方，遠隔転移の予後因子は，組織型，組織学的悪性度，腫瘍の大きさ，深在性，および術後化学療法の有無であった[25]．後腹膜原発の切除例の検討では，性別，隣接する臓器浸潤，外科医の専門性，断片的切除，および放射線治療の有無が局所再発の予後因子であり，年齢，性別，組織学的悪性度，隣接する臓器浸潤，および断片的切除が生存に関する予後因子あった[26]．

四肢発生の切除可能の軟部肉腫の病期分類別の5年生存率は，それぞれStage I（137例）90%，Stage II（491例）80.9%，Stage III（469例）56.3%であった（AJCC7版）[27]．

米国 Memorial Sloan-Kettering Cancer Center における1982〜2000年の切除可能な成人悪性軟部腫瘍の検討では，5年生存率はそれぞれ，四肢81%，体幹83%，後腹膜70%，頭頸部77%，消化管68%，婦人科領域85%，泌尿器科領域77%，および胸腔78%であった[28]．また同一の検討では，年齢（50歳未満，および50歳以上）の5年生存率は，それぞれ85%および74%，腫瘍が表在性および深在性はそれぞれ93%および76%であった．

横紋筋肉腫の予後因子は，組織型，発症年齢，腫瘍の発生部位，病変の進展範囲，外科的切除の可否および遠隔転移の有無である．組織型が胎児型，年齢が21歳未満，TNM分類stage 1，および外科・病理分類group I〜III（低リスク群）の5年生存率は90%以上である[18]．また，組織型が胎児型，年齢が21歳未満，TNM分類Stage 2 or 3，および外科・病理分類group I or II（中間リスク群）の5年生存率は70%程度である．組織型にかかわらず，TNM分類Stage IV，および外科・病理分類group IV（高リスク群）の予後は不良であり，5年生存率は20%程度である．成人の横紋筋肉腫は小児と比較して予後不良であり，局所例における19歳以下と19歳を超える症例の予後（約28%が遠隔転移例）は，それぞれ5年生存率が61%と27%であった[28]．

治療方法の各論（各16図-2, 3, p.290~291参照）

■ 薬物療法
❶ 悪性骨腫瘍
1）骨肉腫
● 手術可能例に対する化学療法

高悪性度の骨肉腫に対して患肢切断のみが主に施行された1970年以前は，切除例の80%が遠隔転移を発症した[29]．診断時の高頻度の微少転移存在が，予後不良の原因と考えられた．このため，局所療法と化学療法の併用により微小転移を制御し，治療成績の向上を目指してきた．骨肉腫に対する単剤の用量，および有効性は，それぞれ，高用量 methotrexate（HD-MTX）：80~15,000 mg/m^2，および33%，doxorubicin（DOX）：35~90 mg/m^2，および43%，cisplatin（CDDP）：60~150 mg/m^2，および26%，ifosfamide（IFM）：5,000~15,000 mg/m^2，および26%であり，これら4剤が骨肉腫に対する術前・術後化学療法に用いられてきた[30]．1970年代からRosenらにより四肢発生の高悪性度骨肉腫に対して，術前のHD-MTXに引き続き，外科切除，さらにbleomycin/cyclophosphamide（CPA）/dactinomycin（Act-D）：BCD，およびDOXによる術後化学療法（T-10）が行われ，79例の5年生存率は77%であった[31]．以降，骨肉腫に対する術前・術後化学療法が積極的に施行された．1980年後半には，術後化学療法に関する比較試験結果が公表され，30歳未満，四肢発生，高悪性度の骨肉腫に対して，手術単独群18例と術後化学療法群18例の2年無再発生存率はそれぞれ，17%および66%であった[32]．その後，さらなる治療成績の向上を目指し，治療レジメンの検討が行われてきた．今まで行われた手術可能な高悪性度の骨肉腫に対する主な比較試験を示す（各16表-7）[33~44]．

骨肉腫に対する術前後の化学療法1,058例の検討では，術前化学療法の病理学的効果が良好な（90%以上の壊死）621例（59%）は，病理学的効果が不良と比較して予後良好であった（5年生存率69.1 vs 49.3%，$p<0.05$）[45]．さらに，軟骨芽細胞性骨肉腫は，病理学的効果良好例が43%と他の組織型と比較して化学療法の効果が低かった．なお，抗がん薬の静脈内投与と局所病巣への動脈内投与の比較試験では，局所病巣の抗腫瘍効果に有意差は認められなかった[46]．

術前化学療法の病理学的効果により，術後レジメンの薬剤組み合わせの比較試験が実施されたが，有意な生存率の改善は認められておらず，術前化学療法の病理学的効果不良例の術後にレジメンを変更する治療の有用性は，現時点で不明である[41,42,44]．免疫賦活剤であるliposomal muramyltripeptide（L-MTP）を術後化学療法後に投与することにより，生存期間の改善が認められている[38]．この試験は，術前・術後化学療法のレジメンとL-MTP投与の2×2デザインで複雑であり，その結果の解釈にはさまざまな批判が寄せられている[47]．さらに，初診時の遠隔転移例に対する術前後の化学療法と原発巣切除にL-MTP投与の有無を比較した試験では，L-MTPによる無増悪生存期間および全生存期間の有意な延長は認められなかった[48]．術前・後にビスホスホネート製剤であるzoledronateの追加や低用量CPA/MTXによる維持療法による治療効果の向上は認められていない[39,40]．

現時点で，骨肉腫に対する術前・術後化学療法における最適な治療レジメンは不明であるが，術前化学療法後に病理学的効果を評価し，術後化学療法が行われることが多い．1980から2000年代始めに行われた骨肉腫に対する術前化学療法（術後化学療法も含む）の19試験のメタアナリシスでは，2剤レジメンよりも3剤レジメンのほうが，5年の無再発生存期間および生存期間が有意に優れていた〔ハザード比（HR）0.701（0.615-0.799），および0.792（0.677-0.926）〕[29]．今まで行われた臨床試験の結果より，術前・術後にDOX/CDDPを中心にHD-MTX〔±IFM/±etoposide（VP-16）〕を含む治療を行うことが標準的治療と考えられている．各16表-8に手術可能骨肉腫に対する化学療法レジメンの一例を示す[43,44]．今までに行われた骨肉腫に対する化学療法の臨床試験では，大半が40歳未満を対象として実施されており，40歳以上の症例に対する至適な化学療法レジメンは不明である．それらの症例に対して，DOX/CDDPのみを行うか，それともdose modificationを行い若年者と同じ治療レジメンを行うのが適切かどうか不明である．

● 転移，あるいは再発例に対する化学療法

骨肉腫の約10%は初診時に遠隔転移を有する．術前後の化学療法，原発巣および転移巣の外科的切除を受けた202例の5年生存率は29%であり，多発転移および肉眼的に不完全な切除が予後不良因子であった[13]．

局所例で，化学療法および外科的切除後に約30%が遠隔転移の再発をきたす[1]．化学療法および完全切除後の再発576例（初診時遠隔転移66例，局所再発のみ44例）の検討では，2年生存率38%であった[14]．再発例には，CPA/VP-16（26例中奏効率19%，4カ月の無増悪生存率46%）[49]，IFM/VP-16（小児32例中奏効率15%）[50]やdocetaxel（DTX）/gemcitabine（GEM）35例中奏効率17%，無増悪生存期間5カ月）などの報告がある[51]．

2）Ewing肉腫/PNET
● 手術可能例に対する術前・術後化学療法，および遠隔転移例に対する化学療法

Ewing肉腫/PNETは，切除可能例の外科切除単独の

各 16 表-7. 手術可能骨肉腫に対する化学療法の比較試験

	対象	症例数	治療群	病理学的効果良好例*	観察期間(中央値)	無再発生存期間	生存期間
<術前と術後化学療法の比較> Goorin AM, et al (2003)[33] (POG-8651)	四肢発生 高悪性度 30歳未満	45 55	HD-MTX×4+AP×2→手術→ HD-MTX×8+BCD×5+DOX+AP×2 手術→HD-MTX×12+BCD×5+DOX+AP×4	62% (-)	(-)	61±8%(5年) 69±8%(5年)	76±7%(5年) 79±7%(5年)
<術前・後化学療法のレジメンの比較> Winkler K, et al (1984)[34] (COSS 80)	四肢発生 高悪性度 24歳以下	116 (合計)	HD-MTX×4+DOX+BCD→手術→ HD-MTX×10+DOX+BCD×3±IFN HD-MTX×4+DOX+CDDP→手術→ HD-MTX×10+DOX+CDDP×3±ifn	53% (合計)	19.5カ月	76%(30カ月) 73%(30カ月) 化学療法±IFN 77 vs 73%(30カ月)	(-) (-)
Bramwell VH, et al (1992)[35] (EOTC 80831)	四肢発生 高悪性度 40歳以下	155 152	AP×3→手術→AP×3 AP/HD-MTX×2→手術→ AP/HD-MTX×2	41% 22%	53カ月	57%(5年)+ 41%(5年)	64%(5年) 50%(5年)
Souhami RL, et al (1997)[36] (EORTC 80861)	四肢発生 高悪性度 40歳以下	199 192	AP×3→手術→AP×3 HD-MTX×4+DOX→手術→ HD-MTX×4+DOX+BCD×4+AP×6	29.9% 28.7%	5.6年	43.7%(5年) 43.7%(5年)	55.2%(5年) 55.2%(5年)
Lewis IJ, et al (2007)[37] (EORTC 80931)	四肢発生 高悪性度 40歳以下	250 254	AP×2→手術→AP×4 DI-AP×3→手術→DI-AP×3	36% 51%+	62カ月	39%(5年) 41%(5年)	55%(5年) 58%(5年)
Meyers PA, et al (2008)[38] (INT 0133)	高悪性度 30歳以下	340 337	HD-MTX×4+AP×2→手術→ HD-MTX×8+AP×2+DOX×2±L-MTP×9カ月 HD-MTX×4+AI×2→手術→ HD-MTX×8+AI×2+CDDP×2+AP×2+IFM±L-MTP×9カ月	43% 48%	7.7年	63%(6年) 64%(6年) 化学療法±L-MTP 61 vs 67%(6年)	73%(6年) 75%(6年) 70 vs 78%(6年)+
Piperno-Neumann S, et al (2016)[39] (OS2006)	高悪性度 5~50歳	control群 各156 zoledronate群 159 (69%が<18歳, 約18%転移あり)	<18歳: HD-MTX×7+IE×2→手術→組織学的効果良好→HD-MTX×12+IE×2+IFN×1 組織学的効果不良→HD-MTX×5+AP×5 >25歳: DOX/CDDP/IFM×3+AI×2→手術→組織学的効果良好→AI×2+CDDP/IFM×2 組織学的効果不良→IE×5 上記の治療群に, zoledronate術前4回, 術後6回の投与の有無を無作為化割付	control群 65% zoledronate群 64%	3.9年	control群 63.4%(3年) zoledronate群 57.1%(3年)	両群で78.9%(3年)
Senerchi AA, et al (2017)[40] (Latin American Group)	四肢発生 高悪性度 30歳以下	157 139	HD-MTX×4+AP×2→手術→無作為化割付: 1) HD-MTX×8+AP×2+DOX×2, 2) HD-MTX×8+AP×2+DOX×2→MTX/CPA (経口)×73週	両群で39.7%	(-) (-)	58.81カ月 58.58カ月	66.16カ月 65.82カ月
<術前化学療法の効果に応じて術後レジメンを変更> Winkler K, et al (1988)[41] (COSS 82)	四肢発生 高悪性度 40歳以下	125 (合計)	HD-MTX×4+BCD×2→手術→ 組織学的効果良好→HD-MTX×4+BCD×2 組織学的効果不良→AP×6 HD-MTX×4+AP×2→手術→ 組織学的効果良好→HD-MTX×4+AP×2 組織学的効果不良→IFM/CDDP×3+BCD×3	26% 60%+	34カ月	49%(4年) 68%(4年)	(-) (-)
Le Deley MC, et al (2007)[42] (SFOP OS94)	四肢発生 高悪性度 20歳未満	116 118	HD-MTX×7+DOX×2→手術→ 組織学的効果良好→HD-MTX×12+DOX×3 組織学的効果不良→IE×5 HD-MTX×7+IE×2→手術→ 組織学的効果良好→HD-MTX×12+IE×3 組織学的効果不良→AP×5	56%+ 39%	77カ月	58%(5年) 66%(5年)	75%(5年) 76%(5年)
Bielack SS, et al (2015)[43] (EURAMOS-1 Good Response)	頭蓋顔面を除く 高悪性度 組織学的効果良好 40歳以下	control群 359 IFN群 357 (約13%に転移あり)	AP×2+HD-MTX×4→手術→組織学的効果良好術後のAP×2+HD-MTX×8+DOX×2に, IFN-α-2b×75週投与の有無を無作為化割付	(-)	44カ月	control群 74%(3年) IFN群 77%(3年)	81%(5年) 84%(5年)
Marina NM, et al (2016)[44] (EURAMOS-1 Poor Response)	頭蓋顔面を除く 高悪性度 組織学的効果不良 40歳以下	MAP群 310 MAPIE群 308 (10%は肺転移あり)	AP×2+HD-MTX×4→手術→組織学的効果不良術後に, AP×2+HD-MTX×8+DOX×2とAP×2+HD-MTX×8+AI×2+IE×3を無作為化割付	(-)	62カ月	MAP群 55%(3年) MAPIE群 53%(3年)	72%(3年) 77%(3年)

AI: doxorubicin+ifosfamide, AP: cisplatin+doxorubicin, BCD: bleomycin+cyclophosphamide+dactinomycin, CDDP: cisplatin, CPA: cyclophosphamide
DI: dose-intensive (顆粒球コロニー刺激因子投与下により2週間隔投与), DOX: doxorubicin, HD-MTX: 高用量methotrexate, IE: ifosfamide+etoposide,
IFM: ifosfamide, L-MTP: liposomal muramyl tripeptide, IFN: interferon
*: 病理学的効果良好例: 化学療法後の腫瘍組織の>90%に壊死を認める, +: $p<0.05$

各16表-8. 骨肉腫の術前・術後化学療法レジメンの一例（EURAMOS 1 trial）

週	1	2	3	4	5	6	7	8	9	10	11	12	13	14	15	16	17	18
									組織学的効果良好			AP					AP	
	AP			M	M	AP		M	M		手術				M	M		
									組織学的効果不良			AP			M	I(14) E		

19	20	21	22	23	24	25	26	27	28	29	30	31	32	33	34	35	36	37	38	39	40
	M	A		M	A		M	A													
	AI (9)				I(14) E					AP			I(14) E			AI (9)					
M				M					M		M				M					M	M

AP：doxorubicin 37.5 mg/m² day 1, 2/cisplatin 60 mg/m² day 1, 2
M：高用量 methotrexate 12 g/m² + ロイコボリン救援療法
A：doxorubicin 37.5 mg/m² day 1, 2
I (14) E：ifosfamide 2.8 g/m² day 1, 2, 3, 4, 5/etoposide 100 mg/m² day 1, 2, 3, 4, 5
AI (9)：ifosfamide 3 g/m² day 1, 2, 3/doxorubicin 37.5 mg/m² day 1, 2

治療成績が5年生存率5〜10％と極めて予後不良な疾患であり、大半が外科切除後早期に肺や骨転移をきたす。このため、早くから化学療法を含む集学的治療が行われてきた[52]。1970年代より、vincristine（VCR），Act-D，CPA，DOX，IFM，VP-16の有効性が評価され、現時点ではこれらの薬剤の組み合わせが主に用いられている。今まで行われた Ewing 肉腫に対する比較試験を示す（**各16表-9**）[53〜59]。

骨発生 Ewing 肉腫に対して、VCR/Act-D/CPA（VAC），VAC+DOX，および VAC 療法後に両側肺照射の3治療群の比較試験が行われ、それぞれの群の5年無再発生存率は順に24％，60％および44％であった（IESS-Ⅰ）[53]。この試験結果より、DOX 追加による予後改善が示唆された。さらに、骨盤以外の Ewing 肉腫術後に対して、放射線療法に引き続く VAC 療法+DOX の高用量間歇投与群と低用量持続投与群の比較試験では、それぞれの群の5年無再発生存率は高用量間歇投与が有意に優れていた（IESS-Ⅱ）。DOX 増量により治療効果は増強されるが、それに伴い毒性も増強された。Act-D の dose intensity の増加は予後向上に貢献しないことが示唆されたため、VAC+DOX レジメンより、Act-D を除いた VDC 療法（VCR/DOX/CPA）が用いられるようになった[60]。

VDC に IE（IFM/VP-16）を組み入れた治療の有効性が評価され、30歳以下の骨発生 Ewing 肉腫/PNET 518例（遠隔転移あり120例）に対して、VDC 療法×17サイクル群と VDC と IE を交互17サイクル群の比較試験が行われた（INT-0091）。なお、切除可能例は、術前に化学療法4サイクル、さらに放射線療法後に13サイクルの化学療法を行った[55]。DOX の1回投与量は75 mg/m² であり、DOX の総投与量375 mg/m² へ到達後は、Act-D 1回1.25 mg/m² を投与した。局所例の5年無再発生存率と生存率は、交替療法群が有意に優れていた。転移例の5年無増悪生存率と生存率は、両治療群で有意な差は認められなかった。この試験結果より、手術可能な Ewing 肉腫/PNET に対する標準的治療は、VDC と IE 交替療法を4〜6サイクル、その後、外科的切除、放射線治療を施行、さらに同様の交替療法を11〜13サイクルが標準的治療と考えられている。なお、術前化学療法の病理学的効果に応じた術後化学療法レジメンの変更による有用性は現時点で不明である。局所例に対する G-CSF 併用の VDC/IE 交替（合計14サイクル）を2週間隔と通常の3週間隔投与の比較試験では、5年の無再発生存率が2週間隔投与群で有意に優れていたが（73 vs 65％，$p = 0.048$），全生存期間に有意差は認めなかった（83 vs 77％，$p = 0.056$）。両群の毒性に大きな差はなく、dose intensity 増強による治療効果の向上が示唆された[58]。しかしながら、同様の試験では、G-CSF 併用下での高用量群の治療成績の向上は認められなかった（INT-0154）[57]。

その他のレジメンについて、35歳以下の Ewing 肉腫再発の標準リスク群（腫瘍量100 mL 未満，遠隔転移なし）に VAIA（VCR/Act-D/IFM/DOX）と VACA 療法（VCR/Act-D/CPA/DOX）の比較試験（合計14サイクル）では、両治療群の無再発生存期間および生存期間に有意差は認めなかった（EICESS-92）[56]。局所例に対する VIDE（VCR/IFM/DOX/VP-16）×6サイクル後の

各16表-9. 骨発生のEwing肉腫/PNETに対する化学療法の比較試験

報告者(報告年)	対象	症例数	治療群	観察期間(中央値)	無再発生存期間	生存期間
Nesbit ME, et al (1990)[58] [IESS-Ⅰ]	EWS 主に小児	148	手術(or生検)→放射線治療+VAC/DOX	6年	60%(5年)*	65%(5年)*
		74	手術(or生検)→放射線治療+VAC		24%(5年)	28%(5年)
		109	手術(or生検)→放射線治療+VAC+両肺放射線照射		44%(5年)	53%(5年)
Burgert EO, et al (1990)[59] [IESS-Ⅱ]	EWS 骨盤発生以外 主に小児	108	手術(or生検)→放射線治療+VAC/DOX高用量間欠投与	5.6年	68%(5年)*	77%(5年)
		106	手術(or生検)→放射線治療+VAC/DOX低用量持続投与		48%(5年)	63%(5年)
Grier HE, et al (2003)[60] [INT-0091]	EWS/PNET 局所or遠隔転移例 30歳以下	局所198/転移58	VDCとIE交替療法 合計17コース	(−)	局所69±3%(5年) 転移22±5%(5年無増悪生存率)	局所72±3.4%(5年) 転移34%(5年)
		局所200/転移62	VDC×17コース 局所例では4コース後に手術 or放射線治療 or両治療を施行し,その後13コース施行 DOX総投与量375 mg/m²を超えた場合,ACT-Dへ変更		局所54±4%(5年)* 転移22±6%(5年無増悪生存率)	局所61±3.6%(5年)* 転移35%(5年)
Paulussen M, et al (2008)[61] (EICESS-92)	EWS 局所or遠隔転移例 35歳以下 標準リスク群:SR (腫瘍量100 mL未満,遠隔転移なし) 高リスク群:HR (腫瘍量100 mL以上or遠隔転移あり)	SR 79	VAIA×4コース→手術or放射線治療 or両治療→VAIA×10コース	8.5年	68%(5年)	84%(5年)
		SR 76	VACA×4コース→手術or放射線治療 or両治療→VACA×10コース		67%(5年)	82%(5年)
		HR240	VAIA×14コース		44%(5年無増悪生存率)	53%(5年)
		HR252 (HRの32%に遠隔転移あり)	EVAIA×14コース		52%(5年無増悪生存率)	57%(5年)
Granowetter L, et al (2009)[62] (INT-0154)	EWS/PNET 30歳以下 遠隔転移なし 軟部組織発生も含む	231	VDCとIE交替療法 合計17コース	8.3年	72.1%(5年)	80.5%(5年)
		247 (全体の20%は軟部組織発生)	高用量VDCとIE交替療法 合計11コース (顆粒球コロニー刺激因子投与下でCPAとIFMを高用量投与) 両群とも4コース後に手術 or放射線治療 or両治療を施行し,その後,化学療法継続		70.1%(5年)	77.0%(5年)
Womer RB, et al (2012)[63]	EWS/PNET 50歳未満 遠隔転移なし 軟部組織発生も含む	284	VDC/IE交替 合計4サイクル→手術or放射線治療or両治療→VDC/IE交替 合計10サイクル	約5年	65%(5年)	77%(5年)
		284 (全体の21%は軟部組織発生)	VDC/IE交替* 合計6サイクル→手術or放射線治療or両治療→VDC/IE交替* 合計8サイクル *G-CSF併用で2週間隔投与		73%(5年)*	83%(5年)
Le Deley MC, et al (2014)[64] (Euro-EWING99-R1)	EWS 50歳未満 腫瘍量<200 mL未満 or術前化学療法の治療効果良好(viable cell 10%未満) 遠隔転移なし 軟部組織発生も含む	425	VIDE×6サイクル→手術±放射線治療→VAI×1サイクル→VAI×7サイクル	5.9年	78.2%(3年)	85.5%(3年)
		431	VIDE×6サイクル→手術±放射線治療→VAI×1サイクル→VAC×7サイクル		75.4%(3年)	85.9%(3年)

Act-D:dactinomycin, DOX:doxorubicin, EVAIA:etoposide+vincristine+actinomycin D+ifosfamide+doxorubicin, EWS:Ewing肉腫, IE:ifosfamide+etoposide, PNET:未熟神経外胚葉性腫瘍, VAC:vincristine+actinomycin D+cyclophosphamide, VACA:vincristine+actinomycin D+cyclophosphamide+doxorubicin, VAI:vincristine/actinomycin D/ifosfamide, VAIA:vincristine+dactinomycin+ifosfamide+doxorubicin, VIDE:vincristine/ifosfamide/doxorubicin/etoposide, VDC:vincristine+doxorubicin+cyclophosphamide, *:p<0.05

VAI(VCR/Act-D/IFM)×8サイクルと,VAI療法×1サイクル→VAC×7サイクルの比較試験では,両群の治療成績に有意差は認められなかった[59].

現時点でEwing肉腫/PNETに用いられる主なレジメンは,限局例はVDCとIEの交替(合計17サイクル),あるいはVAIA(合計14サイクル),遠隔転移例はVDC(合計17サイクル),あるいはVAIA(合計14サイクル)と考えられる(各16表-10).

●再発例に対する化学療法

再発例に対して,前治療より長期間経過後の再発であれば,IEやVDCを検討する.その他,再発あるいは治療抵抗性には,IFM/carboplatin/VP-16(ICE)などが施行されている(21例の奏効率48%,1年生存率48%)[61].また,最近ではtopotecan/CPA併用(54例の奏効率32.6%,1年生存率61%)[62]やtemozolomide(TMZ)/irinotecan(CPT-11)併用(16例の奏効率25%)[63]が報告されている.

❷悪性軟部腫瘍

骨外発生のEwing/PNETについては,骨発生の症例と同様の治療を行う.

各16表-10. Ewing肉腫/PNETに対する化学療法レジメン

【VDC療法】
vincristine：1.4 mg/m² (最大 2 mg/body) (day 1)
doxorubicin：75 mg/m² (day 1), あるいは 37.5 mg/m² (day 1, 2)
 (doxorubicin 総投与量 375 mg/m²に達したら,
 dactinomycin 1.25 mg/m² (最大 2.5 mg/body) へ変更)
cyclophosphamide：1,200 mg/m² (day 1)
} 3週間隔投与

【IE療法】
ifosfamide：1,800 mg/m² (day 1～5)
etoposide：100 mg/m² (day 1～5)
} 3週間隔投与

・局所例には, VDC/IE療法を交替で合計4サイクル後に, 外科切除±放射線療法, 引き続いてVDC/IE療法を交替で合計13サイクル施行
・転移例には, VDC/IE療法を交替で合計17サイクル
・DVC, IEともにG-CSFを併用して可能な限り予定通り継続する

【VAIA療法】
①vincristine：1.5 mg/m² (day 1)
 ifosfamide：2,000 mg/m² (day 1～3)
 dactinomycin：0.5 mg/m² (day 1～3)
} 3週間隔投与

②vincristine：1.5 mg/m² (day 1)
 ifosfamide：2,000 mg/m² (day 1～3)
 doxorubicin：30 mg/m² (day 1～2)
} 3週間隔投与

・局所例には, ①と②を交替で合計4サイクル施行. 外科切除±放射線療法, 引き続いて①と②を交替で10サイクル施行
・転移例には, ①と②を交替で合計14サイクル施行

1) 悪性軟部腫瘍 (Ewing肉腫/PNET, GIST, および横紋筋肉腫以外)

●手術可能例に対する術前・後化学療法

1980～90年代に実施された四肢, あるいは後腹膜発生の切除可能な悪性軟部腫瘍に対するDOXを含む術後化学療法と手術単独の比較14試験, 1,568例のメタアナリシスでは, 術後化学療法は, 局所再発抑制〔HR 0.73 (0.56-0.94)〕, 遠隔転移抑制〔HR 0.70 (0.57-0.85)〕の治療効果を認め, 10年間の再発率を6～10%減少させた[20]. 一方, 生存期間の有意な延長は認められなかった〔HR 0.89 (0.77-1.04)〕. しかし, 四肢発生例では有意な生存期間の延長を認め (HR 0.80, p=0.029), 10年間生存率を7%向上させた. さらに前述の解析に4つの新たな臨床試験を加えた1,953例のメタアナリシスでは, DOXを含む術後化学療法により, 再発抑制 (局所, および遠隔), および生存期間の有意な延長が示されている[21]. なお, DOX/IFM併用療法では死亡率を有意に抑制していた〔HR0.56 (0.36-0.85)〕. 高悪性度に対する術前あるいは術後化学療法と外科切除のみの比較試験では, 再発抑制効果が認められた試験も存在するが, これらの試験結果より, 術前・後化学療法の明らかな有用性は現時点で不明と考えられる (各16表-11)[64～71]. 化学療法のサイクル数について, 3週間隔で3～5サイクルが行われている. 術前に加え, 術後の化学療法の追加[67]や組織型に応じた術前化学療法[71]による治療成績の向上は認められていない. 術前後の化学療法に温熱療法の追加により, 腫瘍縮小効果が向上し, 局所再発を抑制した[70]. 切除可能な後腹膜原発の軟部肉腫に対する米国のデータベースによる検討では, 術後化学療法例は手術単独群と比較して生存期間が短く, R1/R2切除, 高悪性度や腫瘍径が大きい症例でも術後化学療法の効果は認められなかった[72].

今までの研究結果より, 四肢発生で高悪性度, 腫瘍径が5 cmを超える症例では, 腫瘍の化学療法感受性に応じて術後化学療法も考慮する. また, 高悪性度で切除マージンの十分な確保が困難で, 腫瘍の部位より放射線療法の困難な場合 (例えば, 脊髄など) は, 局所再発の抑制目的で, 術前あるいは後化学療法を考慮すべきと考えられる.

●切除不能, 転移, あるいは再発例に対する薬物療法

現時点で, 悪性軟部腫瘍に対して用いられる主な抗がん薬はDOX, IFM, trabectedin, eribulin, GEM, DTXおよびdacarbazine (DTIC) であり, 単剤の奏効率は10～15%程度である. 併用化学療法について, DOX単剤とDOX/IFM, あるいはDOX/IFM/DTIC併用などとの比較試験が行われている (各16表-12)[73～85]. 一次治療において, DOX/IFM併用療法は腫瘍縮小効果の向上や無増悪生存期間の延長が認められるが, 生存期間の延長は認められていない. 現時点で, 一次治療においてDOXを凌駕する薬剤は存在しない. 切除不能・再発の悪性軟部腫瘍の予後は, 1980年代と2000年代の臨床試験の生存期間は12カ月から18カ月に延長しており, DOX以降のさまざまな薬剤の導入も寄与していると考えられる.

投与量について, DOX単剤では1回投与量75 mg/m², 3週間隔投与が汎用されている. IFMは, 単剤で1コースあたりの総投与量9,000 mg/m² (分割, あるいは数日間持続投与) が用いられている. 各16表-13に切除不能・転移性の軟部肉腫に対して用いられている併用療法

各16 表-11. 手術可能悪性軟部腫瘍に対する術後化学療法の比較試験

報告者（報告年）	対象	症例数	治療群	観察期間（中央値）	無再発生存期間	生存期間
●術後化学療法						
Frustaci S, et al（2001）[64]	四肢 or 体幹 腫瘍径 5 cm 以上 高悪性度 紡錘形 or 多形肉腫 18〜65歳	53 51	手術→放射線→EPI+IFM×5 手術→放射線	59カ月	50%（4年）[*] 37%（4年）	69%（4年）[*] 50%（4年）
Petrioli R, et al（2002）[65]	高悪性度 18〜72歳	45 43	手術±放射線治療→EPI or EPI+IFM×4 手術±放射線治療	94カ月	69%（5年）[*] 44%（5年）	72%（5年） 47%（5年）
●術前化学療法						
Gortzak E, et al（2001）[66] 〔NCI-Canada〕 （無作為化第Ⅱ相試験）	高悪性度または腫瘍径 8 cm 以上 （骨肉腫, Ewing肉腫などを除外） 15〜75歳	67 67	DOX+IFM×3→手術±放射線治療 手術±放射線治療	88カ月	56%（5年） 52%（5年）	65%（5年） 64%（5年）
Gronchi A, et al（2012）[67,68]	四肢 or 体幹 高悪性度 腫瘍径 5 cm 以上	160 161	EPI/IFM×3±RT→手術 EPI/IFM×3±RT→手術→EPI/IFM×2	91.7カ月	56%（10年） 58%（10年）	64%（10年） 59%（10年）
Woll PJ, et al（2012）[69] （EORTC62931）	高悪性度 （Ewing肉腫, 胎児型横紋筋肉腫を除外） 完全切除例 （marginal 切除を含む） 16〜70歳	175 176 （四肢発生 66%）	DOX/IFM×5±放射線治療 経過観察±放射線治療 （marginal 切除に放射線治療施行）	7.99年	54.9%（5年） 52.9%（5年）	66.5%（5年） 67.8%（5年）
Issels RD, et al（2010）[70]	高悪性度 腫瘍径 5 cm 以上 18〜70歳	172 169 （四肢発生 44%）	VP-16/IFM/DOX×4→手術±RT→ VP-16/IFM/DOX×4 VP-16/IFM/DOX+HT×4→手術±RT→ VP-16/IFM/DOX+HT×4	34カ月	18カ月 32カ月[*] （奏効率 12.7 対 28.8% 2年の局所再発率 61 対 76%）	79カ月 74カ月
Gronchi A, et al（2017）[71] （ISG-STS 1001）	四肢 or 体幹 高悪性度 腫瘍径 5 cm 以上 18歳以上	144 142	EPI/IFM×3±RT→手術 組織型に応じた化学療法（※）×3±RT→手術	12.3カ月	62%（46カ月）[*] 38%（46カ月）	89%（46カ月） 64%（46カ月）

DOX：doxorubicin, EPI：epirubicin, HT：hyperthermia, IFM：ifosfamide, RT：放射線治療, VP：etoposide
（※）：myxoid liposarcoma→trabectedin, 平滑筋肉腫→gemcitabine/dacarbadin, 滑膜肉腫→高用量 IFM, 悪性神経鞘腫瘍→VP-16/IFM, 未分化多形性肉腫→gemcitabine/docetaxel
[*]：$p < 0.05$

レジメンを示す.

切除不能・転移性の悪性軟部腫瘍に対する DOX などを含む併用化学療法の臨床試験 2,185例の検討では，生存期間中央値は51週であった．多変量解析にて，全身状態良好，年齢が若い，組織学的悪性度が低い，肝転移なし，および手術から再発まで期間が長いことが予後良好因子であった[86]．同様の解析（1,337例）では，奏効率の良好因子は DOX/IFM 併用，高悪性度および滑膜肉腫であり，さらに生存期間の予後良好因子は女性，PS0，四肢原発および局所進行であった[87]．

切除不能・再発の悪性軟部腫瘍に対して，903例に対する trabectedin 1.5 mg/m^2/3週間隔投与の生存期間は11.9カ月，奏効率5.9%およびSD43%であった[88]．さらに，anthracycline 投与歴（+）の切除不能・再発の脂肪肉腫，および平滑筋肉腫に対する trabectedin と DTIC の比較試験では，trabectedin の無増悪生存期間が有意に優れていた[85]．また，trabectedin は，染色体転座による FUS/CHOP および EWS/CHOP の融合遺伝子を持つ粘液型脂肪肉腫に治療効果が高いことが示唆されている（前化学療法歴（+）51例の奏効率51%および無増悪生存期間 14カ月）[89]．染色体転座ありの切除不能・転移例の一次治療として，trabectedin と DOX（あるいは DOX/IFM）の比較試験（121例）では，無増悪生存期間 16.1 と 8.8カ月で両群に有意差は認められず，DOX 群の奏効率が高かった（5.9 と 27.0%）[90]．trabectedin 3週間隔投与の国内第Ⅰ相試験の結果，CPK上昇，食欲不振などの用量制限毒性により，推奨用量は1回 1.2 mg/m^2 で海外よりも低用量である[91]．前化学療法歴（+），遺伝子転座の報告されている悪性軟部腫瘍（粘液型脂肪肉腫や滑膜肉腫など）に対する trabectedin 1.2 mg/m^2 3週間隔投与と best supportive care（BSC）の国内試験（73例）では，trabectedin は BSC と比較して有意に無増悪生存期間を延長した（5.6 vs 0.9カ月，$p < 0.0001$）[92]．

eribulin は，切除不能・転移，前化学療法歴（+）の128例に対する第Ⅱ相試験では，奏効率4.3%，stable disease 49.6%，および無増悪生存期間約 2.5カ月であった[93]．さらに，前化学療法歴（+）の切除不能・再発の脂肪肉腫および平滑筋肉腫に対する eribulin と DTIC の比較試験では，eribulin の生存期間が有意に優れていた[84]．

アンスラサイクリン系薬剤投与歴（+）の転移性の悪性軟部腫瘍（脂肪肉腫，Ewing肉腫/PNET，横紋筋肉腫などを除く）に対する VEGFR や PDGFR の**チロシンキナーゼ（TK）阻害薬**である pazopanib とプラセボの比較試験では，pazopanib 群の無増悪生存期間が有意に優れて

各16 表-12. 局所進行・転移性の悪性軟部腫瘍に対する化学療法の比較試験

報告者（報告年）	対象	症例数	治療群	奏効率	無増悪生存期間	生存期間
① 1次化学療法						
Borden EC, et al (1987)[73]	転移性 15～74 歳	94 89 92	DOX 3 週間隔投与 DOX 週1 回隔投与 DOX＋DTIC	18% 17% 30%*	3.0 カ月 2.4 カ月 3.6 カ月	8.0 カ月 8.4 カ月 8.0 カ月
Antman K, et al (1993)[74]	切除不能 or 転移性 前化学療法歴（－）	170 170	DOX＋DTIC DOX＋DTIC＋IFM	17% 32%*	4 カ月 6 カ月*	13 カ月 12 カ月
Edmonson JH, et al (1993)[75]〔ECOG〕	切除不能 or 転移性 前化学療法歴（－）	95 94 90	DOX DOX＋IFM MMC＋DOX＋CDDP	20% 34%* 32%	（－） （－） （－）	9 カ月未満 11 カ月 9 カ月
Santoro A, et al (1995)[76]〔EORTC〕	切除不能 or 転移性 （骨肉腫，Ewing 肉腫などを除外） 前化学療法歴（－） 15～70 歳	263 258 142	DOX DOX＋IFM CPA＋VCR＋DOX＋DTIC	21.3% 25.2% 26.8%	46 週 48 週 44 週	52 週 55 週 51 週
Le Cesne A, et al (2000)[77]〔EORTC〕	切除不能 or 転移性 （骨肉腫，Ewing 肉腫などを除外） 前化学療法歴（－） 18～76 歳	149 145	DOX＋IFM（50/5,000 mg/m²） DOX＋IFM（75/5,000 mg/m²） 〔各群 3 週間隔投与〕	20.8% 21.4%	19 週 24 週	56 週 55 週
Lorigan P, et al (2007)[78]〔EORTC〕	切除不能 or 転移性 （骨肉腫，Ewing 肉腫などを除外） 前化学療法歴（－） 16～65 歳	110 109 107	DOX（75 mg/m²） IFM（3,000 mg/m²/day 1～3） IFM（9,000 mg/m²/72 時間） 〔各群 3 週間隔投与〕	11.8% 5.5% 8.4%	2.5 カ月 2.2 カ月 3.0 カ月	12 カ月 10.9 カ月 10.9 カ月
Fayette J, et al (2009)[79]	切除不能 or 転移性 前化学療法歴（－） 18～70 歳	80 82	DOX/IFM/DTIC（20/2,500/300 day 1～3）×6 DOX/IFM/DTIC（25/3,000/400 day 1～3）⁺×5 〔各群 3 週間隔投与〕	32.5% 33%	42 週 39 週	76 週 74 週
Judson I, et al (2014)[80]〔EORTC 62012〕	切除不能 or 転移性 （GIST，横紋筋肉腫，Ewing 肉腫などを除外） 転移例に対する化学療法歴（－） 18～60 歳	228 227	DOX（75）×6 DOX/IFM（25 day 1～3/2,500 day 1～4）⁺×6 〔各群 3 週間隔投与〕	14% 26%*	4.6 カ月 7.4 カ月*	12.8 カ月 14.3 カ月
Ryan CW, et al (2016)[81]〔PICASSO Ⅲ〕	切除不能 or 転移性 転移例に対する化学療法歴（－） （術前，術後の DTX/GEM は許容） 18 歳以上	221 226	DOX（75）/placebo×6 DOX（75）day 1/palisfamide（150）day 1～3×6	20% 28%	5.2 カ月 6 カ月	16.9 カ月 15.9 カ月
Tap WD, et al (2017)[82]〔TH CR-406/SARC021〕	切除不能 or 転移性 （GIST，横紋筋肉腫，Ewing 肉腫などを除外） 転移例に対する化学療法歴（－） 15 歳以上	323 317	DOX（75）×6 DOX（75）/evofosfamide×6 各群 3 週間隔投与	18% 28%*	6.0 カ月 6.3 カ月	19 カ月 18.4 カ月
Seddon B, et al (2017)[83]〔GeDDiS〕	切除不能 or 転移性 （GIST，横紋筋肉腫，Ewing 肉腫などを除外） 化学療法歴（－）	129 128	DOX（75）×6 GEM（675）day 1, 8/DTX（75）day 8×6 各群 3 週間隔投与	20% 20%	5.4 カ月 5.5 カ月	16.5 カ月 14.5 カ月
② 2次化学療法						
Schoffski P, et al (2016)[84]	切除不能 or 転移性 中高悪性度の脂肪肉腫 or 平滑筋肉腫 前化学療法歴：≧2 レジメン 18 歳以上	224 228 (84%Anth＋)	DTIC（850～1,200） eribulin（1.4）day 1, 8 各群 3 週間隔投与，PD まで継続	5% 4%	2.6 カ月 2.6 カ月	11.5 カ月 13.5 カ月*
Demetri GD, et al (2016)[85]	切除不能 or 転移性 中高悪性度の脂肪肉腫 or 平滑筋肉腫 Anth 投与歴（＋） 15 歳以上	173 345 (2:1 割付)	DTIC（1,000） trabectedin（1.5） 各群 3 週間隔投与，PD まで継続	6.9% 9.9%	1.5 カ月 4.2 カ月*	12.9 カ月 12.4 カ月

薬剤投与量の単位は mg/m²．Anth：anthracycline, CPA：cyclophosphamide, DOX：doxorubicin, DTIC：dacarbazine, DTX：docetaxel, GEM：gemcitabine, IFM：ifosfamide, MMC：mitomycin C, VCR：vincristine
＋：G-CSF 予防投与，＊：p＜0.05

いた（**各16 表-14**）[94]．なお，この比較試験では対象から脂肪肉腫が除外されていた．悪性軟部腫瘍に対する pazopanib の効果予測因子は現時点で不明である．臨床試験で pazopanib 投与を受けた悪性軟部腫瘍 344 例の検討では，観察期間中央値 2.3 年の時点で，全体の 36% で無増悪生存期間が 6 カ月以上であり，34% が 18 カ月以上生存していた[95]．さらに，12 例（3.5%）が 2 年以上 pazopanib 投与を継続していた．

今まで行われた臨床試験の結果より，切除不能・再発の悪性軟部腫瘍に対する<u>二次治療に用いられる薬剤として，trabectedin, eribulin および pazopanib</u> があげられる．

ただし，eribulin と trabectedin において，従来の DTIC との比較試験では，脂肪肉腫および平滑筋肉腫を対象としていること，海外と国内で trabectedin の推奨用量が異なること，pazopanib の比較試験では脂肪肉腫は除外されていることに留意すべきである．

●特異的な治療の有効性が示唆される肉腫
・血管肉腫，隆起性皮膚線維肉腫，デスモイド腫瘍，および低悪性度子宮内膜間質肉腫

血管肉腫では，タキサン系薬剤〔paclitaxel（PTX），DTX〕や liposomal DOX が用いられている[96,97]．切除不能・転移例に対する PTX 80 mg/m² 週 1 回投与の第 Ⅱ 相

各16 表-13. 切除不能・転移例の悪性軟部肉腫に対する併用化学療法レジメン

レジメン名	投与量	スケジュール
【AI】		
doxorubicin	60 mg/m²	day 1
ifosfamide	2〜2.5 g/m²	day 1〜3/3 週間隔
【AD】		
doxorubicin	60 mg/m²	day 1
dacarbazine	750〜1,000 mg/m²	day 1/3 週間隔
【CyVADIC】		
cyclophosphamide	500 mg/m²	day 1
vincristine	1.5 mg/m²	day 1 and 5
doxorubicin	50 mg/m²	day 1
dacarbazine	250 mg/m²	day 1〜5/3 週間隔
【MAID】		
doxorubicin	60 mg/m²	day 1
ifosfamide	2〜2.5 g/m²	day 1〜3
dacarbazine	900〜1,000 mg/m²	day 1/3 週間隔
【DTX+GEM】		
gemcitabine	900 mg/m²	day 1, 8
docetaxel	75 mg/m²	day 8/3 週間隔
trabectedin	1.2 mg/m² (24時間投与)	day 1/3 週間隔
eribulin	1.4 mg/m²	day 8/3 週間隔

試験（27 例）では，奏効率 18.5％，無増悪生存期間 4 カ月であった[96]．最近では，前治療歴のある症例に対して血管新生阻害薬の bevacizumab などが報告されている（**各16表-14**）[98]．なお，PTX 週1回投与に bevacizumab 併用の治療効果の向上は認められていない[99]．

低悪性度で線維芽細胞由来と考えられている隆起性皮膚線維肉腫は低悪性度であるが，局所再発を起こしやすく，まれに転移をきたす．この腫瘍は PDGFRβ を過剰発現しており，再発・転移例に対して PDGFRβ の TK 阻害薬である imatinib が有効である（奏効率 40％, **各16表-14**）[100,101]．

局所侵襲性の線維腫症であるデスモイド腫瘍は，腹壁，四肢，体幹，腹腔内腸管膜などに発生し，腹壁発生は妊娠中の若い女性や術創に認められる[102]．治療は外科切除であるが，切除不能例に対して COX2 阻害薬（22例，奏効率 36％，SD 50％）や tamoxifen などの抗エストロゲン薬（26例，奏効率 23％，SD 65％）が有効である[103]．

DOX，MTX，DTIC などが用いられ，奏効率は 10〜30％程度である[104]．分子標的薬である imatinib，および sorafenib の有効性も報告されている[105,106]．

低悪性度子宮内膜間質肉腫は，エストロゲン±プロゲステロン受容体を発現しており，進行・再発例に対するプロゲステロン製剤や tamoxifen などの奏効例が報告されている[107]．

・**悪性軟部肉腫に対する分子標的薬**

悪性軟部肉腫では，特異的な染色体転座と融合変異遺伝子が認められるものがあり[5]，最近では，特定の遺伝子変異を持つ腫瘍に対してそれを標的とする分子標的薬の有用性が評価されており，従来の抗がん薬がほとんど奏効しない腫瘍で奏効例が報告されている（**各16表-14**）．mammalian target of rapamycin（mTOR）阻害薬の ridaforolimus とプラセボの第Ⅲ相試験では，転移例で一次あるいは二次化学療法に奏効/SD の 702 例に対して，両群の無増悪生存期間は 17.7 および 14.6 週で，ridaforolimus 群の無増悪生存期間の有意な延長が認められた（p=0.001）[108]．PDGFRα 抗体である olaratumab は，転移性の悪性軟部肉腫に対する一次治療において，DOX との併用の有無の第Ⅱ相試験が実施された[109]．olaratumab/DOX 群と DOX 群の無増悪生存期間（主要評価項目）は 6.6，および 4.1 カ月，奏効率は 18.2 および 11.9％で両群に有意差は認められなかったが，生存期間は有意な延長が認められた（26.5 および 14.7 カ月，p=0.0003）．olaratumab 併用により，好中球減少，粘膜炎，悪心，および下痢が増強した．現在，同様の第Ⅲ相試験が進行中である（NCT02451943）．

2）消化管間質腫瘍（GIST）

消化管から発生する悪性軟部肉腫のなかで GIST は最も頻度が高い腫瘍であり，95％に TK 活性を有する膜型受容体の KIT（CD117）が陽性である．GIST は消化管に沿って発生し，50％は胃，25％は小腸に発生する．転移形式は肝転移や腹腔内播種が多く，リンパ節転移はまれである[110]．GIST は通常の抗がん薬に抵抗性であるが，KIT の TK 阻害薬である imatinib の有効性が示されている．GIST は分子標的薬導入により治療体系が大きく変化した腫瘍の1つである．**各16表-15** に GIST に対する分子標的薬の比較試験を示す[111〜119,123〜125]．

切除不能・遠隔転移例に対する imatinib の奏効率は約 50％，無増悪生存期間は 18 カ月，生存期間は 52 カ月程度である[111,112]．imatinib の用量・用法について，切除不

各16 表-14. 前治療歴のある局所進行・転移性の悪性軟部腫瘍（GIST以外）に対する分子標的薬の臨床試験成績

腫瘍の種類	薬剤	標的となる遺伝子変異	治療効果	文献
悪性軟部肉腫（脂肪肉腫、Ewing肉腫/PNET、横紋筋肉腫などを除く）	pazopanib（VEGFR1-3、PDGFRα、β、KIT阻害薬）	(−)	pazopanib（246例）対placebo（123例）の第Ⅲ相試験 anthraを含む化学療法1～4レジメン投与歴あり pazopanib奏効率6％、SD 67％、placebo SD 38％ pazopanib対placebo：PFS 4.6 対 1.6 カ月（p＜0.001） OS 12.5 対 10.7 カ月（cross-over許容せず）	①
脂肪肉腫、平滑筋肉腫、滑膜肉腫、その他の肉腫の4cohort	regorafenib（VEGFR1-3、PDGFR、RET、KIT、RAF阻害薬）	(−)	regorafenib（82例）対placebo（92例）の第Ⅱ相試験 各cohort毎に割付、Anthを含む化学療法あり PFS：regorafenib 対 palcebo は、脂肪肉腫 1.1 対 1.7 カ月、平滑筋肉腫 3.7 対 1.8 カ月、滑膜肉腫 5.6 対 1.0 カ月、その他の肉腫 2.9 対 1.0 カ月	②
血管肉腫	sorafenib（VEGFR1-3、PDGFRα、β、KIT阻害薬）	VEGFR過剰発現	表在性 26例、および臓器発生 15例、うち前化学療法歴あり 73％ 奏効率 14.6％、PFS：表在性 1.8 カ月、臓器発生 3.8 カ月	③
	bevacizumab（VEGFA モノクローナル抗体）		30例中（うち類上皮血管内皮腫 7例）、奏効率 13％、SD 50％、PFS 約 3 カ月	④
血管系肉腫	pazopanib	VEGFR	奏効：血管肉腫（8/40例）、類上皮血管内皮腫（1/10例）、intimal sarcoma（2/2例） PFS：血管肉腫 3 カ月、類上皮血管内皮腫 26.3 カ月	⑤
隆起性皮膚線維肉腫	imatinib（KIT、PDGFRα、β、BCR-ABL阻害薬）	COL1A1-PDGFβ融合遺伝子	24例中、奏効率 37.5％、SD 33.3％、PFS 1.7 年	⑥
			術前投与 16例中、奏効率 43.7％、SD 31.3％	⑦
デスモイド腫瘍（侵襲性線維腫症）	imatinib	不明	51例中、奏効率 5.9％、SD 84％、1 年 PFS 66％	⑧
	sorafenib		24例中、奏効率 25％、SD 70％	⑨
腱滑膜巨細胞腫（良性腫瘍に分類）	imatinib	COL6A3-CSF1	29例中、奏効率 17％、SD 70％、PFS 20.9 カ月	⑩
胞巣状軟部肉腫	sunitinib（KIT、VEGFR1-3、PDGFRα、β、CSF-1R阻害薬）	ASPL-TFE3	9例中、奏効 5例、SD 3例、PFS 17 カ月	⑪
	cediranib（VEGFR1-3阻害薬）		43例中、奏効率 35％、SD 60％、24 週の疾患制御率 84％	⑫
	tivantinib（MET阻害薬）		27例中、奏効なし、SD 78％、PFS 5.5 カ月	⑬
	crizotinib（MET、ALK、ROS1阻害薬）		TEF3転座の 40例中、1例奏効、SD 87.5％、PF S8.0 カ月	⑭
	dasatinib（SRK、KIT、PDGFRα、β、BCR-ABL阻害薬）		12例の 6 カ月 PFS 30％	⑮
明細胞肉腫	tivantinib	EWS-ATF1	11例中、奏効率 9％、SD 27％、PFS 1.9 カ月	⑯
類上皮肉腫	dasatinib	不明	11例の 6 カ月 PFS 30％	⑰
孤立性線維性腫瘍	sorafenib	不明	5例中、奏効なし、SD 2例、治療期間約 6 カ月、OS 19.7 カ月	⑱
	dasatinib		25例の 6 カ月 PFS 62％	⑲
悪性末梢神経鞘腫瘍	sorafenib	MAPK活性化？	12例中、SD 3例、PFS 1.7 カ月	⑳
炎症性筋線維芽性腫瘍	crizotinib（ALK阻害薬）	ALK融合遺伝子	ALK融合遺伝子が確認された 7例中、奏効 3例、SD 3例	㉑
血管周囲の上皮様細胞への分化を示す腫瘍（PEComa）	sirolimus（mTOR阻害薬）	TSC1/2 蛋白発現の欠失	3例中、すべて奏効、すべて TSC2 蛋白発現なし	㉒
	sirolimus, everolimus（mTOR阻害薬）		5例中、奏効 4例、SD 1例、奏効例は、すべて TSC2 変異/LOH あり	㉓
	sorafenib	VEGFR過剰発現	15例中、奏効 2例、SD 9例、PFS 6 カ月	㉔
高分化型・脱分化型脂肪肉腫（CDK4 遺伝子増幅＋ or RB＋）	palbociclib（CDK4/6阻害薬）	CDK4、BR 蛋白	29例中、奏効 1例、PFS 17.9 週	㉕
Ewing肉腫/PNET	figitumumab（IGF1R モノクローナル抗体）	EWS-FLI1 or EWS-ERG融合遺伝子	106例中、奏効率 14.2％、SD 23.6％、PFS 1.9 カ月、OS 8.9 カ月	㉖
	R1507（IGF1R モノクローナル抗体）		115例中、奏効率 10％、SD 15.7％、PFS 約 6 カ月、OS 7.6 カ月	㉗
	cixutumumab（IGF1R モノクローナル抗体）		18例中、奏効 1例、SD 5例、PFS 6.4 週、OS 24.1 週	㉘
	robatumumab（IGF1R モノクローナル抗体）		84例中、PR 7％、SD 27％、OS 6.9 カ月	㉙
骨発生の骨肉腫、軟骨肉腫	cixutumumab/temsirolimus（mTOR阻害薬）	IGF1R、AKT	骨肉腫 24例中、奏効 3例、軟骨肉腫 17例中、1 例奏効	㉚
軟骨肉腫	dastinib	不明	11例の 6 カ月 PFS 47％	㉛
骨発生の巨細胞腫瘍	denosumab（RANKL モノクローナル抗体）	RANKL	35例中 30例に腫瘍縮小効果（うち、20例は組織学的に確認）	㉜

Anth：anthracycline系抗がん薬、CDK4：cyclin-dependent kinase 4、CSF1：colony-stimulating factor1、IGF1R：insulin-like growth factor 1 receptor、mTOR：mammalian target of rapamycin、OS：overall survival、PDGFR：platelet-derived growth factor receptor、PFS：prpgression-free survival、RANKL：receptor activator of nuclear factor-kB ligand、RB：retinoblastoma protein、SD：stable disease、TSC：tuberculosis sclerosis complex、VEGFR：vascular endothelial growth factor receptor

＜文献＞
①van der Graaf WT, et al. Lancet 379：1879-1886, 2012
②Mir O, et al. Lancet Oncol 17：1732-1742, 2016
③Ray-Coquard I, et al. Oncologist 17：260-266, 2012
④Agnik M, et al. Ann Oncol 257-263, 2013
⑤Kollar A, et al. Acta Oncol 56：88-92, 2017
⑥Rutkowski P, et al. J Clin Oncol 28：1772-1779, 2010
⑦Uqurel S, et al. Clin Cancer Res 20：499-510, 2014
⑧Chugh R, et al. Clin Cancer Res 16：4884-4891, 2010
⑨Gounder MM, et al. Clin Cancer Res 17：4082-4090, 2011
⑩Cassier PA, et al. Cancer 118：1649-1655, 2012
⑪Stacchiotti S, et al. Ann Oncol 22：1682-1690, 2011
⑫Kummar S, et al. J Clin Oncol 31：2296-2302, 2013
⑬Wagner AJ, et al. Cancer 118：5894-5902, 2012
⑭Schoffski P, et al. Ann Oncol 2017（epub ahead of print）
⑮Schuetze SM, et al. Cancer 123：90-97, 2017
⑯Wagner AJ, et al. Cancer 118：5894-5902, 2012
⑰Schuetze SM, et al. Cancer 123：90-97, 2017
⑱Valentin T, et al. Invest New Drugs 31：1626-1627, 2013
⑲Schuetze SM, et al. Cancer 123：90-97, 2017
⑳Maki RG, et al. J Clin Oncol 27：3133-3140, 2009
㉑Mosse YP, et al. Lancet Oncol 14：472-480, 2013
㉒Wagner AJ, et al. J Clin Oncol 28：835-840, 2010
㉓Dickson MA, et al. Int J Cancer 132：1711-1717, 2013
㉔Chevreau C, et al. Cancer 119：2639-2644, 2013
㉕Dickson MA, et al. J Clin Oncol 31：2024-2028, 2013
㉖Juergens H, et al. J Clin Oncol 29：4534-4540, 2011
㉗Pappo AS, et al. J Clin Oncol 29：4541-4547, 2011
㉘Schoffski P, et al. Eur J Cancer 49：3219-3228, 2013
㉙Anderson PM, et al. Pediatr Blood Cancer 63：1761-1770, 2016
㉚Schwartz GK, et al. Lancet Oncol 14：371-380, 2013
㉛Schuetze SM, et al. Cancer 123：90-97, 2017
㉜Thomas D, et al. Lancet Oncol 11：275-280, 2010

各16 表-15. GISTに対する分子標的薬の主な比較試験

報告者（報告年）	対象	症例数	治療群	奏効率	無増悪生存期間	全生存期間
imatinib 投与量の比較						
Verweij J, et al（2004）[111]（EORTC62005）	転移性 or 切除不能 TKI 投与歴（−） 18 歳以上	473 473	imatinib 400 mg/日 800 mg/日	50%, SD 32% 54%, SD 32%	44%（2 年） 52%（2 年）[*1]	69%（2 年） 74%（2 年）
			（400 mg 群で PD 後の 55%が 800 mg へ cross-over, 奏効率 2%, SD 27%）			
Blanke CD, et al（2008）[112]（S0033/CALGB150105）	転移性 or 切除不能 TKI 投与歴（−） 15 歳以上	345 349	imatinib 400 mg/日 800 mg/日	45%, SD 25% 45%, SD 22%	18 カ月 20 カ月	55 カ月 51 カ月
			（400 mg 群で PD 後の 39%が 800 mg へ cross-over, 奏効率 3%, SD 33%, cross-over 後の全生存期間 19 カ月）			
imatinib 間欠と継続投与の比較						
Blay JY, et al（2007）[113]（BFR14）	転移性 or 切除不能 imatinib 投与 1 年で CR/PR/SD 18 歳以上	32 26	imatinib 投与中断、増悪後再開 imatinib 400 mg/日投与継続	投与再開にて 92%が奏効/SD （−）	6.1 カ月 18 カ月[*1]	両群で有意な差は認めず
Le Cesne, et al（2010）[114]（BFR14）	転移性 or 切除不能 imatinib 投与 3 年で CR/PR/SD 18 歳以上	25 25	imatinib 投与中断、増悪後再開 imatinib 400 mg/日投与継続	増悪 21 例中、20 例投与再開、全例が奏効/SD （−）	32%（1 年） 92%（1 年）[*1]	96%（2 年） 92%（2 年）
imatinib 抵抗・不耐例						
Demetri GD, et al（2006）[116]	転移性 or 切除不能 imatinib 抵抗・不耐例	207 105	sunitinib 50 mg/日、4 週内服・2 週休薬 Placebo	7%*, SD 58% 0%, SD 48%	27.3 週[*1] 6.4 週	placebo とのHR 0.49（0.29〜0.83）
			（中間解析後、placebo 群 56%が sunitinib へ cross-over）			
Demetri GD, et al（2013）[117]（GRID）	転移性 or 切除不能 imatinib, sunitinib 抵抗・不耐例	133 66	regorafenib 160 mg/日、3 週内服・1 週休薬 placebo	4.5%, SD 71.4% 1.5%, SD 33.3%	4.8 カ月[*1] 0.9 カ月	placebo とのHR 0.77（0.42〜1.41）
			（PFS 解析後、placebo 群 85%が regorafenib へ cross-over）			
Reichardt P, et al（2012）[118]	転移性 or 切除不能 imatinib, sunitinib 抵抗・不耐例 18 歳以上	165 83	nilotinib 800 mg/日 BSC ± imatinib or sunitinib	0.6%, SD 52.1% 0%, SD 44.6%	109 日 111 日	332 日 280 日
			（PFS 解析後、placebo 群 77%が regorafenib へ cross-over）			
Kang YK, et al（2013）[119]	転移性 or 切除不能 imatinib, sunitinib 抵抗・不耐例 18 歳以上	41 40	imatinib 400 mg/日 placebo （三次治療≤40%）	SD 42% SD 15% （placebo の 93%がimatinib へ cross-over）	1.8 カ月[*1] 0.9 カ月	8.2 カ月 7.5 カ月
切除例の imatinib 術後投与						
DeMatteo RP, et al（2012）[123]（ACOSOG Z9001）	切除例 腫瘍径 3 cm 以上 18 歳以上	359 354	imatinib 400 mg/日×1 年間 Placebo	（−）	無再発生存期間 98%（1 年）[*1] 83%（1 年） （観察期間中央値 19.7 カ月）	全生存期間 placebo とのHR 0.66（0.22〜2.03）
Casali PG, et al（2015）[124]	切除例 再発の高リスク群[*2] 18 歳以上	454 454	imatinib 400 mg/日×2 年間 経過観察	（−）	69%（5 年）[*1] 63%（5 年） （観察期間中央値 4.7 年）	91.8%（5 年） 92.7%（5 年）
Joensuu H, et al（2012）[125]（SSGXVIII/AIO）	切除例 再発の高リスク群[*2] 18 歳以上	199 198	imatinib 400 mg/日×1 年間 imatinib 400 mg/日×3 年間	（−）	47.9%（5 年） 65.6%（5 年）[*1] （観察期間中央値 54 カ月）	81.7%（5 年） 92.0%（5 年）[*1]

[*1]: $p<0.05$
[*2]: 腫瘍径 >10 cm、>10 個核分裂像（50 高倍率視野：HPF）、腫瘍径 >5 cm & >5 個核分裂像（50HPF）、術前 or 術中の腫瘍破裂、のいずれかに該当

能・転移例に対する 400 mg/日 分 1 と 800 mg/日 分 2 投与の比較試験では、800 mg 群の無増悪生存期間が有意に長かった（EORTC62005）[111]．一方、S0033/CALGB150105 では、奏効率、無増悪生存期間および全生存期間は、両群間に有意差は認められなかった[112]．800 mg 群は 400 mg 群と比較して、血液毒性や浮腫などの有害事象の頻度が高かった．両試験では、400 mg 群で増悪後に 800 mg へ cross-over を許容しており、800 mg への増量例の奏効率は数%，SD 30%であった．これらの試験結果より、imatinib の初回投与量は 1 日 400 mg が妥当で、投与中に増悪した場合、800 mg への増量も治療の選択肢の 1 つと考えられる．imatinib の投与期間について、切除不能・遠隔転移例に対して imatinib が奏効し、1 年および 3 年以上投与後の imatinib 継続群と間欠投与群の比較試験が行われた．なお、間欠投与群では増悪後に imatinib の再投与が行われた．間欠投与群の無増悪生存期間が投与継続群と比較して有意に短かった[113,114]．切除不能・遠隔転移例に対して、imatinib は毒性が許容されるのであれば、可能な限り長期間の投与継続がより病勢をコントロールできると考えられる．GIST の 75〜80%に KIT の変異を認め、約 67%が exon 11、10%は exon 9 の変異である[110]．imatinib 400 mg と 800 mg/日の比較試験のメタアナリシスでは、KIT の exon 11 変異は、exon 9 変異や野生型よりも無増悪生存

期間および生存期間が良好であった[115]．一方，exon 9変異では，400 mgと比較して800 mgの無増悪生存期間および生存期間が優れていた．なお，切除不能・遠隔転移例に対するKIT変異以外のimatinibの予後不良因子は，男性，PS不良，治療前の好中球数増加であった．

切除不能・遠隔転移例でimatinib治療抵抗・不耐例に対して，VEGFRをはじめとする複数のTK阻害薬であるsunitinib（二次治療）およびregorafenib（三次治療）は，プラセボとの比較試験で有用性が示されている[116,117]．imatinibよりもBCR-ABLの抑制作用が強く，KITやPDGFRをimatinibと同様に抑制するTK阻害薬であるnilotinibは，imanitibおよびsunitinibに抵抗・不耐例に対するBSCとの非盲検比較試験で，無増悪生存期間の優越性は証明されなかった[118]．imatinibおよびsunitinibに抵抗例に対するimatinib 400 mg/日の再投与とプラセボの比較試験では，imatinib再投与群の無増悪生存期間のわずかな延長を認めた[119]．同様の症例（55%が3レジメン以上）に対するpazopanibとBSCの非盲検比較試験（81例）では，pazopanib群の無増悪生存期間はBSC群よりも長かった（3.4および2.4カ月，p=0.03）[120]．pazopanib群40例の84%がSDであった．

GISTに対する治療の基本は外科切除で，約85%の症例が完全切除可能である．少なくとも50%の症例が完全切除後に遠隔転移を含む再発をきたし，5年生存率は約50%である[121]．予後因子は，腫瘍径と細胞分裂像の個数である．胃原発1,765例の検討では，腫瘍径>10 cm，および50高倍率視野（HPF）中の核分裂像>5個の再発率は90%であり，一方，腫瘍径は同じで，50HPF中の核分裂像≤5個の再発率は47%であった[122]．

切除例のimatinib術後投与の有用性について，腫瘍径3 cm以上の完全切除例（胃原発76%）に対するimatinib 400 mg/日1年投与とプラセボの比較試験では，1年無再発率がimatinib群で有意に優れていた（1年無再発率98 vs 83%，p=0.011）[123]．また，サブグループ解析では，腫瘍径が大きい症例（6～10 cm未満，10 cm以上）でimatinib群の無再発率がより高かった．さらに，再発高リスク群の切除例（胃原発55%）に対してimatinib 400 mg/日2年投与と経過観察の比較試験が行われ，2年投与により再発率を抑制した（5年無再発率69 vs 63%，p<0.001）[124]．また，再発高リスク群（腫瘍径>10 cmやmitotic count>10/50HPF，腫瘍径>5 cmでmitotic count>5/50視野，術前・中の腫瘍破裂のいずれか）の切除例（胃原発51%）に対するimatinib 400 mg/日の1年と3年投与の比較試験が行われた．3年内服の5年無再発率および生存率が1年投与よりも有意に優れていた（5年無再発率65.6 vs 47.9，p<0.0001）[125]．同試験の追跡結果では，観察期間中央値90ヵ月で，5年時点の無再発率および生存率が3年内服群で有意に優れていた（71.1 vs 52.3%，p<0.001，および91.9 vs 85.3%，p=0.036）[126]．この試験結果より，現時点では再発高リスクGIST術後においてimatinib 3年投与が勧められる．

3）横紋筋肉腫

悪性軟部腫瘍において，成人発症の横紋筋肉腫はまれで，かつ予後不良であることが知られている．組織型は成人で多形型の頻度が小児よりも高く（19% vs 1%），さらに発生部位が予後不良（四肢，体幹，後腹膜など）の割合も高い（65% vs 55%）[28]．成人発症例に対しても小児における臨床試験で確立された治療に準じた集学的治療が行われている．リスク分類ごとに治療方針が異なる[127]．低リスク群は，まず外科切除を行い，その後VCRとAct-Dの併用療法（VA療法），あるいはCPA（1回投与量1.2 g/m²）を加えたVAC療法に放射線治療を併用する[128,129]．限局病変であっても外科切除のみの治療成績は不良であり，必ず，化学療法を行う．

中間リスク群における標準的化学療法はVAC療法である．VAC療法とIFM/VCR/Act-D併用療法，VCR/IFM/VP-16併用療法の比較試験[130]，およびVAC療法とVAC-VCR/topotecan（CPT）/CPA交替療法との比較試験が実施されたが，VAC療法と比較して治療成績の向上は認められなかった[131]．

また，先行する化学療法の治療効果によりその後のレジメンを変更した場合の治療成績の向上は認められていない．胎児型の組織型は，アルキル化薬剤である高用量CPA（1回投与量2.2 g/m²）は低用量（1回投与量1.2 g/m²）と比較して生存期間が長かった[131]．しかし，その他の組織型では高用量のCPAによる生存期間の延長効果が示されていない[128]．高用量CPAは骨髄抑制などの毒性が強いため，毒性を勘案すると今までの臨床試験より，CPAの1回投与量は1.2～1.5 g/m²が妥当と考えられる．中間リスク群に対して，Ewing肉腫/PNETと同じレジメンであるVDC/IE交替療法の有効性が示唆されている（傍髄膜原発，小児46例の5年無再発生存率72%）[132]．高リスク群の標準的な化学療法もVAC療法であるが，特に遠隔転移例の3年生存率は40%以下と極めて不良である[133]．さらに，過去30年間予後の改善を見ていない．50歳未満の転移109例に対して，VDC/IE交替療法，VAC，およびVCR/CPT-11を施行し，3年生存率56%であった[134]．現時点では，標準的治療とは言えないが，標準的VAC療法で極めて予後不良な高リスク群ではVDC/IE療法も考慮される治療と考えられる．

VAC療法の治療レジメンを示す（各16表-16）[130]．今まで施行された臨床試験では，VAC療法（3週間隔）

各16 表-16. 横紋筋肉腫に対する VAC 療法レジメン

【限局例】

コース	1	2	3	4	5	6	7	8	9	10	11	12	13	14
	VAC	VAC	VAC	VAC	VC*	VC*	VAC	VAC	VAC	VAC	VAC	VAC	VC	VC
	V	V	V	V			V	V			V	V		
	V	V	V	V			V	V			V	V		
					局所への放射線治療									
					2～4 コース毎に画像評価									

【遠隔転移例】

コース	1	2	3	4	5	6	7	8	9	10	11	12	13	14
	VAC	VAC	VAC	VAC	VAC	VAC	VAC	VAC	VAC	VAC	VAC	VAC	VC	VC
	V	V	V	V	V	V	V	V	V	V	V	V		
	V	V	V	V	V	V	V	V	V	V	V	V		
					2～4 コース毎に画像評価									

＜遠隔転移例の場合＞
VAC：vincristine (V)　　　1.5 mg/m² (最大 2 mg/body) day 1, 8, 15
　　　(vincristine は治療コースにより, day 8, 15 の投与を休薬)
　　　daunomycin (D)　　 0.045 mg/kg (最大 2.5 mg/kg) day 1
　　　cyclophosphamide (C)　2,200 mg/m² (mesna を併用) day 1　3 週毎
　　　(cyclophosphamide に不耐であれば, 1 回投与量を 1.2 mg/m² へ減量)
＊：放射線治療併用例では, 5 コース目以降より併用開始. 放射線治療併用中は, daunomycin を休薬する.

(文献 130) より)

の治療コース数は 12～14 サイクルである. VAC 療法に放射線治療を併用する際には, 通常 5 コース目より併用し, 放射線治療中は Act-D は休薬する. 成人の化学療法に対する認容性は小児より低く, 小児と同様のレジメンを完結できないことが多い. 可能であれば経験豊富な施設での治療が推奨される. 18 歳以上の局所限局性 110 例に対する retrospective な検討では, 小児と同様の CPA および Act-D などを含む併用療法を 8 サイクル以上受けた症例は, 小児の治療成績と遜色なかったと報告されており, 成人でも小児と同様の治療強度の高い治療を行うことが妥当と考えられている[135].

多形型横紋筋肉腫は, 50 歳代男性, 四肢発生が多く, 予後は不良で, 治療は, 胎児型, および胞巣型と同様の VAC 療法, あるいは, 高悪性度の悪性軟部腫瘍と同様の DOX を中心とした化学療法が行われている[135].

集学的治療後の横紋筋肉腫の再発例は予後が不良であり, CPT-11 単剤 (20 歳以下の 35 例の奏効率 11.4%, および生存期間中央値 5.8 カ月)[136], topotecan/CPA 併用 (15 例の奏効率 67%)[137] や DOX, VCR 単剤あるいは併用療法 (IE や ICE 療法) などが行われている.

[安藤正志]

■ 外科的治療

悪性骨・軟部腫瘍の標準治療は外科的切除であり, 切除可能な病変に対する根治的治療として, 手術単独もしくは手術と化学療法・放射線治療を組み合わせた集学的治療が行われる. 悪性骨・軟部腫瘍に対する外科的治療では, 腫瘍を周囲の正常組織とともに一塊として切除する広範切除が基本である. 局所再発をきたさないためには, 必要十分な範囲を切除する必要があるが, より良好な身体機能を残すことにも留意する必要がある. 化学療法導入以前は患肢切離断術が主流であった外科的治療も, 近年の画像診断・患肢再建・化学療法・放射線治療技術の発展に伴い, 9 割以上の四肢発生骨・軟部腫瘍患者で患肢温存が可能となっている. しかしながら, 不適切な生検や初期治療は患肢温存の可能性を低下させるのみでなく, 生命予後にも悪影響を及ぼすため, 細心の注意が必要である. ここでは, 悪性骨・軟部腫瘍の外科的治療に関して, 最低限知っておくべき基礎的知識を概説する.

❶ 生検の方法

骨・軟部腫瘍の診断において, 生検は良・悪性の鑑別や悪性度, 組織型の病理診断に不可欠な検査である. 骨腫瘍では, 年齢, 発生部位や画像所見などから, 組織型をある程度推定することが可能であり, 明らかな良性骨腫瘍の場合は生検を行わずに経過観察されることもある. 一方, 骨皮質破壊像や骨膜反応など, 悪性を示唆する画像所見の場合には, 速やかに生検を行い, 診断を確定すべきである. 軟部腫瘍では, 画像所見から組織型を推定するのは困難なことが多い. 最大径 5 cm を超える症例や深部発生例など悪性が示唆される症例はもちろんのこと, ガングリオン, 粉瘤, 脂肪腫でない軟部腫瘤は, 生検によって診断を確定することが望ましい.

生検には大きく分けて, 穿刺吸引細胞診と針生検, 切開生検, そして摘出生検がある (各 16 表-17). 穿刺吸

各16表-17. 骨・軟部腫瘍の生検の種類

方法	正診率	腫瘍播種に対する安全性	簡便性	特徴
穿刺吸引細胞診	×	◎	◎	正診率が低いため，有用性は限られる
針生検	○	◎	◎	正診率では切開生検に劣るが，簡便で安全
切開生検	◎	○	△	十分量の腫瘍検体を採取可能で，正診率が高い
摘出生検	◎	×	△	浅在性で良性疑いの小さな病変のみ

引細胞診も広義の針生検の一種であるが，骨・軟部腫瘍領域では針生検とはcore-needle biopsyのことを指すことが多いため，便宜上両者を区別して記載する．

1）穿刺吸引細胞診

専用の吸引針を用いて行う吸引針生検である．穿刺吸引細胞診（fine-needle aspiration biopsy）の利点は，細い針を用いるため腫瘍細胞の播種の可能性が低いこと，外来で施行可能であり，迅速に検査結果を得られることである．一方，組織型の確定は困難であり，熟練した細胞診診断医のいる専門施設でも組織学的悪性度の一致率は約60％であり，正診率の低さが欠点である[1]．したがって，その有用性は限られており，一部の施設を除いてあまり行われていない．

2）針生検

針生検（core-needle biopsy）は，軟部組織生検用のTru-Cut®針や骨組織生検用のOSTYCUT®針，JAMSHIDI®針などを用いて組織片を採取する方法である．外来で局所麻酔下に施行可能であり簡便である．その反面，得られる組織片が小さいため，診断確定が困難な場合もあり，正診率は約75％である[2]．組織型の確定には至らずとも，腫瘍と非腫瘍病変の鑑別や，紡錘形細胞肉腫と小円形細胞肉腫の鑑別を含む組織学的悪性度の推定には有用であり，まず外来で針生検を行い，その結果をもとに切開生検の必要性を検討してもよい．脊椎腫瘍や骨盤内腫瘍など体幹部深部の腫瘍では，CTガイド下針生検が有用である．

3）切開生検

切開生検（incisional biopsy）は，皮膚・皮下組織・筋肉などを切開し，直視下に腫瘍組織の一部を採取する方法である．病理診断に必要十分な量の腫瘍サンプルを採取可能であり，正診率は高い．滑膜肉腫やEwing肉腫などでは，融合遺伝子の検出が病理診断に極めて有用であるため，後の遺伝子検査に備えて，凍結サンプルを採取しておくことが望ましい．手術室で行う必要があること，腫瘍細胞の播種や出血のリスクが針生検よりも高いことが欠点である．ただし，骨・軟部腫瘍に対する切開生検230例の検討では，約95％の症例で出血量が100 cc以下と少量であり，安全に行い得る生検法である[3]．また，骨腫瘍で病変が骨内にとどまる症例では，皮質骨を開窓して生検を行うため，骨脆弱性が高まることによる病的骨折に注意が必要である．

4）摘出生検

摘出生検（excisional biopsy）は，生検を兼ねて一期的に腫瘍全体を切除する方法である．最大径がおおよそ2 cm以下の浅在性軟部腫瘍でかつ良性腫瘍が強く疑われる場合のみ適応がある．もし生検結果が悪性腫瘍であった場合，広範囲の追加切除が必要となるため，適応を慎重に検討すべきである．

悪性骨・軟部腫瘍では，生検針の通過部位，切開創および血腫は，腫瘍細胞による汚染の可能性が高いため，広範切除の際に腫瘍とともに一塊として切除する必要がある．そのため，生検に際しては，腫瘍細胞を播種させないよう，止血を十分に行い，ドレーンは創から離さず設置し，縫合時は縫い目の幅を狭くし，偽被膜や筋膜をできるだけ丁寧に扱うなどの細心の注意を要する．また，本手術に際して障害とならぬよう十分に配慮して，どの方法とアプローチで生検を行うか判断する必要がある．原則的には腫瘍の直上から可能な限り小さな皮切と最小限の剝離で行うが，予想される本手術の形式によっては生検のアプローチを柔軟に考える必要がある．例えば，四肢深部発生の腫瘍では，術後の患肢機能を考慮し，合併切除する筋と温存する筋を適切に選択したうえで，どの筋を通過して生検を行うかを決定するため，必ずしも最短距離でのアプローチとはならない．生検に際しては，病変の部位・大きさ，予想される腫瘍の種類と予定する手術を考慮する必要があり，特に根治可能な症例における生検は，骨・軟部腫瘍の治療に精通した外科医に相談の上で行うことが望ましい．

❷ 切除縁の概念

悪性骨・軟部腫瘍に対する外科的治療では，切除縁の概念に基づいて切除範囲を設定する．現在，我が国では日本整形外科学会の骨・軟部腫瘍委員会により定められた切除縁評価法を発展させた方法が用いられている[4]．

切除縁評価は切除縁を腫瘍反応層（腫瘍周囲の肉眼的変色部で出血巣，筋肉変性部，浮腫，瘢痕など）からの距離で分類するもので，治癒的（広範）切除縁（curative wide margin, curative margin），十分な広範切除縁（adequate wide margin），不十分な広範切除縁（inadequate wide margin），腫瘍辺縁部切除縁（marginal

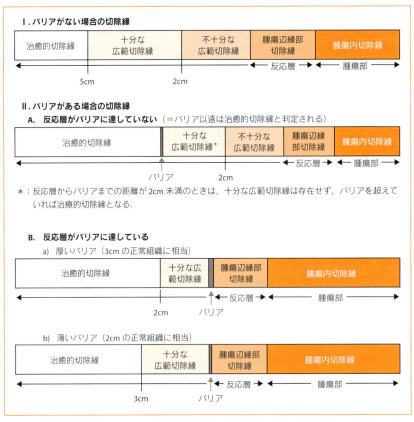

各16図-1．切除縁評価の模式図（日本整形外科学会 骨・軟部腫瘍委員会を改変）

margin），腫瘍内切除縁（intralesional margin）の5段階に分類される（**各16図-1**）．

1）治癒的（広範）切除縁

腫瘍反応層からの距離がホルマリンの収縮を補正した値で5 cm以上，あるいはそれに相当する厚さの組織外を通過する切除縁．

2）十分な広範切除縁

腫瘍反応層からの距離がホルマリンの収縮を補正した値で2 cm以上5 cm未満にある切除縁．

3）不十分な広範切除縁

腫瘍反応層からの距離がホルマリンの収縮を補正した値で2 cm未満だが，腫瘍の反応層よりも外側にある切除縁．

4）腫瘍辺縁部切除縁

腫瘍反応層を通過する切除縁．被膜形成の強い腫瘍で，腫瘍が偽被膜から容易に剝離され，核出された場合の切除縁も含む．

5）腫瘍内切除縁

切除縁が腫瘍実質内を通過する切除縁．腫瘍掻爬や減量手術（debulking）など腫瘍に切り込む手術は腫瘍内切除縁となる．

切除縁評価に際しては，腫瘍と切除縁との間にバリア（筋膜，関節包，腱・腱鞘，骨膜，軟骨等）が介在する場合は，そのバリアに一定の距離をあてはめて距離を算定する．バリアは下部組織が透見不可で機械的に強い厚いバリア（小児骨膜，関節包，腸脛靱帯など）は厚さ3 cmの組織と等価とみて換算し，下部組織が透見できるような薄いバリア（成人の骨膜，固有の筋膜，血管外膜など）は厚さ2 cmの組織と同等として換算される．

また切除縁評価では，切除標本における最小の切除縁を採用する．すなわち，ほとんどが広範切除縁で切除されていても，ごく一部でも腫瘍反応層を通過していれば，その切除標本における切除縁評価は腫瘍辺縁部切除縁となる．

切除縁は，骨・軟部肉腫の術後局所再発率に大きく関係する（**各16表-18**）[5,6]．高悪性度肉腫でも低悪性度肉腫でも十分な広範切除（adequate wide margin）を行えば，局所再発率は約1割以下に抑えられることが明らかとなっており，近年ではこの十分な広範切除が悪性骨・軟部腫瘍に対する標準的手術となっている[5]．

❸ 手術の目的

外科的治療は根治を目的として行われる場合が多い

各16 表-18. 切除縁と局所再発率

切除縁	説明	局所再発率（高悪性度肉腫）	局所再発率（低悪性度肉腫）
治癒的広範切除	腫瘍反応層から5 cm以上離れた切除縁	10%	9%
十分な広範切除	腫瘍反応層から2〜5 cm離れた切除縁	11%	3%
不十分な広範切除	腫瘍反応層から0〜2 cm離れた切除縁	18%	24%
腫瘍辺縁部切除	腫瘍反応層を通過する切除縁	40%	22%
腫瘍内切除	腫瘍実質内を通過する切除縁	79%	52%

（文献5）より）

が，時にQOL改善や症状の緩和を目的として行われることもある．根治目的の手術では，十分な広範切除縁を確保することを最優先とする．一方，緩和的手術では，症状の緩和が最優先される．緩和的手術においては，腫瘍の種類や存在部位，腫瘍増大のスピードと予想される症状悪化，患者の全身状態等を総合的に検討し，切除範囲や再建法を決定する．

❹ 術前計画

術前計画では，X線写真，CT，MRIなどの画像所見をもとに，前述の切除縁の概念に基づいて，適切な切除縁となるように切除範囲を設定する．骨・軟部腫瘍は全身のあらゆる部位の骨・軟部組織に発生し得ることから，症例毎に解剖学的条件が大きく異なる．画像を精査し，腫瘍の存在部位を3次元的に認識し，目的の切除縁を獲得するためには，周囲のどの健常組織を合併切除すべきかを綿密に計画する必要がある．また同時に，周囲の健常組織の生体機能を考慮し，身体機能をなるべく温存することにも留意する必要があり，合併切除する組織と切除しない組織を取捨選択する．

骨肉腫やEwing肉腫など化学療法に比較的感受性の高い腫瘍に対しては，術前化学療法を施行する．これらの高感受性腫瘍では，術前化学療法終了後，手術直前に画像検査を行い，その結果に基づいて術前計画を立てる．術前化学療法が有効で腫瘍が縮小していれば，手術における切除範囲も縮小可能である．一方，術前化学療法が無効で腫瘍が増大していれば，切除範囲を拡大する必要があり，患肢切断が必要となることもある．患肢切断は，腫瘍が主要血管，神経，骨などに浸潤しており，あらゆる補助療法を考慮しても安全性を確保できない場合などに適応となる．

化学療法や放射線治療の効果が期待できない腫瘍，または化学療法が困難な高齢者では，生検にて診断確定の後，できるだけ速やかに広範切除を行う．生検の病理結果が低悪性度であっても，切除範囲を縮小することは局所再発のリスクを増すため避けるべきであり，悪性度に関わらず十分な広範切除縁で切除を行う．70歳以上の高齢者でも，腫瘍の完全切除により良好な治療成績が報告されており，年齢に関わらず，広範切除の可能性を検討すべきである[7]．

腫瘍が血管，神経，骨などに近接しており，十分な広範切除を行い得ない場合は，補助療法を考慮する．補助療法としては，前述の化学療法のほか，後述する放射線治療，重粒子線治療，高線量率組織内照射などを考慮する．

切除範囲を決定の後，必要に応じて再建方法を計画する（後述）．

❺ 腫瘍切除術における注意点

悪性骨・軟部腫瘍の手術に際して，最も注意すべき点は，計画通りの正確な切除縁の確保である．切除縁は切除標本における最小の切除縁を採用するため，一部でも切り込んでしまうと，計画通りの切除縁とならない．特に，皮下組織や筋組織は剥離・展開に伴って収縮したり，可動性を有するようになるので，慎重に切除ラインを確認しながら手術を行う必要がある．また，皮下組織と筋組織間の筋膜上では組織が剥がれやすく，意図せず生検ルートや腫瘍反応層を露出してしまう可能性があるため，剥がれないように両者を縫い合わせておくなどの慎重な操作を心がける．

❻ 術後の切除縁評価

術後には，実際の腫瘍切除標本を用いて，切除縁の評価を改めて行い，計画通りの切除縁が得られているか確認する．特に粘液線維肉腫などの紡錘形細胞軟部肉腫では，しばしば筋膜や筋線維に沿って浸潤性に発育し，画像から予想された腫瘍存在範囲を超えて浸潤がみられる症例が存在する[8]．詳細な術後評価を病理組織学的に行い，万が一切除が不足していた場合は，追加広範切除を行うことが望ましい．解剖学的事由などにより追加切除不能な場合は，術後放射線治療や術後化学療法を考慮する．

❼ 手術の補助療法

腫瘍が血管，神経，骨などに近接していることにより，切除術のみでは十分な広範切除縁を確保できない症例では，前述の術前・術後化学療法のほか，以下の補助療法を考慮する．

1）術前・術後放射線治療（外部照射）

　四肢発生肉腫を対象としたランダム化比較試験において，手術単独群に比べ，術後放射線治療併用群で局所再発率は有意に低値であり，その有用性が示されている[9]．一方，全生存率では有意差が示されておらず[9]，二次発がんのリスクもあることから，その適用には配慮が必要である．我が国では，骨・軟部肉腫全般において，外科的広範切除不能例に限って，局所再発のリスクを低下させることを目的として補助放射線治療が検討されることが多い．補助放射線治療は，放射線治療単独で行われる場合と，化学療法と同時（concurrent）もしくは順次（sequential）併用される場合がある．照射は術前に行われる場合と，術後に行われる場合がある．術前に行うことの利点は，術後に比べて照射野の設定が容易で，かつ照射野を小さく設定できること，手術に伴う腫瘍細胞の低酸素状態を回避できることであるが，一方欠点は，切除標本での最終的な病理診断ができないことや創治癒合併症が高いことである[10]．術前照射と術後照射で腫瘍学的治療成績を比較すると，術前照射の方が局所再発率は低く，生存率でもやや優れる傾向があるが，優劣に関する明確な結論は出ていない[11]．切除標本の病理学的検討で，切除断端が顕微鏡的陽性であった症例に対して，不十分な切除縁になった部位に限局して，術後照射が行われることもある．

2）術中放射線照射療法

　術中に，再発予防を目的として腫瘍床もしくは残存腫瘍が疑われる部位に行う放射線治療である．骨に対しては，放射線照射後の処理骨を再建材料として用いることを目的に行われる場合もある．後腹膜や骨盤部では，腸管や腎臓など重要臓器を照射野外に移動させることが可能であり，その点で術前・術後放射線治療と比較して有利とされている．

3）高線量率組織内照射（brachytherapy）

　術中，腫瘍切除後の腫瘍床にアプリケータを設置し，術後にイリジウム-192などの線源を挿入して組織内照射を行う方法である．線量分布の最適化が可能で，皮膚などの健常組織の不必要な被曝を避けることができるのが最大の利点である．腫瘍辺縁部切除もしくは腫瘍内切除された軟部肉腫26例に対する6 Gy×6回/3日間の照射では，5年局所制御率78％であり，初回治療の辺縁部切除例に限ると5年無再発生存率93％と報告されている[12]．

❽ 骨の再建法

　腫瘍切除後の主な再建方法について述べる．

1）人工関節置換

　大関節近傍の骨腫瘍で，関節機能の再建も必要な場合に選択される．一般的なのは，股関節・膝関節・肩関節の置換で，骨盤骨腫瘍，大腿骨近位・遠位または大腿骨全長におよぶ腫瘍，脛骨近位の腫瘍，上腕骨近位の腫瘍などに対して用いる．小児で，成長に伴う脚長差が予想される症例では，延長可能な人工関節（expandable prosthesis）を考慮する．骨腫瘍の再建方法の中で，最も簡便に施行でき，短・中期的な成績も安定している．その一方，耐用性の問題があり，腫瘍用人工関節の耐用生存率は5年で80～90％，10年で70～80％，15年で50～60％程度とされている[13,14]．再手術のおもな原因は人工関節のゆるみであり，これには人工関節に用いられているポリエチレンの摩耗に伴う生体反応が関与する．ゆるみを生じた人工関節は再置換術が必要であるが，再置換術は周囲組織の癒着などの要因で初回手術より非常に困難である．人工関節による再建を計画する際は，その耐用年数を考慮して適応を決める．人工関節置換の最も重篤な術後合併症は感染症である．人工関節への感染は，病原菌が金属表面にバイオフィルムを形成し，抗生物質の効果が乏しく，難治性である．そのため，持続する人工関節部の感染に対しては，人工関節の抜去・洗浄・灌流・再置換が必要となることが多く，場合によっては患肢切断が必要となる．人工関節の感染は術後早期のみでなく，術後数年経過してからの発症も珍しくない．特に化学療法施行中は人工関節周囲の腫脹・発赤・熱感等の感染徴候に注意が必要である．

2）血管柄付き自家骨移植

　血管柄付き骨移植とは，移植骨の血行を保ったまま自家骨の移植を行う方法である．腓骨・腸骨などより骨の栄養血管ともども採取し，骨欠損部に移植する．その際，栄養血管の吻合が必要で，顕微鏡下に血管吻合を行う設備と技術が必要である．早期の骨癒合が期待でき，また皮膚・筋膜などの軟部組織を含めた移植が可能である．そして，移植骨生着後は荷重に応じて移植骨の横径が肥大し，長期的に強い強度を獲得する．採取できる骨の長さに制限があること，骨採取に伴う健常部位への侵襲の問題，再建に長時間を要することなどの欠点がある．

3）加温・凍結または放射線照射処理した自家骨移植

　腫瘍ごと一塊として切除した自家骨を，温水による加温処理（パスツール処理）や液体窒素による凍結処理，放射線照射処理等による殺腫瘍処理の後，再び骨欠損部に戻す方法である．自家骨を用いるため，骨の形状適合性に優れ，筋・腱付着部も温存可能なので機能的再建が可能である．人工関節と異なり，ゆるみや摩耗の心配がなく，また同種骨と異なりウイルス感染の心配がない．欠点として，骨の再生に時間を要し，その間の力学的強度に劣ること，細菌感染に弱いことなどが挙げられる．

4）同種骨移植

欧米では骨の大欠損の再建に同種骨移植が広く用いられているが，わが国では全国規模の骨銀行がいまだ整備されておらず，同種骨移植は腫瘍手術の再建としてはあまり広く行われていない．病院単位や地域単位で骨銀行の整備された施設でのみ行われている．ウイルス感染や免疫反応，加重肢に用いた場合の易骨折性などが問題点である．

5）骨延長

創外固定器を用いて，徐々に骨を延長し，腫瘍切除に伴う骨欠損や成長に伴う脚長差を補う方法である．関節面を温存可能な骨腫瘍で適応がある．利点は自分自身の骨で再建するので感染に強く耐久性に優れること，欠点は治療に長期間を要することと長期創外固定に伴う感染のリスクである．

6）rotationplasty

knee rotationplastyは，膝関節を分節状に切除の後，下腿以下を180度回旋して大腿骨に再接合し，足関節を膝関節として機能させる術式である．また，hip rotationplastyは，股関節を分節状に切除した後，大腿以下を180度回旋して骨盤骨に再接合し，膝関節を股関節として，足関節を膝関節として機能させる術式である．他の再建方法と比較して，患肢機能，耐久性に優れ，感染にも強い．一方，外観上の問題から患者に受容されないこともある．人工関節置換術後の感染例などに対するサルベージ手術としても有用である．

❾軟部組織の再建

骨・軟部腫瘍の手術では，腫瘍周囲の軟部組織を大きく合併切除することも多く，そのような際には，軟部組織の再建が必要である．特に，皮下に発生し，筋膜上に沿った浸潤像を呈する軟部腫瘍では広範囲の皮膚切除を要することが多く，皮弁術や植皮術が頻用される．骨盤骨腫瘍の手術に際しては，術後感染などの合併症対策として腹直筋皮弁などが用いられ，良好な成績が報告されている[15]．手術に伴う軟部組織の欠損部位とその大きさ，目的に応じて広背筋や腹直筋などを用いた（筋）皮弁術や植皮術などが計画される．特に，四肢軟部組織の再建術後には（筋）皮弁の血行が安定するまで，約1〜2週間のシーネ固定などによる安静を要することが多い．また，腫瘍が主要血管を巻き込んでいる場合，血管の合併切除とその再建が必要となる．再建材料としては，大伏在静脈などの自家静脈の他，人工血管が用いられる．

■ 術後リハビリテーション

リハビリテーションに関しては，予定される術式に応じて，術前より筋力訓練や可動域訓練，歩行訓練について概要を説明し，患者に方法を習熟してもらう．特に筋皮弁などによる再建を行った場合，術後のベッド上安静期間が数週間に及ぶこともあり，術後早期からのベッド上での等尺性筋力訓練が有用である．また，術後化学療法を要する骨肉腫やEwing肉腫の患者では，化学療法に伴う全身倦怠感や易疲労感のため積極的なリハビリテーションは困難であるが，ベッド上でできる負担の軽い等尺性筋力訓練や可動域訓練はなるべく行うよう指導する．手術による切除範囲や残存機能に関する知識を理学療法士と共有し，適切なリハビリテーションにより最大の機能を回復できるようにする．定期的にISOLS機能評価法（各16表-19）を用いて評価を行い，患肢機能の客観的指標とする．この評価法は下肢用と上肢用が存在し，6つの評価項目についてそれぞれ0点から5点までの点数をつけた後，6項目の点数の和である総合スコア（X点）を求め，パーセント表示（X/30×100（％））するものである．ある項目を除いて，例えば自己満足度を除いて25点満点（X/25×100（％））で評価してもよいが，その際には除いた項目を明記する必要がある．0，1，3，5点については各々の基準が示されており，2，4点はそれぞれ，1点と3点，3点と5点の中間と定義されている．継時的に患肢機能を評価してリハビリテーションの進捗状況を把握し，リハビリテーションで行う運動療法に関して適宜必要な指示を行う．

切離断術術後では，良好な患肢機能を得るためには適切な後療法が不可欠である．術後肢位は屈曲拘縮を予防するため，大腿切断では中間位，下腿切断では伸展位とする．ギプス包帯法（rigid dressing）や術直後義肢装着法（immediate post-operative prosthetic fitting）にて断端管理を行い，早期の断端成熟とリハビリテーション開始を目指す．血行障害のある症例や感染合併例では，弾性包帯法（soft dressing）を考慮するが，その場合，断端の成熟に数カ月を要する．

■ 術後のフォローアップ

病期（stage）や組織型により多少の違いはあるが，術後2〜3年は3〜6カ月毎，その後2年間は6カ月毎，その後1年毎の外来フォローアップが推奨されている[16]．外来受診時には，局所再発と遠隔転移のチェックのため，問診と丁寧な診察を心がけ，必要に応じてMRI，CT，超音波，X線写真などの画像検査を行う．得られた画像所見は，術後早期の画像や前回受診時の画像と詳細に比較検討し，局所再発の早期発見を心がける．特に浸潤性発育パターンを示す軟部肉腫では，高率の局所再発が報告されており，強く疑って再発巣を検索する．骨・軟部肉腫は肺転移の頻度が高いので，6〜12カ月毎に肺

各16 表-19. ISOLS 機能評価法（日本整形外科学会による日本語訳）

【原発巣が上肢に存在する場合】

スコア	疼痛	機能	心理的受容	手の移動能力	指の巧緻性	拳上能力
5	疼痛なし：薬物の必要なし	制限なし：生活に障害なし	大変満足：同じ病気の人がいたら勧めたい	制限なし	制限なし：正常な巧緻性と感覚あり	正常：対側肢と同じ物を持ち上げることができる
4	5と3の中間	5と3の中間	5と3の中間	5と3の中間	5と3の中間	5と3の中間：対側肢より劣る
3	肢の機能に障害を与えない軽微な疼痛あり：非麻薬系鎮痛剤を使用	仕事外の活動レクリエーションに制限あり：生活に軽微な障害あり	満足している：同じ病気になったらもう一度同じ治療を受ける	手を肩より上方に挙げられない．または、回内や回外ができない	繊細な動きを行うことができない：ボタンをかけられないなど、または感覚の軽微な低下	制限あり：軽い物しか持ち上げられない
2	3と1の中間	3と1の中間	3と1の中間	3と1の中間	3と1の中間	3と1の中間：重力に抗して肢を挙上できるのみ（何も持ち上げられない）
1	断続的に肢の機能に障害を与える中等度の疼痛あり：断続的な麻薬系鎮痛剤の使用	仕事の一部に制限あり：生活に重大な障害あり	受け入れられる：同じ病気になったら仕方がないのでもう一度同じ治療を受ける	手を腰より上方に挙げられない	物をつまむことができない：著しい知覚の低下	対側肢の手助けのみできる：重力に抗して肢を挙上できない
0	継続的に肢の機能を障害する高度の疼痛あり：麻薬系鎮痛剤を継続的に使用	生活のすべてに制限あり：生活に非常に大きな障害あり（自活の喪失など）	受け入れられない：同じ病気になっても同じ治療は受けない	手の移動能力無し（上肢がぶらぶらの状態）	物を握ることができない：手の知覚が完全に欠損	対側肢の手助けもできない：肢を動かすことができない
コメント注	鎮痛薬の使用状況や鎮痛のために行っている他の方法（マッサージなど）について記載	術前の職種と、機能の制限による仕事やライフスタイルの障害状況について記載		対側の手の補助や装具なしで判断する．体の前方で手が挙がる角度を記載	手指の巧緻性と知覚障害の状況を記載	MMTによる筋力（0〜5）を記載

【原発巣が下肢に存在する場合】

スコア	疼痛	機能	心理的受容	補装具	歩行能力	歩容
5	疼痛なし：薬物の必要なし	制限なし：生活様式に障害なし	大変満足：同じ病気の人がいたら勧めたい	なし：補装具を使用していない	制限なし：術前と同じ歩行能力	正常：術前と変化なし
4	5と3の中間	5と3の中間	5と3の中間	5と3の中間：時折ブレースを使用	5と3の中間	5と3の中間
3	肢の機能に障害を与えない軽微な疼痛あり：非麻薬系鎮痛剤を使用	レクリエーションに制限あり：生活様式に軽微な障害あり	満足している：同じ病気になったらもう一度同じ治療を受ける	1日の大部分でブレース（あるいは義肢）を使用	制限あり：術前と比べて明らかに歩行能力が劣る	軽微な跛行：外見的な変化のみ
2	3と1の中間	3と1の中間	3と1の中間	3と1の中間：時折、杖または松葉杖を使用	3と1の中間	3と1の中間
1	断続的に肢の機能に障害を与える中等度の疼痛あり：断続的な麻薬系鎮痛剤の使用	仕事の一部に制限あり：生活様式に重大な障害あり	受け入れられる：同じ病気になったら仕方がないのでもう一度同じ治療を受ける	1本の杖または松葉杖を使用：1日の大部分で1本の杖または松葉杖を使用	屋内歩行のみ可能：屋外歩行不能	著しい跛行：機能的にもやや障害あり
0	継続的に肢の機能を障害する高度の疼痛あり：麻薬系鎮痛剤を継続的に使用	生活のすべてに制限あり：生活様式に非常に大きな障害あり（自活の喪失など）	受け入れられない：同じ病気になっても同じ治療は受けない	2本の杖または松葉杖を使用：常に2本の杖または松葉杖を使用	一人で歩けない：他人の支持で歩行または車椅子で移動している	重大な障害（極めて著しい跛行）：機能的にも重大な障害あり
コメント注	鎮痛薬の使用状況や鎮痛のために行っている他の方法（マッサージなど）について記載	術前の職種と、機能の制限による仕事やライフスタイルの障害状況について記載		補装具の種類と使用頻度について記載	制限の状況について具体的に記載．心肺機能など他の要因によるものは除外	跛行の種類とそれによる障害や変形を記載

の画像検査を行う．また，術後の患肢機能を評価し，リハビリテーションに関する必要な指示を行う．

■ 局所再発に対する対応

　局所再発病変に対しては，初発例同様に外科的切除が第一選択の治療法である．ただし，術後の影響として浮腫・線維化・瘢痕といった反応性の変化が現れるため，再発腫瘍では画像的な腫瘍辺縁の同定が極めて困難である．一般的には，出血やドレーンのルートなど手術操作の及んだ範囲はすべて腫瘍細胞の汚染があると考える．術後の残存機能を考慮しつつ切除範囲を計画し，十分な広範切除縁での切除が困難であれば，放射線治療や化学療法の併用を検討する．

■ 遠隔転移に対する対応

　骨・軟部肉腫の遠隔転移先としては，肺の頻度が最も高い．肺転移に対する基本的な治療戦略は，肺転移巣の切除により無病状態になる可能性がある場合は外科的切除が第一選択である．化学療法を補助療法として手術に併用することも多い．軟部肉腫において初期治療終了後に肺転移を来した症例の後方視的解析研究では，転移巣に対して外科的切除単独群と切除・術後化学療法併用群で生存率に差がみられなかった[17]．しかし，術前化学療法併用例をサブグループ解析すると，化学療法の組織学的著効例は予後良好であり，画像的な腫瘍縮小効果は良好な予後と相関していた[17]．化学療法の効果が期待できる骨軟部肉腫症例では，遠隔転移巣に対する補助化学療法を検討したほうがよい．一方，手術適応を満たさない症例では，根治は困難であるので，緩和的に化学療法や放射線治療を行う．骨・軟部肉腫における初回肺転移切除後の5年生存率は20〜40％とされ，肺転移術後10年以上の長期生存例も決して稀ではないので，積極的に肺転移巣に対する手術を考慮すべきである[18]．肺転移切除後に新たな肺転移巣が出現した場合も，切除することで無病状態になる可能性があれば，再切除を検討する価値はある．

■ 外科的治療：まとめ

- 画像診断で骨・軟部肉腫が疑われる場合，生検を行う前に外科医（整形外科腫瘍専門医）に相談する．
- 骨・軟部肉腫に対する標準的手術法は十分な広範切除縁（adequate wide margin）による切除である．
- 十分な広範切除が行えない場合には，さまざまな補助療法を考慮する．
- 人工関節による再建を行った症例では，術後化学療法中の感染徴候に特に注意が必要である．

［遠藤　誠，川井　章］

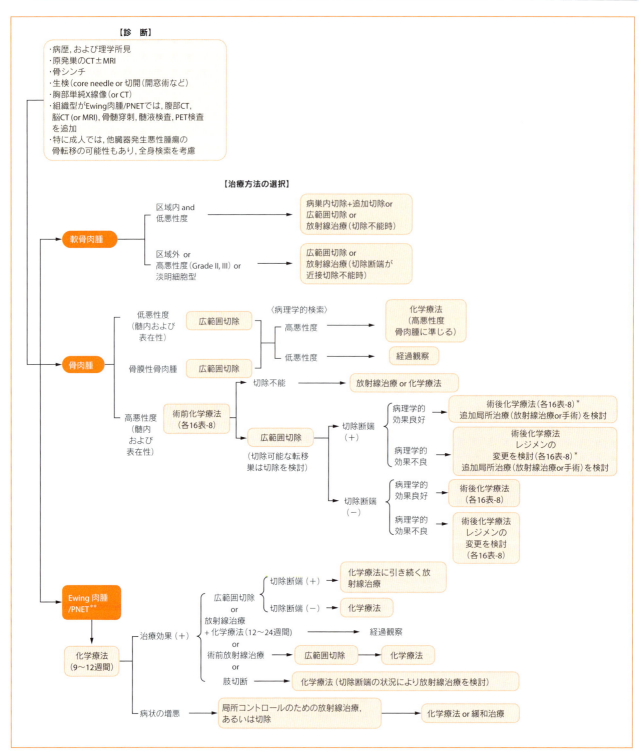

各16 図-2. 悪性骨腫瘍の decision making のためのフローチャート
＊：放射線治療 or 追加切除を検討，＊＊：Ewing 肉腫/PNET に対する化学療法は各 16 表-10 を参照
（NCCN ガイドライン Bone Cancer Version I. 2018 を改変，National Comprehensive Cancer Network® : http://www.nccn.org/index.asp）

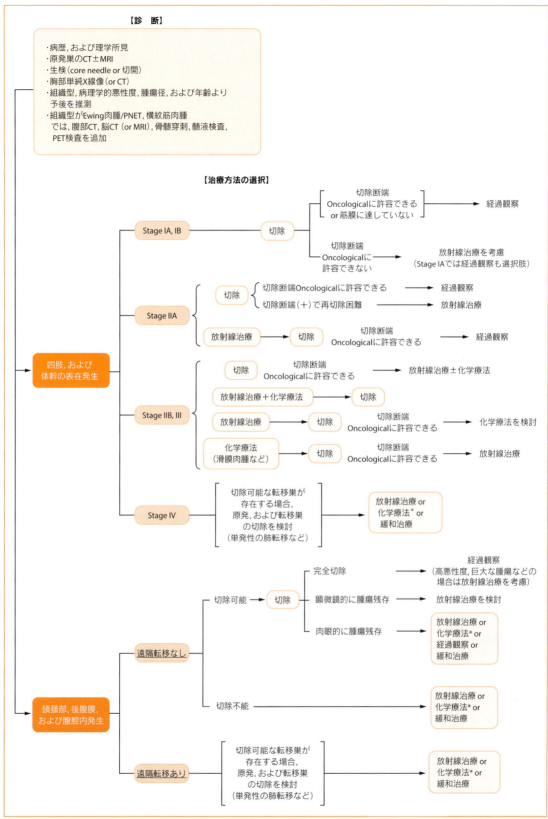

各 16 図-3．悪性軟部腫瘍の decision making のためのフローチャート（Ewing 肉腫/PNET，横紋筋肉腫，および GIST を除く）
*：化学療法については，各 16 表-13 のレジメンを 4〜6 サイクル施行．
　　（NCCN ガイドライン Soft Tissue Sarcoma Version 2, 2018 を改変，National Comprehensive Cancer Network® : http://www.nccn.org/index.asp）

［安藤正志］

[参考文献]

1) Section 8. Sarcomas of soft tissue and bone. Sarcomas of bone. Cancer Principles & Practice of Oncology by DeVita VT et al. ed.(10th ed.). p1241-1313, Lippincott Williams & Wilkins, 2015.
2) Pisters PWT. Chapter 2 Clinical evaluation and treatment of soft tissue tumors. Enzinger & Weiss's Soft Tissue Tumors by Goldblum et al. ed.(6th ed.). p11-24, Elsevier Saunders, 2014.
3) World Health Organization Classification of Tumours. Pathology & Genetics Tumours of soft tissue and bone (by Fletcher CDM, et al.), IARC, 2013
4) Folpe AL, et al. Chapter 7 Immunohistochemistry for analysis of soft tissue tumors. Enzinger & Weiss's Soft Tissue Tumors by Goldblum et al. ed.(6th ed.). p137-187, Elsevier Saunders, 2014.
5) Ladanyi M, et al. Chapter 4 Cytogenic and molecular genetic pathology of soft tissue tumors. Enzinger & Weiss's Soft Tissue Tumors by Goldblum et al. ed.(6th ed.). p76-109, Elsevier Saunders, 2014.
6) Italiano A, et al：Lancet Oncol, 17：532-538, 2016.
7) Guillou L, et al：J Clin Oncol, 15：350-362, 1997.
8) Union for International Cancer Control：Tumours of Bone and Soft Tissues. TNM classification of malignant tumours by Brirley JD, et al. ed.(8th ed.). p119-130, Wiley Blackwell, 2017.
9) Union for International Cancer Control：Uterine Sarcomas. TNM classification of malignant tumours by Brirley JD, et al. ed.(8th ed.). p175-178, Wiley Blackwell, 2017.
10) Maurer HM, et al：Cancer, 61：209-220, 1988.
11) Lawrence W Jr, et al：Cancer, 80：1165-1170, 1997.
12) Schwarz R, et al：Cancer Treat Res, 152：147-165, 2009.
13) Kager L, et al：J ClinOncol, 21：2011-2018, 2003.
14) Kempf-Bielack B, et al：J Clin Oncol, 23：559-568, 2005.
15) Leavey PJ, et al：Pediatr Blood Cancer, 51：334-338, 2008.
16) Bramwell VH, et al：J Clin Oncol, 17：3260-3269, 1999.
17) Yang JC, et al：J ClinOncol, 16：197-203, 1998.
18) O'Sullivan B, et al：Lancet, 359：2235-2241, 2002.
19) Le Pechoux C, et al：Ann Oncol, 24：832-837, 2013.
20) Sarcoma Meta-analysis Collaboration. Adjuvant chemotherapy for localized resectable soft-tissue sarcoma of adults：meta-analysis of individual data Lancet 350：1647-1654, 1997.
21) Pervaiz N, et al：Cancer, 113：573-581, 2008.
22) Italiano A, et al：Ann Oncol, 21：2436-2441, 2010.
23) Iwamoto Y, et al：J Orthop Sci, 14：397-404, 2009.
24) Obata H, et al：Cancer, 109：767-775, 2007.
25) Italiano A, et al：Ann Oncol, 21：2436-2441, 2010.
26) Toulmonde M, et al：Ann Oncol, 25：735-742, 2014.
27) The American Joint Committee on Cancer (AJCC) Cancer Staging Manual (7th ed). Chapter 27 Soft Tissue Sarcoma. p281-290, Springer, 2010.
28) Sultan I, et al：J Clin Oncol, 27：3391-3397, 2009.
29) Marcove RC, et al：J Bone Joint Surg Am, 52：411-423, 1970.
30) Anninga JK, et al：Eur J Cancer, 47：2431-2445, 2011.
31) Rosen G, et al：J Cancer Res Clin Oncol, 106：55-67, 1987.(suppl)
32) Link MP, et al：N Engl J Med, 314：1600-1606, 1986.
33) Goorin AM, et al：J Clin Oncol, 21：1574-1580, 2003.
34) Winkler K, et al：J ClinOncol, 2：617-624, 1984.
35) Bramwell VH, et al：J Clin Oncol, 10：1579-1591, 1992.
36) Souhami RL, et al：Lancet, 350：911-917, 1997.
37) Lewis IJ, et al：J Natl Cancer Inst, 99：112-128, 2007.
38) Meyers PA, et al：J ClinOncol, 26：633-638, 2008.
39) Piperno-Neumann S, et al：Lancet Oncol, 17：1070-1080, 2016.
40) Senerchia AA, et al：Cancer, 123：1003-1010, 2017.
41) Winkler K, et al：J Clin Oncol, 6：329-337, 1988.
42) Le Deley MC, et al：Eur J Cancer, 43：752-761, 2007.
43) Bielack SS, et al：J Clin Oncol, 33：2279-2287, 2015.
44) Marina NM, et al：Lancet Oncol, 17：1396-1408, 2016.
45) Bacci G, et al：Cancer, 97：3068-3075, 2003.
46) Winkler K, et al：Cancer, 66：1703-1710, 1990.
47) Hunsberger S, et al：J Clin Oncol, 24：3103-3104, 2008.
48) Chou AJ, et al：Cancer, 115：5339-5448, 2009.
49) Massimo B, et al：Cancer, 115：2980-2987, 2009.
50) Kung FH, et al：Cancer, 71：1898-1903, 1993.
51) Palmerini E, et al：BMC Cancer, 16：280-287, 2016.
52) Bernstein M, et al：Oncologist, 11：503-519, 2006.
53) Nesbit ME, et al：J Clin Oncol, 8：1664-1674, 1990.
54) Burgert EO, et al：J Clin Oncol, 8：1514-1524, 1990.
55) Grier HE, et al：N Engl J Med, 348：694-701, 2003.
56) Paulussen M, et al：J Clin Oncol, 26：4385-4393, 2008.
57) Granowetter L, et al：J ClinOncol, 27：2536-2541, 2009.
58) Womer RB, et al：J Clin Oncol, 30：4148-4154, 2012.
59) Le Deley MC, et al：J Clin Oncol, 32：2440-2448, 2014.
60) Smith MA, et al：J Natl Cancer Inst, 83：1460-1470, 1991.
61) Van Winkle P, et al：Pediatr Blood Cancer, 44：338-347, 2005.
62) Hunold A, et al：Pediatr Blood Cancer, 47：795-800, 2006.
63) Wagner LM, et al：Pediatr Blood Cancer, 48：132-139, 2007.
64) Frustaci S, et al：J Clin Oncol, 19：1238-1247, 2001.
65) Petrioli R, et al：Am J Clin Oncol, 25：468-473, 2002.
66) Gortzak E, et al：Eur J Cancer, 37：1096-1103, 2001.
67) Gronchi A, et al：J Clin Oncol, 30：850-856, 2012.
68) Grouchi A, et al：Ann Oncol, 27：2283-2288, 2016.
69) Woll PJ, et al：Lancet Oncol, 13：1045-1054, 2012.
70) Issels RD, et al：Lancet Oncol, 11：561-570, 2010.
71) Grouch A, et al：Lancet Oncol, 18：812-822, 2017.
72) Datta J, et al：Surg Oncol, 26：117-124, 2017.
73) Borden EC, et al：J Clin Oncol, 5：840-850, 1987.
74) Antman K, et al：J Clin Oncol, 11：1276-1285, 1993.
75) Edmonson JH, et al：J ClinOncol, 11：1269-1275, 1993.
76) Santoro A, et al：J Clin Oncol, 13：1537-1545, 1995.
77) Le Cesne A, et al：J Clin Oncol, 18：2676-2684, 2000.
78) Lorigan P, et al：J Clin Oncol, 25：3144-3150, 2007.
79) Fayette J, et al：Invest New Drugs, 27：482-489, 2009.
80) Judson I, et al：Lancet Oncol, 15：415-423, 2014.
81) Ryan CE, et al：J Clin Oncol, 34：3898-3905, 2016.
82) Tap WD, et al：Lancet Oncol, 18：1089-1103, 2017.
83) Seddon B, et al：Lancet Oncol, 18：1397-1410, 2017.
84) Schoffski P, et al：Lancet Oncol, 387：1629-1637, 2016.
85) Demetri GD, et al：J Clin Oncol, 34：786-793, 2016.
86) Glabbeke MV, et al：J Clin Oncol, 17：150-157, 1999.
87) Sleijfer S, et al：Eur J Cancer, 46：72-83, 2010.
88) Samuels BL, et al：Ann Oncol, 24：1703-1709, 2012.
89) Grosso F, et al：Lancet Oncol, 8：595-602, 2007.
90) Blay JY, et al：Eur J Cancer, 50：1137-1147, 2014.
91) Ueda T, et al：Invest New Drugs, 32：691-699, 2014.
92) Kawai A, et al：Lancet Oncol, 16：406-416, 2015.
93) Schoffski P, et al：Lancet Oncol, 12：1045-1052, 2011.
94) van der Graaf WT, et al：Lancet, 379：1879-1886, 2012.
95) Kasper B, et al：Ann Oncol, 25：719-724, 2014.
96) Penel N, et al：J ClinOncol, 26：5269-5274, 2008.
97) Keith M, et al：Cancer, 104：361-361, 2005.
98) Agulnik M, et al：Ann Oncol, 24：257-263, 2013.
99) Ray-Coquard IL, et al：J Clin Oncol, 33：2797-2802, 2015.
100) Rutkowski P, et al：J Clin Oncol, 28：1772-1779, 2010.
101) Uqurel S, et al：Clin Cancer Res, 20：499-510, 2014.
102) Escobar C, et al：Ann Oncol, 23：562-569, 2012.
103) Nishida Y, et al：J Clin Oncol, 28：e107-e109, 2010.
104) de Camargo VP, et al：Cancer, 116：2258-2265, 2010.
105) Chugh R, et al：Clin Cancer Res, 16：4884-4891, 2010.
106) Gounder MM, et al：Clin Cancer Res, 17：4082-4090, 2011.
107) Pink D, et al：Gynecol Oncol, 101：464-469, 2006.
108) Demetri GD, et al：J Clin Oncol, 31：2485-2492, 2013.
109) Tap WD, et al：Lancet, 388：488-497, 2016.
110) Corless CL, et al：Nat Rev Cancer, 11：865-878, 2011.
111) Verweij J, et al：Lancet, 364：1127-1134, 2004.
112) Blanke CD, et al：J Clin Oncol, 26：626-632, 2008.
113) Blay JY, et al：J Cln Oncol, 25：1107-1113, 2007.
114) Le Cesne A, et al：Lancet Oncol, 11：942-949, 2010.
115) Gastrointestinal Stromal Tumor Meta-Analysis Group：J Clin Oncol, 28：1247-1253, 2010.
116) Demetri GD, et al：Lancet, 368：1329, 2006.
117) Demetri GD, et al：Lancet, 381：295-301, 2013.
118) Reichardt P, et al：Ann Oncol, 23：1680-1687, 2012.
119) Kang YK, et al：Lancet Oncol, 14：1175-1182, 2013.
120) Mir O, et al：Lancet Oncol, 17：632-641, 2016.
121) DeMatteo RP, et al：Ann Surg, 231：51-58, 2000.
122) Miettinen M, et al：Am J Surg Pathol, 29：52-68, 2005.
123) De Matteo RP, et al：Lancet, 373：1097-1104, 2009.
124) Casali PG, et al：J Clin Oncol, 33：4276-4283, 2015.
125) Joensuu H, et al：JAMA, 307：1265-1272, 2012.
126) Joensuu H, et al：J Clin Oncol, 34：244-250, 2015.
127) Raney RB, et al：J Pediatr Hematol Oncol, 23：215-220, 2001.

128) Crist W, et al：J Clin Oncol, 13：610-630, 1995.
129) Crist WM, et al：J ClinOncol, 19：3091-3102, 2001.
130) Arndt CAS, et al：J Clin Oncol, 27：5182-5188, 2009.
131) Baker KS, et al：J ClinOncol, 18：2427-2434, 2000.
132) Arndt CAS, et al：Pediatr Blood Cancer, 50：33-36, 2008.
133) Breneman JC, et al：J Clin Oncol, 21：78-84, 2003.
134) Weigel BJ, et al：J Clin Oncol, 34：117-122, 2016.
135) Ferrari A, et al：Cancer, 98：571-580, 2003.
136) Vassal G, et al：J Clin Oncol, 25：356-361, 2007.
137) Saylors RL, et al：J Clin Oncol, 19：3463-3469, 2001.

[外科的治療]
1) Jones C, et al：Cancer Cytopathol, 96：83-91, 2002.
2) Yao L, et al：Radiology, 212：682-682, 1999.
3) Kawai A, et al：J Surg Oncol, 92：52-58, 2005.
4) 日本整形外科学会・日本病理学会 編：悪性骨腫瘍取扱い規約 第4版, 金原出版, 2015.
5) Kawaguchi N, et al：Clin Orthop Relat Res, 419：165-172, 2004.
6) Kikuta K, et al：Jpn J Clin Oncol, 43：1093-1104, 2013.
7) Yoneda Y, et al：Eur J Surg Oncol, 40：49-54, 2014.
8) Fernebro J, et al：Sarcoma, 2006：21251, 2006.
9) Yang J, et al：J Clin Oncol, 16：197-203, 1998.
10) O'Sullivan B, et al：Lancet, 359：2235-2241, 2002.
11) Al-Absi E, et al：Ann Surg Oncol, 17：1367-1374, 2010.
12) Itami J, et al：Brachytherapy, 9：349-353, 2010.
13) Mittermayer F, et al：Clin Orthop Relat Res, 388：167-177, 2001.
14) Nakamura T, et al：Int Orthop, 38：825-830, 2014.
15) Ogura K, et al：Bone Joint J, 96-B：270-273, 2014.
16) The National Comprehensive Cancer Network：NCCN Clinical Practice Guidelines in Oncology：Soft Tissue Sarcoma（Version 2. 2018）（www.nccn.org）.
17) Ohnstad H, et al：Acta Oncol, 53：1180-1187, 2014.
18) Kawai A, et al：Clin Orthop Relat Res, 310：188-193, 1995.

■安藤正志／遠藤　誠，川井　章

What's New in

17 Skin Cancer 皮膚がん

1 悪性黒色腫 Malignant Melanoma

　悪性黒色腫（メラノーマ）は，日本人では，まれな皮膚がんであるが，早期に切除できなかった場合は，リンパ節や全身に転移を起こし，治療が非常に難しいがんである．大きな進歩がみられていなかったこの領域で，2011年に免疫チェックポイント阻害薬である ipilimumab（抗 CTLA-4 抗体）が認可されてから，すでに7年が経つ．2011年以降，2014年には抗 PD-1 抗体である pembrolizumab, nivolumab, 2015年には ipilimumab と nivolumab の併用療法が米国 FDA の認可を受けた．BRAF 阻害薬である vemurafenib, dabrafenib, encorafenib，さらに MEK 阻害薬として trametinib, cobimetinib, binimetinib それぞれの組み合わせが認可された．術後補助療法として nivolumab, pembrolizumab また dabrafenib と trametinib の組み合わせが認可された．

　悪性黒色腫の治療が大きく変わるのに伴い，ガイドラインの更新も頻回に行われている．2017年には第8版の AJCC 病期分類が発表され，米国では2018年1月1日から実際の運用が始まった（各17表-1）[1]．日本人に多くみられる四肢末端型の悪性黒色腫は，欧米人に多い体幹部，四肢の日光被曝部位にできる悪性黒色腫とは臨床的，遺伝子学的な特徴が異なり，欧米で開発された病期分類，予後予測，また治療法が，日本人にそのまま適応できるかどうかについては慎重な判断を要する．米国では National Comprehensive Cancer Network（NCCN）が定期的に治療のガイドラインを改訂している．閲覧には簡単な登録が必要であるが，エビデンスの重みづけや改訂の背景も詳しく記載されており，参考になると思われる．

基礎知識

■ 悪性黒色腫の発生母地

　皮膚の色を規定するメラニン色素を産生する皮膚の細胞をメラノサイトと呼び，表皮基底層には，約10個の基底細胞当たり，1個のメラノサイトが存在する（各17図-1）．悪性黒色腫はこのメラノサイト，あるいは母斑細胞（ほくろの細胞）が悪性化した腫瘍と考えられる．皮膚腫瘍のなかでは，悪性黒色腫は最も悪性度が高く，進行した症例では，局所再発，全身転移がみられる．

■ 悪性黒色腫の頻度

　悪性黒色腫は，圧倒的に白色人種に多く，黒人や東洋人に起こることは比較的まれである．2018年の米国での推定発生数は90,000人にのぼり，年間推定死亡者数も1万人近い[2]．それに対して，現在のわが国における推定発生数は年間1,500～2,000人前後（人口10万人に対し約1.5人）で，大きな差がみられる[3]．ただ米国でも日本でも，悪性黒色腫は年々増加傾向にあるとされる．2006,2007年に日本皮膚科学会などが行った全国アンケートの集計によると，発生部位は足底が42％と最も多く，次いで体幹が14％，頭頸部が14％，上肢が5％，下肢が9％，手指が12％となっている[4]．この分布は，体幹部や非末端部四肢での発生が多い白色人種と，かなり異なっている．

❶ 皮膚原発の悪性黒色腫

　頻度の多い皮膚原発の悪性黒色腫は，その発生機序に紫外線，特に一過性の強い紫外線被曝が関与しているとされる．後天性色素細胞母斑（acquired melanocytic nevus）をたくさん持つ者，特に異型母斑（atypical nevus, dysplastic nevus）が認められる者には，悪性黒色腫の発生頻度が高いとされる．

　日本人に相対的に多くみられる肢端部や粘膜に発生した悪性黒色腫については，その発生に関する紫外線の関与は少ないものと考えられる．欧米の報告では，mitogen-activated protein kinase（MAPK）pathway の異常，特に BRAF 遺伝子の変異（V600E/K）は，全体の50～60％にみられると報告されており，BRAF 阻害薬による治療が選択肢の1つとなる．日本人では，BRAF 変異が欧米に比べて少ないのは，BRAF 変異の頻度が低い肢端部や粘膜のメラノーマが多くを占めるからと考えられる[5]．日本人に多いと考えられる肢端部や粘膜に発生した悪性黒色腫では，BRAF 変異の頻度は10％程度と低いが，C-KIT 遺伝子の変異が15％程度に報告されており，慢性骨髄性白血病の治療に用いられる imatinib や nilotinib を使った臨床試験の結果が報告されている[6〜7]．また BRAF 遺伝子の変異は若年者でより頻度が高く，高齢になるにつれて下がるとの報告されている[9]．そのほか分子遺伝学的には，9番染色体，特に9p21の異常が報告されている．この異常は，異型母斑症候群（dysplasitc nevus syndrome）や，家族性の悪性黒色腫の症例に認められるが，散発例での頻度は低い．9p21は cyclin dependent kinase inhibitor 2A（CDKN2A）もしくは p16ink4

各17 表-1. 悪性黒色腫のTNM分類（AJCC第8版, 2017年）

【原発腫瘍（T）】
TX：原発腫瘍の評価が不可能
T0：原発腫瘍を認めない
Tis：上皮内癌（腫瘍細胞が表皮内，粘膜上皮内に限局）
T1：腫瘍の厚さ1mm以下
T1a：0.8mm以下でかつ潰瘍のないもの
T1b：0.8mm以下だが潰瘍のあるもの，あるいは0.8mmより厚く1.0mm以下
T2：腫瘍の厚さが1mmよりも大きく，2mm以下
T2a：潰瘍のないもの
T2b：潰瘍のあるもの
T3：腫瘍の厚さが2mmよりも大きく，4mm以下
T3a：潰瘍のないもの
T3b：潰瘍のあるもの
T4：腫瘍の厚さが4mmよりも大きい
T4a：潰瘍のないもの
T4b：潰瘍のあるもの

【所属リンパ節（N）】
NX：所属リンパ節転移の評価が不可能
N0：所属リンパ節転移なし
N1：リンパ節転移が1個あり
N1a：clinically occult（顕微鏡下の検査でわかる）
N1b：clinically detected（臨床的に確認）
N1c：リンパ節転移は認めないが，衛生病変やintransit metastasisを認める
N2：リンパ節転移が2〜3個あり
N2a：clinically occult（顕微鏡下の検査でわかる）
N2b：少なくとも1つのリンパ節転移がclinically detected（臨床的に確認）
N2c：少なくとも1つのリンパ節転移があり，衛星病巣の存在や原発巣と所属リンパ節との間の皮膚転移（in-transit metastasis）を認める
N3：リンパ節転移が4個以上ある，転移リンパ節が一塊となっている，あるいはリンパ節転移があり，かつ衛星病巣やin-transit metastasisを認める
N3a：clinically occult（顕微鏡下の検査でわかる）
N3b：少なくとも1つのリンパ節転移がclinically detected（臨床的に確認）
N3c：少なくとも2つのリンパ節転移，あるいは一塊となったリンパ節を認め，かつ衛星病巣の存在や原発巣と所属リンパ節との間の皮膚転移（in-transit metastasis）を認める

【遠隔転移（M）】
M0：遠隔転移を認めない
M1：遠隔転移を認める
　（0）血清LDH値は正常
　（1）血清LDH値は増加
M1a：皮膚，軟部組織，リンパ節への遠隔転移
M1b：肺転移
M1c：ほかの内臓転移
M1d：脳神経系への転移

【臨床病期】

Stage	T	N	M
0	Tis	N0	M0
ⅠA	T1a	N0	M0
	T1b	N0	M0
ⅠB	T2a	N0	M0
ⅡA	T2b	N0	M0
	T3a	N0	M0
ⅡB	T3b	N0	M0
	T4a	N0	M0
ⅡC	T4b	N0	M0
ⅢA	T1a, T1b, T2a	N1a または N2a	M0
ⅢB	T0, T1a, T1b, T2a, T2b, T3a	N1b, N1c, N2b	M0
	T2b, T3a	N1a, N2a	M0
ⅢC T0N2b は StageⅢC	T3b, T4a	N1a, N1b, N1c, N2a, N2b, N2c	M0
		N2c	M0
ⅢD	T4b	N3a, N3b, N3c	M0
Ⅳ	any T	any N	M1

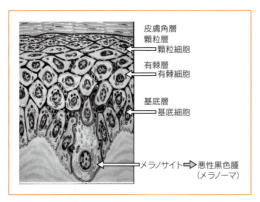

各17 図-1. 皮膚の構造
（電子版にカラー写真を掲載しているのでご参照ください）

蛋白をコードしており，cyclin-dependent kinase 4（CDK4）やCDK6の活性を抑制することにより，細胞周期のコントロールをしており，その異常によりがん化を

起こすことが考えられている．乳がんで認可されたサイクリン依存性キナーゼ阻害薬が悪性黒色腫に対しても期待されている．

小児にみられる巨大型（通常20 cm以上）先天性色素細胞母斑の約5%が，がん化するとされている．また，一般医の日常診療で遭遇することは比較的まれだが，色素性乾皮症の患者や，免疫抑制薬を使用している患者にも，悪性黒色腫の発生頻度が高いとされる．

❷ 粘膜原発の悪性黒色腫

もう1つのユニークなタイプの悪性黒色腫として粘膜原発の悪性黒色腫がある．これは，口腔，副鼻腔や，腟，肛門など，日光に曝露しない部分に発生する悪性黒色腫で，白人ではまれであるが，有色人種においては頻度が高い．典型的な黒色ではないものが40%程度にみられると報告されており，痔や肉芽腫に見えることもあるので生検が大切である．日本人に多い，日光被曝の少ない足

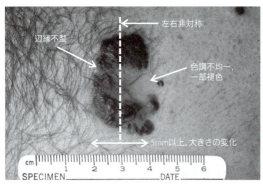

各17図-2. 悪性黒色腫の特徴的皮膚所見
（電子版にカラー写真を掲載しているのでご参照ください）

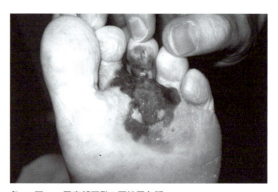

各17図-3. 足底部原発の悪性黒色腫
（電子版にカラー写真を掲載しているのでご参照ください）

底や爪床などの肢端部にできる悪性黒色腫（acral lentiginous melanoma）も，その発生要因が日光被曝と関係しない意味で類似したタイプと考えられている．

粘膜原発の悪性黒色腫には，増殖因子受容体の1つであるC-kit（CD117）のシグナル伝達部位における変異が起こっていることが報告され，この変異を標的にしたimatinibやnilotinibなどを用いた臨床試験が行われた[8]．このタイプの悪性黒色腫には，日光被曝部に発生する悪性黒色腫によくみられる*BRAF*変異の頻度は10〜15%と低いが，変異があればBRAF阻害薬が奏効することもある．

❸眼を原発とする悪性黒色腫

眼のぶどう膜から発生する悪性黒色腫（uveal melanoma）は，上述の2つのタイプの悪性黒色腫とは遺伝子学的にも，臨床経過も異なり，別のものとして考える必要がある．最近の治療についてはよくまとまったレビューがあるので参照されたい[10]．また，結膜にできる悪性黒色腫（conjunctival melanoma）は眼内にできる悪性黒色腫とはまったく異なり，*BRAF*変異を認めることも多く，むしろ皮膚原発の悪性黒色腫に準じた治療を考慮する．

近年の分子遺伝学的手法の進歩は，uveal melanomaの診断，予後判定，治療に大きな変化をもたらしてきた．原発腫瘍において，3番の対立遺伝子の1つに完全欠損がある場合（monosomy 3），50%近くの患者が全身転移を起こすことがわかってきた．

一方，3番の対立遺伝子に異常がない場合（disomy 3），転移は起こりにくく，一般的な予後はよい．また，この腫瘍では*BRAF*遺伝子の変異，C-kit（CD117）の変異は認められずG-proteinのシグナル伝達部位をコードするGNAQあるいはGNA11の異常が80%程度に認められる．これに対する治療法は確立されていない．粘膜や眼を原発とする悪性黒色腫は非常にまれであるので，以下の項では，主に皮膚原発の悪性黒色腫について解説する．

診 断

■ 皮膚症状

皮膚原発の悪性黒色腫の早期診断は，予後を改善するためにも非常に重要で，一般に以下に述べるような要素（ABCDE）がある場合に，生検を考慮する（**各17図-2**）．ただし，早期の悪性黒色腫を異型母斑（dysplasitc nevus）と肉眼的に区別することは時に非常に難しい．dermoscopeを用いるとより正確な鑑別診断ができるが，「疑わしきは切除する」という原則を適応する必要がある症例も多い．また，日本人に多い，足底，爪部の病変（**各17図-3**）を見逃さないように，皮膚診察の際は，靴下を脱がせるなどの注意が特に必要である．

❶形状の特徴

一般に良性の母斑は丸く辺縁がスムーズであるが，形が左右非対称になったり（Asymmetry），色素斑の辺縁が，ギザギザに不整になったり（Border），しみ出しが出現したりすることがある．色素斑の一部に硬結や腫瘤が出現してきた場合は特に要注意である．

❷色調の特徴

一般に薄い褐色が濃い黒色に変化する場合が多くある．また，色調に濃淡が生じて相混じったり，一部色が抜けてまだらになることもある（Color）．

❸大きさの変化

直径が5 mm以上の皮膚病変は注意すべきである（Diameter）．特に，短期間に目立って大きくなるものは要注意である．

❹変化する病変

形状，色調，大きさ，自覚症などに変化（Evolution）が認められる病変は要注意である．

❺爪の変化

爪にできる場合はほかの皮膚と違い，爪に黒褐色の色素線条（縦のすじ）が出現し，半年〜1年くらいの短期間に色調が濃くなって，すじの幅が拡大してくることが

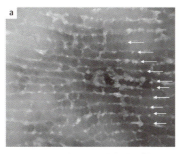 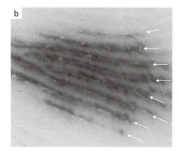

各 17 図-4. 末端黒子型黒色腫と掌蹠の母斑の dermoscope 所見
矢印は皮溝の位置を示す.
（a）黒色腫の色素斑部では皮丘に一致する帯状の色素沈着（parallel ridge pattern）が認められる.
（b）これに対し, 母斑では皮溝に一致する平行線状の色素沈着（parallel furrow pattern）が認められる.
（電子版にカラー写真を掲載しているのでご参照ください）　　〔斎田俊明先生　ご提供〕

ある. 進行すると爪が割れたり, 色素のしみ出しが出現することがある. 爪周囲の皮膚へ色素沈着が及ぶことを, Hutchinson 徴候といい, 悪性黒色腫を強く疑わせる所見である. メラニン色素を産生しない悪性黒色腫の場合は, 真菌感染との鑑別が時に困難で, 難治例, 病変が爪床を超えて進展する場合は, 生検を考慮する必要がある.

■ 皮膚原発悪性黒色腫の 4 病型とその症状

皮膚原発悪性黒色腫は, その発生部位, 形状などにより以下の 4 病型に分類される.

❶ 悪性黒子型黒色腫（lentigo maligna melanoma）

顔面, 頸部, 手背など日光に慢性的に照射されやすい露出部位に発生し, はじめ褐色〜黒褐色の色素斑として出現し（lentigo maligna）, 数年のゆるやかな経過を経て, やがて色調は濃黒色を混じ, 次第に拡大し, さらに一部に硬結や腫瘤が出現してきて悪性黒色腫になる. 一般に 60 歳以上の高齢者に発生することが多く, 治療により治癒する確率が 4 病型のうちで最も高いが, 顔面などに発生したものは, 美容形成上の問題で, 切除範囲が問題になる場合もある.

❷ 表在拡大型黒色腫（superficial spreading melanoma）

母斑細胞から発生すると考えられてきたが, 最近は de novo に（母斑と無関係に）生じることが多いとされる. はじめわずかに隆起した色素斑から始まることが多く, やがて表面が隆起し, 表面および辺縁ともに不整となり, 色調も褐色〜黒褐色より一部濃黒色となり濃淡相混ずることが多くなる. 一般に 50 歳代に発生することが最も多いが, 子どもから高齢者まで広い年齢層で発生する.

❸ 結節型黒色腫（nodular melanoma）

全身どこにでも発生し, ほとんど前駆症の状態を現さないで, はじめから急速に成長することが多い病型. 症状としては, はじめから立体構造をしていることが多く, 半球状, 有茎状などの形を示す. 色調ははじめ褐色〜黒褐色だが, だんだんと全体的に濃黒色となったり, あるいは濃淡相混ずることになる. いろいろな年齢層に発生するが, 一般に 40〜50 歳代に最も多く発生する. 腫瘍の成長は速く, 早期に深部に進行したり, 転移することが多く, 最も悪性度が高い病型である.

❹ 末端黒子型黒色腫（acral lentiginous melanoma）

わが国で最も多い病型であり, 主に足底, 手掌, 手足の爪部に発生し, そのうちで足底に最も多い病型である（各 17 図-3）. 足底および手掌では, はじめ前駆症として褐色〜黒褐色の色素斑が出現し, 次第に色素斑の一部の色調が強くなり, その中央部に結節や腫瘤ができたり, 潰瘍ができたりする. 進行すると色素を失い紅色の結節となることもあり, 赤いからといって悪性黒色腫を鑑別診断からはずしてはならない. 爪部では, 褐色〜黒褐色の色素のしみ出しが爪の周辺の皮膚に出現する徴候（Hutchinson 徴候）に注意する. さらに進行すると爪がとれ, 爪の部位に結節や腫瘤ができたり, 潰瘍ができたりする.

本病型は, 一般に 60 歳以降に最も多く発生する. 腫瘍の成長は結節型黒色腫よりゆるやかで, 前駆症や早期の状態で発見されることが可能であり, 一般に結節型黒色腫より治癒する確率が高いが, 表在拡大型黒色腫よりは低いと考えられている. 足底, 手掌にできる悪性黒色腫は, dermoscope で皮丘平行パターン（parallel ridge pattern）という特徴的な皮丘優位の帯状色素沈着を呈し, 診断確定に非常に有用である（各 17 図-4）[11]. 日本人に多くみられる手掌足底の悪性黒色腫, 色素斑の診療についてのアルゴリズムが, 日本皮膚科学会から提案されている[12]. レビューも含めて, 一読されることをすすめる[13].

■ 原発皮膚病変の確定診断

皮膚原発の悪性黒色腫の臨床診断は, これまでに述べ

てきた特徴的な皮膚所見を参考にして行うが，診断の確定には病理組織検査が必須である．従来から，日本や欧州では，悪性黒色腫の一部に直接メスを入れて皮膚生検を行うと，転移を誘発すると考えられ，完全切除がすすめられてきたが，病変の一部をとってくる shave biopsy や punch biopsy が日常的に行われている米国での臨床をみるかぎりは，その可能性は非常に少ないと考えられる．ただ，shave biopsy など，病変の表層部をとってくる方法では，深達度の正確な判断が困難になる場合があり，疑わしい病変は，できれば最低2～3 mm の正常皮膚を含めて完全切除することが望ましい．悪性黒子型黒色腫のように，病変部が広い場合は，最も異常と思われる部分を punch biopsy でとってくることが行われる．

■ リンパ節転移に対する診断

所属リンパ節に臨床的，画像検索上，転移が認められない場合，リンパ節転移に関する検索を行うかどうかが問題になる．原発皮膚病変の深達度にもよるが，一般的に，1 mm から 4 mm の厚さ（深達度），もしくは1 mm 以下であるが潰瘍性病変を伴う場合，また核分裂（mitosis）を認める場合は，リンパ節転移を起こしてくる確率が高く，リンパ節転移に関する検索をすることがすすめられる．この場合，従来は，所属リンパ節をすべて取り除く手術が行われてきたが，四肢のリンパ浮腫などの副作用の問題があり，最近は，色素や放射性同位元素を用いて，その皮膚病変部位からのリンパが集まってくるリンパ節を選択的に調べる，sentinel lymph node mapping が標準となっている．この手技は，患者の予後判定を行う上で特に重要だと考えられている[14]．2017年に報告された MSLT2 試験(the second Multicenter Selective Lymphadenectomy Trial) では，顕微鏡的に検出されたリンパ節転移（microscopic metastasis）の症例で，超音波による経過観察群と予防的な根治リンパ節郭清を比べた場合に，両者の生存率に大きな差がなかったという結果がだされた．その結果を受け，センチネルリンパ節のみが顕微鏡的に陽性の患者のリンパ節郭清は行われなくなっている[15]．もちろん診断時に臨床的に明らかなリンパ節転移がある場合は，リンパ節郭清が勧められている．実臨床では術前に免疫チェックポイント阻害薬や分子標的薬を使い腫瘍を縮小させてから，腫瘍切除またリンパ節郭清も行われている．1 mm 以下の潰瘍を伴わない病変，mitotic index が1以下の場合，特に 0.8 mm 以下の場合は，完全切除後の再発はまれであり一般に sentinel lymph node mapping は行わない．また，4 mm 以上の深達度を示す場合は，所属リンパ節とともに，全身転移を起こしてくる確率が高く，sentinel lymph node mapping，そして根治リンパ節郭清の治療的意義は低いが，所属リンパ節への転移が陰性である場合は陽性の場合に比べ予後がよいと考えられており，予後判定のためにこれを行う場合がある．

■ 全身転移に関する診断

悪性黒色腫の原発巣切除のあとの，病期判定については，原発皮膚病変の深達度にもよるが深達度2～4 mm で潰瘍病変を伴うもの，4 mm 以上の深達度を示すものについては，全身転移の有無を PET/CT，CT，脳 MRI などで判定する．臨床の現場では病期決定のためによく使われている PET/CT スキャンであるが，その解像度の限界，また非特異的取り込みのため，その意義は確立していない．ただし，胸部 X 線写真や CT スキャンなどで疑わしい病変が見つかった場合，PET/CT スキャンでその病変の活動性を判定することは，その病変が悪性かどうかを推察したり，生検する部位を決定する上で有用である．

Stage（病期）分類

American Joint Committee on Cancer（AJCC）は，2017年に悪性黒色腫に関する TNM 分類を改訂した[1]．その詳細を**各17 表-1**（p.295）に示す．

大きな変更点は，深達度が従来の小数点2桁から1桁になったこと，mitotic index が T1 分類はからはずれたことである．ただ予後に相関する因子としては重要で，mitotic index を記載することが推奨される．リンパ節転移については，microscopic, macroscopic という分け方はせずに，clinically occult（センチネルリンパ節生検で確認）と clinically detected（身体所見あるいは画像検査で確認）に分けることになった．2009年分類と同様，悪性黒色腫細胞が S-100，HMB-45（抗メラノソーム抗体），MART-1 を用いた免疫組織染色上認められれば，陽性 clinically occult と判定する．

M 分類は，転移部位により M1a（皮膚，筋肉を含めた軟部組織，遠隔リンパ節）M1b（肺転移）M1c（それ以外の臓器への転移）M1d（中枢神経系への転移）と分類が増え，さらに LDH の上昇の有無をその後ろに(0)LDH 正常，(1) LDH 上昇と区別をするようになった．

臨床病期（各17 表-1）については，治療法，予後の違いにより，次のように大きく分類される．

・0期：病変が上皮に留まるもの（melanoma in situ）

基本的には転移しないと考えられるが，実際は，浸潤がんであっても退縮が認められ，表皮内がんとの鑑別が困難な症例もあるので，0期の診断は，皮膚病理に詳し

い病理医によりなされることが望ましい．

- **ⅠA期**

　皮膚原発巣の深達度（厚さ）が，1mm以下で，潰瘍性変化を認めないもの．5年生存率は99%で，予後は一般的によい[1]．

- **ⅠB期〜Ⅱ期**

　皮膚原発巣の深達度（厚さ）が，1mm以下であるが，潰瘍性変化を認めるもの（T1b），さらに深達度1mm以上（T2，3，4）で，かつリンパ節転移を認めないのものがこれに含まれる．5年生存率はⅠB 96〜99%，ⅡA 93〜94%，ⅡB 86〜90%，ⅡC 82%と報告されている[1]．

- **Ⅲ期**

　所属リンパ節の転移を認めるもの．もしくは，原発巣と所属リンパ節の間の皮膚に転移を認めるもの（in-transit metastasis，N2c）．5年生存率はⅢA 93%，ⅢB 83%，ⅢC 69%，ⅢD32%と報告されている[1]．N3つまり4個以上の所属リンパ節転移が認められる場合，原発巣に潰瘍を伴う場合，臨床的に所属リンパ節の転移が明らかな症例（N1b，N2bは，センチネルリンパ節生検によって，顕微鏡下に見つかったリンパ節病変（clinically occult，N1a，N2a，N3a）を認める症例に比べて予後が悪い．

- **Ⅳ期**

　所属リンパ節を越えた領域に遠隔転移を認めるもの．以前は5年生存率が10%前後で，集学的治療を行い，一時的な腫瘍の縮小を得られても，治癒することは非常に難しいとされていたが，免疫チェックポイント阻害薬の使用により，長期のコントロール治療と呼べる症例も増えてきている[16]．M分類は，転移部位によりM1a（皮膚，筋肉を含めた軟部組織，遠隔リンパ節）M1b（肺転移）M1c（それ以外の臓器への転移）M1d（中枢神経系への転移）と分類が増え，さらに予後が悪いと考えられるLDHの上昇の有無は，その後ろに（0）LDH正常，（1）LDH上昇と区別をするようになった．

治療方法（各17 図-5，p.305）

■ 皮膚原発巣の治療

　皮膚原発巣の治療は，局所再発を防ぐということが主目的であり，そのために原発巣から一定の距離をもって健常皮膚を含めて切除することがすすめられている．その場合，どのくらいの距離をとって皮膚切除を行うかということが重要になってくる．悪性黒色腫は，その近傍に衛星病変（satellite lesions）をもつことが知られており，従来は，健常皮膚を大きく切り取ることが主流であった．最近は切除範囲が縮小される傾向にある．一般的には，2mm以上の厚さを示す病変では，腫瘍辺縁から最低2cmの健常皮膚を再切除することがすすめられている．1〜2mm以下の病変では，1〜2cmの広範切除を，それ以下の病変は，1cm，またmelanoma in situでは5mmの皮膚切除を行う．深部は皮下脂肪組織まで切除することが推奨されている．

　日本人に多い，爪に発生する悪性黒色腫では，十分な切除範囲を確保し，切除後皮膚の再建をスムーズに行うために，病変部位を含んだ指関節の切断，形成を行うこともある．また，顔面など，広範囲切除が困難な場所については，形成外科医の協力を得ながら，5mm程度の最低限のマージンを保った切除が考慮されることもある．一般に悪性黒色腫は放射線感受性が低いので，原発巣切除のあとの，再発予防のための局所放射線療法を行うことについては，効果が確立していない．sentinel lymph node mappingを考慮する症例では，原発部位の広範切除の際に，同時にリンパ節の検査を行う．

■ リンパ節転移に対する治療

　臨床的に，またsentinel lymph node mappingにより，所属リンパ節転移が見つかった場合，残りのリンパ節に転移がないかどうかを調べるため，根治的リンパ節郭清を行う．sentinel lymph node mappingの普及により，予防的に広範なリンパ節郭清を行う機会はなくなった．

　所属リンパ節の拡大郭清を行っても，ほかのリンパ節に転移が見つかる可能性は20%以下と低いため，これを行わず経過を観察するべきかどうかを検証する臨床試験MSLT2の結果が2017年に発表され，転移が顕微鏡下でしか認められないmicroscopic metastasisに対する所属リンパ節の拡大郭清が行われる頻度は減ってきている[15]．放射線治療による生命予後の改善は認められていないが，局所再発を減らすために，リンパ節皮膜外への腫瘍の浸潤，4個以上の腫大した転移リンパ節が集塊をなす場合，転移巣が大きい場合（3cm以上），血管など近接臓器への浸潤が認められる場合などに，局所放射線療法を行うこともある．頭頸部のリンパ節転移例では，限られたスペースにリンパ節への再発が起こると局所の症状が問題になるため，一部の施設では術後放射線治療が局所再発を防ぐため行われているが，広く行われているわけではない．また，局所再発，リンパ節再発症例で，手術不能例などに局所症状の軽減のために緩和的放射線治療が行われることがある．

- **術後補助療法の有効性**

　所属リンパ節転移のある症例（病期Ⅲ期）に対する術後補助療法に，近年大きな変化が見られた．Stage ⅢB，ⅢC，Stage Ⅳ（AJCC病期分類 第7版）のメラノーマ

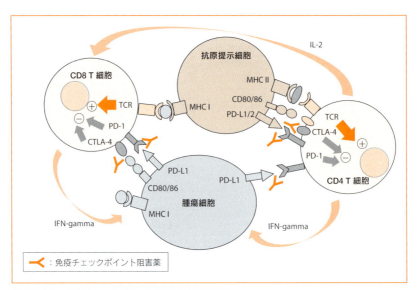

各17 図-6. 免疫チェックポイント阻害薬の作用機序
(Terai M, et al : Molecular fundamentals and rationale for immunotherapy in metastatic melanoma treatment. Clinical Cancer Drugs, 2 : 4-15, 2015. 寺井の許可を得て翻訳・改変)

患者に免疫チェックポイント阻害薬である nivolumab を術後1年投与することで, ipilimumab と比較して, 1年時点での無病再発率が 70.5% vs 60.8% (ipilimumab) (HR 0.65, CI 0.51-0.83, p＜0.001) と改善を認めた[17]. また BRAF V600 変異のある症例には dabrafenib と trametinib の組み合わせを1年投与することで, 3年時点での無再発率が 58% vs 39% (プラセボ) (HR 0.47, CI 0.39-0.58, p＜0.001) と改善を認めた[18]. 12 カ月時点での無再発率は 88% vs 56% (プラセボ) と報告されている. pembrolizumab も同様に術後1年間の投与で, 12 カ月時点での無再発率が 75.4% vs 61.0% (プラセボ) (HR 0.57, CI 0.43-0.74, p＜0.001.) と改善を認めた[19]. 上記3つの臨床試験は, 登録基準が少しずつ違うこと, また第7版の病期分類を使っている点には留意が必要である. 米国では従来のインターフェロン, さらに ipilimumab も術後療法としては使われなくなっている.

日本ではこのような症例に対し, 伝統的に DAVFeron 療法と呼ばれる治療が行われてきたが, nivolumab, pembrolizumab, dabrafenib/trametinib が術後療法として認可され, 今後の治療の主流となってくることが考えられる. 慎重な経過観察もしくは臨床試験への参加も選択肢としては考えられる.

■ in-transit metastasis, satellite lesions（衛星病変）に対する治療

悪性黒色腫の患者のなかには, 全身転移は起こさないが, 原発巣周辺の皮下もしくは皮内に転移を起こしてくる症例がある (satellite lesions；原発病変から 0.05 mm 以上離れているが, 2 cm 以内). また, 原発巣と所属リンパ節の間の皮下もしくは皮内に転移を起こしてくる症例 (in-transit metastasis；原発病変から 2 cm 以上離れているが, 局所リンパ節に達していない) もある (TNM 分類で N2C もしくは N3). このような症例に対しては, 外科的に病変部を切除することも行われるが, 四肢に起こってくる再発性, 多発性の症例には isolated limb perfusion という手技により, 局所に melphalan などの抗がん薬を高濃度で投与する治療も行われている. また, 局所に BCG や IFN を局注する治療, また, 特に表在性の場合は, imiquimod 軟膏の局所投与が奏効する場合もある. 米国では Talimogene Laherparepvec (T-VEC) という腫瘍特異的に増殖するヘルペスウイルスを用いた薬剤が, 腫瘍溶解ウイルスとして, 局所治療に使われている[20]. また, このような局所療法と免疫チェックポイント阻害薬の併用で局所だけでなく, 全身的な治療効果も得ることを目的とした臨床試験が米国では進行している.

■ 全身転移（Ⅳ期）に対する治療
❶ 免疫チェックポイント阻害薬（各17 図-6）

生体内でおこる免疫反応には, それが過剰になって, 生体に害を及ぼさないために, いくつかの抑制機構 (immune-checkpoint) がある. このような免疫チェックポイントを阻害することにより, がんに対する免疫反応を亢進させようとする試みが転移性悪性黒色腫に対しなされてきた.

2011年にCTLA-4の阻害薬であるipilimumabが認可されてから，米国では免疫チェックポイント阻害薬を使った治療が転移性悪性黒色腫に対する治療の主流になってきている．抗PD-1抗体であるnivolumabは，世界に先駆けて2014年7月に日本で転移性悪性黒色腫に対して認可された．2018年9月時点で，nivolumabとともにipilimumab，pembrolizumab，ipilimumabとnivolumabの組み合わせが日本では認可されている．

1) 抗CTLA-4抗体（ipilimumab）

CTLA-4（cytotoxic T-lymphocyte antigen 4）は，活性化したT細胞，制御型T細胞（regulatory T cells）に発現して，抗原提示細胞のCD80/86と結合することで，T細胞の活性を抑えるブレーキのような働きがある．ipilimumabはT細胞上のこのCTLA-4に作用して，悪性黒色腫に対するT細胞の活性を持続させる働きがあると考えられている．ipilimumabとgp100（悪性黒色腫ワクチン）を比較した第Ⅲ相試験で，生存期間中央値（median survival time：MST）をコントロール群gp100の6.4カ月に対し，ipilimumab単剤10.1カ月（HR 0.66），ipilimumabとgp100併用群10.0カ月（HR 0.68）と延長することが証明された[21]．ipilimumabの奏効率は10％程度と高くはないのだが，他の免疫療法と同様に，効果が長期にわたって持続する症例が報告されている．臨床試験に参加した患者の経過観察では7年生存率は17％と報告されており，3年以降は生存曲線がほぼフラットになっている．また，ipilimumabと放射線照射を組み合わせることで，抗原提示が促進され，照射された病変以外の腫瘍にも縮小がみられたことが，2012年3月のNEJMで報告されている[22]．2018年時点では有効な患者選択につながる指標は見つかっていない．

副作用として，自己免疫反応による大腸の炎症，下痢が20〜30％に報告されている．その他，皮膚炎，肝炎，甲状腺炎，下垂体や視床下部の炎症も報告されている．いずれも対処法はステロイドの投与がすすめられている．ステロイドに反応が悪い症例でinfliximabやcellceptの使用による症状の軽減が報告されている．ステロイドによる治療開始が遅れることで，炎症が増悪し，腸管穿孔，死亡例も報告されている．従来の副作用の対処法と違うため，医療者，また患者教育が重要である．副作用の対処法についての2018年の2月にNCCNとASCOから共同のガイドラインが出された[23]．FDAに認可された投与方法は，3 mg/kg，30分間の静注を3週おきに4回である．

nivolumabとpembrolizumabが，臨床試験でそれぞれipilimumabに優っていたので，ipilimumab単剤での使用頻度は減っているが，PD-1抗体投与中に進行した例で，ipilimumabとnivolumabの組み合わせでは副作用のリスクが高いと考えられる時に，ipilimumab単剤を使い抗腫瘍効果を見ることもある[24,25]．

2) 抗PD-1抗体（nivolumab, pembrolizumab）

・nivolumab

世界に先駆けて2014年7月に日本でnivolumab（抗PD-1抗体）が転移性悪性黒色腫に対して認可された．PD-1（Programmed Cell Death-1）は，活性化したT細胞，B細胞，NK細胞，骨髄系細胞に発現し，T細胞の活性化の調節に関わるCD28ファミリーの1つである．活性化したT細胞の表面に発現したPD-1が，抗原提示細胞，腫瘍，傍腫瘍組織に発現するPDL1と結合することで，活性化T細胞の細胞死を誘導する．抗PD-1抗体は，PD-1受容体に作用し，PD-1とPDL-1の結合を防ぐことで，T細胞の活性化を維持すると考えられている．日本で行われた臨床試験では，dacarbazine治療歴のあるセカンドライン以降の治療で，全35例中8例つまり22.9％（90％CI 13.4-36.2）の奏効率があったと報告されている．主な副作用として瘙痒症（11例，31.4％），Free T3減少（8例，22.9％），血中TSH上昇（7例，20％），白斑症（6例，17.1％），白血球減少（6例，17.1％），Free T4減少（6例，17.1％），甲状腺機能低下（5例，14.3％），疲労倦怠感（5例，14.3％），肝機能異常などが報告されている．重大な副作用として2.9％に間質性肺炎が見られるほか，肝機能障害，甲状腺機能障害，infusion reactionがあげられている．副作用の機序は自己免疫反応によるものと考えられており，前述したipilimumabの副作用対策同様，0.5〜2 mg/kgのprednisoneの投与が勧められている．

日本で認可された投与方法は，nivolumab 240 mg 2週ごと，30分静注，副作用がない限り，治療効果が見られなくなるまで継続する．米国では2018年に480 mg 4週ごと，30分静注も認可された．

従来の抗がん薬による副作用とは，症状も対処法も違う点について，患者のみならず医療従事者の教育も必要である．副作用が見られたら密に連絡をとり，症状を観察することが不可欠である．

・pembrolizumab

投与方法は，pembrolizumab 200 mg 一定量30分静注3週ごとである．pembrolizumabはnivolumab同様，PD-1に対するヒト型IgG4モノクローナル抗体である．ipilimumabとpembrolizumabを比較した第Ⅲ相試験で，pembrolizumabでは6カ月progression free survival率が47.3％（95％CI 46-72，10 mg/kg 2週ごと），46.4％（95％CI 47-72，10 mg/kg 3週ごと）であったのに対して，ipilimumab群（3 mg/kg 3週ごと×4）では，26.5％

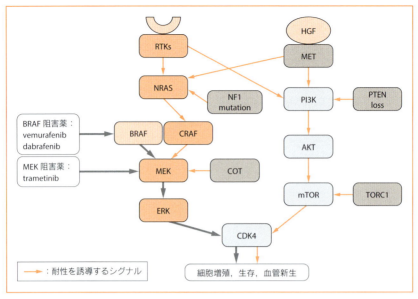

各17図-7. 悪性黒色腫のシグナル伝達とシグナル阻害薬
(佐藤隆美：悪性黒色種におけるBRAF阻害剤およびMEK阻害剤の治療の現状（米国の現場から）．メラノーマ最新情報．Monthly Book Derma（デルマ），230：37-46, 2015を翻訳・改変)

と報告された[25]．奏効率も33.7%（10 mg/kg 2週ごと），32.9%（10 mg/kg, 3週ごと）であったのに対してipilimumab群（3 mg/kg 3週ごと×4）では，11.9%と報告された．Grade 3以上の副作用はipilimumab群（3 mg/kg 3週ごと×4）では，19.9%であったのに対してpembrolizumab群では13.3%（10 mg/kg 2週ごと），10.1%（10 mg/kg 3週ごと）と低かった．

また，抗CTLA-4抗体であるipilimumabと抗PD-1抗体であるnivolumab，またその2つの同時併用群を比べた第Ⅲ相試験が行われ，その結果をもとに米国では2015年11月に，また日本では2018年5月に，ipilimumabとnivolumabの併用が認可された．

併用群（nivolumab 1 mg/kgとipilimumab 3 mg/kg 3週ごと×4 に続いてnivolumab 3 mg/k 2週ごとを継続）では奏効率が57.6%（95%CI 52.0-63.2），うちCR11.5%であったのに対してnivolumab単剤群（3 mg/kg 2週ごとを病気増悪まで）が43.7%（95%CI 38.1-49.3），うちCR8.9%，ipilimumab単剤群（3 mg/kg 3週ごと×4）では，19.0%（95%CI 14.9-23.8），うちCR2.2%と報告されている[24]．Grade 3以上の副作用は併用群では，55%であったのに対してipilimumab単剤群では27.3%，nivolumab単剤群では16.3%であった．

ipilimumab（3 mg/kg）とnivolumabの併用は奏効率が高いが，副作用も強いため，ipilimumabの投与量を減らし（1 mg/kg），nivolumabと併用する治療プロトコールが開発され，その有効性を標準的な投与法と比べる臨床試験の最終結果が待たれる．

❷ 分子標的薬

1) BRAF阻害薬（各17図-7）

BRAFにより選択的なvemurafenibが，*BRAF*変異（V600E）のある悪性黒色腫で全生存期間を延ばすことが，2011年に第Ⅲ相試験（BRIM3）で証明された[26]．*BRAF*変異は，皮膚原発悪性黒色腫の50〜60%にみられ，高齢者に比べ，若年者で頻度が高いことが知られている．対照群のdacarbazine（DTIC）の奏効率が5.5%，また無再発生存期間は1.6カ月であったのに対して，vemurafenib群（960 mg 1日2回経口投与）の奏効率は48.4%（p＜0.0001），無再発生存期間を5.3カ月（p＜0.0001, HR 0.26）に改善した．生存期間中央値（median survival time：MST）はdacarbazine群が，9.6カ月（95%CI 7.9-11.8）であるのに対して，vemurafenib群は13.2カ月（95%CI 12.0-15.0）と報告されている（p＜0.001, HR 0.26）．vemurafenibは，日本でも2014年12月，「*BRAF*遺伝子変異を有する根治切除不能な悪性黒色腫」に対して承認された．代表的な副作用は，関節痛，皮疹，脱毛，倦怠感，肝機能障害，日光過敏性などである．20〜30%の症例で皮膚の高分化型扁平上皮がんやケラトアカントーマを誘発したり，その他の皮膚症状を起こすこともあるので，必ずしも副作用が軽いとはいいがたいが，腫瘍の縮小が数日以内でみられたり，劇的な症状改善を認めることもある．またRECISTの基準を満たす奏効率は50%程度であるが，RECISTの基準を満たさない例も

加えると90%近い症例で縮小を認める．問題は，肺がんにおけるgefitinibやerlotinibと同様で，薬剤耐性が出現することである．耐性の機序の解明，その対処法の開発が待たれるところである．

もう1つのBRAF阻害薬であるdabrafenibも*BRAF*変異のある転移性悪性黒色腫に対して，単剤あるいはMEK阻害薬（trametinib 2 mg 経口1日1回）との組み合わせで認可されている．副作用は皮膚症状が多いvemurafenibと比べ，発熱が特徴的である．vemurafenibが副作用のため使えなかった患者でdabrafenibが使えたり，またその逆も筆者は経験している．2019年に入り，encorafenibとbinimetinibの組み合わせも認可された．MEK阻害薬との組み合わせにより，無再発生存期間と生存期間の延長と皮膚の扁平上皮がんの発生が減ることが報告されており，BRAF阻害薬とMEK阻害薬の組み合わせが現時点での標準治療と考えられている．

【投与例】
- vemurafenib 960 mg 経口　1日2回投与
  （日本ではcobimetinib 60 mg 1日1回 21日投与7日休薬28日ごとは認可されていない）
- dabrafenib 単剤 150 mg 経口　1日2回投与
- dabrafenib 150 mg 経口　1日2回投与＋trametinib 2 mg 経口1日1回投与と併用
- encorafenib 450 mg 経口1日1回投与＋binimetinib 45 mg 経口1日2回投与

❸ 化学療法

免疫チェックポイント阻害薬や分子標的剤の認可で，米国では化学療法を最初から選択する場合は，なくなってきている．以下，従来から行われている化学療法を概説する．

dacarbazine（DTIC）	1,000 mg/m² 静注　3～4週ごと投与 もしくは，200 mg/m²/日　静注 day 1～5　3～4週ごと投与

最近は，経口で脳血流関門を通り抜けるとされるtemozolomideがDTICの代わりに用いられることも多い[27]．特に脳転移を伴う症例の化学療法として頭蓋照射と併用されることもある．ただ日本では，2018年現在，temozolomideの悪性黒色腫に対する保険適用はない．以下に参考として投与法を示す．

temozolomide	150～200 mg/m²/日，5日間投与，28日ごとに投与を繰り返す．

temozolomideの投与法としては，ほかに75 mg/m²/日，連日投与6週間，その後2週間の休薬がある．このレジメンはリンパ球減少により，日和見感染を起こす可能性があるため，Pneumocystis jiroveci肺炎の予防としてST合剤などの抗菌薬を投与する．

上記のDTIC単剤投与での有効率は5～20%前後で腫瘍の完全消失を認める症例は極めてまれである．

・taxaneを含んだレジメン

副作用の管理のしやすさのため，米国ではpaclitaxel単剤，あるいは以下のcarboplatin＋paclitaxel，あるいはnab-paclitaxelのレジメンも使われることがある．日本では保険適用がないが，いくつかの施設で臨床試験が行われている．その奏効率は10～15%前後と考えられるが，腫瘍の完全消失はほとんどみられず，これがDTIC単剤に優る臨床効果を示すか直接比較する検証はなされていない．

【carboplatin＋paclitaxel】

carboplatin	AUC 6, day 1
paclitaxel	225/m², day 1
3週間毎に治療を繰り返し，2～3サイクルごとに治療効果判定	

❹ インターロイキン2（IL-2）療法

米国国立がん研究所（NCI）のDr. Rosenbergらのグループが中心になって大量のIL-2を投与する治療が開発されてきた[28,29]．しかし免疫チェックポイント阻害薬の登場であまり使われなくなってきている．また，日本では認可がおりていない．

■ 転移の外科的切除

悪性黒色腫の遠隔転移巣に対する外科的切除は，消化管閉塞や疼痛の軽減のための，姑息的手術として行われる場合と，孤立性腫瘍に対し治癒を狙って行われる場合がある．前者の場合，手術が患者の予後に影響を与える可能性は低いが，患者のQOLを向上する意味で意義がある．手術の適応については，患者の状態，手術侵襲と，手術で得られる利益などを総合的に判断して決定する．免疫チェックポイント阻害薬による治療で，転移性腫瘍に対する手術，放射線治療などの局所療法の必要性が増している．

転移性腫瘍に対する手術療法で臨床効果が期待できるのは，単発で完全摘出が可能な場合である[30～32]．臓器ごとに差はあるが，所属リンパ節転移が先行しない遠隔転移であること，初回治療から転移巣の出現までの期間が長いこと，切除対象病巣の増大が緩徐であること，術前の血清LDHが低いことなども予後良好因子とされる．他臓器に転移がないか，あっても進行性の動きがないこと，患者に手術に耐えられる予備能力があることなども考慮すべき条件である．遠隔転移巣が発見された場合，

CT，MRI，PETなどの画像検査で他臓器転移の有無を検索して，手術の適応を決定する．このような根治を目的とした手術により，約20～30％の症例で治癒が期待できるとされる．例えば肺転移については，完全切除を行えた場合，5年生存率20.7～29％と報告されている[31,33]．

■ 脳転移の治療

Ⅳ期の悪性黒色腫患者のなかで，約20～30％の症例で，当初から脳転移を認めたり，あるいは経過観察中に起こってくる．このなかには腫瘍内の出血や，腫瘍そのものによる脳の圧迫症状にて発見されるものから，無症状で，病期決定のために施行した脳の画像診断や，また，経過観察中の検査で偶然発見された小さな脳転移も含まれる．単発で術前の神経学的な症状がなく，根治的切除可能なことが重要な予後決定因子である．肺がんや乳がんの脳転移と違い，数mmと小さくとも腫瘍からの出血を起こすことがあることに注意する必要がある．

脳転移による症状が認められる場合は，直ちにステロイドの投与を開始し，脳神経外科，放射線治療科に専門的治療を依頼する．もし，腫瘍が摘出可能な場合は，外科的切除を考慮する．もし，外科的切除により，神経機能に重大な障害が起こってくると考えられる場合，腫瘍が小さく自覚症状がない場合，また脳幹部のように腫瘍の占拠部位から手術が適応とならない場合は，ガンマナイフなどの高線量の放射線を腫瘍局所に集める放射線治療（定位照射）を考える．全脳照射（whole brain radiation therapy）に比べ数倍の高線量を照射できるため，局所のコントロールは良好であることが報告されている．

腫瘍の数が多くこのような治療が適応とならない場合は，全脳照射を考えるが，悪性黒色腫は一般に放射線非感受性であり，全脳照射の治療効果は低い．また，単発性脳転移の外科的完全切除の後に，予防的全脳照射を加えることが広く行われているが，生命予後を改善するという根拠は得られておらず，脳内再発の予防効果についても，一定の見解は得られていない．ただし，脳転移を起こしてきた症例の2～3割が，根治的手術の後に，脳内転移，再発を起こしてくると考えられているので，全脳照射による晩期脳障害の発生の危険性と，頭蓋内小転移巣に対する全脳照射の潜在的効果について，それぞれの患者とよく話しあった上で治療方針を決定する．

臨床病期の決定のために行われた脳のMRIなどで偶然見つかってきた脳転移については，ガンマナイフなどの局所治療を考え，全脳照射を行わずに経過を観察する．脳転移をきたした症例に血液脳関門を通過するtemozolomideが放射線治療と同時併用されることもある．免疫チェックポイント阻害薬やBRAF阻害薬が脳転移に対して効果がみられる症例も報告されている．無症状の脳転移に対してはipilimumabとnivolumabの組み合わせで，脳転移に対する奏効率が56％と報告されている[34]．

米国での最新の治療（各17 図-8）と今後の展望

2011年以降，抗CTLA-4抗体であるipilimumab，抗PD-1抗体であるpembrolizumab，nivolumab，BRAF阻害薬であるvemurafenib，dabrafenib，encorafenib，MEK阻害薬であるtrametinib，cobimetinib，binimetinib，また局所投与により，腫瘍溶解と全身の免疫反応を促進するとされるTalimogene Laherparepvec（T-VEC）を含めた多くの新薬が米国では認可された．

現在認可されている薬剤の他にも，新たな免疫チェックポイント阻害薬や，キナーゼ阻害薬の開発，放射線照射や従来の抗がん薬との組み合わせ治療，cell therapyが臨床試験として進められており，悪性黒色腫の治療は，今後も新しいものに年々書き換えられていく可能性がある．

［白井敬祐，佐藤隆美］

17 皮膚がん

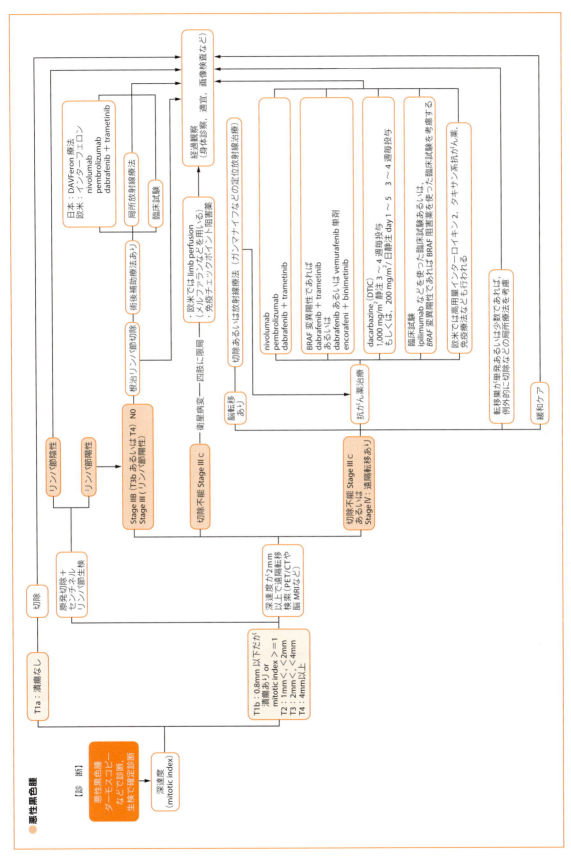

各 17 図-5. 悪性黒色腫の decision making のためのフローチャート

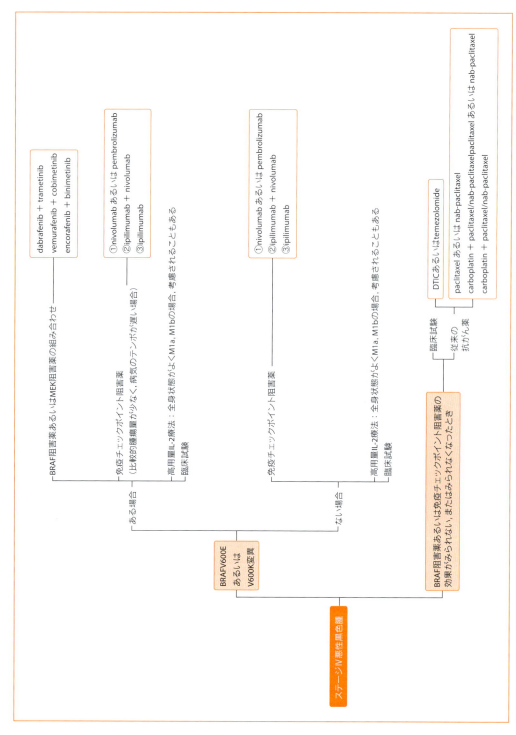

各17 図-8. ステージIV悪性黒色腫の米国での治療アルゴリズムの一例（2018年現在）

[参考文献]

1　悪性黒色腫

1) Gershenwald JE, et al：CA Cancer J Clin, 67（6）：472-492, 2017.
2) Siegel RL, Miller KD, Jemal A. Cancer statistics, 2018. CA Cancer J Clin. 2018 Jan；68（1）：7-30. doi：10.3322/caac.21442. Epub 2018 Jan 4. PubMed PMID：29313949.
3) Tomizuka T, et al：Melanoma Res, 27（5）：492-497, 2017.
4) 藤澤康弘 他：Skin Cancer，23（3），2008.
5) Yamazaki N, et al：Melanoma Res, 25（1）：9-14, 2015.
6) Curtin JA, et al：N Engl J Med, 353（20）：2135-2147, 2005.
7) Blokx WA, et al：Histopathology, 56（1）：121-132, 2010.
8) Carvajal RD, et al：JAMA, 305（22）：2327-2334, 2011.
9) Long GV, et al：J Clin Oncol, 29（10）：1239-1246, 2011.
10) Komatsubara KM, et al：Curr Oncol Rep, 19（7）：45, 2017.
11) Saida T, et al：Arch Dermatol, 140（10）：1233-1238, 2004.
12) Koga H, et al：Arch Dermatol, 147（6）：741-743, 2011.
13) Saida T, et al：Arch Dermatol, 143（11）：1423-1426, 2007.
14) Statius Muller MG, et al：Cancer, 91（12）：2401-2408, 2001.
15) Faries MB, et al：N Engl J Med, 376（23）：2211-2222, 2017.
16) Wolchok JD, et al：N Engl J Med, 377（14）：1345-1356, 2017.
17) Weber J, et al：N Engl J Med, 377（19）：1824-1835, 2017.
18) Long GV, et al：N Engl J Med, 377（19）：1813-1823, 2017.
19) Eggermont AMM, et al：N Engl J Med, 378（19）：1789-1801, 2018.
20) Andtbacka RH, et al：J Clin Oncol, 33（25）：2780-2788, 2015.
21) Hodi FS, et al：N Engl J Med, 363（8）：711-723, 2010.
22) Postow MA, et al：N Engl J Med, 366（10）：925-931, 2012.
23) Brahmer JR, et al：J Clin Oncol, 36（17）：1714-1768, 2018.
24) Larkin J, et al：N Engl J Med, 373（13）：1270-1271, 2015.
25) Robert C, et al：N Engl J Med, 372（26）：2521-2532, 2015.
26) Chapman B, et al：N Engl J Med, 364（26）：2507-2516, 2011.
27) Middleton MR, et al：J Clin Oncol, 18（1）：158-166, 2000.
28) Atkins MB, et al：Cancer J Sci Am, 6 Suppl 1：S11-14, 2000.
29) Klapper JA, et al：Cancer, 113（2）：293-301, 2008.
30) Essner, R., et al：Arch Surg, 139（9）：961-966；discussion 966-967, 2004.
31) Ollila DW, et al：Chest Surg Clin N Am, 8（1）：183-196, 1998.
32) Rose DM, et al：Arch Surg, 136（8）：950-955, 2001.
33) Leo F, et al：Br J Cancer, 83（5）：569-572, 2000.
34) Tawbi HA, et al：N Engl J Med, 379（8）：722-730, 2018.

■白井敬祐，佐藤隆美

次項からは，悪性黒色腫以外の皮膚がんとして，有棘細胞がん，基底細胞がん，乳房外パジェット病，メルケル細胞がんについて，2007年4月よりウェブサイトと書籍で公開している皮膚悪性腫瘍ガイドライン，NCCN，UpToDate，NCIのPDQなどに基づいて解説する[1〜6]．

2 有棘細胞がん
Cutaneous Squamous Cell Carcinoma

表皮角化細胞のがんであり，高齢者の露光部に好発する．日光角化症とボーエン病は表皮内がんである．日本人における有棘細胞がんの発生部位は顔・口唇・耳41.2%，手指，頭，下肢，陰部肛門鼠径部，足背がそれぞれ10%前後，体幹5.4%である[7,8]．安齋らの2006年の報告では顔面が60%を占め，露光部発症例が増えている．好発年齢も70代から80代にシフトしてきている[9]．紫外線以外では，熱傷や外傷後の瘢痕，放射線皮膚炎に発生することが多い．また，頻度は低いが，ヒ素，温熱刺激，機械油やタール曝露後，色素性乾皮症，エリテマトーデス，脊損患者の褥瘡に発生することがある．

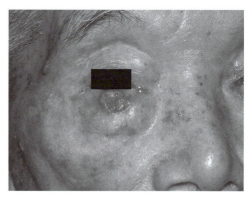

各17 図-9．有棘細胞がん，下眼瞼
右こめかみ部にも日光角化症が多発している．
（電子版にカラー写真を掲載しているのでご参照ください）

診断

表皮内がんである日光角化症は萎縮した紅色斑に黄色の角化物を付着する．進行すると，角化を伴う肉芽様結節や潰瘍となり，悪臭を伴うことがある（各17図-9）．瘢痕に発生した場合は外傷性の潰瘍や肉芽と間違えやすいので，定期的な生検が必要である．術前の超音波などの画像検査は，原発巣の境界が不明瞭な場合や理学的に所属リンパ節転移が疑われるときに行う．ただし，本症では炎症性のリンパ節腫大を伴うことが少なからずみられるので，リンパ節転移の診断は慎重になされなければならない．なお，Motleyらは，リンパ節転移のリスクに関係する原発巣側の因子として，再発，組織所見（深部への浸潤，神経周囲浸潤，分化度），原発巣のサイズ（2cm以上），解剖学的部位（耳，口唇，手足，粘膜部），また宿主側の因子として免疫不全をあげている[10]．

Stage（病期）と治療方法

UICC/AJCC第8版（2017年）で病期が大幅に改定された（各17表-2）[11,12]．生存期間などのデータは旧病期分類に基づいたものがほとんどであるので注意が必要である．旧病期分類における80カ月（IVのみ50カ月）累積生存率は病期Ⅰ：92%，Ⅱ：82.5%，Ⅲ：T4N0M0；59.3%，anyTN1M0：48%，Ⅳ：10%である[8]．

❶ 表皮内がん

切除あるいは液体窒素による凍結療法が行われることが多い．そのほか，外用療法として，imiquimod，fluorouracil（5-FU）外用薬，光線力学療法（日本では保険適用外）がある．imiquimodは2011年に日本でも禿頭部と顔面の日光角化症に保険適用になった．単発で角化型の場合は切除や凍結療法，薄い病変で多発癒合する場合はimiquimodなどの外用療法や光線力学療法がよい適用となる．なお，切除以外の治療で効果が得られないときや，浸潤がんを疑う場合は切除や生検による病理組織の確認が必要である．強い自発痛は浸潤がんを疑う重要なサインである．

❷ 病期Ⅰ，Ⅱ

最低限6mmのマージンをとって切除する．再発に関連するリスクが1つもない場合は切除マージンを4mm以上と縮小することができる（各17表-3：リスク分類表）[1]．機能面や整容面から手術が望ましくない場合や，神経周囲浸潤例，局所進行期例に対しては，根治的放射線療法が考慮される．十分な切除断端が確保できない症例や，神経周囲浸潤例，多発リンパ節転移例など，再発の危険性が高いと判断した場合は，術後に放射線療法を追加する．神経親和性がある場合や腫瘍径が2cm以上の場合などではMohs surgeryにより術後の再発率が低下することが報告されている．手技が複雑なためわが国では普及していない[13]．

❸ 病期Ⅲ

手術療法が第一選択となる．手術が適応とならない場合は放射線療法を行う．また，再発の危険性が高いと判断した場合は，術後に放射線療法を追加する．化学療法の有効性や意義は不明であるが，手術ができない症例に対しては化学療法単独，あるいは放射線療法と併用して用いることがある．

各17表-2. 皮膚がん（有棘細胞がん）の病期分類とTNMの定義（UICC 第8版，2017年）
（眼瞼，外陰，陰茎の腫瘍とメルケル細胞がんを除く）

【T-原発腫瘍】

TX	原発腫瘍の特定が不可能
T0	原発腫瘍を認めない
Tis	上皮内癌
T1	最大径が2cm以下の腫瘍
T2	最大径が>2cm かつ≦4cm の腫瘍
T3	最大径が>4cm，または軽度の骨びらん，もしくは神経周囲浸潤もしくは深部浸潤*を伴う腫瘍
T4a	肉眼的軟骨/骨髄浸潤を伴う腫瘍
T4b	椎間孔への浸潤および/または椎間孔から硬膜上腔までの浸潤を含む中軸骨格浸潤を伴う腫瘍

*：深部浸潤は皮下脂肪をこえる，または（隣接正常上皮の顆粒層から腫瘍基部までを測って）6mm をこえる浸潤と定義し，T3 の神経周囲浸潤は当該神経の臨床的または放射線画像的な浸潤で椎間孔または頭蓋底の浸潤や侵入がないものと定義する．
同時性の多発腫瘍では，最も進展した腫瘍のT 分類で表示する．そして，腫瘍の個数を（ ）に記入する．例：T2（5）．

【N-領域リンパ節】

NX	領域リンパ節の評価が不可能
N0	領域リンパ節転移なし
N1	単発性リンパ節転移で，最大径が3cm以下
N2	同側の単発性リンパ節転移で，最大径が3cm をこえるが6cm 以下，または同側の多発性リンパ節転移で，すべて最大径が6cm 以下
N3	単発性リンパ節転移で，最大径が6cm をこえる

【M-遠隔転移】

M0	遠隔転移なし
M1	遠隔転移あり*

*：悪性黒色腫と頭頸部癌以外の癌においては対側リンパ節は遠隔転移とする．
**：頭頸部：皮膚浸潤か，下層の筋肉もしくは隣接構造に強い固着や結合を示す軟部組織の浸潤がある場合，または神経浸潤の臨床的症状がある場合は，臨床的節外浸潤として分類する．

【病期分類】

Stage 0	Tis	N0	M0
Stage I	T1	N0	M0
Stage II	T2	N0	M0
Stage III	T3	N0	M0
	T1, T2, T3	N1	M0
Stage IV A	T1, T2, T3	N2, N3	M0
	T4	any N	M0
Stage IV B	any T	any N	M1

各17表-3. 有棘細胞がんの局所再発に関連するリスク分類表

	低リスク	高リスク
【臨床所見】		
解剖学的部位とサイズ*1	L 領域で 20mm 未満*2 M 領域で 10mm 未満*2	L 領域で 20mm 以上 M 領域で 10mm 以上 H 領域
原発巣の境界	明瞭	不明瞭
初発/再発	初発	再発
患者の免疫抑制状態	−	＋
放射線治療歴や慢性炎症の先行	−	＋
急速な増大	−	＋
神経学的な自覚症状	−	＋
【病理組織学的所見】		
分化度	高分化または中等度の分化	低分化
特殊な組織型*3	−	＋
神経あるいは脈管浸潤	−	＋
浸潤度*4	≦6mm かつ皮下脂肪組織への浸潤なし	>6mm または皮下脂肪組織への浸潤あり

*1：腫瘍周囲の紅斑も含める
*2：L 領域：体幹，四肢
　　M 領域：頰，前額，頭部，頸部，前脛骨部
　　H 領域：顔面正中，眼瞼，眼窩周囲，鼻，口唇，顎，耳前部，耳後部，会陰部，手，足背・足底部
*3：acantholytic（adenoid）または adenosquamous（ムチン産生），desmoplastic type，metaplastic（carcinosarcomatous）
*4：厚さに不全角化，鱗屑痂皮を含めない．また，潰瘍がある場合は潰瘍底から測定する．（修正 Breslow 法）

〔National Comprehensive Cancer Network（NCCN）Ver2. 2019 より一部改変〕

❹病期Ⅳ

進行原発巣や所属リンパ節転移巣については根治的手術が困難であると判断されれば，放射線療法や化学療法や両者の併用が行われる．これらの治療で根治的手術が可能になれば切除を検討する．根治性がなければ緩和的に放射線治療や化学療法を行うことがある．

遠隔転移巣に対しては放射線療法や化学療法が選択されるが，有益性は不明である．

進行期の皮膚扁平上皮がんに対しては，免疫チェックポイント阻害薬の有効性を報告する論文が発表されてきており[14,15]，米国ではそれを確認する治験が行われている．

薬物療法（各17 図-14，p.315）

化学療法は手術不能な原発巣や所属リンパ節転移に対する治療手段の1つとなりうるが，放射線療法との優劣や選択基準が現時点では明確ではない．これまで報告されているレジメンとその奏効率は，①pepleomycin 単剤：86例，奏効率61.6%（完全奏効23%，部分奏効38%，anyTN0M0 で68.5%，anyTN1M0 で25%，anyT anyN M1 で10%）[16]，②cisplatin と doxorubicin を中心とする多剤併用療法（CA療法：12例，奏効率58%）[17]，③irinotecan 単剤（33例，完全奏効2例，奏効率39.4%（原発巣38.5%，リンパ節転移60%，肺転移33%）[18]，④cisplatin，5-FU，bleomycin の併用療法（腫瘍径が数cm以上の大型の原発巣13例，奏効率84%，完全奏効4例）[19]，⑤cisplatin とエピネフリンの併用局所注入療法（手術，放射線療法，全身化学療法の適応のない症例32病巣，奏効率38%，完全奏効12病巣）[20]である．わが国では pepleomycin 単剤あるいはこれに mitomycin C を加えた PM療法が行われてきたが，有害反応として間質性肺炎が問題となることがあった．本疾患は超高齢者に多いので，有害反応が比較的軽度な CA療法がよく用いられている[21]．上皮成長因子受容体（EGFR）に結合して，EGFR の働きを阻害するモノクローナル抗体である cetuximab が2011年に米国で頭頸部がんに適用が認可された．cetuximab の有棘細胞がんに対する第Ⅱ相試験では，奏効率28%（2CR＋8PR/36）と報告されている．今後は他臓器扁平上皮がん（SCC）に頻用されている cisplatin と 5-FU の併用療法や cetuximab についても検討が必要と思われる[22]．

CA 療法	cisplatin　20〜30 mg/m²/日，day 1〜3 doxorubicin　20〜30 mg/m²/日，day 1 ・4〜5週毎に繰り返す． ・cisplatin を carboplatin（200〜400 mg/m²/日，day 1）に，doxorubicin を epirubicin（30〜60 mg/日，day 2）に変更するレジメンも，わが国では用いられている[21]．
irinotecan	100 mg/m²/日，day 1, 8, 15,（22）． ・1週間間隔で3〜4回点滴静注し，少なくとも2週間休薬する．これを1コースとして，投与を繰り返す．
PM 療法	pepleomycin　5 mg/body/日，day 1〜6（朝夕 2.5 mg ずつ分割投与） mitomycin C　10 mg/body/日，day 7

3　基底細胞がん　Basal Cell Carcinoma

放置すると際限なく増大浸潤し，局所破壊を起こす腫瘍である．転移は極めてまれである．日本人の皮膚がんの半数を占める．好発部位は顔73.9%，体幹10.2%，頭9.6%である[7]．慢性放射性皮膚炎，脂腺母斑，基底細胞母斑症候群，色素性乾皮症に発症することがある．

診　断

外眼角と口角を結んでできる線の内側に好発する．表面が角化せず，平滑で透明感のある灰黒色結節で辺縁が真珠様光沢を示す（pearly border）（各17 図-10）．体幹，四肢では隆起しない斑状病変としてみられることがある（表在型）．日本人症例のほとんどは黒色を呈するが，まれに色のない紅色の結節あるいは潰瘍病変としてみられることがある．診断にはダーモスコピーが必須である．特徴的な所見は，潰瘍化，灰青色類円形大型胞巣，多発灰青色小球，多発葉状領域，車軸状領域，樹枝状血管拡張，である[23]（各17 図-11）．基底細胞がんは遠隔転移をすることは極めてまれなので，すべての症例について術前の画像検査を行う必要はない．進行した病変や，眼瞼や鼻翼などに発症した症例については，原発巣の境界を知るためにCT，MRI，高周波エコー検査を行うことがある．

Stage（病期）と治療方法（各17 図-15，p.316）

UICC の「皮膚がん」の病期を適用することになっている．しかし，本症は転移や現病死が極めてまれであるため，現在の病期分類に有用性はない．手術療法が基本であり，ほかの治療法（放射線，凍結，電気掻爬など）に比べ有意に局所再発が少ないと報告されている．2 cm以下の境界明瞭な小さい基底細胞がんにおいては，4〜5 mm の辺縁をとれば，約95%の症例で腫瘍の残存はない

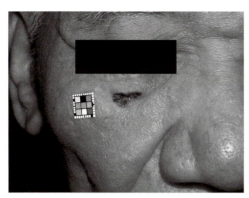

各17図-10．基底細胞がん（右頬）
（電子版にカラー写真を掲載しているのでご参照ください）

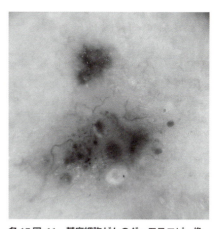

各17図-11．基底細胞がんのダーモスコピー像
大小の褐色から青色の円形像と異様な走行を示す血管拡張を認める．
（電子版にカラー写真を掲載しているのでご参照ください）

とされる．一方，2 cm以上の腫瘍，再発例や口唇，鼻，鼻周囲，眼瞼周囲，耳，被髪頭部などの高リスク部位では辺縁の切除範囲を広くとり，5～10 mm離して切除することにより，高い完全切除率と長期寛解が得られる．斑状強皮症型では，さらに広いマージンを要することがある．欧米では，辺縁部における腫瘍残存を確認しながら手術を行うMohs手術が普及している．手術が困難な症例には，50～60 Gyの放射線療法が行われている．化学療法が適応になる症例は極めてまれであるが，進行原発巣に対しては cisplatinとdoxorubicinの併用で高い奏効率が得られている（レジメンは有棘細胞がんのCA療法と同じ）[17,21]．切除不能な原発巣に対しては放射線療法を考慮してもよい．

2012年にヘッジホッグ信号伝達経路を阻害する vismodegibが基底細胞がんに対する初めての治療薬としてFDAに認可された（日本未承認）．奏効率は局所進行例で43％，転移例で30％，奏効期間中央値は局所進行，転移共に7.6カ月と報告されている[24]．また，同剤は基底細胞母斑症候群で多発する基底細胞がんの発症を抑制すると報告された[25]．

進行期の基底細胞がんに対しては，免疫チェックポイント阻害薬を使用する試みが始まっており[26]，米国ではその有効性を確認する治験が開始されている．免疫チェックポイント阻害薬は，切除不能あるいは切除により整容的に大きな問題を残すような進行した基底細胞がんに対する薬物療法として期待されるところである．

4 乳房外パジェット病
Extramammary Paget's Disease

高齢者の外陰部，腋窩，肛門周囲，臍周囲などの表皮内に発生する腺がんである．全国91施設を対象にした調査で，毎年216～274例が新たに登録されている[27]．

診断

ほとんどが陰部とその周囲皮膚に発症する（各17図-12）．早期は淡紅色の斑で，褐色の色素沈着や色素脱失を伴うことがある．進行すると表面が潰瘍化し，一部が隆起してくる．本症の早期病変は，真菌症，湿疹，オムツ皮膚炎として治療されていることが少なくない．陰部の難治性病変は皮膚科に紹介するか積極的に生検を行う必要がある．肛門，腟，外尿道口周囲に病変が接している場合は，内臓臓器がんが表皮を這って皮膚側に出てきている場合がある（続発性パジェット）ので，担当科に診察と生検を依頼する．肛門と腟については肉眼的に異常がなくても，生検で腫瘍細胞が見つかることがある．続発性パジェットとの鑑別には抗サイトケラチン20抗体（CK20）と抗GCDFP15抗体による免疫染色が必須であり，乳房外パジェット病は基本的にCK20陰性，GCDFP15陽性，続発性パジェットはCK20陽性，GCDFP15陰性である．病巣周囲の下腹部や大腿にむくみ（パンツ型浮腫：腫瘍細胞のリンパ管塞栓を起こした状態）がないか慎重に診察する．画像検査は所属リンパ節領域のCTと肺の単純X線写真を撮る．進行例では血清CEA値の上昇が認められることがあるので，経過観察のために術前に血清CEA値を測っておく．

Stage（病期）と治療方法

欧米には本症の病期分類はない．わが国では大原案が使用されてきた（各17表-4）[28,29]．しかし，最近，吉野らは転移リンパ節の数が重要な予後因子であると報告しており，2016年に新しい病期分類が提案された[30]．

手術療法が基本となる．ただし，パンツ型浮腫を伴う

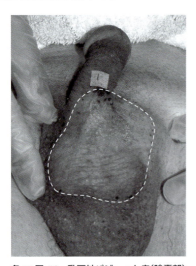

各 17 図-12. 乳房外パジェット病（陰囊部）
点線内が病巣．
（電子版にカラー写真を掲載しているので
ご参照ください）

各 17 表-4. 乳房外パジェット病の病期分類（大原案）

pT 分類（原発巣）	
T0	表皮内がん
T1	厚さ 4 mm 以下かつ脈管浸潤なし
T2	厚さ 4 mm 超または脈管浸潤あり
N 分類（所属リンパ節）	
N0	所属リンパ節の転移なし
N1	1 個の所属リンパ節転移あり
N2	2 個以上の所属リンパ節転移あり
M 分類（遠隔転移）	
M0	遠隔転移または所属リンパ節領域を超えたリンパ節転移なし
M1	遠隔転移または所属リンパ節領域を超えたリンパ節転移あり

【病期分類】

I 期	T1	N0	M0
II 期	T2	N0	M0
IIIa 期	any T	N1	M0
IIIb 期	any T	N2	M0
IV 期	any T	any N	M1

(Ohara K, et al：J Dermatol Sci 83：234, 2016)

場合と両側の所属リンパ節に複数の転移がある場合は手術による根治性が低くなる．また，所属リンパ節転移が 1 個までであれば手術後の 5 年生存期間は 100% と良好であるが，2 個以上転移がある場合は 13.5% と報告されているため，手術選択に際して慎重な検討が必要である[28]．切除マージンは，病巣の肉眼的境界が明瞭な部分や mapping biopsy で陰性と判定された部位は 1 cm 程度の切除マージンが推奨される[13]．放射線療法の有益性は確立されていないが，手術不能の進行期乳房外パジェット病患者に対する緩和を目的とした治療としての意義はある．

薬物療法（各 17 図-16, p.316）

手術ができない症例や遠隔転移症例には化学療法が行われるが，その有益性については確定していない．消化器がんや乳がんに用いられてきた抗がん薬を単独または併用で使用することが多い．これまで，単剤では etoposide, docetaxel などが，併用では fluorouracil＋mitomycin C, carboplatin＋fluorouracil＋leucovorin, epirubicin＋mitomycin C＋vincristine＋carboplatin あるいは cisplatin＋fluorouracil, cisplatin（低用量）＋fluorouracil などの組み合わせで部分奏効または完全奏効が得られたとの報告がある[31,32]．予備能力が高ければ FECOM 療法[33]，高齢者には etoposide や docetaxel の単剤投与や低用量 FP 療法[34]が候補になるかもしれない．最近わが国では，docetaxel の単剤が試されている．吉野の集計では，進行期症例 12 例の効果は PR7（58%），SD3（25%），PD2（17%）であったと報告されている[35]．

imiquimod 外用（保険適用外）による臨床効果については，21 例中 CR 52.4%，PR 28% あるいは 9 例中 5 例に CR, 残り 4 例に PR が得られたとの報告がある[36,37]．本症の多くは表皮内がんであり，外用療法の有効性について評価する必要がある．

FECOM 療法[33]	epirubicin 40 mg/m²/日, day 1 vincristine 0.7 mg/m²/日, day 1 mitomycin C 3.5 mg/m²/日, day 1 carboplatin 300 mg/m²/日, day 2 fluorouracil 350 mg/m²/日, day 2〜6
低用量 FP 療法[34]	cisplatin 5〜10 mg/body/日, day 1〜5 fluorouracil 600 mg/m²/日, （8 時間かけて iv), day 1〜5 ・3〜6 週毎に繰り返す（緩和を目的とした治療）
docetaxel 単剤[35]	docetaxel 60 mg/m²/day 1 ・4 週毎に繰り返す

5 メルケル細胞がん
Merkel Cell Carcinoma

まれな疾患であり，高齢者の顔面に好発し，通常単発で，半球状に隆起する紅色結節や皮下結節として認められる．neuroendocrine の特徴をもち（primary cutaneous neuroendocrine tumor/carcinoma），肺小細胞がんに似る[3〜6,38]．

本腫瘍の 8 割ほどからメルケル細胞ポリオーマウイルスが検出される[39,40]．発がん機序については十分に解明されていない．

診 断

最初に肺小細胞がんの皮膚転移と鑑別するために胸部の画像検査と生検組織の CK20, thyroid transcription factor 1（TTF1）抗体による免疫染色を行う．CK20 が陽性で TTF1 が陰性であればメルケル細胞がん（各 17

図-13）の可能性が高くなる．CK20が陰性の場合は，肺小細胞がんとの鑑別のためにCT，MRI，PET/CTなどで全身検索を行う．転移が疑われる症例では，胸腹部CTを行う[3~6]．

メルケル細胞ポリオーマウイルス（MCPyV）抗体の量的検索は，予後（陰性で不良）や再発の発見に有効である可能性が示されている（NCCN 2018 ver1）．

Stage（病期）と治療方法

UICC/AJCCの第7版（2009年）でメルケル細胞がん独自の病期分類が新設された（各17表-5）[12,16]．5年生存率（n=5,823）は，原発のみで66％，所属リンパ節転移があると27％，遠隔転移では7％と報告されている[40]．

本章では代表的な研究報告やガイドラインの記述を記載するが，本症の切除マージンと術後放射線療法についてはさまざまな意見がある[3~6,41]．また，放射線単独療法の有益性についても今後検討が必要である[42,43]．

❶病期Ⅰ，Ⅱ（UICC/AJCC 新病期分類）

手術療法を選択する．センチネルリンパ節生検（SNB）については，複数のガイドラインが，臨床病期Ⅰ，Ⅱに対して行うことをすすめている．Allenらは，予防的郭清やSNBを行って転移がなかった場合の再発率は11％，郭清やSNBを行わずに経過をみた群の再発率は44％であったと報告している．術後の原発巣領域への放射線療法については，NCCNは原発巣が2cm未満の小型の腫瘍で十分なマージンで取りきれていれば，照射は行わなくてもよいとしている．わが国ではメルケル細胞がんに対するSNBには保険適用がない．NCCNのガイドラインでは，SNBができない場合は予防的放射線照射を推奨しているが，わが国においてはコンセンサスがない．術後の予防的化学療法は推奨されない．

❷病期Ⅲ

臨床的なリンパ節転移があれば，基本的には手術を行う．術後の放射線療法については，SLNが陰性の場合以外はすべて推奨されている．ただし，SLNが陰性でも擬陰性の危険性（リンパ流が変わるような因子や頭頸部発症例など）がある場合は照射が推奨されている（NCCN 2018 ver1）．SNB内の腫瘍量が少ない場合は術後の放射線療法は一般に考慮されない（NCCN 2018 ver1）．術後化学療法については，一般には行わないが，必要があると判断した場合には，cisplatin（あるいはcarboplatin）+etoposideなどの肺小細胞がんに用いられる化学療法が考慮される．ただし，術後の予防的化学療法による生存期間延長効果は確認されていない．Allenらは，SNに転移がない群の5年生存率は97％であるので，この群に対

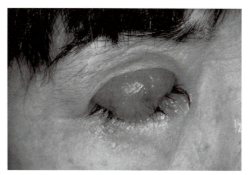

各17図-13．メルケル細胞がん（右上眼瞼）
（電子版にカラー写真を掲載しているのでご参照ください）

する術後化学療法はすすめられないと述べている．

❸病期Ⅳ

第1選択薬は抗PD-L1抗体のavelumab（2017年に国内承認済み）である．avelumabが使えない事情がある場合は，cisplatin（carboplatin）とetoposideの併用やtopotecanなどが推奨される．NCCNでは抗PD-1抗体のpembrolizumabやnivolumabが推奨されているが，わが国では未承認である．

薬物療法（各17図-17，p.317）

❶術後アジュバント療法

アジュバント療法の有益性については統一した見解はまだない．オーストラリアから唯一のprospective studyが報告されている．放射線療法にcarboplatinとetoposideを併用した第Ⅱ相試験（53例）の結果は，historic controlと比較して有益性が認められなかった[44]．しかし，多発性の所属リンパ節転移，節外浸潤，再発例では術後に化学療法と照射を考慮すべきであるとのエキスパートオピニオンがある[4]．

❷治癒不能の進行がんと転移性がんに対する化学療法

第1選択薬は抗PD-L1抗体のavelumab（2017年に国内承認済み）である．殺細胞性抗がん剤に無効あるいは効かなくなった進行期メルケル細胞がん患者に対するavelumabの第Ⅱ相試験の結果では，観察期間中央値10.4カ月（8.6~13.1）において，88例中28例（CR 8例，PR 20例）が奏効し，奏効割合は31.8％であった．無増悪生存期間中央値は2.7カ月（1.4~6.9），6カ月時点における無増悪生存率は40％であった[45]．6カ月時点における全生存率は69％，全生存期間中央値は11.3カ月（7.5~14）であった．治療関連副作用は全Gradeで70％に認められ，10％以上に認められた副作用は倦怠感（24％）とインフュージョンリアクション（17％）であった．Grade 3の有害事象は4例（5％）に認められ，内訳はリンパ球

各17表-5. メルケル細胞がんの病期分類とTNMの定義（UICC第8版, 2017年）

● TNM 臨床分類

【T-原発腫瘍】

TX	原発腫瘍の評価が不可能
T0	原発腫瘍を認めない
Tis	上皮内癌
T1	最大径が2cm以下の腫瘍
T2	最大径が2cmをこえるが5cm以下の腫瘍
T3	最大径が5cmをこえる腫瘍
T4	軟骨, 骨格筋, 筋膜, 骨など皮膚をこえた深部の構造に浸潤する腫瘍

【N-領域リンパ節】

NX	領域リンパ節の評価が不可能
N0	領域リンパ節転移なし
N1	領域リンパ節転移あり
N2	リンパ節転移を伴わない in-transit 転移
N3	リンパ節転移を伴う in-transit 転移

注：In-transit 転移：原発巣とは別の非連続的な腫瘍で, 原発巣と領域リンパ節の間, または原発巣の遠位に位置する.

【M-遠隔転移】

M0	遠隔転移なし
M1	遠隔転移あり
	M1a 皮膚, 皮下組織または領域リンパ節以外のリンパ節
	M1b 肺
	M1c その他の部位

● pTNM 病理学的分類

pN0	領域リンパ節を郭清した標本を組織学的に検査すると, 通常, 6個以上のリンパ節が含まれる. 通常の検索個数を満たしていなくても, すべてが転移陰性の場合は pN0 に分類する.
pNX	領域リンパ節の評価が不可能
pN0	領域リンパ節転移なし
pN1	領域リンパ節転移あり
pN1a (sn)	センチネルリンパ節生検で検出された顕微鏡的な転移
pN1a	リンパ節郭清で検出された顕微鏡的な転移
pN1c	肉眼的な転移（臨床的に明らか）
pN2	領域リンパ節転移を伴わない in-transit 転移
pN3	領域リンパ節転移を伴う in-transit 転移

注：In-transit 転移：原発巣とは別の非連続的な腫瘍で, 原発巣と領域リンパ節の間, または原発巣の遠位に位置する.

● 臨床病期

Stage 0	Tis	N0	M0
Stage I	T1	N0	M0
Stage II A	T2, T3	N0	M0
Stage II B	T4	N0	M0
Stage III	any T	N1, N2, N3	M0
Stage IV	any T	any N	M1

● 病理学的病期

Stage 0	Tis	N0	M0
Stage I	T1	N0	M0
Stage II A	T2, T3	N0	M0
Stage II B	T4	N0	M0
Stage III A	T0	N1b	M0
	T1, T2, T3, T4	N1a, N1a (sn)	M0
Stage III B	any T	N1b, N2, N3	M0
Stage IV	any T	any N	M1

減少（2例），血清CPK高値増加1例，トランスアミラーゼ高値増加1例，コレステロール高値増加1例であった．Grade 4 の有害事象副作用および治療関連死は認められなかった．

avelumab が使えない事情がある場合は，cisplatin（carboplatin）と etoposide の併用や topotecan などが推奨される．NCCN では抗 PD-1 抗体の pembrolizumab や nivolumab が推奨されているが, わが国では未承認である．

わが国で未承認であるが，抗 PD-1 抗体については，未治療の進行期メルケル細胞がんに対して pembrolizumab を投与する第 II 相試験が行われている[46]．pembrolizumab（3 mg/kg を 3 週毎）が投与された 26 例（III B 期が 8％，IV 期は 92％）．主要評価項目は奏効率で，25例の評価対象患者の奏効率は 56％（CR4 例，PR10 例）であった．観察期間中央値 33 週（7〜53）で 2 例（14％）が再発した．6 カ月無増悪生存率は 67％ で，奏効期間は 2.2〜9.7 カ月であった．ウイルス陽性症例の奏効率は 62％ で陰性症例の奏効率は 44％ であった．薬剤関連の Grade 3，4 の副作用は 15％ に認められた．以上より抗 PD-1 抗体も期待できる．

今後の展望

2017 年の avelumab の承認によって，長い間承認薬のなかったメルケル細胞がんの治療が大きく変わった．またわが国では未承認であるが, 抗PD-1 抗体も期待できる．

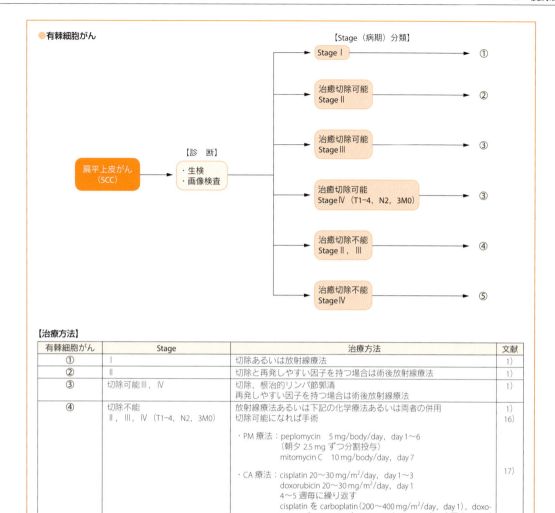

各 17 図-14. 有棘細胞がんの decision making のためのフローチャート

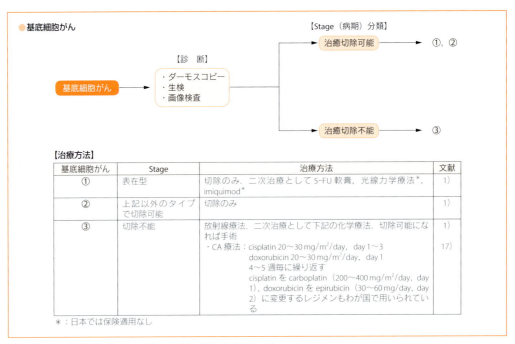

各17図-15. 基底細胞がんの decision making のためのフローチャート

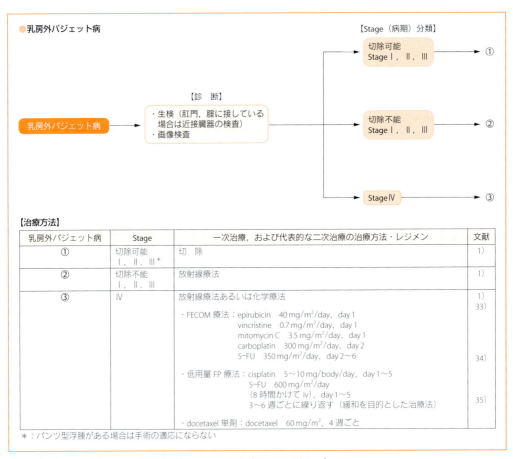

各17図-16. 乳房外パジェット病の decision making のためのフローチャート

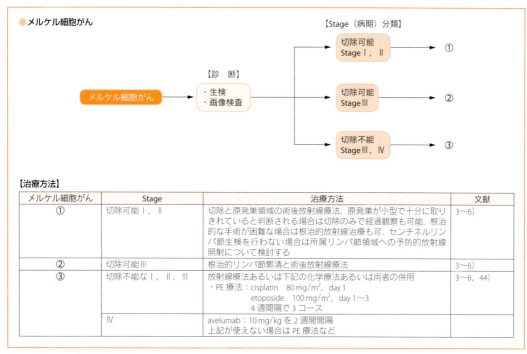

各17図-17. メルケル細胞がんの decision making のためのフローチャート

[参考文献]

2 有棘細胞がん

1) 皮膚悪性腫瘍ガイドライン（http://www.dermatol.or.jp/medical/guideline/skincancer/）.
2) 日本皮膚悪性腫瘍学会 編：皮膚悪性腫瘍診療ガイドライン第1版. 金原出版, 2007.
3) NCCN：Clinical practice guidline in oncology-v. 1 2006. basal and squamous cell skin cancers（http://www.nccn.orgprofessionals/physician_gls/PDF/nmsc.pdf）
4) UpToDate（http://www.uptodate.com/）
5) NCN PDQR（http://www.cancer.gov/）
6) NCN PDQ 日本語版（http://mext-cancerinfo.tri-kobe.org/database/pdq/summary/adulttreatment.jsp）
7) 石原和之：がんと化学療法, 33：1380-1385, 2006.
8) 石原和之：Skin Cancer, 22：209-216, 2007.
9) 安齋眞一 他：日本皮膚科学会雑誌, 29-36, 2008.
10) Motley R, et al：Br J Dermatol, 146：18-25, 2002.
11) Sobin L, et al：Wiley-Blackwell, 2009.
12) AJCC Cancer Staging Manual, Seventh Edition, American Joint Committee on Cancer, Springer, 2009.
13) 日本皮膚科学会ガイドライン作成委員会編：日皮会誌, 125：5-75, 2015.
14) Beasley GM, et al：Clinical Skin Cancer, 1（2）：75-81, 2017.
15) Migden MR, et al：N Engl J Med, 379（4）：341-351, 2018.
16) Ikeda S, et al：Drugs Exp Clin Res, 12：247-255, 1986.
17) Guthrie TH, Jr. et al：J Clin Oncol, 8：342-346, 1990.
18) 池田重雄 他：Skin Cancer, 8：503-513, 1993.
19) Sadek H, et al：Cancer, 66：1692-1696, 1990.
20) Burris HAⅢ, et al：Otolaryngol Head Neck Surg, 118：496-503, 1998.
21) 鈴木正 他：がんと化学療法, 24：16-22, 1997.
22) Cranmer LD, et al：Oncologist, 15（12）：1320-1328, 2010.

3 基底細胞がん

23) 高木裕子 他：日本皮膚科学会雑誌, 116：2234-2236, 2006.
24) Sekulic A, et al：N Engl J Med, 366（23）：2171-2179, 2012.
25) Tang JY, et al：N Engl J Med, 366（23）：2180-2188, 2012.
26) EJ Lipson, et al：Journal for ImmunoTherapy of Cancer, 5（23）, DOI 10.1186/s40425-017-0228-3, 2017.

4 乳房外パジェット病

27) 石原和之：Skin Cancer, 20：234-248, 2005.
28) Ohara K, et al：J Dermatol Sci, 83：234, 2016.
29) 日本皮膚悪性腫瘍学会編：乳房外パジェット病, 皮膚悪性腫瘍取扱い規約第1版, 62, 金原出版, 2002.
30) Ohara K, et al：J Dermatol Sci 83：234-239, 2016.
31) 宇原久 他：Skin Cancer, 18：93-98, 2003.
32) 吉野公二 他：日本皮膚科学会雑誌, 116：1339-1342, 2006.
33) 山崎直生 他：がんと化学療法, 24：30-36, 1997.
34) 徳田安孝 他：日本皮膚科学会雑誌, 107：21-27, 1997.
35) Yoshino K, et al：J Dermatol, 43：633-637, 2016.
36) Luyten A, et al：J Am Acad Dermatol, 70（4）：644-650, 2014.
37) Sawada M：J Dermatol, 45（2）：216-219, 2018.

5 メルケル細胞がん

38) Bichakjian CK, et al：Cancer, 110：1-12, 2007.
39) Feng H, et al：Science, 319（5866）：1096-1100, 2008.
40) Katano H, et al：J Med Virol, 81（11）：1951-1958, 2009.
41) Lemos BD, et al：J Am Acad Dermatol, 63（5）：751-761, 2010.
42) Mortier L, et al：Arch Dermatol, 139：1587-1590, 2003.
43) 関詩穂 他：Skin Cancer, 18：22-27, 2003.
44) Poulsen M, et al：J Clin Oncol, 21（23）：4371-4376, 2003.
45) Kaufman HL, et al：Lancet Oncol, 17：1374-1385, 2016.
46) Nghiem PT, et al：N Engl J Med, 374：2542-2552, 2016.

■宇原 久, 斎田俊明

What's New in 18 Endocrine Carcinoma 内分泌がん

1 甲状腺がん Thyroid Carcinoma

甲状腺がんは病理組織診断によって病期分類と治療方針が大きく異なる．

診 断

甲状腺がんは，内分泌系臓器に生じる悪性腫瘍としては最も頻度が高い．病理組織学的に乳頭がん，濾胞がん，低分化がん，未分化がん，髄様がんに分類される．甲状腺がんの特徴は病理型によって臨床像が異なる点にある．組織型は甲状腺がんの予後を決定する重要な因子である．WHO の甲状腺腫瘍病理組織分類（2017 年）を示す（各 18 表-1）．今回の改訂では，境界悪性（borderline malignancy），中間悪性（intermediate malignancy），低悪性度（low malignant potential）の概念が追加された．大半を占める乳頭がんと濾胞がんは，合わせて高分化がんとも呼ばれ，生命予後は良好である．これに対して形態学的に成熟した組織像を呈さない未分化がんの予後は極めて不良である．低分化がんはそれらの中間の悪性度を示す．髄様がんは他の組織型と発生母地が異なり，傍濾胞細胞（C 細胞）に由来する．甲状腺結節におけるがんの割合は 10〜20％である．腫瘍の質的診断に役立つのは病歴聴取，頸部の触診，超音波検査，穿刺吸引細胞診である．ただし，濾胞がんはその診断根拠となる腫瘍被膜や血管への侵襲像をこれらの診断法で証明することができないため，良性腫瘍である濾胞腺腫との鑑別は容易でない．両者をあわせて濾胞性腫瘍と称し，外科治療を考慮する必要がある．また，日本人はヨウ素の摂取量が多く，乳頭がんが多く濾胞がんが少ない（日本で 5〜6％，欧米で 15％程度）など，甲状腺がんの性質が海外と異なる可能性がある．

❶ 病 歴

腫瘍増大の速度，疼痛や嗄声の有無，放射線曝露の既往，甲状腺がんの家族歴について聞く．嗄声やむせは反回神経への浸潤による声帯麻痺の徴候である．甲状腺がんで嚥下困難，咳，呼吸困難を呈すると進行期にあることを示唆する．腫瘍の急速な増大では未分化がんを念頭に置く．

❷ 身体診察

頸部の触診で腫瘍の硬さ，表面の凹凸，辺縁の性状と嚥下による可動性（周囲との癒着の有無）を判断する．石のように硬い，表面が凹凸不整，辺縁が不整，可動性に乏しい（周囲への固定）などの所見は乳頭がんの徴候である．腫大したリンパ節を触れれば転移（特に乳頭が

各 18 表-1．甲状腺腫瘍の組織学的分類（WHO 2017）

Tumours of the thyroid gland
● Follicular adenoma（濾胞腺腫）
● Hyalinizing trabecular tumour（硝子化策状腫瘍）
● Other encapsulated follicular patterned thyroid tumours（濾胞性腫瘍と濾胞型 PTC の中間的位置付け）
・Tumours of uncertain malignant potential（FT-UMP：悪性度不明の濾胞性腫瘍と WDT-UMP：悪性度不明の高分化腫瘍）
・Noninvasive follicular thyroid neoplasm with papillary-like nuclear features（NIFTP：乳頭がん様核を有する非浸潤性甲状腺濾胞性腫瘍）
● Papillary thyroid carcinoma（PTC：乳頭がん）
PTC variants として：
Conventional/classic variant
Papillary microcarcinoma
Encapsulated PTC
Follicular variant
Diffuse sclerosing variant
Tall cell variant
Columnar cell variant
Cribriform-morular variant
Hobnail variant － new entity
PTC with fibromatosis/fasciitiis-like stroma
Solid/trabecular variant
Oncocytic variant
Spindle cell variant
Clear cell variant
Warthin like variant
● Follicular thyroid carcinoma（FTC：濾胞がん）
・Hürthle（oncocytic）cell tumours（Hürthle 細胞腺腫と Hürthle 細胞がん）
● Poorly differentiated thyroid carcinoma（低分化がん：トリノ基準による）
● Anaplastic thyroid carcinoma（未分化がん）
● Squamous cell carcinoma（扁平上皮がん）
● Medullary thyroid carcinoma（髄様がん）
● Mixed medullary and follicular thyroid carcinoma（混合性髄様・濾胞細胞がん）
● Mucoepidermoid carcinoma（粘表皮がん）
● Sclerosing mucoepidermoid carcinoma with eosinophilia（好酸球増多を伴う硬化性粘表皮腫）
● Mucinous carcinoma（粘液がん）
● Ectopic thymoma（異所性胸腺腫）
● Spindle epithelial tumour with thymus-like differentiation（SETTLE）
● Intrathyroid thymic carcinoma（甲状腺内胸腺がん）
● Paraganglioma and mesenchymal/stromal tumours
・Paraganglioma（傍神経節腫瘍）
・Peripheral nerve sheath tumours（末梢神経鞘腫瘍）
・Benign vascular tumours（良性血管腫瘍）
・Angiosarcoma（血管肉腫）
・Smooth muscle tumours（平滑筋腫瘍）
・Solitary fibrous tumour（孤立性線維性腫瘍）
● Hematolymphoid tumours
・Langerhans cell histiocytosis（Langerhans 細胞組織球症）
・Rosai-Dorfman disease（Rosai-Dorfman 病）
・Follicular dendritic cell sarcoma（濾胞性樹状細胞肉腫）
・Primary thyroid lymphoma（原発性甲状腺リンパ腫）
● Germ cell tumours（胚細胞腫瘍）
● Secondary tumours（続発性腫瘍）

（World Health Organization（WHO）classification. PathologyOutlines.com website. http://www.pathologyoutlines.com/topic/thyroidwho.html．より改変）

ん）を疑う．

❸ 画像診断

腫瘍の質的診断に用いるのは超音波検査である．腫瘍の性状（充実性成分の範囲，エコー輝度や点状高エコーの有無）や甲状腺外への浸潤の有無，リンパ節腫大の有無を診断する．CTやMRIは，がん症例の局所浸潤や遠隔転移の判定に有用であるが，腫瘍の初期（質的）診断には役立たない．^{67}Gaシンチグラフィは未分化がんや悪性リンパ腫の病期診断に利用できる．^{18}F-FDG-PETは橋本病や腺腫様甲状腺腫などの良性疾患でも取り込まれ，甲状腺腫瘍の質的診断には使用できない．

❹ 穿刺吸引細胞診

甲状腺腫瘍，特に乳頭がんの診断に極めて有用である．ただし，偽陰性（見逃し）が10％，偽陽性が5％あるので注意を要する．乳頭がんでは，微細顆粒状クロマチン，核内細胞質封入体，核溝などが特徴的である．濾胞がんでは，診断根拠となる腫瘍被膜あるいは血管内への侵襲像を細胞診所見で診断することはできないため，濾胞腺腫との鑑別は困難である．髄様がんでは，紡錘型で癒着性の低い細胞と，約半数の症例で背景にアミロイド物質を認める（コンゴレッド染色による）．

❺ 血液検査

基本的に甲状腺機能（free thyroxine：FT4，thyroid stimulating hormone：TSH）は正常であるが，濾胞性腫瘍の症例で甲状腺機能亢進症を認める場合，機能性結節であれば濾胞がんの可能性はほぼなくなる．血中サイログロブリンは良悪性の鑑別の決め手にはならないが，濾胞がん症例では極めて高い値を呈することがある（1,000 ng/mL以上）．髄様がんでは血中カルシトニンとCEAが高値を示す．

Stage（病期）分類と予後

乳頭がんおよび濾胞がん（分化がん），髄様がん，未分化がんには，それぞれ異なる病期分類が推奨されている．頻度は順に，85〜90％，5〜10％，1〜3％，1〜2％である．

■ 危険因子

幼児期および学童期に，頭頸部の良性疾患に対して放射線照射歴がある場合，甲状腺がんのリスクが高くなる．がんの発症は，放射線照射から5年後のこともあれば，20年以上後に起こることもある．核施設の事故などによる放射線曝露も，特に小児において甲状腺がんのリスクとなる[1,2]．その他の危険因子として，甲状腺腫の病歴，甲状腺疾患の家族歴，女性，アジア系人種がある[3]．体重増加も危険因子である．一方，微小乳頭がんの増殖速度は若年者の方が高い[4]．ただし，剖検に基づく微小がんの頻度は11〜28％であること[5,6]，甲状腺がんの罹患率は他のがん種に比べて急増しているがそのほとんどが微小乳頭がんであり，死亡率上昇はわずかであること[7,8]から，その過剰診断が問題になっている．

■ 予後因子

海外からは乳頭がんと濾胞がんを一括して分化がんの予後因子として報告されているが，日本の研究者はこれらを分けて検討している．甲状腺がん死をアウトカムとした場合，年齢（高齢），性（男性），被膜外浸潤，腫瘍径，リンパ節転移，遠隔転移，腫瘍の分化度などが予後因子として重要である．日本の甲状腺腫瘍診療ガイドライン[9]では乳頭がんにおける甲状腺被膜外浸潤（T4あるいはEx2），外側頸部リンパ節転移（N1b），遠隔転移（M1）のいずれかを有する場合に高危険度群とし，妥当性（予後予測性）および利便性に優れたリスク分類法としてTNM分類を推奨している．甲状腺がんの病期分類（UICC第8版）はTNM分類をもとにして決められている（各18表-2, 3）．

■ 乳頭がん

乳頭がんの病期分類には予後因子としての年齢が加味されている．45歳未満では遠隔転移の有無でⅠ期（M0）とⅡ期（M1）とに分け，Ⅲ期・Ⅳ期はない．これに対して45歳以上ではT1N0M0のみをⅠ期，T2N0M0のみをⅡ期とし，甲状腺外進展（Ex2）あるいは外側頸部リンパ節転移を認めればⅣ期である．Ⅰ期でもリンパ節転移再発はありうるが，生命予後は極めて良好で，甲状腺がん死はほとんどない．一方，Ⅳ期は予後不良である．そうした観察から被膜外浸潤，腫瘍径，リンパ節転移，遠隔転移，病理診断による腫瘍の分化度などが予後因子として報告され，危険度分類に利用されてきた．甲状腺腫瘍診療ガイドラインでは複数の研究報告を通覧し，甲状腺被膜外浸潤，臨床的に明らかな（触知可能あるいは3cm以上の）外側頸部リンパ節転移，遠隔転移を重要な予後（不良）因子とした[9]．

■ 濾胞がん

病期分類は乳頭がんと共通である．濾胞がんは浸潤の程度に応じて微少浸潤型（浸潤部位が組織学的にわずかである）と広汎浸潤型（甲状腺周囲組織に広い範囲に浸潤を示す）とに分類され，これが予後にも反映する．微少浸潤型の予後は良好なため，補完全摘や放射性ヨウ素内用療法は推奨されていないが，年齢が高い，あるいは

各18表-2. 甲状腺がんのTMN病期分類

病期分類	細胞分類とTMN分類		
	45歳未満の乳頭がんまたは濾胞がん		
Stage I	any T	any N	M0
Stage II	any T	any N	M1

	45歳以上の乳頭がんまたは濾胞がん		
Stage I	T1a, T1b	N0	M0
Stage II	T2	N0	M0
Stage III	T3	N0	M0
	T1-3	N1a	M0
Stage IVA	T1-3	N1b	M0
	T4a	N0, N1	M0
Stage IVB	T4b	any N	M0
Stage IVC	anyT	any N	M1

	髄様がん		
Stage I	T1a, T1b	N0	M0
Stage II	T2, T3	N0	M0
Stage III	T1-3	N1a	M0
Stage IVA	T1-3	N1b	M0
	T4a	any N	M0
Stage IVB	T4b	any N	M0
Stage IVC	anyT	any N	M1

	未分化がん（全例がStage IV）		
Stage IVA	T4a	any N	M0
Stage IVB	T4b	any N	M0
Stage IVC	any T	any N	M1

各18表-3. UICCによる甲状腺がんのTMN分類の要約

【T-原発腫瘍】多病巣性腫瘍は最も大きい腫瘍に基づいて分類し、(m) を付す.

TX	原発腫瘍の評価が不可能
T0	原発腫瘍を認めない
T1	甲状腺に限局し最大径が2cm以下の腫瘍（T1a：≦1cm, T1b：≦2cm）
T2	甲状腺に限局し最大径が2cmを超え4cm以下の腫瘍
T3	甲状腺に限局し最大径が4cmを超える腫瘍、または甲状腺外への微少浸潤を認める腫瘍（胸骨甲状筋または甲状腺周囲軟部組織への進展）
T4a	大きさを問わず、甲状腺の被膜を超えて進展し、軟部皮下組織、喉頭、気管、食道、または反回神経に浸潤する腫瘍、甲状腺内未分化がん（外科的に切除可能）
T4b	椎骨前筋の被膜に浸潤するか、頸動脈または縦隔血管を包み込む腫瘍、甲状腺外未分化がん（外科的に切除不可能）

【N-所属リンパ節】所属リンパ節は、頸部中央、頸部外側、および上縦隔リンパ節である.

NX	所属リンパ節の評価が不可能
N0	所属リンパ節転移なし
N1	所属リンパ節転移あり
N1a	頸部中央区域リンパ節に転移あり
N1b	片側または両側の頸部外側区域または上縦隔リンパ節に転移あり

【M-遠隔転移】

MX	遠隔転移の評価が不可能
M0	遠隔転移なし
M1	遠隔転移あり

腫瘍径が大きい症例では注意を要する．一方，広汎浸潤型では骨や肺などに血行転移をきたす可能性が高い．WHO分類（2017年）では，その予後の違いから，微少浸潤型をさらに被膜浸潤のみの微少浸潤型（Minimally invasive FTC）と被包性血管浸潤型（Angioinvasive FTC）に分類している．

■ 低分化がん

低分化がんは形態的・生物学的に高分化がん（乳頭がんまたは濾胞がん）と未分化がんの中間に分類される甲状腺がんである．基本的な組織所見として，索状（trabecular），充実性（solid），島状（insular）といった低分化成分（STI成分という）を認める．WHO分類2017ではトリノ基準が採用された（各18図-1）．このため，これま

でに報告されている5年生存率（40〜80％）には幅がある[9]．

■ 未分化がん

未分化がんは極めて悪性度の高い甲状腺がんであり，全罹患者がIV期に属する．急速に増殖し，甲状腺外の組織に進展する．硬く，境界不明瞭な腫瘍であり，しばしば甲状腺の周辺組織への進展を伴う．短期死亡率は半年で68.4％，1年で80.7％である[10]．日本の未分化がんコンソーシアムによる677例を対象にした報告では診断後6カ月，1年の生存率はそれぞれ36％，18％であった．病期別の診断後6カ月生存率はIVA期で60％，IVB期で45％，IVC期で19％と大きく異なっていた．また，予後不良の因子は高齢（70歳以上），急性症状あり，白血球増多，大きな腫瘍（5cm以上），甲状腺外進展（T4b），そして遠隔転移（M1）であった[11]．

■ 髄様がん

甲状腺内の傍濾胞細胞（C細胞）から発生し，血中カルシトニンとCEAが高値を示すことが特徴である．カルシトニンはホルモン性腫瘍マーカーとして，診断および治療後の追跡に用いられる．発生様式には遺伝性と散発性とがある．病期分類は45歳以上の乳頭がん・濾胞がんと同様である．比較的良好な予後が期待できる．予後因子を検討した調査は多数あるが，髄様がんの再発あるいはがん死をアウトカムとした場合，(1) 患者要因として①高齢，②男性，(2) 腫瘍要因として進行した病態（③リンパ節転移，④甲状腺被膜外進展，⑤遠隔転移），(3) 治療要因として⑥（準）全摘に満たない手術，⑦非根治的手術があげられている．また，術後カルシトニン値の正常化（いわゆる生化学的治癒）を期待できない因子として，術前の基礎カルシトニン値高値とリンパ節転移が指摘されている．

髄様がんの20〜40％が遺伝性である．遺伝性の多くは多発性内分泌腫瘍症2型（multiple endocrine neoplasia

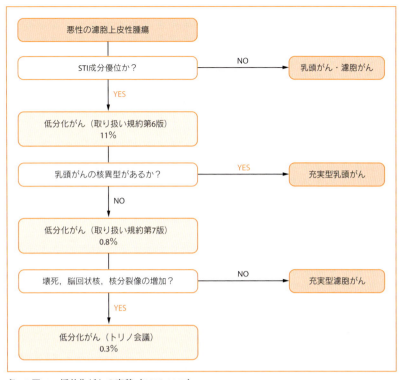

各18 図-1. 低分化がんの定義（WHO 2017）

(内分泌甲状腺外会誌, 33(2): 78-82, 2016 を参考に筆者作成)

type 2：MEN2）と呼ばれる他の内分泌器官の良性あるいは悪性腫瘍と関連している．すなわち，副腎褐色細胞腫（MEN2A/2B）や副甲状腺過形成または腺腫（MEN2A），多発性粘膜神経腫（MEN2B）などを随伴する．ほかに，髄様がんのみを発症する家族性甲状腺髄様がん（familial medullary thyroid carcinoma：FMTC）があるが，どのタイプでも，副甲状腺および副腎腫瘍についてスクリーニングを実施する必要がある．これらはいずれも常染色体優性遺伝で家系内に患者が多発する．カルシトニンは臨床的には潜在がん（0期）であっても末梢血液から検出できるため，家族のスクリーニングに用いられる．また，RET 遺伝子（受容体型チロシンキナーゼをコード）の突然変異を分析することによってさらに正確な診断が可能である．現時点で，MEN2A で 12 種類，MEN2B で 2 種類，FMTC で 22 種類の RET 遺伝子変異が確認されている[12]．家族性，散発性を問わず，すべての患者に RET 変異の検査を実施すべきであり（散発性でも 4-20%に RET 変異がみつかる），その結果が陽性であれば家族にも検査を実施する必要がある．日本のガイドラインでは全例で RET 検査を行うことを推奨している[13]．RET 検査は一部の検査センターで受託しているほか，一部の大学や研究機関で先進医療として実施している．実施にあたっては関係学会による「遺伝学的検査に関するガイドライン」や厚生労働省「医療・介護関係事業者における個人情報の適切な取扱いのためのガイドライン」，日本衛生検査所協会「ヒト遺伝子検査受託に関する倫理指針」を遵守する必要がある．日本でも発症者での検査は健康保険の適用となった．海外では，保因者である家族は，早期に予防的甲状腺切除術を受ける必要があるとしている[14]．しかし，本論文の対象となった 50 例のうち 27 例は術前のカルシトニン分泌刺激試験が陽性であり，厳密には「発症後早期手術」であって，未発症者に対する予防的手術ではない．日本のガイドラインでは，未発症者に対する予防的手術について，多少の温度差を認める．多発性内分泌腫瘍症診療ガイドブックには，推奨として，「未発症 RET 変異保有者に対して予防的全摘術が望まれる（グレード A）．」とあり，解説には「MEN2 や家族性甲状腺髄様がんの未発症 RET 変異保有者に対して予防的甲状腺全摘術を施行することに異論を唱える医療者は少ないと思われる．しかし，問題となるのはその手術の時期である．」とある．時期の指標として，「米国甲状腺学会のガイドラインが最新である（グレード B）．」と海外の方針を推奨している．一方，甲状腺腫瘍診療ガイドラインでは，「予防的甲状腺全摘術のランダム化比較試験は現実的ではないため，予防的甲状腺全摘術が長期的に予後を改善するだけでなく，術後 QOL を

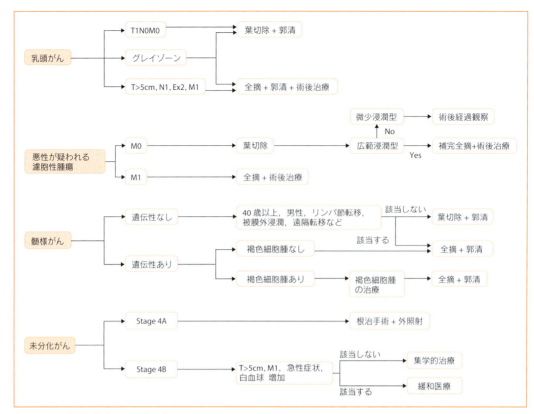

各18 図-2　診断と治療のアルゴリズム

(甲状腺腫瘍診療ガイドライン 2010年版より引用改変)

考慮したうえで，最も優れている方法かどうかは，まだ明らかではない．わが国において，何歳から RET 検査を勧めるべきか，また，変異のタイプに応じて何歳から全摘を行うべきかに関するコンセンサスはまだ存在しない」としている．

■ その他のがん

その他の甲状腺原発悪性腫瘍には悪性リンパ腫（頻度は全甲状腺がんの1～3％）がある．扁平上皮がんも知られているが非常に稀である．また，他臓器原発がん（とくに肺がん，乳がんおよび腎がん）が甲状腺に転移することもある．

標準的治療方法

甲状腺腫瘍診療ガイドラインでは推奨する治療方針をフローチャートによって示している（各18 図-2）．

■ 乳頭がん

・外科治療

進行度に応じて甲状腺切除とリンパ節郭清の範囲を決定する．再発の危険が低いと考えられる場合（T1N0M0）には腫瘍側の甲状腺葉のみを切除して甲状腺機能の温存を図る．一方，再発の危険が高いと予想される症例（気管や食道などへの甲状腺外進展，臨床的に明らかなリンパ節転移，遠隔転移，腫瘍径5 cm 以上）では甲状腺を全摘し，術後に[131]I 内用療法（ablation）を行う．リンパ節の切除（郭清）範囲は進行度や転移の状況によって決定する．

甲状腺全摘術を受けた患者で，抗サイログロブリン抗体を同時に測定して陰性である場合，血中サイログロブリン測定は再発マーカーとして有用である．rhTSH 投与か甲状腺ホルモン中止による内因性 TSH 刺激によるサイログロブリン値測定を施行し，2 ng/mL より低ければ経過観察とし，それ以上であれば胸部 CT 検査や頸部超音波検査が推奨される．また，サイログロブリンの倍化時間も参考にされる．

乳頭がんの再発形式で最も多いのはリンパ節転移である．その他に局所再発や肺・骨への血行転移再発がある．再発に対する治療の第一選択は外科療法である．リンパ節転移再発，局所再発ともに切除可能であれば外科治療が最も望ましい[15,16]．

・放射性ヨウ素内用療法

高リスク患者では，^{131}I 治療によって，再発率が低下する[17]．一方，微小乳頭がん（1 cm 未満）は外科手術で極めて良好な予後が得られ，^{131}I による治療を追加してもそれ以上の予後の改善は期待できない[18]．日本で ^{131}I 100 mCi（3.7 GBq）内服による入院治療が可能な施設は諸事情から減少の一途を辿り，転移再発例の治療でも半年近く待つ状況である．このため，再発予防を目的とした ^{131}I 内用療法（ablation）では 30 mCi（1.11 GBq）を使った外来治療が 2011 年から始まった．補助療法としての ^{131}I 内用療法は，再発やがん死の危険が高いと予想される症例に限定すべきである[19,20]．海外では，ソマトスタチン類似体 ^{90}Y-DOTA-TOC による内用療法[21]の試みがある．

甲状腺全摘後の 75～100％において甲状腺床に放射性ヨウ素の集積を認めるが，ほとんどの場合が正常甲状腺組織の残存によるものである[22]．一方，分化がんにおける肺転移や骨転移への集積率は約 50％である[23]．ただし，高齢者では検出率は低下する[23,24]．乳頭がんと濾胞がんの間で局所再発や遠隔転移における放射性ヨウ素による検出率に差は認められていない[25]．しかし，好酸性細胞型濾胞がん，高細胞型乳頭がん，低分化甲状腺がんの転移巣への集積は少ない．逆に，乳腺，唾液腺，胸腺への生理的な集積に注意する必要がある[26]．また，病的滲出物や拡張した肝管，甲状腺以外の良性腫瘍にも取り込まれることがある[27]．

<mark>局所再発や頸部・縦隔リンパ節転移</mark>では放射性ヨウ素の集積を認めても十分な効果が得られないことが多い．画像検査で確認できる大きさの再発や転移は内用療法でのコントロールは困難であり，外科的切除が望ましい[28]．内用療法はその後の補助療法として用いるか，手術が困難な場合に試みる．内用療法のみで腫瘍縮小を得ることは多くはないが，著効する例もある（18 歳未満の 70％でシンチグラフィでの集積が消失）[29]．^{131}I の投与量は病状・患者により異なるが，おおむね 150 mCi（5.55 GBq）を内服する．手術が困難な場合には放射性ヨウ素内用療法を考慮してもよいが，病巣に ^{131}I の集積を認めても十分な効果が出ないことが多い．血行転移では外科治療の適応はなく，放射性ヨウ素内用療法の効果が期待できる[30]．^{131}I による治療は，先に述べたように，利用可能な病床が限られている日本の現状では効果が期待できる血行転移症例の治療を優先すべきである．放射線外照射療法は，再発をきたした終末期の症例で，放射性ヨウ素内用療法や手術の適応がなく腫瘍による症状緩和が必要な症例が適応となる[31]．

<mark>肺転移</mark>では，放射性ヨウ素の集積が認められる場合は寛解も期待できる．40 歳以下で集積の認められる微小結節は内用療法の効果が最も期待できる（治癒率は 30～80％）[32]が，粗大結節型転移では効果は低下する[33]．放射性ヨウ素の集積は生命予後の改善に寄与し，集積があり治療後に病巣消失が得られた場合は 15 年生存率が 89％と非常に良好である[32]．^{131}I はおおむね 150～200 mCi（5.55～7.5 GBq）を内服する．

<mark>骨転移</mark>での放射性ヨウ素内用療法の治療反応性はよいとはいえないが，予後改善につながる可能性はある[34]．単発であれば外科的処置を優先し，骨破壊により病的骨折リスクの高い場合や神経症状を誘発または懸念される場合は，内用療法の前に外照射を行う．^{131}I はおおむね 200 mCi（7.5 GBq）を内服する．

<mark>脳転移</mark>では，放射性ヨウ素の集積は不良であり[35]，内用療法の効果は期待しがたく，外科的処置や外照射などを優先する．しかし，脳転移症例では肺転移・骨転移も合併していることが多く，脳転移に対して他の方法で治療した上で，肺・骨転移に対し，放射性脳浮腫などに留意しながら慎重に内用療法を行う．

・TSH 抑制療法

甲状腺分化がんの細胞にも TSH 受容体が発現すること，観察研究の系統的通覧[36]では再発の危険が減少することが報告されていることから，術後の TSH 抑制療法が再発を予防することが期待されており，術後は，特別な禁忌（虚血性心疾患合併や超高齢者）がなければ，甲状腺ホルモン製剤による TSH 抑制療法を行う（再発率が低下する）．がんが持続している症例では血清 TSH は 0.1 μU/mL 未満，現在がんがない場合，高リスク群では 5～10 年間 TSH を 0.1～0.5 μU/mL に，低リスク群では正常下限（0.3～2 μU/mL）に維持する．ただし，本通覧が示す効果量には偏りが排除できていない．実際，<mark>日本の施設で行われたランダム化試験では TSH 抑制療法の再発抑制効果は証明されていない</mark>[37]．

・化学療法

^{131}I が奏効しないとき，化学療法によって長期の完全奏効（complete response：CR；すべての標的病変の消失が 4 週間以上）が得られる場合があるが[38]．現在，我が国では進行例や再発例に対して日常臨床で利用可能な化学療法（抗がん薬）はなく，保険適応もないので，治療の際には適応外使用として倫理審査を受ける必要がある．再発後の 5 年生存率は 84％である[39]．

・分子標的薬（マルチキナーゼ阻害薬）

2014 年 6 月に sorafenib（ネクサバール®）が「根治切除不能な分化型甲状腺がん」に，2015 年 5 月に lenvatinib（レンビマ®）が「根治切除不能な甲状腺がん」に対して薬価収載された．根治切除不能な分化型甲状腺がんと

は，①放射性ヨウ素内用療法に不応性（RAI 治療抵抗性）で，かつ②進行速度の速い再発分化型甲状腺がんである．RAI 治療抵抗性とは，標的病変にヨウ素の取り込みが認められない，放射性ヨウ素治療後も標的病変における病勢進行が認められる，または累積線量で 22.2Gbq（600 mCi）以上の放射性ヨウ素治療を受けている，のいずれかに該当する場合である．使用にあたっては，適応条件を厳守することと有害事象によって患者に不利益を与えることのないように十分な監視と適切な対応の体制をとれることが前提である．できれば腫瘍内科医などの専門医に紹介することが望ましい．日本甲状腺外科学会，日本内分泌外科学会，日本臨床腫瘍学会，日本甲状腺学会による甲状腺がん診療連携プログラムにおいて，協力医名簿が公開されている（http://www.jsmo.or.jp/thyroid-chemo/roster/）．

■ 濾胞がん

・外科治療

遠隔転移を伴っていない限り，手術前に濾胞がんと診断することは困難である．「濾胞性腫瘍」と診断して外科治療を行うこととなる．手術では腫瘍を含めた葉切除術を行う．手術後の病理組織診断で濾胞がんと診断された場合，それが微少浸潤型であるか広汎浸潤型であるかが治療方針の決定に重要である．微少浸潤型であれば追加治療を推奨していないが，術後サイログロブリンが低下せず上昇傾向にあるような場合は遠隔転移を念頭に置く必要がある．また，微少浸潤型であっても脈管侵襲や高齢，男性，大きな腫瘍は，再発予後に関連する因子であり注意を要する．広汎浸潤型であれば追加で健常側の甲状腺を切除し（補完的甲状腺全摘術），術後に放射性ヨウ素内用療法を行う．

遠隔転移を伴う濾胞がんに対しては甲状腺全摘術を施行する．単発の骨転移では外科治療も選択肢となる．また，椎体転移によって脊髄神経麻痺が切迫している場合には，これを回避するための圧迫解除を目的とした手術を行うことがある．

・放射性ヨウ素内用療法

広汎浸潤型に対する補助療法であれば ^{131}I 30 mCi（1.11 GBq）による外来治療が利用可能な治療である．乳頭がんの項で述べたとおり，再発予防効果は明らかでない．濾胞がんの再発形式で最も多いのは血行転移で肺や骨が好発部位である．治療の第一選択は放射性ヨウ素内用療法であり，^{131}I 100 mCi（3.7 GBq）を使用しての入院治療が必要となる．遠隔転移例では ^{131}I 100 mCi（3.7 GBq）

DECISION 試験と SELECT 試験

国際共同第Ⅲ相臨床試験（DECISION 試験）において，「放射性ヨウ素（RAI）治療抵抗性の分化型甲状腺がん」（乳頭がん，濾胞がん，Hürthle 細胞がん，島状がん，tall cell variant などの分化型甲状腺異型がん，および，組織診で髄様がん及び未分化がんの所見が認められない低分化がん）において，sorafenib はプラセボと比較して無増悪生存期間（progression free survival：PFS）を有意に延長した（sorafenib 10.8 カ月，プラセボ 5.8 カ月，HR：0.59，95%CI：0.45〜0.76，P＜0.0001）[40]．RAI 治療抵抗性とは，標的病変にヨウ素の取り込みが認められない，RAI 治療後も標的病変における病勢進行が認められる，又は累積線量で 22.2Gbq（600 mCi）以上の RAI 治療を受けている，のいずれかに該当する場合である．発現率が高かった有害事象は，手掌・足底発赤知覚不全（手足）症候群（19.3%，ただし日本人ではほぼ必発），高血圧（9.2%），低カルシウム血症（8.7%），体重減少（5.8%），発疹（4.8%）および皮膚有棘細胞がん（3.4%）であった．

一方，日本で開発された lenvatinib でも同様の臨床試験（多施設共同ランダム化二重盲検プラセボ対照第Ⅲ相臨床試験，SELECT 試験）が実施され，その結果が報告された[41]．過去 13 カ月以内に画像診断により病勢進行が確認され，VEGF 受容体を標的とする治療歴が 1 レジメン以内である RAI 治療抵抗性の分化型甲状腺がん患者を対象として，lenvatinib（24 mg）またはプラセボが 1 日 1 回経口投与された．lenvatinib は主要評価項目である PFS でプラセボに比較して有意な延長を示した（lenvatinib 18.3 カ月，プラセボ 3.6 カ月（中央値），HR 0.21，99%CI：0.14〜0.31，p＜0.001）．さらに奏効率（CR＋PR）も有意に高かった（lenvatinib 64.8%，プラセボ 1.5%，p＜0.001）．特に，lenvatinib 投与群では CR が 1.5%（4 例）確認された（プラセボ投与群では 0 例）．高頻度（頻度 40% 以上）に認められた副作用は，高血圧（67.8%），下痢（59.4%），疲労・無力症（59.0%），食欲減退（50.2%），体重減少（46.4%），悪心（41.0%）であった．さらに，RAI 治療抵抗性・難治性の分化型甲状腺がん，切除不能の甲状腺髄様がん，および，切除不能の甲状腺未分化がんを対象とし，日本で実施された多施設共同 208 試験において，いずれの種類の甲状腺がんにおいても奏効例が認められ[42]，lenvatinib の適応は「根治切除不能な甲状腺がん」となった．

これらの薬剤では，腫瘍縮小・壊死に伴い，頸動脈露出，頸動脈出血，腫瘍出血が現れることがあり，頸動脈露出部位や皮膚瘻形成部位より大量出血した例が報告されている．気管瘻や食道瘻を形成している場合には喀血や吐血のおそれもある．したがって，投与前には頸動脈・静脈等への腫瘍浸潤を十分確認するとともに，投与期間中は瘻孔形成の有無の確認を十分に行うことが必要である．

による入院治療が必要となる．骨転移による疼痛が著しいとき，あるいは病的骨折の懸念があるときには放射線外照射治療も適応となる．

・TSH抑制療法

甲状腺濾胞がんに対するTSH抑制療法の効果も十分には証明されていない．遠隔転移例でTSHを抑制すると血中サイログロブリン値が低下する経験的事実から，一定の抑止効果は想定されるものの，補助療法の臨床的な効果量は不明である．有効な再発防止対策が他にない現状では，予後や治療効果が不確実であることを患者と共有したうえで方針を決定することになるが，少なくとも広汎浸潤型や予後不良因子を伴う微少浸潤型では抑制をすすめる．なお，TSH抑制の有害事象として骨粗鬆症や不整脈すなわち心房細動や虚血性心疾患のリスク増加が報告されており，特に高齢者では慎重を要する．

■ 低分化がん

低分化がんは悪性度が高く，術前の細胞診で低分化がんと診断あるいは疑われた場合は，甲状腺全摘術および広範囲なリンパ節郭清術を施行するのが妥当であるが，予後改善の根拠には乏しい．甲状腺全摘により局所再発は抑えられたという少数例の報告がある一方，予後には影響しないという複数の後ろ向き研究[43〜45]が混在する．リンパ節の郭清範囲と予後との関係を調べた報告はないが，欧米では甲状腺全摘術，リンパ節郭清術，放射性ヨウ素内用療法，外照射などを組み合わせて治療するという意見が多い[46〜48]．

■ 未分化がん

・外科治療

未分化がんの多くは高齢者に発症し，腫瘍の増殖が速く，生命予後は極めて厳しいことから外科治療の役割は非常に限られている．腫瘍が甲状腺内に限局していれば（T4a, Stage ⅣA）準緊急的に根治手術を行って長期予後を期待できる場合がある．しかし，未分化がんは診断がついた時点で，腫瘍が甲状腺被膜を越えて進展していることも多い．腫瘍の進行に伴って気道閉塞が起こりうることから，こうした症例（T4b）に対しても，拡大手術の意義を検討した報告[49]はあるが，是非は決め難い．

・外照射療法

外科手術の対象とならない場合，外照射療法が選択される．頸部と縦隔に対する総照射量は45〜66 Gy[50]（日本では30〜60 Gy[51]）である．TSH抑制療法や^{131}Iは無効である．

・化学療法

未分化がんに対する化学療法の試みの歴史は長いが，現時点まで，上記治療で残存した病巣や転移を有する患者の生存率を変えるほど有効なレジメンはなく，保険適応もない．しかし，部分寛解をみる症例の報告があり，5〜20％がdoxorubicinによる部分寛解を得ている[52]．CDDPとの併用で17％の部分寛解と17％の完全寛解が報告されているが[38]，bleomycinおよびCDDPとの併用ではdoxorubicin単独と変わらなかった[53]．その他の組み合わせとして，doxorubicin＋vincristine＋bleomycin，doxorubicin＋vincristine＋bleomycin＋melphalan，bleomycin＋cyclophosphamide＋fluorouracil，paclitaxel，docetaxel[54〜56]などが試みられ，若干の奏効率上昇が得られているものもあり，いずれも予後の改善までには至っていないが，完全な切除の後，化学療法と放射線療法との併用によって生存期間の延長の可能性がある[57〜68]．日本では，etoposide＋doxorubicin＋CDDPやその変法が試みられているが，奏効率は十分ではない．最近では，paclitaxelの臨床試験が行われ，一定の有効性が示された[69]．

■ 髄様がん

・外科治療

遺伝性髄様がんは，MEN2として発症し褐色細胞腫や副甲状腺機能亢進症を伴うことがある．髄様がんは甲状腺の両葉に発症するので甲状腺全摘術と進行度に応じたリンパ節郭清を行う[70]．副甲状腺機能亢進症が併存していれば，それに応じた治療を併せて行う．手術前には検査を行って褐色細胞腫が発症していないことを確認し，あればその治療を優先する．髄様がんはMEN2で最も浸透率が高く，生命予後を規定する疾患である．したがって，血縁者においても診断が遅れることのないよう，専門医は心がけなければならない．RET遺伝子によって保因者であるかどうかの診断が的確にできることから，RET変異を有する小児に対して何歳で甲状腺全摘術を勧めるかが問題となる．海外では未発症のうちに甲状腺を摘出する予防治療も行われている．ただし，日本では未発症に対するRET遺伝子検査は保険適用となっていない．また，実施にあたっては遺伝カウンセリングを行った上で文書による同意を得る必要がある．遺伝子診断は患者や家族の日常生活や人間関係にさまざまな影響を及ぼすことが報告されており，遺伝カウンセリングを行う者の資質としてMEN2についての十分な知識に加え，患者と家族の期待や意向を斟酌できる技量と態度を併せ持つことが不可欠である．

散発性では，髄様がんが片葉に限局していることもある．日本では散発性髄様がんに対しては甲状腺全摘術を必須とせず，甲状腺の一部を温存する術式も可としてい

る．ただし，既往歴や家族歴が散発性の所見であっても家族性の場合があることから，外科治療の前に遺伝子検査を行って *RET* 遺伝子に変異がないかどうかを確認することが望ましい[9,14]．

・補助療法

放射性ヨウ素内用療法や TSH 抑制療法の適応はない．髄様がんの再発予防に有効な補助療法はない．術後は血清カルシトニンと CEA を測定し，経過を観察する．再発すると腫瘍マーカーである血中 CEA やカルシトニン値が上昇する．非常に鋭敏であり，むしろ，これらが高値を示すにもかかわらず，画像検査を行っても再発部位を同定できないことが多い．カルシトニンの倍化時間も参考にされる．腫瘍マーカーの検査値に見合う再発病変が検出されて，摘出が可能であれば，外科治療が最も有効である．ただし，その場合でも摘出術後にマーカー値の正常化を期待することは難しい．

手術適応のない局所やリンパ節での再発，あるいは血行転移に対する有効な治療はないのが現状である．外照射に関するエビデンスは極めて乏しく，その意義は不明である[71]．ノルエピネフリン類似体の ^{131}I-MIBG による内用療法は個人輸入により国内でも実施可能である．海外では，ソマトスタチン類似体 ^{90}Y-DOTA-TOC による内用療法[21]や抗 CEA 抗体による放射免疫療法の報告がある[72,73]．転移性病変への化学療法が症状緩和に有効なことがある[24,74,75]が，日本では保険適用がない．lenvatinib（レンビマ®）には「根治切除不能な甲状腺がん」として髄様がんにもその保険適用が認められていたが，2015 年 9 月には「根治切除不能な甲状腺髄様がん」に対し，vandetanib（カプレルサ®）の製造販売が承認された．2 つの海外第 II 相臨床試験で忍容性と抗腫瘍効果が確認され，プラセボとの比較による第 III 相臨床試験でも主要評価項目の無増悪生存期間について統計学的に有意な延長が認められた．日本では，「根治切除不能な甲状腺髄様がん」を対象とした国内第 I/II 相臨床試験において，海外での第 III 相臨床試験の結果とほぼ同様の客観的奏効率が得られ，ほとんどの患者において腫瘍の縮小が認められた．しかし，国内第 I/II 相臨床試験では全症例（100％）に副作用が認められており，主な副作用は発疹やざ瘡などの皮膚症状・下痢（各 71.4％），高血圧（64.3％），角膜混濁・疲労（42.9％）などであり，重大な副作用としては間質性肺炎，QT 間隔延長，心室性不整脈（Torsade de pointes を含む）などが報告されているため，使用にあたっては細心の注意が必要である．

■ 悪性リンパ腫

基礎に橋本病のあることが多い（数倍の頻度）．marginal zone B-cell lymphoma of MALT-type（MZBL），diffuse large B-cell lymphoma（DLBCL），follicular lymphoma，Burkitt's lymphoma，small lymphocytic lymphoma，Hodgkin lymphoma に分類されるが，ほとんどは DLBCL である．限局性の DLBCL では，CHOP 療法と外照射（頸部と上縦隔に対し 40 Gy）が施行され，5 年生存率は 90％である．播種性の DLBCL では，CHOP 単独で治療される．限局性の MZBL では，外照射が施行され，5 年生存率は 95％である．播種性の MZBL では，外科切除の後，経口抗がん薬（多くは chlorambucil）で治療される．最近，非 Hodgkin リンパ腫に対し，rituximab と CHOP の併用療法（R-CHOP）が CHOP 単独より効果を上げている（「22．悪性リンパ腫」の項参照）．

[参考文献]

1) Cardis E, et al：J Natl Cancer Inst, 97：724-732, 2005.
2) Tronko MD, et al：J Natl Cancer Inst, 98：897-903, 2006.
3) Iribarren C, et al：Int J Cancer, 93：745-750, 2001.
4) Ito Y, et al：Thyroid, 24：27-34, 2014.
5) Fukunaga FH, et al：Tohoku J Exp Med, 113：181-185, 1974.
6) Yamamoto Y, et al：Cancer, 65：1173-1179, 1990.
7) Davies L, et al：JAMA, 295：2164-2167, 2006.
8) Ahn HS, et al：N Engl J Med, 371：1765-1767, 2014.
9) 日本内分泌外科学会, 日本甲状腺外科学会編：甲状腺腫瘍診療ガイドライン 2010年版, 金原出版, 2010.
10) Kebebew E, et al：Cancer, 103：1330-1335, 2004.
11) Sugitani I, et al：World J Surg, 36：1247-1254, 2012.
12) de Groot JWB, et al：Endocr Rev, 27：535-560, 2006.
13) 多発性内分泌腫瘍症診療ガイドブック編集委員会編：多発性内分泌腫瘍症診療ガイドブック, p.105, 金原出版, 2013.
14) Skinner MA, et al：N Engl J Med, 353：1105-1113, 2005.
15) Pak H, et al：J Surg Oncol, 82：10-18, 2003.
16) Goretzki PE, et al：Br J Surg, 80：1009-1012, 1993.
17) Hay ID, et al：Surgery, 112：1139-1147, 1992.
18) Hay ID, et al：Surgery, 124：958-966, 1998.
19) Sawka AM, et al：J Clin Endocrinol Metab, 89：3668-3676, 2004.
20) Sawka AM, et al：Endocrinol Metab Clin North Am, 37：457-478, 2008.
21) Iten F, et al：Cancer, 115：2052-2062, 2009.
22) Salvatori M, et al：Eur J Surg Oncol, 33：648, 2007.
23) Simpson WJ, et al：Int J Radiat Oncol Biol Phys, 14：1063, 1988.
24) Maxon HR 3rd, et al：J Nucl Med, 33：1132, 1992.
25) Maxon HR 3d, et al：Endocrinol Metab Clin North Am, 19：685-718, 1990.
26) Wilson LM, et al：Eur J Nucl Med, 25：622, 1998.
27) You DL, et al：J Nucl Med, 38：1977, 1997.
28) Schlumberger MJ：N Engl J Med, 338：297-306, 1998.
29) Dottorini ME, et al：J Nucl Med, 38：669-675, 1997.
30) Coburn M, Teates D, Wanebo HJ：Recurrent thyroid cancer. Role of surgery versus radioactive iodine (I 131) Ann Surg, 219：587-593；discussion 593-595, 1994.
31) Simpson WJ, et al：Am J Surg, 136：457-460, 1978.
32) Schlumberger M, et al：J Nucl Med, 37：598-605, 1996.
33) Durante C, et al：J Clin Endocrinol Metab, 91：2892-2899, 2006.
34) Bernier MO, et al：J Clin Endocrinol Metab, 86：1568-1573, 2001.
35) Misaki T, et al：Ann Nucl Med, 14：111-114, 2000.
36) McGriff NJ, et al：Ann Med, 34：554-564, 2002.
37) Sugitani I, et al：J Clin Endocrinol Metab, 95：4576-4583, 2010.
38) Shimaoka K, et al：Cancer, 56：2155-2160, 1985.
39) Durante C, et al：J Clin Endocrinol Metab, 91：2892-2899, 2006.
40) Brose MS, et al：Lancet, 384：319-328, 2014.
41) Schlumberger M, et al：N Engl J Med, 372：621-630, 2015.
42) Tahara M, et al：Front Oncol, 7：25, 2017.
43) Carcangiu ML, et al：Am J Surg Pathol, 8：655-668, 1984.
44) Lin JD, et al：Clin Endocrinol (Oxf), 66：224-228, 2007.
45) Jung TS, et al：Endocr J, 54：265-274, 2007.
46) Flynn SD, et al：Surgery, 104：963-970, 1988.
47) Cornetta AJ, et al：Ear Nose Throat J, 82：384-386, 388-389, 2003.
48) Sywak M, et al：J Surg Oncol, 86：44-54, 2004.
49) Sugitani I, et al：Head & Neck, 36：328-333, 2014.
50) Wang Y, et al：Cancer, 107：1786-1792, 2006.
51) Sugino K, et al：Surgery, 131：245-248, 2002.
52) Ahuja S, et al：J Endocrinol Invest, 10：303-310, 1987.
53) De Besi P, et al：J Endocrinol Invest, 14：475-480, 1991.
54) Ain KB, et al：Thyroid, 10：587-594, 2000.
55) Higashiyama T, et al：Thyroid, 20：7-14, 2010.
56) Troch M, et al：J Clin Endocrinol Metab, 95：E54-E57, 2010.
57) Kim JH, et al：Cancer, 60：2372-2375, 1987.
58) Haigh PI, et al：Cancer, 91：2335-2342, 2001.
59) Besic N, et al：Eur J Surg Oncol, 27：260-264, 2001.
60) Tennvall J, et al：Br J Cancer, 86：1848-1853, 2002.
61) De Crevoisier R, et al：Int J Radiat Oncol Biol Phys, 60：1137-1143, 2004.
62) Ha HT, et al：Thyroid, 20：975-980, 2010.
63) Haigh PI, et al：Cancer, 91：2335-2342, 2001.
64) Pierie JP, et al：Ann Surg Oncol, 9：57-64, 2002.
65) Chen J, et al：Am J Clin Oncol, 31：460-464, 2008.
66) Swaak-Kragten AT, et al：Radiother Oncol, 92：100-104, 2009.
67) Foote RL, et al：Thyroid, 21：25-30, 2011.
68) Ito K, et al：Head Neck, 34：230-237, 2012.
69) Onoda N, et al：Thyroid, 26：1293-1299, 2016.
70) Moley JF, et al：Ann Surg, 229：880-887；discussion 887-888, 1999.
71) Brierley JD, et al：Endocrinol Metab Clin North Am, 25：141-157, 1996.
72) Chatal JF, et al：J Clin Oncol, 24：1705-1711, 2006.
73) Kraeber-Bodéré F, et al：J Nucl Med, 47：247-255, 2006.
74) Wu LT, et al：Cancer, 73：432-436, 1994.
75) Orlandi F, et al：Endocrine—Related Cancer, 8：135-147, 2001.

■田上哲也, 岡本高宏, 成瀬光栄

2 副腎がん　Adrenocortical Carcinoma

診断

副腎に4〜5cm以上の腫瘍を認めた場合には副腎がんを疑い，内分泌学的検査と画像検査を行う．術前に鑑別すべき疾患には褐色細胞腫，悪性リンパ腫やがんの転移がある．

■ 内分泌学的検査

副腎がんでは約60％は機能性であり，グルココルチコイド，性ステロイドホルモン，ミネラルコルチコイドなどさまざまなホルモンを分泌する可能性がある．内分泌学的検査は，1）良性・悪性の鑑別，2）コルチゾール産生の場合，術後の副腎不全の防止，3）術後の再発の生化学的指標などの点で重要である．グルココルチコイド系では，1）血中コルチゾール，ACTH（adrenocorticotropic hormone：副腎皮質刺激ホルモン）基礎値，2）24時間尿中遊離コルチゾールの測定，3）dexamethasone（1 mg）抑制試験を実施する．性ステロイド系では血中DHEA-S，テストステロン，エストラジオール，17-OH-プロゲステロンおよびアンドロステンジオン（保険適応なし）を測定する．ミネラルコルチコイド系では，1）血清カリウム，2）血中アルドステロン，3）血漿レニン活性の評価を行う．術前に褐色細胞腫の除外が必要であり，必ず血中，尿中カテコラミンおよび代謝産物である尿中メタネフリン分画を測定する．

■ 画像検査

画像検査は副腎病変の評価および病期の決定に重要である．CTあるいはMRIが第一選択となる．NIHコンセンサスカンファランス[1]では，6cm以上は悪性の可能性が高いことから手術適応とされる．German Adrenal Cancer Registryの調査でも副腎がんの診断時のサイズは平均11.5cmであったが，3〜40cmに分布しており，6cm以下の副腎がんも少なからず報告されている．それゆえ，3〜6cmの腫瘍では良性と決めつけず，定期的（3〜12カ月毎）に経過観察する必要がある．

❶ CT

副腎がんは辺縁不整，内部不均一，時に石灰化を伴い，不均一に造影される．局所および下大静脈内への浸潤，リンパ節，肺，肝臓などへの転移を評価する．腺腫をはじめとする良性病変とがんの鑑別にはHUで表現されるCT値が有用である．通常，単純CTにて10HU以下であればがんは除外可能である[2]．一方で10HU以上は両病変の混在がみられる．造影CTにおいてwashoutの減弱，遅延相（10〜15分）におけるHUが35以上である

各18 表-4．副腎皮質がんの病理組織所見に関するWeiss criteria

① 核異型度
② 細胞分裂像の亢進
③ 異型細胞分裂像の存在
④ 淡明細胞が腫瘍の25％未満
⑤ びまん性・充実性あるいは肥厚した索状の増殖パターンが全体の1/3以上
⑥ 凝固壊死あり
⑦ 被膜浸潤あり
⑧ 洞血管への浸潤あり
⑨ 静脈侵襲あり
↓
上記3項目以上が陽性であれば副腎皮質がんと診断

ことも，悪性を示唆する所見とされる．

❷ MRI

診断的価値はCTと同等である．副腎がんはT1強調画像では肝臓と等信号強度，T2強調画像では中等度から高信号強度を示す．ガドリニウムで造影されやすく，washoutは遅延する．局所や下大静脈への浸潤の評価に有用である．

❸ その他の画像検査

褐色細胞腫との鑑別が問題となる場合には^{123}I-MIBGの実施も検討する．近年，FDG-PETの有用性が報告されている．副腎病変部のstandardized uptake value（SUV）max値3.4をカットオフとした際の副腎皮質腺腫と副腎がんの鑑別において感度100％，特異度70％であったことが報告されている[3]が，時に偽陰性を示すことも報告されている．副腎がんの診断においては，既存のモダリティで判別が困難な場合に実施を考慮する[2,4]．一方で，転移性病変の評価には有用である．

■ 病理検査

副腎皮質腫瘍の良悪性の病理学的鑑別は容易ではない．現在広く使用されている病理診断法としてWeissの指標（各18表-4）がある．これは核異型，細胞分裂，被膜浸潤などの病理組織学的所見9項目を検討し，3項目以上陽性でがんと診断される．また細胞増殖の指標であるKi67（MIB-1）による免疫組織学的染色も有用である．Ki67 indexが高い症例では無病期間や生存期間が低下することが知られており，2.5％を超える症例で副腎がんの可能性が高いとされる[5]．

副腎がんを疑う症例では，生検による遠隔転移のリスクがあることや，生検の組織での良悪性の評価が困難であるため，確定診断の目的での針生検は推奨されない．

■ 腫瘍マーカー

次世代シーケンサーをはじめとした技術の進歩により，micro RNAや腫瘍由来のcell-free DNA（ctDNA）が副腎がんに対する有用な腫瘍マーカーの候補として報告されている．これまでに複数の候補micro RNAが報

各 18 表-5. European Network for the Study of Adrenal Tumors Classification 2008

Stage		
I	T1 N0 M0	T1 ≤5 cm
II	T2 N0 M0	T2 >5 cm
III	T1–T2 N1 M0 T3–T4 N0–N1 M0	T3 tumor of any size with local invasion, but not invading adjacent organs T4 tumor of any size with invasion of adjacent organs or venous tumor thrombus in vena cava or renal vein
IV	T1–T4 N0–N1 M1	N0 no positive lymph nodes N1 positive lymph node（s） M0 no distant metastases M1 presence of distant metastasis

〔文献 11〕より〕

各 18 表-6. 副腎皮質がんの UICC/AJCC 病期分類 第 8 版

Stage		
I	T1 N0 M0	T1 ≤5 cm
II	T2 N0 M0	T2 >5 cm
III	T1–T2 N1 M0 T3–T4 N0–N1 M0	T3 tumor of any size with local invasion, but not invading adjacent organs T4 tumor of any size with invasion of adjacent organs N0 no positive lymph nodes N1 positive lymph node（s）
IV	T1–T4 N0–N1 M1	M0 no distant metastases M1 presence of distant metastasis

〔文献 12〕より〕

告されているが，その中でも miR483-5p の有用性が多数報告されている[6]．miR483-5p は多くの副腎皮質がんで過剰発現が確認されている insulin-like growth factor 2（IGF-2）の intron 部分に mapping されている．副腎皮質がんと副腎皮質腺腫の鑑別に有用なだけでなく，病期や生命予後との関連がみられ，術後再発予測にも有用であることが報告されている[7]．一方で，近年はじめて ctDNA 中の変異遺伝子の検出に成功したが，次世代シーケンサー，digital PRC を用いた検討でも検出感度は低く[8]，今後の課題である．

Stage（病期）分類・治療方法の選択

■ 病期分類

治療法の選択肢，予後の観点から適切な病期決定が必要である．病変の質的評価，周囲への進展，遠隔転移などの評価には CT，MRI が有用である．特に術前 CT での肺転移の評価は全ての症例で推奨される[9]．副腎皮質がんの病期は，原発腫瘍の大きさ，局所浸潤の範囲，および所属リンパ節または遠隔部位への広がりの有無によって決定する．2004 年に UICC（Union for International Cancer Control）と WHO から，初めて Staging system（UICC/WHO 2004）[10] が発表され，また 2009 年には UICC の悪性腫瘍 TNM 分類に新たに副腎皮質がんの病期分類が加えられた．しかしこの分類では病期毎の予後予測が困難であったため，2009 年に European Network for the Study of Adrenal Tumors（ENS@T）より，予後予測に有用であるとする病期分類 ENSAT tumor stage 2008[11] が提案された（**各 18 表-5**）．UICC/WHO2004 との違いは，ENSAT tumor stage 2008 では，T4 の定義に下大静脈と腎静脈の腫瘍塞栓の存在を含めたこと，遠隔転移のない T4 を Stage III に含めること，M0 を Stage IV に含めないことである．一方，2016 年度に改訂された UICC/AJCC[12] では ENSAT tumor stage をほぼ踏襲した病期分類となった（**各 18 表-6**）．

各病期における副腎がんの頻度については，以前までは UICC 分類の Stage IV が最も多かったが，近年は画像検査の進歩により早期に発見される例が増加し，Stage II の頻度が最も多い[13,14]．

■ 治療方法の選択（各 18 図-3）

まれな疾患であるため，エビデンスレベルの高い治療法はない．ENSAT の Fassnacht らは，腫瘍が切除可能か否かによる治療法の選択を提案している[9]．また，米国国立がん研究所（NCI）の大規模がん情報ホームページ Cancer Information Physician Data Query（PDQ®）（URL：http://www.cancer.gov/cancertopics/pdq/treatment/adrenocortical/healthprofessional）では病期毎に「標準的な治療選択肢」と「臨床的評価段階の治療選択肢」に分けて記載されている．

❶ 腫瘍の根治切除が可能な例

腫瘍の完全な外科的切除が最良の治療である．腫瘍を完全切除できた症例では，再発のリスクの程度により治療を検討する[9]．病期分類に加えて，病理検査における Ki67 が再発・予後の評価に有用である．ENSAT stage III または Ki67 が 10% 以上の症例では再発リスクが高いと考えられ[14]，mitotane による補助療法を行う．Ki67 が 10% 以下の再発リスクが低い症例に対しての補助療法の有効性についてはエビデンスがなく，mitotane による補助療法または経過観察を検討する．また Ki67 が 30% 以上または下大静脈に腫瘍塞栓を認める症例は再発のリスクが非常に高く，mitotane に加えて cisplatin の投与も考慮する[9]．

❷ 腫瘍の根治切後の再発例

副腎がんは腫瘍切除後もしばしば再発がみられる．術後 12 カ月以降に再発がみられた場合は手術で完全切除が期待できる場合は再手術を行う[15]．完全切除が期待できない場合は腫瘍減量手術，ラジオ波焼灼療法，化学塞栓療法などの局所療法[16,17]や mitotane，cisplatin 併用療法を考慮する．術後 6 カ月以内に再発がみられた場合は再手術による改善が期待しにくく，根治切除不能例に準じた治療を検討する[18]．術後 6～12 カ月以内に再発がみられた場合は個々の症例に応じて治療方針を決定する．

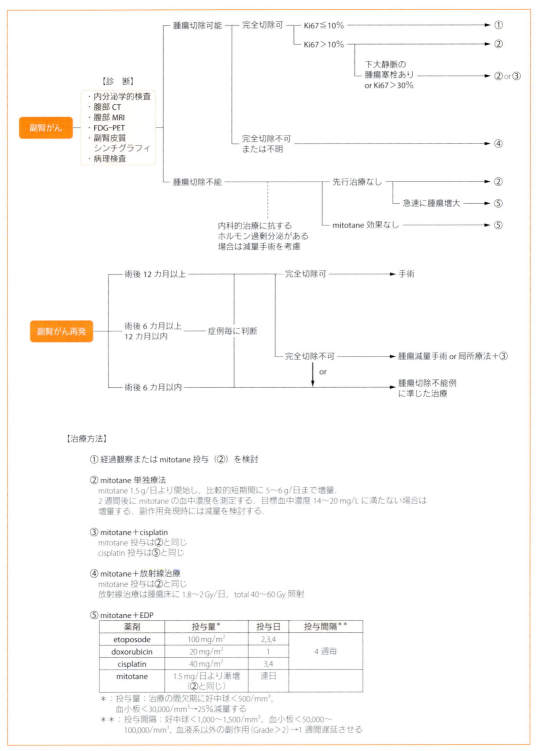

各18 図-3. 副腎皮質がんの decision making のためのフローチャート

❸ 腫瘍の根治切除が不可能な例

腫瘍を完全切除できない症例では，先行治療がされていない際にはmitotane単剤による治療もしくは，ラジオ波焼灼療法，化学塞栓療法を検討する．mitotaneの十分な血中濃度が得られない場合や腫瘍の進行が早い場合（3カ月以内に症状が進行する，術後6カ月以内に再発，2臓器以上侵襲，Ki67＞30％）や，先行治療でmitotaneによる補助療法の効果がみられない場合には，mitotaneに加えてetoposide, doxorubicin, cisplatin（EDP）の併用（EDP-M）療法[19]を行う．ただしわが国ではEDP療法は副腎がんにおいて保険承認されていないため，各施設で倫理的措置を行った上で施行を検討する．化学療法により腫瘍縮小の効果がみられた場合には，治療の継続もしくは完全切除が可能な場合は腫瘍摘出手術を検討する．EDP-M療法で効果がない場合にはmitotane, streptozocinの併用療法[20]やgemcitabine, capecitabineの併用療法[21]などの他の化学療法の追加や変更を検討し，腫瘍の局所症状がみられる場合には放射線治療やラジオ波焼灼療法を検討する．

metyraponeなどの内科的治療でホルモン過剰症状が改善できない場合には，腫瘍容積（原発巣と転移巣の両方）の減少（減量手術）が有用であるとの報告がある[11,18]．一方で，ホルモン非産生副腎がんにおいては，腫瘍容積減量術の積極的な適応は推奨されていない．

■ 経過観察

副腎がんは転移がなくとも，術後再発は高頻度でみられる．局所再発や転移に対する最良の治療は外科的摘出であることから，術後少なくとも2年は3カ月毎の定期的な画像検査の実施が推奨され，またホルモン産生腫瘍では3カ月毎の血中ホルモン測定が再発評価に有用である．その後は段階的に間隔をあけて観察を行い，術後10年までは再発の評価を継続する．FDG-PETは局所再発の診断には有用であるが，小さな転移巣は必ずしも描出されないので注意を要する[22]．

■ 予後の推測

手術による切除の完全性および病期が予後の重要な規定因子である[23]．局所組織への浸潤およびリンパ節転移がない例の予後は良好である．ENS@Tの報告[11]では，ENS@T tumor stage 2008の分類における5年生存率は，StageⅠ 82％，StageⅡ 61％，StageⅢ 50％，StageⅣ 13％であった（各18表-7）．また全体では5年生存率は37～47％とされる[11,24,25]．StageⅣの生存期間は1年未満である[26]．わが国における副腎皮質がんの生存率の報告はない．腫瘍サイズ（12cm以上）[27]，腫瘍のコルチゾール産生，病理組織所見で核分裂像，腫瘍内壊死，核

各18表-7．副腎がんの5年生存率

Stage	症例数	5年生存率
Ⅰ期	23	82％
Ⅱ期	176	61％
Ⅲ期	67	50％
Ⅳ期	150	13％

（文献11）より）

異型，TP53遺伝子変異などは予後不良を示唆するとされる．またMMP2やGLUT1, SF1の発現増加も生存率の低下に関係があると報告されている[28,29,30]．腫瘍の完全切除が可能であった例ではKi67染色陽性率が最も重要な予後予測因子であることが報告されている[14]．

治療方法の各論（各18図-3）

■ 薬物治療

❶ mitotane

mitotane（o, p′-DDD）は副腎に特異的に作用する薬剤で，副腎皮質がんの代表的な治療薬である．StageⅠ-Ⅲで完全切除の得られた症例の再発予防目的に用いる場合やStageⅣをはじめとする完全切除不能例に対して抗腫瘍効果目的に用いられる．

わが国では1984年に厚生省から承認されている．その有効性の有無については多数の報告があるが，Hahnerら[31]は20年間に発表された論文のメタアナリシスにより，約25％で腫瘍縮小効果を認めるとともに，大多数の症例（約80％）で過剰なホルモンのコントロールに有効であったとしている．完全寛解あるいは治癒は極めてまれであるが，切除不能な腫瘍または広範に播種した腫瘍での症状の緩和が期待できる．近年，Megerleらは127例の切除不能な副腎がんに対するmitoane単剤における治療効果を検討しており，26例（20.5％）で奏効が得られ，3例では完全寛解が得られたことを報告した[32]．

一方で，副腎がんの85％に再発を認めること[33]から，術後のmitotaneによるアジュバント治療の是非が問題となっている．2007年にTerzoloらが，根治的切除後のmitotaneによるアジュバント治療が有意に再発リスクを減弱し，無再発期間の延長をもたらすことを報告した[34]．さらに最近，本研究の9年後のフォローアップの結果を報告しており，mitotane投与群はmitotane非投与群と比較して，長期観察後も有意に無再発期間の延長をもたらすことを示した[35]．一方，Postlewaltら[36]は88例の完全切除が得られた副腎がんに対し，mitotaneによるアジュバント治療は単変量解析では無再発期間の延長を示したが，腫瘍stageや化学療法の有無などの交絡因子調整後には無再発期間の延長は確認されなかったと報告した．そのため，特に再発低リスク症例に対するmitotane 投与の是非が問われており，低リスク例における mitotane 投与群と経過観察群の無再発期間の比較を行うランダム化試験である ADIUVO study が進行中である．

・血中濃度，投与量

mitotane の有効性，毒性の予測には血中濃度のモニタリングが重要である．一般に 14 mg/L 以上が有効な治療閾値とされるが，それ以下でも効果を認めることもある．一方，副作用の発現が mitotane の治療域を狭くしている．80％以上の例で消化器症状，中枢神経症状を主とする種々の副作用を認める．血中濃度が 20 mg/L を超えると中枢神経症状の発現頻度が増加する．有効血中濃度を得るのに必要な投与量も個人差が大きいが，Hahner ら[31]は 1.5 g/日で開始し，消化器症状などの忍容性をみながら，比較的短期間で 5〜6 g/日に増量，2 週間後に mitotane の血中濃度を測定して，投与量を調節することをすすめている．一方で Terzolo ら[37]は 1.0 g/日で開始し，3 週間程度かけて 3〜4 g/日まで緩徐に漸増し，血中濃度測定を行うことを勧めている．mitotane は半減期が長いため，同じ投与量でも血中濃度，副作用の発現頻度は増加していく．通常，副作用は可逆的であるため，いったん休薬後，少量から再開する．mitotane の至適投与期間に関する，質の高いエビデンスはないが，再発予防目的に用いる場合は 2〜3 年程度を目処に中止を検討する[37]．

・副作用

主なものでは，消化器症状，中枢神経症状，副腎皮質機能低下症，肝酵素上昇，ホルモン結合蛋白の増加による甲状腺ホルモン低下や性腺機能低下がある．肝酵素については最低でも月 1 回，甲状腺ホルモンや性腺ホルモンは 3〜4 カ月に 1 回程度検査を行うことが望ましい．

・副腎機能低下症

mitotane は副腎細胞障害作用，副腎ホルモン合成酵素阻害作用およびグルココルチコイドの代謝促進などにより，副腎皮質機能低下症をきたす[35]．比較的大量の hydrocortison（50 mg/日）の補充により，副作用発現の増加や薬剤に対する忍容性の低下を回避できる．

❷ 化学療法

副腎がんに対する化学療法は stage Ⅲ〜Ⅳ などの手術で完全切除不能な場合や，術後再発例に対して用いられる．2012 年に多施設前向きランダム化研究である FIRM-ACT 試験の結果から etoposide, doxorubicin, cisplatin＋mitotane（各 18 図-3）による EDP-M 併用療法の有効性が示され根治切除が不可能な副腎がんのファーストライン治療であることが確立した[19]．FIRM-ACT 試験[19]では EDP-M 併用療法と streptozotocin（Sz），mitotan 併用療法を比較し，EDP-M 併用療法群では streptozotocin＋mitotane（Sz-M）併用療法群と比較し全生存期間に有意な差はみられなかったが（14.8 カ月 vs. 12.0 カ月，ハザード比 0.79，P＝0.07），奏効率の上昇（23.2％ vs. 9.2％，P＜0.001），無増悪生存期間の延長（5.0 カ月 vs. 2.1 カ月，ハザード比 0.55，P＜0.001）を認めた．

EDP-M 療法で奏効がみられない場合のセカンドライン治療としては，上述の Sz-M 療法と gemcitabine（＋capecitabine）療法があげられる．近年 Henning ら[38]は 145 例の切除不能例において gamecitabine 療法の有用性を検討しているが，無増悪生存期間は 12 週であり，部分奏効率は 4.9％と著しい効果は確認されなかった．

❸ 分子標的治療薬

2015 年に IGF-1 受容体とインスリン受容体の阻害薬である linsitinib を用いた多施設前向きランダム化研究である GALACCTIC 試験[39]が行われたが，プラセボ群と比較して linsitinib 群は全生存期間・無増悪生存期間の延長が確認されず，切除不能副腎がんの治療として推奨されないことが示された．その他にも sunitinib をはじめとしたチロシンキナーゼ阻害薬においても有望な治療効果は確認されておらず[9]，現時点で副腎がんの治療に有用性のある分子標的治療薬は確立されていない．precision medicine における取り組みとして，Kieler ら[40]は少数例の検討ではあるが，次世代シーケンサーを用いた 50 種のがん関連遺伝子パネルを作成し，標準治療の適応とならない，副腎がん 10 例を含む，固形腫瘍・リンパ腫の計 297 例の検討で，非副腎がん例では約 55％の例で何らかの治療薬が選択されたが，副腎がんでは化学療法・分子標的治療薬・免疫チェックポイント阻害薬を含め，いずれも副作用をこえると期待される治療薬が確認されなかったことを報告している．

❹ ホルモン過剰に対する治療

機能性腫瘍では，過剰に産生されるホルモンの作用が疾患の重症度や患者 QOL に影響する．特に Cushing 症候群では cortisol による低カリウム血症，糖尿病，骨粗鬆症，感染症，心不全，静脈血栓症などの多様な合併症を認めるため，mitotane のみならず metyrapone, trilostane などを併用し，血中 cortisol 濃度を低下させる必要がある．米国では aminoglutethimide, ketoconazole, etomidate なども使用されるが，わが国では承認されていない．いずれの場合も，cortisol 濃度を適切に保つ必要があり，熟練した専門医の関与が必要である．一方で，上記薬剤を用いたとしても cortisol 分泌過剰の抑制困難なことが経験され，腫瘍減量手術が可能な場合は検討を行い，手術不能な場合は各々の代謝異常に対する対症療法を行う．

■ 外科手術

Stage I～IIIでは**熟練した医師による腫瘍の完全摘除が最良の治療法**であり，治癒の可能性が最も高い[41]．根治的外科手術例の5年全生存率は約40%とされる．遠隔転移があり原発巣の摘出が不可能な場合の予後は極めて悪く，1年以内とされるが，肝臓への遠隔転移を認める場合にも転移巣も含め完全切除が可能であった場合は，完全切除不能例と比較して長期の5年生存率が得られたことが報告された[42]．

2017年に欧州内分泌外科学会から副腎皮質がんの外科手術に関するコンセンサスステートメントが報告され[43]，副腎皮質がんが疑われる場合の術式に関しては，隣接臓器へ浸潤，リンパ節転移，腫瘍径6 cm以上などの場合には開腹手術が推奨され，上記を満たさない症例においてのみ熟練した外科医が施行する場合に限り，腹腔鏡手術の適応も考慮される．腫瘍摘出の際は，浸潤した臓器，リンパ節をen blocで切除し，腫瘍細胞の播種と局所再発のリスクを減らすために，腫瘍の皮膜を傷つけないで摘出することが重要である．

■ ラジオ波焼灼療法

近年，肝臓などの固形がんの治療での有用性が明らかにされ汎用されつつある．副腎がんでも転移巣や5 cm以下の原発巣の治療に有効と報告されているが，手技面での簡便性，術後回復期間の短縮などのメリットと合併症などのリスクとの関連の詳細は不明である．

■ 放射線治療

放射線治療も有効な場合があり，tumor responseを認めたとの報告もあり[44]，手術適応のない限局性病変には適応があると考えられるが，十分なエビデンスはない．骨転移には有効であるとの報告もある[18]が，熟練した放射線治療医の関与が重要である．また腫瘍が完全摘出できていない症例や病理組織で悪性度が高いと診断された症例では，術後に腫瘍床への放射線治療（40〜60 Gy/1回1.8〜2 Gy）により局所再発のリスクが低下すると報告されているが[45,46]，全生存期間の改善は示されていない[47]．一方で，近年，米国のNational Cancer Databaseを用いた，遠隔転移を認めない副腎がん171例に対する術後放射線治療に対する後視的検討[48]では，全患者では全生存期間の延長は既報と同じく確認されなかったが，組織断端陽性例では40%/年の死亡リスクの低減が確認された[48]．しかし，本研究ではデータベース解析であり，局所再発に対する検討は行えていないため，死亡リスク低減が副腎がん由来によるものかは不明である．疾患希少性もあり，副腎がんの放射線治療のエビデンスは十分ではないが，stage III例や組織断端陽性例への治療や疼痛緩和目的の治療は有用な手段と考えられる．

治療方法の最新動向

近年，The Cancer Cenome Atlasプロジェクトをはじめとした，包括的な腫瘍の全遺伝子解析が進められ，治療応用が期待されている．副腎がんでも同様の取り組み[49]が行われており，ドライバー遺伝子としてIGF/mTOR経路に関連するIGF-2，CDKN1CやWnt/β-catenin経路に関連するCTNNB1，ZNEF3，p53/Rb経路に関連するRB1，TP53，細胞周期に関連するCCNB1など複数の経路に変異が確認されている[50]．上記に加えてZhengら[49]はmRNA発現，micro RNA，DNAコピー数，DNAメチル化発現から副腎皮質がんを包括的な遺伝情報に基づき腫瘍の悪性度を3種類のclusterに分類しており，生命予後との密接な関連を示している．分子標的治療薬を用いた治験はいずれも成果を得られていないが，統合的な遺伝情報に基づく治療法の適正化が期待されている．

[参考文献]

1) National Institutes of Health：NIH Consens State Sci Statements, 19：1-25, 2002.
2) Delivanis DA, et al：Clin Clin Endocrinol（Oxf), 88：30-36, 2018.
3) Groussin L, et al：J Clin Endocrinol Metab, 94：1713-1722, 2009.
4) Guerin C, et al：J Clin Endocrinol Metab, 102：2465-2472, 2017.
5) Sasano H, et al：Endocr Pathol, 17 (4)：345-354, 2006.
6) Lalli E, et al：Endocr Relat Cancer, 25：R31-R48, 2018.
7) Salvianti F, et al：Oncotarget, 8：65525-65533, 2017.
8) Creemers SG, et al：J Clin Endocrinol Metab, 102：3611-3615 2017.
9) Martin Fassnacht, et al：J Clin Endocrinol Metab, 98：4551-4564, 2013.
10) DeLellis RA, et al：2004 World Health Organization classification of tumours. Pathology and genetics of tumours of endocrine organs. Lyon, France：IARC Press. 2004.
11) Fassnacht M, et al：Best Pract Res Clin Endocrinol Metab, 23：273-289, 2009.
12) Brierley, et al：8eh ed. John Wiley & Sons, 2016.
13) Bellantone R, et al：Surgery, 122：1212-1218, 1997.
14) Beuschlein F, et al：J Clin Endocrinol Metab, 98：841-849, 2015.
15) Ilknur Erdogan, et al：J Clin Endocrinol Metab, 98：181-191, 2013.
16) Cazejust J, et al：J Vasc Interv Radiol, 21：1527-1532, 2010.
17) Ripley RT, et al：Ann Surg Oncol, 88：1972-1979, 2011.
18) Schteingart DE, et al：Endocr Relat Cancer, 12：667-680, 2005.
19) Fassnacht M, et al：N Engl J Med, 366：2189-2197, 2012.
20) Khan TS, et al：Ann Oncol, 11：1281-1287 2000.
21) Sperone P, et al：Endocr Relat Cancer, 17：445-453, 2010.
22) Leboulleux S, et al：J Clin Endocrinol Metab, 91：920-925, 2006.
23) Lee JE, et al：Surgery, 118：1090-1098, 1995.
24) Bilimoria KY, et al：Cancer, 113：3130-3136, 2008.
25) Abiven, G, et al：J Clin Endocrinol Metab, 91：2650-2655, 2006.
26) Wooten MD, et al：Cancer, 72：3145-3155, 1993.
27) Harrison LE, et al：Arch Surg, 134：181-185, 1999.
28) Volante M, et al：Mod Pathol, 19：1563-1569, 2006.
29) Fenske, W, et al：Cancer, 16：919-928, 2009.
30) Sbiera S, et al：J Clin Endocrinol Metab, 95 (10)：E161-171, 2010.
31) Hahner S, et al：Curr Opin Investig Drugs, 6：386-394, 2005.
32) Megerle F, et al：J Clin Endocrinol Metab, 103 (4)：1686-1695, 2018.
33) Pommier RF, et al：Surgery, 112：963-970；discussion, 970-971, 1992.
34) Terzolo M, et al：N Engl J Med, 356：2372-2380, 2007.
35) Berruti A, et al：J Clin Endocrinol Metab, 102 (4)：1358-1365, 2017.
36) Postlewait LM, et al：J Am Coll Surg, 222 (4)：480-490, 2016.
37) Terzolo M, et al：J Endocrinol Invest, 37 (3)：207-217, 2014.
38) Henning JEK, et al：J Clin Endocrinol Metab, 102 (11)：4323-4332, 2017.
39) Fassnacht M, et al：Lancet Oncol, 16 (4)：426-435, 2015.
40) Kieler M, et al：Oncology, 94 (5)：306-310, 2018.
41) Dackiw AP, et al：World J Surg, 25：914-926, 2001.
42) Baur J, et al：BMC Cancer, 17 (1)：522, 2017.
43) Gaujoux S, et al：Br J Surg, 104：358-376, 2017.
44) Percarpio B, et al：Acta Radiol Ther Phys Biol, 15：288-292, 1976.
45) Polat B, et al：Cancer, 115：2816-2823, 2009.
46) Sabolch A, et al：International Journal of Radiation Oncology, Biology, Physics, 80：1477-1484, 2011.
47) Habra MA, et al：J Clin Endocrinol Metab, 98：192-197, 2013.
48) Nelson DW, et al：Ann Surg Oncol, 25 (7)：2060-2066, 2018.
49) Zheng S, et al：Cancer Cell, 29：723-736, 2016.
50) Creemers SG, et al：Endocr Relat Cancer, 23：R43-69, 2016.

■馬越洋宜，立木美香，成瀬光栄

19 膵消化管神経内分泌腫瘍
Neuroendocrine Neoplasm

What's New in

診 断

神経内分泌腫瘍（neuroendocrine neoplasm：NEN）は，腫瘍細胞が神経内分泌細胞としての特徴を備えた腫瘍を総称したものである．神経内分泌細胞とは，神経細胞と内分泌細胞の両者の特徴を兼ね備え，神経伝達物質（カテコールアミンやセロトニンなど）やペプチドホルモンを細胞内に保有または分泌する細胞で，全身のさまざまな器官や組織に分布する．それらは以前，Pears によって amine precursor uptake and decarboxylation（APUD）cells と総称され，発生学的に神経稜 neural crest（神経外胚葉）に由来する細胞群として提唱されたが，現在では内胚葉や外胚葉などその他に由来するものも存在し，神経内分泌細胞は単一の起源ではないとされる．代表的な神経内分泌細胞には，①膵内分泌細胞（膵島細胞），②全身に分布する argentaffin 細胞（基底顆粒細胞），③enterochromaffin cell（EC cell），④enterochromaffin-like cell（ECL-cell），⑤Kulchitsky cells，⑥副腎髄質，⑦下垂体（前葉，後葉），⑧甲状腺 C 細胞（傍濾胞細胞），⑨交感神経に沿って分布するパラガングリオンの細胞，⑩頸動脈小体，⑪皮膚のメルケル細胞などがある．なお，④の enterochromaffin-like cell（ECL）は，enterochromaffin cell（EC）の組織学的特徴を備えるが，セロトニンを保有せず胃壁にのみ存在する．

これらの神経内分泌細胞から発生する腫瘍はペプチドホルモンやアミンを分泌または細胞内に保有するために，血液検査や尿検査，組織標本の免疫組織化学染色でそれらの特徴的な物質や代謝産物を認めることができる．また，顕微鏡的に特徴的な形態を有し，多くの場合で他の上皮性腫瘍と区別できる．特徴的な免疫組織化学染色として，シナプトフィジンやクロモグラニン A がある．これらの特徴を兼ね備える典型的な腫瘍には，膵内分泌（膵島細胞）腫瘍，消化管と気道，その他全身から発生するカルチノイド（carcinoid），肺と肺以外から発生する小細胞がん（small cell carcinoma）などがある．しかし，近年その他に同様の特徴を備えるさまざまな腫瘍の存在が認識されるようになってきた．

各 WHO working group では近年徐々に改善されてきてはいるものの，定義や分類は各臓器ごとに横断的に統一されていない．そのなかで肺，膵，消化管原発は診断と治療方法の進歩と共に最も整理されてきている．

診断においては，欧米では NEN 診断および治療効果のモニタリングに血中クロモグラニン A（CgA）の有用性が示されているが，日本で測定はできるが保険未収載である．超音波内視鏡（EUS）の普及により，非機能性で比較的小さな腫瘍サイズの膵消化管 NEN に対して超音波内視鏡下穿刺吸引法（FUS-FNA）が行われるようになり，正確な病理診断および組織に見合った治療が可能となってきた[1,2]．また，多くの高分化型 NEN にはソマトスタチン受容体（SSTR）-2 が発現しており，それを利用したソマトスタチン受容体シンチグラフィ（SRS）が日本でも承認された[3]．

機能性 NEN は腫瘍が放出するホルモンによる症状，転移性のものは悪性腫瘍として生命予後にかかわる（各19表-1）．膵 NEN では約 35％が機能性であり，インスリノーマは低血糖症状を呈するが，中枢神経症状（頭痛，めまい，意識障害，けいれん）と自律神経症状（空腹感，発汗，振戦）に分けられる[4]．長期にわたると体重増加や記憶障害，知能低下をきたす例も存在する．ガストリノーマでは Zollinger-Ellison 症候群として難治性潰瘍や下痢が知られている[5,6]．グルカゴノーマは壊死性遊走性紅斑と呼ばれる特徴的な皮疹が有名である．他に舌炎，

各19表-1．膵消化管神経内分泌腫瘍の症状

腫瘍	症状
消化管神経内分泌腫瘍 （主にセロトニンを分泌）	潮紅，下痢などのカルチノイド症候
インスリノーマ （インスリン）	低血糖症状：発汗，めまい，動悸，振戦，意識障害，食事による症状回復
ガストリノーマ （ガストリン）	Zollinger-Ellison 症候群 （難治性消化性潰瘍，下痢）
グルカゴノーマ （グルカゴン）	遊走性壊死性紅斑，体重減少，糖尿病，口内炎，下痢
VIP オーマ （VIP）	WDHA syndrome （頻回の水様下痢，低カリウム血症）
ソマトスタチノーマ （ソマトスタチン）	胆石症，体重減少，下痢，脂肪便，糖尿病
非機能性	膵腫瘍や肝転移による症状

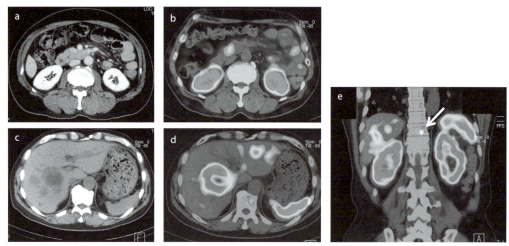

各19 図-1. 非機能性膵神経内分泌腫瘍症例におけるソマトスタチンシンチグラフィー（SRS）
非機能性 PNEN の肝転移の患者で，^{111}In-SRS は CT と同様に原発巣の膵頭部および肝転移巣に集積した（a〜d）．しかし，^{111}In-SRS により CT では描出できなかった骨転移を指摘できた（e）．
（電子版にカラー写真を掲載しているのでご参照ください）
（Ito T, et al：J Gastroenterol, 52（1）：9-18, 2017 を一部改変）

口角炎，体重減少，糖尿病，などがある[5]．VIP オーマは WDHA 症候群として知られる．腫瘍からの VIP 分泌により，腸からの電解質や水の分泌が亢進する結果，激しい水様性下痢，低カリウム血症，代謝性アシドーシスが認められる[5]．ソマトスタチノーマは糖尿病・胆石・脂肪便が3主徴であり，これらの疾患の精査中に発見されることがある[5]．一方，消化管NENではセロトニンを産生して皮膚の紅潮や反復性下痢などのカルチノイド徴候を示す症例は全体の約3％と少ないが，その診断には尿中5-ハイドロキシインドール酢酸（5-HIAA）の測定が有用である．非機能性では特異的症状を呈さず，腫瘍増大による症状（周囲への圧迫・浸潤）や遠隔転移によって発見されることが多い[7]．膵消化管NENは実地臨床において頻繁に遭遇する疾患ではないが，常に鑑別診断として念頭に置いておくことが重要である．

膵消化管NEN診断に用いられる検査は多岐にわたる．症状や画像よりNENが疑われた場合，各種膵ホルモンの基礎値を測定する．MEN-1鑑別のために，初診時に血清Caおよび副甲状腺ホルモン（PTH）を測定する．前述したように，腫瘍バイオマーカーとして血中CgA測定が有用であるが，日本では保険適用はない．高分化NENでは神経特異的エノラーゼ（NSE）も有用だが感度は低い．低分化型NENではPro-GRPが高値を示すことが多い．インスリノーマやガストリノーマが疑われた場合，負荷試験を加えて存在診断を進める．インスリノーマではWhippleの3徴や，Fajan's index（血漿インスリン濃度／空腹時血糖>0.3）などが知られている．存在診断のGold standardは絶食試験である．一方，画像診断では多くのNENは多血性で内部均一な腫瘍であるが，乏血性を示すものや囊胞変性を伴うような非典型例では，他の腫瘍との鑑別が必要となる．また，インスリノーマやガストリノーマでは腫瘍が小さいものも多く，正確な局在診断が重要である．症例に応じて超音波検査，CT・MRI，EUS，ERCPなどを組み合わせる．また，選択的動脈内カルシウム注入法（SACI）は，腫瘍局在を判定する方法で描出困難な腫瘍の存在領域診断が可能である[8]．またNENの全身分布の診断にはSRSが有用であり，日本でも2016年1月より使用可能となった．ソマトスタチンアナログであるpentetreotideを放射性インジウム（^{111}In）で標識したoctreotideを静脈内投与すると，SSTRに特異的に結合および集積し，NETを描出する方法である．また，断層画像（SPECT）の併用が病巣の検出率向上に有効である．最近では，^{68}Ga-DOTATOCや^{68}Ga-DOTATATEも用いられ，その有用性も報告されているが，日本では保険で承認されていない．SRSは①局在および転移診断，②SSTR2の発現の確認，③フォローアップの目的で使用される（**各19 図-1**）．

病期分類，治療方法の選択，予後の推測（各19 図-2）

NENの病期分類は2010年に改訂されたWHO分類[9]を用いて行う．従来の病理組織学分化度や生物学的悪性度分類とは異なり，Ki67指数が最も重要とされた．

NENは高分化型のNET（neuroendocrine tumor：NET）と低分化型のNEC（neuroendocrine carcinoma：

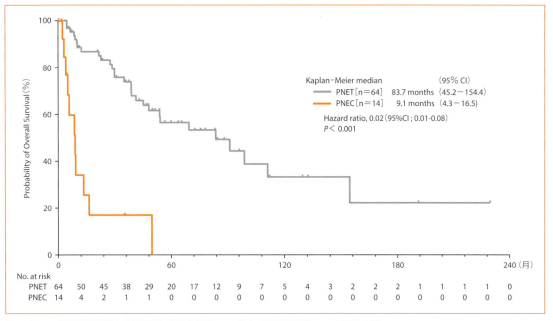

各 19 図-2. 進行性膵神経内分泌腫瘍に高分化型膵 NEN および低分化型膵 NEC の予後の違い

(Lee L, et al：Jpn J Clin Oncol, 45（12）：1131-1138, 2015 を一部改変)

各 19 表-2. 気管支・肺神経内分泌腫瘍の WHO 分類（2015 年）

	Typical carcinoid	Atypical carcinoid	Large cell neuroendocrine carcinoma	Small cell lung carcinoma
Neuroendocrine morphology	Yes			
Mitosis/2mm^2	0〜1	2〜10	>10	
Necrosis	No	Focal, if any	Yes	
Ki67 index	Up to 5%	Up to 20%	40〜80%	50〜100%

WHO classification Tumours of the Lung, Pleura, Thymoma and Heart 4th Edition, International Agency for Research on Cancer, Lyon, 2015.

(Lee L, et al：Jpn J Clin Oncol, 45；12：1131-1138, 2015 より一部改変)

NEC）に大別し，NET はさらに G1（Grade 1：NET G1）と G2（Grade 2：NET G2）に細分類された．Ki67 指数は 2% 以下を NET G1，2% を超えて 20% までを NET G2，20% を超える場合に NEC G3 と分類されている．しかし，膵 NEN の場合 Ki67 指数が 20% を超えるが高分化型の場合，NEC G3 と治療反応性が異なることより[10]，NET G3 というカテゴリーを新たに作成され 2017 年に WHO 分類が膵 NEN のみ改訂されている[11]．まず，分化度で高分化と低分化に分類し，さらに予後および増殖に関与する Ki67 指数に重視された．高分化型の NET と低分化型の NEC では後明らかに治療方法の選択が異なってくる．また，NEN の分化度を知るためには，神経内分泌細胞マーカーの免疫組織の検索が必要である．一般に，NET では CgA やシナプトフィジンをびまん性に強発現する．NEC ではシナプトフィジンはびまん性に発現するが，CgA は弱くあるいは局所的に発現する．最近，NEC と

NET では遺伝子変異のパターンが異なることを示され[12]，NEC では肺小細胞がんと同様に p53，Rb および Bcl-2 の遺伝子変異パターンを認め，NET との鑑別に有用である[12]．一方，気管支・肺 NEN では 2015 年に WHO 分類が改訂されている（各 19 表-2）．

治療方法（各 19 図-3）

■ 膵消化管 NET の薬物療法

❶ 分子標的薬

近年，膵 NET（PNET）に対するさまざまな分子標的薬を用いた GLOBAL の臨床試験が行われてきた．その結果 mTOR 阻害薬である everolimus とマルチキナーゼ阻害薬である sunitinib が進行性 PNET（NET G1/G2）に有効であることが示された．さらに，everolimus は消化管 NET に対して有効性が示され保険適用となった．

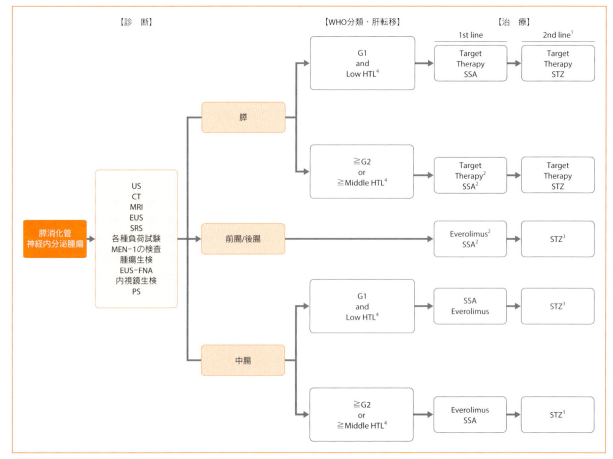

各19 図-3. 膵消化管神経内分泌腫瘍の decision making のためのフローチャート

膵・消化管 NET に対する治療においては，腫瘍の機能性，組織型，増殖能（Ki67 指数），深達度，転移の有無を正確に評価し，腫瘍の分化度および悪性度に合わせた治療が必要である．NET G または G2 以上（膵 NET の場合のみ NET G3 が有り）か，また肝転移量（hepatic tumor load；HTL）により薬剤選択を行っていく．
1：1st line に記載された薬剤使用後の選択肢である．
2：症例に応じて分子標的薬と SSA の併用も考慮する．
3：STZ のエビデンスレベルは低い．肝転移のみの場合は TAE も考慮可能である．
4：肝転移の容量（hepatic tumor load；HTL）

・everolimus（1 日 1 回 10 mg を経口投与．病態に応じて減量，休薬する）

進行性膵 NET 患者（高分化型内分泌がん：NET G1/G2 相当）を対象とした第Ⅲ相二重盲検試験（RADIANT-3）が Global 試験として行われた[13]．everolimus はプラセボと比較して，PFS の中央値を 4.6 カ月から 11.0 カ月に延長し，進行リスクを 65% 減少した．有害事象としては食思不振，全身倦怠感，皮疹，口内炎，頭痛，高脂血症，消化管障害，低リン血症，下痢，血小板減少，白血球減少が報告された．G3/4 の有害事象としては口内炎，感染症，悲感染性肺炎，貧血，血小板減少が報告されているが頻度は少ない[13]．当試験の結果を受けて，everolimus の PNET に対する効能が国内にて承認された．また，RADIANT-3 試験の日本人サブグループ解析において，everolimus は臨床的意義のある PFS（progression-free survival：無増悪生存期間）の改善をもたらし，その忍容性も良好であることが実証された[14]．切除不能または転移性の進行性消化管・肺非機能性 NET 患者（NET G1/G2）を対象とした everolimus（10 mg 経口連日投与）の国際多施設共同第Ⅲ相臨床試験（RADIANT-4）が施行された．登録症例は 302 例であり，そのうち日本人が 11 例含まれている．割り付けは 2：1 で everolimus 群 205 例，プラセボ群 97 例であった．その結果 everolimus はプラセボと比較して，PFS の中央値を 3.9 カ月から 11.0 カ月に延長し，進行リスクを 52% 減少（ハザード比 = 0.48，$p < 0.001$）させた[15]．現在，日本では高分化型の膵，消化管および肺 NET に保険適用がある．

・sunitinib（1 日 1 回 37.5 mg を連日，経口投与する．病態に応じて減量，休薬する）

sunitinib は細胞増殖抑制効果と，新生血管抑制効果が

報告され，腎がんや gastrointestinal stromal tumors（GIST）で抗腫瘍効果が報告されている．PNET（NET G1/G2）に対して二重盲検第Ⅲ相 Global 試験が行われた[16]．PFS の中央値は sunitinib 群 vs プラセボ群で，11.4 カ月 vs 5.5 カ月で有意に sunitinib 群が PFS を延長した．有害事象としては好中球減少，血小板減少，高血圧や手足症候群などが報告されている．国内第Ⅱ相試験でも PNET に対する効果が報告され，日本でも承認された[17]．現在，日本では高分化型の膵 NET のみに保険適用がある．

❷ 全身化学療法

進消化管行性 NET に対する全身化学療法は，日本においてはいまだ十分なエビデンスはない．欧米では NET G1/G2 に対する全身化学療法では streptozocin（STZ）が使用されている．現在，膵消化管 NET に対する STZ の国内第Ⅰ/Ⅱ相試験が終了し，国内でも使用が可能になった[18]．投与方法は 2 通りあり，①体表面積あたり STZ 500 mg を 1 日 1 回 5 日間連日点滴静注し，37 日間休薬する daily 法と，②体表面積あたり STZ 1,000 mg を 1 週間に 1 日 1 回点滴静注する weekly 法である．weekly 法の場合は，必要に応じて適宜増減できるが 1 回の投与量は体表面積あたり 1,500 mg を超えないようにする．

一方，低分化型の神経内分泌がん（NEC）においては小細胞肺がんの治療に準じ，白金製剤をベースとする併用療法が推奨される．病理学的・臨床的に類似である小細胞肺がんでのエビデンスに準じ，白金製剤をベースとした併用療法 etoposide + cisplatin，irinotecan + cisplatin が用いられ，高い奏効割合が報告されているが，ランダム化比較試験は実施されていない．いずれも保険未承認であるが，2018 年 2 月 26 日から社会保険診療報酬支払基金の事務連絡により保険償還が認められている．

❸ ソマトスタチンアナログ療法

ソマトスタチンアナログの octreotide は，NET の内分泌症状を改善する目的で用いられてきた．2009 年に中腸由来の転移性高分化型消化管 NET 患者を対象に前向きランダム化プラセボ対照二重盲検試験による octreotide LAR の抗腫瘍効果が検討された（PROMID 試験）[19]．TTP（time to tumor progression）の中央値は octreotide LAR 群で 14.3 カ月，プラセボ群で 6.0 カ月と octreotide LAR 群にて有意な延長を認めた．抗腫瘍効果は肝腫瘍量が 10% 以下の症例，原発巣の切除例で最も高く認められ，機能性・非機能性の別，血中クロモグラニン A 値，PS や年齢には寄らないことが示された．わが国でも消化管 NET に octreotide LAR が保険承認された（octreotide LAR 30 mg を 4 週頃に筋肉内注射する）．

さらに，CLARINET 試験[20]および日本での国内第Ⅱ相試験[21]の結果に基づくエビデンスにより，2017 年 7 月に lanreotide 120 mg が膵・消化管神経内分泌腫瘍に対して適応症として追加された（lanreotide 120 mg を 4 週毎に 1 回皮下投与）．今後，分子標的薬との併用療法の可能性も期待できるが症例の蓄積が必要である．

[参考文献]

1) Hasegawa T, et al：Endoscopy, 46：32-38, 2014.
2) Hijioka S, et al：J Gastroenterol, 50：564-572, 2015.
3) Ito T, et al：Int J Endocr Oncol, 3：53-66, 2016.
4) 五十嵐久人，他：膵臓，23：676-684, 2008.
5) 今村正之監修：膵・消化管神経内分泌腫瘍（NET）診断・治療・実践マニュアル，総合医学社，2011.
6) Igarashi H, et al：Internal Med, 49（17）：1839-1840, 2010.
7) Ito T, et al：Gastroenterol Hepatol（N Y），6：57-59, 2010.
8) Imamura M et al：World J Gastroenterol, 16（36）：4519-4525, 2010.
9) Bosman FT, et al：WHO Classification of Tumours of the Digestive System, Vol 3, 4th edn. Lyon：IARC, 2010.
10) Sorbye H, et al：Ann Oncol, 24：152-160, 2013.
11) WHO Classification of Tumours of Endocrine Organs. Eds：Lloyd RV, et al. 4th Edition. 2017 IARC Press, Lyon France.
12) Yachida S, et al：Am J Surg Pathol, 36：173-184, 2012.
13) Yao JC, et al：N Eng J Med, 364：514-523, 2011.
14) Ito T, et al：Jpn J Clin Oncol, 42（10）：903-911, 2012.
15) Yao JC, et al：Lancet, 387（10022）：968-977, 2016.
16) Raymond E, et al：N Eng J Med, 364：501-513, 2011.
17) Ito T, et al：Invest New Drugs, 31：1265-1274, 2013.
18) Aoki T, et al：J Gastroenterol, 50（7）：769-775, 2015.
19) Rinke A, et al：et al：J Clin Oncol, 27（28）：4656-4663, 2009.
20) Caplin ME, et al：N Engl J Med, 371（3）：224-233, 2014.
21) Ito T, et al：Invest New Drugs, 35（4）：499-508, 2017.

伊藤鉄英，藤山　隆

What's New in

20 原発不明がん
Cancer of Unknown Primary Site

■ 原発不明がんの定義

原発不明がん（CUP：Cancer of unknown primary site または Carcinoma of unknown primary）は，臨床的に十分な全身検索にもかかわらず原発巣が不明な，組織学的に診断された転移性の悪性腫瘍と定義される[1]．原発不明がんの診断段階における疾患群の区分に際しては，英国の National Institute for Health and Clinical Excellence（NICE）が2010年に発表した転移性の原発不明がんに関するガイドラインのなかで，各20表-1のように原発不明がんに関連する用語の定義を提唱している[2]．今のところ適切な用語の日本語訳はないものの，MUOとprovisional CUPについては「原発不明がん（の）疑い」，confirmed CUPは「原発不明がん」という呼称が妥当かと思われる．

各20表-1．原発不明がんに関連する用語の定義
- Malignancy of undefined primary origin（MUO）：包括的な精密検査の実施前で初期対応の限られた検査のなかで転移性腫瘍が疑われているものの明らかな原発巣は特定されないもの．
- Provisional carcinoma of unknown primary origin（provisional CUP）：組織診や細胞診などに基づいて上皮性腫瘍（がん）または神経内分泌腫瘍などの病理診断を得ているが，限定的なスクリーニング検査は受けているものの専門家の診察や特別な検査が行われる前であって，原発巣が特定されていない状態．
- Confirmed carcinoma of unknown primary origin（confirmed CUP）：組織診に基づいて上皮性腫瘍（がん）または神経内分泌腫瘍などの最終的な病理診断が得られており，一般的な原発巣精査のスクリーニング検査に加えて専門家の診察や特別な検査が行われた後でも原発巣が特定されていない状態．

■ 発症機序

原発不明がんの発症機序には，これまでさまざまな機序が考えられてきた[3]．大きく分けた場合，以下の3つが考えられている[4,5]．①転移が多すぎて，原発巣が埋もれている，②潜在的ながんの発生母地が原発臓器以外に存在している[6,7]，③原発巣が成長する早期の段階で転移が生じている（さらに，原発巣が退縮する）[8,9]．

一方で，原発不明がんでは，早期から転移をきたす特性，原発臓器ごとに好発する転移臓器（organ-specific colonization）を失う理由などがわかっていない[8]．

診断
■ 診断の原則

上皮性腫瘍は原発巣ごとに最適治療が確立してきているのに対して，非上皮性腫瘍や胚細胞腫瘍等その他の腫瘍は，組織型に応じて最適治療が確立してきている．原発不明がんであっても，上皮性腫瘍では原発巣（the tissue of origin）を推定できれば，可能な限り推定される原発巣に沿った治療を行うことが重要と考えられる．そのために系統的な診断が重要とされている．

原発不明がん疑いのなかで，MUO症例の場合，悪性腫瘍の診断確定のためにも，組織採取は精査の初期段階で検討するべきである．病変の生検は，手技的にアプローチがしやすく安全でかつ十分な組織検体を採取できる，部位を選択し適切な方法を選択する．孤立性の病変の場合には，播種等が将来的な根治切除可能性に影響してしまうため，診断過程の初期段階で，組織生検を検討する時点で臓器別診療科（チーム）へ相談しておくことが望ましい[2,10]．

また，原発不明がんの精査では明らかな原発巣がみつかるのは3割以下[11]，剖検まで行っても2〜3割の症例では原発巣がはっきりしない[12]．むやみに精査に時間をかけることなく，プライマリケアでの初期評価は2週間以内[2]，さらにがん専門施設であっても，1カ月以内に原発巣検索を行う[13]ことが推奨される．一方で，精査を行って診断がついても抗がん薬などによる治療適応がないと判断される場合には，患者の不利益とならないように十分な説明を提供した上で過剰な精査は避けることが望ましい．

原発不明がんの精査は，初期評価と選択的な評価に分けられる（各20表-2）．まず初期評価を行ったうえで，症例ごとの臨床情報に基づいた，鑑別診断として疑われる原発臓器に対する選択的な評価（focused evaluation）を行うことが勧められる[14〜16]．

各20表-2の下段に示すように，focused evaluationでは，病理組織学的な情報を加味して[17]，実施する検査を取捨選択する．原発巣の精査は，転移病巣の部位と病理組織型から推定される原発巣に関連する部位を中心に行う（各20表-2）．内視鏡検査（呼吸器内視鏡，上部および下部の消化管内視鏡検査）は，症状がある場合や病理学的な評価で原発巣の鑑別診断として疑われる場合に行うことが推奨さる[14,18]．PET-CTについては，頸部や鎖骨上リンパ節転移の原発不明がん（cervical CUP）や局在する病変する単発の病変で根治的な局所療法が適応になる原発不明がんなどで追加する[10]．Cervical CUPに対するPET-CTの感度と特異度は，それぞれ97％と68％とされている[19]．一方で，頸部リンパ節病変以外の原発不明がんの原発精査におけるFDG-PET-CTの有用性については，統一的な肯定的見解は得られていない[20]．乳がんが鑑別診断と

各20 表-2. 初期評価と選択的検査

【初期評価】
- 問診・身体所見（直腸診，乳房，陰嚢，内診）
- 血液検査（血算，生化学）
- 胸部 X 線検査
- 頸部，胸部，腹部造影 CT
- 便潜血
- 女性のマンモグラフィ

【選択的検査】

組織	サブセット	追加検討する検査
腺がん	腋窩リンパ節転移女性	乳房 MRI，ER，HER2 染色，乳腺外科診察
	腹膜播種のある女性	CA125 測定，消化管内視鏡検査，婦人科診察
	骨転移単独病変の男性	PSA 測定，泌尿器科診察
孤立性転移病変		PET-CT
扁平上皮がん	頸部リンパ節腫脹	耳鼻科診察（頭頸部，頭頸部内視鏡検査），PET-CT
未分化がん	若年男性，縦隔後腹膜リンパ節腫脹	HCG，AFP 測定，泌尿器科診察

MRI：magnetic resonance imaging, ER：estrogen receptor, PgR：progesterone receptor, PSA：prostate-specific antigen, HCG：human chorionic gonadotropin, AFP：alpha-fetoprotein, PET-CT：positron emission tomography-computed tomography

（Ann Oncol 26（suppl 5）：v133-v138, 2015）

各20 表-3. 予後良好群の一覧と推定される予後[18,35]

特定の治療を有するサブセット	推定される原発臓器	治療方法	治療成績
①腺がん，女性，腋窩リンパ節転移のみ	乳腺	腋窩リンパ節転移陽性の乳がんに対する治療	5 年生存割合 72%
②漿液性腺がん，女性，がん性腹膜炎のみ	卵巣・卵管・腹膜	臨床病期Ⅲ期の卵巣がんに対する治療	OS 中央値 30 カ月
③腺がん，男性，多発性の造骨性骨転移，血清中 PSA 高値（または免疫染色で PSA 陽性）	前立腺	転移性前立腺がんに対する治療	5 年生存割合 20～30%
④低・未分化がん，50 歳以下の男性，縦隔・後腹膜リンパ節転移など体の正中線上に病変が分布	胚細胞	性腺外原発の胚細胞腫瘍に対する治療	OS 中央値 8～15 カ月
⑤扁平上皮がん，上・中頸部リンパ節転移のみ	頭頸部	頭頸部がんに対する治療	5 年生存割合 50～60%（ほぼ完治）
⑥低悪性度の神経内分泌腫瘍，高悪性度の神経内分泌がん	−	神経内分泌腫瘍，神経内分泌がんの治療	神経内分泌腫瘍：OS 中央値 40 カ月，神経内分泌がん：OS 中央値 15.5 カ月
⑦限局するリンパ節転移のみ	−	局所療法（外科切除，放射線治療）を検討	5 年生存割合 12.5～35%
⑧CK20＋ CDX2＋ CK7−の腺がん または molecular profile で大腸がん	大腸・直腸	転移性大腸がんに準じた化学療法	OS 中央値 20～24 カ月

なる症例で，マンモグラフィーや超音波検査で原発巣が発見されない場合でも，乳房 MRI 検査の追加により，6 割以上で原発が見つかるとされ，乳房 MRI が推奨される[21～24]．腫瘍マーカーについては，胚細胞腫瘍を疑う症例での AFP と β-HCG，全身骨転移を認める男性の腺がん症例の PSA の上昇，分化型甲状腺がんを疑う症例でのサイログロブリンの有用性が報告されている[25～27]．

治療方法の選択・予後（各20 図-1）

■ 原発不明がんの分類と治療の原則

原発不明がん診療の歴史のなかで，特定の治療により，その他の原発不明がんよりも予後が良好となる予後良好群と，それ以外の予後不良群に分類されるとされてきた．古典的に予後良好群とされてきた疾患群は，報告当初は数十例規模のケースシリーズが元となっていることが多いが，特定の原発巣を推定しやすい特徴的なプロファイルを有するか，治療反応性が良い集団に治療機会を逸しない観点から特徴付けられている．

古典的な予後良好群は，原発不明がん全体の 2 割程度を占め，残りの 8 割程度を予後不良群が占めている[1]．各20 表-3 に示すように，予後良好群は①～⑦の 7 つのサブグループとされてきた[1,28～32]が，さらに，近年，⑧免疫組織学的または分子生物学的所見から，大腸がんと推定される症例[33,34]についても，予後良好群として扱われるようになっている．

予後良好群に厳密には当てはまらないが，ほぼ同様のプロファイルを持つ症例の対応についてはガイドライン上，具体的な方針は明示されていない．ただし，病理学的に特定の原発巣を示唆するプロファイルを持つ場合で，臨床経過や病変分布など，臨床的な矛盾が無い場合には，推定される原発巣に基づく治療を選択することは妥当であると考えられる[5]．推定原発巣に準じた治療を行うことが，エンピリックな治療より優れるかどうかについてはランダム化比較試験で検証されていない．一方で，病変分布等の臨床所見を無視して，免疫染色のプロファイルの情報のみに基づいて治療を選択すること及び molecular profiling により推定される原発巣に基づいて治療を行うこと妥当性については検証されていないため，日常診療では勧められない．

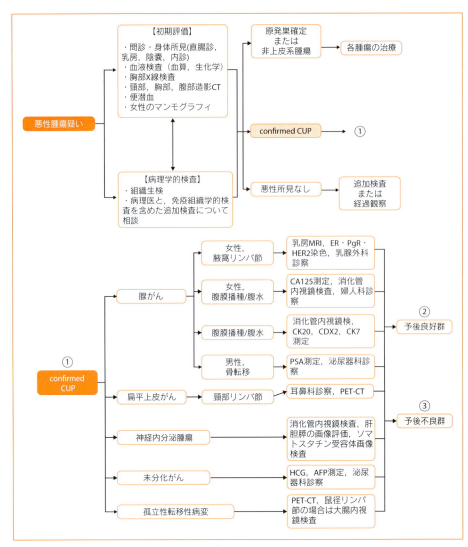

各 20 図-1．原発不明がん（CUP）の decision making のためのフローチャート

■ 予後良好群に対する治療

予後良好群の治療方針と予後について**各 20 表-3**に示す[35,36]．そのうえで，各サブセットについて説明する．

❶ 腺がん，女性，腋窩リンパ節転移のみ

このサブセットは，乳がんの領域では潜在性乳がん（Occult 乳がん）とも呼ばれ，予後は腋窩リンパ節転移のある乳がんと同程度とされる[37]．腋窩リンパ節転移主体の女性では，腋窩リンパ節の組織生検で，乳がんのマーカーを評価した上で，**Stage Ⅱ～Ⅲの腋窩リンパ節転移陽性の切除可能乳がんに準じて**，局所療法と全身療法（化学療法や内分泌療法）を行う．局所治療として腋窩リンパ節郭清は必須とされるが，同側の乳房に対する局所治療については，外科切除または放射線治療を追加する．近年の報告に基づくと，乳房切除術により，6～8％程度の浸潤性乳がんが発覚すると報告されている[38,39]．予後については，750 例の検討において，乳房切除術または乳房温存術を施行した症例と，腋窩リンパ節郭清のみを受けた場合，または経過観察のみの場合の 10 年生存割合はそれぞれ 64.9％，58.5％と 47.5％であり，手術を行う方が腋窩リンパ節郭清のみを行う場合に比べて予後良好である可能性が示唆されている[40]．一方で，乳房に対する手術術式による予後の差は認められない[39]．また，後方視的検討に基づき，乳房の手術の代替として，放射線治療も候補とされている[38,40]．

❷ 漿液性腺がん，女性，がん性腹膜炎のみ

女性でがん性腹膜炎をきたし，仮に腹腔内に腫瘍が存在しても，卵巣には明らかな腫瘍を認めず，消化器系の原発巣が否定された症例は，原発性腹膜がん（腹膜がん）

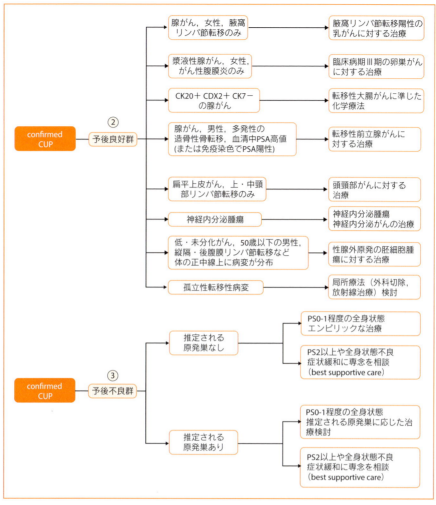

各20 図-1. 原発不明がん（CUP）の decision making のためのフローチャート（つづき）

と呼ばれる[41]．原発性腹膜がんでは，Gynecologic oncology group（GOG）の手術後の病理評価に基づく診断基準が知られている[42]．しかし，手術前の臨床病態に基づいた，確立した診断基準は存在しない．しかし，腹膜などからの組織採取や腹水のセルブロックなどの組織を用いた形態像と免疫染色（PAX-8 陽性および WT-1 陽性）などにより，卵巣がんや腹膜がんの特に漿液性腺がんに矛盾のない所見を得られる場合には，腫瘍マーカーがCA125＞2,00 U/mL かつ CEA＜20 ng/mL（JCOG0206 試験）といった付随所見や病変分布を合わせて臨床的に腹膜がん（または卵巣がん）を推定することが可能である[43]．このサブセットに対しては，卵巣がん，卵管がんのⅢ期に準じた治療を行う．治療は手術および化学療法が主体となる．初回手術で1cm以下の残存（optimal surgery）が達成できそうな状況なら，腫瘍減量術を実施したうえで化学療法を行い[44]，optimal surgery が難しい症例では，術前化学療法後に，腫瘍縮小を得たところで腫瘍減量術を考慮しても良い[45〜48]．卵巣がん，卵管がん，腹膜がんにおける化学療法のレジメンとしては，paclitaxel と carboplatin の併用療法（TC療法）や，JCOG0316 試験の結果に基づき，dose-dense 療法[49,50]もレジメン選択の候補の1つとなる．また，optimal surgery が施行された場合，TC療法に加え bevacizumab 併用も[51,52]，標準化学療法の1つである．

❸ 腺がん，男性，多発性造骨性骨転移，血清 PSA 値上昇（または免疫染色で PSA 陽性）

男性で，血清 PSA 上昇を伴う造骨性骨転移を伴った原発不明腺がんの場合，前立腺がんのⅣ期に準じた治療が行われる[53]．転移性前立腺がんに対する標準治療は，アンドロゲン除去療法（ADT：Androgen deprivation therapy）である．ADT として，直接精巣機能を抑制する方法か，がん細胞におけるアンドロゲン効果を遮断す

る方法の2種類がある．直接精巣機能を抑制する方法としては両側精巣摘除，LH-RH アゴニストまたは LH-RH アンタゴニストの投与（外科的/内科的去勢法）がある[54]．抗アンドロゲン薬は，精巣由来のアンドロゲンが抑制されていない状態では，効果が乏しいため，必ず外科的/内科的去勢法を併用する．また，LH-RH アゴニストの初回投与後に一過性に血中のテストステロン濃度が上昇するフレアへの対処として，初回の LH-RH アゴニスト投与の2日以上前から，1週間程度は抗アンドロゲン薬を併用する[55]．さらに，ADT に化学療法を併用するランダム化比較試験が実施されており，ADT に docetaxel 6サイクルまたは docetaxel に prednisolone を併用することにより，ADT 単独より OS 中央値の延長が示されている[56,57]．ただし，この併用療法は有害事象の増加を伴うため，患者の病状をふまえて，ADT を中心とした治療といずれを推奨するか，患者との相談が必要である．症状に応じて，骨転移巣に対する放射線治療や，bone modifying agent の併用を考慮する．

❹ 低・未分化がん，50歳以下の男性，縦隔・後腹膜リンパ節転移など体の中心線上に病変が分布

50歳未満の若年で，正中のリンパ節転移を伴う poorly differentiated carcinoma で血清 hCG や血清 AFP 上昇を認める場合には，組織学的に胚細胞腫瘍との確定がつかなくとも，胚細胞腫瘍に準じて BEP 療法のようなプラチナをベースとした化学療法を行うこととされている．これは，extragonadal germ cell cancer syndrome と呼ばれる治癒が可能な胚細胞腫瘍患者を拾い上げることが目的であり，これまでにこの臨床病態を呈する群に対して胚細胞腫瘍と同様の治療で良い成績が得られたことが報告されている[30]．性腺外胚細胞腫瘍の場合には，IGCCCG 分類で poor リスク相当の治療が勧められる．一方で，近年のこのサブセットの OS 中央値は8～15カ月と報告されており poor リスク相当の胚細胞腫瘍よりは予後が悪く[36,58]，近年の診断技術向上に伴って胚細胞腫瘍が十分除外され，予後不良な腫瘍（低分化神経内分泌腫瘍，肉腫や NUT midline carcinoma[59]など）を多く含んでいると想定される．

❺ 扁平上皮がん，上・中頸部リンパ節転移のみ

Cervical CUP の症例に対しては，局所進行頭頸部扁平上皮がんに準じた治療が推奨される．ただし，鎖骨上リンパ節転移は，肺や腹腔内など頭頸部以外の領域原発の転移病変が想定されうるため，このサブセットに含まれない．孤立性のリンパ節転移で3 cm 未満の大きさで，節外浸潤を伴わない場合には，外科切除[60]または根治的照射量の放射線治療[61～63]が検討される．最近，HPV 陽性症例では，潜在的な原発巣となりやすい同側扁桃腺の摘出±舌扁桃の摘出が報告されている[64]．

外科切除後の放射線治療（RT）や化学放射線治療については，頭頸部扁平上皮がんのエビデンスに則り，節外浸潤を認める場合や N2 相当以上の進行期症例では考慮する[65～67]．照射範囲としては，粘膜面を含めた照射を行わなかった場合，4～25％程度の頻度での原発巣の出現を認めることから，咽頭喉頭の粘膜面を含めた放射線治療が一般的である[68]．また，後方視的解析では，頸部両側に照射した場合と病変側片側に照射した場合の比較において5年生存割合は同側照射28％と両側照射45％と統計学的に差を認めず（p＝0.10），両側照射については確立していない[68]．

切除不能症例や，N2 以上の症例で外科切除を行わない場合は，局所進行頭頸部がんに準じて放射線化学療法が検討される[69,70]．この場合の化学療法薬としては，局所進行頭頸部扁平上皮がんに対して行われた比較試験の結果を元に，cisplatin ベースの化学療法が最も多く併用されている[71]．

扁平上皮または未分化な組織型の頸部リンパ節腫脹を呈する CUP に対して手術又は放射線およびその両方を施行した報告では，3年生存割合は35～59％であったとされる[72,73]．

❻ 神経内分泌腫瘍の組織型

神経内分泌腫瘍のうち，原発不明の症例は12.3％とされる．神経内分泌腫瘍は組織学的なグレードや Ki67 labeling index によって低悪性度と高悪性度に分けられる[59]．特に低悪性度の場合，月から年単位で増悪する，比較的ゆっくりとした経過をとる．これらの腫瘍は，消化管や膵臓，肺などの原発で，転移性の神経内分泌腫瘍に準じたマネージメントが推奨されている[74]．具体的には，経過観察（watchful waiting）に加え，ホルモンを分泌する機能性の症例ではソマトスタチンアナログ（オクトレオチドやランレオチド）投与が推奨され，非機能性であっても，有症状や進行性の場合には，ソマトスタチンアナログまたは everolimus が検討される[75,76]．殺細胞性抗がん薬は streptozocin や doxorubicin, 5-FU などが試されているものの，奏効が得づらいこともあり，積極的には行われない．

細胞増殖も高頻度で，高悪性度と判断される神経内分泌腫瘍は，小細胞がんの診断または neuroendocrine carcinoma（NEC）とも診断される．この腫瘍は，肺の小細胞がんに準じたレジメンで治療されることが多いが，原発不明の神経内分泌がんの症例は，プラチナ併用療法で6～7割の奏効，OS 中央値は15カ月程度を得るとされる[77～79]．

❼ 限局するリンパ節転移

特に，鼠径リンパ節転移を認める症例は，子宮頸部，膣・外陰，肛門，下部直腸，陰茎，鼠径から会陰の皮膚原発である可能性が99％と報告[80]されており，これらの原発を評価すべきである．限局する病変で，切除可能な場合には手術（±RT）を試みる．鼠径リンパ節転移単独の症例に対する，局所治療（手術および放射線治療）の成績としては，56例に対する後方視的解析で，手術療法群はOS中央値が18〜20カ月，5年生存割合12.5〜33％であり，放射線治療群はOS中央値が27カ月，5年生存割合35％と，長期生存例が報告されている[81]．

❽ 結腸直腸がんの免疫染色のプロファイル（CK20＋ CDX2＋ CK7−）を有する，または molecular profile を持つ

近年，化学療法の進歩に伴って，転移性大腸がんの予後は伸びてきている．原発不明がんにおいても，病理免疫染色の結果でCK20＋ CDX2＋ CK7−の腺がんの場合，結腸直腸がんのプロファイルを有するとされ，FOLFOXやFOLFIRIと分子標的治療薬（bevacizumabや，*BRAF*遺伝子および*RAS*遺伝子野生型では抗EGFR抗体）併用療法などの結腸直腸がんに対する化学療法で，中央値が2〜3年の予後を得られるようになっている[33,34]．

■ 特定の治療を有しない群（古典的な予後不良群）に対する治療

予後不良群の原発不明がんについては，現在までに，化学療法とプラセボ（または無治療）を比較したランダム化比較試験は行われていないため，化学療法によるOSの延長効果は示されていない．そのため，予後不良群に対しては，まず症状緩和を行いつつ，全身状態が化学療法に耐えられる場合に，OS延長の期待[82,83,84]，3割程度の奏効割合（腫瘍縮小）[85]による症状緩和をメリットと考えて，化学療法を検討する．

ただし，治療を行っていても，OS中央値は4〜12カ月，1年OSは50％以下，5年OSは10％以下と，その予後は極めて不良である[86]．

これまでに多くの殺細胞性抗がん薬の組み合わせによるレジメンが研究されてきたが（各20 表-4），いずれも小規模な第Ⅱ相試験のデータであり，標準的な治療レジメンは定まっていない．近年のメタアナリシスでは，タキサンにおいて，他のレジメンと比較して若干（1.52カ月）のOS延長の傾向が認められている[87,88]．日常臨床では，プラチナダブレットの2剤併用療法（特にプラチナとタキサン併用療法）が行われることが多い．患者の薬物療法の適応を考える場合，PS2以上やLDH上昇，肝転移や骨転移等が，予後不良因子とされている[89,90]．こ

れらの予後因子が多い症例では，数カ月以内の予後が想定される場合もあるため，化学療法を無理に検討せず，症状緩和に専念することを患者と相談する．

また，初回治療に抵抗性の場合や，治療後に増悪を来した場合は，症状緩和に専念することを検討する．セカンドライン以降の薬物療法においては，初回治療以上に有効な治療法は確立されていないため，前治療への反応や前治療からの無治療期間，PSおよび臓器機能を勘案し，個々の患者においてセカンドライン以降の治療適応を検討する[91]．

今後の展望：治療開発の可能性

原発不明がんでも，分子標的治療薬の導入が複数の前向き試験で試されているが，現時点では期待された結果にはいたっていない[92,93]．一方で，近年，遺伝子異常などのゲノム情報による，臓器横断的な腫瘍の再分類と分子標的治療薬の効果が確認されている[94〜96]．原発不明がんにおいても，こういった分子生物学的な腫瘍の再分類と治療開発に伴い，治療選択肢が増える可能性がある．例えば，200例の原発不明がんの検体に次世代シーケンサーを用いた解析で，169例（85％）の症例で1個以上の活性化変異を同定し[97]，*MET*遺伝子増幅を認めた症例ではMET阻害薬が，*EML4-ALK*融合遺伝子を認めた1例ではALK阻害薬が奏効したと報告されている．

また，近年，原発巣の特定のため分子細胞学的アプローチ（遺伝子の発現パターンに基づいた原発巣の推定，GEP：gene expression profiling）が研究的に報告され，原発巣推定の正確性は，82〜97％にのぼるとされている[12,98〜103]．過去の報告として，原発不明がんの患者検体にGEPを用いて194例を解析し，推定される原発巣に基づいた化学療法が施行された報告がある．化学療法に高感受性腫瘍（大腸がん，肺がん，乳がんなど11腫瘍）と推定された症例と，低感受性腫瘍に分けると，高感受性腫瘍のOS中央値は13.4カ月，低感受性腫瘍のOS中央値は7.6カ月であり，ヒストリカルコントロール（OS中央値9.1カ月）との比較により，GEPによる推定原発巣に基づいて治療を行うことの有用性が期待される結果であった[104]．現在，GEPに基づいた治療選択の有効性を検証する，ランダム化第Ⅲ相比較試験（GEFCAPI04試験：NCT01540058）が行われている．

原発不明がん診療においては，一律の初期評価による原発巣精査に加え，免疫染色を用いた病理学的評価や疑われる原発巣に応じた画像診断など選択的評価による精

各20 表-4. 過去に行われた主な原発不明がんの予後不良群に対する一次化学療法の成績

文献	化学療法	レジメン (mg/m^2)	症例数	奏効割合	OS 中央値
JCO (1997) Cancer (2000)	PTX/CBDCA/ETP	PTX 200 day 1 CBDCA AUC6 day 1 ETP 50と100mgを交互に10日内服 3週間隔×2サイクル以上	71	48%	11カ月
JCO (2000)	CBDCA/PTX	PTX 200 day 1 CBDCA AUC6 day 1 3週間隔×8サイクルまで	77	38.7%	13カ月
JCO (2002)	CBDCA/GEM/PTX	CBDCA AUC5 day 1 GEM 1,000 day 1,8 PTX 200 day 1 3週間隔×4サイクル	120	25%	9カ月
Ann Oncol (2003)	CDDP/ETP/GEM	CDDP 70 day 1 ETP 70 day 1,2 GEM 700 day 1,8 3週間隔×8サイクルまで	30	36.6%	7.2カ月
Oncologist (2004)	A:PTX/CBDCA/ETP →B:GEM/CPT-11	Regimen A:PTX 200 day 1 CBDCA AUC6 day 1 ETP 50と100mgを交互に10日内服 Regimen B:GEM 1,000 day 1,8 CPT-11 1,000 day 1,8 AとBともに3週間隔×2サイクル以上 A×2→B×2→A or B×2サイクル	132	30%	9.1カ月
BJC (2006)	CBDCA/GEM	CBDCA AUC5 day 1 GEM 1,000 day 1,8 3週間隔×9サイクルまで	50	28%	7.8カ月
Cancer (2007)	CBDCA/GEM/CAPE	CBDCA AUC5 day 1 GEM 1,000 day 1,8 CAPE 1,600 day 1-14 3週間隔×8サイクルまで	33	36.4%	7.6カ月
Acta Oncologica (2008)	CBDCA/DTX	DTX 75 day 1 CBDCA AUC5 day 1 3週間隔×8サイクルまで	23	17%	5.3カ月
BJC (2009)	CBDCA/CPT-11	CBDCA AUC5 day 1 CPT-11 60 day 1, 8, 15 4週間隔×6サイクルまで	45	41.9%	12.2カ月
Am J Clin Oncol (2010)	CDDP+DTX	DTX 60 day 1 CDDP 80 day 1 3週間隔×6サイクルまで	45	65.1%	11.8カ月
Cancer (2001)	PTX+5-FU CBDCA+ETP	Arm A PTX 175 day 1 Leucovorin 300 day 1 5-FU 350 day 1-3 Arm B ETP 100 day 1-3 CBDCA AUC6 day 1 いずれも4週間隔	17 17	19% 19%	8.3カ月 6.5カ月
Ann Oncol (2000)	DTX+CDDP DTX+CBDCA	Study A DTX 75 day 1 CDDP 75 day 1 Study B DTX 75 day 1 CBDCA AUC5 day 1 いずれも3週間隔×8サイクルまで	26 47	26% 22%	8カ月 8カ月
JCO (2003)	CDDP+GEM CDDP+CPT-11	GC arm GEM 1,250 day 1, 8 CDDP 100 day 1 IC arm CPT-1 150-200 day 1 CDDP 100 day 1 3週間隔×4サイクル	39 40	55% 38%	8カ月 6カ月
BJC (2009)	CBDCA+PTX GEM+VNR	Arm A PTX 175 day 1 CBDCA AUC5 day 1 Arm B GEM 1,000 day 1, 8 VNR 25 day 1, 8 いずれも3週間隔×6サイクルまで	42 45	23.8% 20%	11カ月 7カ月

PTX:paclitaxel, CBDCA:carboplatin, ETP:etoposide, GEM:gemcitabine, CPT-11:irinotecan, CAPE:capecitabine, DTX:docetaxel, CDDP:cisplatin, VNR:vinorelbine

査,さらにがん診療の原則に準じて,推定される原発臓器に応じた治療の適用と実践という,多層的な医療介入を必要とする.そのうえで,化学療法等の治療が患者にとってどのような意味があるのかを患者と具体的に相談し,緩和ケアを含めた最適な治療を患者に適用するというプロセスが必要になる.将来的には,分子生物学的な検査や分子標的治療薬の適応の拡大が期待される腫瘍ではあるものの,現時点では腫瘍内科医は,自己の腫瘍内科学の知識を総動員して診断および治療にあたるべき腫瘍であるといえる.

[参考文献]

1) Pavlidis N, et al：Eur J Cancer, 39：1990-2005, 2003.
2) National Institute for Helath and Care Excellence：Diagnosis and management of metastatic malignant disease of unknown primary origin (clinical guideline 104). London, UK Natl. Inst. Heal. Clin. Excell. 2010.
3) Krämer A, et al：Pathologe,[Internet]. 30：117-124, 2009.
4) Pentheroudakis G, et al：Oncologist, 12：418-425, 2007.
5) Campion EW, et al：New Engl J Med, Downloaded from nejm. org. 8：757-765, 2014.
6) M ARTIN K ÖRBLING, et al：New Engl J Med, 346：738-746, 2002.
7) Dieterlen-Lièvre F.[Lineage-switching by pluripotent cells derived from adults.]：J la Société Biol, 195：39-46, 2001.
8) Greco FA：Cancer of unknown primary site：still an entity, a biological mystery and a metastatic model. Nat. Rev. Cancer Nature Publishing Group；2013；14：3-4.
9) Nguyen DX, et al：Nat Rev Cancer, 9：274-284, 2009.
10) Sève P, et al：Cancer, 109：292-299, 2007.
11) Abbruzzese BJL, et al：J Clin Oncol, 13：2094-2103, 1995.
12) Pentheroudakis G, et al：Eur J Cancer, 43：2026-2036, 2007.
13) 日本臨床腫瘍学会 編：原発不明がん診療ガイドライン，メディカルレビュー社，2010.
14) Varadhachary GR. et al：J Natl. Compr. Canc. Netw. 9：1406-1412, 2011.
15) Primary U：Occult Primary Natl. Compr. Cancer Netw. 2018.
16) Taylor M Ben, et al：Br J Radiol, 85：661-671, 2012.
17) Farag SS, et al：Ann Intern Med, 116：473-478, 1992.
18) Fizazi K, et al：Ann Oncol, 26：v133-138, 2015.
19) Zhu L, et al：Surg Oncol, 22：190-194, 2013. Available from：http://www.ncbi.nlm.nih.gov/pubmed/23849685
20) Moller AKH, et al：Oncologist, 16：445-451, 2011.
21) Obdeijn IM, et al：Am J Roentgenol,[Internet]. 174：1079-1084, 2000. Available from：http://www.ncbi.nlm.nih.gov/pubmed/10749254
22) Olson JA, et al：Ann Surg Oncol, 7：411-415, 2000.
23) Buchanan CL, et al：Ann Surg Oncol, 12：1045-1053, 2005.
24) Schelfout K, et al：Eur Radiol, 13：2128-2132, 2003.
25) Ercole CJ, et al：J Urol, 138：1181-1184, 1987.
26) Hospital CG, et al：High Serum Thyroglobulin Levels, 1987.
27) Bosl GJ, et al：Am J Med, 75：29-35, 1983.
28) Ellerbroek N, et al：Cancer, 66：1461-1497, 1990.
29) Chen KT, et al：Cancer, 58：1371-1373, 1986.
30) van der Gaast A, et al：Ann. Oncol. Off. J. Eur. Soc. Med. Oncol, 1：119-122, 1990.
31) Muir C：Cancer, 75：353-356, 1995.
32) Spigel DR, et al：Semin. Oncol. Elsevier Inc. Elsevier Inc.；2009；36：52-9.
33) Varadhachary GR, et al：Int J Clin Oncol, 19（3）：479-484, 2014.
34) Varadhachary GR, Raber MN, Matamoros A, Abbruzzese JL. Carcinoma of unknown primary with a colon-cancer profile-changing paradigm and emerging definitions. 2008；9.
35) Pavlidis N et al：Lancet,[Internet]. Elsevier Ltd；379：1428-1435, 2012.
36) Pavlidis N, et al：Crit Rev Oncol Hematol, 84：85-92, 2012.
37) Merson M, et al：Cancer, 70：504-508, 1992.
38) He M, et al：Eur J Surg Oncol, 38：1022-1028, 2012.
39) Vlastos G, et al：Ann Surg Oncol, 8：425-431, 2001.
40) Walker G V, et al：Cancer, 116：4000-4006, 2010.
41) Pentheroudakis G, et al：Crit Rev Oncol Hematol, 75：27-42, 2010.
42) Bloss JD, et al：Gynecol Oncol, 50：347-351, 1993.
43) Onda T, et al：Gynecol Oncol, 113：57-62, 2009.
44) du Bois A, et al：J Natl Cancer Inst, 95：1320-1329, 2003.
45) Kehoe S, et al：Lancet, 386：249-257, 2015.
46) Onda T, et al：Comparison of treatment invasiveness between upfront debulking surgery versus interval debulking surgery following neoadjuvant chemotherapy for stage III/IV ovarian, tubal, and peritoneal cancers in a phase III randomised trial：Japan Clinical Oncology Gr. Eur. J. Cancer 2016；64：22-31.
47) Tangjitgamol S, et al：Cochrane database Syst Rev, CD006014, 2016.
48) Vergote I, et al：N Engl J Med, 363：943-953, 2010.
49) Katsumata N, et al：Lancet Oncol, 14：1020-1026, 2013.
50) Katsumata N, et al：Lancet, 374：1331-1338, 2009.
51) Perren TJ, et al：N Engl J Med, 365：2484-2496, 2011.
52) Burger RA, et al：N Engl J Med, 365：2473-2483, 2011.
53) Cornford P, et al：Eur Urol, 71：630-642, 2017.
54) Akaza H, et al：Cancer, 115：3437-3445, 2009.
55) Labrie F, et al：J Urol, 138：804-806, 1987.
56) James ND, et al：Lancet, 387：1163-1177, 2016.
57) Sweeney CJ, et al：N Engl J Med, 373：737-746, 2015.
58) Pentheroudakis G, et al：Cancer Treat Rev, Elsevier Ltd；37：120-126, 2011.
59) French C a. Pathogenesis of NUT Midline Carcinoma. Annu. Rev. Pathol. Mech. Dis. 2012；7：247-65.
60) Dragan AD, et al：Eur Arch Otorhinolaryngol, 271：1249-1256, 2014.
61) Aslani M, et al：Head Neck, 29：585-590, 2007.
62) Grau C, et al：Oncol, 55：121-129, 2000.
63) Colletier PJ, et al：Head Neck, 20：674-681, 1998.
64) Graboyes EM, et al：Head Neck, 37：1603-1611, 2015.
65) Lou J, et al：J Cancer Res Ther, 11 Suppl 2：C161-167, 2015.
66) Strojan P, et al：Eur Arch Otorhinolaryngol, 273：4561-4569, 2016.
67) Eldeeb H, et al：Chin J Cancer, 31：484-490, 2012.
68) Nieder C, et al：Int J Radiat Oncol Biol Phys, 50：727-733, 2001.
69) Argiris A, et al：Ann Oncol Off J Eur Soc Med Oncol, 14：1306-1311, 2003.
70) Shehadeh NJ, et al：Head Neck, 28：1090-1098, 2006.
71) Adelstein DJ, et al：J Clin Oncol, 21：92-98, 2003.
72) Muraki AS, et al：Radiology, 152：749-753, 1984.
73) DeSanto LW, et al：Clin North Am, 18：505-513, 1985.
74) Alexandraki K, et al：Rev Endocr Metab Disord, 18：423-431, 2017.
75) Yao JC, et al：Lancet, 387：968-977, 2016.
76) Rinke A, et al：J Clin Oncol, 27：4656-4663, 2009.
77) Spigel DR, et al：Semin Oncol, 36：52-59, 2009.
78) Hainsworth JD, et al：J Clin Oncol, 24：3548-3554, 2006.
79) Hainsworth JD, et al：Ann Intern Med, 109：364-371, 1988.
80) Zaren HA, et al：Cancer, 41：919-923, 1978.
81) Guarischi A, et al：Cancer, 59：572-577, 1987.
82) Seve P, et al：Cancer, 106：2058-2066, 2006.
83) Sumi H, et al：Jpn J Cancer Res, 92：704-709, 2001.
84) Shaw PHS, et al：Clin Oncol（R Coll Radiol）, 19：87-95, 2007.
85) Adenis A, et al：Invest New Drugs, 28：178-184, 2010.
86) Hainsworth JD, et al：N Engl J Med, 329：257-263, 1993.
87) Golfinopoulos V, et al：Cancer Treat Rev, 35：570-573, 2009.
88) Lee J, et al：Br J Cancer, 108：39-48, 2013.
89) Hess KR, et al：Clin Cancer Res, 5：3403-3410, 1999.
90) Culine S, et al：J Clin Oncol, 20：4679-4683, 2002.
91) Ono M, et al：J. Cancer Res Clin Oncol, 137：1185-1191, 2011.
92) Hainsworth JD, et al：J Clin Oncol, 25：1747-1752, 2007.
93) Hainsworth JD, et al：Cancer, 121：1654-1661, 2015.
94) Mano H：Cancer Discov, 2：495-502, 2012.
95) Drilon A, et al：N Engl J Med, 378：731-739, 2018.
96) Le DT, et al：N Engl J Med, 372：2509-2520, 2015.
97) Ross JS, et al：JAMA Oncol, 1：40-49, 2015.
98) Hainsworth JD, et al：Virchows Arch,[cited 2014 Apr 27]；464：393-402, 2014.
99) Losa F, et al：Clin Transl Oncol, 20：89-96, 2018.
100) Moran S, et al：Lancet Oncol, 17：1386-1395, 2016.
101) Kerr SE, et al：Clin Cancer Res, 18：3952-3960, 2012.
102) Erlander MG, et al：J Mol Diagnostics, 13：493-503, 2011.
103) Varadhachary GR, et al：Cancer Res, 17：4063-4070, 2011.
104) Hainsworth JD, et al：J Clin Oncol, 31：217-223, 2013.

下井辰徳

What's New in

21 Leukemia
白血病：急性白血病，慢性骨髄性白血病

1 急性白血病　Acute Leukemia

診断

急性白血病の症状としては，全身倦怠感，血小板数低下や播種性血管内凝固（DIC）などの凝固異常による易出血性，正常の白血球数低下による易感染性，貧血，骨，関節痛などの頻度が高い．白血病自体で発熱をきたすこともあるが，合併する感染症の精査が必須である．白血球数は増加だけでなく，減少していることも多い．白血球数が10万/μLを超えるような例は予後が不良で，中枢神経系への白血病細胞の浸潤や，腫瘍崩壊症候群などのリスクが高い．出血傾向により診断時より脳出血をきたすこともあり，血圧の上昇や神経所見の変化に注意する．軽度の肝脾腫や，リンパ節腫大は急性骨髄性白血病（AML）FAB 分類 M4，M5 ではよくみられるが，高度の肝脾腫がある際には，慢性骨髄性白血病などの骨髄増殖性疾患からの急性転化を疑う必要がある．縦隔リンパ節腫大はT細胞性急性リンパ性白血病（ALL）の約 80％でみられる．まれに皮膚浸潤や骨髄肉腫を生じる症例もある．中枢神経系への浸潤は，診断時には AML で 1％以下，ALL で 3〜5％にみられる．

診断は基本的に骨髄穿刺による．骨髄穿刺の検体は，1) 形態診断，2) 細胞化学染色，3) 表面抗原に対するフローサイトメトリー（immunophenotype），4) 染色体検査の 4 つを施行するのが必須であり，最近は推測される疾患の遺伝子検査も行われる．

■ 急性骨髄性白血病

急性骨髄性白血病（acute myeloid leukemia：AML）の発症においては，細胞の増殖・生存促進に関与する遺伝子異常（クラスⅠ遺伝子異常）と，細胞の分化・成熟障害に関与する遺伝子異常（クラスⅡ遺伝子異常）の双方が蓄積することが必要であることが近年明らかとなった[1]．クラスⅠ遺伝子異常には主にチロシンキナーゼをコードする遺伝子群の異常が，クラスⅡ遺伝子異常には主に転写因子をコードする遺伝子群の異常が含まれる．これらクラスⅠおよびクラスⅡ遺伝子異常の蓄積は，AML の発症・進展に関与するだけでなく，AML の予後に対しても影響をおよぼしている．これまでに，多くのクラスⅠおよびクラスⅡに属する遺伝子異常が明らかにされてきているが，代表的な組み合わせとして，急性前骨髄球性白血病（APL）における $PML-RARA$ 融合遺伝子異常（クラスⅡ遺伝子異常）と $FLT3$ 遺伝子変異（クラスⅠ遺伝子異常）や，core-binding factor（CBF）AML における $RUNX1-RUNX1T1$，$CBFB-MYH11$ 融合遺伝子異常（クラスⅡ遺伝子異常）と KIT 遺伝子変異（クラスⅠ遺伝子異常）などがある．

近年の網羅的ゲノム解析により，$TET2$ や $EZH2$，$DNMT3A$ などのエピジェネティック制御に関わる分子[3]，$SF3B1$ や $U2AF1$ などの RNA スプライシングに関与する分子[2]，$STAG2$ や $RAD21$ などの cohesin 複合体を形成する分子[3]，などの遺伝子変異が相次いで報告され，これらの複数の遺伝子変異が多段階的に蓄積することが AML の発症・進展と多様性を導き出していることが明らかとなっている[4]．

各 21 表-1 に 2016 年に改訂された WHO 分類を示す．WHO 分類では AML の診断は骨髄中の芽球が 20％以上とされているが，t(8;21)(q22;q22) や inv(16)(p13.1q22) もしくは t(16;16)(p13.1;q22)，t(15;17)(q22;q12) を有する場合は芽球の割合を問わない．AML は 6 つのカテゴリーにわけられ，特徴的な均衡転座，$NPM1$ や $CEBPA$ 変異の有無，MDS 様の変化・既往・染色体異常，化学療法や放射線治療歴，細胞形態などにより分類される．

各 21 表-1．急性骨髄性白血病（AML）と関連疾患の WHO 分類（2016 年版）

(1) AML with recurrent genetic abnormalities
　　AML with t(8;21) (q22;q22.1)；$RUNX1-RUNX1T1$
　　AML with inv(16) (p13.1q22) or t(16;16) (p13.1;q22)；$CBFB-MYH11$
　　APL with $PML-RARA$
　　AML with t(9;11) (p21.3;q23.3)；$MLLT3-KMT2A$
　　AML with t(6;9) (p23;q34.1)；$DEK-NUP214$
　　AML with inv(3) (q21.3q26.2) or t(3;3) (q21.3;q26.2)；$GATA2, MECOM$
　　AML (megakaryoblastic) with t(1;22) (p13.3;q13.3)；$RBM15-MKL1$
　　Provisional entity：AML with $BCR-ABL1$
　　AML with mutated $NPM1$
　　AML with biallelic mutations of $CEBPA$
　　Provisional entity：AML with mutated $RUNX1$
(2) AML with myelodysplasia-related changes
(3) Therapy-related myeloid neoplasms
(4) AML, NOS
　　AML with minimal differentiation
　　AML without maturation
　　AML with maturation
　　Acute myelomonocytic leukemia
　　Acute monoblastic/monocytic leukemia
　　Pure erythroid leukemia
　　Acute megakaryoblastic leukemia
　　Acute basophilic leukemia
　　Acute panmyelosis with myelofibrosis
(5) Myeloid sarcoma
(6) Myeloid proliferations related to Down syndrome
　　Transient abnormal myelopoiesis（TAM）
　　Myeloid leukemia associated with Down syndrome

■ 急性リンパ性白血病

急性リンパ性白血病（acute lymphoblastic leukemia：ALL）は，B細胞またはT細胞系の前駆細胞が分化停止し，増殖を起こしたものである．リンパ芽球性リンパ腫とALLは相同の疾患と見なされるが，骨髄中の芽球数により区別し，25％以上をALL，それより少ないものをリンパ芽球性リンパ腫とする．約75％の成人ALLはB細胞由来で，25％がT細胞である．

❶ precursor B-cell ALL

大部分のB細胞由来のALLは，初期・前駆B細胞で，CD19，CD10，TdTが陽性で，細胞表面または細胞質内の免疫グロブリンは陰性である．染色体異常については，小児と成人でt(9;22)，t(12;22)，およびhyperdiploidy（>50染色体）について頻度が大きく異なる．フィラデルフィア（Ph）染色体t(9;22)は小児では約5％にみられるのに対し，成人では20〜30％と頻度が高い．対照的にt(12;21)は小児のB-ALLの約25％にみられるが，成人では約3％にとどまる．同様にhyperdiploidyは小児の約30％に対し，成人では2〜5％程度にみられるのみである．後述するように染色体異常は予後に影響し，t(4;11)，t(9;22)，t(1;19)などで予後が不良であるのに対し，t(12;21)やhyperdiploidyでは良好である．

2016年に改訂されたWHO分類では，provisional entityとして，BCR-ABL1-like ALLが提唱された[5]（各21 表-2）．BCR-ABL1-like ALLは，BCR-ABL1転座は陰性であるが，遺伝子発現プロファイルがBCR-ABL1陽性ALLと類似し，IKZF1遺伝子変異を示すことが多く，予後不良である[6]．BCR-ABL1-like ALLでは，約半数でIgH-CRLF2遺伝子再構成やJAK2遺伝子変異を伴う．

最近，思春期・若年成人（adolescents and young adult：AYA）世代のALL症例の遺伝子解析で，B-ALLの約65％の症例に遺伝子異常が存在することが報告された[7]．最も多い遺伝子異常はDUX4-IGH融合遺伝子で発がんに関与することが明らかとなった．さらにDUX4-IGHあるいはZNF384融合遺伝子を有するALLは予後が良好で，MEF2D融合遺伝子を有するALLは予後が不良であることが明らかとなった．

❷ mature B-cell ALL

成熟B細胞性ALLまたはバーキット細胞ALLは，8番染色体上にあるc-MYC遺伝子と14番染色体の免疫グロブリン重鎖遺伝子との転座（80％）か，2番あるいは22番染色体上の免疫グロブリン軽鎖遺伝子との転座（20％）によって生じる．

❸ T細胞性 ALL

T細胞性ALL（T-ALL）は，14番または7番染色体上のT細胞受容体遺伝子と，他のパートナー遺伝子との転座をしばしば伴う．T-ALLは小児ALLの中では予後不良因子とされるが，成人のALLではB-ALL比べてやや予後がよい．細胞表面形質では，白血病細胞は通常CD7陽性，細胞表面または細胞内のCD3陽性で，CD2，CD5，CD1a，CD4，CD8の発現はまちまちである．T細胞受容体の遺伝子座（α/δ：14qll，β/γ：7q34）を含む染色体異常は約1/3の例で認められ，融合遺伝子のパートナーとしては，c-MYC（8q24），TAL1/SCL（1p32），RBTN1（11p35），RBTN2（11q13），HOX11（10q24），LCK（1p34）などがみられる．WHO分類では独立した疾患分類はなされていない（各21 表-2）．

各21 表-2. 急性混合型白血病と急性リンパ性白血病のWHO分類

Acute leukemias of ambiguous lineage
Acute undifferentiated leukemia
Mixed phenotype acute leukemia (MPAL) with t(9;22)(q34.1;q11.2)；BCR-ABL1
MPAL with t(v;11q23.3)；KMT2A rearranged
MPAL, B/myeloid, NOS
MPAL, T/myeloid, NOS
B-lymphoblastic leukemia/lymphoma
B-lymphoblastic leukemia/lymphoma, NOS
B-lymphoblastic leukemia/lymphoma with recurrent genetic abnormalities
B-lymphoblastic leukemia/lymphoma with t(9;22)(q34.1;q11.2)；BCR-ABL1
B-lymphoblastic leukemia/lymphoma with t(v;11q23.3)；KMT2A rearranged
B-lymphoblastic leukemia/lymphoma with t(12;21)(p13.2;q22.1)；ETV6-RUNX1
B-lymphoblastic leukemia/lymphoma with hyperdiploidy
B-lymphoblastic leukemia/lymphoma with hypodiploidy
B-lymphoblastic leukemia/lymphoma with t(5;14)(q31.1;q32.3)；IL3-IGH
B-lymphoblastic leukemia/lymphoma with t(1;19)(q23;p13.3)；TCF3-PBX1
Provisional entity：B-lymphoblastic leukemia/lymphoma, BCR-ABL1-like
Provisional entity：B-lymphoblastic leukemia/lymphoma with iAMP21
T-lymphoblastic leukemia/lymphoma
Provisional entity：Early T-cell precursor lymphoblastic leukemia

（文献5）より）

Stage（病期）の分類・治療方法の選択・予後の推測

■ AML

予後の推定は治療法の選択に重要であり，寛解後の造血幹細胞移植の適応を決定する際にも必要である．AML治療で数多くの大規模な臨床試験が行われ，さまざまな予後因子が報告されている．患者側要因として，年齢（60歳以上），全身状態（PS3以上），合併症の有無など，また白血病細胞側の要因として，染色体核型，発症様式（de novoまたは二次性），初診時白血球数，細胞形態（異形成の有無，FAB病型，MPO染色陽性率）などがある．そのほか髄外白血病の有無，寛解に至るのに複数回の寛解導入療法を要する例は，再発のリスクも高く予後不良である．これらをもとにスコアリング化され予後予測に用いられる．

これらのなかで最も強力な予後因子と考えられているのが染色体核型である[8]．t(8;21)(q22;q22)，inv(16)(p131q22)，またはt(16;16)(p13.1;q22)，t(15;17)

各21 表-3. NCCN による染色体異常と遺伝子異常による AML の予後層別化

Risk status	Cytogenetics	Molecular abnormalities
Favorable-risk	Core binding factor : inv(16) or t(16;16) or t(8;21) or t(15;17)	Normal cytogenetics : NPM1 mutation in the absence of FLT3-ITD or presence of FLT3-ITD^{low} or isolated biallelic (double) CEBPA mutation
Intermediate-risk	Normal cytogenetics t(9;11) Other non-defined	Core binding factor with KIT mutation Mutated NPM1 and FLT3-ITD^{high} Wild-type NPM1 without FLT3-ITD or with FLT3-ITD^{low} (without poor-risk genetic lesions)
Poor-risk	Complex (≧3 clonal chromosomal abnormalities) Monosomal karyotype -5, 5q-, -7, 7q- 11q23-non t(9;11) inv(3), t(3;3) t(6;9) t(9;22)	Normal cytogenetics : with FLT3-ITD mutation TP53 mutation Mutated RUNX1 Mutated ASXL1 Wild-type NPM1 and FLT3-ITD^{high}

各21 表-4. ELN による AML の層別化システム

Risk category	Genetic abnormality
Favorable	t(8;21)(q22;q22.1) ; RUNX1-RUNX1T1 inv(16)(p13.1q22) or t(16;16)(p13.1;q22) ; CBFB-MYH11 Mutated NPM1 without FLT3-ITD or with FLT3-ITD^{low} Biallelic mutated CEBPA
Intermediate	Mutated NPM1 and FLT3-ITD^{high} Wild-type NPM1 without FLT3-ITD or with FLT3-ITD^{low} (without adverse-risk genetic lesions) t(9;11)(p21.3;q23.3) ; MLLT3-KMT2A Cytogenetic abnormalities not classified as favorable or adverse
Adverse	t(6;9)(p23;q34.1) ; DEK-NUP214 t(v;11q23.3) ; KMT2A rearranged t(9;22)(q34.1;q11.2) ; BCR-ABL1 inv(3)(q21.3q26.2) or t(3;3)(q21.3;q26.2) ; GATA2, MECOM (EVI1) -5 or del (5q) ; -7 ; -17/abn (17p) Complex karyotype, monosomal karyotype Wild-type NPM1 and FLT3-ITD^{high} Mutated RUNX1 Mutated ASXL1 Mutated TP53

(q22;q21)が予後良好核型,inv(3)(q21q26.2),または t(3;3)(q21;q26.2)などの3q異常,5番,7番染色体の欠失または長腕欠失,t(6;9)(p23;q24),複雑核型が予後不良核型とされ,それ以外の核型は正常核型も含め予後中間群に分類される.MLL遺伝子(11q23)を含む染色体転座は予後不良群とされていたが,t(9;11)(P22;q23)については,必ずしも予後不良ではない可能性が示されており,MLL遺伝子転座を有する症例の細分化が必要である.

近年,染色体異常のみならず,種々の遺伝子変異が予後因子として重要であることが報告されており,特にAMLの約1/4に認められる正常染色体核型(予後中間群)の予後を細分化する因子として注目されている[9,10].NPM1遺伝子変異陽性例は寛解導入率に対して良好な因子である[11].また,CEBPA遺伝子変異は寛解導入と長期予後に対する良好な因子として知られる[12].一方,FLT3遺伝子の internal tandem duplication(FLT3-ITD)変異は長期予後に対する不良因子として重要である[13,14].核型異常と遺伝子異常を加味したリスク分類として,各21 表-3 に NCCN のリスク分類,各21 表-4 に ELN によるリスク分類を示す.

ALL

染色体異常は ALL の予後推定にも重要である.最も予後不良なものは Ph 染色体で,成人 ALL での頻度は20～30％にのぼる.この染色体異常では,9番染色体上の ABL1 と22番染色体上の BCR の転座によって異常な遺伝子産物 BCR-ABL1 が形成され,このチロシンキナーゼ活性が白血病化の大きな要因となっている.ALLでみられる BCR-ABL1 は,主に分子量の小さい p190(70～80％)であるが,p210(20～30％)のこともあり,これだけで慢性骨髄性白血病急性転化と鑑別することはできない.Ph$^+$ALL では,化学療法による血液学的寛解率は80％程度得られるが,これらのほとんどの症例で分子レベルでの白血病細胞の残存を認め,再発率は非常に高く予後不良であったが,近年チロシンキナーゼ阻害剤(TKI)である imatinib と化学療法との併用療法が確立され,寛解率は90％を越えるようになり,予後は大きく改善した.その他の染色体異常の中では,11q23にあるMLL遺伝子に関連した転座(4q21,9q22,19ql3 など)が予後の不良なものとして注意が必要である.CALGBの解析では,1)年齢＞60歳,2)白血球数＞30,000/μL,3)FAB L3,4)t(9;22)または t(4;14),5)縦隔腫瘍

がない，という5点を予後不良因子とし，3年生存率は，これらの予後不良因子のないもので100%，1つで74%，2～3つで25～26%，4つで0%と報告している[15]．

治療方法：総論

　無治療の急性白血病は急激に進行するため，新たに診断された症例は，入院の上緊急に白血病と全身の精査と同時に支持療法を開始し，可及的早期に化学療法を開始する必要がある．治癒の可能性のある悪性腫瘍のため，強力な化学療法に耐えられないと考えられる高齢者や重度の臓器障害のある患者を除き完全寛解（CR）をめざす．
　寛解導入療法は通常数種類以上の多剤併用療法が行われ，高度の血球数減少が2～3週間以上続く．これに伴う感染症をはじめとした合併症は重篤になる場合も多く，きめ細かい支持療法と集学的チーム医療が不可欠である．またCRが得られても治癒を意味しない．一部の予後良好なグループを除き，急性白血病の寛解後の再発率は高く，強力な地固め療法や維持療法を行い，再発のリスクを可能な限り減少させる必要がある．同種造血幹細胞移植も寛解に至らない症例や，予後リスク不良群や中間群に対する寛解後の治療の選択肢の1つとして非常に重要で，治療の早期の段階から適応について検討しドナーの検索を考慮する．
　支持療法は施設によって多少のばらつきがあるが，その施設で習熟した方法に従う．予防的抗生物質（ニューキノロン系の抗生物質，aciclovir，抗真菌薬）や感染症治療のための抗生物質の選択も，各施設の薬剤耐性菌の状況に依存するため，感染症専門医とも連携しながら治療をすすめる．心臓とその他の臓器機能評価，歯科診察にてう歯，歯周病の治療，合併疾患の精査と治療を可能なら治療開始前に施行することも重要である．

■ 治療関連合併症と対策
❶ 薬剤投与時の対策

　急性白血病の化学療法では悪心・嘔吐対策として十分な制吐薬の使用が必要である．通常，5-HT$_3$受容体拮抗薬が使用されるが，重症例ではdexamethasoneとの併用が有効である．サブスタンスP/ニューロキニン-1（NK1）受容体拮抗薬であるaprepitantは急性期のみならず遅発期の悪心．嘔吐予防に対して優れた効果を持ち，5-HT$_3$受容体拮抗薬と副腎皮質ステロイド薬（dexamethasone）とを併用して使用する．Ara-C投与により発熱や発疹を認めることがあるが，Ara-C投与前あるいは投与中の副腎皮質ステロイド薬投与が有効である．

❷ 腫瘍崩壊症候群

　初回治療時には急激な白血病細胞の破壊により腫瘍崩壊症候群を併発することがあり，重症例では急性腎不全に至り人工透析を必要とする場合があるので，十分な予防策が必要である．特に白血球数高値，LDH高値，高度な臓器浸潤を呈する症例で発症の危険性が高い．十分な補液による尿量の確保と，炭酸水素ナトリウムによる尿アルカリ化が重要である．また，allopurinolやrasburicaseにより白血病細胞破壊による高尿酸血症の発症を予防する．白血病細胞破壊による組織因子などの放出により，DICの出現や悪化を認めることがあるので，凝固・線溶系マーカーのモニタリングが必要である．

❸ 感染症の予防と治療

　正常造血が回復するまで高度の血球減少状態が持続するために，十分な感染症の予防と治療が必要である．

- **感染症予防**：呼吸器感染症，特にアスペルギルス症を予防するために，クラス10,000以下の無菌室，あるいは水平層流式簡易無菌ベッドでの治療が望ましい．AMLの治療で用いられる化学療法薬は粘膜障害性が強いために，消化管粘膜を介する感染症発症予防対策が重要である．肛門粘膜からの感染予防のために，排便後の洗浄を励行し，坐剤型薬剤の使用を避けることが重要である．予防的抗菌薬（ニューキノロン系抗菌薬，アゾール系抗真菌薬）も投与されることが多いが，保険適用外であり，レセプトでは症状詳記を要する．また，耐性菌出現の可能性もあるので，患者状態に基づき適切に対応する．結核の既往がある場合には抗結核薬の予防的投与を必要に応じて考慮する．

- **感染症治療**：好中球減少時に発熱を認めた場合（発熱性好中球減少症）では，感染症の発症を疑い，培養検査や画像検査により起因菌の同定や感染巣の発見に努めるとともに，緑膿菌を含むグラム陰性桿菌をカバーするよう経験的抗菌薬療法を開始する．抗菌薬の選択にあたっては，米国感染症学会や日本での好中球減少性発熱時の治療ガイドラインを参考にするとともに各施設での分離菌に対する抗菌薬感受性に基づくことも重要である．

❹ アンスラサイクリン系薬剤の心筋毒性

　急性白血病に対して用いられる薬剤の非血液毒性のなかでも，アンスラサイクリン系薬剤の心筋毒性は蓄積性であるため，再発・難治例に対しては過去の使用総量に留意する必要がある．この心筋毒性は活性酸素によるミトコンドリア障害のためとされており，心筋症と同様の所見を呈する．一般にdoxorubicin（DXR）換算で総投与量400 mg/m^{2}以上（idarubicin, daunorubicinではそれぞれ120 mg/m^2, 900 mg/m^{2}以上）となると心筋毒性

各21 表-5. AML におけるアンスラサイクリン系薬剤の比較増量試験

研究グループ	アンスラサイクリン系薬剤	投与量 (mg/m²)×回数	対象患者年齢 (中央値)	完全寛解率 (%)	全生存率
ECOG[19]	DNR	45×3	17〜60 (48)	57	15.7 カ月
	DNR	90×3		71	23.7 カ月
HOVON-AMLSG-SAKK[18]	DNR	45×3	60〜83 (67)	54	26%
	DNR	90×3		64	32%
ALFA[17]	DNR	80×3	50〜70 (60)	70	23%
	IDR	12×4		78	32%
	IDR	12×3		83	
JALSG[20]	DNR	50×5	15〜64 (47)	78	48%
	IDR	12×3		78	48%

の危険性が高くなる．また，高血圧や心疾患の既往なども危険性を高める．

治療方法：各論（各21 図-1, p.362〜364）

■ AML の治療

初発 AML に対する基本的な治療戦略は治癒を目指した強力化学療法であり，多剤併用療法が基本となる．しかし，その適応は化学療法による臓器毒性や合併症に耐えられるかを年齢，臓器機能，全身状態などによって慎重かつ厳密に判断する必要がある．AML に対する化学療法は，寛解導入療法と寛解が得られた後に行う寛解後療法からなる．

❶ 若年成人（60 歳未満）に対する寛解導入療法

寛解導入療法の基本は 3＋7 療法とも呼ばれる daunorubicin（DNR）または idarubicin（IDR）のアンスラサイクリン系薬剤と cytarabine（Ara-C）持続点滴の併用である．患者の年齢や状態にもよるが，60〜80％程度の CR 率を期待できる．IDR と DNR の比較試験については，AML Collaborative Group によりメタ解析が行われ，IDR が CR 率で有意に優れ（62％ vs 53％），全生存率（OS）でも優れていた（13％ vs 9％）[16]．しかしこれらの試験では DNR 総投与量が 135〜150 mg/m² であり，DNR の投与量が過小ではないかという疑問が生じ，これに対して 2009 年からアンスラサイクリン系薬剤の用量に関する比較試験の結果が相次いで報告され，DNR を増量すると治療成績が向上することが示された（各21 表-5）[17〜20]．しかし，英国において，DNR 90 mg/m² 3 日間と 60 mg/m² 3 日間の比較試験が実施され，CR 率（73％ vs 75％，p＝0.6）と 2 年 OS（59％ vs 60％，p＝0.15）で差が認められず，60 日時点での死亡率は有意に 90 mg/m² 群で高いことが示された[21]．

以上から，NCCN ガイドラインでは，Ara-C 100〜200 mg/m² 持続点滴 7 日間＋IDR 12 mg/m² または DNR 60〜90 mg/m² 3 日間が標準的治療とされている．わが国では，JALSG におけるランダム化比較試験（AML201 試験）により，増量 DNR（50 mg/m² 5 日間）と Ara-C の併用療法は，標準量の IDR（12 mg/m² 3 日間）と Ara-C の併用療法と同等の治療成績が得られることが明らかにされた[20]．したがって，Ara-C 100 mg/m² 持続点滴 7 日間と DNR 50 mg/m² 点滴 5 日間または IDR 12 mg/m² 点滴 3 日間が，日本において有効性と安全性が確立された標準的寛解導入療法といえる．

1 コースで CR が得られない場合，多少の芽球減少効果が認められれば同じ治療を繰り返し行うが，1 コース目の治療反応性が不良の場合には，他のプロトコールへの変更を考慮する．2 回の治療によっても CR が得られない症例は，不応例として救援化学療法が行われる．

❷ 若年成人（60 歳未満）に対する寛解後療法

寛解後療法では，Ara-C 大量療法（HDAC）3 コース，あるいは Ara-C とアンスラサイクリン系薬〔mitoxantrone（MIT），DNR，aclarubicin（ACR），etoposide（ETP），vincristine（VCR），vindesine（VDS）〕の組み合わせによる 4 コースによる地固め療法が主として用いられる．海外では，60 歳未満の成人 AML に対しては HDAC 療法が標準的な地固め療法として用いられているが，JALSG AML201 試験におけるランダム化比較試験では，HDAC 3 コースと Ara-C とアンスラサイクリン系薬の組み合わせ 4 コースの地固め療法では治療成績に有意差を認めなかった[22]．しかし，t(8;21)(q22;q22)，inv(16)(p13.1q22) または t(16;16)(p13.1;q22) 染色体異常を有する CBF-AML では，HDAC 療法による治療の有効性が高いことが AML201 試験および諸外国の報告で明らかにされている．一方，HDAC 療法実施例では，Ara-C＋アンスラサイクリン系薬による治療実施例と比較して，有意に感染合併症の頻度が高い．したがって，CBF-AML に対しては HDAC 3 コース，それ以外の AML に対しては Ara-C とアンスラサイクリン系薬の組み合わせ 4 コースが標準的な地固め療法である．

❸ 再発・非寛解例への治療

2 回の寛解導入療法に対する不応例や，CR 後の再発例は，再発・難治例として救援療法が必要となる．しかし，再発・難治例においては化学療法のみでの治癒は期待しがたいため，可能な症例では同種造血幹細胞移植が適応

となる．救援化学療法は，非交差耐性薬剤やHDAC療法を組み込んだ治療法が選択されるが，再発・難治AMLに対する標準的治療法は確立されていない．HDAC療法，MIT，ETP，Ara-CからなるMEC療法，fludarabineとG-CSFを用いたFLAG療法，などがある．

わが国においては，CD33陽性再発・難治AMLに対してcalicheamicin結合抗CD33抗体（gemtuzumab ozogamicin：GO）の適応承認が得られている．GOはCD33を表面に発現している細胞を選択的に標的とし，細胞内に取り込まれた後に，細胞死を誘導する．しかし単剤での使用にかぎられていること，造血幹細胞移植前115日以内に使用した場合には重篤な肝類洞閉塞症を発症するリスクが高く，肝不全による死亡例も報告されていることなどから，特に造血幹細胞移植を考慮する場合では慎重な投与が必要である．通常，9 mg/m^{2}を2時間の静脈点滴で投与され，2週間後に2回目の投与を行う．初回再発のCD33陽性AMLの患者を対象にした臨床試験で，CR率は60歳未満で28％（生存期間中間値5.3ヵ月），60歳以上で24％（生存期間中間値4.5ヵ月）であった．JALSGでは，GOと化学療法併用による第I相試験によりGOの推奨併用用量を3 mg/m^{2}と定めている[23]．なお，GOは他剤との併用療法での効果に関する限定的な試験結果（SWOG0106[24]，AML15[25]）をもとに，2010年に米国を含む複数の国で承認が取り消され，日本以外では一時的に使用ができなくなった（後述）．

❹ 高齢者（55〜65歳以上）のAML

高齢者AMLでは，臓器機能などの患者側要因により，若年成人と同等の治療強度を持つ化学療法を一律に実施することは困難であり，標準的治療法は確立されていない．高齢者のAMLは寛解率が低いこと，寛解に至っても再発率が高く寛解期間も短いこと，そして治療に伴う重篤な合併症が多くそれによる死亡率も高いことから，生命予後が不良である．高齢者AML患者の一部には強力化学療法によって予後が改善される場合もあり，全身状態や臓器機能が十分に保たれている場合には化学療法の適応となるが，その場合でも治療強度は若年成人に対するよりも減量する必要がある．

患者要因としてはPS不良，共存疾患（高血圧・糖尿病など）による臓器機能の低下などがあげられる．また高齢者に生じる白血病は，高リスクの染色体異常やMDSからの進行例などの頻度が高く，予後不良のタイプが多い．高齢者における研究のほとんどで寛解率は40〜60％で，生存期間中間値は半年から1年程度となっており，これは若年者のデータに比べ非常に悪い．生命予後が悪いだけでなく高強度の治療・合併に伴う入院期間の長期化など，QOLへの影響も高齢者では多大であり留意が必要である．したがって治療法の選択にあたっては，現実的な最終ゴールが治癒・長期寛解かどうかを十分検討する．

PSが良好で染色体リスクが良好群（または一部の中間群）のものでは，高強度の寛解導入療法や大量Ara-Cの使用で，若年者と同様かそれに近い治癒・長期寛解を期待できることがある．用量減量前処置を用いた同種造血幹細胞移植を考慮できるような患者であれば，染色体リスクの中間群や悪性群でも治癒的治療を目指すことも選択肢となる．全身状態不良の場合は，治療のゴールは治癒よりも白血病のコントロールと症状の緩和，輸血，感染症などの合併症の予防や治療といった支持療法が中心とならざるを得ない．

少量Ara-C（LDAC）療法など多くのレジメンが高齢者に対して試みられてきたが結果は同様で，寛解率で20〜60％，寛解期間は短く最終的な生存率の改善もみられていない．白血病の多剤耐性の機序の1つにP-glycoproteinの発現があげられるが，その阻害薬PSC-833を寛解導入療法に加える試みもランダム化試験でプラセボ群と寛解率と生存率で有意な差を認めなかった[26]．

❺ 同種造血幹細胞移植

近年，HLAタイピング法の進歩や移植方法，支持療法の進歩，代替ドナーからの移植成績が向上し，HLA一致同胞からの移植成績と，HLAアリルレベルでの8/8適合の非血縁間移植の成績はほぼ同等となってきた[27]．わが国における解析では，HLA一座不一致の血縁ドナーからの移植よりも8/8適合非血縁ドナーからの移植の方が有意に死亡率が低かった[28]．初回非寛解例や再発例は同種移植が適応となるが，第一寛解期AMLにおける同種移植の適応については，Kurosawaらがわが国の2,029例のAML初回寛解期症例における同種移植と化学療法の2群についてMarkovモデルを用いて解析した所，予後中間群，もしくは不良群においては有意に同種移植群の方が期待生存期間が長かった[29]．この傾向は主に用量減量前処置が使用される50〜70歳の比較的高齢者においても同様であり[30]，予後中間群・不良群での適切なドナーからの同種移植の有用性が示されてきている．

ドイツのグループは，60歳未満でCR1の得られた患者で，寛解後に同種移植を行った群と行わずに化学療法のみの群を比較した[31]．7年OSは同種移植群58％，化学療法群46％（$p=0.037$）であり，特に予後不良核型を有する症例や45歳以上，二次性AMLなどで同種移植群が良好であった．

❻ 急性前骨髄球性白血病の治療

急性前骨髄球性白血病（acute promyelocytic leukemia：APL）はAMLのサブタイプであるが，臨床的・

生物学的に非常に特徴的で，ほかのAMLと違ったアプローチが必要となる．APLはFAB分類ではM3, WHO分類では「*PML-RARA*を伴うAPL」に分類されAMLの10〜15％を占めている[5]．好発年齢のピークは30〜50歳代の若年層であり，60歳以上で減少傾向となる点が他のAMLと異なる．また10歳以下の小児ではまれである．

APLは90％以上に特徴ある染色体転座t(15;17)(q22;q12)を有している．17番染色体長腕上の切断部位は，レチノイン酸の核内受容体（RARα）をコードする遺伝子であり，15番染色体長腕上の*PML*遺伝子との間で相互転座することにより*PML-RARA*融合遺伝子が形成される．全トランス型レチノイン酸（ATRA, tretinoin）や亜ヒ酸（arsenic trioxide：ATO）は，PML-RARαに作用することにより，APL細胞に対し分化誘導効果を発揮する[32]．RARα部分にはN-CoR（nuclear receptor co-repressor）などの転写抑制因子複合体が結合・作用しているが，これに治療濃度のATRAが作用すると解離され，骨髄系細胞の分化に必要な転写因子などが再活性化する．また，ATOはPML部分に関与する蛋白のスモ化を促進することにより，転写抑制を解除する．

発病初期においてAPL特有のDICがみられ，線溶亢進による凝固障害のため皮膚・粘膜出血のほか，脳出血などの致死的な臓器出血を合併しやすい．予後は発病時の年齢やリスクにもよるが，CR率は80〜90％以上，無病生存率は70〜80％以上であり，他のAMLと比較して高い治癒率が期待できる．したがって，病初期の出血傾向対策と，ATRAおよび化学療法を用いた適切な薬物療法が治療成功への鍵である．また再発例に関してはATOが有効である[33]．

1）診断・検査

・**血液検査所見**

診断時白血球数は低値であることが多いが，約1/4の症例で1万/μL以上に増加し，特徴あるAPL細胞がみられる．DICの所見として，血小板減少，低フィブリノゲン血症，FDPやD-ダイマーの増加，プロトロンビン時間の延長を認める．APLでのDICは線溶亢進にあることが多い．

・**形態学的所見，細胞表面マーカー**

APL細胞は前骨髄球様の形態を示し，核は腎臓様に切れ込みのあるものが多い．細胞質はペルオキシダーゼ染色が強陽性で，赤紫色のアズール顆粒が豊富である．また，針状のAuer小体が認められる．大きなアズール顆粒や多数のAuer小体が束のように集まって見えることもある（ファゴット細胞）．細胞表面マーカーは，CD13, CD33が陽性であり，HLA-DR, CD34は陰性である．頻度は少ないが，顆粒の少ないvariant type（M3v）も存在する．核の切れ込みは強く，細胞質の顆粒は光学顕微鏡では見えにくいが，電子顕微鏡では通常のAPLより小さな顆粒が確認できる．M3vでは診断時の白血球数高値例が多い．

・**染色体検査，遺伝子検査**

APLの確定診断には，染色体検査やFISH法，RT-PCR法によりt(15;17)(q22;q12)転座または*PML-RARA*融合遺伝子を確認することが必須である．17番染色体の切断部位はRARαをコードする遺伝子のintron 2で一定であるが，転座の相手である15番染色体長腕上の*PML*遺伝子切断点は3種類知られており，その中ではlong form（break pointがintron 6）が約65％と最も多い．他にまれな染色体転座とその融合遺伝子として，t(11;17)(q23;q12)：*PLZF-RARα*, t(11;17)(q13;q12)：*NUMA-RARA*, t(5;17)(q35;q12)：*NPM1-RARA*, t(17;17)(q11;q12)：*STAT5b-RARA*が知られている．また5番，17番以外の付加的染色体異常を有する率は26〜30％といわれ，9番，8番，7番などMDSに似たようなタイプが多く，このなかでは+8が10〜15％と最も多い．*FLT3-ITD*変異やtyrosine kinase domain（TKD）変異は34〜45％に認められる．APLでは*PML-RARA*を指標として，RT-PCR法により微小残存病変（MRD）の追跡が可能であり，治療効果の判定と再発の診断に関して客観的な指標となりうることが重要である．

臨床的な予後因子として，欧州から報告された3群分類の，低リスク（白血球＜1万/μL，血小板≧4万/μL），中リスク（白血球＜1万/μL，血小板＜4万/μL），高リスク（白血球≧1万/μL，血小板＜4万/μL）が広く用いられている．また，他のAMLで予後不良因子と考えられている，付加的染色体異常，*FLT3*変異，CD56陽性などは，APLにおいては必ずしもその意義が明らかにされていない．

2）APLの治療

・**寛解導入療法**

APLは，ATRAの登場により他のAMLより高い治癒率が得られるようになり，化学療法の基本方針は，ATRAとアンスラサイクリン系薬（IDRまたはDNR）単独あるいはAra-Cとの併用療法が基本骨格である[34,35]．標準的なATRAの使用量は1日45 mg/m^2，経口で2〜3回に分けて投与する．この組み合わせによる寛解導入率は90〜95％である．ATRAはAPL細胞を分化誘導に導き，またDICのパラメーターは48時間以内に改善傾向になることが多い．APLが臨床的・形態学的に疑われる場合は，白血球数が少ない例（1万/μL以下など）では可及的速やかにATRA

投与を開始した後，t(15;17)や*PML-RARA*の検査結果を待つことが，初期の重篤な出血合併症の予防に有効である．白血球数が多い例ではATRAと化学療法の併用を行う．ATRAの副作用としては，皮膚障害，胃腸障害，骨痛，高TG血症，肝障害などのほかに，白血球増加症や分化症候群（DS）が知られている．通常ATRAの内服は，CRが得られ次の地固め療法が開始されるまで続ける．ATRA単独による治療では血液学的寛解を得られても分子学的寛解へ至ることはまれで，CR期間も短い．

・播種性血管内凝固症候群（DIC）の治療

APLにおいて最も重篤な合併症はDICによる脳出血などの臓器出血であり[34]，寛解導入療法中の出血性合併症による死亡の約半数は診断から1週以内に起こるため，その予防は予後改善のためにきわめて重要である．出血例では非出血例に比べてDSや肺炎を併発しやすい傾向がある．寛解導入療法開始後，DICが鎮静化するまで可能なかぎりDICスコアを評価し，血小板輸血，新鮮凍結血漿によるフィブリノゲンの補充，アンチトロンビンの補充，トロンボモジュリン製剤などの抗凝固療法などによる十分な治療を行う[35]．凝固異常や出血がみられる場合は，血小板を3万〜5万/μL以上に保つ．さらに，フィブリノゲンを150 mg/dL以上に保つことが重要である．

・分化症候群（DS）の診断と治療

ATRAには通常の細胞障害性の副作用はないが，軽度の頭痛，皮膚乾燥・発赤，一過性の肝機能検査異常などがみられる．重要な副作用として分化症候群（differentiation syndrome：DS）があり，当初はレチノイン酸症候群とも呼ばれたが，治療開始前やATOによっても併発するためDSと名称変更された．DSは初発例の寛解導入時20％前後に併発する[33]．ATRAやATOのAPL細胞に対する分化誘導作用に伴う種々のサイトカイン放出や接着因子の作用により，敗血症性ショックや急性呼吸促迫症候群に類似した病態を起こし多臓器不全になりやすい．症状は発熱，末梢浮腫，肺浸潤影，低酸素血症，腎・肝機能障害，漿膜炎（胸膜炎，心膜炎）などであり，特に体重増加や低酸素血症の出現に注意し，定期的にSpO_2のモニタリングを行う．DSの発現日は，ATRA投与開始後7〜12日に多いが，発症時期に幅がある．DSが疑われたら，ただちにATRAを休薬し，dexamethasone 10 mgを1日2回経静脈内投与，またはmethyl prednisoloneパルス療法を行う．効果がみられた場合は，完全に症状が消失するまで継続する．ATRAは症状が完全に消失してから少量より再開し，3〜5日間症状が再燃しないことを確認してからもとの量に戻す．

・地固め療法

アンスラサイクリン系薬が基本であるが，Ara-CやATRAの追加意義が検討されてきた．Ara-Cを用いているフランスのAPL93およびAPL2000試験と，Ara-Cを用いていないスペインのLPA99試験をまとめた後方視的比較では[36]，低ないし中リスク群では無イベント生存（EFS）率に差はなかったが，高リスク群では，APL93，APL2000群で82.2％，LPA99群で67.3％と有意差を認め，高リスク群でのAra-Cの有用性が示唆された．また，スペインのLPA2005研究では，高リスク群に対してアンスラサイクリン系薬の増量とATRA15日間の内服併用により成績の改善が得られた[37]．最近ではATRAとATO併用による地固め療法が検討されている（後述）．最も重要な点は，地固め療法終了時にRT-PCR法による*PML-RARA*が陰性化していることである．なお，中枢神経再発予防の抗がん薬髄注は，高リスク群である初診時白血球高値例以外では特に推奨されていない．

・維持療法

地固め療法終了時にRT-PCR法による*PML-RARA*が陰性化していることが確認された場合，維持療法が考慮される．欧米ではATRA内服による治療，6-mercaptopurine（6-MP）/methotrexate（MTX）の内服，両者の併用などの治療が研究されてきた．フランスのAPL93試験では，ATRA，ATRA/6-MP/MTX，6-MP/MTX，維持療法なしの4群の比較研究が行われ，ATRA/6-MP/MTX群が最も良好で，特に初診時白血球高値群（白血球数>5,000/uL）においてこの維持療法が有効であった[38]．また，再発は維持療法終了後の遅い時期にも多くみられていることが明らかになった．

JALSG APL204研究では，維持療法としてATRAとわが国で開発されたATRAの誘導体であるAm80（tamibarotene）のランダム化比較試験が行われた[39]．評価可能344人中319人（93％）にCRが得られ，地固め療法後に269人がATRAもしくはAm80による維持療法が行われた．7年のRFSはATRA群84％とAm80群93％で有意にAm80群が良好であった（p＝0.027）．特に高リスク群では，ATRA群62％，Am80群89％でその差が顕著であった[40]．

・再発APLの治療

ATRAを併用した化学療法で治療した患者の約10〜25％に再発が認められる．再発した場合の第一選択はATOであり，CR率は80〜90％ときわめて有効である[33]．副作用としてDSは重要で，時に重篤となる．QT延長を生じることもあり，まれに致死的な不整脈であるtorsade de pointesを生じうる．ATOを用いた治療の際には，血清カリウムを>4.0 meq/L，マグネシウムを

＞1.8 mg/dL に保つようにする．JALSG APL205R 試験では，再発 APL に対し，ATO を用いて再寛解導入療法を行い，PML-RARA が陰性化したら寛解後療法として HDAC ののちに自己幹細胞を採取し，自家移植を行う試験を行い，その有用性が示されている[41]．PML-RARA が持続的に陽性の場合は同種造血幹細胞移植を検討する．

・ATO や GO（gemtuzumab ozogamicin）を用いた初発 APL の治療

　ATO は再発・難治性 APL に対して第一選択とされ，わが国でも適応が認められているが，すでに欧米や中国では初発 APL に対する ATRA との併用療法の臨床研究が進んでいる．ATRA と化学療法の併用療法の課題である臓器出血による早期死亡，地固め療法後の感染症死および二次がんなどは併用する抗がん薬投与に大部分が起因しているが，これらの課題は ATO の初期治療への導入により改善される可能性が高い．ATO は骨髄抑制が軽く，寛解導入中の出血や地固め療法中の感染症が少ない．さらに，PML-RARα に対する ATRA との相乗的な作用により再発の低下が期待される．また APL 細胞では CD33 の発現が高く，GO に対する感受性が高い．

　米国 MDACC から寛解導入より ATRA＋ATO＋GO の3剤による治療成績が報告されている[42]．14〜82歳の82例において，CR 率92％，3年 EFS85％と優れた成績であった．地固め療法でも CR 後に ATO 2コース行い，さらに ATRA＋DNR を2コース行う群と ATRA＋DNR 単独群の比較では，EFS，OS ともに前者が優れていた[43]．

　欧州の APL0406 試験では，白血球数1万/μL 以下の低・中リスク群を対象に，ATRA＋化学療法と ATRA＋ATO の第Ⅲ相比較試験が行われた[44,45]．CR 率は ATRA＋ATO 群で100％が得られたが，ATRA＋化学療法群で95％であり有意差はなかった（p＝0.12）．しかし，2年 EFS は97％と86％であり，ATRA＋ATO 群が有意に良好であった（p＝0.02）．OS も ATRA＋ATO 群の方が良好であり，低〜中リスク群においては ATRA＋ATO による治療戦略が ATRA＋化学療法よりも優れていることが示された．英国の AML17 試験[46]および豪州の APML4 試験[47]では，寛解導入と地固め療法における ATRA＋ATO 併用療法と ATRA と IDR の併用による AIDA 療法を比較し，非劣性が示され，ATRA＋ATO 群の累積再発率は有意に低かった．わが国においても，JALSG APL212 試験において，地固め療法に ATO と GO を組み入れた臨床試験を行っている．

　中国において経口 ATO 製剤が開発され[48]，ATRA との併用により静注投与での ATO と ATRA との併用と非劣性が示され[49]，今後経口剤のみでの APL に対する治療が実現する可能性がある．

❼ AML のその他の治療

・gemtuzumab ozogamicin（GO）を組み入れた治療

　これまで，初発未治療 AML を対象に，通常の寛解導入療法とそれに GO を組み入れた治療との比較試験が行われてきた．SWOG の S0106 試験では，Ara-C＋DNR（45 mg/m^2 3日間）に GO 6 mg/m^2（day 4）を併用する群と，Ara-C＋DNR（60 mg/m^2 3日間）を比較するランダム化第Ⅲ相試験を行った[24]．CR が得られた症例はその後3回の HDAC による地固め療法を行い，その後無治療か，3回の GO（5 mg/m^2，4週間毎）を受ける群に割り付けられた．CR 率は，DA＋GO 群69％，DA 群70％で差がなく（p＝0.59），CR が得られた症例は5年 EFS，OS ともに有意差はなかった．GO 群では早期死亡が多く，結局 GO の上乗せ効果は得られなかった．その結果，2010年に米国で GO の承認が取り下げられた．英国の MRC AML15 試験では，初発未治療の60歳未満の AML を対象として，寛解導入療法に GO 3 mg/m^2 を day 1 に上乗せする比較試験を行った[25]．GO 群において毒性は増加しなかったが，奏効率と生存率に有意差はなかった．しかし予後良好核型を有する群において有意に生存率を改善した．一方，フランスの ALFA0701 試験では，有意差はないものの CR 率では GO 群が上回り（75％ vs 81％，p＝0.25），2年の EFS（17.1％ vs 40.8％，p＝0.0003），OS（41.9％ vs 53.2％，p＝0.0368）ともに GO 群が有意に良好であった[50]．さらに標準的化学療法が対象とならない61歳以上の初発 AML を対象とした第Ⅲ相比較試験（EORTC-GIMEMA AML-19 試験）において，GO 群が OS にて有意に対照群を上回った[51]．以上の結果をもとに2017年に GO は米国で再承認された．

　このように若年者 AML の治療戦略における GO の位置づけはいまだ不明であるが，Hills らは GO を併用した寛解導入療法の5つのランダム化比較試験のメタ解析を行い，GO 併用により CR 率の改善は見られなかったが，有意に再発率を低下させ，5年 OS を改善することを示した[52]．GO の投与量としては，3 mg/m^2 は 6 mg/m^2 と比較して有効性は同等で，早期死亡を減少させた．現在 GO の適正な使用に向けて再検討が行われている．

・DNA メチルトランスフェラーゼ阻害薬とヒストン・脱メチル化阻害薬

　エピジェネティック異常，特に DNA のメチル化とヒストンの脱アセチル化やメチル化による遺伝子の転写制御は白血病や MDS の病態に深く関わる．DNA メチルトランスフェラーゼ阻害薬には azacitidine，decitabine，ヒストン脱アセチル化阻害薬には suberoylanilide hydroxamic acids（SAHA）や depsipeptide などがある．azacitidine は当初殺細胞作用を有するピリミジンア

ナログとして開発されたが，DNAの脱メチル化阻害作用が確認され，わが国においても2011年にMDSの治療薬として承認された．AMLを対象とした臨床第Ⅰ/Ⅱ相試験においてその有効性が報告され，今後高齢者AMLや再発難治AMLの治療薬となることが期待される．また，60歳以下で予後良好核型を有さない初発未治療AML患者を対象に行われた標準的DNR＋Ara-C化学療法前にdecitabineを投与し，decitabineの至適投与量を決定する第Ⅰ相試験では，2コースまでのCR率は83%が得られ，decitabine併用による寛解率の向上が期待される[53]．

・polo-like kinase（Plk）阻害薬

選択的Plk阻害薬であるvolasertibは，高用量の寛解導入療法が適応とならない初発未治療AMLを対象として，LDACとの併用とLDAC単独治療とを比較する第Ⅱ相試験において，有意に高い寛解率とEFSを示した[54]．現在第Ⅲ相試験が行われているが，高齢者のAML患者の予後を改善する可能性が期待される[55]．

・CPX-351

CPX-351はナノテクノロジーの応用で作製されたAra-CとDNRがモル比5:1で導入されたリポソーム化製剤である．この比率はin vitro実験で最も高い相乗的抗腫瘍効果が得られたことから設定された．リポソームに封入された薬剤は体内に投与されると緩徐に血中に放出されるため，血漿中のAra-C/DNRの半減期は長くなり，骨髄中の薬剤集積が増加される．18～65歳の初回再発のAML患者を対象としたランダム化第2相試験において，CPX-351または主治医の選択された治療法を比較検討した[56]．CPX351は100 U/m^{2}で第1, 3, 5日に投与された．CPX351群と主治医選択治療群で全奏効率，CR率，EFS，OS中央値はそれぞれ49.4% vs 40.9%，37% vs 31.8%，4.0カ月 vs 1.5カ月，8.5カ月 vs 6.3カ月であり，全体として両群間に差は認められなかった．しかし予後不良群ではCPX351投与例でCR率，EFS，OSは優れていた．また高齢者初発AMLを対象としたランダム化第Ⅱ相試験では，高齢者AML 126例においてCPX-351（100 U/m^2 1, 3, 5日）とAra-C（100 mg/m^2 7日）＋DNR（60 mg/m^2 3日）を比較した[57]．奏効率は66.7% vs 51.2%と前者で高い奏効が得られた．60日以内の早期死亡は4.7% vs 14.6%と有意差はみられなかった．その後60～75歳の高齢者二次性AML患者を対象にランダム化比較第Ⅲ相試験が行われた[58]．初回治療としてCPX-351またはAra-C＋DNR 7＋3療法が投与された．CPX-351群において有意に生存期間中央値の延長が見られた（9.6カ月 vs 6.0カ月，p＝0.003）．全奏効率も有意にCPX-351群で良好であった（47.7% vs 33.3%，p＝0.016）．

・FLT3阻害薬

FLT3は5つの細胞外領域，膜貫通領域および2つのチロシンキナーゼ領域からなる受容体型チロシンキナーゼである．これまでFLT3阻害薬として，第1世代，第2世代の薬剤が開発されている．代表的な第1世代阻害剤には，sunitinib, midostaurin, lestaurtinib, sorafenib, tandutinibなどがあり，第2世代阻害薬としては，quizartinib, crenolanib, gilteritinib, ponatinibがある．このうち，quizartinibは血清IC$_{50}$が18 nMと低く，他のFLT3阻害薬と比較してより強力である．再発・難治性AMLを対象としたquizartinib単剤の第Ⅱ相試験では，60歳以上で初回治療より1年以内の再発・難治例で，FLT3-ITD陽性例で56%，陰性例で36%に寛解が得られ，18歳以上60歳未満で救援療法や造血幹細胞移植に不応例において，FLT3-ITD陽性例で46%，陰性例で30%に寛解が得られた[59]．以上からquizartinibは特にFLT3-ITD陽性例で有効性が高く，現在FLT3-ITD陽性再発・難治性AMLを対象に，救援療法と比較する第Ⅲ相試験が行われている．

■ ALLの治療

小児ALLの予後が良いのに比べて成人のALLは全般に予後不良で，長期生存率は35～50%程度である．成人のALLは，予後不良因子が多いこと（染色体異常など），治療による合併症の頻度も成人のほうが高く，予定のスケジュール通りに治療を行うのが小児に比べ困難である．成人ALLでは，大別してCALGBレジメン[60]，Hyper-CVADレジメン[61]，Hoelzerレジメン[62]の3つが広く知られている．わが国では，JALSGの寛解導入療法（ALL97試験）はCALGBレジメンを基本としたものである[63]．

❶ 寛解導入療法

成人ALLの寛解導入療法の中心となる薬剤はvincristine, prednisolone（PSL），アンスラサイクリン系抗がん薬であり，これらにcyclophosphamide, L-asparaginase（L-asp）などを組み合わせることにより75～90%にCRが得られる．小児ALLに対する寛解導入療法では，これらの化学療法に先行してprephaseとしてPSLの1週間の単独投与を行われる．このprephaseによって腫瘍量を軽減するとともに，RT-PCR法によるBCR-ABL1 mRNAの有無の確認が出来，さらにPSLに対する治療反応性によって予後予測のための重要な情報が得られる．

❷ 寛解後療法

様々な薬剤が用いられ，大量MTX，大量Ara-C, L-asp等を含むものが多く，維持療法を含めて約2年間投

与される．維持療法では，MTX と 6-MP の経口投与が行われるが，定期的に静注化学療法を含むプロトコールもある．

❸ 小児 ALL プロトコールの成人 ALL への応用

小児 ALL は化学療法の治療成績が良好で成人 ALL は不良であるが，15～25 歳の AYA 世代の若年成人については，小児プロトコールを適用しようとする動きがある．フランス LALA の成人プロトコール（LALA94）と RRALLE の小児プロトコール（FRALLE93）で治療された 15～20 歳の ALL 患者における後方視的解析において，CR 率は 83％ vs 94％，5 年 EFS 率は 41％ vs 67％と有意に小児プロトコールが優れていることが示された[64]．その後複数の研究グループから同様の報告がなされ，この年代の患者における小児プロトコールの有用性が示されている．小児プロトコールでは一般にステロイド，vincristine，L-asp の総投与量が多く，中枢神経浸潤予防もより強力である．L-asp は重篤な急性膵炎や肝機能障害を起こすことがあり，小児と比較して成人では L-asp に対する副作用が重篤になりやすく，注意が必要である．凝固系の異常も多く出血や血栓症を生ずる．そのため，PT，APTT，fibrinogen，AT-Ⅲ などを頻回に測定し，適宜 FFP にて補充する．MTX 大量療法は leucovorin 救済療法が必要であり，その量や頻度も血中の MTX 濃度によって調節する必要がある．

■ 中枢神経系への浸潤の予防

ALL では中枢神経系の再発率は非常に高いので，診断時に髄液内の白血病の浸潤のない例でも予防的な髄液中への抗がん薬の投与（Ara-C, MTX）や放射線療法が必要である．詳細についてはそれぞれのレジメンで多少違いがあるが，基本的な考え方は，地固め療法に髄液移行のよい化学療法剤（大量 Ara-C, MTX）が使用されるものでは予防的頭部放射線療法は含まれていない．髄液・中枢神経系に白血病細胞を認めた場合は，ommaya reservoir の設置も検討し，白血病細胞が消失するまで髄液中への抗がん薬の投与（Ara-C, MTX）を週 2 回程度の頻度で続け，その後漸減する．

■ 第一寛解期 ALL に対する同種造血幹細胞移植の適応

第一寛解期 ALL に対する同種造血幹細胞移植の適応はいまだ十分な結論が出ていないが，これまで HLA 適合同胞の有無による genetic randomization による前方視的比較試験で検証されてきた．通常は実際の移植の実施にかかわらず，割り付けられた群（ドナーあり群 vs ドナーなし群）に従って解析される．1994 年に報告されたフランスの LALA87 試験では両群に DFS，OS ともに有意差は認められなかったが，何らかの予後不良因子（Ph 染色体陽性，未分化 ALL，35 歳以上，初発時 WBC 30,000/μL 以上，寛解導入までの期間が 4 週間以上）を有する患者に限定して比較すると，5 年 DFS，OS ともにドナーあり群が有意に優れていた[65]．その後高リスク群を対象に行われた LALA94 試験では，HLA 適合同胞を有する患者の DFS が有意に優れていた．同様に高リスク群を対象とした GOELALO2 試験ではドナーあり群が OS でも有意に優れていたが，PETHEMA ALL-93 試験では有意差は観察されなかった．

しかし，これらの試験を統合したメタ解析では，全患者を対象とした解析と高リスク患者のみを対象とした解析においてドナーあり群の OS が有意に上回るということが示されている．メタ回帰分析では，ドナーあり群で実際に同種移植を受けた確率が高い試験ほど，あるいは寛解から同種移植実施までの期間が短い試験ほどドナーあり群が優位になる傾向が示され，早期の同種移植の実施の有用性が示唆された．

Kako らは，期待効用に生存，死亡のみならず QOL を加味した臨床決断分析によって第一寛解期の同種移植の妥当性を評価する試みを行った[66]．HLA 適合同胞を有する第一寛解期 ALL 患者では，全患者を対象として QOL 補正を行わない臨床決断分析を行った場合，CR1 で同種移植を行う決断をすることの優位性が示された．QOL 補正を行った場合でも，やはり CR1 で同種移植を行う決断をすることの優位性が示された．

以上の結果をまとめると，予後不良因子（年齢を除く）を有する症例に対しては CR1 での同種移植が推奨される．標準リスク患者に対する同種移植の実施はまだ議論が残る．今後，MRD のモニタリングによる移植適応の決定，あるいは遺伝子変異解析による予後分類などの開発に期待がかかるが，小児プロトコールの成人への応用によって化学療法群の成績が向上する可能性もあり，今後も混沌とした状態はしばらく続くものと思われる．また，わが国における非血縁者間移植の優れた成績を考えると，予後不良因子を有する患者には CR1 から積極的に HLA アリル適合非血縁ドナーからの移植を検討してもよいであろう．

■ Ph^+ ALL に対する治療

ALL のなかで予後不良群に位置づけられてきた Ph^+ ALL であるが，TKI である imatinib の出現がこの疾患の治療法を大きく変えることとなった．2004 年頃より JALSG や，MD Anderson Cancer Center（MDACC）などから，化学療法と imatinib の併用療法の結果が発表さ

各21 表-6．Ph⁺ALL に対する imatinib 併用化学療法

研究組織 (試験名)	n	imatinib の投与量	CR (%)	同種移植施行例 (%)	OS
成人					
MD Anderson, 2004 (N/A)	20	400 mg	93	50	75%, 20 カ月
JALSG, 2006 (Ph⁺ALL202)	80	600 mg	96	61	75%, 1 年
GMALL, 2006 (N/A)	92	400～600 mg	95	77	36% (alternating), 2 年 43% (concurrent), 2 年
GRAALL, 2007 (GRAAPH-2003)	45	600 mg	96	48	65%, 18 カ月
PETHEMA, 2010 (CSTIBES02)	30	400 mg	90	70	30%, 4 年
NILG, 2010 (09/00)	59	600 mg	92	63	38%, 5 年
高齢者					
GIMEMA, 2007 (LAL0201-B)	30	800 mg	100	N/A	74%, 12 カ月
GMALL, 2007 (N/A)	55	600 mg	96	N/A	42%, 24 カ月

れ，CR 率 90％以上，同種造血幹細胞移植も加えた治療による長期生存率は約 50％と，それ以前に比べて大幅な改善が示された．現在わが国では，初発例に対して imatinib，再発・難治例に対して dasatinib と ponatinib が承認されている．

❶ 化学療法と imatinib の併用療法

JALSG による第Ⅱ相試験（Ph⁺ALL202）は，imatinib 600 mg を寛解導入の day 8 より開始し day 63 まで投与し，地固め療法では，化学療法薬によるサイクルと imatinib のみによるサイクルを交互に繰り返し行う治療プロトコールである[67]．本試験には 100 人が登録され，CR 率は 97％，骨髄における PCR の陰性化率は 71％であった．59 例（61％）は第一寛解期で移植を受け，5 年 OS 50％，DFS 43％であった[68]．MDACC では，hyper-CVAD と imatinib との併用療法が検討され，imatinib は化学療法薬と同時に 2 週間投与され，1 週間の休薬ののちに次のサイクルの治療が行われた[69]．初発と非寛解の 15 症例全例で CR を得ており，10 例では同種造血幹細胞移植が施行された．1 例は移植後に再発している．非移植例 10 例では，1 例で再発，5 例で寛解の持続が確認された．GRAALL は，寛解導入療法後早期に治療に対する反応を調べ，反応が良好な群に対しては imatinib を HAM 療法による地固め療法時に併用し，寛解導入療法に反応が不良な症例に対しては dexamethasone, vincristine とともに imatinib を併用して，その効果と安全性を検討した（GRAAPH-2003 試験）[70]．CR 率 96％，BCR-ABL1 の PCR での消失率は 29％であり，CR 例全例で同種移植が施行され，18 カ月における無病生存率は 30％，OS 率が 51％であった．各21 表-6 にこれまでの代表的な imatinib 併用化学療法の成績を示す．

❷ 第 2 世代，第 3 世代 TKI を用いた治療

dasatinib は ABL キナーゼの他 SRC family kinases も阻害し，imatinib と異なり活性型の ABL にも結合すること，また血液脳関門を通過し髄液に移行することを特徴とし，Ph⁺ALL に対して承認されている．通常の寛解導入のレジメンとの併用では，MDACC より dasatinib 併用 hyper-CVAD 療法第Ⅱ相試験の成績が報告された[71]．Hyper-CVAD 療法各コースに dasatinib 100 mg 14 日間投与され，CR 率 94％，第一寛解期に同種移植が行われた症例は 35 人中 4 人のみで多くは長期に CR が維持され，推定 2 年 OS は 64％であった．

イタリア GIMEMA は高齢者に対する dasatinib と PSL による LAL1205 試験を行い報告した[72]．本試験は寛解導入療法として dasatinib と PSL のみを 84 日間投与する試験で，寛解後療法は規定されなかった．CR 率は 100％であり，20 カ月における OS は 69.2％で DFS は 51.1％であった．化学療法の併用無くとも極めて安全に血液学的寛解が得られることが判明したが，一方で再発例 17 例中 12 例に T315I 変異を認めており，特に dasatinib 長期投与例に T315I 変異を有する再発が多く，今後の課題である．dasatinib は，出血と胸水貯留という副作用が 1～2 割で発生することが知られており，注意を要する．現在わが国においても，JALSG により dasatinib を組み入れた臨床試験が進行中である．

ponatinib は T315I 変異にも有効性を示す第 3 世代 TKI であるが，単剤にて抵抗性・不耐容の CML，Ph⁺ALL に有効性が示された[73,74]．さらに MDACC より ponatinib 併用 hyper-CVAD 療法第Ⅱ相試験の結果が報告された[75]．初発 Ph＋ALL37 例に対し hyper-CVAD 療法とともに ponatinib 45 mg が併用され，2 年の EFS は 81％と良好な成績であった．しかし 2 人が心筋梗塞で死亡した．

dasatinib併用hyper-CVAD療法とponatinib併用hyper-CVAD療法の2つの第Ⅱ相試験の結果を比較すると，3年のEFSはponatinib群69％，dasatinib併用群46％で有意にponatinib併用療法の方が良好であり，3年OSもponatinib併用群の方が有意に良好であった（83％ vs 56％，p＝0.03）[76]．

❸ 同種移植の適応

imatinibの導入によりPh$^+$ALLの治療成績は向上したが，現在のところ，ドナーのいる患者では同種造血幹細胞移植を検討しなければならない．imatinibやdasatinibによる白血病自体のコントロールの向上を受けて，Ph$^+$ALLに対する同種造血幹細胞移植の成績も以前より改善している[77]．これは寛解期間が長く適切なドナーを見つける時間的な余裕が生まれることと，分子レベルの深い寛解が得られるようになったことで移植後の再発のリスクが減少していることのためと考えられる．第一寛解期での移植が原則としては勧められるが，移植症例では移植関連死亡の多い点が問題である．

❹ 移植後のTKIの使用

移植後にimatinibあるいはdasatinibを併用することにより再発を予防できる可能性が考えられるが，現在のところ，その安全性の確認は不十分である．移植後のimatinibの使用に関しては，Carpenterらが生着時からday 365まで使用し，その安全性を報告している[78]．また，Wassmannらは，移植後にBCR-ABL1が陽性となった時点でimatinib投与を開始し早期に陰性化した場合にはimatinibを使用しているかぎりにおいて予後が良かったと報告している[79]．移植後のdasatinibの予防的投与の効果に関してはデータが不十分であるが，忍容性において問題がある可能性が示唆されている．

■ 再発ALLの治療

ALLの再発例は，化学療法のみで長期寛解することはまれであり，再度の寛解導入を行うとともに造血幹細胞移植の施行を速やかに検討する．治療レジメンの選択は，最初の治療と再発までの期間やアンスラサイクリンの累積投与量などを考慮して決定される．

■ ALLにおける新規治療

・clofarabine

第2世代のプリンアナログで，米国では2004年に認可されている．臨床第Ⅰ相試験は31人の成人患者を対象に行われ，4〜55 mg/m^2 5日間投与された．1例でCR，1例でCRp（Cr without platelet recovery）を得た．最大耐用量は40 mg/m^2×5日間とされた．第Ⅱ相試験では40 mg/m^2 5日間投与され，全奏効率は17％であった．現在clofarabineはALLだけでなくAMLについてもAra-Cとの併用などの臨床試験が行われている．

・nelarabine

nelarabineはguanine arabinoside（Ara-G）のプロドラッグで，1964年に免疫抑制剤として開発された薬物であるが，T細胞性腫瘍に対する抗腫瘍効果が認めらた．治療抵抗性の小児のT-ALLにおいて650 mg/m^2×5日投与された結果CR＋CR*（骨髄CR＋不完全な血球回復*）が23％（9/39）にみられた．成人の治療抵抗性のT-ALLにおいては，1,500 mg/m^2×3日（day 1, 3, 5）投与され，21％（6/28）の寛解率であった．最も多くみられた有害事象は血球減少であるが，注意すべき副作用は神経系で，末梢神経障害（Guillain-Barre症候群様）や，意識障害が生じることがある．最近のCALGBの報告では，T-ALL（26人）とT-LBL（13人）に1.59/m^2 day 1, 3, 5に投与され，CR率は31％，PRを含めると41％であった．Grade 3と4の血球減少がそれぞれ37％と26％に認められたが，Grade 4の神経系の副作用は1例にみられたのみで後は回復した．

・inotuzumab ozogamicin

inotuzumab ozogamicinは抗体薬物複合体であり，B前駆細胞から成熟B細胞表面に発現するB細胞特異抗原であるCD22に対するヒト化モノクローナル抗体と抗がん薬calichemicinの複合体である．inotuzumab ozogamicinが腫瘍細胞表面のCD22と結合すると細胞内に取り込まれ，細胞障害性を有するcalichemicinが腫瘍細胞内に放出される．その作用で二本鎖DNAが切断されアポトーシスが誘導される[27]．

本剤は再発・難治性CD22陽性ALL（18歳以上）を対象に本剤と標準化学療法を比較した第Ⅲ相試験（INO-VATE試験）において，標準化学療法群に対して，有意なCR率の改善（80.7％ vs 29.4％，p＜0.001），MRD陰性化率の改善（78.4％ vs 28.1％，p＜0.001），PFSの延長（中央値5.0カ月 vs 1.8カ月，p＜0.001）を示し，同種造血幹細胞移植を実施できた症例の割合も有意に高かった（43.3％ vs 11.1％，p＜0.001）．しかし，OSの延長は有意には得られなかった〔中央値7.7カ月 vs 6.7カ月，p＝0.04（中間解析を行っているため有意差の閾値はp＝0.0208）〕[80]．一方で懸念される有害事象として肝類洞閉塞症が15例（11％）に認められた．この内の10例は造血幹細胞移植実施後の発症で，移植実施症例の21％におよんだ．

こうした結果を受け，本剤は再発難治性ALL治療薬として，欧州で2017年6月，米国で2017年9月に承認され，日本でも2018年1月に承認された．再発・難治性ALLへの使用である以上寛解獲得後は可能な症例は同

種移植への移行が必要であり，肝類洞閉塞症発症を避けるための本剤の至適な使用法，移植前処置の同定が必要である．

・blinatumomab

blinatumomab は B 細胞表面抗原である CD19 と T 細胞表面抗原である CD3 の両方に結合することが可能な二重特異性を持つモノクローナル抗体製剤で，B 細胞性腫瘍細胞と T 細胞を架橋し T 細胞を介した免疫反応で腫瘍細胞にアポトーシスを誘導することから，BiTE (Bispecic T cell engager) 抗体製剤とも呼ばれる．再発難治性 B-ALL を対象とした第Ⅱ相試験では，blinatumomab 2 コースの治療後に，43％の患者に CR が得られた[81]．さらに 1 年以上寛解が持続した初回再発を除く，再発・難治性 Ph 陰性 ALL（18 歳以上）を対象に本剤と標準化学療法を比較した第Ⅲ相試験（TOWER 試験）において，標準化学療法群に対して有意な CR 率の改善（34％ vs 16％，p＜0.001），CR 期間の延長（中央値 7.3 カ月 vs 4.6 カ月，p＜0.001），OS の延長（中央値 7.7 カ月 vs 4.0 カ月，p＝0.01）を示した[82]．造血幹細胞移植を実施できた割合に差はなかった（24％ vs 24％）．Grade 3 以上の有害事象のうち，好中球減少（37.8％ vs 57.8％）と感染症（34.1％ vs 52.3％）は blinatumomab 群に少なく，サイトカイン放出症候群（4.9％ vs 0％）と infusion reaction（3.4％ vs 0.9％）は blinatumomab 群に多かった[82]．

こうした結果を受け，本剤は再発・難治性 ALL 治療薬として，米国で 2014 年 12 月，欧州で 2015 年 11 月に承認され，日本では 2018 年 1 月に承認申請がなされた．日本でも早期の承認が待たれる．

・chimeric antigen receptor（CAR）-T 細胞療法

CAR は，腫瘍抗原に特異的なモノクローナル抗可変領域の軽鎖と重鎖を直列に結合させた単鎖抗体を N 末端側に，T 細胞受容体（TCR）ζ 鎖を C 末端側に持つキメラ蛋白の総称である．CAR を発現させた T 細胞は，腫瘍抗原を認識した後，その認識シグナルを T 細胞内に伝達し，細胞障害活性を示す．さらに，T 細胞の活性化を増強するために，共刺激分子を組み込まれた第 2 世代，第 3 世代 CAR が開発されている[83]．現在，CD19 抗原を標的とした CAR が開発され，B 細胞腫瘍に対する臨床試験が進行している．再発難治性 ALL30 例を対象とした試験では，27 例（90％）に CR が得られるという驚異的な成績が示された[84]．細胞療法という点で普及にはさまざまな障壁があるが，有効性が高く有望な治療法である．

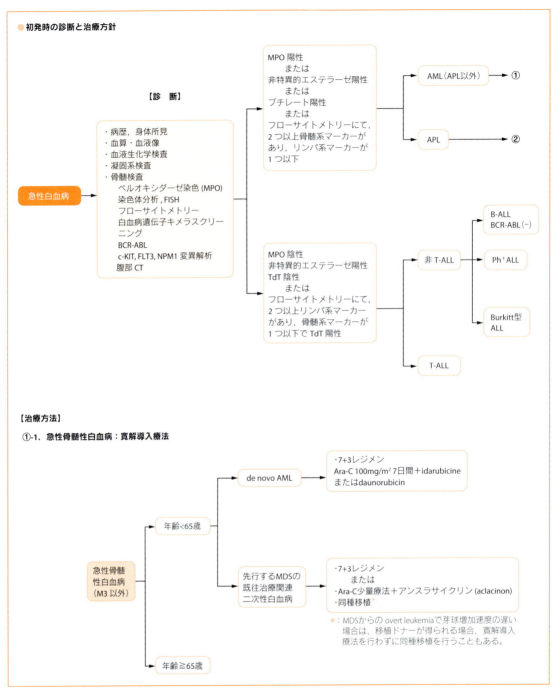

各21 図-1. 急性骨髄性白血病の decision making のためのフローチャート

【治療方法】（つづき）

①-2. 急性骨髄性白血病：65歳未満　地固め療法

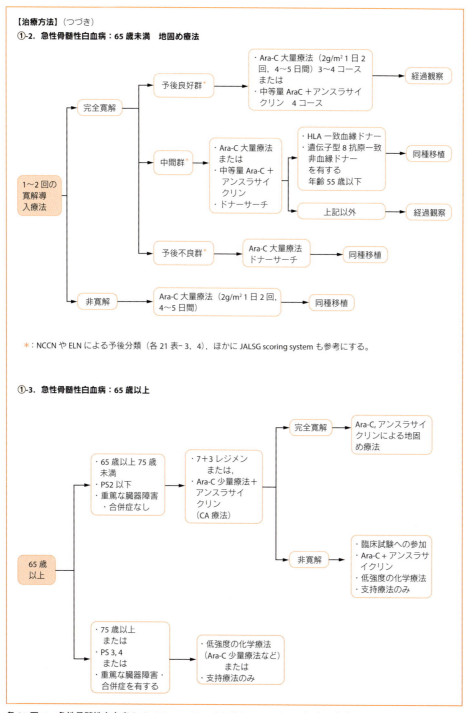

＊：NCCN や ELN による予後分類（各 21 表-3, 4），ほかに JALSG scoring system も参考にする。

①-3. 急性骨髄性白血病：65歳以上

各 21 図-1. 急性骨髄性白血病の decision making のためのフローチャート（つづき）

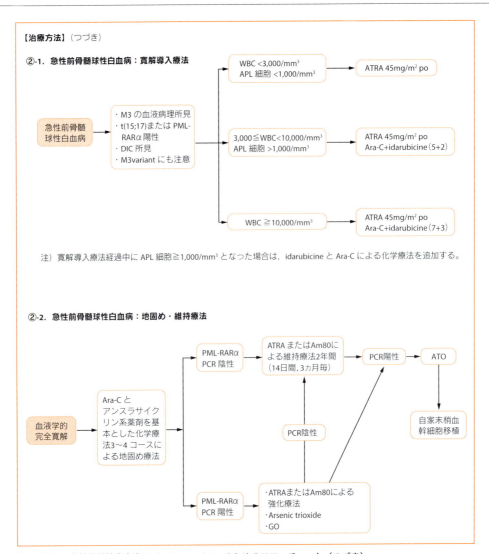

各21図-1. 急性骨髄性白血病のdecision makingのためのフローチャート（つづき）

2 慢性骨髄性白血病
Chronic Myeloid Leukemia

診断

慢性骨髄性白血病（chronic myeloid leukemia：CML）は，多能性造血幹細胞レベルの細胞に染色体転座 t(9;22)(q34;q11.2) が起こり，派生22番染色体（フィラデルフィア（Ph）染色体）が生ずることで発症する．22番染色体上の BCR 遺伝子，9番染色体上の ABL1 遺伝子が結合するが，BCR の切断点は exon 12-16 の major BCR に集中し，形成される BCR-ABL1 融合遺伝子は分子量 210 kDa の p210BCR-ABL1 を産生する．CML ではこの BCR-ABL1 融合蛋白が恒常的活性型チロシンキナーゼとして，造血細胞に過剰な増殖・生存をもたらす．

CML は無治療では数年の慢性期（chronic phase：CP）を経て，移行期（accelerated phase：AP）/急性転化期（blastic crisis：BC）へと進行し，移行期以降の予後は不良である．CML の95%以上の症例が Ph 染色体を有しており，これを骨髄染色体 G 分染法や FISH 法により検出するか，RT-PCR 法で BCR-ABL1 融合遺伝子を検出することで診断が確定する．血算では核の左方移動を伴う白血球数の増加が特徴的である．白血球分画では，すべての成熟過程の細胞がみられ，さらに好塩基球の増加を来す．血小板数は増加していることが多いが，100万/μL を超えることはまれである．骨髄検査では，骨髄系細胞の過形成でM：E比が著明に増加する．骨髄の線維化の所見を伴うこともある．その他の血液検査では，好中球アルカリホスファターゼ（NAP）スコアの低下が慢性期の特徴である．血液中のビタミン B_{12}，尿酸，LDH などの上昇がみられる．

AP に進行すると，肝脾腫の増悪，発熱，盗汗，体重減少，骨痛等の症状が生じる．急性転化した CML は形態学的，臨床的に急性白血病と同様であり，骨髄または末梢血中の芽球が30%以上となる．髄外白血病として急性転化を生じるものもあり，その多くは中枢神経系，リンパ節，あるいは皮膚への浸潤をきたす．急性転化症例のうち，約70%は骨髄芽球，25%でリンパ芽球，5%で未分化芽球の形質をとる．

病期分類・治療方法の選択・予後の予測

■ 病期進行診断と治療効果のモニタリング

選択的チロシンキナーゼ阻害薬（TKI）の進歩により，BCR-ABL1 融合遺伝子が著明に減少，消失する例も増え，血液学的寛解に加えて Ph 染色体の消失率による細胞遺伝学的寛解（cytogenetic response：CyR）に加えて，BCR-ABL1 融合遺伝子の減少率による分子遺伝学的寛解（molecular response：MR）の判定が必須である（各21表-7）．MR は末梢血を用いて real-time PCR 法により定量するが，major BCR-ABL1 mRNA 発現量は正常の ABL1 をコントロールとして BCR-ABL1/ABL1 の割合で計算される．さらに基準値を国際標準化することを目的に施設間での実測値のばらつきを補正することが可能な国際標準法（international scale：IS）が提案され，IS-PCR として BCR-ABL1/ABL1 の割合として表記される．IS-PCR≦0.1%を分子遺伝学的大寛解（MMR）とし，それよりも深い寛解を deep molecular response（DMR）として，それぞれ，MR4.0（≦0.01%），MR4.5（≦0.0032%），MR5.0（≦0.001%）と定義する．

■ 予後の予測

慢性期患者の予後予測には，Sokal score, Hasford score, EUTOS score などが用いられている．Sokal score は，年齢，脾腫，血小板数，末梢血芽球数により下記の計算式により低リスク，中間リスク，高リスクの

各21 表-7. CML の治療効果判定

血液学的効果判定 (Hematologic response)	血液学的完全寛解 complete hematologic response (CHR) 以下のすべての項目を満たした場合 ・血小板数＜450×10⁹/L ・白血球数＞10×10⁹/L ・白血球分画に幼若顆粒球が見られず，かつ好塩基球比率＜5% ・触知可能な脾腫なし
細胞遺伝学的効果判定 (Cytogenetic response)	MCyR：major cytogenetic response：Ph⁺細胞≦35% CCyR：Complete CgR：Ph⁺細胞 0% PCyR：Partial CgR：Ph⁺細胞 1～35% Minor CyR：Ph⁺細胞 36～65% Minimal CyR：Ph⁺細胞 66～95% 効果なし：Ph⁺細胞＞95%
分子遺伝学的効果判定 (Molecular response)	MMR：major molecular response：≧3-log reduction IS-PCR≦0.1% DMR：Deep Molecular Response：≧4-log reduction MR4.0：IS-PCR≦0.01% MR4.5：IS-PCR≦0.0032% MR5.0：IS-PCR≦0.001%

各21 表-8. CMLに対して国内で承認済・臨床試験中のTKI

	imatinib	nilotinib	dasatinib	bosutinib	ponatinib
阻害機序	ATP競合阻害	ATP競合阻害	ATP競合阻害	ATP競合阻害	ATP競合阻害
imatinibを対象としたABLに対する阻害効果	1倍	20倍	325倍	30倍	130倍
BCR-ABKとの結合	不活性型とのみ結合	不活性型とのみ結合	不活性型，活性型両者に結合	不活性型，活性型両者に結合	不活性型，活性型両者に結合
阻害効果の特異性	PDGFR＞c-kit＞ABL	ABL＞PDGFR＞c-kit	ABL Src family, EPH2R, Tec family, PDGFR, c-kit	ABL Src family（PDGFR，s-kitに対する作用は弱い）	ABL＞VEGFR＞FGFR PDGFR, c-Kit, FLT3 も阻害
血中半減期	18時間	24時間	3.6時間	8.6時間	18時間
主な非血液毒性	皮疹 体液貯留，浮腫 肝障害 筋痛，筋痙攣	皮疹 肝障害 ビリルビン上昇 QTc延長 アミラーゼ上昇 リパーゼ上昇	胸水貯留 心のう液貯留 QTc延長 消化管出血	下痢 嘔吐 皮疹 全身倦怠感	膵炎 腹痛 リパーゼ上昇 皮疹 心血管閉塞性事象
標準投与量	CP：400 mg qd（600 mg qdまで増量可） AP/BP，Ph⁺ALL：600 mg qd（400 mg bidまで増量可）	初発CP：300 mg bid，CP/AP：400 mg bid	CP：100 mg qd（140 mg qdまで増量可） AP/BP，Ph⁺ALL：70-90 mg bid	CP：500 mg qd（600 mhまで増量可）	CP/AP/BP 45 mg qd
国内承認状況	初発を含むCML Ph⁺ALL KIT陽性消化管間質腫瘍 FIP1L1-PDGFRα陽性の好酸球増多症候群，慢性好酸球性白血病	初発を含むCML	初発を含むCML 再発・難治性Ph⁺ALL	前治療に抵抗性・不耐容CML	前治療薬に抵抗性または不耐容CML 再発・難治性Ph⁺ALL

3群に分類される[1]．Hasford score は，年齢，末梢血好酸球数，好塩基球数，血小板数により計算され，やはり3群に分類される[2]．EUTOS score は好塩基球数と脾腫により高リスクと低リスクに分類される[3]．これらの計算式は複雑であるが，European LeukemiaNet（ELN）では数値を入力すると計算できる以下のサイトがある（https://www.leukemia-net.org/content/leukemias/cml/euro__and_sokal_score/index_eng.html）．

```
Sokal score＝e〔0.0116（age－43.4）＋0.0345（spleen－
            7.51）＋0.188（(platelet／700) 2－0.563）＋
            0.0877（blast－2.1)〕
＜0.8：low risk，
0.8～1.2：intermediate risk，
＞1.2：high risk
```

治療方法（各21 図-2, p.371）

CMLの治療は，1950年代からbusulfanが主な治療薬であった．その後，busulfanの長期使用による副作用や毒性のため，hydroxyureaがbusulfanにとってかわった．しかし，busulfan，hydroxyureaは病期進行を遅らせることはできず，1990年代初頭にはinterferon α（IFN-α）が導入された．IFN-α 細胞遺伝学的効果を示す最初の薬剤となり，病期進行を有意に遅らせるものの全生存率（overall survival：OS）の中央値は6年，10年OSは25％程度にすぎなかった[4]．1980年代から2000年にかけて，比較的若年でドナーのいる患者においては同種造血幹細胞移植が唯一長期生存と治癒を期待でき，その合併症や治療関連死亡の危険を考慮にいれても第一選択の治療法であった[5,6]．1998年にABL1に選択的なTKIであるimatinibの開発・臨床試験が始まると，CMLの治療戦略は一変し，予後は大きく改善した．これまで第1世代imatinib，第2世代（2G-TKI）nilotinib, dasatinib, bosutinib，第3世代（3G-TKI）ponatinibが承認されている．

imatinibはBCR-ABL1のATP結合領域に入り込み，ATPと競合阻害することによりBCR-ABL1のシグナルを阻害し，CML細胞を死滅させる．2G-TKIのnilotinib，dasatinib，bosutinibはimatinibと比較してin vitroで数十～数百倍の阻害作用を示す[7,8]．2G-TKIのなかでは，nilotinibはBCR-ABL1に対する選択性が高く，dasatinib，bosutinibはSrc family kinasesも阻害作用を有するのが特徴である．現在使用されているTKIはすべてATP結合領域をターゲットとするATP競合阻害薬であり，closed formをとる非活性化状態のチロシンキナーゼとopen formをとる活性化状態のチロシンキナーゼ両者に結合可能なtypeⅠ阻害薬と，closed formのみに特異的に結合するtypeⅡ阻害薬に分類される．imatinibとnilotinibは後者，dasatinibとbosutinibは前者である．2G-TKIはimatinibの弱点と言える部分をそれぞれ強化した薬剤であり，imatinib抵抗性の原因となるBCR-ABL1遺伝子の各種点突然変異に有効であるが，有効性を示すBCR-ABL1変異の種類が異なり，非血液毒性などの副作用のプロファイルも異なる（**各21 表-8**）．しかし，いずれもT315I変異には無効である．3G-TKIであ

る ponatinib は T315I 変異に対しても有効な TKI である．

■ 各 TKI の特性と臨床成績

❶ imatinib

1998 年に，IFN-α 抵抗性の CML 症例および進行例（AP, BP）に対して imatinib の第 I 相，II 相試験が行われた．副作用は限定的で，多くの患者で細胞遺伝学的寛解が得られた．標準的投与量は，CML-CP では 400 mg/日，移行期，急性期では 600～800 mg/日が推奨された．その後未治療の初発 CML-CP 患者を対象としたランダム化第 III 相比較試験（IRIS 試験）において imatinib は IFN-α + 低用量 Ara-C と比較して，細胞遺伝学的効果，無増悪生存率（progression-free survival, PFS）において明らかに優れ，CML-CP の標準治療薬となった[9]．本試験での 5 年時点の OS は 89％，無イベント生存率（event-free survival：EFS）は 83％，AP/BP への移行はわずか 7％と画期的な成績であった．

2017 年に IRIS 試験における imatinib の 10 年以上の長期成績が報告された[10]．観察期間中央値は 10.9 年で，IFN-α + Ara-C 群は 65.6％の患者が imatinib 群にクロスオーバーした．imatinib 群の 10 年 OS は 83.3％であり，82.8％の患者が CCyR を得た．重篤な有害事象の頻度は低く，多くは治療開始 1 年以内に発症した．後述のように，2G-TKI や ponatinib では心血管合併症の頻度が高いことが報告されているが，imatinib ではこれらの頻度は低く imatinib の効果は長期に持続し，長期投与における安全性が確認された．

JALSG CML202 試験は，日本人における初発未治療 CML に対する imatinib 治療による多数例の第 II 相試験であり，7 年の OS，EFS は 93％，87％と非常に素晴らしい成績であった[11]．本試験では多くの症例が不耐容のため初期投与量である 400 mg から減量されたが，400 mg を継続できた群と約 300 mg に減量された群では，CCyR 率と MMR 率は有意に前者が良かったものの，OS，EFS ともに有意差はなかった．しかし 200 mg まで減量せざるを得なかった症例では有意に OS が不良であった．したがって imatinib 400 mg に不耐容の症例では，300 mg の投与は実臨床においては有効な選択肢の 1 つであると考えられる．

imatinib の高頻度に見られる非血液毒性としては，胃腸障害，浮腫（足や眼周囲），皮疹，骨，筋肉痛，筋痙攣などがあるが，これらによって服用を中止しなくてはならないことは少ない．妊娠中の服用に関しては，動物実験において胎児への毒性と催奇形性が証明されている．人体での確定的なデータは存在しないが，妊娠中の imatinib の使用については胎児への悪影響と休薬による母体の CML の進行リスクを考慮し，患者と相談しながら検討する必要がある[12,13]．

❷ nilotinib

nilotinib は type II TKI に属し，ABL1 に選択性の高い TKI である．初発未治療 CML-CP に対して imatinib と治療効果を比較するランダム化第 III 相試験（ENESTnd 試験）では，nilotinib 300 mg bid，400 mg bid，imatinib 400 mg qd の 3 群で比較され，投与開始 1 年での MMR 率はそれぞれ 44％，43％，22％，1 年までの CCyR 率は 80％，78％，65％，AP/BP への移行は＜1％，＜1％，4％，18 カ月時点の OS は 98.5％，99.3％，96.9％であり，nilotinib が imatinib より優れていた[14,15]．また，nilotinib 300 mg bid は nilotinib 400 mg bid に治療効果で劣らないことが確認された．主な非血液毒性は，皮疹，肝障害，ビリルビン上昇，QTc 延長，アミラーゼ上昇，リパーゼ上昇，高血糖・糖尿病などである．最近，nilotinib 長期投与例において，末梢動脈閉塞症や狭心症，心筋梗塞，脳梗塞など心血管事象（cardiovascular event：CVE）の頻度が高いことが報告されており，注意が必要である[16,17]．

❸ dasatinib

dasatinib は Type I TKI に属し，ABL1 kinase ドメインの活性化および不活性化形態の両方に結合することができる点，および Src family kinase などにも高い抑制効果を示すことが特徴である．初発未治療の CML-CP 患者を対象とした dasatinib 100 mg/日，imatinib 400 mg/日のランダム化第 III 相比較試験（DASISION 試験）では，投与開始 1 年までの MMR 率はそれぞれ 46％，28％，CCyR 率は 77％，66％，AB/BP への移行は 1.9％，3.5％，18 カ月時点の OS は 96.0％，97.9％であり，OS 以外では dasatinib が imatinib より優れていた[18,19]．dasatinib の注意すべき副作用に胸水貯留があり，これに対し，利尿薬のほかステロイド薬も時に用いられる．また，大顆粒リンパ球増多症を認めることがある．さらに肺高血圧症をきたすことがあり，注意が必要である．

nilotinib，dasatinib ともに 5 年の長期観察においても，imatinib に対する優位性は持続していた（各 21 図-3）[20,21]．

❹ bosutinib

bosutinib は，dasatinib 同様 Type I TKI に属し，ABL1 と Src family kinase に選択的に作用し，ABL1 に対する作用は imatinib の 30 倍である．imatinib 抵抗性・不耐容の患者を対象に第 I/II 相試験が行われ，その有効性と安全性が示された[22,23]．副作用としては，下痢，肝障害の頻度が高く，特に下痢は服用開始早期に高頻度で出現するので，開始前に十分な説明と対処が必要であ

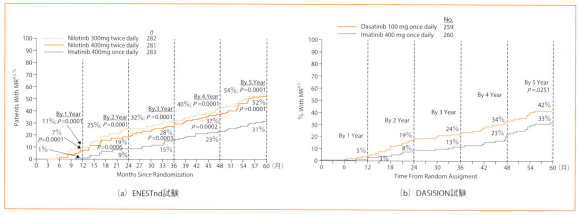

各 21 図-3. ENESTnd 試験と DASISION 試験における MR4.5 獲得率

(文献 20, 21) より)

る．わが国においても第Ⅰ/Ⅱ相試験が行われ，有効性と副作用プロファイルは海外の成績と同等であり[24]，2014年11月に承認された．

初発未治療 CML に対する bosutinib と imatinib とのランダム化比較第Ⅲ相試験（BELA 試験）では[25,26]，主要評価項目である1年における CCyR 達成率において imatinib 群と有意差が得られなかったため（70% vs 68%，p＝0.601），初発未治療例に対し承認は得られていない．これは bosutinib 群において開始早期に下痢などによる脱落例が多かったためと考えられる．その後 bosutinib の投与量を 400 mg に減量して imatinib と比較するランダム化第Ⅲ相試験（BFORE 試験）が行われた[27]．主要評価項目は12ヵ月での MMR 達成率であり，有意に bosutinib 群で高く（47.2% vs 36.9%，p＝0.02），12ヵ月での CCyR 達成率も有意に bosutinib 群で良好だった（77.2% vs 66.4%，p＝0.0075）．今後初発 CML-CP に適応が拡大される可能性がある．

❺ ponatinib

これまで述べてきた4種の TKI は T315I 変異には効果を示さず，T315I 変異の生じた場合は極めて難治性となり，同種移植が唯一の治療法となる[28]．汎 BCR-ABL1 阻害薬または 3G-TKI とも呼ばれる ponatinib は in vitro において，T315I 変異を有する CML 細胞に対しても優れた効果を示すことが報告された[29]．dasatinib または nilotinib に対し不応性あるいは不耐容，または T315I 変異を有する CML-CP または Ph⁺ALL 患者に対して第Ⅱ相試験が行われた（PACE 試験）[30,31]．合計 449 人が試験に参加し，ponatinib は 45 mg/日で投与された．慢性期 CML 患者 267 人では，観察期間中央値 15 ヵ月で 56% の患者が MCyR を達成し，46% が CCyR，34% が MMR を獲得した．ベースラインの BCR-ABL1 キナーゼドメイン変異にかかわらず奏効が認められ，T315I 変異陽性例では，MCyR 70%，CCyR 66%，MMR 56% であった．ただし ponatinib では重篤な CVE の頻度が高いことが報告されている[32]．

次に初発未治療 CML-CP 患者を対象として，ponatinib 45 mg と imatinib 400 mg とのランダム化比較第Ⅲ相試験が行われた（EPIC 試験）[33]．2012 年 8 月から 2013 年 10 月までに 307 例が登録されたが，ponatinib 群において重篤な心血管合併症の頻度が高いことが報告され，FDA の勧告に基づいて 2013 年 10 月に試験が中止された．そのため主要評価項目である 12 ヵ月での MMR 達成率は，imatinib 群で 13 例，ponatinib 群で 10 例のみが評価可能であり，imatinib 群で 5 例（38%），ponatinib 群で 8 例（80%）が MMR を獲得したが，症例数が少ないため有意差は認めなかった（p＝0.074）．ponatinib 群 154 例中 10 例（7%），imatinib 群 152 例中 3 例（2%）に CVE が発症し（p＝0.052），重篤とされたのは，それぞれ，10 例（6%）と 1 例（1%）であり，有意に ponatinib 群で頻度が高かった（p＝0.010）．残念なことに試験が途中で中止されたため，本試験では ponatinib の有効性について評価することはできなかったが，早期の有効性が高いことが示唆された．しかし，重篤な CVE の頻度が高いことが明らかとなり，初発 CML に対する 45 mg/日での承認は得られなかった．

■ 初発未治療 CM-CP の治療

現在初発未治療 CM-CP に対する標準的治療とされているのは，imatinib，nilotinib，dasatinib の3剤の TKI である．各々の TKI に特徴的な副作用が存在するため，患者の既往歴や併存症を考慮した最適な TKI の選択が重要である．

各21 表-9. 初発未治療 CML-CP に対する first line TKI 治療での治療効果判定基準

判定時期	optimal response	warning	failure
診断時	該当せず	高リスク[*1] CCA/Ph+[*2]	NA
3 カ月	BCR-ABL1 ≦10% and/or Ph+ ≦35%	BCR-ABL1 >10% and/or Ph+ 36〜95%	CHR 未達成 and/or Ph+ >95%
6 カ月	BCR-ABL1 <1% and/or Ph+ =0%	BCR-ABL1 1〜10% and/or Ph+ 1〜35%	BCR-ABL1 >10% and/or Ph+ >35%
12 カ月	BCR-ABL1 ≦0.1%	BCR-ABL1 >0.1〜1%	BCR-ABL1 >1% and/or Ph+ >1%
その後どの時点においても	BCR-ABL1 ≦0.1%	CCA/Ph− (−7, or 7q−)[*3]	CHR の喪失, CCyR の喪失, MMR 喪失 変異 CCA/Ph+

[*1]: socal score, または hasford score による高リスク群
[*2]: CCA/Ph+: Ph+ 細胞におけるクローナルな染色体異常
[*3]: CCA/Ph−: Ph− 細胞におけるクローナルな染色体異常

（文献 36）より）

上述の ENESTnd においては観察期間の中央値が 18.5 カ月時点での 18 カ月までの完全分子寛解（CMR）の累積達成率は nilotinib 300 mg bid 群 21%, nilotinib 400 mg bid 群 18%（imatinib 400 mg 群 6%）であった．また, DASISION 試験では観察期間の中央値が 18 カ月時点での CMR の累積達成率は dasatinib 群で 13%（imatinib 群 7%）であった．さらに, ENESTnd 試験, DASISION 試験ともに, 治療開始早期により深い奏効を得ることがその後の予後を改善することが示されている[34,35]．

■ TKI 治療効果のモニタリングと変異解析／副作用プロファイルに基づいた薬剤変更

TKI 治療の際の最も重要な予後因子は治療反応性であり, 治療開始からの時点によって評価基準が異なる. 2G-TKI による治療では imatinib よりも早く効果が得られることから, 2013 年の ELN の治療効果判定基準では, TKI 開始後 3 カ月で Major CyR 達成または IS-PCR≦ 10%, 6 カ月で CCyR 達成または IS-PCR<1%, 12 カ月で MMR 達成, を治療目標 (optimal response) とすることに改訂された（各21 表-9)[36]．

最適な治療効果が得られない原因は TKI 抵抗性と不耐容である. IRIS 試験 7 年において imatinib 治療を中止した内訳は, 効果不十分な患者が 15%, 不耐容の患者が 8% であった[37]．imatinib 抵抗性の原因としては, imatinib の血中濃度が低いなどの薬理学的な問題点や BCR-ABL1 遺伝子の点突然変異, Src family kinase の活性化などが挙げられる. 特に T315I の変異は imatinib のみならず, 2G-TKI である nilotinib, dasatinib, bosutinib に対しても抵抗性であり, ponatinib への変更や同種造血幹細胞移植の検討も必要となる. 現在 CML 治療に使用可能な TKI が 5 剤と増え, それぞれが変異に対する活性や副作用に対し異なるプロファイルを有するため, 不応性例は変異解析を行い, 不耐容症例では患者の特性に応じて適切な二次治療薬を選択する．

■ TKI による心血管系合併症への対処

TKI は BCR-ABL1 以外の off-target を阻害することにより, 様々な副作用をもたらす. 特に TKI 治療経験が蓄積され, 開発初期には認識されていなかった重篤な CVE の頻度が高いことが明らかとなった[38]．nilotinib や ponatinib における虚血性心疾患や脳虚血性疾患, 末梢動脈閉塞症（PAOD）の頻度が高く, dasatinib では肺高血圧症の頻度が高いことが報告されている．

TKI 投与による CVE の発症リスクの予想には, 循環器系において従来用いられてきた一般的な心血管系のリスク評価が有用である. 欧州にて策定された SCORE チャートでは CVE 発症のリスク項目として年齢, 性別, 血圧, コレステロール値, 喫煙の有無が用いられている[39]．nilotinib 投与時の 48 カ月までの CVE 発生率は, SCORE チャートの低リスク 0%, 中間リスク 10%, 高リスク 29% とリスク分類に一致した発症率であった[40,41]．このように TKI による CVE が心血管系のリスクを有する患者で高頻度に発症することから, 動脈内のプラークの破綻による通常の CVE の発症機序を促進することは間違いないと考えられる. しかし, これらのリスクを有さない若年者でも CVE の発症の報告もあることから, 従来とは全く異なった機序により CVE が発症する可能性も念頭に置く必要がある．

TKI 投与中は, 心血管系のモニタリングを実施することが重要であり, 各 TKI によって発症する CVE のタイプ, 頻度が異なることから投与中の TKI に応じて血圧, 血糖, 脂質, 心エコー, 心電図, 足関節上腕血圧比 (ankle-brachial index：ABI) などの検査の実施が推奨されている[42]．また, ELN も同様の心血管系のリスクマ

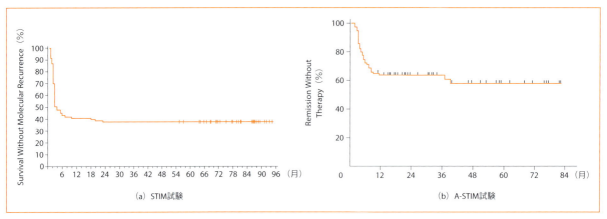

各21図-4. STIM試験とA-STIM試験におけるTFR率

(文献45, 46)より)

ネジメントを発表している[43]．

■ TKI中止による無治療寛解維持

このようにTKIはCML-CPに対して高い治療効果を示すことが確認されてきたが，in vitroでCML幹細胞を死滅させないことから，TKIは中止できないとされてきた．長期服用に伴う患者の精神的，身体的，経済的負担は計り知れず，医療経済的にも大きな問題である．フランスにおいて，imatinibによってCMRを2年以上維持した症例を対象としてimatinibを中止するSTIM試験が実施され，imatinib中止後12カ月以上観察した69例中27例（39％）が無再発であることが報告された（各21図-4a）[44,45]．

さらに，imatinib中止後に，CMR喪失ではなく，MMR喪失を治療開始基準とするA-STIM試験の結果が報告された[46]．中止後2年における無治療寛解維持（treatment-free remission：TFR）率は64％であり（各21図-4b），CMRを喪失するも一定期間MMR喪失に至らない症例があることも明らかとなり，治療再開はMMR喪失で良い可能性が示唆された．JALSG STIM213はわが国で行われたimatinib中止試験であり，A-STIMの基準が用いられたが，TKI治療期間中央値は97.5カ月と長く，3年無治療生存（treatment free survival：TFS）は64.6％であった[47]．欧州における大規模な中止試験では，3年以上のいずれかのTKI治療歴があり，DMRを1年以上維持した症例でTKIが中止され，2年でのTFSは50％であった[48]．さらに，一定期間2G-TKIの投与後に治療を中止[49~53]，あるいは2G-TKIによる一次治療後に中止する[54]試験の成績が国内外より報告されている．

日本血液学会による造血器腫瘍診療ガイドライン2018年版では，DMRが得られて安全にTKI治療が終了できる基準が確立されるまでは，臨床試験以外でTKIを中止すべきではないとされている．ただし，妊娠を望む女性や重篤な副作用の合併など特別な事情がある場合は，十分な説明同意と毎月IS-PCRのモニタリングを行うという条件でTKI中止を考慮しても良いとして，初めて臨床試験以外での中止の可能性について言及した．臨床試験以外でTKIを中止せざるを得ない場合の必要条件は，3年以上のTKI治療期間，MR4.5より深いDMRの達成と2年以上の継続が必要である．一方，2017年のNCCNガイドラインでは一定の条件を課して臨床試験以外でのTKI中止を許容した．

■ 開発中の新薬とTKI以外のアプローチ

CMLの治癒にはT315Iを克服し，CML幹細胞を如何に根絶できるかが鍵となる．そこで，BCR-ABL1に対するATP競合阻害以外の作用機序を有し，T315Iに効果を有する薬剤が開発され，TKIとの併用による効果が期待されている．現在開発が進んでいる薬剤は，Auroraキナーゼ阻害薬であるMK-0457（VX680），danusertib，AT9283，スイッチポケット阻害薬であるDCC-2036，などである[55]．Auroraキナーゼはセリン/スレオニンキナーゼの1つであり，細胞分裂に深く関与している．ヒトにはAurora A, B, Cの3種類が存在し，特にAurora-AはCMLをはじめ，多数の腫瘍細胞で高発現することから分子標的として注目されている．ABL001（asciminib）はBCR-ABL1に対するアロステリック阻害薬であり，既存のTKIがABL1の触媒部位に結合するのに対し，ABL001はABL1のミリストイルポケットに結合し不活性型にコンホメーションを変化させるため，BCR-ABL1の変異に対しても有効性が認められ，既存のTKIとの併用療法も期待されている[56]．

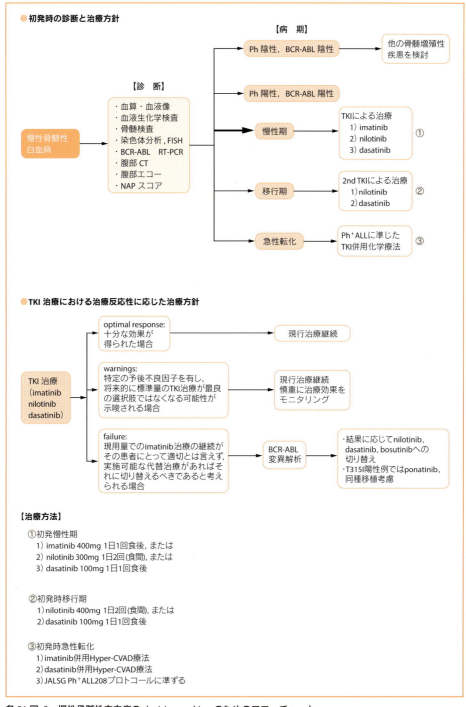

各21 図-2. 慢性骨髄性白血病の decision making のためのフローチャート

[参考文献]

1 急性白血病
1) Speck NA, et al：Nat Rev Cancer, 2：502-513, 2002.
2) Taskesen E, et al：Blood, 123：3327-3335, 2014.
3) Kon A, et al：Nat Genet, 45：1232-1237, 2013.
4) Cancer Genome Atlas Research N：N Engl J Med, 368：2059-2074, 2013.
5) Arber DA, et al：Blood, 127：2391-2405, 2016.
6) Inaba H, et al：Lancet, 381：1943-1955, 2013.
7) Yasuda T, et al：Nat Genet, 48：569-574, 2016.
8) Grimwade D, et al：Blood, 92：2322-2333, 1998.
9) Schlenk RF, et al：N Engl J Med, 358：1909-1918, 2008.
10) Mrozek K, et al：Blood, 109：431-448, 2007.
11) Bacher U, et al：Blood, 111：2527-2537, 2008.

12) Fos J, et al：Blood, 117：4881-4884, 2011.
13) Kiyoi H, et al：Blood, 93：3074-3080, 1999.
14) Ozeki K, et al：Blood, 103：1901-1908, 2004.
15) Byrd JC, et al：Blood, 100：4325-4336, 2002.
16) Br J Haematol, 103：100-109, 1998.
17) Pautas C, et al：J Clin Oncol, 28：808-814, 2010.
18) Lowenberg B, et al：N Engl J Med, 361：1235-1248, 2009.
19) Fernandez HF, et al：N Engl J Med, 361：1249-1259, 2009.
20) Ohtake S, et al：Blood, 117：2358-2365, 2011.
21) Burnett AK, et al：Blood, 125：3878-3885, 2015.
22) Miyawaki S, et al：Blood, 117：2366-2372, 2011.
23) Usui N, et al：Cancer science, 102：1358-1365, 2011.
24) Petersdorf SH, et al：Blood, 121：4854-4860, 2013.
25) Burnett AK, et al：J Clin Oncol, 29：369-377, 2011.
26) Baer MR, et al：Blood, 100：1224-1232, 2002.
27) Saber W, et al：Blood, 2012.
28) Kanda J, et al：Blood, 119：2409-2416, 2012.
29) Kurosawa S, et al：Blood, 117：2113-2120, 2011.
30) Kurosawa S, et al：Biol Blood Marrow Transplant, 17：401-411, 2011.
31) Stelljes M, et al：J Clin Oncol, 32：288-296, 2014.
32) Tallman MS, et al：Blood, 114：5126-5135, 2009.
33) Sanz MA, et al：Blood, 113：1875-1891, 2009.
34) Yanada M, et al：Eur J Haematol, 78：213-219, 2007.
35) Ikezoe T：Int J Hematol, 100：27-37, 2014.
36) Ades L, et al：Blood, 111：1078-1084, 2008.
37) Sanz MA, et al：Blood, 115：5137-5146, 2010.
38) Ades L, et al：Blood, 115：1690-1696, 2010.
39) Shinagawa K, et al：J Clin Oncol, 32：3729-3735, 2014.
40) Takeshita A, et al：Leukemia, Epub, 2018.
41) Yanada M, et al：Blood, 121：3095-3102, 2013.
42) Ravandi F, et al：J Clin Oncol, 27：504-510, 2009.
43) Powell BL, et al：Blood, 116：3751-3757, 2010.
44) Lo-Coco F, et al：N Engl J Med, 369：111-121, 2013.
45) Platzbecker U, et al：J Clin Oncol, 35：605-612, 2017.
46) Burnett AK, et al：Lancet Oncol, 16：1295-1305, 2015.
47) Iland HJ, et al：Lancet Haematol, 2：e357-366, 2015.
48) Zhu HH, et al：J Clin Oncol, 31：4215-4221, 2013.
49) Zhu HH, et al：Lancet Oncol, 19：871-879, 2018.
50) Castaigne S, et al：Lancet, 379：1508-1516, 2012.
51) Amadori S, et al：J Clin Oncol, 34：972-979, 2016.
52) Hills RK, et al：Lancet Oncol, 15：986-996, 2014.
53) Scandura JM, et al：Blood, 118：1472-1480, 2011.
54) Dohner H, et al：Blood, 124：1426-1433, 2014.
55) Gjertsen BT, et al：Leukemia, 29：11-19, 2015.
56) Cortes JE, et al：Cancer, 121：234-242, 2015.
57) Lancet JE, et al：Blood, 123：3239-3246, 2014.
58) Lancet JE, et al：J Clin Oncol, 36：2684-2692, 2018.
59) Cortes J, et al：Lancet Oncol, 19：889-903, 2018.
60) Larson RA, et al：Blood, 85：2025-2037, 1995.
61) Kantarjian HM, et al：J Clin Oncol, 18：547-561, 2000.
62) Hoelzer D, et al：Blood, 99：4379-4385, 2002.
63) Jinnai I, et al：International journal of hematology, 92：490-502, 2010.
64) Boissel N, et al：J Clin Oncol, 21：774-780, 2003.
65) Sebban C, et al：J Clin Oncol, 12：2580-2587, 1994.
66) Kako S, et al：Leukemia, 25：259-265, 2011.
67) Yanada M, et al：J Clin Oncol, 24：460-466, 2006.
68) Hatta Y, et al：Ann Hematol, 97：1535-1545, 2018.
69) Thomas DA, et al：Blood, 103：4396-4407, 2004.
70) de Labarthe A, et al：Blood, 109：1408-1413, 2007.
71) Ravandi F, et al：Blood, 116：2070-2077, 2010.
72) Foa R, et al：Blood, 118：6521-6528, 2011.
73) Cortes JE, et al：N Engl J Med, 367：2075-2088, 2012.
74) Cortes JE, et al：N Engl J Med, 369：1783-1796, 2013.
75) Jabbour E, et al：Lancet Oncol, 16：1547-1555, 2015.
76) Sasaki K, et al：Cancer, 122：3650-3656, 2016.
77) Mizuta S, et al：Leukemia, 25：41-47, 2011.
78) Carpenter PA, et al：Blood, 109：2791-2793, 2007.
79) Wassmann B, et al：Blood, 106：458-463, 2005.
80) Kantarjian HM, et al：N Engl J Med, 375：740-753, 2016.
81) Topp MS, et al：Lancet Oncol, 16：57-66, 2015.
82) Kantarjian H, et al：N Engl J Med, 376：836-847, 2017.
83) Lee DW, et al：Lancet, 385：517-528, 2015.
84) Maude SL, et al：N Engl J Med, 371：1507-1517, 2014.

2　慢性骨髄性白血病

1) Sokal JE, et al：Blood, 63：789-799, 1984.
2) Hasford J, et al：Journal of the National Cancer Institute, 90：850-858, 1998.
3) Hasford J, et al：Blood, 118：686-692, 2011.
4) Hehlmann R, et al：Blood, 84：4064-4077, 1994.
5) Gratwohl A, et al：Lancet, 352：1087-1092, 1998.
6) Gratwohl A, et al：Haematologica, 91：513-521, 2006.
7) Kantarjian H, et al：N Engl J Med, 354：2542-2551, 2006.
8) Talpaz M, et al：N Engl J Med, 354：2531-2541, 2006.
9) O'Brien SG, et al：N Engl J Med, 348：994-1004, 2003.
10) Hochhaus A, et al：N Engl J Med, 376：917-927, 2017.
11) Ohnishi K, et al：Cancer Sci, 2012.
12) Mukhopadhyay A, et al：Ir J Med Sci, 2014.
13) Alizadeh H, et al：Leuk Res, 39：47-51, 2015.
14) Saglio G, et al：N Engl J Med, 362：2251-2259, 2010.
15) Kantarjian HM, et al：Lancet Oncol, 12：841-851, 2011.
16) Kim TD, et al：Leukemia, 27：1316-1321, 2013.
17) Giles FJ, et al：Leukemia, 27：1310-1315, 2013.
18) Kantarjian H, et al：N Engl J Med, 362：2260-2270, 2010.
19) Kantarjian HM, et al：Blood, 119：1123-1129, 2012.
20) Hochhaus A, et al：Leukemia, 30：1044-1054, 2016.
21) Cortes JE, et al：J Clin Oncol, 34：2333-2340, 2016.
22) Kantarjian HM, et al：Blood, 123：1309-1318, 2014.
23) Cortes JE, et al：Blood, 118：4567-4576, 2011.
24) Nakaseko C, et al：Int J Hematol, 101：154-164, 2015.
25) Cortes JE, et al：J Clin Oncol, 30：3486-3492, 2012.
26) Brummendorf TH, et al：Br J Haematol, 168：69-81, 2015.
27) Cortes JE, et al：J Clin Oncol, 36：231-237, 2018.
28) Jabbour E, et al：Blood, 117：3641-3647, 2011.
29) O'Hare T, et al：Cancer Cell, 16：401-412, 2009.
30) Cortes JE, et al：N Engl J Med, 369：1783-1796, 2013.
31) Cortes JE, et al：Blood, 132：393-404, 2018.
32) Hoy SM：Drugs, 74：793-806, 2014.
33) Lipton JH, et al：Lancet Oncol, 17：612-621, 2016.
34) Jabbour E, et al：Blood, 123：494-500, 2014.
35) Hughes TP, et al：Blood, 123：1353-1360, 2014.
36) Baccarani M, et al：Blood, 122：872-884, 2013.
37) Druker BJ, et al：N Engl J Med, 355：2408-2417, 2006.
38) Valent P, et al：Blood, 125：901-906, 2015.
39) Perk J, et al：Eur Heart J, 33：1635-1701, 2012.
40) Rea D, et al：Leukemia, 29：1206-1209, 2015.
41) Breccia M, et al：Ann Hematol, 94：393-397, 2015.
42) Moslehi JJ, et al：J Clin Oncol, 33：4210-4218, 2015.
43) Steegmann JL, et al：Leukemia, 30：1648-1671, 2016.
44) Mahon FX, et al：Lancet Oncol, 11：1029-1035, 2010.
45) Etienne G, et al：J Clin Oncol, 35：298-305, 2017.
46) Rousselot P, et al：J Clin Oncol, 32：424-430, 2014.
47) Takahashi N, et al：Int J Hematol, 107：185-193, 2018.
48) Saussele S, et al：Lancet Oncol, 19：747-757, 2018.
49) Imagawa J, et al：Lancet Haematol, 2：e528-535, 2015.
50) Kumagai T, et al：Cancer Sci, 109：182-192, 2018.
51) Takahashi N, et al：Haematologica, 2018.
52) Rea D, et al：Blood, 129：846-854, 2017.
53) Hughes TP, et al：Leukemia, 31：2529-2531, 2017.
54) Ross DM, et al：J Cancer Res Clin Oncol, 144：945-954, 2018.
55) Giles FJ, et al：Leukemia, 27：113-117, 2013.
56) Wylie AA, et al：Nature, 543：733-737, 2017.

22 Malignant Lymphoma 悪性リンパ腫

What's New in

悪性リンパ腫はリンパ球に由来する悪性腫瘍の総称で，非 Hodgkin リンパ腫（NHL）と Hodgkin リンパ腫（HL）に大別され，さらに多くの病型（組織型）からなる（**各 22 表-1**）[1,2]．

HL は，B 細胞由来で CD30 陽性の大型腫瘍細胞（Hodgkin-Reed-Sternberg 細胞）と背景の T 細胞中心の反応性細胞に特徴付けられ，古典的 HL（結節硬化型，混合細胞型，リンパ球豊富型，リンパ球減少型）と結節性リンパ球優位型 HL からなる．

NHL は，HL 以外の悪性リンパ腫の病型の総称で，B 細胞，T 細胞，NK 細胞のそれぞれに由来する複数の病型があるが，そのうち **B 細胞リンパ腫のびまん性大細胞型 B 細胞リンパ腫（diffuse large B-cell lymphoma, not otherwise specified：DLBCL），濾胞性リンパ腫（follicular lymphoma：FL）がそれぞれ 1, 2 番目に頻度の高い病型である．DLBCL はアグレッシブ（急速進行型，中等度・高悪性度）リンパ腫，FL はインドレント（緩徐進行型，低悪性度）リンパ腫の代表的病型である**（**各 22 表-1**）．悪性リンパ腫は，リンパ節，リンパ節外臓器（消化管，皮膚，骨髄など），あるいはその両者に病変をきたす．

診 断

■ 問 診

悪性リンパ腫の患者の受診契機として，表在リンパ節腫大の自覚が多いが，その他に検診等で腹部（腸間膜，傍大動脈など）のリンパ節腫大や縦隔腫瘤などを指摘される場合と，胃や皮膚などリンパ節外臓器の腫瘍の生検で悪性リンパ腫と診断される場合などがある．患者自身がリンパ節腫大を自覚している場合，気づいた時期，増大傾向や疼痛の有無などが鑑別診断の上で有用な情報となる．悪性リンパ腫による全身症状として発熱，体重減少，夜間盗汗などがあり，B 症状と呼ばれている．悪性リンパ腫の患者で神経症状を有する場合，詳細な神経学的検査や，髄液検査，造影 MRI などを行う．出生地は成人 T 細胞白血病/リンパ腫，併存疾患・服薬歴は，医原性免疫不全関連のリンパ腫・リンパ増殖性疾患のリスクを把握する上で有用な情報となる．

■ 身体所見

悪性リンパ腫の病変は，リンパ節・リンパ節外のさまざまな臓器に生じうるため，全身の身体所見の評価が重要である．頸部・鎖骨上，腋窩，鼠径・大腿などの表在リンパ節の触診，肝脾腫，腹部腫瘤，皮膚病変，浮腫の有無を確認する．

■ 画像診断

①CT 検査

全身の悪性リンパ腫の病変を評価するため，頸部・胸部・腹部・骨盤部の造影 CT を行う．ヨード造影剤を用いると，血管や消化管とリンパ節との区別や，肝・脾内の結節性病変の検出が容易となる．また，病変の大きさ

各 22 表-1. 悪性リンパ腫の代表的な病型と臨床的悪性度

B 細胞由来	T 細胞・NK 細胞由来
Indolent lymphoma：無治療の場合，年の単位で増大する．または数年は増大傾向がみられない．	
・Chronic lymphocytic leukemia/small lymphocytic lymphoma（CLL/SLL） ・Lymphoplasmacytic lymphoma（LPL） ・Hairy cell leukemia（HCL） ・Splenic marginal zone lymphoma（SMZL） ・Nodal marginal zone lymphoma（nMZL） ・Extranodal marginal zone lymphoma（MALT-B-cell lymphoma） ・Follicular lymphoma, grade 1-3A	・T-cell large granular lymphocytic leukemia（LGL） ・Mycosis fungoides/Sezary syndrome（MF/SS） ・Adult T-cell leukemia/lymphoma（ATLL），smoldering and chronic type
Aggressive lymphoma：無治療の場合，週〜月の単位で増大する．	
・B-cell prolymphocytic leukemia（B-PLL） ・Mantle cell lymphoma（MCL） ・Follicular lymphoma, grade 3B ・Diffuse large B-cell lymphoma（DLBCL） ・Primary mediastinal large B-cell lymphoma（PMLBCL）	・T-cell prolymphocytic leukemia（T-PLL） ・Peripheral T-cell lymphoma, not otherwise specified（PTCL-NOS） ・Angioimmunoblastic T-cell lymphoma（AITL） ・Anaplastic large cell lymphoma（ALCL） ・Enteropathy-type T-cell lymphoma（EATL） ・Extranodal NK/T-cell lymphoma, nasal type（ENKL）
Very aggressive lymphomas：無治療の場合，日〜週の単位で増大する．	
・B-lymphoblastic lymphoma/leukemia（B-LBL） ・Burkitt lymphoma（BL）	・T-lymphoblastic lymphoma/leukemia（T-LBL） ・Adult T-cell lymphoma/leukemia（ATLL） ・Aggressive NK-cell leukemia（ANKL）
Hodgkin lymphoma	

（文献 83）をもとに筆者作成）

各 22 表-2. 悪性リンパ腫の病期分類でのリンパ節領域

・ワルダイエル輪	・脾臓
・頸部・鎖骨上（左・右）	・腸間膜
・鎖骨下（左・右）	・傍大動脈
・腋窩（左・右）	・腸骨領域（左・右）
・肺門	・鼠径・大腿（左・右）
・縦隔	

各 22 表-3．Ann Arbor 病期分類

Ann Arbor 病期	
I	1リンパ節領域または1節外臓器に限局する病変.
II	2リンパ節領域以上にわたる病変があるが，横隔膜の上下いずれか一方にとどまる．または1つの節外臓器の限局病変と横隔膜の同側のリンパ節領域の病変.
III	横隔膜の両側にわたる複数のリンパ節領域あるいは節外の病変.
IV	節外組織のびまん性・多発性病変.

が正確に測定できる利点がある．

②PET-CT 検査

　最新のリンパ腫の病期分類（Lugano 分類）では，fluorodeoxyglucose（FDG）が集積しにくい例外的な病型を除いて治療前の病期診断と治療効果判定において PET-CT を行うことが推奨されている[3]．PET-CT では，CT では病変かどうか明確でない小さい病変を高感度に検出できる．しかし，FDG 集積のある病変が全てリンパ腫の病変というわけではない．別の悪性腫瘍や，感染・炎症性疾患の可能性もあるため，状況によっては生検等により確認することが必要である．悪性リンパ腫の病型のうち，Hodgkin リンパ腫やびまん性大細胞型 B 細胞リンパ腫などのアグレッシブリンパ腫は，濾胞性リンパ腫などのインドレントリンパ腫と比較して一般的に病変への 18F-fluorodeoxyglucose（FDG）の集積の程度が高く，muximum standardized uptake value（SUVmax）が高くなる．このため，インドレントリンパ腫の患者で高い SUVmax の病変がみられた場合には，初発時・再発時を問わず組織学的形質転換の可能性を考慮する必要がある．

■ 病理診断

　悪性リンパ腫の診断には生検による病理組織学的診断が必須となる．生検検体からホルマリン固定・パラフィン包埋（FFPE）標本を作成しヘマトキシリン・エオジン染色や各種免疫組織化学検査を行う．十分量の検体がある場合には，生検体を用いてフローサイトメトリー，染色体検査〔G 分染法，fluorescent in situ hybridization（FISH）法〕，遺伝子検査（免疫受容体遺伝子再構成ほか）を行う．コア針生検では，リンパ節の組織構造の評価が困難なことが多く，フローサイトメトリーなどの検査が十分行えないことがある．このため，悪性リンパ腫を疑って生検を行う際には可能ならば，1つの腫大リンパ節全体を切除する生検が勧められる．なお，FFPE 標本を用いて FISH 検査やサザンブロット以外の各種遺伝子検査（PCR 法など）を行うことが可能である．

Stage（病期）の分類，治療方法の選択，予後の推測

■ 病期分類

　悪性リンパ腫の病期分類には，Ann Arbor 分類（Cotswolds 改訂）や，それをもとにした Lugano 分類が用いられる（各 22 表-2，表-3）[3〜6]．Ann Arbor 分類はもともと Hodgkin リンパ腫の病期分類として作成されたが，その後，非 Hodgkin リンパ腫を含めて広く用いられている．

　病期診断のために，身体検査，血液検査（血算・白血球分画，一般生化学検査），画像検査，骨髄生検を行う．この他，病型によっては消化管内視鏡検査なども行われる．Lugano 分類では，病期診断のための画像検査として，小リンパ球性リンパ腫，リンパ形質細胞性リンパ腫，菌状息肉症，辺縁帯リンパ腫（MALT リンパ腫を含む）などの病型を除く全ての病型で PET-CT を用いることが推奨されている[3,7]．

■ 治療方法の選択

　悪性リンパ腫の治療方法の選択において最も重要なのは病型（組織型）である．急速進行型（中・高悪性度），緩徐進行型（低悪性度）の範疇には複数の病型が含まれ，病型毎に推奨される治療が異なる．疾患の因子としては，この他，病期や，病型によっては症候の有無や腫瘍量を考慮して治療方針を決定する．患者の因子としては，臓器障害や併存疾患の有無，通院治療の実行可能性，患者の希望などが考慮すべき因子である．R-CHOP 療法などアンスラサイクリン系抗腫瘍薬の使用を考慮する場合，心超音波検査で左室収縮能の確認を行う．

■ 治療方針決定の指標
❶ 濾胞性リンパ腫の GELF 高腫瘍量規準

　進行期 FL では，リンパ腫による症状や臓器圧迫の所見を有する場合や，腫瘍径が一定の基準よりも大きい場合，経過観察せずに治療を開始することが推奨される．その目安として，Groupe d'Etude des Lymphomes Folliculaires（GELF）による高腫瘍量規準が使われることが多い（各 22 表-4）．高腫瘍量規準に該当する因子が無い場合，低

各22 表-4. 濾胞性リンパ腫の治療開始の判断の目安（GELF 高腫瘍量規準）

- ＞7 cm の節性・節外病変
- 3 節性領域以上に＞3 cm の病変
- B 症状
- 脾腫（臍レベル以下に及ぶ）
- 臓器圧迫所見（尿管，眼窩，消化管等）
- 胸水・腹水
- 血球減少
- 白血化（＞5,000/μL）

（文献 41，84）より）

各22 表-5. 限局期 Hodgkin リンパ腫のリスク因子（GHSG 規準）

- 巨大縦隔病変（縦隔の横径の 1/3 以上）
- 赤血球沈降速度亢進（1 時間値：B 症状無 50 mm 以上，有 30 mm 以上）
- リンパ節領域＊3 以上
- 節外病変有

＊：頸部，腋窩，腸骨領域，鼠径は左右をそれぞれ別の領域として，縦隔・肺門，上腹部リンパ節，下腹部のリンパ節はそれぞれをまとめて1領域として数える．

（文献 8）より）

各22 表-6. ATLL の病型（下山分類）

		くすぶり型	慢性型	リンパ腫型	急性型
末梢血リンパ球数		＜4000/μL	≧4000/μL	＜4000/μL	＊
末梢血異常リンパ球割合		≧5％	あり＊＊＊	≦1％	あり
フラワー細胞		時折	時折	なし	あり
LDH		≦正常上限 1.5％	≦正常上限 2％	＊	＊
補正カルシウム		正常	正常	＊	＊
組織学的に証明された LN 腫大		なし	＊	あり	＊
腫瘍病変	皮膚病変	＊＊	＊	＊	＊
	肺病変	＊＊	＊	＊	＊
	LN 腫大	なし	＊	あり	＊
	肝腫大	なし	＊	＊	＊
	脾腫大	なし	＊	＊	＊
	中枢神経病変	なし	なし	＊	＊
	骨病変	なし	なし	＊	＊
	胸水/腹水病変	なし	なし	＊	＊
	消化管病変	なし	なし	＊	＊

＊：規定なし．
＊＊：他の条件を満たせば規定なし．ただし異常リンパ球＜5％の場合，組織学的に証明された腫瘍病変が必要．
＊＊＊：ただし＜5％の場合，組織学的に証明された腫瘍病変が必要．

（文献 9）より）

腫瘍量の FL と呼ばれる．

❷ 限局期 Hodgkin リンパ腫のリスク因子〔ドイツ Hodgkin リンパ腫研究グループ（GHSG）〕

もともと限局期 HL に対して放射線療法単独が行われた場合の再発リスク因子として認識された因子であるが，現在，一般的に推奨されている化学療法と放射線療法の併用療法が行われる患者においても，リスク因子の有無により治療が層別化されている（各22 表-5）．このような層別化治療を受けた患者では，リスク因子の有無により予後は大きく変わらない．限局期 HL 患者のうちリスク因子無，有の患者を対象とした GHSG の試験では，予後が優れていたアームの10年無増悪生存割合はそれぞれ87％，84％で，ほぼ同等であった[8]．

❸ ATLL の病型分類（下山分類）

成人 T 細胞白血病/リンパ腫（adult T-cell leukemia/lymphoma：ATLL）は，くすぶり型，慢性型，リンパ腫型，急性型の4病型に分類される（下山分類[9]）（各22 表-6）．

■ 治療効果判定

治療の終了時には画像検査を行い，病変の縮小や消失を客観的に評価して治療効果判定を行う．Lugano 分類では，ほとんどの病型の治療効果判定に PET-CT を用いることが推奨されている[3,7]．FDG 集積のある（FDG-avid な）病型では，CT で腫瘍残存が認められても，PET で FDG 集積病変が消失していれば完全奏効（complete response：CR）と判断される[3,7]．治療効果判定の際の PET-CT では，病変の FDG 集積を縦隔や肝臓での FDG 集積と比較して半定量的に5段階に評価し（5ポイントスケール），陽性か陰性かを判断する．一般的には，肝臓よりも強い集積（スコア 4）以上を陽性とする[3,7]．DLBCL や HL では，初回治療により CR が得られた場合，追加治療が不要とされる．これらの病型で治療終了時に限局した部位に FDG 集積が残存していた場合，地固め放射線療法が考慮される．

■ 予後予測モデル（病型毎）

国際予後指数（International Prognostic Index：IPI）は，DLBCL を中心とするアグレッシブリンパ腫（B 細胞リンパ腫，T 細胞リンパ腫を含む）の全生存期間の予測モデルとして1993年に発表された[10]．DLBCL の初回治療に rituximab が導入される前に作られたモデルであるが，現在でもアグレッシブリンパ腫の予後予測モデル

各22表-7. 国際予後指数（IPI）と年齢調整国際予後指数（AA-IPI）

	IPIの予後因子	AA-IPIの予後因子
Ann Arbor 病期III, IV	○	○
身体活動度（PS）:2以上	○	○
血清LDH＞正常値上限	○	○
節外病変数2以上	○	−
年齢＞60（61歳以上）	○	−

予後因子の数により以下のリスク群に分類する.

	IPI	AA-IPI
低リスク群（Low）	0, 1点	0点
低・中間リスク群（Low-intermediate）	2点	1点
高・中間リスク群（High-intermediate）	3点	2点
高リスク群（High）	4.5点	3点

（文献10）より）

各22表-8. 濾胞性リンパ腫国際予後指数（FLIPI）

・年齢＞60（61歳以上）
・Ann Arbor 病期III, IV
・ヘモグロビン＜12g/dL
・節性領域数:＞4
・血清LDH：＞正常値上限

これらの合計が,
0～1点：低リスク,
2点：中間リスク,
3～5点：高リスク群とする.

（文献11）より）

各22表-9. 進行期Hodgkinリンパ腫の国際予後スコア（IPS）

・年齢45歳以上
・男性
・Stage IV
・Hb＜10.5
・Alb＜4 g/dL
・Ly＜600/μLまたは8%
・WBC≧15,000/μL

（文献15）より）

として広く用いられている. IPIでは, 年齢（＞60歳），身体活動度（2以上），血清LDH（＞正常上限値），節外病変臓器数（＞1），Ann Arbor 病期（3以上）が予後因子で, その数により4つのリスクグループに分類される（**各22表-7**）. この他にも病型毎に予後予測モデルが報告されている. FLではFL国際予後指数（FLIPI）[11]（**各22表-8**）, マントル細胞リンパ腫（MCL）ではMCL国際予後指数（MIPI）[12], T細胞リンパ腫ではT細胞リンパ腫予後指数（PIT）[13], 節外性NK/T細胞リンパ腫ではNKリンパ腫予後指数（PINK）[14], HLでは国際予後スコア（IPS）[15]（**各22表-9**）などが用いられている.

このような予後予測モデルのリスクグループ毎の予後は, 治療の進歩に伴い当初報告された当時より改善している.

2000～2010年に診断されrituximab併用化学療法が行われたDLBCL患者のIPI毎の5年生存率は, 低リスク群（0, 1点）90%, 低・中間リスク群（2点）77%, 高・中間リスク群（3点）62%, 高リスク群（4, 5）点54%であった[16,17].

rituximab登場後の2004～2007年に診断されたFL患者のFLIPI毎の2年生存率は低リスク群98.1%, 中間リスク群93.5%, 高リスク群86.6%であった[18]. この他, Stanford大学で1997～2003年に診断されたFL患者の10年生存率は73%であった[19]. FL患者の生存期間中央値は20年を超えるとされている.

1980～2010年に診断されABVD療法を行った進行期HL患者のIPS別の5年生存率は, 0点98%, 1点97%, 2点91%, 3点88%, 4点85%, 5点以上67%であった[20].

治療方法の各論（各22図-1, 表-10）

■ びまん性大細胞型B細胞リンパ腫（DLBCL）

❶ 未治療 DLBCL

1）進行期未治療 DLBCL

未治療DLBCLに対する標準的治療レジメンはR-CHOP療法（rituximab, cyclophosphamide, doxorubicin, vincristine, prednisolone）である. 通常, R-CHOP療法は6または8サイクル行う. DLBCLは, 化学療法により治癒が期待できる疾患だが, R-CHOP療法によって60%以上の患者で治癒が期待できるようになった[16,21].

DLBCLを含むアグレッシブリンパ腫（中高悪性度NHL）に対して, 1970年代に開発されたCHOP療法に続いて, 1980年代に第2世代, 第3世代の各種の多剤併用化学療法が開発され, 単群の第II相試験では優れた成績が報告された. しかし, 1993年に報告された米国での第III相試験で中高悪性度未治療NHLに対してCHOP療法と, 3種類の第2世代・第3世代の多剤併用化学療法とが比較され, 両者で予後に有意差はなく, 安全性の点で優れているCHOP療法が標準的治療として選択された[22]. その後, 抗CD20抗体rituximabが開発され, 高齢者や若年者・低リスクのDLBCLをそれぞれ対象とした複数のランダム化第III相試験で, rituximab併用CHOP療法がCHOP療法と比較して無イベント生存期間, 全生存期間とも優れていた[23～25].

2）限局期未治療 DLBCL

限局期DLBCLでは, R-CHOP療法単独（6または8サイクル）と, R-CHOP療法3サイクルと局所放射線療法の併用療法のいずれかが治療選択肢となる[26].

rituximab導入以前, 限局期の中高悪性度NHL未治療例を対象として行われたランダム化第相試験で, CHOP療法3サイクル＋領域放射線治療の併用療法群がCHOP療法8サイクルに比べて無増悪生存期間, 全生存期間が優れていると当初報告された[27]. しかし, 長期経過観察の結果, 前者で晩期再発が多く, 両者の予後は同様であった[28]. 巨大腫瘍のない限局期DLBCLを対象とした

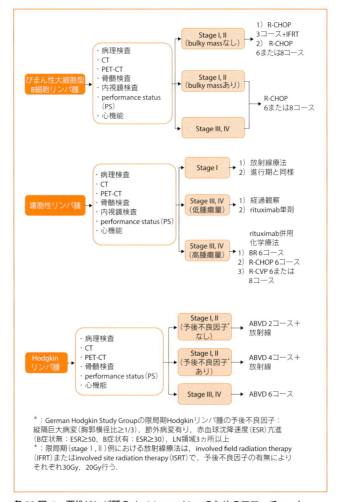

各22 図-1. 悪性リンパ腫の decision making のためのフローチャート

ランダム化第Ⅲ相試験で，R-CHOP療法（14日毎）療法4サイクル後にPET-CTによる評価でCRとなった場合，R-CHOP療法（IPIリスク因子＝0の場合4サイクル，1以上の場合6サイクル）のみか放射線療法併用のいずれかで無イベント生存期間を比較したところ，経過観察期間中央値64カ月時点で両者に有意差はみられなかった[29]．

3）中枢神経系再発予防

DLBCLでは，一部の患者が中枢神経系（CNS）病変再発を来す．このような患者の予後は一般的に不良で，現時点で治癒につながる治療選択肢がないため，高リスクの患者ではCNS再発予防が考慮される．CNS再発のリスク因子として，精巣，乳房，骨髄などの節外病変，CD5陽性などが知られている．この他，IPIリスク因子と腎・副腎病変有をリスク因子とする中枢神経系再発国際予後指数（CNS-IPI）が提案されており，CNS-IPI毎の2年

CNS再発割合は低リスク群0.6％，中間リスク群3.4％，高リスク群10.2％だった[30]．中枢神経系再発予防として，methotrexate髄注や大量methotrexate療法などが用いられているが，これらによる予防効果を支持する前向き臨床試験のデータはない．

❷ 再発・難治性 DLBCL

再発・難治性DLBCLの患者では，まずR-CHOP療法とは交差耐性の少ない薬剤を用いた多剤併用救援化学療法（R-ESHAP療法，R-DHAP療法，CHASER療法，R-ICE療法，R-DeVIC療法，R-GDP療法など）を行い，これが奏効した場合（化学療法感受性），年齢，臓器機能，併存疾患などの点で可能な患者な患者では自家移植併用大量化学療法（自家移植）を行うことが勧められる．

rituximab導入前に中高悪性度NHLの再発例を対象として行われたランダム化第Ⅲ相試験（Parma試験）で，救援化学療法に対して部分奏効以上が得られた患者で，

各22表-10. 悪性リンパ腫に対して用いられている標準的化学療法レジメン

【R-CHOP療法】

薬剤	用量/日	投与経路	投与日	投与間隔・コース数
rituximab	375 mg/m²	点滴静注	1*	3週毎 6（または8）コース
cyclophosphamide	750 mg/m²	点滴静注（30分）	1	
doxorubicin	50 mg/m²	点滴静注	1	
vincristine	1.4 mg/m²（最大2 mg/回）	静注	1	
prednisolone	100 mg（または40 mg/m²）	経口	1〜5	

高齢者などでは2日目以降にG-CSFまたはPEG-G-CSFによる一次予防を考慮する。
＊：1日目以外に投与することもある。

【R-CVP療法】

薬剤	用量/日	投与経路	投与日	投与間隔・コース数
rituximab	375 mg/m²	点滴静注	1*	3週毎 6〜8コース
cyclophosphamide	750 mg/m²	点滴静注（30分）	1	
vincristine	1.4 mg/m²（最大2 mg/回）	静注	1	
prednisolone	100 mg（または40 mg/m²）	経口	1〜5	

＊：1日目以外に投与することもある。

【BR療法】

薬剤	用量/日	投与経路	投与日	投与間隔・コース数
rituximab	375 mg/m²	点滴静注	1*	4週毎 最大6コース
bendamustine	90 mg/m²	点滴静注（60分）	1, 2	

＊：1日目以外に投与することもある。

【R-GDP療法】

薬剤	用量/日	投与経路	投与日	投与間隔・コース数
rituximab	375 mg/m²	点滴静注	1*	3週毎 最大6コース （自家移植前の場合、2〜3コース）
gemcitabine	1,000 mg/m²	点滴静注（30分）	1, 8	
dexamethasone	40 mg	点滴静注/経口	1〜4	
cisplatin	75 mg/m²	点滴静注	1	

高齢者などでは9日目以降にG-CSFまたはPEG-G-CSFによる一次予防を考慮する。
＊：1日目以外に投与することもある。

【ABVD療法】

薬剤	用量/日	投与経路	投与日	投与間隔・コース数
doxorubicin	25 mg/m²	点滴静注	1, 15	4週毎 6コース （限局期に対する放射線併用療法の場合、2または4コース）
bleomycin	10 mg/m²（最大15 mg/回）	点滴静注	1, 15	
vinblastine	6 mg/m²（最大10 mg/回）	静注	1, 15	
dacarbazine	375 mg/m²	点滴静注	1, 15	

自家移植と標準量化学療法〔DHAP療法（dexamethasone, cytarabine, cisplatin）〕継続とを比較したところ、自家移植群の全生存期間が優れていた[31]。rituximab導入後は未治療DLBCLの患者でR-CHOP療法による治癒の可能性が高まる一方で、再発・難治性例での救援化学療法の奏効割合が低下し、自家移植を含む救援治療で長期予後が期待できる割合が低下している[32]。再発・難治性DLBCLを対象としたCORAL試験では、救援化学療法としてR-ICE療法（rituximab, ifosfamide, carboplatin, etoposide）またはR-DHAP療法のいずれかにランダム化割付され、奏効例では自家移植に進み、さらにrituximab維持療法の有無がランダム化割付された[32]。救援化学療法の奏効割合はそれぞれ63％、62％で、救援化学療法毎の3年無イベント生存（EFS）割合はそれぞれ26％、35％で有意差がなかったが[32]、rituximabを含む初回治療を受けた患者や、診断後12カ月以内に再発・難治性となった患者、再発・難治性と判断した際のIPIが2、3点の患者ではとくに予後不良であった[32]。同様に再発・難治性アグレッシブリンパ腫を対象としたNCIC-CTG LY.12.試験では、救援化学療法としてDHAP療法、GDP療法（gemcitabine, dexamethasone, cisplatin）のいずれかにランダム化割付され、奏効例は自家移植に進むプロトコールであった[33]。B細胞リンパ腫ではこれにrituximabを併用した。救援化学療法の奏効割合は、対

象全体でそれぞれ45%，44%で，DHAP療法に対するGDP療法の非劣性が示された．自家移植が行われた患者の割合はそれぞれ49%，52%で，自家移植が行われなかった患者を含めて対象患者全体で救援化学療法の種類によるEFS（26% vs 26%）やOS（39% vs 39%）に差はみられなかった[33]．

高齢者の再発・難治性DLBCLでも若年者と同様の多剤併用救援化学療法が可能なこともあるが，一般的に毒性によるリスクが高い．また，65～70歳を超えると併存疾患や臓器障害等のため，自家移植のリスクが高くなり，自家移植可能年齢の上限と考えている施設が多い．高齢者の再発・難治性DLBCLに対してより毒性が低く，通院でも可能なレジメンの開発が望まれている．bendamustine・rituximab併用療法や，gemcitabine・oxaliplatin併用療法はその候補の1つであるが[34]，現時点では日本国内でDLBCLに対するbendamustineやoxaliplatinの適応は承認されていない．

縦隔大細胞型B細胞リンパ腫は，DLBCLのうち若年者の前縦隔に生じる特殊な病型で，臨床・病理学的にHLとの類似点が多い．抗PD-1抗体の有効性が高い点も類似しており，再発・難治性縦隔大細胞型B細胞リンパ腫を対象として米国では抗PD-1抗体pembrolizumabが承認されている（国内では適応外）．

■ 濾胞性リンパ腫（FL）
❶ 未治療 FL
濾胞性リンパ腫（FL）は緩徐進行性のリンパ腫で，診断時に病変が小さく，無症状の場合，数年以上にわたって同様の状態が維持できる可能性がある．一方，現時点では化学療法により大部分の患者で完全奏効が得られるものの，数年～十数年の経過で再発することが一般的で，治癒は期待できない．

1）未治療進行期FL・高腫瘍量
有症状または高腫瘍量の進行期未治療FLでは，rituximab併用化学療法の開始が勧められる．治療を要する進行期未治療FLを対象とした複数のランダム化第3相試験で，rituximab併用化学療法とrituximab非併用の化学療法とを比較したところ，前者において無増悪生存期間，全生存期間のいずれも優れていた[35]．rituximab併用化学療法としては，BR療法（bendamustine・rituximab），R-CHOP療法（rituximab, cyclophosphamide, doxorubicin, vincristine, prednisolone），R-CVP療法（rituximab, cyclophosphamide, vincristine, prednisolone）などが選択肢となる．R-CHOP療法は，R-CVP療法よりもPFSが良好であるものの，血球減少症などの毒性が高度である[36]．また，両者のOSは同等であった．BR療法は，ある試験ではR-CHOP療法よりもPFSが良好であったが[37]，他の試験ではPFSが同等程度であることが示唆されている[38,39]．また，BR療法とR-CHOP療法でOSは同等であった．BR療法では，脱毛や末梢神経障害が少なく，好中球減少症が軽度であるが，リンパ球減少症，悪心，皮膚障害の頻度が多い．高度なCD4リンパ球減少症を来すことが多く，日和見感染症の予防が必要となる[37]．

rituximab併用化学療法奏効例ではrituximab維持療法（8週毎，2年間）が選択肢となる．これにより無イベント生存期間の延長が期待できるが[40]，OSの改善効果は示されていない[40]．高腫瘍量の進行期未治療FLを対象として，rituximab併用化学療法（bendamustine, CHOP, CVPのいずれか）＋rituximab維持療法と新規抗CD20抗体obinutuzumab併用化学療法＋obinutuzumab維持療法を比較するランダム化第Ⅲ相試験が行われ，後者のPFSが優れていた[39]．この試験では半数以上の患者が寛解導入療法としてbendamustine併用療法を受けていた[39]．

2）未治療進行期FL・低腫瘍量
無症状かつ低腫瘍量（腫瘍径が小さい，リンパ腫病変のため臓器圧迫や血球減少症などを来していないなど，高腫瘍量に該当しない場合）の未治療進行期FLでは，無治療経過観察（watchful waiting）かrituximab単剤療法が選択肢となる[41〜43]．OSやQOLの改善という点で，これらのうちどちらが優れた選択肢かについての結論は出ていない．低腫瘍量の進行期インドレントリンパ腫を対象としたランダム化第Ⅲ相試験で，アルキル化薬開始群と無治療経過観察群が比較されたが，15年以上の経過観察期間で生存期間には差がみられなかった[41]．低腫瘍量の進行期未治療FLを対象としたrituximab単剤療法（週1回・4回投与）の第Ⅱ相試験では，治療終了1カ月後の効果判定で全奏効割合73%で，CR割合20%だった[43]．しかし，経過観察を継続して1年以内の最良奏効でのCR割合は52%で，治療終了後の奏効状態の改善がみられた[44]．2カ月毎2年間の維持療法を含むrituximab単剤療法と経過観察のランダム化第Ⅲ相試験では，次治療開始までの期間と治療開始7カ月時点のQOLの点でrituximab単剤療法が優れていたが，rituximab単剤療法による生存期間の延長効果は示されていない[42]．このようなエビデンスの状況で，実際の症例にどの治療をいつ開始するかなど，一定した見解は得られておらず，熟練した医師の臨床判断によるところが大きい．

3）未治療限局期FL
未治療限局期FLでは一般的に放射線療法が勧められる．これにより半数以上の患者で治癒が得られると考えられて

いる．放射線療法のリスクがベネフィットを上回ると考えられる場合（高位頸部や腹部の病変ではそれぞれ唾液腺分泌障害や，消化管毒性のリスク）には，放射線療法を選択せず，進行期例と同様の治療方針をとる．すなわち，有症状・高腫瘍量であればrituximab併用化学療法，無症状・低腫瘍量であれば無治療経過観察またはrituximab単剤療法などが選択肢となる．

❷ 再発・難治性FL

再発・難治性FLの治療選択肢は多様であるが，組織学的形質転換（histologic transformation）の有無が治療選択の上で大きな決定因子となる．このため，FLの患者が再発・難治性となった場合，可能な限り生検を考慮すべきである．生検困難な部位であったり，治療開始を急ぐなどのため生検が困難な場合でも，臨床経過・血液検査所見・PET-CTの結果などを踏まえて組織学的形質転換の有無を臨床的に判断して治療選択を行う必要がある．

組織学的形質転換を来していない場合，①無治療経過観察（watchful waiting），②rituximab単剤療法，③bendamustineを基盤とする治療，④fludarabineあるいはcladribineなどのプリン誘導体を基盤とする治療，⑤RI標識抗体療法（ibritumomab tiuxetan），⑥放射線治療，⑦その他の多剤併用化学療法などが選択肢となる．これらのなかでの優劣や治療の順序は定まっていない．R-CHOP療法が前治療に用いられていない場合，R-CHOP療法も選択肢となる．また，前治療の奏効期間が数年以上と長い場合，CHOP療法やRI標識抗体療法を除いて前治療と同じ治療も選択肢となりうる．

組織学的形質転換例では，DLBCLと同様の治療が勧められるが，アンスラサイクリン併用療法の既往がなければR-CHOP療法が選択肢となる[45]．一方，アンスラサイクリン併用療法の既往がある患者では，再発・難治性DLBCLと同様の多剤併用救援化学療法を行い，これが奏効した場合，可能な患者では造血幹細胞移植を地固め療法として行うことが勧められる．造血幹細胞移植としては自家移植[46]，同種移植とも選択肢となる．

■ MALTリンパ腫

節外性辺縁帯リンパ腫（MALTリンパ腫）は，消化管，甲状腺，唾液腺，皮膚など節外臓器に生じる低悪性度B細胞リンパ腫（インドレントリンパ腫）である．単一臓器に限局していることが多いが，所属リンパ節にも病変が及んでいたり，複数の節外臓器やリンパ節に病変が多発していることもある．最も代表的なものが胃のMALTリンパ腫であり，その多くが*Helicobacter pylori*（HP）に関連して生じる．HP陽性の限局期の胃MALTリンパ腫では，除菌療法が第一選択となる[47]．これにより，70％以上が奏効し，組織学的な再発はしばしばあるものの，その多くは一過性で，再治療を要することは少ない[48]．除菌治療抵抗性例，HP陰性例，MALT1転座陽性例では放射線療法が選択肢となるが，無症候性であれば無治療経過観察も選択肢となる．

胃以外のMALTリンパ腫では，限局していれば放射線療法や外科的切除などの局所療法が治療選択肢である．進行期例では，進行期FLと同様の治療方針がとられる[49]．無治療経過観察，rituximab単剤療法，rituximab併用化学療法，症候性病変に対する放射線療法などが選択肢となる．

■ マントル細胞リンパ腫（MCL）

未治療マントル細胞リンパ腫（mantle cell lymphoma：MCL）の治療方針は，年齢，併存疾患・臓器障害の有無などを参考にして決められる自家移植併用大量化学療法の適応の有無によって異なる．

自家移植の対象とならない，主に高齢者の未治療MCLでは，BR療法[37]，R-CHOP療法[50]，VR-CAP療法（bortezomib，rituximab，cyclophosphamide，doxorubicin，prednisolone）[51]などが寛解導入療法の選択肢となる．寛解導入療法としてR-CHOP療法，R-FC（rituximab，fludarabine，cyclophosphamide）療法のいずれかを用いるランダム化第Ⅲ相試験で，R-CHOP療法の奏効例でのrituximab維持療法はインターフェロン維持療法と比較してPFS，OSとも優れていた[50]．

未治療MCLの若年者例では，cytarabine大量療法や自家移植を含む強力な初回治療が勧められる．さらに，自家移植後のrituximab維持療法が推奨される．rituximab登場前のランダム化試験で，CHOP療法による奏効が得られた患者で自家移植による地固め療法はインターフェロン維持療法に比較してPFSが優れていた[52]．若年者の未治療MCLを対象としたランダム化第Ⅲ相試験で，R-CHOPとR-DHAP（rituximab，dexamethasone，大量cytarabine，cisplatin）の交替療法による寛解導入療法は，R-CHOP療法のみによる寛解導入療法と比較してPFSが優れていた[53]．さらに，未治療MCLを対象としたランダム化第Ⅲ相試験で，R-DHAP療法による寛解導入療法後の自家移植後のrituximab維持療法によるPFSやOSの延長効果が示された[54]．

再発・難治例ではBTK阻害薬ibrutinibが治療選択肢となる．

■ 慢性リンパ性白血病（CLL）・小リンパ球性リンパ腫（SLL）

慢性リンパ性白血病（chronic lymphocytic leukemia：CLL）と小リンパ球性リンパ腫（small lymphocytic lymphoma：SLL）は，互いに共通の細胞生物学的特徴をもつ緩徐進行性のB細胞腫瘍である．末梢血中の腫瘍性B細胞が5,000/μL以上の場合，CLLと定義される．

CLL/SLLに対する標準的な治療はfludarabine併用療法である．fludarabine単剤療法とchlorambucil（CB）単剤療法を比較したランダム化第Ⅲ相試験でfludarabine群の無増悪生存期間が優れていた[55]．fludarabine・cyclophosphamide（FC）併用療法，fludarabine単剤療法，CB単剤療法を比較したランダム化第Ⅲ相試験ではFC療法の無増悪生存期間が最も優れていた[56]．さらに，FC療法とrituximab併用FC（FCR）療法を比較するランダム化第Ⅲ相試験では無増悪生存期間だけでなく全生存期間においてもFCR療法が優れていた[57]．FCR療法は，血液毒性が強いため，併存疾患が少なく，腎機能をはじめ臓器機能が保たれている主に若年の患者において可能な治療であるが，とくに免疫グロブリン重鎖遺伝子可変領域が変異しているCLL患者では長期の無増悪生存が期待できる．

高齢のCLL患者ではfludarabineはリスクが高く，これまではアルキル化薬（海外ではCB，日本ではcyclophosphamide）が使われることが多かった．現時点でbendamustine，BTK阻害薬ibrutinibが選択肢となっている．ランダム化第Ⅲ相試験でibrutinibはCB単剤療法と比べて無増悪生存期間，生存期間が優れていた[58]．

再発・難治性CLLに対する治療選択肢として，ibrutinib，ofatumumab，alemtuzumabなどがある．CLLの患者の一部ではびまん性大細胞型B細胞リンパ腫のような経過の早い病型が続発することがある（Richter形質転換）．また，TP53がある17番染色体短腕の欠失〔del（17p）〕や，TP53変異があるとfludarabine併用療法の効果が期待できない．再発・難治性CLLの治療選択の際にはこれらを考慮する必要がある．

■ Burkittリンパ腫（BL）

Burkittリンパ腫（Burkitt lymphoma：BL）は，超急速進行性（高悪性度）のB細胞リンパ腫で，LN腫大の他，骨髄・末梢血，消化管，中枢神経系などに病変が及ぶことが多い．診断時に高腫瘍量の場合，治療開始前後に腫瘍崩壊症候群のリスクが高いため，これに対する対策をとりながら治療を開始する必要がある．成人のBLに対して，大量methotrexate，アンスラサイクリンを用いるさまざまな強力な化学療法レジメンが報告され，50％以上の患者で治癒が得られるようになった．rituximabを併用することにより治癒率が向上している．代表的なレジメンとして，R-CODOX-M/IVAC[59]，R-HyperCVAD/MA，Lymphome malin B（LMB）プロトコール[60]などがある．LMBプロトコールについては，ランダム化第Ⅲ相試験によりrituximab併用による3年無イベント生存割合の改善が示されている[60]．最近，これらのレジメンより強度が低い，DA-EPOCH-R療法もBLに対して高い効果を示すことが報告されている[61]．

■ 末梢性T細胞リンパ腫（PTCL）

末梢性T細胞リンパ腫（peripheral T-cell lymphoma：PTCL）は，成熟T細胞由来のリンパ腫で，節性PTCL（末梢T細胞リンパ腫・分類不能型，血管免疫芽球性T細胞リンパ腫，ALK陰性未分化大細胞型リンパ腫（anaplastic large cell lymphoma：ALCL），ALK陽性ALCL），皮膚T細胞リンパ腫（菌状息肉腫，Sézary症候群），その他の複数の病型からなっている．ATLLはPTCLの一部であるが，異なる治療法がとられる．

経過が緩徐な一部の病型（菌状息肉腫，皮膚ALCLなど）を除いて，ほとんどのPTCLが急速進行型（アグレッシブ）リンパ腫であり，CHOP療法などのアンスラサイクリンを含む多剤併用化学療法が用いられる．PTCLは，全体としてDLBCLと比べると予後不良であるため，初回化学療法奏効例での地固め療法としての自家移植が選択肢となっているが[62]，これによる予後改善効果を示した前向き臨床試験はない．

再発・難治性PTCLではCHOP療法に用いる薬剤とは交差耐性が少ない薬剤からなる多剤併用救援化学療法を行い，奏効例では造血幹細胞移植の適応が検討される．自家移植，同種移植ともその選択肢となる．CD30陽性のALCLでは抗CD30抗体薬物複合体であるbrentuximab vedotinが治療選択肢となる[63]．多剤併用化学療法が困難な患者では，romidepsin，pralatrexate，forodesineなどの単剤療法が選択肢となる．

■ 成人T細胞白血病/リンパ腫（ATLL）

成人T細胞白血病/リンパ腫（adult T-cell leukemia/lymphoma：ATLL）はリンパ腫型，急性型と予後不良因子のある慢性型の患者が化学療法の対象となる．くすぶり型と大部分の慢性型の患者では，現時点では何らかの治療介入による予後の改善が示されておらず，経過観察や主に皮膚症状などに対する局所治療などが行われる．

強力な化学療法が可能な若年の未治療ATLL患者では修正LSG15療法などの多剤併用化学療法を行い，可能な限り同種造血幹細胞移植の適応を検討する．ランダム

化第Ⅱ相試験で，修正 LSG15 療法は 2 週間隔の CHOP 療法に比べて完全奏効割合が高かった（40% vs 25%）[64]．一方，高齢の患者では患者の状態により（減量）修正 LSG15 療法，（減量）CHOP 療法，経口抗腫瘍薬による緩和的治療などが選択肢となる．抗 CCR4 抗体 mogamulizumab 併用修正 LSG15 療法は，ランダム化第Ⅱ相試験で修正 LSG15 療法と比較して完全奏効割合が高かった（52% vs 33%）[65]．なお，mogamulizumab 治療歴のある患者での同種移植では重症移植片対宿主病のリスクが高く，移植関連死亡割合が高い（43.7% vs 25.1%）[66]．このため，同種移植前の mogamulizumab の使用については慎重に行うべきと考えられている．

再発・難治性 ATLL に対する治療選択肢として，殺細胞性抗腫瘍薬の他に mogamulizumab[67]，lenalidomide[68] などがある．

■ 節外性 NK/T 細胞リンパ腫・鼻型（ENKTL）

節外性 NK/T 細胞リンパ腫・鼻型（extranodal NK/T-cell lymphoma, nasal type：ENKTL）は，鼻腔・咽頭領域におこることが多いリンパ腫である．鼻腔・咽頭に限局している場合，アンスラサイクリン系抗腫瘍薬を用いない多剤併用化学療法と局所放射線治療の同時併用療法が勧められる．Stage Ⅰ，Ⅱ の ENKTL を対象として局所放射線療法 50 Gy と 2/3 用量の DeVIC（dexamethasone, etoposide, ifosfamide, carboplatin）療法を 3 コース行う同時併用療法（RT-2/3DeVIC 療法）の第 2 相試験が日本で行われ，全奏効割合 81%，完全奏効割合 77%，2 年 OS 割合は 78% で，放射線療法単独の歴史的対照群での 2 年 OS 割合（45%）に比べて良好だった[69]．ただし，30% の患者に Grade 3 の粘膜障害がみられる．

進行期 ENKTL や，再発・難治性 ENTKL では，SMILE 療法（dexamethasone, methotrexate, ifosfamide, asparaginase, etoposide）[70] や AspMedDex 療法（asparaginase, methotrexate, dexamethasone）[71] などの asparaginase を含む多剤併用化学療法を行う．SMILE 療法では全奏効割合 79%，完全奏効割合 45% が得られ，対象患者の約半数で引き続き造血幹細胞移植が行われているが，1 年全生存割合は 55% であった．SMILE 療法は Grade 3 以上の非血液毒性が 61% の患者にみられるなど毒性が強い治療であるが，従来の化学療法に比べて効果が高い．しかし，SMILE 療法単独で長期無増悪生存を維持は難しく，可能な患者では造血幹細胞移植を考慮する．

■ Hodgkin リンパ腫（HL）

未治療 HL の限局期例では化学療法と病変領域放射線療法の併用療法，進行期例では化学療法単独療法が行われる．化学療法は限局期例・進行期例とも ABVD 療法（doxorubicin, bleomycin, vinblastine, dacarbazine）を用いるのが一般的である．

限局期 HL では ABVD 療法 2〜4 サイクルと局所放射線治療の併用療法（combined modality therapy）が標準的治療である[72,73]．ドイツ Hodgkin リンパ腫研究グループでは，限局期 HL の予後不良因子として，巨大病変有，赤血球沈降速度亢進，病変リンパ節領域数 3 以上，節外病変有を挙げており，予後不良因子がない場合，ABVD 療法 2 サイクル＋病変領域放射線治療（involved field radiotherapy：IFRT）20 Gy[72]，予後不良因子有りの場合でも，ABVD 療法 4 サイクル＋IFRT 30 Gy により 80〜90% 以上の患者で治癒が期待できる[73]．この臨床試験では IFRT が用いられたが，その後，より照射範囲を狭めた involved site radiotherapy（ISRT）が用いられることが多くなっている．また，晩期障害としての二次発がんや虚血性心疾患を危惧して，限局期 HL に対して化学療法単独が検討されることもある．ランダム化第Ⅲ相試験により，進行期 HL で治療開始早期の PET-CT の結果により放射線療法を省略しても予後には大きな影響はないという報告もある[74]．しかし，現在行われている放射線照射範囲・用量を用いた放射線併用療法より化学療法単独の方が全生存期間の点で優れているという報告はこれまでのところない．

進行期 HL では，ABVD 療法 6 サイクルが標準的治療である[75]．以前は治療前巨大病変があった部位や，化学療法終了時に残存腫瘤を認めた場合に地固め療法として放射線療法が行われていたが，現在は，進行期 HL に対する放射線療法の適応は治療終了時の PET-CT で FDG 集積が残存する場合に限定されている[76]．ABVD 療法は化学療法誘発性悪心嘔吐のリスクが高い治療であり，十分な制吐療法を用いる必要がある．ドイツをはじめとする海外では強化 BEACOPP 療法（bleomycin, etoposide, doxorubicin, cyclophosphamide, vincristine, procarbazine, prednisolone）を進行期 HL に対する標準治療としている．強化 BEACOPP 療法は複数のランダム化第Ⅲ相試験で ABVD 療法より PFS が優れていたが，短期・長期的な毒性が強いこと，OS が優れていることを示したランダム化第Ⅲ相試験がないため，日本では HL に対する治療としてあまり採用されていない．

ABVD 療法開始早期の中間 PET-CT が陽性の場合，そのまま ABVD 療法を継続した場合の予後が不良である．このため，中間 PET-CT が陽性であれば強化 BEACOPP 療法に変更する，PET-adapted therapy も開発されており，これによって ABVD 療法継続より予後が改

善する可能性が示唆されている[77]．

　最近行われた進行期HLを対象としたランダム化第Ⅲ相試験でBV-AVD療法（brentuximab vedotin, doxorubicin, vinblastine, dacarbazine）がABVD療法と比較して修正PFSが優れていたことから，今後，進行期HLに対する初回治療の選択肢になっていくと思われる．

　再発・治療抵抗性HLでは，若年者であれば多剤併用サルベージ化学療法を行い，奏効が得られた場合，自家造血幹細胞移植併用大量化学療法（自家移植）を行う[78]．この他，抗CD30抗体薬物複合体brentuximab vedotin[79]や，抗PD-1抗体（nivolumab, pembrolizumab）[80〜82]が再発・難治性HLに対する治療選択肢となる．HLは，ほぼ全例が染色体9p24の増幅などPD-L1の発現が上昇する遺伝子異常を持っており，抗PD-1抗体の効果も高い．現時点では抗PD-1抗体は，再発・難治性HLのうち，主に自家移植後再発かつbrentuximab vedotin後の再発や，化学療法抵抗性などで自家移植の適応とならない患者が対象となる．

最近の動向

　急速進行型B細胞リンパ腫のうち，MYCと$BCL2$の転座をともにもつ，いわゆるdouble hit lymphoma（DHL）の予後がDLBCLやBLと比較して悪いことが知られている．このため，最新のWHO分類では，診断時にDLBCLなどの急速進行型のB細胞リンパ腫が疑われる場合，fluorescent *in situ* hybridization（FISH）法によりMYCや$BCL2$の転座の有無を調べ，これが陽性の場合には，MYCと$BCL2$転座をともに有する高悪性B細胞リンパ腫とし，DLBCL・非特異型とは別の病型として診断することになっている．今のところDHLに対しては，R-CHOP療法ではなく，DA-EPOCH-R療法などBLに対して行われるような強度の高い初回治療やCNS再発予防を行うことが推奨されているが，これによって予後が改善するかはわかっていない．

[参考文献]

1) Swerdlow SH, et al：Blood, 127（20）：2375-2390, 2016.
2) 森茂郎 監修：リンパ腫アトラス 改訂・改題第4版，文光堂，2014.
3) Cheson BD, et al：J Clin Oncol, 32（27）：3059-3068, 2014.
4) Lister TA, et al：J Clin Oncol, 7（11）：1630-1636, 1989.
5) Carbone PP, et al：Cancer Res, 31（11）：1860-1861, 1971.
6) Armitage JO：CA Cancer J Clin, 55（6）：368-376, 2005.
7) Barrington SF, et al：J Clin Oncol, 2014.
8) Sasse S, et al：J Clin Oncol, 35（18）：1999-2007, 2017.
9) Shimoyama M：Br J Haematol, 79（3）：428-437, 1991.
10) International Non-Hodgkin's Lymphoma Prognostic Factors P. A predictive model for aggressive non-Hodgkin's lymphoma. N Engl J Med, 329（14）：987-994, 1993.
11) Solal-Celigny P, et al：Blood, 104（5）：1258-1265, 2004.
12) Hoster E, et al：Blood, 111（2）：558-565, 2008.
13) Gallamini A, et al：Blood, 103（7）：2474-2479, 2004.
14) Kim SJ, et al：Lancet Oncol, 17（3）：389-400, 2016.
15) Hasenclever D, et al：N Engl J Med, 339（21）：1506-1514, 1998.
16) Ziepert M, et al：J Clin Oncol, 28（14）：2373-2380, 2010.
17) Zhou Z, et al：Blood, 123（6）：837-842, 2014.
18) Nooka AK, et al：Ann Oncol, 24（2）：441-448, 2013.
19) Tan D, et al：Blood, 122（6）：981-987, 2013.
20) Moccia AA, et al：J Clin Oncol, 30（27）：3383-3388, 2012.
21) Sehn LH, et al：Blood, 109（5）：1857-1861, 2007.
22) Fisher RI, et al：N Engl J Med, 328（14）：1002-1006, 1993.
23) Coiffier B, et al：N Engl J Med, 346（4）：235-242, 2002.
24) Pfreundschuh M, et al：Lancet Oncol, 9（2）：105-116, 2008.
25) Pfreundschuh M, et al：Lancet Oncol, 7（5）：379-391, 2006.
26) Persky DO, et al：J Clin Oncol, 26（14）：2258-2263, 2008.
27) Miller TP, et al：N Engl J Med, 339（1）：21-26, 1998.
28) Stephens DM, et al：J Clin Oncol, 34（25）：2997-3004, 2016.
29) Lamy T, et al：Blood, 131（2）：174-181, 2018.
30) Schmitz N, et al：J Clin Oncol, 34（26）：3150-3156, 2016.
31) Philip T, et al：N Engl J Med, 333（23）：1540-1545, 1995.
32) Gisselbrecht C, et al：J Clin Oncol, 28（27）：4184-4190, 2010.
33) Crump M, et al：J Clin Oncol, 32（31）：3490-3496, 2014.
34) Ohmachi K, et al：J Clin Oncol, 31（17）：2103-2109, 2013.
35) Hiddemann W, et al：Blood, 106（12）：3725-3732, 2005.
36) Federico M, et al：J Clin Oncol, 31（12）：1506-1513, 2013.
37) Rummel MJ, et al：Lancet, 381（9873）：1203-1210, 2013.
38) Flinn IW, et al：Blood, 123（19）：2944-2952, 2014.
39) Marcus R, et al：N Engl J Med, 377（14）：1331-1344, 2017.
40) Salles G, et al：Lancet, 377（9759）：42-51, 2011.
41) Ardeshna KM, et al：Lancet, 362（9383）：516-522, 2003.
42) Ardeshna KM, et al：Lancet Oncol, 15（4）：424-435, 2014.
43) Colombat P, et al：Blood, 97（1）：101-106, 2001.
44) Colombat P, et al：Ann Oncol, 23（9）：2380-2385, 2012.
45) Link BK, et al：J Clin Oncol, 31（26）：3272-3278, 2013.
46) Kuruvilla J, et al：Blood, 126（6）：733-738, 2015.
47) Nakamura S, et al：Gut, 61（4）：507-513, 2012.
48) Fischbach W, et al：Gut, 56（12）：1685-1687, 2007.
49) Zucca E, et al：Blood, 127（17）：2082-2092, 2016.
50) Kluin-Nelemans HC, et al：N Engl J Med, 367（6）：520-531, 2012.
51) Robak T, et al：N Engl J Med, 372（10）：944-953, 2015.
52) Dreyling M, et al：Blood, 105（7）：2677-2684, 2005.
53) Hermine O, et al：Lancet, 388（10044）：565-575, 2016.
54) Le Gouill S, et al：N Engl J Med, 377（13）：1250-1260, 2017.
55) Rai KR, et al：N Engl J Med, 343（24）：1750-1757, 2000.
56) Catovsky D, et al：Lancet, 370（9583）：230-239, 2007.
57) Hallek M, et al：Lancet, 376（9747）：1164-1174, 2010.
58) Burger JA, et al：N Engl J Med, 373（25）：2425-2437, 2015.
59) Barnes JA, et al：Ann Oncol, 22（8）：1859-1864, 2011.
60) Ribrag V, et al：Lancet, 387（10036）：2402-2411, 2016.
61) Dunleavy K, et al：N Engl J Med, 369（20）：1915-1925, 2013.
62) d'Amore F, et al：J Clin Oncol, 30（25）：3093-3099, 2012.
63) Fanale MA, et al：J Clin Oncol, 32（28）：3137-3143, 2014.
64) Tsukasaki K, et al：J Clin Oncol, 25（34）：5458-5464, 2007.
65) Ishida T, et al：Br J Haematol, 169（5）：672-682, 2015.
66) Fuji S, et al：J Clin Oncol, 34（28）：3426-3433, 2016.
67) Ishida T, et al：J Clin Oncol, 30（8）：837-842, 2012.
68) Ishida T, et al：J Clin Oncol, 34（34）：4086-4093, 2016.
69) Yamaguchi M, et al：J Clin Oncol, 27（33）：5594-5600, 2009.
70) Yamaguchi M, et al：J Clin Oncol, 29（33）：4410-4416, 2011.
71) Jaccard A, et al：Blood, 117（6）：1834-1839, 2011.
72) Engert A, et al：N Engl J Med, 363（7）：640-652, 2010.
73) von Tresckow B, et al：J Clin Oncol, 30（9）：907-913, 2012.
74) Radford J, et al：N Engl J Med, 372（17）：1598-1607, 2015.
75) Canellos GP, et al：N Engl J Med, 327（21）：1478-1484, 1992.
76) Kobe C, et al：Blood, 112（10）：3989-3994, 2008.
77) Press OW, et al：J Clin Oncol, 34（17）：2020-2027, 2016.
78) Schmitz N, et al：Lancet Oncol, 13（12）：1250-1259, 2012.
79) Younes A, et al：J Clin Oncol, 30（18）：2183-2189, 2012.
80) Younes A, et al：Lancet Oncol, 17（9）：1283-1294, 2016.
81) Armand P, et al：J Clin Oncol, 34（31）：3733-3739, 2016.
82) Armand P, et al：J Clin Oncol, 36（14）：1428-1439, 2018.
83) Hiddemann W, et al：Blood, 88（11）：4085-4089, 1996.
84) Sebban C, et al：Blood, 108（8）：2540-2544, 2006.

伊豆津宏二

What's New in 23 Multiple Myeloma 多発性骨髄腫

診断

多発性骨髄腫は形質細胞由来の造血器腫瘍で，単クローン性蛋白質を生成する機能性腫瘍（functioning tumor）で多彩な症状を呈する[1]．特に，溶骨性病変や腎機能障害などの合併症は ADL の低下をもたらす．

■ 診断基準

診断基準としては，主に International Myeloma Working Group (IMWG) 基準が広く用いられている（各 23 表-1）[2]．多発性骨髄腫のほとんどの症例は形質細胞に遺伝子異常が生じて無症候性の前がん状態と考えられる意義不明の単クローン性免疫グロブリン血症（MGUS）となり，さらに進行して多発性骨髄腫を発症すると考えられている．高カルシウム血症，貧血，腎機能障害，溶骨性病変などを生じた症候性骨髄腫（symptomatic myeloma）は，治療適応となる．一方，症状のない無症候性骨髄腫（asymptomatic myeloma）は，くすぶり型骨髄腫（smoldering myeloma）ともいわれ，無治療でも進行しない症例もあるため通常は治療適応にないと考えられてきた．ただ，臓器障害がなくても，①M（モノクローナル）蛋白量が多い（involved/uninvolved 血清フリーライトチェーン比 100 以上），②骨髄におけるクローナルな形質細胞の増加（60％以上），③MRI 検査で 2 カ所以上の限局性骨髄病変などのバイオマーカー異常を有する高リスク症例は，早期に症候性骨髄腫に移行すると考えられている．このような知見を踏まえて，2014 年には症候性骨髄腫の診断に上記のバイオマーカー異常が組み込まれている[3]．

■ 初診時検査

- 病歴聴取，身体所見
- 血算，白血球分画
- 血清 BUN/クレアチニン，電解質，アルブミン，カルシウム，LDH，β_2 ミクログロブリン
- 血清免疫グロブリン，蛋白電気泳動，免疫電気泳動，免疫固定法
- 24 時間尿蛋白定量，尿蛋白電気泳動，尿免疫固定法（尿中 Bence Jones 蛋白を同定，定量は 24 時間蓄尿を行い評価する．）
- 血清フリーライトチェーン
- 溶骨病変画像検索（単純 X 線写真，CT，MRI，PET/CT）
- 骨髄検査（塗抹像によるクローナルな形質細胞の評価，表面マーカー，G 分染法による染色体検査，FISH (fluorescence in situ hybridization) 法による染色体構造異常の検査）

■ M 蛋白

骨痛を伴う貧血，腎機能障害を有するなど多発性骨髄腫を疑う症例では，血清と尿の蛋白電気泳動を行う．$\beta \sim \gamma$ 領域にスパイク様の M 蛋白を認める場合には，免疫固定法で M 蛋白のクラス（IgG，A，M）とタイプ（κ，λ）を決定する．症状から多発性骨髄腫が疑われるが免疫固定法で M 蛋白が検出されない場合には IgD，IgE の検索を行う．非分泌型骨髄腫の場合には血清フリーライトチェーンの測定が有用である．免疫グロブリンは heavy chain（重鎖）と light chain（軽鎖）が結合して構成されるがフリーライトチェーンは heavy chain と結合していない light chain である．フリーライト

各 23 表-1．MGUS，無症候性骨髄腫，症候性骨髄腫

分類	定義
MGUS	・血清に単クローン性蛋白質を認めるが 3 g/dL 未満 ・骨髄中のクローナルな形質細胞の比率が 10％未満 ・臓器障害なし
無症候性骨髄腫	・血清 M 蛋白 3 g/dL 以上あるいは尿中 M 蛋白 500 mg/24 時間以上 ・かつ，または骨髄におけるクローナルな形質細胞の増加（10％以上，60％未満） ・臓器障害なし
症候性骨髄腫	・血清およびもしくは尿に M 蛋白を検出する（M 蛋白量に規定なし）， ・骨髄におけるクローナルな形質細胞の増加（10％以上）または形質細胞腫を認める， ・臓器障害の存在あるいはバイオマーカーの異常を認める， で診断される． 　　　臓器障害としては，高カルシウム血症（血清カルシウムが正常上限値の 1 mg/dL を超える増加，あるいは血清カルシウム＞11 mg/dL），腎不全（クレアチンクリアランス＜40 mL/min あるいは血清クレアチニン値＞2 mg/dL），貧血（ヘモグロビンが正常下限値の 2 g/dL を超える低下，あるいはヘモグロビン値＜10 g/dL），骨病変（骨単純 X 線，CT あるいは PET-CT 検査で 1 つ以上の溶骨病変）があげられる． 　　　バイオマーカーの異常としては，骨髄におけるクローナルな形質細胞の増加（60％以上），involved/uninvolved 血清フリーライトチェーン比 100 以上，MRI 検査で 2 カ所以上の限局性骨病変があげられる．

チェーンには単量体のκ鎖と二量体のλ鎖があり，健常人ではκ/λ比は0.26～1.65と一定である．多発性骨髄腫では，κ鎖とλ鎖のうちM蛋白に相当するもの（involved）が上昇し，もう一方（uninvolved）が低下してその比が上昇する．微量のM蛋白や非分泌型の診断に有用である．

■ 画像検査

骨病変は症候性骨髄腫の診断基準にあげられる臓器障害の1つであり，骨単純X線写真，CT，MRI，PET-CTで溶骨病変を検出する．骨単純X線写真で見られる典型的な溶骨病変としてpunched out lesion（骨抜き打ち像）が知られる．溶骨病変の他に，骨粗鬆症や椎体圧迫骨折の所見も見られる．スクリーニング検査として骨サーベイ（頸椎・胸椎・腰椎の正面像及び側面像，頭蓋骨の正面および側面像，胸部，骨盤骨，上腕骨，大腿骨などの単純X線写真検査）が行われることがある．CT，MRIは小さな病変の検出に有用であり，PET-CTでは骨病変の他，髄外病変にFDGが集積し，CTを同時に撮影することによって病変の部位を特定できる．

■ 表面マーカー

フローサイトメーターによる表面抗原の検索により骨髄腫細胞を同定する．形質細胞はCD38$^+$，CD138$^+$であることが多い．正常な形質細胞はCD19$^+$，CD56$^-$であるが，骨髄腫細胞はCD19$^-$であることから正常な形質細胞と区別される．CD56の発現はCD56$^+$が6割，CD56$^-$が4割である．骨髄腫に対する新規治療薬の導入により治療成績が向上し，高い治療反応が得られ免疫固定法でM蛋白が消失する症例も多くみられるようになった．このような症例での微小残存病変（minimal residual disease：MRD）の評価の重要性が高まっている．MRDの評価方法の1つとして，マルチカラーのフローサイトメトリーによるCD138，CD27，CD38，CD56，CD45，CD19，CD117，CD81，細胞質内免疫グロブリンκ，λなどの抗原の評価が注目されている[4,5]．

■ FISH検査

IgH（免疫グロブリン重鎖）（14q32）転座は，骨髄腫の半数以上で認められ，そのなかでもt(4;14)（標的遺伝子FGFR3とMMSET），t(14;16)（標的遺伝子c-MAF）はTP53が位置する17p13の欠失とともに，予後不良と考えられる[6]．1q gainも同様に予後不良因子である．

■ 新規のバイオマーカー

染色体転座以外の遺伝子異常として，多発性骨髄腫症例の全ゲノムシーケンスによる解析で点突然変異が報告されている[7]．アミノ酸置換がもたらされる遺伝子変異のうち，高頻度に変異がみられる遺伝子として*NRAS*，*KRAS*，*FAM46C*，*DIS3*，*TP53*，*CCND1*，*PNRC1*，*ALOX12B*，*HLA-A*，*MAGED1*などが見出された．これらの遺伝子変異についての解析から，多発性骨髄腫の腫瘍細胞はheterogeneousな細胞集団と考えられている．多発性骨髄腫の髄外病変を伴う症例の解析から，腸骨穿刺によって得られた腫瘍細胞と髄外病変では遺伝子異常の構成が異なることが報告されている[8]．このように，病変部位の違いによって見出される遺伝子異常が異なる可能性があり，通常行われる腸骨穿刺で遺伝子異常を解析しても全身の腫瘍細胞の遺伝子異常を網羅できないことが予想される．そこで，多発性骨髄腫の病勢評価の新規バイオマーカーとして末梢血に遊離して腫瘍細胞由来のDNAが含まれると考えられるcell free DNAが注目されている[9]．骨髄腫症例では健常人に比べてcell free DNAの総量が増加し，病勢の悪化とともにさらに増加する傾向がある．また，同一患者中の異なる遺伝子のcell free DNAのクローン数を治療経過中に解析すると，それぞれ特有の動態を示した．今後，再発あるいはMRDの評価の方法の1つとしてcell free DNAの有用性が検討されると思われる．

病期の分類・治療法の選択・予後の推測

■ 臨床病期分類

多発性骨髄腫の臨床病期分類はヘモグロビン値，血清カルシウム値，骨病変，M蛋白量で規定されるDurie & Salmonの病期分類が広く使用される（**各23 表-2**）．病期II，III期が症候性骨髄腫として治療適応になる．腎機能障害によるクレアチニン上昇によって規定される亜分

各23 表-2．Durie & Salmonの病期分類

病期	基準
I期	次の項目のすべてを満たすもの 1．ヘモグロビン値＞10 g/dL 2．血清カルシウム値　正常 3．骨X線像で正常あるいは孤立性骨病変 4．M蛋白産生量低値 　a．IgG値＜5 g/dL 　b．IgA値＜3 g/dL 　c．尿中軽鎖成分＜4 g/日
II期	病期I，IIIのいずれにも属さないもの
III期	次の項目のうち1つ以上を示すもの 1．ヘモグロビン値＜8.5 g/dL 2．血清カルシウム値＞12 mg/dL 3．進行した骨融解病変（広範囲および骨折） 4．M蛋白産生量高値 　a．IgG値＞7 g/dL 　b．IgA値＞5 g/dL 　c．尿中軽鎖成分＞12 g/日

亜分類A：血清クレアチニン値＜2.0 mg/dL，
B：血清クレアチニン値≧2.0 mg/dL

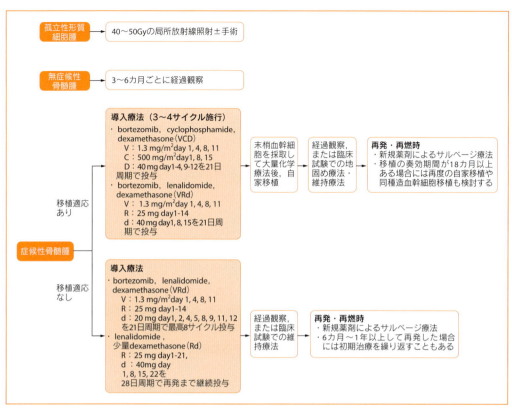

各23 図-1．多発性骨髄腫の decision making のためのフローチャート

類がある．

■ 治療法の選択（各23 図-1）
❶ 初回治療

症候性骨髄腫に対して治療を行う．初回治療は，65歳未満，重篤な合併症なく心肺機能正常で大量化学療法を含む自家末梢血幹細胞移植（autologous peripheral blood stem cell transplantation：auto PBSCT）が適応となる場合と，65歳以上，重篤な臓器障害あり，あるいは移植を拒否する場合とで治療方針が異なる．

・大量化学療法適応患者

65歳以下で，重篤な合併症と心肺機能異常がない場合には，bortezomib（プロテアソーム阻害薬）を含む2～3剤併用の導入療法を行う（bortezomib・lenalidomide・dexamethasone：VRD/bortezomib・cyclophosphamide・dexamethasone：VCD など）．3～4サイクル施行後，腫瘍量の減少を得た後に，顆粒球コロニー刺激因子（granulocyte-colony stimulating factor：G-CSF）単独あるいは cyclophosphamide 大量療法（3～4 g/m^2）を併用して末梢血へ造血幹細胞を動員して採取する．幹細胞の動員が不良の場合には CXCR4 ケモカイン受容体拮抗剤である plerixafor を併用して末梢血への造血幹細胞の増加を目指す．auto-PBSCT の前処置は melphalan 大量療法（200 mg/m^2 を通常は2日間に分けて投与）を行い，2×10^6/患者体重（kg）以上の CD34 陽性細胞を移植する．移植後臨床試験（UMIN000016440）として VRD による地固め療法や lenalidomide の維持療法を行うこともある．

ハイリスク群の症例では移植後再燃・再発のリスクが高く，地固め療法や維持療法が検討され，いくつかの臨床試験結果が存在する（後述の各論参照）．実臨床では，試験治療がない場合に，各専門家の判断で，地固め療法と維持療法の適応と治療法が選択されている．Mayo Clinic が提唱する mSMART ガイドラインでは，標準リスク群では lenalidomide，中間リスク群では bortezo-mib，ハイリスク群では bortezomib・lenalidomide・dexamethasone の併用が提言されているが[10]，わが国でのエビデンスが希薄であり，症例ごとに注意して判断を行う．

・大量化学療法非適応患者

bortezomib・lenalidomide・dexamethasone の併用（VRd）や lenalidomide・dexamethasone 少量（Rd）などの bortezomib や lenalidomide〔免疫調節薬：immuno-modulatory drugs（IMiDs）〕を含む2～3剤併用の導入

各23表-3. わが国で使用可能な多発性骨髄腫の治療薬

初発から使用可能	再発・難治性症例が対象
lenalidomide ・経口 ・IMiDs	pomalidomide ・経口 ・IMiDs
bortezomib ・静注あるいは皮下注 ・プロテアソーム阻害薬	carfilzomib ・点滴 ・プロテアソーム阻害薬
	ixazomib ・経口 ・プロテアソーム阻害薬
	daratumumab ・点滴 ・抗体
	elotuzumab ・点滴 ・抗体
	thalidomide ・経口 ・IMiDs
	panobinostat ・経口 ・ヒストン脱アセチル化酵素阻害薬

各23表-4. 再発・再燃時治療

推奨レジメン
・bortezomib, dexamethasone（Vd） ・bortezomib, cyclophosphamide, dexamethasone（VCd） ・bortezomib, lenalidomide, dexamethasone（VRd） ・carfilzomib, lenalidomide, dexamethasone（KRd） ・daratumumab, lenalidomide, dexamethasone（DRd） ・daratumumab, bortezomib, dexamethasone（DVd） ・elotuzumab, lenalidomide, dexamethasone（ERd） ・ixazomib, lenalidomide, dexamethasone（IRd） ・lenalidomide, dexamethasone（Rd） ・pomalidomide, dexamethasone（Pd） ・pomalidomide, bortezomib, dexamethasone（PVd） ・pomalidomide, carfilzomib, dexamethasone（PKd）
その他のレジメン
・lenalidomide, cyclophosphamide, dexamethasone（RCd） ・dexamethasone, cyclophosphamide, etoposide, cisplatin（DCEP） ・dexamethasone, thalidomide, doxorubicin, cyclophosphamide, etoposide（DT-PACE）/bortezomib 追加で VTD-PACE ・高用量 cyclophosphamide（HD-CY） ・panobinostat, bortezomib, dexamethasone（FVd） ・pomalidomide, cyclophosphamide, dexamethasone（PCd）

療法を行う．かつての標準治療薬である melphalan は血球減少の副作用が強く，その後の治療が困難になる場合があり，近年は melphalan を含むレジメンは避けられるようになっている．移植後と同様に臨床試験として bortezomib や lenalidomide の維持療法を行うこともある．

導入療法として VRd は最高8サイクルを可能な限り行う．Rd は再発するまで維持的に治療を継続することが多い．del（17p），t（4;14），t（14;16）などの予後不良の染色体異常を有するなどハイリスク症例では，lenalidomide や bortezomib による維持療法によって治療を継続することが多い．維持療法を含め，ミエローマ治療は新たな知見とともに evolve しており，その都度標準アプローチが刷新されていくものと思われる．

❷ 再発性・再燃症例に対する治療法

新規薬剤によるサルベージ療法を行う．大量化学療法適応患者で auto-PBSCT 施行後再発した場合，auto-PBSCT 施行後18カ月以上経過していれば2回目の自家移植を行うこともある．大量化学療法非適応患者でも初期治療終了後1年以上経た再発の場合には初期治療が有効な場合がある．bortezomib・lenalidomide の他に，carfilzomib（bortezomib と異なり不可逆的にプロテアソームを阻害），ixazomib（経口プロテアソーム阻害薬）や pomalidomide（免疫調節薬：IMiDs）が使用される．IMiDs の中でも，lenalidomide，pomalidomide は抗腫瘍効果とともに，腫瘍免疫賦活化作用が期待される．pomalidomide は bortezomib・lenalidomide の使用歴がある場合に使用される．そのほか，elotuzumab，daratumumab（抗体療法）や panobinostat（ヒストン脱アセチル化酵素阻害薬）が開発された．欧米で薬事承認・販売され，現在わが国で使用可能な多発性骨髄腫の薬剤について各23表-3に示す．サルベージ療法では，これらの薬剤を症例の状態や副作用に応じて組み合わせた治療法が選択される（各23表-4）．

❸ 補助療法

bortezomib 投与では帯状疱疹の予防で抗ヘルペス薬を投与する．IMiDs では深部静脈血栓症の予防に抗血小板薬や抗凝固薬を投与する．2～3週間ごとの zoledronate の投与は骨病変の改善に有効である．高度な腎機能障害では投与できないほか，腎機能障害で減量する必要がある．腎機能障害等により zoledronate の投与が困難な場合には denosumab の投与を検討する．投与前に歯科受診を勧め，顎骨壊死を予防する．HBV 既感染症例では bortezomib や lenalidomide 投与により再活性化することがあり，HBs 抗原や HBV-DNA 定量などにより HBV ウイルスのモニターが必要である．

■ 治療反応の評価

IMWG の治療効果判定基準に基づいて治療反応を評価する（各23表-5）．1サイクルごとに M 蛋白などのパラメーターを使用して病勢評価を行う．フローサイトメトリー（immuno-phenotypic CR）や allele-specific oligonucleotide PCR などで微小病変が消失したより深い治療反応の評価も取り入れられている．再発・再燃症例に対して用いられる MR（minimal response：血清 M 蛋白の減少が25％以上かつ49％以下，かつ24時間尿中 M 蛋白減少が50％～89％など）も提唱されている．

■ 予後の推測

血清 β_2 ミクログロブリンやアルブミンで規定される ISS（international staging system）に血清 LDH と FISH による予後不良の染色体異常の有無を組み合わせた

各23表-5. IMWGの治療効果判定基準

治療効果	判定基準
完全寛解 (complete response：CR)	免疫固定法で血清中および尿中M蛋白の消失，形質細胞腫の消失，および骨髄中形質細胞が5%未満
厳格な完全寛解 (stringent complete response：sCR)	CRの基準に加えて血清フリーライトチェーン比の正常化，および免疫組織化学染色法あるいはフローサイトメトリー法によるクローナルな形質細胞の消失
非常に良い反応の部分寛解 (very good partial response：VGPR)	血清中および尿中M蛋白が免疫固定法では検出されるが，蛋白電気泳動では検出されないか，または血清中M蛋白の90%以上の減少および24時間蓄尿中M蛋白が100mg未満
部分寛解 (partial response：PR)	・血清中M蛋白の50%以上減少および24時間蓄尿中M蛋白の90%以上減少あるいは200mg未満 ・血清中および尿中M蛋白が測定できない場合，involved/uninvolvedフリーライトチェーンの差が50%以上減少 ・血清中，尿中M蛋白および血清フリーライトチェーンが測定できない場合，骨髄中の形質細胞の割合の50%以上の減少（ただし，治療前の形質細胞の割合が30%以上であることが必要） ・さらに治療前に形質細胞腫を認めた場合，50%以上のサイズの減少
安定 (stable disease：SD)	CR，VGPR，PR，PDのいずれの基準も満たさない
進行 (progressive disease：PD)	下記の項目を1つ以上満たし，さらにそれぞれ項目の最低値から25%上昇 ・血清中M蛋白が500mg/dL以上上昇 ・24時間蓄尿中M蛋白が200mg以上上昇 ・血清中および尿中M蛋白が測定できない場合，involvedフリーライトチェーンが100mg/L以上上昇し，さらにinvolved/uninvolvedフリーライトチェーンの差の上昇 ・血清中，尿中M蛋白および血清中フリーライトチェーンが測定できない場合，骨髄中の形質細胞が10%以上 ・新たな骨病変か形質細胞腫の出現あるいは既存の骨病変か形質細胞腫の増悪 ・骨髄腫による高カルシウム血症の増悪（補正カルシウム値が11.5mg/dL以上）

各23表-6. 多発性骨髄腫のステージングシステム

ステージ	ISS	Revised-ISS
I	血清$β_2$-ミクログロブリン<3.5mg/L，血清アルブミン≥3.5g/dL	ISSステージIで，染色体標準リスク（del(17p)，t(4;14)，t(14;16)のいずれも検出しない），LDH正常のすべてを満たす
II	I，III以外	Revised-ISSステージI，III以外
III	血清$β_2$-ミクログロブリン≥5.5mg/L	ISSステージIIIで染色体高リスク（del(17p)，t(4;14)，t(14;16)のいずれかを検出）あるいはLDH高値

・ハイリスク染色体異常の生存期間中央値：del(17p) 22カ月，t(4;14) 41.4カ月，t(14;16) 36.7カ月
・その他の高頻度にみられる染色体異常のリスク，生存期間中央値（追跡期間中央値41カ月）→del(13q)：中間リスク，未到達，t(11;14)：中間リスク，未到達，1q gain：ハイリスク，30カ月，del(1p)：ハイリスク，39カ月

Revised-ISS[6]が提唱されている（各23表-6）．多発性骨髄腫の5年生存率は1975年から1989年までは約25%であったが，自家造血幹細胞移植や新規治療薬の導入により大幅に改善しており，2004年から2010年までの評価では約45%となっている[11]．ISSやRevised-ISSのリスクに応じて治療法を選択することは一般的ではないが，高齢者あるいは合併症のある症例では，治療薬を減量してより少ない副作用で高い治療効果を目指している[12]．

治療方法の各論

多発性骨髄腫に対する初発時・再発/再燃時の治療の最近の知見についてまとめて解説する．これらの知見を基に今後，移植適応症例の地固め・維持療法についてガイドラインが示され，日常診療に導入されることが期待される．

■ 初発時治療
❶ 移植適応

1）自家移植後VTD地固め療法の長期成績（GIMEMA VEL-03-096）[13]

自家移植後VGPR以上の効果を得た症例に対して毎月4回VTD地固め療法（bortezomib 1.6 mg/m² days 1, 8, 15, 21，thalidomide最大200 mg/day，dexamethasone 20 mg/day on days 1-4, 8-11 and 15-18）が施行された．定量PCRでMRD解析が行われた．8年間全生存率はmajor MRD response（定量PCRで10^{-4}未満）で72%であったのに対して，MRD持続で48%であった（p=0.041）．

2）自家移植後bortezomib単剤による地固め療法の骨髄腫関連骨病変への効果の解析 第II相試験[14]

auto-PBSCT後，PR以上が得られた症例に対してbortezomib 1.6 mg/m²静注，day 1, 8, 15, 22, 35日周期の地固め療法の第II相試験が行われた．104症例がエントリーし，51症例がbortezomib群，53症例が経過観察された．治療終了時，骨量には有意差がなかった．CR/sCRはbortezomib群22%，経過観察群11%（p=

0.19), VGPR 以上は bortezomib 群 80%, 経過観察群 68%（p＝0.17), PD は bortezomib 群 8%, 経過観察群 23%であった（p＝0.06). 平均無増悪生存期間（progression free survival：PFS）は bortezomib 群 44.9 カ月, 経過観察群 21.8 カ月であった（p＝0.22). このように, auto-PBSCT 後の bortezomib 単剤の地固め療法で治療反応と生存率の改善の傾向があった

3) auto-PBSCT 後の lenalidomide 維持療法の意義[15]

auto-PBSCT 後の地固め療法としての Second auto-PBSCT 意義は定まっていない. 移植後の lenalidomide 維持療法の意義について検討された. これまでの研究では, PFS の改善がみられるが全生存期間（overall survival：OS）については評価できていない. 本研究では3つの臨床試験（N Engl J Med 366：1770-1781, 2012/N Engl JMed 366：1782-1791, 2012/N Engl J Med 371：895-905, 2014）のメタ解析が行われた[16～18]. lenalidomide は10あるいは15 mg/day が投与されていた. 平均 PFS は lenalidomide 52.8 カ月, コントロール 23.5 カ月, OS は lenalidomide 未到達, コントロール 86 カ月であった. ISS Stage Ⅲと high risk 染色体異常を除くと平均 PFS は lenalidomide 73.3 カ月, コントロール 56.7 カ月であった. lenalidomide と二次発がんの関連性が議論されているが, 二次発がんの発生は PD となる前は lenalidomide 5.3%, コントロール 0.8%, PD 後は lenalidomide 6.1%, コントロール 2.8%であった. PD のリスクは二次発がんより高いと考えられ, lenalidomide 維持療法の意義が想定される.

❷ 移植非適応

1) VRd vs Rd 療法初回治療（SWOG S0777）第Ⅲ相試験[19]

症候性骨髄腫で, ECOG PS 0-3, Hb 9 g/dL 以上, 好中球数 1,000/μL 以上, 血小板数 80,000/μL 以上の移植非適応症例に対する VRd と Rd 療法の初回治療を比較する第Ⅲ相試験が行われた. VRd は21日周期で bortezomib（1.3 mg/m² 静注 days 1, 4, 8, 11), lenalidomide（経口 25 mg daily on days 1-14), dexamethasone（経口 20 mg daily on days 1, 2, 4, 5, 8, 9, 11, 12）が投与された. Rd は lenalidomide（経口 25 mg days 1-21), dexamethasone（経口 40 mg days 1, 8, 15, 22）で 525 症例がエントリーした. 平均 PFS は VRd 43 カ月, Rd 30 カ月（HR 0.712 p＝0.0018）と VRd で延長した. 平均 OS も VRd 75 カ月, Rd 64 カ月（HR 0.709 p＝0.025）と VRd で有意に延長した. 反応率は PR 以上が VRd 82%, Rd 72%, CR 以上 VRd 16%, Rd 8%であった. Grade 3 以上の副作用は VRd 82%, Rd：75%であった. 以上から, VRd は Rd と比較して PFS, OS に優れ, risk-benefit profile で良好であった. 毒性に耐えうると判断される症例には推奨される治療であるとされる.

2) FIRST 試験：腎機能障害が Rd 療法の効果に及ぼす影響[20]

FIRST 試験では, 移植非適応症例の初期治療として Rd 持続投与と Rd18 サイクル投与, MPT（melphalan, prednisolone, thalidomide）投与の比較試験が行われた. Rd 持続投与は高度腎機能障害（GFR＜30 mL/min）を除く症例で進行や死亡のリスクを軽減した.

Rd 持続療法は MPT 療法に比べて（≥50 mL/min）で全生存率の改善が見られた. Rd 療法では 52.6%の症例で腎機能の改善がみられた.

❸ 再発時治療

1) 再発再燃骨髄腫症例に対する KD vs VD 第Ⅲ相試験（ENDEAVOR）[21]

再発再燃骨髄腫症例に対する治療として KD（carfilzomib 20 mg/m² サイクル 1 days 1, 2, その後 56 mg/m² を 30 分点滴 days 1, 2, 8, 9, 15, 16 と dexamethasone 20 mg 経口あるいは点滴 days 1, 2, 8, 9, 15, 16, 22, 23 を 28 日サイクル）と VD（bortezomib 1.3 mg/m² 静注 あるいは皮下注 days 1, 4, 8, 11, dexamethasone 20 mg 経口あるいは点滴 days 1, 2, 4, 5, 8, 9, 11, 12 21 日サイクル）を原病の進行まで治療された. 929 症例がエントリーし, 平均 PFS は KD 18.7 カ月, VD 9.4 カ月（HR 0.53）であった. 治療関連毒性による死亡は KD で 4%, VD で 3%であり, 重篤な副作用は KD 48%, VD 36%であった. Grade 3 以上の副作用として, 貧血 KD 14%, VD 10%, 高血圧 KD 9%, VD 3%, 血小板減少 KD 8%, VD 9%, 肺炎 KD 7%, VD 8%であった.

2) 再発再燃骨髄腫症例に対する daratumumab 単剤 第Ⅱ相試験（SIRIUS）[22]

再発再燃骨髄腫症例に対して daratumumab 単剤の第Ⅱ相試験が行われた. daratumumab 16 mg/kg をサイクル 1, 2 は週 1 回 8 週間投与, サイクル 3-6 は 2 週ごと 16 週間, サイクル 7 以降は 4 週ごとに投与された. 106 症例, 80%で自家移植の前治療歴, 95%で直近の proteasome 阻害薬や IMiDs に不応性がエントリーし, PR 以上が 29.2%, sCR 2.8%, VGPR 9.4%, PR 17%であった. 平均 PFS 3.7 カ月, 平均 OS 17.5 カ月が得られた. このように, 標準治療に不応の進行例にも, daratumumab 単剤で治療反応が得られた.

3) 再発症例に対する carfilzomib, lenalidomide, dexamethasone（ASPIRE 試験）[23]

792 症例の再発症例に対して carfilzomib, lenalidomide, dexamethasone（KRd）と lenalidomide, dexamethasone（Rd）投与の比較試験が行われた. KRd は carfilzomib をサイクル 1 で 20 mg/m² day 1, 2, その後 27 mg/m² day 1, 2, 8, 9, 15, 16（サイクル 1-12),

day 1, 2, 15, 16（サイクル 13-18）投与された．一方，Rd では，lenalidomide（25 mg, day 1-21），dexamethasone（40 mg, day 1, 8, 15, 22）投与された．平均 PFS は KRd で 26.3 カ月，Rd で 17.6 カ月（HR 0.69, p＝0.0001）であった．24 カ月 OS は KRd で 73.3％，Rd で 65.0％，（HR 0.79, p＝0.04）であった．PR 以上は 87.1％（KRd），66.7％（Rd），CR 以上で 31.8％（KRd），9.3％（Rd），sCR は 14.1％（KRd），4.3％（Rd）であった．Rd に carfilzomib を加えることでより良好な効果がもたらされる結果となった．

4）daratumumab, bortezomib, dexamethasone 第Ⅲ相試験（CASTOR 試験）[24]

498 症例の再発，再燃症例を対象に daratumumab, bortezomib, dexamethasone 療法と bortezomib, dexamethasone の比較試験が行われた．daratumumab 群は daratumumab〔16 mg/kg 静注 day 1, 8, 15（cycle 1-3），day 1/3 weeks（サイクル 4-8），day 1/4 weeks（サイクル 9-）〕，bortezomib（1.3 mg/m² 皮下注 day 1, 4, 8, 11, 21 日周期，1-8 サイクル），dexamethasone（20 mg day 1, 2, 4, 5, 8, 9, 11, 12, 75 歳より高齢の高齢者や BMI 18.5 未満では 20 mg 週 1 回投与可能）で行われた．12 カ月の PFS は daratumumab 群 60.7％，コントロール群 26.9％，PR 以上は daratumumab 群 82.9％，コントロール群 63.2％（p＜0.001），VGPR 以上は daratumumab 群 59.2％，コントロール群 29.1％（p＜0.001），CR 以上は daratumumab 群 19.2％，コントロール群 9.0％（p＝0.001）であった．daratumumab 群では infusion-related reaction と血小板減少，好中球減少が高率にみられたが，daratumumab を加えた群の方において治療反応良好である可能性が示唆された．

5）daratumumab, lenalidomide, dexamethasone 第Ⅲ相試験（POLLUX 試験）[25]

569 症例の再発，再発再燃症例が対象．daratumumab 群は，daratumumab〔16 mg/kg 静注を day 1, 8, 15, 22 に 8 週間ごと（サイクル 1, 2），day 1, 15 を 16 週間ごと（サイクル 3-6），day 1, 4 週間ごと（サイクル 7-）〕，lenalidomide〔25 mg, day 1-21（GFR 60 ml/min 以上で，30-60 ml/min なら 10 mg に減量），dexamethasone（40 mg 週 1 回，75 歳より高齢な高齢者や BMI 18.5 未満では 20 mg 週 1 回投与可能2）で行われた．12 カ月の PFS は daratumumab 群 83.2％，コントロール群 60.1％，PR 以上は daratumumab 群 92.9％，コントロール群 76.4％（p＜0.001），CR 以上は daratumumab 群 43.1％，コントロール群 19.2％（Rd）（p＜0.001）であった．

daratumumab 群では 22.4％で MRD 陰性（1 tumor cells per 10^5 white cells），コントロール群では 4.6％であった（p＜0.001）．daratumumab 群では infusion-related reaction と好中球減少が高率にみられたが，daratumumab を加えた群の方において治療反応良好である可能性が示唆された．

6）elotuzumab, lenalidomide, dexamethasone 第Ⅲ相試験（ELOQUENT-2 試験）[26]

646 症例の再発，再発再燃症例が対象として行われた．elotuzumab 群は elotuzumab〔10 mg/kg 点滴 day 1, 8, 15, 22（サイクル 1, 2），day 1, 15（サイクル 3-）〕，lenalidomide（25 mg day 1-21），dexamethasone 40 mg 週 1 回点滴（elotuzumab 非投与時），8 mg 点滴と 28 mg 経口 週 1 回（elotuzumab 投与時），コントロール群は lenalidomide（25 mg day 1-21），dexamethasone（40 mg 経口 day 1, 8, 15, 22）で行われた．1 年間 PFS は elotuzumab 群 68％，コントロール群 57％，2 年間 PFS は elotuzumab 群 41％，コントロール群 Ld 27％，平均 PFS は elotuzumab 群 19.4 カ月，コントロール群 14.9 カ月（p＜0.001），PR 以上は elotuzumab 群 79％，コントロール群 Ld 66％（p＜0.001）であった．elotuzumab 群の infusion reaction は 10％であった．elotuzumab, lenalidomide, dexamethasone 療法は原病の進行や死亡のリスクを 30％減らすことができた．

[参考文献]

1) Kumar S, et al：JNCCN, 15：230-269, 2017.
2) International Myeloma Working Group：Br J Haematol, 121：749-757, 2003.
3) Rajikumar SV, et al：Lancet Oncol, 15：e538-e548, 2014.
4) Paiva B, et al：Blood, 112：4017-4023, 2008.
5) Paiva B, et al：Blood, 119：687-691, 2012.
6) Palumbo A, et al：J Clin Oncol, 33：2863-2869, 2015.
7) Chapman MA, et al：Nature, 471：467-472, 2011.
8) Rasche L, et al：Nat Commun, 8：268, 2017.
9) Mithraprabhu S, et al：Leukemia, 31：1695-1705, 2017.
10) Mikhael JR, et al：Mayo Clin Proc, 88：360-376, 2013.
11) Siegel RL, et al：Ca Cancer J Clin, 65：5-29, 2015.
12) Larocca, et al：Leukemia, Published online：25 April 2018.
13) Ferrero, et al：Leukemia, 29：689-695, 2015.
14) Sezer, et al：Br J Haematol, 178：61-71, 2017.
15) Mikhael, et al：J Clin Oncol, 35：3269-3271, 2017.
16) McCarthy, et al：N Engl J Med, 366：1770-1781, 2012.
17) Attal, et al：N Engl J Med, 366：1782-1791, 2012.
18) Palumbo, et al：N Engl J Med 371：895-905, 2014.
19) Durie, et al：Lancet, 389：519-527, 2017.
20) Dimopoulus, et al：Haematologica, 101：363-370, 2016.
21) Dimopoulus, et al：Lancet Oncol, 17：27-38, 2016.
22) Lonial, et al：Lancet, 387：1551-1560, 2016.
23) Stewart, et al：NEJM, 372：142-152, 2015.
24) Palumbo, et al：NEJM, 375：754-766, 2016.
25) Dimopoulos, et al：NEJM, 375, 1319-1331, 2016.
26) Lonial, et al：NEJM, 373：621-631, 2015.

〔今井陽一〕

24 造血幹細胞移植
Hematopoietic Stem Cell Transplantation

基礎知識

■ 造血幹細胞移植の目的と分類

　造血器腫瘍のように抗がん薬の感受性が高い腫瘍は，抗がん薬の投与量を高めるほど強い抗腫瘍効果がえられやすい．しかし，放射線照射や抗がん薬は投与線量/投与量を増加させていくと，ある一定の投与量〔最大耐容量：maximum tolerated dose（MTD）〕を越えた時点で何らかの毒性のために〔用量制限毒性：dose limiting toxicity（DLT）〕それ以上の増量が不可能となる．多くの抗がん薬においてDLTは骨髄抑制である．造血幹細胞移植とは，抗腫瘍効果を高めるためにMTDを上回る大量の抗がん薬や全身放射線照射を用いた強力な治療（移植前処置）を行って，患者骨髄とともに悪性腫瘍を壊滅に導き，その後にドナー由来（同種）の，あるいはあらかじめ凍結保存しておいた患者自身（自家）の造血幹細胞を輸注することによって造血能を補う治療法である（各24 図-1）．さらに同種移植の場合はドナーリンパ球による抗腫瘍効果（graft-versus-leukemia：GVL 効果）が得られることがある．一方，再生不良性貧血などの非腫瘍性疾患に対しては，正常造血の再構築を目的として同種造血幹細胞移植が行われる．

　造血幹細胞とは白血球，赤血球，血小板のすべての造血細胞に分化する能力と，自己複製能力を有する細胞である．通常は骨髄内に存在するが，化学療法後の骨髄回復期や顆粒球コロニー刺激因子投与後に末梢血中に動員されること，臍帯血中にも含まれていることが判明し，造血幹細胞移植は現在は造血幹細胞の採取方法によって骨髄移植（bone marrow transplantation：BMT），末梢血幹細胞移植（peripheral blood stem cell transplantation：PBSCT），臍帯血移植（cord blood stem cell transplantation：CBT）に分類される．

■ 自家移植と同種移植の選択

　自家移植において期待できる抗腫瘍効果は，移植前処置の大量抗がん薬や全身放射線照射による効果のみである．また，採取した移植片に腫瘍細胞が混入する可能性があり，この混入腫瘍細胞が移植後再発の原因となる可能性がある．一方，同種移植においては移植片に腫瘍細胞が混入する可能性がないのみならず，ドナーの免疫担当細胞による抗腫瘍効果（GVL 効果）が期待できる．しかし，同種移植後は移植片対宿主病（graft-versus-host-disease：GVHD）や感染症などによる移植関連死亡率が高くなる．すなわち，自家移植と同種移植の選択は，疾患や病期などに応じて，同種移植による抗腫瘍効果の増強と合併症や移植関連死亡率の増加のバランスを考えて選択しなければならない．一般的には白血病，骨髄異形成症候群，再生不良性貧血では同種移植が，悪性リンパ腫，多発性骨髄腫では自家移植がより多く行われている．

■ 造血幹細胞移植の流れと合併症

　まずは病状や臓器機能などの全身的な評価を行って移植適応の有無を検討する（各24 図-2）．そして，自家移植の適応と判断された場合は患者本人の造血幹細胞（通

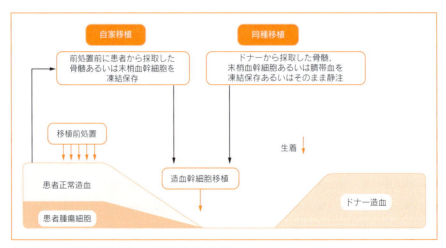

各 24 図-1．自家造血幹細胞移植と同種造血幹細胞移植

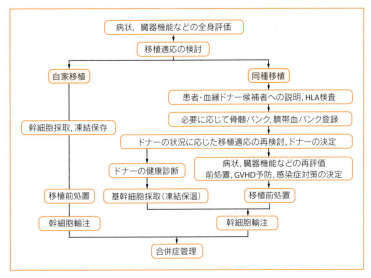

各 24 図-2. 造血幹細胞移植の流れ

常は末梢血幹細胞）を採取，凍結保存した後に，移植前処置を行い，凍結幹細胞を解凍して輸注する．

　一方，同種移植の適応と判断された場合は，適切なドナーが存在するかどうかを調査する．まずは理想のドナーであるヒト白血球抗原（human leukocyte antigen：HLA）適合血縁者の有無について，患者本人および血縁ドナー候補者の同意を得てから HLA 型の検査を行う．HLA 適合血縁ドナーが得られない場合には必要に応じて骨髄バンク，臍帯血バンクの検索や HLA 不適合血縁ドナーの検索を行う．これらのドナーからの移植は HLA 適合血縁ドナーからの移植よりも合併症のリスクが高くなるので，移植適応について再検討すべきであるが，日本国内の非血縁者間移植では遺伝子レベルで適合度の高いドナーからに移植であれば血縁者間移植と同等の成績が得られている[1]．血縁ドナーの場合はドナーの健康診断を実施して，ドナーとしての適格性を判定する．状況によっては骨髄採取あるいは末梢血幹細胞採取のいずれか一方のみが不適格と判断される場合もありえる．移植前にもう一度患者の病状，臓器機能などの評価を行い，ドナーとの関係なども含めて総合的に判断し，移植前処置，GVHD 予防法，感染症対策を決定する．

　移植前処置を行い，通常は移植前日から免疫抑制剤を開始し，移植日にドナー造血幹細胞を輸注する．ドナーからの幹細胞採取は患者の移植日に合わせて行うか，あるいは末梢血幹細胞採取の場合は前処置開始前に採取して凍結保存しておくこともある．移植日以後，少なくとも数年間にわたって移植後合併症の管理が必要である（**各 24 図-3**）．

■ 拒絶と GVHD と HLA

　同種移植における同種免疫反応は，宿主（患者）がドナー由来の移植片を拒絶する方向と，ドナー由来の移植片が宿主を攻撃する（GVHD）方向に働く可能性があるが，造血幹細胞移植では宿主の免疫力は大量抗がん薬や全身放射線照射を用いた移植前処置によって強力に抑制されているため，移植片拒絶の頻度は低い．ヒトの主要組織適合性抗原である HLA が適合していないと，拒絶や重症 GVHD の危険度が上昇する．

■ ドナーの選択

　理想のドナーである HLA 適合血縁者が得られる確率は，少子化の進む先進国では 30% 以下とされている．日本骨髄バンクを介した非血縁者間移植は遺伝子レベルで HLA が適合していれば HLA 適合血縁者間移植と遜色のない治療成績が得られるが[1]，登録から移植までの期間が長いことが問題となっている．HLA 一抗原不適合血縁者間移植は HLA 適合血縁者間移植よりも移植成績は若干劣るものの通常の移植方法で実施可能であり，一抗原不適合血縁者もドナー候補になりうる[1,2]．遺伝子レベルで一座だけの不適合を伴う非血縁ドナーも許容範囲の GVHD で移植が可能である[3]．これらのドナーがいずれも見つからない場合にも，非血縁者間臍帯血移植や HLA 二抗原以上不適合血縁者間移植などの選択肢が広がっている．ただし，ドナーによって移植関連死亡率は変化するため，移植適応は慎重に考えなくてはならない．

　BMT と PBSCT の比較については，患者，ドナーそれぞれにとって利点，欠点があり，患者，ドナーに情報を提供した上でいずれかを選択する必要がある．ドナーの

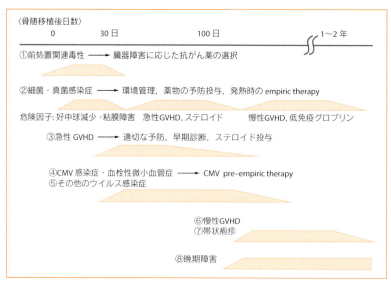

各24図-3. 同種移植後の主な合併症とその対策

骨髄採取における合併症の多くは麻酔に伴う合併症であり，これまでに世界で報告された数例の採取前後の死亡事故のほとんどは麻酔に伴うものと考えられている．末梢血幹細胞採取の利点は全身麻酔を必要としないこと，自己血貯血が不要であることなどであるが，末梢血幹細胞採取でも複数の死亡事故が報告されており，顆粒球コロニー刺激因子（granulocyte colony-stimulating factor：G-CSF）大量投与後の末梢血白血球数上昇時の凝固亢進に伴う心筋梗塞，狭心症，一過性脳虚血発作などの発症が伝えられている．

ドナーへの長期的な影響については，日欧のBMTドナーとPBSCTドナーの長期安全性の比較では，重篤な有害事象や白血病を含めた悪性腫瘍の発症頻度に大きな差はないことが示されている．また，BMTとPBSCTの無作為割付比較試験に参加したドナーのアンケート調査では，採取前後の痛みの強さや持続期間は両群でほぼ同等であったが，採取後2週間の時点では，すべてのPBSCTドナーが体調は良好であると答えているのに対し，BMTドナーでは約20%が何らかの体調不良を訴えていた[4]．

患者に対する影響については，複数のランダム化比較試験の結果から確実になっていることはBMTよりもPBSCT後の造血回復が有意に早いということである．GVHDに関しては，メタアナリシスの結果，PBSCT群でGrade Ⅲ以上の急性GVHDや慢性GVHDが有意に増加すると結論された[5]．同じメタアナリシスで病初期，進行期にかかわらず移植後の再発はPBSCT群で有意に低く，非再発死亡の頻度は同等であり，最終的に進行期症例ではPBSCT群で無病生存率，生存率が有意に優れ

ていることが示された．これらの結果から，患者の立場からの同種BMTと同種PBSCTの選択については，慢性GVHDの頻度の上昇と再発の低下のバランスを考えて検討する必要がある．

■ 移植前処置

移植前処置の目的は悪性腫瘍を根絶させることと，ドナー造血細胞が拒絶されないように患者免疫を抑制することであり，通常は大量抗がん薬や全身放射線照射（TBI）を用いて行われる．最も標準的に用いられている前処置法は大量cyclophosphamideとTBIの組み合わせ（CY-TBI）である．一方，TBIを用いない前処置としてはbusulfan（BU）とCYの組み合わせ（BU-CY）が広く用いられている．

TBIは強力な免疫抑制作用を持つこと，様々な腫瘍に有効であり，また，化学療法に耐性の腫瘍でも効果が期待できること，中枢神経領域などの化学療法薬が到達しにくい領域にも有効であること，そして10〜12 Gyにおいては骨髄以外の臓器に重篤な合併症を生じる危険性が低いことから，移植前処置の一部として適している．TBIを含まない前処置（非TBI前処置）は，縦隔などに多量の放射線照射を受けている患者に適していることや，小児の成長障害を回避できるなどの利点があり，また，設備の関係で全身放射線照射を受けることができる患者数には限りがあることが多い．

TBIを含む前処置とBU-CYの優劣に関する複数のRCTのメタアナリシスでは，肝中心静脈閉塞症（肝類洞閉塞症候群）はCY-TBIで有意に少なく，GVHDおよび間質性肺炎については有意差が無く，生存，無病生存率

各 24 表-1. 急性 GVHD の重症度分類

【Stage の定義】

Stage[d]	皮膚 皮疹 (%)[a]	肝 総ビリルビン (mg/dL)	消化管 下痢 (mL/day)[b]
1	<25	2〜3	500〜1,000 または持続する嘔気[c]
2	25〜50	3〜6	1,000〜1,500
3	>50	6〜15	>1,500
4	全身性紅皮症（水疱形成）	>15	高度の腹痛・腸閉塞

a) 火傷における "rules of nine"（成人）, "rules of five"（乳幼児・小児）を適応.
b) 小児の場合は mL/m² とする. 連続する3日間の平均値で判定する.
c) 胃・十二指腸の組織学的証明が必要.
d) ビリルビン上昇, 下痢, 皮疹を引き起こす他の疾患が合併する場合は Stage を 1 つ落とし, 疾患名を記載する.

【Grade の定義】

Grade	皮膚		肝		消化管
	stage				
I	1〜2		0		0
II	3	or	1	or	1
III	—		2〜3	or	2〜4
IV	4	or	4		—

1) PS が極端に悪い場合（PS4, または Karnofsky score <30%）, 臓器障害が stage 4 に達しなくても Grade IV とする. ただし他の合併症が存在するときの判定は困難である.
2) "or" は, 各臓器障害の Stage のうち, 1つでも満たしていればその Grade とするという意味である.
3) "—" は, skin の場合, Stage が 0, 1, 2, 3 の範囲で何であっても構わないという意味で, 例えば, 肝障害が Stage 2, 3 ならば自動的に Grade III となる. つまり皮膚障害の程度は Grade III を規定しない. 同様に腸管の場合は, 障害の程度が何であれ Grade IV には関与せず, たとえ Stage 4 でも皮膚または肝に Stage 4 病変がない限り, Grade IV とは判定されない.

（文献 10）より）

は CY-TBI が BU-CY と比較して同等あるいはより優れているという結果であった[6]. また, RCT の結果ではないが, BU-CY を用いた移植後には移植後の卵巣機能の回復はほとんど認められないのに対して, CY-TBI を用いた移植後には移植後中央値7年で15%程度の女性患者に卵巣機能の回復が認められており, CY-TBI の場合は卵巣を遮蔽することによって卵巣を保護することも可能である[7].

以上の結果から, 白血病に対する同種移植では, 多くの状況において CY-TBI の選択は BU-CY と比較して同等あるいはやや優れていると考えられていた. しかし, BU の静注製剤が導入され, 近年行われた後方視的コホート研究や前方視的コホート研究では BU 群が TBI 群と同等, あるいはより優れているという結果も示されており, RCT による検証ではないものの, 静注 BU と CY の組み合わせは CY-TBI と同等の成績が期待できる前処置と考えて良さそうである[8]. ただし, BU は TBI と比較するとリンパ球に対する効果が劣ることから, ALL に対しては CY-TBI が優先的に選択される. 高齢者や臓器障害を有する患者には移植前処置の強度を弱めたミニ移植が行われている. 多くの場合, 免疫抑制効果の強い fludarabine にアルキル化薬を加えた前処置が行われる. また, 再生不良性貧血などの非腫瘍性疾患に対する同種移植では, 抗腫瘍効果を求める必要はなく, ドナー造血幹細胞を生着させるために患者の免疫力を抑制することが前処置の目的となるので, 免疫抑制作用の強い fludarabine と CY が用いられる.

■ GVHD の診断と予防・治療

GVHD はドナー由来の免疫細胞（主に T 細胞）が宿主を異物とみなして生じる免疫反応である. 以前は発症する時期によって移植後早期の急性 GVHD と移植後100日以降の慢性 GVHD に区別されてきたが, 近年は症状の特徴に従って診断することとなっている[9]. 急性 GVHD の標的となる主な臓器は皮膚・腸管・肝臓である. 一方, 慢性 GVHD は皮膚, 肝臓, 分泌腺組織を中心にさまざまな症状を長年にわたって呈する病態であり, 移植後の QOL を低下させたり, 致死的感染症を合併したりすることがある.

GVHD の予防法としては, カルシニューリン阻害薬（ciclosporin あるいは tacrolimus）に methotrexate を併用する方法が標準的に行われている. 急性 GVHD の発症に重要な役割を果たしているドナー T 細胞を体外で移植片から除去してから輸注するという移植方法が海外で行われているが, 拒絶, 感染症, 再発の増加の問題がある. T 細胞に対する抗体を患者に投与することによって体内で T 細胞を除去することも可能であり, 国内では HLA 不適合移植などにおいて抗ヒト胸腺細胞抗体（ATG）が用いられている. しかし, 過剰に投与すると免疫回復の遷延から EB ウイルス, アデノウイルスなど, さまざまな感染症を誘発する.

急性 GVHD の診断のためには皮膚, 消化管, 肝臓の少なくとも一臓器に症状が48時間以上持続して存在し, 他の原因疾患が否定されることが必要である. 可能な限り病理学的診断を試みる. 急性 GVHD の重症度は皮疹の広がり, 下痢の量, ビリルビンの上昇によって定義されている（各24表-1）[10]. Grade II 以上の急性 GVHD を発症した場合にはステロイドの全身投与による治療を開始するが, 皮膚に限局した Grade II の急性 GVHD はステロイドの外用のみで経過を観察することもある. ステロイド抵抗性の急性 GVHD に対しては大量ステロイドや ATG などが用いられるが, その予後は不良である.

慢性 GVHD の診断については National Institutes of Health（NIH）のワーキング・グループの診断基準では,

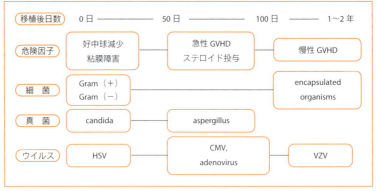

各 24 図-4. 造血幹細胞移植後の時期別の危険因子および好発する感染症
HSV：単純ヘルペスウイルス，CMV：サイトメガロウイルス，VZV：水痘・帯状疱疹ウイルス

他の検査や他の臓器の病変がなくとも慢性GVHDと診断できるような特徴的な徴候を diagnostic manifestation, 急性GVHDでは認められないような症状だが慢性GVHDの診断には他の検査や他の臓器の病変を必要とする徴候を distinctive manifestation とし, 少なくとも1つの diagnostic manifestation が存在する, あるいは病理検査などで裏付けられた少なくとも1つの distinctive manifestation が存在する場合に慢性GVHDと診断する[11]. さらに, 各臓器の症状をスコア化（0＝無症状, 1＝軽症, 2＝中等症, 3＝重症）し, 全体としての重症度を mild はスコアが1の（肺以外の）1～2臓器の障害, moderate はスコア2の病変, 3臓器以上のスコア1の病変, あるいはスコア1の肺病変, severe はスコア3の病変, あるいはスコア2以上の肺病変と定義している.

慢性GVHDの治療は, 限局した軽い症状のみの慢性GVHDはステロイド外用などの局所療法で対応可能であるが, 多くの臓器に障害を生じている場合や, 単一臓器でも重篤な障害を有する場合（NIH分類でmoderate以上に相当）は, 全身的な免疫抑制療法の適応となる. 慢性GVHD患者の死因の多くは感染症であり, 感染症予防対策として一般的な細菌, 真菌, サイトメガロウイルス（CMV）, ニューモシスチス肺炎（PCP）の予防に加えて, 低免疫グロブリン血症患者では被包化細菌（肺炎球菌, インフルエンザ桿菌, 髄膜炎菌など）への対策が重要になる.

■ 感染症の予防・治療

同種造血幹細胞移植後は, 早期の好中球減少期間および粘膜障害の時期を乗り越えた後にも, 急性GVHDの発症による細胞性免疫の回復遅延, ステロイドの投与による好中球, 単球, マクロファージなどの貪食能低下, 慢性GVHDの発症に伴う液性免疫の回復遅延などの様々な感染症発症危険因子が続発する（各24図-4）[12].

移植後早期の好中球減少期間の感染症対策は一般化学療法と同様であり, キノロン系抗菌薬とアゾール系（あるいはエキノキャンディン系）抗真菌薬の予防投与が幅広く行われている[13]. さらに, 単純ヘルペス感染症の予防のためにaciclovirも予防的に投与する. 好中球減少中の発熱（FN）に対しては, 血液培養, 胸部X線写真, 尿検査などの評価と同時に, 広スペクトラムの静注抗菌薬を開始する. 通常の化学療法よりも粘膜障害がより強く出現するため口腔・咽頭・消化管粘膜に常在する細菌・真菌による菌血症が多い. 好中球の生着を確認したらST合剤によるPCPの予防を開始し, CMV抗原血症を週に1回モニターしながら適宜 ganciclovir を投与する. GVHDに対してステロイドを投与している状況ではウイルス感染症や真菌感染症（特にアスペルギルス症）の発症頻度が増加するため, 抗糸状菌薬の予防投与を行うか, 定期的なアスペルギルス抗原検査や胸部単純CT検査で早期発見に努める. 慢性GVHD合併患者では液性免疫低下（IgG 400 mg/dL 以下など）に対して予防的の抗菌薬の投与や免疫グロブリン補充療法を検討する.

■ 晩期合併症

移植後の長期的なQOLに影響を与える晩期合併症として, 骨関節障害, 角結膜炎・白内障, 口内炎, 肝障害, 二次性発癌, 性腺障害・不妊, 性的問題, 内分泌障害などがあり, 慢性GVHDの発症はQOLの低下と強く関連している[14]. 不妊の問題に対しては, 精子, 受精卵, あるいは未受精卵の凍結保存, 卵巣を遮蔽したTBIなどが試みられている[15].

■ 移植後の再発

数多くの合併症を乗り越え, そして移植後3～5年経過して原疾患の再発がないことを確認して, はじめて移植が成功したと言うことができる. しかし, 再発は移植が

失敗に終わる最大の理由の1つであり，特に非寛解期の白血病や悪性リンパ腫に対する移植後に再発が多い．移植後の再発に対しては，GVL効果を期待して免疫抑制剤を急速に中止したり，ドナーリンパ球を輸注したりすることが試みられているが，その効果は限定的である．再移植によって一部の患者に根治が得られる．

造血幹細胞移植の適応

造血幹細胞移植（特に同種移植）は，重篤な合併症や移植関連死亡に加えて長期的なQOLが低下するリスクと引き替えにして，原疾患の根治の確率を高めようという治療法であり，その適応は慎重に検討しなければならない．しかし，前方視的な比較試験で移植適応が明確に示されているような状況は決して多くはない．生存率のみならず，長期的なQOLなどの要素も含めて，患者や患者家族と充分な情報を共有しながら移植の是非を考えていくということが重要であろう．

■ 急性骨髄性白血病（AML）

・予後予測因子

AMLの予後予測因子としてもっとも重要なのは染色体核型である．t(8;21)，inv(16)/t(16;16)などのcore binding factor（CBF）関連染色体異常が予後良好群，del(5q)/-5，-7/del(7q)，3q異常，t(6;9)，t(9;22)，複雑型染色体異常が予後不良群，正常核型，+8などが予後中間群とされている．

・第一寛解期における造血幹細胞移植の適応

第一寛解期の急性白血病に対する移植適応は，HLA適合同胞ドナーがいる患者を同種移植群に割り付け，ドナーがいない患者を自家骨髄移植群と化学療法群にランダムに割り付けるというデザインの臨床試験で検討されている．その結果，無病生存率（DFS）は同種移植群（ドナー有り群）が優れているが，化学療法群で再発した症例の一部がその後の移植によって救われるために全生存率（OS）では有意差がみられないという結果が多かった．しかし，これらの比較試験を統合したメタアナリシスで染色体による予後予測群別に解析したところ，予後不良群と中間群では同種移植によってOSの改善も期待できることが示された[16]．従って，中間群あるいは予後不良群の第一寛解期AMLにおいてはHLA適合同胞がいる場合には積極的に同種移植を勧めてよいと考えられる（ただし，今後は染色体正常核型群がFLT3-ITD，NPMなどの遺伝子異常でさらに細かく分類されるようになるべきであろう）．また，遺伝子レベルで適合した非血縁者間移植でも同等の成績が期待できるが，それ以外のドナーからの移植は成績が若干劣る可能性があるため，移植適応について再検討する必要がある．

・再発後の治療

非寛解期あるいは第二以降の寛解期，すなわち一度でも再発を経験した症例は，長期の寛解期の後に再発した症例を除くと，通常の化学療法や自家移植で治癒する確率はきわめて低く，同種移植の適応と考えてよい．非寛解期AMLにおいては同種移植が唯一の長期無病生存が期待できる治療法であるが，その確率は決して高くはない．

■ 急性前骨髄球性白血病（APL）

・造血幹細胞移植の適応

全トランスレチノイン酸と化学療法を併用した治療で寛解に到達した症例については高い確率での長期無病生存が得られるため，第一寛解期の造血幹細胞移植は行われず，再発後の第二寛解期が造血幹細胞移植の適応となる．自家移植と同種移植の選択については第二寛解APL 122例に対する移植成績の解析で無イベント生存率（EFS），OSともに自家移植群が優れていた[17]．自家移植前にRT-PCRによる微小残存病変（MRD）が陰性であった28例中の再発はわずか3例であったのに対し，MRDの評価が行われていなかった20例では再発が6例に認められた．RT-PCRでMRD陰性の第二寛解が得られたら，自家移植を選択するのが妥当であるが，MRD陽性の場合は同種移植を検討する．

■ 急性リンパ性白血病（ALL）

・予後予測因子

ALLの予後因子として，年齢，初診時白血球数（>30,000/μL），予後不良の染色体異常，寛解到達までの期間（>4週間）などが報告されている．染色体異常としては，フィラデルフィア（Ph）染色体以外にも，t(4;11)，複雑核型などが予後不良であることが知られている．小児では治療開始時のprednisoloneに対する反応性が強力な予後因子であることが示されており，最近は成人の治療戦略に組み込まれていることが多い．また，強力な化学療法に耐えることができる若年者では小児科のプロトコールの治療成績が優れているという結果が示されており，より高年齢の成人ALLにも応用する臨床試験が進んでいる．

・第一寛解期における造血幹細胞移植の適応

AMLと同様に，HLA適合同胞が存在する群と存在しない群を比較した臨床試験を統合したメタアナリシスでは，全患者を対象とした解析と高リスク患者のみを対象とした解析においてドナー有り群の全生存率が有意に上

回るということが示された[18]．その後に発表された英国のMRCの臨床試験では初発時白血球高値と年齢35歳以上を高リスクと定義したところ，35歳以上の群で移植関連死亡が増加したため，むしろ標準リスク群でHLA適合同胞を有する患者の生存率が優れていた．初発時白血球高値や予後不良の染色体異常などの危険因子は同種移植の実施によって改善される可能性があるが，高年齢という予後不良因子は同種移植で改善するということは考えにくく，すなわち年齢を移植適応の判断時のリスク分類に用いるべきではないということを示唆する．

以上の結果から，予後不良因子を有する症例に対しては第一寛解期での同種移植が推奨され，標準リスク群患者においても第一寛解期移植を検討する．しかし，今後は小児型プロトコールの成人への応用や，化学療法後のMRD検査の普及が進めば，移植適応は変化していく可能性がある．

・第二寛解期以降のALLに対する移植

第二寛解期のALLに対する同種移植の成績は30％前後であり，通常の化学療法では根治は期待できないことを考えると，同種移植の適応に問題はない．一方，初回寛解導入不応例に対しては，同種移植を行っても長期無病生存は10〜20％にすぎない．

・フィラデルフィア（Ph）染色体陽性ALLの治療

Ph染色体陽性ALLについては化学療法の成績が著しく不良であるため，非血縁者間移植を含めて，寛解導入後早期の同種移植が推奨されていた．しかし，imatinibなどのチロシンキナーゼ阻害薬（TKI）の導入によって化学療法の成績は著しく向上した．化学療法だけでどの程度の長期生存が得られるかまだ不明瞭であり，現時点ではTKI併用化学療法を行った後に寛解を維持している間に同種移植を行うことが推奨される．TKIの導入によって安定した状態で同種移植を行うことができる患者が増加し，同種移植の成績も向上している[19]．

■ 骨髄異形成症候群（MDS）
・予後予測因子

MDSの予後予測分類として最も広く用いられてきたのは骨髄中の芽球，染色体分析，血球減少に基づいて分類するInternational Prognostic Scoring System（IPSS）である．IPSSでInt-2のMDSの生存期間の中央値は60歳以下で2年強，60歳を超えると1年程度であり，HighのMDSではいずれも1年未満となる．Highでは白血化してから死亡する患者が半数であるのに対し，Int-2では3分の2が白血化する前に死亡する．近年，WPSSやIPSS-Rなどの新しい予後予測モデルが推奨されているが，移植適応を判断するためのデータはまだ十分ではない．

・造血幹細胞移植の適応

移植適応，あるいは移植を行うべき時期については，International MDS Risk Analysis Workshop（IMRAW）の非移植群MDS症例（60歳以下のみ．CMMLを除く）とIBMTRに登録された移植症例とFHCRCで行われた移植症例を用いて，(1) 診断直後に移植を行う，(2) AMLに進行したら移植を行う，(3) 診断後ある一定の時点（2，4，6，8年後）で移植を行う，の3つの治療戦略の妥当性について検討された臨床決断分析（decision analysis）の結果が参考となる[20]．IPSS LowあるいはInt-1では，待機的にAMLに進展する直前に移植を行うほうが，診断時にすぐに移植を行うよりもより長い生存期間が期待できることが示された．一方，Int-2あるいはHighにおいては診断直後に移植を行うことによって，最も長い生存期間が期待できることが示された．より高齢の患者を対象とした臨床決断分析でも同様の結果が示されている[21]．

■ 慢性骨髄性白血病（CML）
・予後予測因子

CMLの予後予測モデルとして広く用いられているのはSokalスコアである．年齢（年），脾腫（季肋下cm），末梢骨髄芽球比率（％），血小板数（$\times 10^9/\mu L$）の4つの因子の値を用いてスコアを計算する．主にbusulfanが用いられていた時代の症例を解析した予後予測モデルであるが，TKIの投与後の細胞遺伝学的完全寛解到達率とも相関することが示されている．

・初発慢性期の造血幹細胞移植の適応

TKIによる薬物療法によって優れた成績が得られていることから，初発の慢性期CML患者に対してはまずは薬物治療を優先する[22]．しかし，新しい世代のTKIを含む複数のTKIによる薬物療法を行っても効果が得られない患者に対しては非血縁者間移植も含めて造血幹細胞移植を検討する．

・急性転化期における移植成績

急性転化後の予後は極めて不良であり，移植を考慮する必要があるが，急性転化期のCMLに対する移植の長期生存率は20％前後である．

■ びまん性大細胞型B細胞性リンパ腫を中心とする急速進行型非Hodgkinリンパ腫
・予後予測因子

び漫性大細胞型B細胞性リンパ腫（DLBCL）を中心とする急速進行型非Hodgkinリンパ腫（aggressive NHL）の予後予測モデルとして最も広く用いられているのはInternational Prognostic Index（IPI）である．特に

各24 図-5. 化学療法感受性再発 aggressive NHL に対する自家骨髄移植と通常化学療法の無作為化比較試験

(文献 25)より)

移植適応が検討されるような60歳以下の症例については，LDH（正常上限を超過），PS（2以上），Stage Ⅲ以上の3つの予後不良因子のうち，該当する因子の数によって，0個が low（L），1個が low-intermediate（LI），2個が high-intermediate（HI），3個が high（H）というように分類すると，5年 OS は順に 83％，69％，46％，32％であった．その後，各病理組織型毎に詳細な予後予測が提唱されているが，造血幹細胞移植に関するデータはまだ乏しい．

・第一寛解期の造血幹細胞移植の適応

何らかの予後不良因子を有する aggressive NHL 患者を寛解導入後に自家移植を行う群と行わない群に無作為に割り付けた GELA の LNH87-2 試験の事後解析では，IPI で HI/H に属する症例だけで比較すると8年後のDFS，OS がいずれも自家移植群で有意に優れていることが示された．しかし，同様の比較試験のメタアナリシスの結果からは aggressive NHL に対する第一寛解期の自家移植の有用性は明確ではなかった[23]．rituximab 導入後の HI/I の DLBCL に対する自家移植の有用性を評価した RCT では，PFS は改善したものの，OS に有意差はなく，初発 DLBCL に対する地固め療法としての自家移植は標準的な治療法とはいえない[24]．

・化学療法感受性再発に対する自家移植の適応

再発症例は通常の化学療法だけで治癒が得られる確率は低い．また，再発時の救援化学療法に対してまったく反応しない症例は自家移植を行っても良好な予後は得られないことが報告されているため，再発後の救援化学療法に対して腫瘍縮小が得られた化学療法感受性群が自家移植の良い適応であると考えられている．再発 aggressive NHL に対して救援化学療法を2コース行い，治療効果が得られた群を自家骨髄移植施行群と，化学療法追加群にランダムに割り付ける臨床試験が行われた．5年 DFS，OS ともに自家移植群が有意に優れていることが示された（各24 図-5）[25]．この結果から DLBCL を含む aggressive NHL の化学療法感受性再発に対しては，自家造血幹細胞移植が標準治療として行われるようになった．

・同種移植の適応

EBMT が行った matched-pair 解析による同種移植と自家移植の比較は，対象患者のほとんどが aggressive NHL の症例であるが，観察期間の中央値48カ月で PFS は 49％ vs. 46％ と差を認めていない[26]．一般的には DLBCL に対する同種移植の適応は自家移植後の再発症例や，自家移植では根治が期待できない化学療法抵抗性症例に限定される．自家移植後の再発症例に対しては移植関連死亡率を軽減するためにミニ移植が選択されることが多い．

■ 濾胞性リンパ腫を中心とする緩徐進行型非 Hodgkin リンパ腫

・予後予測因子

緩徐進行型非 Hodgkin リンパ腫（indolent NHL）の代表的疾患である濾胞性リンパ腫（FL）に特化した予後予測モデル（FLIPI）が提唱されている．年齢（60歳以上），Stage Ⅲ以上，LDH（正常上限を超過），Hb（12 g/dL 以下），節外病変5箇所以上の5つの予後不良因子を用いて 0～1 個が low（L），2個が intermediate（I），3個以上が high（H）と分類することによって，生存期間を予測できることが示された．

・第一寛解期の造血幹細胞移植の適応

GLSG の濾胞性リンパ腫に対する初期治療としての CHOP と R-CHOP の比較試験では，部分寛解あるいは完全寛解が得られた症例を自家移植群とインターフェロンによる維持療法群に無作為に割り付けた[27]．初期治療として R-CHOP が行われた群では，自家移植による治療効果維持期間の改善は認められなかった．濾胞性リンパ腫でも第一寛解期における自家移植は推奨されない．

・再発あるいは治療抵抗性例に対する自家移植の適応

再発濾胞性リンパ腫に対する自家移植と通常化学療法

の比較試験では, 無増悪生存率 (PFS), OS ともに自家移植群が有意に優れていた. しかし, rituximab や bendamustine の導入によって非移植群の生存率の改善が期待されるため, 自家移植の実施は慎重に判断すべきであろう.

・Indolent NHL に対する同種移植

Indolent NHL に対する同種移植でも高い移植関連死亡率が問題となっている. IBMTR に登録された 113 例の indolent NHL に対する同種移植のデータの解析では, TRM が 40％に達していた. しかし, 3 年後の再発率, OS, DFS はそれぞれ 16％, 49％, 49％であり, 移植前に 38％の症例が治療抵抗性の状態であったことを考慮すると良好な成績であり, 化学療法抵抗例や自家移植後再発例に対しては検討の価値がある. ミニ移植に関しては, CIBMTR が行った濾胞性リンパ腫に対する通常の強度の前処置での移植 (フル移植) とミニ移植の後方視的比較では, OS には有意差は認められていないが, リンパ腫の増悪はミニ移植群で有意に多かった. GVL 効果が期待しやすい濾胞性リンパ腫に対してはミニ移植が優先される傾向にあるが, 通常の前処置を行うことができる若年症例に対してもミニ移植が適切かどうかは明らかになっていない.

■ Hodgkin リンパ腫

・予後予測因子

限局期 Hodgkin リンパ腫は年齢, 赤沈, リンパ節領域数などの予後不良因子の有無で予後予測が可能である. 進行期 Hodgkin リンパ腫については, 血清アルブミンが 4 g/dL 未満, ヘモグロビンが 10.5 g/dL 未満, 男性, 年齢 45 歳以上, Stage Ⅳ, WBC 15,000/μL 以上, リンパ球減少 (600/μL 未満, あるいは白血球中の 8％未満) の 7 因子を用いることによって, 病状進行までの期間や OS を予測できることが示されている.

・Hodgkin リンパ腫に対する自家移植の適応

Hodgkin リンパ腫は化学療法, 放射線療法で高率に治癒が得られるため, 第一寛解期での造血幹細胞移植は行われず, 初回治療抵抗例や再発例を対象として試みられている. 英国で行われた初回治療抵抗例および寛解後早期 (1 年以内) 再発例に対する化学療法群と自家骨髄移植との無作為割付比較試験 (RCT) では DFS, OS ともに自家移植群が優れていることが示された. 近年, ドイツの Hodgkin リンパ腫研究グループと EBMT から, 自家移植と化学療法のより大規模な RCT の結果が報告され, この試験では寛解後 1 年以上経過してからの再発症例においても自家移植を行うことで「治療の失敗のない生存率」が向上している[28].

・Hodgkin リンパ腫に対する同種移植

Hodgkin リンパ腫に対する同種移植に関する 1996 年の IBMTR からの 100 症例の解析, 2003 年の EBMT からの 167 症例の解析では, 3〜4 年の PFS は 15％程度にすぎなかった. 一方, Johns Hopkins Oncology Center の解析が唯一 10 年 EFS 26％と 20％を超える成績を報告しており, 進行期 Hodgkin リンパ腫に対する同種移植の研究を続けることを推奨している. いずれにせよ, 同種移植が適応される Hodgkin リンパ腫は, 自家移植での根治が期待できないような, 化学療法抵抗性の進行期症例や自家移植後の再発に限定される.

イタリアの GITMO は自家移植後に再発した Hodgkin リンパ腫に対するミニ移植の有用性を評価するために, 再発後に HLA 検査が行われた症例だけを対象として, 後方視的比較を行った. すると, 2 年 PFS, OS はいずれもドナーがみつかった群 (実際にはミニ移植をできなかった例を含む) で有意に優れていた (39％ vs. 14％, 66％ vs. 42％, いずれも $p<0.001$). この結果は自家移植後の再発例に対しては, 適切なドナーがいればミニ移植を検討すべきであることを示唆する.

■ 多発性骨髄腫

・予後予測因子

1975 年に発表された Durie and Salmon 分類が長く用いられてきたが, 2005 年に 17 施設の 10,750 例の初発患者のデータに基づく予後予測モデルでは客観的指標である β_2M と Alb の組み合わせによって強力な予後予測分類が可能になることが示された. しかし, ISS 分類も染色体異常を予後因子に含んでいないという問題があり, 染色体異常などを含む新たな予後予測モデルが提唱されている.

・初発症例に対する造血幹細胞移植の適応

若年未治療骨髄に対する自家骨髄移植と化学療法を比較した 10 件のランダム化比較試験を統合したメタアナリシスでは, PFS は改善するものの, OS については有意な改善は認められなかった[29]. すなわち自家移植の主要な目的は PFS の延長による QOL の改善ということになる.

自家移植前の導入療法に bortezomib (BOR) や lenalidomide (LEN) などの新規治療薬を併用することで導入療法後, 自家移植後の奏効率や PFS が延長することが示されている. また, 自家移植後に維持療法として新規治療薬を投与する方法も試みられている. LEN による維持療法で PFS が改善することは明らかであり, 一部の試験では OS の延長も示されている. ただし, LEN の維持療法を行うことによって (特に MEL 使用症例にお

いて）二次発がんが増加することが示されている．今後は本当に維持療法によって生存期間の改善が得られる患者群の同定や，維持療法の適切な期間の設定が必要である．

・多発性骨髄腫に対する同種移植

多発性骨髄腫に対する同種移植の移植関連死亡率は30〜40％と高く，成績は不良であった．そこで，移植関連死亡率を減少させるための試みとしてミニ移植が試みられている．1回目の自家移植の後に，HLA適合同胞がいる場合にはミニ移植を，いない場合には2回目の自家移植を行うという比較試験でその有用性が検証された．イタリアのグループによる2 GyのTBIのみという軽微な前処置を用いた試験ではドナーあり群のOS，無イベント生存率（EFS）が有意に優れていた[30]．実際に自家移植後にミニ移植を行った58例中32例が完全寛解となり，最長7年の観察期間のなかで再発は7例のみと，ミニ移植による長期無病生存の可能性を示唆している．しかし，米国の多施設共同研究グループ（BMT-CTN）がイタリアの研究と同様のデザインの臨床試験を行ったが，同種移植の有用性は再現されなかった[31]．より長期の観察によって同種移植の有用性が明確になる可能性はあるが，現時点では多発性骨髄腫に対する初期治療における同種移植の位置づけは明らかではない．一方，進行期における同種移植は移植関連死亡率が高いだけでなく，根治が得られる可能性もほとんどない．

[参考文献]

1) Kanda J, et al：Blood, 119（10）：2409-2416, 2012.
2) Kanda Y, et al：Blood, 102（4）：1541-1547, 2003.
3) Kanda Y, et al：Br J Haematol, 161（4）：566-577, 2013.
4) Rowley SD, et al：Blood, 97（9）：2541-2548, 2001.
5) Allogeneic Peripheral Blood Stem-Cell Compared With Bone Marrow Transplantation in the Management of Hematologic Malignancies：J Clin Oncol, 23（22）：5074-5087, 2005.
6) Hartman AR, et al：Bone Marrow Transplant, 22（5）：439-443, 1998.
7) Nakagawa K, et al：Bone Marrow Transplant, 42（10）：697-699, 2008.
8) Bredeson C, et al：Blood, 122（24）：3871-3878, 2013.
9) Filipovich AH, et al：Biol Blood Marrow Transplant, 11（12）：945-956, 2005.
10) Przepiorka D, et al：Bone Marrow Transplant, 15（6）：825-828, 1995.
11) Jagasia MH, et al：Biol Blood Marrow Transplant, 21（3）：389-401, e381, 2015.
12) Tomblyn M, et al：Biol Blood Marrow Transplant, 15（10）：1143-1238, 2009.
13) Freifeld AG, et al：Clin Infect Dis, 52（4）：e56-93, 2011.
14) Socie G, et al：Blood, 101（9）：3373-3385, 2003.
15) Kanda Y, et al：Ann Hematol, 93（2）：287-292, 2014.
16) Koreth J, et al：JAMA, 301（22）：2349-2361, 2009.
17) de Botton S, et al：J Clin Oncol, 23（1）：120-126, 2005.
18) Yanada M, et al：Cancer, 106（12）：2657-2663, 2006.
19) Mizuta S, et al：Blood, 123（15）：2325-2332, 2014.
20) Cutler CS, et al：Blood, 104（2）：579-585, 2004.
21) Koreth J, et al：J Clin Oncol, 31（21）：2662-2670, 2013.
22) Hochhaus A, et al：Leukemia, 23（6）：1054-1061, 2009.
23) Oliansky DM, et al：Biol Blood Marrow Transplant, 17（1）：20-47, e30. 2011.
24) Stiff PJ, et al：N Engl J Med, 369（18）：1681-1690, 2013.
25) Philip T, et al：N Engl J Med, 333（23）：1540-1545, 1995.
26) Chopra R, et al：J Clin Oncol, 10（11）：1690-1695, 1992.
27) Hiddemann W, et al：Blood, 106（12）：3725-3732, 2005.
28) Schmitz N, et al：Lancet, 359（9323）：2065-2071, 2002.
29) Koreth J, et al：Biol Blood Marrow Transplant, 13（2）：183-196, 2007.
30) Bruno B, et al：N Engl J Med, 356（11）：1110-1120, 2007.
31) Krishnan A, et al：Lancet Oncol, 12（13）：1195-1203, 2011.

神田善伸

What's New in 25 HIV-related Malignancies
HIV 関連悪性腫瘍

HIV (human immunodeficiency virus) 感染は, CD4 陽性 T リンパ球の減少により細胞性免疫の低下をきたし, さまざまな感染症のリスクを増加させる. また, 同時にある種の悪性腫瘍の発生頻度を増加させることが知られている. さまざまなウイルス感染の機会も増加し, あるいは通常は病原性をもたないものや潜在性のウイルスが発がんにかかわるケースもある (HBV, HCV, HPV, EBV, HHV8). HIV 感染者に発症する代表的な悪性腫瘍であるカポジ肉腫, 子宮頸がん, 非 Hodgkin リンパ腫などは AIDS 指標疾患とされ, HIV 患者に特に頻度が高くこの疾患の発症が HIV 患者が AIDS (acquired immunodeficiency syndrome) と診断される条件にもなっている. また, これら以外の, 肛門がん, angiosarcoma, Hodgkin 病, 急性白血病など非 AIDS 指標疾患悪性腫瘍も HIV 感染によって発症頻度が高まることが知られている.

近年, antiretroviral therapy (ART) の導入により, HIV による日和見合併症による死亡率は減少している. わが国における調査では, ART 以前の 1995 年の日和見合併症による死亡率は約 35% と非常に高かったのに比して, 2010 年では約 10% に減少している[1]. しかし, 同時に AIDS 患者の長期生存によって, AIDS 関連悪性腫瘍の累積リスクは増加するものと考えられる. エイズ指標疾患としての Kaposi 肉腫と悪性リンパ腫の報告数は ART 導入によっても明らかな減少を示しておらず[1], 非指標疾患である肺がんや胃がん, 大腸がんなどは近年増加しており, 今後の対策が求められている[2].

1 悪性リンパ腫　Malignant Lymphoma

HIV 感染者の非 Hodgkin リンパ腫発症頻度は, 非感染者の 60～200 倍といわれている. Burkitt リンパ腫や原発性中枢神経リンパ腫の発症リスクは 1,000 倍であり, Hodgkin リンパ腫も非感染者の 8 倍の高頻度である. HIV 関連悪性リンパ腫の発症は, 患者の免疫低下の程度と期間に相関している. 近年, ART 導入により HIV 感染者の CD4 陽性細胞数減少が防がれ, 免疫低下状態の程度が改善されたため, 悪性リンパ腫の発症頻度は減少していると考えられている. しかし, AIDS 患者の長期生存に伴い, 悪性リンパ腫の実患者数はむしろ増加しているのが現状である[1].

■ HIV 関連リンパ腫の臨床所見

リンパ腫の浸潤部位は多様である. 消化管や肝臓, 中枢神経, 骨髄, 口腔, また体腔の浸潤もしばしば経験する. 肺や乳房などのさまざまな節外病変を呈することがある.

臨床像は, 組織型によりさまざまであるが, 初発時にすでに進行期であり bulky mass を伴うことが多い. 発熱や体重減少, 発汗などの B 症状は約 80% の患者に認められる. ほとんどの場合, LDH は高値である. CD4 陽性 T 細胞は低値であることが多く, しばしば 100/μL 以下である. また, リンパ腫発症で HIV 感染症が診断される症例も少なくない.

■ HIV 関連リンパ腫の分類[3]
❶免疫正常者にも起こりうるリンパ腫
・diffuse large B cell lymphoma (DLBCL)

AIDS 関連リンパ腫の中で最も多いタイプである. centroblast と immunoblast の混在する centroblastic variant, 90% 以上の immunoblast を有し, 形質細胞様の特徴を表現する immunoblastic variant がある. EBV は前者で 30%, 後者で 90% 陽性である. 前者は非 HIV 患者にも多くみられるタイプで, 後者は HIV 関連により特異的である. primary CNS lymphoma は, 通常, immunoblastic タイプであることが多い.

・Burkitt lymphoma

DLBL に次いで多いタイプであり, ①classical type, ②Burkitt with plasmacytoid differentiation, ③atypical Burkitt/Burkitt like の 3 亜型に分類される. plasmacytoid への分化傾向をもつタイプは AIDS 患者に特有である.

・extranodal marginal zone B cell lymphoma of mucosa associated lymphoid tissue type (MALT lymphoma)

・peripheral T-cell lymphoma

HIV 関連リンパ腫としてはまれである.

・classical Hodgkin lymphoma

ほとんどの症例は mixed cellularity, または lymphocyte depleted classical Hodgkin である. HIV 関連 Hodgkin lymphoma は, ほぼ全例 EBV に関連している.

❷HIV 陽性患者に特異的に発症するリンパ腫
・primary effusion lymphoma

胸水, 腹水など体腔に, リンパ腫性浸出液が貯留することが特徴である. 腫瘍を形成することもあるが, 多くは消化管や軟部組織に出現する. KSH/HHV8 ウイルス

に関連しており，重要な病因と考えられている．表面形質はCD45，30，138陽性であることが多いが，典型的B，T細胞マーカーは通常欠如している．

- plasmablastic lymphoma of the oral cavity

  口腔内や顎骨に発症し，増殖が速い．約半数例でEBV陽性である．

❸ 他の免疫不全状態でも発症するリンパ腫

- polymorphic B cell lymphoma（PTLDlike）

  臓器移植，骨髄移植後のpost transplant associated lymphoproliferative disease に似た組織型であり，多形性のリンパ増殖である．EBVに関連することが多いが，EBV陰性例もある．

診　断

診断は，病理組織による．HIV関連リンパ腫は節外病変を呈することが多く，必ずしもリンパ節が腫大するとは限らない．骨髄や肝臓，脳のみの病変も経験するため，臨床所見や画像所見でリンパ腫を疑った場合には積極的に生検を行う．

また，悪性リンパ腫に対する通常のStaging検査に加えて，頭部造影CTやガドリウム造影MRIおよび髄液検査は必ず施行する．髄液中のEBVの存在は，primary CNS lymphomaを示唆する感度・特異度ともに極めて高い傍証となる．また，診断時からHIVウイルス定量，CD4陽性細胞数のモニタリングを行う．

原発性中枢神経リンパ腫の診断には，CT，MRIを用いた画像診断が必要である．トキソプラズマおよび進行性多巣性白質脳症との鑑別が重要であり，脳脊髄液細胞診，血清学的診断，脳脊髄液中EBV-DNA定量，トキソプラズマに対する診断的治療などを行うが，確定診断のためには脳生検を実施する．

Stage（病期）分類・治療方法の選択・予後の推測

■ 病期分類

Ann Arborの分類を用いるが，primary effusion lymphomaなどのように節外病変が主体の場合，通常の分類には当てはめられないこともある．

❶ 治療方法の選択

化学療法が基本となるが，原発性中枢神経リンパ腫では放射線照射が第一選択とされることもある．難治性・再発性リンパ腫に対しては，サルベージ化学療法に引き続く自己末梢血幹細胞移植が適応になる．ARTに関しては，プロトコルに従い投与するが，原則として化学療法による治療中もARTは継続したほうがよい．ただし，化学療法剤と毒性が重複しないように留意してARTの内容を検討する．

❷ 予後の予測

international prognostic index（IPI），HIV score（ECOG performance status 2〜4，prior AIDS，CD4＜100によるスコア），組織型などが参考になる．またrituximab併用化学療法の際には，CD4陽性細胞数＜50以下の群で，初期感染症による死亡率が高いことが報告されている．

治療方法の各論（各25図-1，p.412〜413）

■ 全身性リンパ腫の治療

HIV関連リンパ腫に対する化学療法にARTは併用すべきである．ただし，プロトコルによっては治療関連毒性を軽減する目的で化学療法投与中はARTの投与を控えることにしているものもある．VaccherらによるCHOP±ARTの比較試験[4]では，CHOPとARTの同時投与群で明らかな生存率向上を認め，有害事象の増加も認めなかった．しかし，抗レトロウイルス薬の中には，化学療法薬と毒性がオーバーラップするものもあるため，化学療法レジメンの内容を吟味し慎重に薬剤の選択を行う必要がある．各25表-1に注意すべき抗レトロウイルス薬の副作用を示す．特に注意すべきものとして，ritonavirおよびzidovudineなどがあげられる．前者はCYP3A4阻害による薬剤代謝遅延作用があり，vincristineなどの副作用増強の恐れがある．後者は骨髄抑制が知られており，化学療法による造血障害を助長する恐れがある．

rituximabをCD20陽性リンパ腫に対して使用すべきか否かについては議論されてきた．Kaplanらが行ったAMC010試験[5]では，rituximab併用の優位性について証明することはできなかったが，rituximab併用群で寛解率は向上した．CD4陽性細胞数低値の患者群で重症感染症発症がrituximab投与群で多かったことが，治療効果を相殺したと考えられている．しかし，GCSF投与，抗真菌薬やキノロンなどによる予防投薬など支持療法の強化によってCD4陽性細胞数が少ない患者群に対して

各25表-1．抗がん薬との併用で注意すべき抗レトロウイルス薬

一般名（略号）	主な副作用
zidovudine（AZT/ZDV）	骨髄抑制
didanosine（ddI）	末梢神経障害
zacitabine（ddC）	末梢神経障害
sanilvudine（d4T）	末梢神経障害
tenofovir（TDF）	腎毒性
ritonavir（RTV）	CYP3A4阻害による薬剤代謝遅延
lopinavir（LPV）	CYP3A4阻害による薬剤代謝遅延
atazanavir（ATV）	QT延長

各25表-2. HIV関連リンパ腫に対する臨床試験成績

レジメン	治療成績	文献
Low dose m-BACOD vs. Standard dose m-BACOD	Low dose：CR 41%, median survival 35 weeks Standard dose：CR 52%, median survival 31weeks	1997 N Engl J Med[23] AIDS Clinical Trial Group
Modified CHOP vs. Full dose CHOP, with HAART	m-CHOP：CR 30% full-CHOP：CR 48%	2001 J Clin Oncol[24] AMC
Good risk；ACVBP or CHOP Intermediate risk；CHOP or low dose CHOP Poor risk；Low dose CHOP or VS	3yr OS 　　　　　　HAART−　　HAART＋ Good risk 　ACVBP：　　46%　　　　60% 　CHOP：　　 40%　　　　57% Intermediate risk 　CHOP：　　 19%　　　　38% 　LdCHOP：　16%　　　　30% Poor risk 　LdCHOP：　 3%　　　　2% 　VS：　　　　3%　　　　0%	2006 Blood[25] French-Italian Cooperative group
Dose-adjusted EPOCH	CR：74%, OS 60% at 53 months 　CD4＞100：OS 87% 　CD4≦100：OS 16%	2003 Blood[9] NCI Center for Cancer Research
CHOP vs. R-CHOP	CHOP：CR 47%, median OS 110 weeks R-CHOP：CR58%, median OS 137 weeks	2005 Blood[5] AMC-010
CDE vs. R-CDE	CDE：CR 45%, 2yr OS 45% R-CDE：CR 70%, 2yr OS 64%	2005 Blood[8] Italian Cooperative Group on AIDS and Tumors
R-CHOP	CR 77%, 2yr OS 75%	2006 J Clin Oncol[7] Boue F et al
R-CHOP	CR 69%, 3yr OS 56%	2007 Br J Haematol[26] PETHMA/GELTAMO/GELCAB/GESIDA
R-EPOCH vs. EPOCH→R	R-EPOCH：CR 73%, 2yr OS 70% EPOCH→R：CR 55%, 2yr OS 67%	2010 Blood[10] AMC-034

OS：生存率，2yr OS：2年生存率，3yr OS：3年生存率

各25表-3. HIV関連リンパ腫における代表的な化学療法レジメン

【R-CHOP療法[5]】
- rituximab 375 mg/m² 　　　　　　　　day 0
- cyclophosphamide 750 mg/m² 　　　　day 1
- doxorubicin 50 mg/m² 　　　　　　　 day 1
- vincristine 1.4 mg/m²（max 2 mg）　　day 1
- prednisone 40 mg/m² 　　　　　　　 day 1〜5
- CNS prophylaxis：optional
- ART：治療開始時から併用
- ただし zidovudine と ritonavir は忌避する

【R-CDE療法[8]】
- rituximab 375 mg/m² 　　　　　　　div 　day 0
- cyclophosphamide 187.5〜200 mg/m² div 　day 1〜4
- doxorubicin 12.5 mg/m² 　　　　　　div 　day 1〜4
- etoposide 60 mg/m² 　　　　　　　 cont. div 　day 1〜4
- CNS prophylaxis：MTX 12 mg 　it 　day 1 of each cycle
  or Ara-C 50 mg day 1, 4 of cycles1〜2（Burkitt or bone marrow＋）
- filgrastim 　5 μ/kg 　　sc 　day 6〜好中球回復
- ART：併用する

【R-EPOCH療法[9]】
- rituximab 375 mg/m² 　　　　　　div. 　day 0
- etoposide 50 mg/m² 　　　　　　 cont. div 　day 1〜4
- doxorubicin 10 mg/m² 　　　　　 cont. div 　day 1〜4
- vincristine 0.4 mg/m² 　　　　　 cont. div 　day 1〜4
- cyclophosphamide（cycle 1）
  - CD4≧100 　375 mg/m² 　div 　day 5
  - CD4＜100 　187 mg/m² 　div 　day 5
- cyclophosphamide dose-adjustment（after cycle 1）
  - nadir ANC＞500 　　up 187 mg（max 750 mg/m²）
  - nadir ANC＜500 or PLT＜25,000 down 187 mg
- prednisone 　60 mg/m² 　po 　day 1〜5
- filgrastim 　5 μ/kg 　sc 　day 6〜
- next cycle 　day 21
- ART：化学療法終了後，直ちに開始する

も rituximab を投与することは可能と思われる．その後の AMC による臨床試験も rituximab を含むプロトコールになっている．英国の BHIVA ガイドライン 2014 においても，rituximab は十分な支持療法のもとであれば CD4 の数にかかわらず DLBCL の治療に組み入れるべきとしている[6]．

1st line の化学療法としての標準療法は確立されていない．これまで RCHOP[5,7]，RCDE[8]，DAEPOCH[9]，などが行われてきた（各25表-2）．AMC010 と 034[10]のプール患者における RCHOP と REPOCH の後方視的比較解析（12th International Conference on Malignancies in AIDS and Other Acquired Immunodeficiencies）[11]では，寛解率，EFS，OS のすべてにおいて有意に REPOCH が RCHOP に優っていた．HIV 関連リンパ腫の多くは診断時から多剤抵抗遺伝子（MDR1）を発現しているが，EPOCH のような持続点滴法は MDR を克服することが可能だといわれている．ほかに pegylated doxorubicin を用いる DRCOP 療法が試みられているが（AMC047），寛解率は 37% に過ぎず REPOCH を凌駕することはできなかった[12]．AMC034 試験では，rituximab を EPOCH と同時投与する群と，EPOCH 終了後に週1回6週投与する群との比較を行い，rituximab の同時投与において有意に寛解率が高かったことを報告している．各25表-3 に代表的な化学療法レジメンを示す．

Burkitt リンパ腫については，RHyperCVAD[13]，CODOX-M/IVAC などにより治療されることが多い．AMC による減量 R-CODOX-M/IVAC の臨床第Ⅰ/Ⅱ相試験（AMC048）

が行われており，治療関連死亡はなく，1年生存率72％，2年生存率69％という良好な成績を報告している[14]．そのためR-CODOX-M/IVACに耐えられると判断される症例には考慮する．しかし，高齢や全身状態不良の場合など，intensiveな治療が困難な場合も少なくない．AMCが行ったREPOCHを用いた臨床試験（AMC034）[10]ではHIV関連Burkittが約30％含まれており，DLBCLとほぼ同様の寛解率を得ている．患者の状態を慎重に評価し，治療関連毒性に耐えられないと判断されるような患者に対しては，REPOCHは有力な治療選択肢である．

■ 原発性中枢神経リンパ腫（PCNSL）の治療

PCNSL（primary central nervous system lymphoma）はHIV感染症の末期的症状の1つであり，CD4は50以下であることが多く，ほかの日和見合併症のリスクが高い．トキソプラズマ脳症やAIDS脳症，CMV脳症などとの鑑別も重要であり脳生検に先行して，まずこれらの治療を行うこともある．予後は極めて不良であり，標準的治療は確立されていない．放射線療法＋／－コルチコステロイドにて20〜50％程度の完全寛解が期待できるが，長期生存は期待できない．放射線療法以外では非HIV患者と同様にmethotrexate 3 g/m^{2}による大量療法[15]が用いられている．近年，NCIにより日和見感染のないPS（ECOG）0-2の全身状態良好な患者を対象にART併用rituximab＋大量methotrexateの第Ⅱ相試験NCT00267865が進行中である．ARTは，PCNSLの予後改善効果が知られており，ART単独で長期生存したケースも報告されている．特にzidovudineは中枢神経移行性が良好であるため，ARTに組み入れるべきとの意見もある[16]．

ステロイド薬の併用は腫瘍縮小に有用であるが，組織生検の診断率を下げるため生検前には投与しないほうがよい．また，日和見感染リスク軽減のため，初期治療後は早期に減量する．そのほかの治療法としてはIL-2，ganciclovir，zidovudineの併用療法[16]の試みがなされている．

■ primary effusion lymphomaの治療

HIV関連リンパ腫の中でもまれな疾患である．極めて予後不良で，平均生存率は6カ月未満である．Boulangerらのグループによる多施設共同調査での28例の解析では，performance statusが低いこと，および診断前にARTを使用していないことの2つを有意な予後不良因子としてあげている[18]．標準治療は確立されていないが，CHOP＋大量methotrexateでは約40〜60％の寛解率が報告されている[17,18]．ただし，胸水や腹水貯留が著明な場合，methotrexateの排泄遅延による腎障害が問題

になるためleucovorin投与，十分な補液などを併用し，慎重に管理する必要がある．自己造血幹細胞移植を併用した大量化学療法については，有用性を肯定する報告がいまだない．そのほかの治療法としては，interferonα，cidofovir，bortezomibなどの有用性が報告されている．MDR1による薬剤耐性を克服する目的で，liposomal antracyclineを化学療法に組み入れることで治療効果の向上が期待できるかもしれない．

ほとんどの症例ではCD20陰性であるためrituximabは無効である．しかし，CD20陽性のまれな症例ではRCHOPあるいはREPOCHを考慮してもよいと思われる．

■ plasmablastic lymphomaの治療

口腔内に発生することが多いが，消化管や皮膚などの病変を来すこともある．標準的な治療はなくCHOP療法では不十分と考えられている．

DA-EPOCHにbortezomibを加えたV-EPOCHが有効との報告がある．日本ではリンパ形質細胞性リンパ腫に対してbortezomibの適応が拡大されているが，plasmablastic lymphomaへの適用の是非は明確でない．また，症例により造血幹細胞移植を考慮する．

■ 難治例，再発例の治療

初回治療不応例や再発後の予後は，極めて不良である．サルベージ療法として確立されたものはない．基本的にはファーストラインとオーバーラップしない薬剤を中心に選択したほうがよいため，ESHAP療法やICE療法，ifosfamide，mitoxantrone，etoposideの組み合わせ，および放射線療法などが用いられる．再発後の長期寛解は期待しがたいため，サルベージ療法あるいはcyclophosphamide大量療法などを用いて，可及的速やかに自己末梢血幹細胞を採取し，早期に造血幹細胞移植を用いた大量療法を検討したほうがよい．近年，大量化学療法と自己末梢血幹細胞移植を施行することにより，難治例・再発例でも長期生存が報告されてきている[19]．移植前処置は，BEAM，CBV，cyclophosphamide＋TBI/etoposideなどさまざまな方法が試みられている．EBMTによる後方視的比較試験では，悪性リンパ腫に対して自家造血幹細胞移植を施行した53例ずつのHIV陽性および陰性コホートを比較し，再発率，無増悪生存率（PFS），全生存率（OS）ともに，ほぼ同等であったことを報告している．観察期間中央値30カ月でのHIV陽性悪性リンパ腫の生存率はOS 61.5％，PFS 61％であった[20]．AMCはdose-reduced busulfan＋cyclphosphamideを用いて6カ月EFS 50％，OS 74％を報告している[21]．日本の後方視的

解析では HIV 陽性は再発率が高く, 5 年 OS は HIV 陰性患者に比して低いことが示された (44% vs 65%)[22].

2 Kaposi 肉腫　Kaposi Sarcoma

Kaposi 肉腫 (KS) は, 低悪性度の血管腫瘍で, KSH/HHV8 が関与することが知られている. 地中海地方およびユダヤ人の高齢者に発症する classic KS, アフリカ地域にみられる African endemic KS など必ずしも免疫抑制状態を伴わない宿主に発症するものがある. iatrogenic KS は免疫抑制薬投与に伴い発症する KS であり, classic KS よりも悪性度が高い. AIDS に関連した KS は, AIDS を規定する疾患の 1 つであり, HIV 感染者に多くみられる. 原因ウイルスとされる KSH/HHV8 のゲノムは, ヒトの血管新生にかかわる遺伝子によく似た部分をもっており, さらに血管内皮増殖因子やほかの血管新生因子の分泌を促進する. これらが腫瘍発生に関与していることが考えられる.

KS は基本的に男性に多く, classic KS, AIDS KS ともに女性の 15 倍の発症頻度である. 特に HIV 感染ホモセクシャル男性で多く, 発症頻度は 20〜30% である.

診　断

診断は生検による. 皮膚生検は全身症状に関連して出現した局面や進展の早い部所で行うとよい.

■ 鑑別診断

bacillary angiomatosis の鑑別が重要である. Bartonella によるもので, しばしば KS と同時に発症することがある.

■ 臨床所見

典型的な KS は皮膚に局所の進行性内皮腫瘍を成し, 多発性の斑状, プラーク状あるいは結節状である. 粘膜, リンパ節, 内臓にも浸潤する場合がある.

・皮　膚：下肢, 顔面とくに鼻, 性器に多い. 病変は, しばしば楕円で皮膚緊張の方向に列をなすことがある. 色調は血管増生によってさまざまでピンク, 赤, 紫, 茶色などである.
・口　腔：歯肉に多く, 出血や潰瘍を伴うこともある.
・消化管：KS 患者の 40〜80% に出現する. 典型的には出血性の結節である.
・呼吸器：呼吸苦, 咳, 血痰などの症状を伴い, 画像所見では結節影, 間質影, 肺胞病変, 胸水貯留などを認めることがある.
・その他：リンパ節, 肝臓, 膵臓, 心臓, 骨髄, 精巣, 骨格筋などに浸潤する. 内臓浸潤は血管構造に沿って広がり, 実質を囲むように進展する.

■ 検　査

下肢, 顔面, 口腔粘膜, 生殖器, 消化管, 肺などについて慎重な身体・理学所見をとる. また, 消化管浸潤のスクリーニングとして便潜血検査, 胸部 X 線像にて肺浸潤の有無を検討. 内視鏡検査はスクリーニングで異常があれば考慮する. CT は必要があれば行う.

Stage (病期) 分類・治療方法の選択・予後の予測

■ 病期分類

一般に AIDS Clinical Trial Group of the National Institute of Health の Stage 分類が使われている (各 25 表-4).

■ 治療方法の選択

治療の主な目標は症状の緩和と病状進行防止, 臓器症状の改善などである. 治療は局所療法と全身化学療法の 2 通りがある.

■ 予　後

1997 年に報告された 294 人の AIDS 関連 KS についての予後解析では, good risk 群の平均生存は (T) 27 カ

各 25 表-4. AIDS Clinical Trials Group Staging Classification for Kaposi's sarcoma

	good risk (0 ; all of the following)	poor risk (1 ; any of the following)
tumor (T)	皮膚限局, リンパ節限局, 口腔内小病変 (口蓋に限局する非結節性口腔病変)	腫瘍に関連した浮腫, 潰瘍, 広範な口腔病変, 消化管病変, 内臓の非結節性病変
immune system (I)	CD4 ≧ 200*	CD4 < 200*
systemic illness (S)	日和見感染なし, 口腔カンジダなし, B 症状 (不明熱, 盗汗, 10% 以上の体重減少, 2 週以上続く下痢) なし, KPS ≧ 70	日和見感染既往, 口腔カンジダ, B 症状, KPS < 70, その他 HIV 関連症状

＊ : 1997 年の validation study では CD4 のカットオフ値を 150 にしたほうがより予後を反映するとしている[1].
KPS : Karnofsky performance status

各25 表-5. Kaposi肉腫の全身療法の治療成績

治療法	用量	response rates
ART 単独		variable
liposomal doxorubicin	20 mg/m² iv, q3weeks	59%[3]
paclitaxel	100～135 mg/m² div, q2～4weeks	65～71%[4,5]
oral etoposide	50 mg po for 7days, q2weeks	36%[6]
adriamycin＋bleomycin＋vincristine（ABV）	doxorubicin10 mg/m², bleomycin 15U, vincristine 1 mg iv q2weeks	28%[7]
interferon-α		variable
IL-12	100～625 ng/m² sc, 2/week	71% at higher dose[8]
liposomal doxorubicin＋IL-12	Lipo-DOXO 20 mg/m² iv, q3weeks IL-12, 300 ng/m² sc, 2/weeks	83%[9]

月，（I）40カ月，（S）22カ月に対して poor risk 群では（T）15カ月，（I）13カ月，（S）26カ月であった[1]．また，2003年にイタリアから報告された HAART 時代の予後解析では good risk 群の3年生存確率は（T）85%，（I）83%，（S）83%，poor risk 群では（T）69%，（I）71%，（S）63%であった[2]．

治療方法の各論（各25 図-2, p.413）

■ ART

治療の基本であり，抗レトロウイルス薬による治療がなされていない場合には，ART のみで軽快することも多い．

■ 局所療法

放射線療法，レーザー照射，レチノイン酸軟膏，局所冷却，低用量 vinblastine 局注．

■ 全身療法（各25 表-5）

あくまで姑息的な治療であり，毒性を考慮するべきである．広範な皮膚病変，症状を伴う内臓浸潤，肺浸潤，潰瘍を伴う消化管浸潤などの場合には適応となる．

診断・治療の最新動向

imatinib は，慢性骨髄性白血病の治療薬として開発されたチロシンキナーゼ阻害薬であるが，KS に対しても効果があることが報告されている．また，血管新生を阻害する目的で thalidomide が有効であると報告されている．lenalidomide もまた腫瘍の増殖を抑制し，血管新生を阻害する作用があり，第Ⅰ/Ⅱ相試験（AMC070, NCT01057121）が進行中である．新しい immunomodulator である pomalidomide を用いた第Ⅰ/Ⅱ相試験（NCT01495598）も行われている．また，再発・難治例に対してプロテアソーム阻害薬である bortezomib による第Ⅰ相試験（AMC063, NCT01016730）が行われている．NCI では，bevacizumab と liposomal doxorubicin の併用についての第Ⅱ相試験（NCT00923936）が進行している．

3 子宮頸がん　Cervical Cancer

子宮頸がんは，AIDS 指標疾患の1つであり，HIV 感染女性では非感染者に比して，発症リスクが約5倍高いとされている．子宮頸部の腺上皮直下の予備細胞群が外的刺激により扁平上皮化生をきたし，新しい扁平上皮層を形成するが，その際にヒトパピローマウイルス（HPV）感染によって細胞異型が発生．前がん状態を経て子宮頸がんの発症に至ると考えられている．

HIV 陽性で性的活動性のある女性は，HPV の感染率が HIV 陰性女性より2～3倍高いといわれている．HPV には高リスク型と低リスク型があり，高リスク型の持続感染が発がんに関連すると考えられている．特に高リスク型の HPV16, 18 と上皮内がんとの相関が強いことが報告されている[1]．

HIV 感染による CD4 陽性細胞数減少が進行し 200/μL 以下になると，500 以上に比較して高リスク HPV 感染の頻度が高まることが報告されている[2]．そのため子宮頸がん発症リスクが増す．

診断

HIV 感染女性は，定期的な検診をする必要がある．HIV 感染確認後は年2～4回の Pap スメアなどの細胞診検査を行い陰性であれば，年1～2回のスクリーニングを行う．その際 HPV 検査を実施して陽性であるかコンジローマの既往があれば，より慎重にスクリーニングを行うべきである．また検診は，そのほかの性感染症のスクリーニングの機会でもあるため，クラミジア検査，その他培養も行うとよい．

【スクリーニングスケジュールの例】

Pap スメア6カ月毎 → 2回陰性確認後, 1年毎

(高リスク HPV+, 細胞診 Class IIIa, コンジローマ既往例では, さらに慎重にフォロー)

Stage (病期) 分類・治療方法の選択・予後

■ 病期分類

非 HIV 感染者と同様の病期分類を用いる.

■ 治療法の選択

前がん状態	→	経過観察・局所療法 円錐切除術など
浸潤性子宮頸がん	→	進行期に応じた外科的治療 放射線療法/化学療法

■ 予後

HIV 感染者においては, 診断時にすでに進行期であることが多く, また, HIV 非感染者に比して免疫抑制による合併症のリスクが高い. そのため, HIV 感染者は非感染者に比べて予後不良である. しかし, 近年 ART の導入により予後が改善しつつある.

治療方法の各論 (各25 図-3, p.414)

非 HIV 感染者に対する標準治療は,「各論14. 婦人科がん」の「子宮頸がん」の項を参照.

■ 前がん状態のマネジメント

❶ low grade lesion 〔子宮頸部軽度異形成/細胞診クラス IIIa/cervical intraepithelial neoplasia (CIN1)〕

HIV 陰性女性では, 多くの場合自然退縮するが, HIV 陽性女性では進行例が少なくないこと, 進行速度が時に速いことなどから, 細胞診・コルポスコピーによる定期検査を続け, 退縮しないか進行がみられる場合には円錐切除などの治療の対象になる.

❷ high grade lesion (子宮頸部上皮内がん/中等度・重度異形成/細胞診クラスIIIbIV/CIN23)

コーンバイオプシー, ループ切除など円錐切除を診断的治療として行う. レーザー焼灼を行うこともある. これらの治療は HIV 陰性女性では 90%以上の成功率であるが, HIV 感染女性では再発が多い.

■ 子宮頸がんのマネジメント

HIV 関連子宮頸がんの患者は, HIV 陰性患者に比較して若年であることが多く, 外科的手術を必要以上にためらうべきでない.

標準的治療は病期により異なるが, 一般に外科手術と放射線療法あるいは両者の併用である.

放射線療法と化学療法の併用は生存率の向上に寄与することが期待されるが, 骨髄抑制など副作用が HIV 陰性患者に比して強く出現する場合がある.

肺や肝転移を伴う進行期あるいは放射線療法後再発例に対し cisplatin など全身化学療法を行うことがあるが HIV 関連子宮頸がんでの有効性は不明である.

ART の併用による子宮頸がんの発症頻度抑制効果については証明されていないが, CD4 減少が高リスク HPV の持続感染リスクであること, 頸部異形成のリスクであることから CD4 減少が顕著になる場合には ART を施行すべきと考えられる. また, ART による子宮頸がんの予後は改善されることが報告されており, 可能なかぎり, 子宮頸がん治療に ART を併用すべきである[3].

4 | 肛門がん Anal Cancer

肛門に発生するがんは下記に大別される.

- **肛門縁より近位 (粘膜) から発生する肛門管がん**: 組織型は扁平上皮がんで, 肛門がんとは通常これを指し, ここではその診療について詳述する.
- **肛門縁より遠位(皮膚)から発生する肛門周囲皮膚がん**: 皮膚がんとして診療され局所切除が治療の中心となる. 組織学的分化度と T ステージとリンパ節転移が予後因子となる[1]. 悪性度の高いものには術後放射線治療が追加される場合があるが効果は証明されていない.
- **肛門管に発生する腺がん**: 直腸がんと同様に診療される. 肛門がんと同様の化学放射線療法だけでは予後不良[2]であり外科的切除が治療の中心となる.
- **悪性黒色腫**: 黒色腫として診療される.

肛門に発生するがん組織型は扁平上皮がんが 70~80% を占め, 腺がん, 悪性黒色腫が続く[3].

肛門がんはまれな疾患で, 消化器がんの 1~2% の頻度である.

子宮頸部と肛門は解剖学的に発生母体 (cloacal membrane) と組織型 (扁平上皮), HPV への感受性を共有する. 子宮頸がんと同様 HPV の持続感染がリスクになると考えられている[4]. HIV 感染は高リスク HPV の感染率を増加させることから, 肛門がんのリスクと考えられる. また CD4 陽性細胞数の減少も有意なリスク因子である[5].

AIN (anal intra-epithelial neoplasia) は, ASIL (anal squamous intra-epithelial lesions) ともいわれ, 子宮頸部に発生する CIN (cervical intraepithelial neoplasia) と類似の前がん病変である.

ASILはLSIL (low grade squamous intraepithelial lesions) とHSIL (high grade squamous intraepithelial lesions) の2つのサブカテゴリーに分類される．ASILにはかゆみ，刺激症状，疼痛，分泌液，出血などの非特異的な症状があるのみである．

- LSIL：それ自体前がん病変ではないがHSILに進展する可能性がある．
- HSIL：前がん病変である．

診断とスクリーニング

肛門がんのスクリーニングの是非についての臨床試験に基づくエビデンスはなく，肛門がんに関しては数年前までスクリーニングは存在していなかったが，子宮頸がんでのスクリーニングが有用なように，欧米ではここ数年の間に急速に広まり，高リスクグループにはルーチンに施行する検査となっている．日本でも今後これに関する知識と技術が広まると考えられる．

- 高リスクグループ：MSM，子宮頸がん，CIN，外陰がん，外陰SIL患者，すべてのHIV感染者，移植後患者などである．

実際の手技はanal papと呼ばれ，湿らせてある特殊な綿棒 (Dacron®) を肛門管に挿入し，内部と肛門の擦過細胞診を採取することである．染色法も子宮頸部と同じであるが，細胞診の評価には子宮頸部とは別のトレーニングが必要である．通常，normal，ASCUS (atypical squamous cells of undetermined significance)，LSIL，HSILの4つの大きなカテゴリーに分類される．

前述の高リスクグループにスクリーニングを施行し，もし正常であれば12カ月毎に繰り返す．異常であればHRA (highresolution anoscopy, コルポスコピーと同様の手技で酢酸を塗布し拡大鏡で観察する) を施行し生検が必要である．その後に下記のような方針がある．もし生検でLSILやHSILが検出されなければ6カ月後にanal papを再検する．

- LSIL：HRAを6カ月おきに再検，またはリスクの高い場合によってはHSILに準じた治療をすることもある．
- HSIL：局所療法〔切除，TCA (trichloroacetic acid) の局所塗布，IRC (infrared coagulation 赤外線焼灼)，レーザー焼灼など〕を施行する．

Stage (病期) 分類・治療方法・予後
(各25 図-4, p.414)

前がん状態，T0 (ca-situ)，T1/T2以上の浸潤がんに大別される．

- 前がん状態：LSILとHSILの治療は上記を参照．
- T0：局所療法が基本である．
- T1/T2以上の浸潤がん：化学放射線療法が第一選択で，残存病変や化学放射線療法が無効な症例，再発症例に根治的切除が施行される．真のT1には局所切除でもよい．

治療開始前に確定診断は必須であり，原発巣の生検を行う必要がある．AJCCとUICCは腫瘍の大きさ，付属器への浸潤，リンパ節転移，遠隔転移をもとにステージングを行っている．身体所見では鼠径の診察を行い，画像検査では胸腹骨盤CT，骨盤MRI，PETCTを行う．女性であれば子宮頸がんのスクリーニングを行うことがすすめられる．CT，MRIではわからない5mm以下の鼠径リンパ節をPETCTでは検出できることがある[6]．鼠径リンパ節へのPETCTでの集積によって，照射範囲が変更される可能性があるので，可能であればPETCTを行う．

非HIV患者では伝統的にWayne Stateレジメンと呼ばれる化学放射線療法が標準的に施行されており現在でも標準である．RTOG9811ではmitomycin Cをcisplatinに置き換えたレジメンが標準的なmitomycin Cを含むレジメンと比較されたが，予想に反してcisplatin併用群で優位に肛門温存率が低かった (人工肛門率が高かった)[7]．RTOG9811の2012年のアップデートではDFSとOS両者ともmitomycin C群で優位に勝った[8]．

しかし，血液毒性はmitomycin C併用群のほうが一般的に高いため，HIV患者においてはcisplatinのほうが標準的なmitomycin C併用群よりも米国のHIVと悪性腫瘍の専門家の間では安全であると考えられている[9]．しかしながらARTの進歩とともにmitomycin Cの毒性が以前ほど懸念されなくなってきつつある．

- CDDP：75 mg/m^2, day 1, 29
- 5-FU：1,000 mg/m^2 24時間持続静注, day 1〜4, 29〜32
- 放射線治療をday 1に開始し，化学療法と同時併用．1.8 Gy/day×25回 (月〜金曜日, トータル45 Gy).

もし残存腫瘍があれば累積線量54 Gyまで追加．
その後8〜12週間後に, deep muscle biopsyまたはfull-thickness biopsyという, 深部まで採取する生検を施行．
もし残存腫瘍があれば根治的外科切除となる．

下記に非HIV患者の肛門がんに対する標準的な化学放射線療法（Wayne Stateレジメンをベース）を示す．

- mitomycin C（MMC）10 mg/m² （総量 20 mg を超えない）day 1，day 29
 （day 29 の白血球と血小板数にて day 29 の MMC 投与量を調節する）
- 5-FU 1,000 mg/m² 24時間持続静注，day 1～4, 29～32
- 放射線治療を day 1 に開始し化学療法と同時併用．1.8 Gy/day×25回（月～金曜日）．総線量はTステージによって異なる．NCCN ガイドラインでは下記を推奨している．
 T1,2：45 Gy
 T3,4，またはリンパ節陽性，または 45 Gy 照射後残存のある T2：55～59 Gy
 微小転移が疑われる鼠径と高位の腸骨リンパ節に対し 36～40 Gy

オリジナルの Wayne State レジメンでは化学療法は MMC 10～15 mg/m²を day 1 のみに，5-FU 1,000 mg/m² 24時間持続静注を day 1～4, day 29～32 に使用し，放射線療法は 2 Gy/day×15回（月～金曜日，トータル 30 Gy）を使用した．
治療終了後 6～8 週間で deep muscle biopsy または full-thickness biopsy を施行．もし残存腫瘍があれば 6 週後に再度生検し，残存腫瘍があれば外科的切除となる．生検時期や適応には論争がある．これらにて 70～80％ の 5 年生存率が得られた．

腫瘍の大きさ（T），リンパ節転移が最も大きな予後因子である[10]．また組織別では扁平上皮がんよりも非扁平上皮がんで予後が悪い[11]．

近年，HIV 陽性患者に対しても ART を併用することにより，化学放射線療法による予後は改善され，治療関連毒性も少なくなり，HIV 陰性患者とほぼ同等になった[12]．しかし，放射線による局所の毒性は HIV 陰性患者に比較して高く 10％ の症例で一時的な大腸ストーマが必要であったという．

診断・治療の最新動向

子宮頸がんの項で述べられているように HPV ワクチンはもともと子宮頸がんの予防に欧米で研究され有効性が確認されている．同じウイルスに起因する肛門がんの予防にも有効であることが HIV 陰性の同性愛男性（MSM）に試され有効性が証明されている[13]．また HIV 陽性男性への安全性も確かめられている[14,15]．現在有効性を検証するための試験が進行中である．（AIDS Malignancy Consortium：AMC072 米国における HIV 陽性男性同性愛者対象の臨床試験）．

HPV-16 の early protein 7 と Mycobacterium bovis 由来 heat shock protein を結合させたワクチンにより扁平上皮の高度異形成を退縮させたとの報告があるように[16]，すでにできたがんに対する治療にも試されている．また，前がん状態である HSIL（high-grade AIN）に対して赤外線による焼灼療法群と経過観察群のランダム化比較試験が行われ（AMC076，NCT01164722），1年後の完全寛解率は焼灼療法群で高かった．

治療では，化学放射線療法において静注 5-FU を経口 capecitabine に置き換えたレジメンも試験され，同様の効果と良好な毒性を示している[17]．

■ HIV 感染者に増加することが示唆されているその他の悪性腫瘍

口唇がん，頭頸部がん，陰茎がん，結膜がん，肺がん（14倍の頻度があるといわれる），大腸がん，精巣がん（特に seminoma），多発性骨髄腫，白血病（急性骨髄性およびリンパ性，慢性骨髄性），Hodgkin リンパ腫，皮膚がん，小児に平滑筋肉腫などがある．性別でみると，男性では肛門がん，陰茎がん，女性では子宮頸がん，腟がん，外陰がん，男女で中咽頭がんのリスクが上昇する[18]．

白血病などの血液悪性腫瘍は，HIV 感染者の生存期間向上に伴い，近年増加している．十分な予防的抗菌薬投与などの感染管理を併用することにより，通常の化学療法が行われることが多い．多剤併用化学療法による寛解率は HIV 非感染患者とほぼ同等である[19]．

皮膚がんは HIV 感染患者に発生すると進行が早く，その扱いに注意が必要である．極早期であれば外科的切除単独などの局所療法のみで十分であるが，それ以上では表層の切除だけでは再発や残存腫瘍が多い．標準的治療は確立されていないが，切除可能なものは断端陰性で完全切除，断端陽性なら追加切除を考慮する．高リスクの病変（UpToDate 参照．2 cm 以上の病変，頭頸部，外陰部，瘢痕や慢性潰瘍などの基礎疾患の上にできるもの，再発病巣，急激に大きくなるもの，浸潤径 4 mm 以上，poorly differentiated，perineural involvement，intravascular lesion）には術後補助放射線も考慮すべきであるがエビデンスはない．リンパ節転移や追加切除不可能の断端陽性症例には放射線療法を施行すべきである．再発または進行した場合には切除不能であったり，化学療法や放射線療法に対する忍容性が低い場合があるので徹底的な初期治療が大切である．imiquimod は免疫賦活作用があり，米国では anogenital warts，尖圭コンジローマ，表在性基底細胞がんに承認されている．ASIL（肛門がんの前がん病変）にも使用されるが，皮膚がんには有効性は確立されていない．わが国では 2007 年 12 月から発売されており，尖圭コンジローマに保険適応が承認されている．

肺がんも，非 HIV 感染者と比較して同じ病期でも予後不良である．ART 導入後は，非 HIV 感染者と予後がほ

ぼ同じであったとの報告もある[20]．しかし，病期が同じでも HIV 感染者では PS が悪いことが多いこと，また発症時にすでに進行期であることが多いことから，一般に予後不良と考えられている[21]．

■ その他の HIV 患者の悪性腫瘍一般に共通する注意点

これまで述べられた代表的な悪性腫瘍に加えて，HIV 患者が高齢化するに従って HIV 非感染者に発症する通常のがんも次第にみられるようになってきている．全般的に病理組織は非典型的でハイグレードなものを示すことが多い．また病勢の進行は早いと考えられている．残念ながらそれらについて標準的な治療方針は存在しない．腫瘍専門医がそれぞれに専門的知識と技術で最善の治療に当たるしかないのが現状である．しかし，以下の一般的な特徴を考えに入れる必要があると考える．

1) コントロール良好な HIV 患者，特に CD4 が低下していない患者は，HIV 非感染者と同様に治療する．また，非 HIV 患者と比較して手術合併症は増加しないとの報告があり[22]，手術適応も非 HIV 患者と同様に考える．

2) コントロール不良患者にはさまざまなレベルの免疫抑制状態が存在するが，比較的コントロール良好な患者は上記と同様な治療指針を考慮すべきである．それに反し，免疫力の低下した患者は感染症の合併症を引き起こす頻度が高いので，感染症の発症には十分注意し，感染症発症時には aggressive な対応をすべきである．また放射線や化学療法により，骨髄抑制と免疫抑制が程度の差はあれ必ず生じる．そのため HIV 患者の通常の予防的抗日和見感染症薬に加え，さらに免疫能の低下した状態を予測し，予防と治療に当たるべきである．具体的には CD4 の絶対値が 200 以上であっても早めにニューモシスチス肺炎に対する予防を開始するなどである．

3) 制吐薬として使用される副腎皮質ステロイド薬は，HIV 感染に対して悪影響を及ぼすため，可能な限り少量にするか，セロトニン拮抗薬などのほかの制吐薬を使用して，ステロイド薬を避けるなどの配慮も大切である．

4) 免疫抑制患者（HIV 患者，先天性免疫不全，臓器移植後や透析患者など）は健常人に比較して発がん率が高いことが知られている．また喫煙や大量の飲酒などはさまざまながんの発生に関係している．その他 B 型，C 型肝炎ウイルス，その他さまざまな既知の発がん物質や病原体はもともと免疫抑制状態にある患者には相乗，相加的に発がんの危険を上昇させる可能性があるので，それらを避けることは重要であると考える．

5) 抗 HIV 薬との各種薬物，抗がん薬との相互作用に注意する．薬物相互作用では例えば irinotecan と atazanavir, ritonavir など，CYP 阻害作用のある薬剤との併用による薬物濃度上昇に注意する．また zidovudine と抗がん薬の併用は，骨髄抑制が重度になる恐れがあるため注意する．インテグラーゼ阻害薬や CCR5 阻害薬は，CYP に影響がないため，薬物相互作用が少ない．

6) 臓器移植患者に発症する悪性腫瘍は，HIV 患者に発症する悪性腫瘍と共通点が多い．また拒絶予防の免疫抑制薬は T 細胞抑制を主要な薬理作用としており，長期に投与されている患者の免疫状態は HIV 患者の免疫状態に類似する．ゆえに臓器移植患者の報告は，HIV 患者の治療方針の有力な参考にもなる．

7) 担がん患者は過凝固状態にあり血栓症のリスクは高い．また最近欧米では HIV 患者も血栓症のリスクが上昇することが示唆されている（非 HIV 患者に比べて 2～5 倍）[23,24]．リスク因子として CD4 陽性細胞数低下（800/μL 以下），HIV ウイルス量の増加，プロテイン S 低下，プロテイン C 低下，抗リン脂質抗体症候群などが考えられている[25～28]．血栓症に対しては非 HIV 患者と同様に治療を行うが，ワーファリンと一部の抗 HIV 薬は CYP2C9 を介して相互作用があるので，可能であれば相互作用ができるだけ少ない薬剤を選択する．プロテアーゼ阻害薬の併用を余儀なくされる場合は，通常よりも低用量のワーファリンから開始し，慎重に経過観察し，血液凝固，血液検査を行う．

8) HIV 感染によりリンパ節が腫大するので，リンパ節腫大ががんによるものか HIV による反応性なのか判別が困難な場合があり，ステージングには注意が必要である．

本稿の執筆にあたり，塚田訓久先生（国立国際医療研究センター　エイズ治療・研究開発センター　医療情報室長）にご協力いただいた．

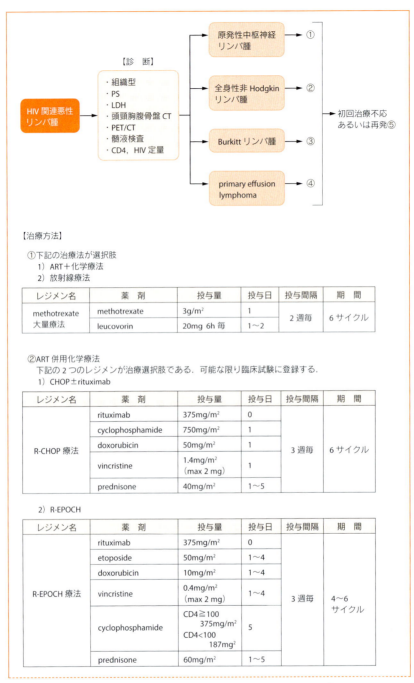

各25図-1. HIV関連悪性リンパ腫のdecision markingのためのフローチャート

③以下の3つが代表的なレジメンである．
　1）R-Hyper CVAD
　2）CODOX-M/IVAC
　3）R-EPOCH
④標準的治療法はない．
　1）CHOP-MTX 大量（＋leucovorin）
　2）CHOP などが選択されるが，胸腹水貯留例では MTX 大量は慎重に施行するべきである．

レジメン名	薬 剤	投与量	投与日	投与間隔	期 間
M-CHOP 療法	methotrexate	3mg/m^2		3 週毎	6 サイクル
	rituximab	375mg/m^2	0		
	cyclophosphamide	750mg/m^2	1		
	doxorubicin	50mg/m^2	1		
	vincristine	1.4mg/m^2（max 2 mg）	1		
	prednisone	40mg/m^2	1〜5		

⑤サルベージ療法＋造血幹細胞移植
　標準的なサルベージ療法はない．
　1）（R±）ESHAP
　2）（R±）ICE などが用いられている．
　日本における標準的な造血幹細胞移植の前処置はない．
　欧米では BEAM がよく用いられている．日本では MEAM を用いた報告がある．

各 25 図-1．HIV 関連悪性リンパ腫の decision marking のためのフローチャート（つづき）

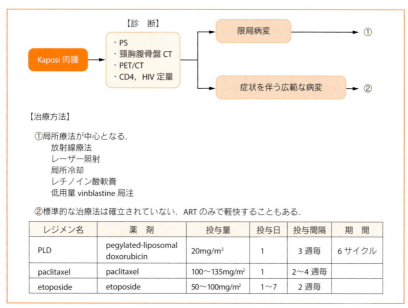

各 25 図-2．Kaposi 肉腫の decision marking のためのフローチャート

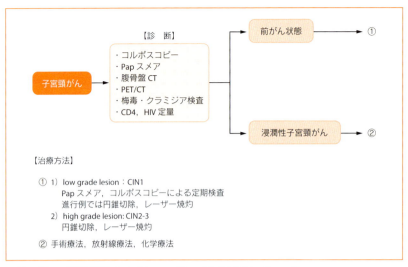

各 25 図-3. 子宮頸がんの decision marking のためのフローチャート

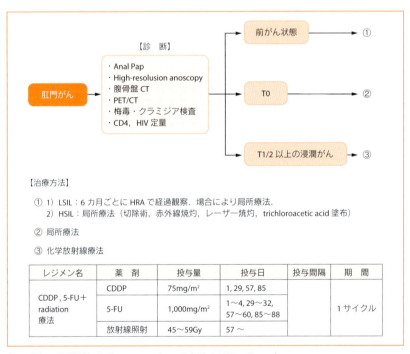

各 25 図-4. 肛門がんの decision marking のためのフローチャート

[参考文献]

1 悪性リンパ腫

1) 厚生労働省エイズ動向委員会：平成29年エイズ発生動向年報（平成30年8月27日）(http://api-net.jfap.or.jp/status/2017/17nenpo/17nenpo_menu.html)
2) 安岡彰 他：ART早期化と長期化に伴う日和見感染症への対処に関する研究. 厚生労働科学研究費補助金エイズ対策研究事業 平成26年度総括・分担研究報告書.
3) Raphael M, et al：Lymphoma associated with infection by the human immune deficiency virus（HIV）. In Elaine S, Harris LN, Stein H, Vardiman JW eds. WHO classification of tumours, Pathology & Genetics, Tumours of haematopoietic and lymphoid tissues. Lyon, IARC press 260-263, 2001.
4) Vaccher E, et al：Cancer, 91：155, 2001.
5) Kaplan LD, et al：Blood, 106：1538-1543, 2005.
6) British HIV Association guidelines for HIV-associated malignancies 2014. HIV Medicine, 15（Suppl. 2）：1-92, 2014.
7) Boue F, et al：J Clin Oncol, 24：4123-4128, 2006.
8) Spina M, et al：Blood, 105：1891-1897, 2005.
9) Little RF, et al：Blood, 101：4653-4659, 2003.
10) Sparano JA, et al：Blood, 115：3008-3016, 2010.
11) Barta SK, et al：Infectious Agents and Cancer, 5（Suppl 1）：A63, 2010.
12) Levine AM：J Clin Oncol, 28：15s, 2010（suppl；abstr 8034）.
13) Thomas DA, et al：Blood, 110 issue11：abstract 2825, 2007.
14) Noy A, et al：Infectious Agents and Cancer, 7（Suppl 1）：O14, 2012.
15) Skiest DJ, et al：AIDS, 17：1787-1793, 2003.
16) Raez L, et al：AIDS Res Human Retrovirus, 15：713, 1999.
17) Boulanger E, et al：Am J Hematol, 73：143-1488, 2003.
18) Boulanger E, et al：J Clin Oncol, 23：4372-4380, 2005.
19) Krishnan A, et al：Blood, 105：874-878, 2005.
20) DiezMartin JL, et al：Blood, 113：6011-6014, 2009.
21) Spitzer TR, et al：Biol Blood Marrow Transplant, 14：59-66, 2008.
22) Yoshinaga N, et al：Biol Blood Marrow Transplant. 24（8）：1596-1601, 2018.
23) Kaplan LD, et al：N Engl J Med, 336：1641-1648, 1997.
24) Ratner L, et al：J Clin Oncol, 19：2171-2178, 2001.
25) Mounier N, et al：Blood, 107：3832-3840, 2006.
26) Ribera JM, et al：Br J Haematol, 140：411-419, 2007.

2 Kaposi 肉腫

1) Krown SE, et al：J Clin Oncol, 15：3085-3092, 1997.
2) Nasti G, et al：J Clin Oncol, 21：2876-2882, 2003.
3) Stewart S, et al：J Clin Oncol, 16：683-691, 1998.
4) Saville MW, et al：Lancet, 346：26-28, 1995.
5) Gill PS, et al：J Clin Oncol, 17：1876-1883, 1999.
6) Evans SR, et al：J Clin Oncol, 20：3236-3241, 2002.
7) Gill PS, et al：J Clin Oncol, 14：2353-2364, 1996.
8) Little RF, et al：Blood, 107：4650-4657, 2006.
9) Little RF, et al：Blood, 110：4165-4171, 2007.

3 子宮頸がん

1) Munoz N, et al：N Engl J Med, 348：518-527, 2003.
2) Delmas MC, et al：AIDS, 14：1775-1784, 2000.
3) Robinson WR, et al：AIDS patient care STDS, 16：61-65, 2002.

4 肛門がん

1) Chapet O, et al：Int J Colorectal Dis, 22（2）：191, 2007.
2) Papagikos M, et al：Int J Radiat Oncol Biol Phys, 55（3）：669, 2003.
3) Malignant tumors of the anal canal：Cancer, 85（8）：1686, 1999.
4) Rabkin CS, et al：Am J Epidemiol, 136：54-58, 1992.
5) Daling JR, et al：Cancer, 101：270-280, 2004.
6) Winton E, et al：Br J Cancer, 100（5）：693, 2009.
7) Ajani JA, et al：JAMA, 299（16）：1914-1921, 2008.
8) Gunderson LL, et al：J Clin Oncol, 30（35）：43-44, 2012.
9) Madhur Garg, et al：J Clin Oncol, 30,(suppl；abstr 4030）2012.
10) American Joint Committee on Cancer Staging Manual, 7th, Edge SB, Byrd DR, Compton CC, et a（l Eds), Springer, 2010.
11) Wexler A, et al：Dis Colon Rectum, 51（1）：73-81, 2008.
12) Touboul E, et al：Cancer, 73（6）：1569, 1994.
13) Palefsky JM, et al：N Engl J Med, 365（17）：1576, 2011.
14) Levin MJ, et al：J Acquir Immune Defic Syndr, 55（2）：197, 2010.
15) Wilkin T, et al：J Infect Dis, 202（8）：1246, 2010.
16) Palefsky JM, et al：AIDS, 20：1151-1155, 2006.
17) GlynneJones R, et al：Int J Radiat Oncol Biol Phys, 72（1）：119, 2008.
18) Chaturvedi AK, et al：J Natl Cancer Inst, 101（16）：1120, 2009.
19) Hagiwara S, et al：AIDS, 27（2）：279-283, 2013.
20) Cadranel J, et al：Thorax, 61：1000-1008, 2006.
21) Powles T, et al：Br J Cancer, 89（3）：457-459, 2003.
22) Rasmussen LD, et al：Clin Infect Dis, 53（11）：1156-1163, 2011.
23) Rasmussen LD, et al：HIV Med, 12（4）：202-210, 2011.
24) Kiser KL, et al：Pharmacotherapy, 30（12）：1292-1302, 2010.
25) Saif MW, et al：AIDS Patient Care STDS, 15（6）：311-320, 2001.
26) Lafeuillade A, et al：J Acquir Immune Defic Syndr, 5（2）：127-131, 1992.
27) Majluf-Cruz A, et al：Clin Appl Thromb Hemost, 10（1）：19-25, 2004.
28) Clifford GM, et al：J Natl Cancer Inst, 97（6）：425-432, 2005.

萩原將太郎

索 引

数字

2次性白血病	261
3次元原体照射	22
3次元原体放射線治療	80
3-dimensional conformal radiotherapy（3D-CRT）	80
5-FU 外用薬	308
6p21 転座型腎細胞がん	199

日本語

あ

悪性胸水	66
悪性胸膜中皮腫	76
悪性黒子型黒色腫	297
悪性黒色腫	294, 408
悪性神経膠腫	10, 19
——放射線治療	21
悪性転化	253
悪性リンパ腫	326, 373, 402
アセトアルデヒド	119
亜ヒ酸	354
アロマターゼ阻害薬	101
アンスラサイクリン（乳がん）	99
アンドロゲン遮断療法	226

い

胃がん	127
——絶対適応病変	129
——適応拡大病変	129
移行上皮がん	209
胃食道逆流症	119
移植片対宿主病	392
遺伝性乳がん卵巣がん症候群（HBOC）	87, 219
遺伝性非ポリポーシス大腸がん（HNPCC）	177
インスリノーマ	336
インテグラーゼ阻害薬	411

え・お

腋窩郭清	118
腋窩リンパ節	117
横紋筋肉腫	270, 281

か

外照射	224
回腸導管	212
下咽頭	35, 37, 38
——がん	33
下顎骨壊死	45
化学放射線療法	43
ガストリノーマ	336
画像誘導放射線治療	224
家族性膵がん	166
家族性大腸腺腫症（FAP）	177
褐色細胞腫	328
顆粒球コロニー刺激因子（G-CSF）	394
肝移植	156
寛解後療法	352, 357
寛解導入療法	352, 354, 357
肝細胞がん	146, 149
——放射線治療	154
患肢温存	282
患肢切断	271
患肢切離断術	282
がん性髄膜炎	8
肝切除	149
肝中心静脈閉塞症（肝類洞閉塞症候群）	394
肝動脈化学塞栓療法/肝動脈塞栓療法（TACE/TAE）	150
肝内胆管がん	148, 156
間葉性軟骨肉腫	269

き

奇形腫	250
基底細胞がん	310
急性骨髄性白血病	348, 397
急性前骨髄球性白血病	353, 397
急性白血病	348
急性リンパ性白血病	349, 397
強度変調放射線治療（IMRT）	22, 45, 80, 224
胸膜切除	80
胸膜肺全摘術	80
局所進行膵がん	168, 172
局所穿刺療法	149
去勢抵抗性前立腺がん（CRPC）	227

く

クラスⅠ遺伝子異常	348
クラスⅡ遺伝子異常	348
クロモグラニン A（CgA）	335

け

経直腸的前立腺エコー	220
経尿道的膀胱腫瘍切除術	210
血管・リンパ管侵襲	253
結節型黒色腫	297
結腸・直腸がん	177
原発性肝がん	145
原発性中枢神経リンパ腫（PCNSL）	405
原発性脳腫瘍	9
原発不明がん	40, 340
——選択的な評価	340
——予後不良	345
——予後良好	342
原発不明の頭頸部がん	34

こ

抗 CTLA-4 抗体	301
抗 PD-1 抗体	301
膠芽腫	10
口腔	35, 37, 38
——がん	33
甲状腺がん	318
口唇がん	33
喉頭	35, 37, 38
——温存	47
——がん	33
広範切除縁	284
抗ヒト胸腺細胞抗体（ATG）	395
高頻度マイクロサテライト不安定性（MSI-high）	185
肛門がん	408
肛門管がん	408
肛門周囲皮膚がん	408
国際予後指数（IPI）	375
骨・軟部腫瘍	264
——局所再発	289
——生検	282
——の遠隔転移	289
——放射線治療	286
骨延長	287
骨髄異形成症候群	398
骨髄移植	392

根治的前立腺全摘除術	223	髄様がん	320, 325	多形型横紋筋肉腫	282
さ		すりガラス陰影（GGO）	59	多発性骨髄腫	385, 400
臍帯血移植	392	**せ**		多発性内分泌腫瘍症2型	320
サイトカイン放出症候群	361	星細胞系腫瘍	9	ダーモスコピー	310
サイトメガロウイルス	396	成人T細胞白血病/リンパ腫	381	炭素イオン線治療	46
細胞遺伝学的寛解（CyR）	365	性腺外胚細胞性腫瘍	250	胆道がん	158
し		精巣網	252	胆道ドレナージ	164
自家移植	389	節外性NK/T細胞リンパ腫・鼻型	382	**ち**	
自家骨移植	286	切開生検	283	中咽頭	35, 37, 38
子宮頸がん	236, 407	切除縁	283	――がん	33
――放射線同時併用化学療法	238	――評価	285	中枢神経系腫瘍	2
子宮内膜がん	239	切除可能膵がん	168	中枢神経原発リンパ腫	16
支持療法	40	セミノーマ	250	超音波気管支鏡（EBUS）	59
下山分類	375	――サーベイランス	252	超音波内視鏡	158
縦隔鏡検査	59	前がん状態	408	直腸診	220
縦隔原発非セミノーマ	260	潜在性乳がん	342	**つ・て**	
修正LSG15療法	382	穿刺吸引細胞診断	91, 283	通過障害	180
縦毛がん	250	全身放射線照射（TBI）	394	低悪性度子宮内膜間肉腫	278
重粒子線	22, 154	センチネルリンパ節生検	117	定位放射線照射	22
縮小手術（部分切除，区域切除）	59	全トランス型レチノイン酸（ATRA）	354	低分化がん	320, 325
腫瘍内切除縁	284	全脳照射	3	摘出生検	283
腫瘍辺縁部切除縁	284	前立腺がん	219	転移性膵がん	168
上衣腫	15	――生化学的再発	225	転移性脳腫瘍	6
上咽頭がん	33, 34	――リスク分類	222	――放射線治療	24
消化管間質腫瘍（GIST）	278	前立腺生検	220	転移乳がんの薬物療法	109
小細胞肺がん	61, 65	**そ**		**と**	
小リンパ球性リンパ腫	381	造血幹細胞移植	392	頭頸部がん	30, 35, 37
食道がん	119	――の適応	397	――放射線治療	42
――化学放射線療法	121, 122	造骨性骨転移	343	頭頸部扁平上皮がん	35
――術前補助化学療法	121	簇出（budding）	181	同種骨移植	287
女性化乳房	250	ソマトスタチンアナログ	339	同種造血幹細胞移植	353
腎盂・尿管がん	209	ソマトスタチン受容体シンチグラフィ（SRS）	335	**な**	
腎温存手術	214	**た**		内視鏡的逆行性胆管膵管造影	158
神経膠腫	9	退形成性星細胞腫	13	内視鏡的粘膜切除術	128
神経内分泌腫瘍	335, 344	退形成性乏突起膠腫	14	内視鏡的粘膜下層剝離術	121, 128
人工関節置換	286	胎児性がん	250	内照射	224
腎細胞がん	199	多遺伝子アッセイ	92	内分泌がん	318
浸潤性膀胱がん	212	代用膀胱	212	軟骨芽細胞性骨肉腫	271
腎尿管全摘	214	大量化学療法	258, 387	**に・ね・の**	
心囊水	66	唾液腺がん	33, 40	日光角化症	308
す		唾液腺障害	44	乳がん	83
膵がん	166	タキサン（乳がん）	99	――局所再発率	117
膵消化管神経内分泌腫瘍	335			――サブタイプ分類	89
髄膜腫	15			――術後内分泌療法	104
				――術後薬物療法	103

項目	ページ
——術前化学療法	117
——内分泌療法薬	100
——リンパ節転移	118
乳腺超音波	90
乳頭がん	319, 322
乳房温存術	116
乳房外パジェット病	311
乳房全切除	116
ニューモシスチス肺炎	396
尿管皮膚瘻	212
尿生殖隆線	250
尿膜管	217
尿路上皮がん	209
尿路変更術	212
粘膜炎	44
脳腫瘍	2
——放射線治療	19

は
項目	ページ
肺がん	56
胚細胞腫瘍	250, 344
肺剝皮術	80
白血病	348
針生検	91, 283
晩期再発	253

ひ
項目	ページ
非 Hodgkin リンパ腫	373
非小細胞肺がん	59, 61
非浸潤がん	88
非浸潤性乳管がん（DCIS）	116
ヒストン脱アセチル化阻害薬	356
ビスホスホネート	271
ヒト白血球抗原	393
皮膚がん	294
鼻副鼻腔がん	33

項目	ページ
びまん性大細胞型 B 細胞リンパ腫	373, 376, 398
表在拡大型黒色腫	297
標的体積内同時ブースト法	45
病理学的完全消失	107
病理学的完全奏効	96
病理学的効果（骨肉腫）	271

ふ
項目	ページ
フィラデルフィア（Ph）染色体	365
腹腔鏡下肝切除	149
副腎がん	328
腹膜播種	180
婦人科がん	236
プロゲステロン製剤	101
分化症候群	355
分子遺伝学的寛解（MR）	365
分子遺伝学的大寛解（MMR）	365

ほ
項目	ページ
膀胱温存治療	212
膀胱がん	209
膀胱全摘術	212
放射性ヨウ素内用療法	323
放射線皮膚炎	44
ホウ素中性子捕捉療法	23
乏突起膠腫	14
ボーエン病	308
ホルモン補充療法	87

ま
項目	ページ
末梢血幹細胞移植	392
末梢性 T 細胞リンパ腫	381
末端黒子型黒色腫	297
慢性骨髄性白血病	365, 398
慢性リンパ性白血病	381
マントル細胞リンパ腫	380

項目	ページ
マンモグラフィ	90

み
項目	ページ
味覚障害	44
ミスマッチ修復（MMR）遺伝子	177
密封小線源永久挿入治療法	224
ミニ移植	395
未分化がん	320, 325
未分化高悪性度多形性肉腫（UPS）	267
ミラノ基準（肝細胞がん）	148, 156

む・め
項目	ページ
無治療寛解維持	370
メラノーマ	294
メルケル細胞がん	312
メルケル細胞ポリオーマウイルス（MCPyV）	313
免疫チェックポイント阻害薬	125, 141, 142, 156, 192, 202, 248, 261, 294, 300
——（肺がん）	66
——（頭頸部がん）	48

ゆ・よ
項目	ページ
有棘細胞がん	308
陽子線	154
——治療	46

ら・り・ろ
項目	ページ
ライター症候群	211
卵黄嚢腫	250
卵巣がん	243
リキッドバイオプシー	232
リハビリテーション	287
粒子線治療	46
濾胞がん	319, 324
濾胞性リンパ腫	373, 379, 399

外国語

A
項目	ページ
abemaciclib	102
abiraterone	228
ABVD 療法	382
aclarubicin	352
acral lentiginous melanoma	297
active surveillance	223
acute leukemia	348
acute lymphoblastic leukemia（ALL）	349
acute myeloid leukemia（AML）	348
acute promyelocytic leukemia（APL）	353
adrenocortical carcinoma	328
adult T-cell leukemia/lymphoma（ATLL）	381
aflibercept	186, 189
AFP	145
——レクチン分画	145
ALK 遺伝子転座陽性	64
ALL	350
——の治療	357
ALTTO 試験	106, 108
AML	349
——の治療	352
anaplastic astrocytoma（AA）	13

anaplastic oligodendroglioma（AOD） 14	boron neutron capture therapy（BNCT） 23	chronic lymphocytic leukemia（CLL） 381
anastrozole 109	bortezomib 387, 388, 389	chronic myeloid leukemia（CML） 365
androgen deprivation therapy（ADT） 226	bosutinib 366, 367	circulating tumor cell（CTC） 92, 232
Ann Arbor 分類 374	brachytherapy 286	CISCA 療法 214
antiretroviral therapy（ART） 402	*BRAF* 遺伝子 178	classical Hodgkin lymphoma 402
AP 療法 242	BRAF 阻害薬 294, 302	CLEOPATRA 試験 110
Ara-C 大量療法 352	*BRCA1* 87	clofarabine 360
arsenic trioxide（ATO） 354	*BRCA2* 87	CMV 療法 214
Asia-Pacific 試験 151	*BRCA1/2* 遺伝子変異 93, 219	cobimetinib 294
ASPIRE 試験 390	breast cancer 83	Cockcroft-Gault 法 216
atezolizumab 67, 215, 261	brentuximab vedotin 261, 383	Codman 三角 264
ATLAS 試験 105	BR 療法 379	colorectal cancer 177
ATLL の病型分類 375	BTK 阻害薬 381	combined androgen blockade 226
ATRA 354	Bulky N 134	conventional TACE（cTACE） 150
ATTAX3 試験 125	Burkitt リンパ腫 381	Conversion therapy 181
AVAglio 試験 20	Burkitt lymphoma 381, 404	cord blood stem cell transplantation（CBT） 392
avelumab 313	**C**	core needle biopsy（CNB） 91
axitinib 202	CA19-9 158	CPX-351 357
azacitidine 356	cabazitaxel 230	cutaneous squamous cell carcinoma 308
B	cabozantinib 206	CYP 阻害作用 411
bacillary angiomatosis 406	CAB 療法 226	cytarabine 352
Bajorin の予後予測モデル 215	calretinin 77	cytogenetic response（CyR） 365
BAP1 loss 77	cancer of unknown primary site（CUP） 340	cytoreduction 188
Barcelona Clinic Liver Cancer staging system 146	（C）AP 療法 242	**D**
Barrett 上皮 119	capecitabine 100, 182	D2-40 77
basal cell carcinoma 310	CapeOX 療法 132, 182	dabrafenib 294, 300, 303
BCG 膀注療法 211	carboplatin の遅発性過敏反応 247	dacarbazine 303
BCR-ABL1-like ALL 349	carcinoma of unknown primary 340	daratumumab 388
BCR-ABL1 融合遺伝子 365	carfilzomib 388	dasatinib 359, 366, 367
BEP 療法 252	CASTOR 試験 391	daunorubicin 352
bevacizumab 103, 108, 112, 186, 278	*CBFB-MYH11* 348	daVinci® 201
——beyond progression（BBP） 189	CCR5 阻害薬 411	DC 療法 246
bicalutamide 226	CDK4/6 阻害薬 102	DCF 療法 124
biliary tract cancer 158	CE.6 試験 21	ddTC 療法 245
binimetinib 294	cell free DNA（cfDNA） 232	de Gramont レジメン 182
blinatumomab 361	central nervous system tumors 2	DECISION 試験 324
bone and soft tissue tumor 264	cervical cancer 236	desperation surgery 260
bone marrow transplantation（BMT） 392	cervical CUP 340	diagnostic delay 250
borderline resectable 膵がん 168, 172	cetuximab 186, 190	
	Child-Pugh 分類 148	
	chimeric antigen receptor（CAR）-T 細胞療法 361	

differentiation syndrome (DS) 355	erdafitinib 217	GELF 高腫瘍量規準 374
diffuse large B-cell lymphoma (DLBCL) 373, 376, 402	eribulin 100, 111, 276	GEM＋nab-PTX 療法 170
	esophageal cancer 119	GEM＋S-1 療法 171
disease control 188	etoposide 352	gemcitabine 100, 161, 168
DNA メチルトランスフェラーゼ阻害薬 356	European Network for the Study of Adrenal Tumors (ENS@T) 329	GEMOX 療法 258
		gemtuzumab ozogamicin 353
docetaxel 99, 108, 110, 229	everolimus 102, 110, 202, 337	gene expression profiling (GEP) 345
dose-dense 化学療法 104	Ewing 肉腫/PNET 271	
dose-dese MVAC 214	EWS-$FLI1$〔t(11;22)(q24;q12)〕 264	germ cell tumor 250
drug-eluting beads- TACE (DEB-TACE) 150		GIST 278
	exemestane 105	Gleason score 221
DS 療法 133	extramammary Paget's disease 311	glial cell tumor 9
ductal carcinoma in situ (DCIS) 88, 116		glioblastoma 10
	extranodal NK/T-cell lymphoma, nasal type (ENKTL) 382	Global Germ Cell Cancer Group 261
Durie & Salmon 病期分類 386		
durvalumab 67	**F**	Goldie-Coldman 仮説 255
E	FALCON 試験 109	GOP 療法 260
EDP-M 療法 331, 332	FGFR の融合遺伝子 156	graded prognostic assessment (GPA) 24
EGFR-TKI 66	fine needle aspiration cytology (FNAC) 91	
$EGFR$ 遺伝子変異 63		graft-versus-host-disease (GVHD) 392, 395
eloquent area 3	FIRM-ACT 試験 332	
ELOQUENT-2 試験 391	FIRST 試験 390	graft-versus-leukemia (GVL) 効果 392
elotuzumab 388	Fit 188	
EMBRACE 試験 111	FLOT 療法 132	granulocyte colony-stimulating factor (G-CSF) 394
EMILIA 試験 110	$FLT3$-ITD 変異 350	
encorafenib 294	FLT3 阻害薬 357	growing teratoma syndrome 253
ENDEAVOR 試験 390	flutamide 226	GS 療法 156, 164
endocrine carcinoma 318	FNCLCC grading system 265	guadecitidine (SGI-110) 261
endometrial cancer 239	focused evaluation 340	gynecologic cancer 236
endoscopic mucosal resection (EMR) 128	FOLFIRINOX 169	**H**
	FOLFOX 137, 182	Hautmann 法 212
endoscopic retrograde cholangio-pancreatography (ERCP) 158	FOLFOXIRI 187	head and neck cancer 30
	——＋BEV 187	hematopoietic stem cell transplantation 392
endoscopic submucosal dissection (ESD) 121, 128	follicular lymphoma (FL) 373, 379	
		hepatocellular carcinoma 145
endoscopic ultra-sonography (EUS) 158	Fuhrman's grade 199	HIF-1α 199
	fulvestrant 101, 109	HIV-related malignancies 402
enfortumab vedotin 217	**G**	HIV 関連悪性腫瘍 402
enzalutamide 227	Gail Model 88	HIV 関連リンパ腫 402
EORTC22952-26001 試験 26	gastric Cancer 127	Hodgkin リンパ腫 373, 382, 400
EORTC-ACROP ガイドライン 23	GCa (gemcitabine＋carboplatin) 療法 216	human papilloma virus (HPV) 236, 344, 408
EORTC-NCIC 試験 19		
EORTC 再発・進展スコア 211	GC (gemcitabine＋cisplatin) 療法 156, 213	——関連頭頸部扁平上皮がん 48
ependymoma 15		——ワクチン 410
EP 療法 254	gefitinib 68	human chorionic gonadotropin (HCG) 250

human epidermal growth factor receptor 2 (HER2) 98	JCOG9907 試験 123	mitoxantrone 352
human leukocyte antigen (HLA) 393	JROSG99-1 試験 27	Mohs 手術 311
	K	molecular response (MR) 365
I	Kaposi 肉腫 406	mTOR 阻害薬 202
ibrutinib 381	Ki67 328, 337	multiple endocrine neoplasia type 2 (MEN2) 320
idarubicin 352	KIT 278	multiple myeloma 385
IDH1/2 の遺伝子変異 156	Kruckenberg 転移 180	MV 療法 214
IE 療法 273	**L**	**N**
IGCCCG リスク分類 250	lapatinib 102, 106, 108	N107C/CEC.3 試験 25
image guided radiotherapy (IGRT) 224	lapatinib 110	nab-paclitaxel 99, 139
imatinib 278, 280, 281, 359, 366, 367	lenalidomide 387, 388, 390	nanoliposomal irinotecan (nal-IRI, irinotecan 内包リポソーム) 171
imiquimod 308	lentigo maligna melanoma 297	
inotuzumab ozogamicin 360	lenvatinib 151, 206, 323, 324	narrow band imaging (NBI) 119
INT 0123 試験 122	leptomeningeal metastasis 8	nedaplatin+CPT-11 療法 258
intensity modulated radiotherapy (IMRT) 22, 45, 80, 224	letorozole 105	nelarabine 360
	leukemia 348	NeoALTTO 試験 108
International Mesothelioma Interest Group (IMIG) 分類 76	LH-RH アゴニスト 101	NeoSphere 試験 108
	linsitinib 332	NET G3 337
International Myeloma Working Group (IMWG) 基準 385	liposomal muramyltripeptide (L-MTP) 271	neuroendocrine neoplasm (NEN) 335
International Prognostic Factor Study Group (IPFSG) 258	lobular carcinoma in situ (LCIS) 88	nilotinib 366, 367
International Prognostic Index (IPI) 375	Lugano 分類 374	nivolumab 78, 125, 141, 156, 202, 248, 261, 294, 300, 301, 383
intrinsic subtypes 89	lung cancer 56	NMP22 209
ipilimumab 294, 300, 301	Lynch 症候群〔遺伝性非ポリポーシス大腸がん (HNPCC)〕 177	nodular melanoma 297
irinotecan 139		Nordic 試験 21
IRIS 試験 367	**M**	NSABP-B27 試験 107
ISOLS 機能評価法 287	MA17. 試験 105	NSCLC 59
I-SPY2 試験 108	malignant lymphoma 373	**O**
ixazomib 388	malignant melanoma 294	observation strategy 258
J	malignant pleural mesothelioma 76	olaparib 103, 107, 112, 233
JBCRG04 試験 107	MALT リンパ腫 380	olaratumab 278
JCOG0305 試験 19	MALT lymphoma 402	oligodendroglioma (OD) 14
JCOG0502 試験 122	MammaPrint 92	OlympiA 試験 107
JCOG0504 試験 25	mantle cell lymphoma (MCL) 380	OlympiAD 試験 112
JCOG0508 試験 122	MARIANNE 試験 110	Oncotype Dx 92, 103
JCOG0807 試験 125	M-CAVI 療法 216	oral etoposide 260
JCOG0909 試験 123	MEK 阻害薬 294	osimertinib 68
JCOG0911 試験 19	meningioma 15	ovarian cancer 243
JCOG1109 試験 124	Merkel cell carcinoma 312	oxaliplatin 182
JCOG1314 試験 125	MiT/TFE (microphthalmia transcription factor E) family 転座型腎細胞がん 199	**P**
JCOG1510 試験 126	mitotane 329, 331	p16 ホモ接合性欠失 77

paclitaxel	99, 227	
palbociclib	102, 109	
PALOMA-2 試験	109	
PALOMA-3 試験	109, 110	
pancreatic cancer	166	
panitumumab	186, 191	
panobinostat	388	
Pap スメア	407	
PARP 阻害薬	102, 112, 233	
pathological complete response (pCR)	96, 107	
pazopanib	202, 276	
PCG 療法	215	
PD-L1 発現	59	
pembrolizumab	66, 141, 156, 215, 261, 294, 300, 301, 383	
preoperative endocrine prognostic index(PEPI)スコア	108	
peripheral blood stem cell transplantation（PBSCT）	392	
peripheral T-cell lymphoma (PTCL)	381, 402	
pertuzumab	102, 108, 110	
Ph⁺ALL	358	
photodynamic diagnosis（PDD）	209	
PI3K/AKT/mTOR シグナル経路阻害薬	232	
PIVKA-Ⅱ	145	
plasmablastic lymphoma	403, 405	
platinum-refractory	258	
platinum-sensitive	258	
PML-RARA	354	
podoplanin	77	
POLLUX 試験	391	
polo-like kinase(Plk)阻害薬	357	
poly (adenosine diphosphate-ribose) polymerase (PARP)	102	
polymorphic B cell lymphoma (PTLDlike)	403	
pomalidomide	388	
ponatinib	359, 366, 368	
POSITIVE 試験	107	
POWER 試験	125	

primary CNS lymphoma	16, 402, 403	
primary effusion lymphoma	402, 403, 405	
prostate cancer	219	
prostate specific antigen (PSA)	219	
——バウンス	226	
pseudoprogression	24	
PTX＋GEM 療法	259	
PVB 療法	254	

R

ramucirumab	140, 186, 189	
RAS 遺伝子	178	
R-CHOP 療法	376	
Recurrence Score（RS）	103	
recursive partitioning analysis (RPA)	24	
REFLECT 試験	151	
regorafenib	151, 191, 281	
renal cell carcinoma	199	
RESORCE 試験	151	
Response Assessment in NeuroOncology（RANO）working group	26	
RET 遺伝子	325	
RFA	149	
rotationplasty	287	
RPLND	252	
RTOG0436 試験	123	
RTOG0525 試験	19	
RTOG0805 試験	20	
RUNX1-RUNX1T1	348	

S

S-1	111, 132, 164, 171, 184	
S-1＋CDDP 療法	136	
SOX 療法	137	
SCLC	61	
SCOPE-1 試験	123	
second TUR	211	
SELECT-BC 試験	111	
selective estrogen receptor downregulators（SERDs）	100	
selective estrogen receptor modulators（SERMs）	100	
SELECT 試験	324	

seminoma	250	
SHARP 試験	151	
simultaneous integrated boost (SIB)	45	
SIRIUS 試験	390	
skin cancer	294	
small lymphocytic lymphoma (SLL)	381	
SMILE 療法	382	
SOFT/TEXT 試験	105	
soluble mesothelin-related protein（SMRP）	76	
Sonpavde による予後予測モデル	215	
sorafenib	150, 202, 323, 324	
SS18-SSX1/2 t(X;18)(p11.2;q11.2)	264	
Studer 法	212	
sunitinib	202, 281, 337	
superficial spreading melanoma	297	
SWOG S0777 試験	390	

T

T315I 変異	367	
tamoxifen	100, 105	
TaT1 腫瘍	210	
TC（paclitaxel＋carboplatin）療法	239, 242, 245	
TC＋BEV 療法	245	
T-DM1	102, 110	
temozolomide	11, 303	
temsirolimus	202	
thalidomide	388	
thyroid carcinoma	318	
TIGER 試験	262	
time from prior chemo (TFPC)	215	
TIN 療法	258	
TIP 療法	256	
TNT trial	112	
toremifene	100	
total mesorectal excision（TME）	181	
TP 療法	239	
trabectedin	276	
trametinib	294, 300	

transrectal ultrasonography (TRUS) 220
transcatheter arterial chemoembolization (TACE) 150
translocation-associated sarcoma (TLS) 264
transurethral resection of bladder tumor (TUR-Bt) 210
trastuzumab 101, 108, 110, 139
treatment-free remission (TFR) 370
tretinoin 354
trifluridine/tipiracil 191
triple negative 乳がん 99
TSH 抑制療法 323
Tumor Treating Fields 20
tumor-specific mesorectal excision (TSME) 181

U

UFT による補助化学療法 60
Unfit 188
urothelial cancer 209

V

VACA 療法 273
VAC 療法 281, 273
VAIA 療法 273
vascular endothelial growth factor (VEGF) 199
vater 膨大部がん 159
VDC 療法 273
VDC/IE 交替療法 273
VEGF-D 189
VeIP 療法 256
VeIP/VIP 療法 258
vemurafenib 294, 302
VHL 遺伝子 199

vincristine 352
vindesine 352
vinflunine 215
vinorelbine 100
VIP 療法 254
visceral crisis 109
vismodegib 311

W・X

Wayne State レジメン 409
weekly paclitaxel 139
Weiss の指標 328
whole-brain radiotherapy (WBRT) 3
Wilms tumor protein 1 (WT-1) 77
Xp 11.2 転座型腎細胞がん 199
XP 療法 135, 137

MEMO

MEMO

MEMO

編者略歴

佐藤隆美　トーマス・ジェファーソン大学腫瘍内科 教授
1980年 自治医科大学 卒業，10年間大分県で地域医療に従事した後，1990年 自治医科大学小児科および地域医療学教室助手．1991年に渡米し，トーマス・ジェファーソン大学でがんワクチンの研究に従事，1992年 同大学腫瘍内科 講師，1998年 准教授，2007年より現職．千葉大学医学部客員教授，大阪市立大学医学部客員教授．また2010年より米国財団法人野口医学研究所 評議員会会長として日米の医学交流を推進．
専門：悪性黒色腫，腫瘍免疫学，がん免疫療法

藤原康弘　独立行政法人医薬品医療機器総合機構（PMDA）理事長
1984年 広島大学医学部医学科 卒業，呉共済病院研修医，国立がんセンター病院内科レジデントを経て1989年 国立がんセンター研究所薬効試験部 研究員，1992年 広島大学病院総合診療部 助手，その後，米国メリーランド大学等で臨床薬理学，第I相試験を研鑽．1997年 国立衛研・医薬品医療機器審査センターで新薬審査に従事．2002年 国立がんセンター中央病院 医長，部長を経て，2010年 副院長，2012年 企画戦略局長．2019年より現職．また2011～2013年 内閣官房医療イノベーション推進室 次長を併任．
専門：腫瘍内科学，分子薬理学，レギュラトリーサイエンス

古瀬純司　杏林大学医学部腫瘍内科学 教授
1984年 千葉大学医学部 卒業，1992年 国立がんセンター東病院臨床検査部医員，1999年 国立がんセンター東病院病棟部医長などを経て，2008年より現職．また2001年9月～2002年8月までトーマス・ジェファーソン大学放射線部および腫瘍内科などで研修．
専門：消化器腫瘍内科学，肝胆膵がんの薬物療法

大山　優　亀田総合病院腫瘍内科 部長
1991年 日本大学医学部 卒業，聖路加国際病院内科レジデント，日本大学第一内科助手を経て1996年に渡米，トーマス・ジェファーソン大学内科研修，ノースウェスタン大学血液・腫瘍内科研修を修了．米国の内科，血液科，腫瘍内科の各専門医を取得後，2002年 ノースウェスタン大学スタッフ医師，内科助教授．10年間の米国での診療・教育・研究の経験を活かし，2006年 亀田総合病院に腫瘍内科を開設し，現職に就任．がんの集学的治療を精力的に展開するとともに，腫瘍内科医の育成に力を注ぐ．
専門：固形腫瘍全般，がん免疫療法，がん集中治療医学，出血・凝固疾患

What's New in Oncology
がん治療エッセンシャルガイド

2009 年 9 月 10 日	1 版 1 刷	©2019
2015 年 11 月 10 日	3 版 1 刷	
2019 年 5 月 13 日	4 版 1 刷	

編 者
佐藤隆美　藤原康弘　古瀬純司　大山　優
（さとうたかみ）（ふじわらやすひろ）（ふるせじゅんじ）（おおやまゆう）

発行者
株式会社 南山堂　代表者 鈴木幹太
〒113-0034 東京都文京区湯島 4-1-11
TEL 代表 03-5689-7850　www.nanzando.com

ISBN 978-4-525-42024-6　定価（本体 9,800 円＋税）

JCOPY ＜出版者著作権管理機構 委託出版物＞
複製を行う場合はそのつど事前に（一社）出版者著作権管理機構（電話03-5244-5088，FAX 03-5244-5089, e-mail: info@jcopy.or.jp）の許諾を得るようお願いいたします．

本書の内容を無断で複製することは，著作権法上での例外を除き禁じられています．また，代行業者等の第三者に依頼してスキャニング，デジタルデータ化を行うことは認められておりません．